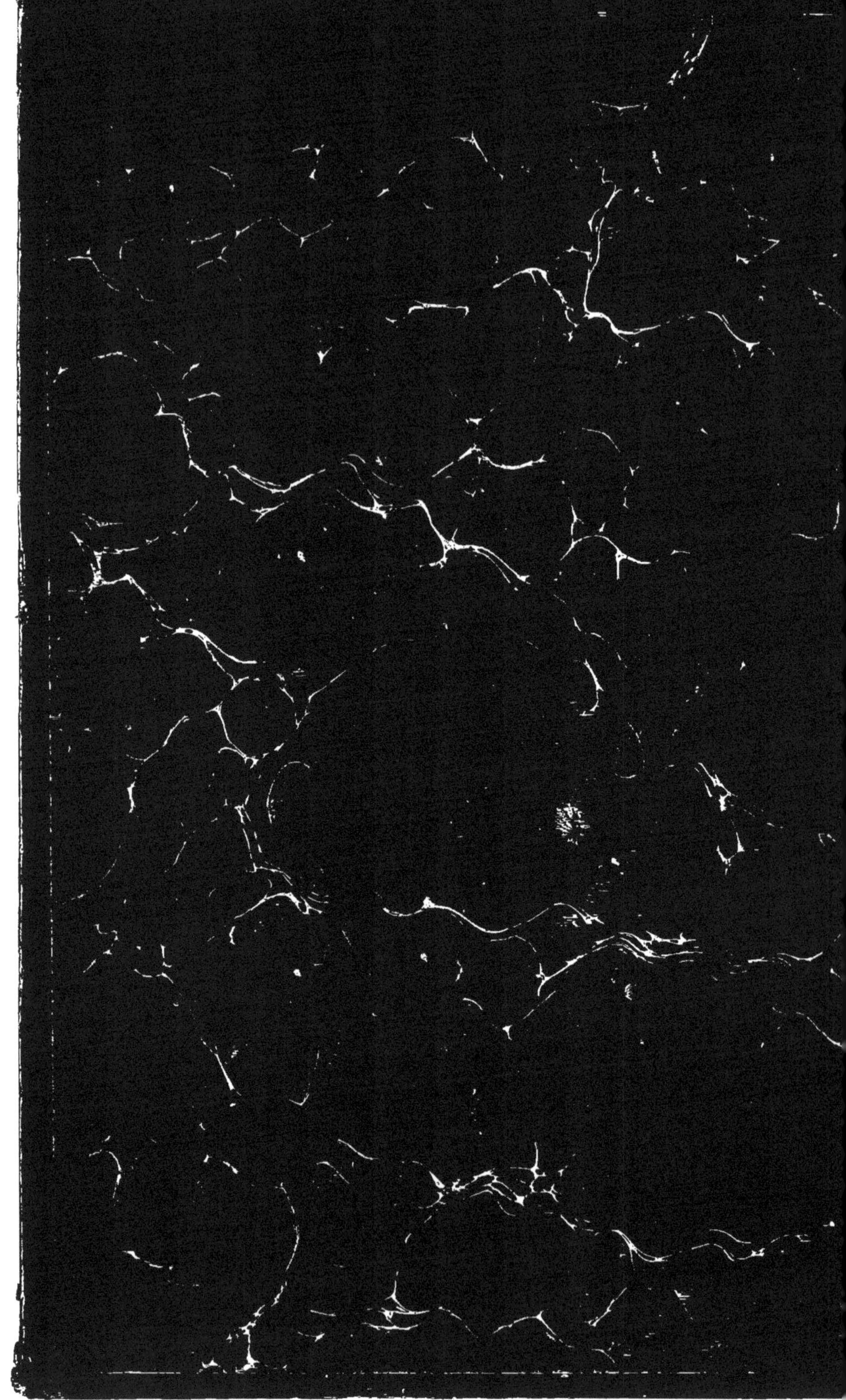

LA

CIRCULATION DU SANG

A L'ÉTAT PHYSIOLOGIQUE

ET DANS LES MALADIES

AUTRES OUVRAGES DE L'AUTEUR

Physiologie médicale de la circulation du sang, avec applications aux maladies de l'appareil circulatoire. Un vol. in-8, 668 pages, 235 figures. Paris, 1863, Adrien Delahaye. (Épuisé.)

Du mouvement dans les fonctions de la vie, leçons faites au Collège de France. In-18, 480 pages, 144 figures. Paris, Germer Baillière.

La Machine animale, locomotion terrestre et aérienne. In-8, 300 pages, 117 figures. Paris, Germer Baillière, 1873; seconde édition, 1877. Traductions en Angleterre, en Amérique et en Russie.

Physiologie expérimentale. Comptes rendus des travaux du Laboratoire des Hautes Études, dont M. Marey est directeur.

Première année, 368 pages, 160 figures.
Seconde année, 420 pages, 194 figures.
Troisième année, 360 pages, 159 figures.
Quatrième année, 452 pages, 150 figures.

Le volume correspondant aux travaux de chaque année paraît dans les premiers jours de janvier de l'année suivante à la librairie G. Masson.

La Méthode graphique dans les Sciences Expérimentales. Un vol. in-8, 676 pages, 348 figures. Paris, 1880. G. Masson.

2502. — Imprimerie A. Lahure, rue de Fleurus, 9, à Paris.

LA

CIRCULATION DU SANG

A L'ÉTAT PHYSIOLOGIQUE

ET DANS LES MALADIES

PAR E. J. MAREY

Membre de l'Institut et de l'Académie de Médecine
Professeur au Collège de France

Avec 358 figures dans le texte

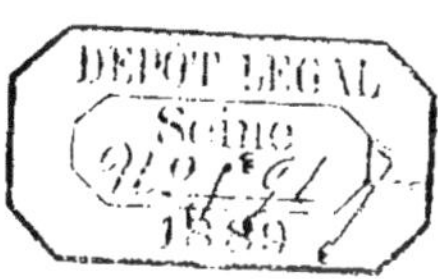

PARIS
G. MASSON, ÉDITEUR
LIBRAIRE DE L'ACADÉMIE DE MÉDECINE
120, Boulevard Saint-Germain, en face de l'École de médecine
M DCCC LXXXI

AVANT-PROPOS

J'ai publié en 1863 un ouvrage intitulé : *Physiologie médicale de la circulation du sang*. Depuis lors, un grand nombre de physiologistes se sont occupés de cette question ; des médecins de tout pays ont travaillé à établir sur des bases certaines la séméiologie des maladies du cœur et des vaisseaux. D'autre part, j'ai fait étudier par plusieurs de mes élèves certains points particuliers de la circulation du sang et n'ai guère cessé, moi-même, de m'occuper de ce sujet auquel je revenais fréquemment entre d'autres travaux.

Il y avait donc beaucoup de documents nouveaux à utiliser pour le livre que je publie aujourd'hui ; la part la plus large y a été faite aux travaux dont les résultats m'ont paru offrir le plus de précision.

Sans négliger les questions purement scientifiques, j'ai essayé de développer ce qu'on pourrait appeler la physiologie du médecin, en recherchant les applications que l'on peut faire de la physiologie à la médecine pratique.. Je me suis efforcé en outre d'effacer les différences qui existaient entre les procédés expérimentaux applicables seulement dans les laboratoires, et les moyens d'investigation que les médecins peuvent employer. Cherchant à substituer aux vivisections des moyens propres à mieux faire saisir les mouvements délicats par lesquels se traduit au dehors la circulation du sang, je suis arrivé dans certains cas à déterminer l'état de la circulation sur l'homme sain ou malade avec plus de précision qu'on n'en pourrait obtenir en expérimentant sur des animaux mutilés.

Une des raisons qui ont retardé la publication de ce livre est le désir que j'avais de simplifier auparavant l'instrumentation nécessaire au physiologiste et au médecin. J'ai tenu à la réduire à un petit nombre d'instruments d'un emploi sûr et facile, afin d'éviter à ceux qui reprendront et continueront mes études les difficultés, les tâtonnements, les causes d'erreur que j'ai rencontrés.

L'étendue très vaste de mon sujet m'a fait recourir à une méthode qui en simplifie et surtout en abrège l'exposition : elle consiste à rappeler tout d'abord, en les réduisant au strict nécessaire, les principes généraux de mécanique qui sont la base de toutes nos connaissances sur la circulation du sang. L'aridité du début trouve sa compensation dans la facilité qui en résulte pour les applications ultérieures des lois physiques à la physiologie, et de celle-ci à la médecine.

J'aurais voulu pouvoir enchaîner les différentes parties de cet ouvrage comme une série de propositions avec leurs corollaires, afin que les questions les plus compliquées de physiologie ou de médecine trouvassent le lecteur déjà préparé par toutes les explications nécessaires. Je crains à cet égard de n'avoir pas réalisé mon programme ; je m'y suis appliqué cependant, et dans un sujet où la méthode d'exposition est difficile j'ai toujours visé aux explications claires et aux démonstrations rigoureuses.

Paris, juillet 1881.

LA
CIRCULATION DU SANG

CHAPITRE I.

TRAJET DU SANG. — DES LOIS PHYSIQUES DANS LA CIRCULATION.

Trajet du sang. — De la quantité de sang qui existe dans l'organisme. — Capacités comparées de la grande et de la petite circulation. — Disposition mécanique des deux cœurs. — Circulation capillaire vue au microscope. — Des forces qui président à la circulation du sang. — Loi des vitesses et des pressions dans les conduits où circule un liquide. — De la pression du sang dans les vaisseaux. — Imitation artificielle des phénomènes de la circulation.— Importance des expériences physiques pour éclairer les phénomènes de la circulation du sang.

La circulation du sang, après avoir été longtemps une des parties les plus obscures de la physiologie, tend à en devenir l'une des mieux connues; son étude entre dans cette phase où des phénomènes multiples et compliqués peuvent se rattacher à des lois physiques simples et peu nombreuses.

Il importe d'exposer tout d'abord sommairement les conditions mécaniques dans lesquelles s'effectue la circulation du sang, et de montrer quelles forces sont en jeu pour la produire avec tous les phénomènes accessoires qui l'accompagnent. Ces notions sont une préparation indispensable pour remonter aux origines du mouvement du sang et pour définir la part véritable des actions nerveuses et musculaires dans la circulation.

Trajet du sang.

§ 1. — La figure 1, empruntée à Milne Edwards, est la représentation théorique du double trajet du sang chez l'homme et chez les autres mammifères. On y voit le cœur séparé en deux

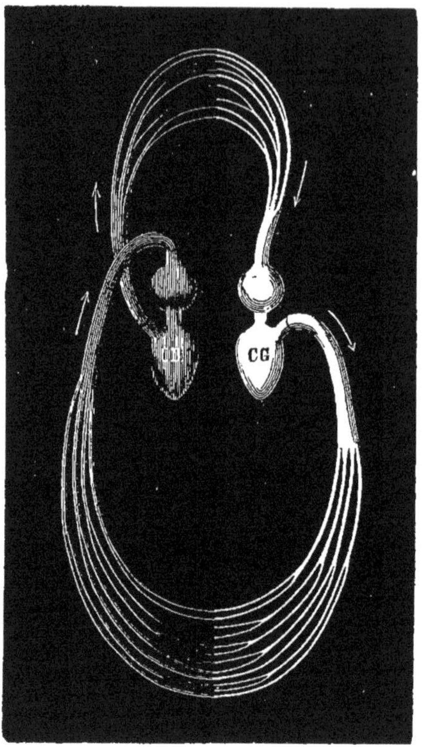

Fig. 1. Reproduction théorique du trajet du sang d'après la doctrine de Harvey.

moitiés distinctes; celles-ci, dans la nature, sont intimement accolées l'une à l'autre.

Le ventricule gauche du cœur CG envoie le sang dans les artères qui le distribuent à toutes les parties du corps. Après avoir traversé les vaisseaux capillaires, le sang revient par les veines; il présente alors la coloration foncée, caractéristique du sang veineux de la grande circulation. Les veines versent le sang dans l'oreillette droite. Ce premier circuit, de CG en CD, correspondant, sur la figure 1, à l'anse vasculaire inférieure, c'est la circulation générale.

Arrivé dans l'oreillette droite, le sang veineux passe dans la ventricule droit, qui le chasse de nouveau dans un circuit analogue au premier, mais de moindre étendue : c'est la circulation pulmonaire ou petite circulation. Lorsqu'il a traversé les capillaires du poumon, le sang est redevenu rouge et garde ce caractère jusqu'à ce qu'il arrive de nouveau aux capillaires de la grande circulation dans lesquels il redeviendra noir ou veineux[1]. Ce double circuit parcouru par le sang représente la circulation telle que Harvey l'a découverte et démontrée.

De la quantité de sang qui existe dans l'organisme.

§ 2. — Les efforts des physiologistes pour déterminer le rapport du poids du sang au poids total du corps n'ont jamais donné que des résultats fort douteux. Cela tient d'une part à la défectuosité des méthodes employées; d'autre part à la variabilité de la quantité de sang contenue dans l'organisme suivant différentes circonstances. C'est de 1/3 à 1/20 du poids du corps que varient les estimations des physiologistes. Or, si l'on considère à quel point les méthodes d'évaluations sont peu précises, on ne s'étonnera pas qu'elles aient donné de pareils écarts. Certains physiologistes ont tué des animaux par hémorrhagie et se sont bornés à peser le sang recueilli, pour en comparer le poids à celui du corps tout entier. Allen Moulins[2] semble être le premier qui ait essayé ce genre de mensuration; il n'estime le poids du sang qu'à 1/20 de celui du corps. La méthode des hémorrhagies a donné de très grands écarts dans les évaluations de la masse du sang, puisqu'elle a fait croire à Haller[3] que le sang entrait pour 1/3 dans le poids

1. On a cherché à représenter dans la figure 1 les différences de coloration du sang aux différents points de son trajet, en donnant une teinte plus foncée aux voies parcourues par le sang veineux. Des flèches indiquent la direction du courant dans chaque partie de l'appareil circulatoire.

2. Allen Moulins, *On the quantity of Blood in Men.* (Phil. Trans., n° 191, p. 443.)

3. Haller, *Elementa Physiologiæ*, t. II, p. 2.

total du corps. Du reste, les auteurs ont eu soin de distinguer les cas où l'hémorrhagie se fait en une seule fois, de ceux où la soustraction du sang est effectuée d'une manière intermittente avec de longs intervalles entre les saignées. La masse du sang se répare alors entre les hémorrhagies successives.

Valentin[1] a inauguré une autre méthode. Après avoir fait une saignée à un animal, de manière à recueillir un échantillon de sang, il injecte dans les vaisseaux une quantité connue de chlorure de sodium et recherche, dans une nouvelle saignée, la proportion de ce sel. De l'analyse comparative des deux échantillons de sang, Valentin déduit la masse totale de ce liquide qu'il évalue à 1/4 ou 1/7 du poids du corps. L'élimination du sel marin par les sécrétions est un écueil qu'on ne peut éviter dans l'emploi de cette méthode, et qui tend à faire considérer la masse du sang comme plus considérable qu'elle n'est réellement. Le même reproche peut s'appliquer à l'emploi d'autres sels qui s'éliminent également ou qui se fixent dans les tissus.

Welcher[2] est l'auteur d'une méthode qui consiste à entraîner par le lavage tout le sang de l'organisme, et à estimer par des procédés *chromométriques*, la quantité de sang qui est nécessaire pour donner à la masse liquide obtenue la coloration qu'elle présente. La numération des globules avant et après l'injection d'une certaine quantité d'eau dans les vaisseaux n'est pas non plus à l'abri de toute critique; en effet, l'eau injectée dans l'organisme n'y séjourne pas longtemps et est éliminée par les sécrétions[3].

Cl. Bernard[4] a du reste montré l'incertitude de pareilles déterminations, attendu que la masse du sang change continuellement;

1. Valentin, *Versuch über die in den thierischen Körper enthaltene Blutmenge.* (*Repertorium für Anat. und Physiol.*, 1837, liv. II, p. 281.)

2. Welcher, *Blutkörperchen Zählung and farbeprüfende Methode.* (*Vierteljahrschrift für die praktische Heilkunde.*) Prag., 1834.

3. Malassez (Soc. de Biologie, 1872, et *Arch. de physiol.*, 1874) a modifié très avantageusement ces méthodes, en substituant à l'eau un liquide qui n'altère pas les globules (solution faible de gomme et de sulfate de soude). Les expériences que Malassez considère comme les plus précises pour la détermination du volume total du sang consistent à tuer un animal par hémorrhagie et à extraire des tissus broyés tout le sang qu'ils renferment, en les lavant avec le sérum artificiel. Mélangeant le sang recueilli de ces diverses manières, on arrive, par la numération des globules, à déterminer le nombre total de ceux-ci, et le poids total du sang, d'après un échantillon recueilli à l'avance et dont on détermine également la richesse en globules. Le rapport du poids du sang à celui du corps serait environ 1/9.

4. Cl. Bernard, *Leçons sur les propriétés physiologiques et les altérations des liquides de l'organisme,* 1859, t. I, p. 419.

elle se réduit par concentration sous l'influence de l'abstinence de boissons combinée à celle d'une température élevée et d'une atmosphère sèche, tandis qu'après l'ingestion de boissons, la masse du sang s'accroît de la quantité du liquide absorbé. Ainsi s'expliquent les différences des effets obtenus en injectant une même dose de poison dans le sang d'un animal à jeun ou dans celui d'un animal qui vient d'absorber des liquides. Dans ce dernier cas, le poison dissous dans une plus grande masse de sang a des effets atténués.

Ces variations de la masse du sang que contient l'organisme n'amènent pas de troubles dans la circulation. L'élasticité du système veineux se prête à loger des quantités de sang variables, ce qui se traduit, après l'absorption de boissons abondantes, par un gonflement très apparent des veines superficielles.

Capacités comparées de la grande et de la petite circulation.

§ 3. — Bien que les méthodes dont on dispose pour estimer la quantité de sang contenue dans l'organisme ne puissent donner que des résultats approximatifs, il est important de signaler les tentatives faites en vue de mesurer la capacité de la circulation pulmonaire par rapport à celle de la grande circulation. Jolyet et Tauziac[1] ont essayé de déterminer ce rapport par deux méthodes différentes.

Sur un animal curarisé et soumis à la respiration artificielle, ces physiologistes ont mis le cœur à nu; puis, liant en masse les gros vaisseaux au niveau du cœur, ont arrêté du même coup la grande et la petite circulation. Ils retirèrent ensuite, par lavage, le sang contenu dans les deux cœurs et dans les deux appareils circulatoires, puis comparèrent, par la méthode colorimétrique, les quantités de sang renfermées dans la grande et dans la petite circulation. Cette expérience donna pour les capacités relatives des deux circulations le rapport de 2 à 11.

Comme, dans cette expérience, la cage thoracique doit être ouverte, ce qui produit l'affaissement du poumon et diminue la quantité de sang contenue dans cet organe, Jolyet et Tauziac ont

1. Jolyet et Tauziac, *Lab. de méd. expérim.*, Bordeaux, 1880.

estimé par la méthode de Hering (Voy. chap. XIX) la vitesse du sang qui traverse le poumon, en la comparant à la vitesse de la circulation générale; ils ont trouvé que la circulation pulmonaire s'effectue environ quatre fois plus vite que la grande circulation, d'où il résulte que la masse du sang contenu dans le poumon est quatre fois moindre que celle que renferme le reste du corps.

Les auteurs de ces expériences ne se dissimulent pas l'incertitude de pareilles déterminations, mais, dans l'état actuel de la science, il n'existe pas de mesure plus précise.

Disposition mécanique des deux cœurs.

§ 4. — C'est à l'action du cœur qu'est due l'impulsion qui fait mouvoir le sang. Le cœur agit à la façon d'une pompe et pour

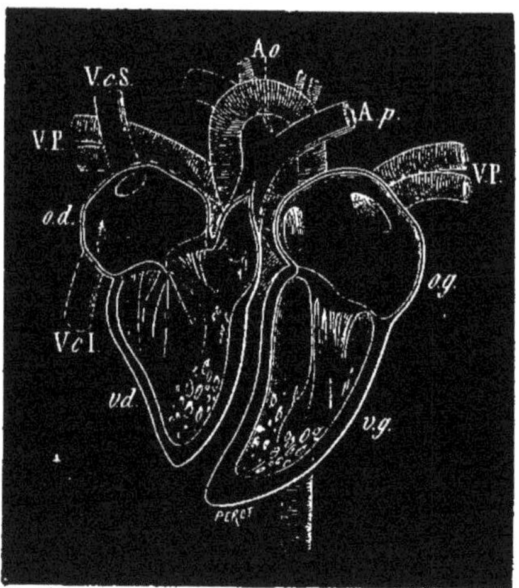

Fig. 2. Coupe théorique des deux moitiés du cœur.

cela présente des soupapes ou *valvules* qui règlent le sens dans lequel se fait le mouvement du liquide.

La figure 2, empruntée à Cl. Bernard, indique les rapports des différentes cavités du cœur entre elles et avec les gros vaisseaux. Une coupe verticale a été pratiquée pour montrer la juxtaposition des deux cœurs; *o d* est l'oreillette droite et *v d* le ventricule droit; *og* et *vg* représentent l'oreillette et le ventricule gauches. Chacune des oreillettes reçoit les veines correspondantes et chacun des ventricules donne naissance à un tronc artériel volumineux.

L'oreillette droite reçoit les veines caves, l'inférieure VcI et la supérieure VcS. Dans l'oreillette gauche s'ouvrent les veines pulmonaires VP.

Le sang des oreillettes passe dans les ventricules par de larges ouvertures, les orifices auriculo-ventriculaires, tous deux munis de valvules dont les bords sont retenus par des colonnes charnues faisant partie de l'appareil musculaire des ventricules. La valvule auriculo-ventriculaire droite se nomme *tricuspide* et la gauche *mitrale*. Dès que les ventricules remplis du sang venu des oreillettes commencent à se resserrer, les valvules auriculo-ventriculaires se ferment et le sang n'a d'autre issue que les artères; celui du ventricule droit s'échappe par l'artère pulmonaire AP pour se rendre au poumon; celui du ventricule gauche va dans l'aorte A*o* et de là dans tous les organes.

Le reflux du sang dans chaque ventricule est empêché par des valvules qui, s'ouvrant librement pour laisser le sang sortir des ventricules, se ferment quand ceux-ci ont fini leur impulsion et retiennent dans les artères tout le sang qui y a pénétré. Ces valvules, situées à l'entrée des artères aorte et pulmonaire, s'appellent valvules *sigmoïdes;* une incision pratiquée à l'origine de l'artère pulmonaire permet de voir, dans la figure 2, les trois petits replis qui forment la valvule sigmoïde de ce vaisseau.

Dans chacun des deux cœurs, comme dans une pompe, le jeu des valvules est alternant: l'auriculo-ventriculaire se ferme quand la sigmoïde s'ouvre, et inversement.

Telle est, dans son essence, la disposition mécanique du cœur; les détails de la structure de cet organe sont indiqués dans les traités d'anatomie.

Circulation capillaire vue au microscope.

§ 5. — Harvey avait compris que le sang passe des artères aux veines à travers les petits vaisseaux de tous les organes; il le prouvait par les arguments les plus concluants, et pourtant, on sait quelles résistances rencontra sa découverte. Il était réservé à Malpighi de constater *de visu* ce passage et de contempler, dans le champ du microscope, l'admirable spectacle de la circulation capillaire. Le mouvement des globules du sang emportés en sens divers par le courant de sérum qui les entraîne est, en effet, un des phénomènes les plus curieux qu'on puisse observer. Mais pour comprendre la circulation du sang dans les membranes vasculaires, il faut y être préparé par certaines notions physiques, fort simples du reste : celles qui correspondent aux lois du mouvement des liquides dans les conduits.

Que l'on mette sous le microscope un morceau d'une membrane

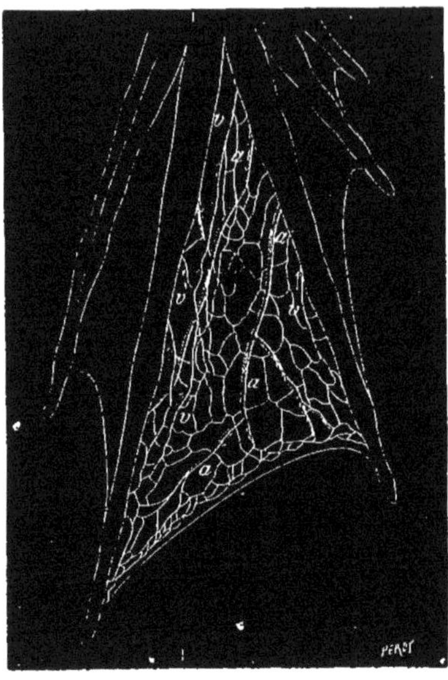

Fig. 3. Circulation capillaire de la membrane interdigitale de la grenouille.

vasculaire et transparente détaché d'un animal ; on y voit encore le sang circuler, mais le courant se produit alors sous l'influence de forces exclusivement mécaniques. Une légère pression exercée sur le verre qui recouvre la préparation fait naître de rapides courants qui se dirigent des parties les plus comprimées vers celles qui le sont moins. Une inclinaison de la plaque du porte-objet provoque également des courants qui sont dus à la pesanteur.

Mais si la membrane vasculaire est en connexion avec le reste de l'appareil circulatoire, comme lorsqu'on étale le poumon ou le mésentère d'une grenouille vivante dans le champ du microscope, les mouvements du sang qu'on y observe sont sous la dépendance des forces normales de la circulation, c'est-à-dire de l'action impulsive du cœur combinée aux résistances que l'étroitesse des vaisseaux offre au passage des globules du sang.

La figure 3 représente la circulation dans les petits vaisseaux de la membrane interdigitale d'une grenouille. Le sang suit une direction centrifuge dans les petites artères *a*, qui sont représentées avec des hachures transversales et revient, par un cours centripète, à travers les veinules *v*. Entre ces deux ordres de vaisseaux, des anastomoses nombreuses sont formées par les capillaires proprement dits; c'est dans ces petits canaux transparents que les globules cheminent avec le plus de lenteur et présentent les mouvements si curieux qui ont été décrits par les physiologistes.

§ 6. — Persuadés à tort que l'action du cœur ne s'étend pas jusqu'aux dernières ramifications vasculaires, certains auteurs, en observant la circulation du sang dans les capillaires vivants, ont cru que les globules étaient animés de mouvements propres [1]. Oubliant qu'ils sont entraînés par le sérum transparent et invisible, ils ont attribué à ces globules l'initiative de leurs mouvements tantôt accélérés et tantôt ralentis; ils les ont décrits *hésitant* au niveau des bifurcations vasculaires, puis prenant parti pour l'une ou l'autre branche, s'y ruant les uns à la suite des autres, s'arrêtant parfois, s'accumulant en certains points pour repartir de nouveau. Dans les capillaires de petit calibre, les globules du sang s'amincissent et s'effilent pour y trouver passage.

Tous ces effets qu'on a pu rapporter à une activité propre des globules sont entièrement passifs et tiennent à ce que ces corpuscules subissent l'entraînement du sérum qui les emporte avec lui. Les globules du sang sont mous et compressibles; il se déforment et s'allongent quand le calibre des vaisseaux est trop étroit pour leur livrer un facile passage. Poiseuille a interprété avec une grande sagacité ces mouvements des globules sanguins; il a indiqué la véritable nature des résistances que le

1. Dœlinger, *Sur la circulation du sang.* (*Journal du Progrès des sciences méd.*, 1828, t. IX, p. 35.)

sang éprouve dans les petits vaisseaux[1]. Ces résistances, dont nous exposerons les caractères dans le chapitre qui traitera de la circulation capillaire, consistent dans une adhérence des molécules liquides à la paroi vasculaire qu'elles baignent.

Or, la division des artères en artérioles plus petites et de celles-ci en capillaires de calibres sans cesse décroissants augmente considérablement la surface interne des vaisseaux et par conséquent les adhérences que le liquide sanguin éprouve contre ces surfaces. Ainsi, bien que le système vasculaire doive être considéré comme gagnant en capacité à mesure qu'il se ramifie, il n'en est pas moins vrai que le sang éprouve moins de résistance dans un gros vaisseau que dans la somme des branches qui en émanent. Ce fait a une grande importance pour l'interprétation des mouvements du sang.

Des forces qui président à la circulation du sang.

§ 7. — La circulation est réglée par deux influences antagonistes, la force du cœur qui pousse le sang et la résistance des petits vaisseaux qui le retient. Du reste, deux forces antagonistes président au mouvement de tout liquide. La circulation du sang, avec toutes les variations qu'elle présente, est entièrement explicable par les lois hydrauliques fort simples qui régissent le cours des fleuves ou des ruisseaux[2].

Cela n'exclut pas l'intervention d'actions nerveuses et musculaires dans la circulation. Le cœur et l'arbre vasculaire sont perpétuellement en mouvement; chaque point de l'appareil circulatoire se relâche ou se resserre, en vertu de l'activité propre de ses parois, sous l'action de certains nerfs, et par un mécanisme qui n'a

1. Poiseuille, *Recherches sur les causes du mouvement du sang dans les vaisseaux capillaires.* (*Acad. des sciences, Mém. des savants étrangers*, 1835, t. VII.)

2. Cette vérité a été longtemps méconnue, et maintenant encore, certains médecins admettent avec Bichat que les lois physiques n'interviennent point dans les phénomènes de la vie. « Que diriez-vous, s'écrie l'illustre fondateur de l'anatomie générale, si, pour expliquer le mouvement des planètes, des fleuves, on se servait de l'irritabilité? Vous ririez : riez donc aussi de ceux qui, pour expliquer les fonctions animales, emploient la gravité, l'impulsion, l'inégale capacité des conduits, etc. »

Il faut ajouter que Magendie s'est chargé de réfuter dans des pages éloquentes ces doctrines singulières. (Voy. *Précis de physiologie*, 1825, p. 499 et suiv.) On ne trouverait plus aujourd'hui, parmi les expérimentateurs, un représentant des doctrines physiologiques de Bichat.

pas d'analogue dans le monde inorganisé. Mais, de ces mouvements de l'arbre vasculaire, de ces changements de la capacité du cœur ou du calibre des vaisseaux, naissent des impulsions qui accélèrent le cours du sang ou des résistances qui le ralentissent suivant les lois ordinaires de la mécanique. Il s'agit donc, avant tout, de bien définir ces lois.

Une molécule liquide ne se meut qu'à la condition d'éprouver sur une de ses faces une poussée plus grande que sur l'autre; supposons-la pressée par des forces contraires mais inégales, la molécule obéira à la plus grande et se déplacera d'autant plus vite que l'une des deux forces sera plus supérieure à l'autre. Dans les rivières, le cours de l'eau est soumis à la pesanteur qui, par suite de la pente, agit plus fortement dans un sens que dans l'autre. Dans les conduits où l'eau circule, le courant a lieu quand chaque molécule est inégalement pressée sur ses deux faces et cette pression est produite tantôt par la pesanteur, comme dans les conduits souterrains d'une ville à travers lesquels l'eau s'écoule d'un réservoir élevé, tantôt par une force mécanique au moyen de laquelle on comprime l'eau : c'est le cas des pompes foulantes, de celles, par exemple, qu'on emploie pour éteindre les incendies.

Mais quelle que soit l'origine de la force qui pousse le liquide, les lois qui président au mouvement sont toujours les mêmes, et dans les conduits, comme dans les cours d'eau à l'air libre, il y a toujours décroissance de pression dans le sens où se fait le courant. Si, dans quelque point, le liquide se meut plus vite, c'est qu'en ce point la différence de pression est plus forte; inversement, si le courant est très lent, c'est que la différence de pression est très faible.

Loi des vitesses et des pressions dans les conduits où circule un liquide.

§ 8. — Une expérience déjà ancienne, car elle est de Daniel Bernouilli (1738), montre cette décroisance graduelle de la pression dans les conduits et prouve qu'une véritable pente y règle la vitesse du liquide en chaque point de son cours.

Soit (fig. 4) un réservoir cylindrique d'une certaine hauteur rempli d'un liquide coloré; de la base, part un conduit horizontal, également calibré, sur lequel se branchent une série de tubes verticaux en verre. Grâce à la transparence du verre, on voit les niveaux auxquels s'élèvera le liquide, tant dans le réservoir que dans les tubes échelonnés tout le long du conduit, tubes que l'on nomme *piézomètres* ou mesureurs de la pression[1].

Si l'extrémité du conduit est fermée, le liquide est immobile; tous les niveaux des piézomètres se trouvent sur une ligne horizontale *ab* qui atteint la hauteur du réservoir lui-même. Tout est en équilibre et nous voyons, en vertu d'un principe d'hydrostatique bien connu, que la pression est égale dans tous les points du conduit.

Ouvrons l'orifice *e* du tube, l'écoulement se produit; aussitôt

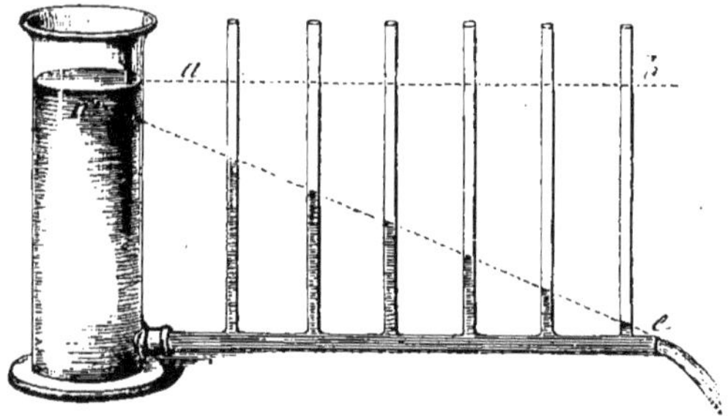

Fig. 4. Décroissance de la pression dans les conduits de calibre régulier.

les conditions de pression sont entièrement changées. On voit les niveaux des piézomètres s'échelonner suivant une pente régulière. Cette décroissance de pression est liée au mouvement du liquide; l'inclinaison de la pente est toujours d'autant plus grande que l'écoulement est plus rapide.

Si nous considérons isolément un des piézomètres et si nous cherchons pourquoi le liquide s'y élève moins haut que dans le réservoir, nous comprenons qu'une résistance a détruit une partie de la charge ou pression de l'eau. Or, cette résistance est due à ce qu'on appelle assez improprement le *frottement* du liquide dans les conduits. Dans un tube également calibré, ce frottement s'exerce également en chacun des points de la longueur; son effet total sera donc proportionnel à cette longueur. Voilà pourquoi

1. De πίεσις, pression, et μέτρον, mesure.

chacun des piézomètres accuse une pression d'autant plus basse qu'il est plus éloigné de l'orifice d'entrée du liquide.

Mais, si les résistances ne sont pas égales en tous les points de la longueur du tube, la décroissance des niveaux cessera d'être régulière.

Soit (fig. 5) un système analogue à celui dont nous nous servions tout à l'heure, mais dans lequel l'écoulement a lieu par un tube flexible sur lequel nous produisons en *r* un rétrécissement en l'étreignant avec un fil. Aussitôt le rétrécissement produit, nous voyons la pression s'élever en amont et s'abaisser en aval de cet obstacle. Quand les niveaux se sont fixés en leur position nouvelle, nous constatons que la pente est plus faible que tout à l'heure. C'est que le débit est devenu moindre et que, par conséquent, les parties larges du tube laissent circuler le liquide avec moins de vitesse. Or comme les résistances de frottements croissent et décroissent avec la vitesse du courant[1], on comprend que la série des piézomètres accuse une moindre décroissance de pression que dans l'expérience précédente. Au-dessous comme au-dessus de l'obstacle, la décroissance de pression est pareillement diminuée, car toutes les parties de la colonne d'eau qui coule sont solidaires les unes des autres et chaque section du tube a le même débit.

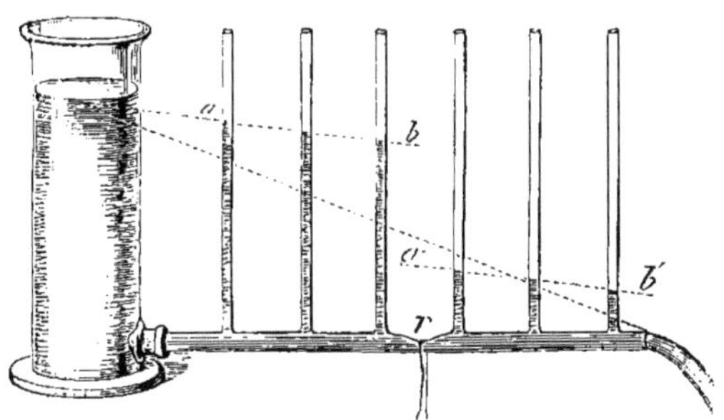

Fig. 5. Répartition de la pression dans un tube inégalement calibré.

Mais, au niveau du rétrécissement, les piézomètres montrent qu'il se fait une grande chute de pression ; il y a donc en ce point

1. Pour un tube d'un calibre quelconque, la résistance au mouvement du liquide croît comme le carré de la vitesse.

une grande vitesse des molécules liquides. Je dis vitesse des molécules, ce qu'il ne faudrait pas confondre avec augmentation du débit. En effet, tout rétrécissement est un obstacle et, comme tel, diminue le débit du liquide. En vertu de la solidarité nécessaire des tranches liquides qui cheminent les unes à la suite des autres, l'obstacle qui existe en un point limité retentit également sur tous les autres points de la longueur du tube et y rend le débit plus faible. Mais, puisque chaque section du tube doit laisser passer en un même temps la même quantité de liquide, il est clair que les molécules auront une vitesse plus grande dans les points les plus rétrécis.

Une comparaison familière expliquera bien ce qui se passe alors. Qu'on se représente un bataillon qui s'avance au pas sur une route où dix hommes peuvent passer de front; tant que la route conserve sa largeur, tous les hommes marchent du même pas. Mais voici qu'un pont se présente où cinq hommes seulement peuvent passer de front; en ce point rétréci, les soldats doivent courir ou du moins marcher deux fois plus vite, poussés par ceux qui viennent derrière. Une fois le pont franchi, les hommes reprennent le pas ralenti de tout à l'heure, après s'être étalés de nouveau sur un front plus large. Ainsi se comportent les molécules liquides ; elles cheminent rapidement dans les parties étroites d'un conduit, lentement dans les parties plus larges. Or, cette vitesse aux points rétrécis tient à ce que la pression s'élève en amont de l'obstacle et diminue en aval. Le lieu où la vitesse est la plus grande est celui où les pressions qui agissent sur les deux faces de chaque molécule présentent la plus grande inégalité.

Si nous nous reportons au système vasculaire représenté figure 1, nous y voyons, sur les différents points du parcours du sang, des lieux où les résistances sont très inégales. Les capillaires, ainsi qu'on l'a vu § 6, sont le siège de l'obstacle principal au mouvement du sang ; il en résulte nécessairement une élévation de la pression dans le système artériel, une décroissance rapide dans les capillaires eux-mêmes; enfin une pression basse dans le système veineux.

De la pression du sang dans les vaisseaux.

§ 9. — Hales, en 1744, montra que le sang circule dans les vaisseaux artériels sous une forte pression ; il s'élevait, en effet, jusqu'à 8 pieds anglais, soit environ $2^m,40$, dans un piézomètre vertical adapté à l'artère carotide d'un cheval. C'est à cause de cette forte charge que le sang jaillit si loin lorsqu'une artère est blessée.

Mais la pression n'est pas la même dans tous les points de l'arbre circulatoire. Les physiologistes ont adapté des manomètres aux différents vaisseaux et ont constaté que la pression est élevée dans toutes les artères, et que sa valeur y atteint en moyenne de 12 à 20 centimètres de mercure; que cette pression décroît légèrement à mesure que l'on explore une artère plus éloignée du cœur, conséquence nécessaire de la direction du courant sanguin; enfin que, dans le système veineux, la pression est réduite à quelques centimètres de mercure, que parfois elle est nulle ou même négative. Cette grande chute de pression, des artères aux veines, tient à ce que le sang rencontre de grandes résistances dans les petits vaisseaux et dans les capillaires qu'il doit traverser. En amont de ces obstacles, la pression est élevée; en aval, elle est basse, comme on l'a vu figure 5.

Imitation artificielle des phénomènes de la circulation.

§ 10. — Pour traduire sous une forme saisissante des lois du mouvement du sang, Weber imagina un appareil fort simple qu'il a nommé *schéma de la circulation* et qui en reproduit en effet quelques-uns des phénomènes les plus caractéristiques[1].

1. Le schéma de Weber était formé d'un intestin de chèvre courbé et refermé sur lui-même, de façon à former un circuit continu qu'on remplissait de liquide à l'aide de l'entonnoir *e*. Supposons que ce circuit ait un mètre de circonférence, et qu'en un point

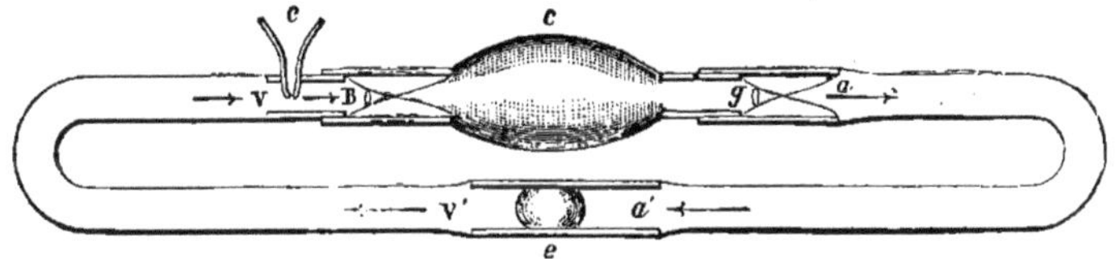

Fig. 6. Schéma de Weber destiné à imiter le mécanisme de la circulation du sang.

quelconque de son étendue *c* on ait disposé une ampoule munie à ses extrémités de deux soupapes *B* et *g*, s'ouvrant dans le même sens. Cette ampoule va représenter, dans le circuit total, l'agent d'impulsion du liquide, c'est-à-dire le cœur.

En effet, si l'on comprime l'ampoule *c*, l'une des valvules se fermera et l'autre

Le *schéma* de Weber était insuffisant, mais les services qu'il a rendus m'ont engagé à en construire d'autres dans des conditions moins imparfaites. Après un grand nombre de tentatives et de perfectionnements successifs, j'ai réussi à obtenir un appareil qui imite d'une manière satisfaisante les phénomènes mécaniques de la circulation.

Outre les avantages que présentent ces appareils artificiels comme moyens de démontrer le mécanisme de la circulation, ils servent encore aux recherches; bien souvent ils ont donné, de la manière la plus imprévue, l'explication de phénomènes observés dans la circulation du sang et dont la cause était fort obscure. Certaines formes du pouls ou de la pulsation du cœur, les bruits qui se produisent dans les vaisseaux, les rapports de la pression à la vitesse du sang, les troubles circulatoires produits par les lésions valvulaires du cœur, par l'ossification des artères, par les anévrismes etc., tout cela s'éclaire au moyen des expériences faites sur les appareils artificiels; aussi aurai-je souvent l'occasion de mentionner les résultats qu'ils m'ont donnés. Ainsi, en rapprochant des tracés du cœur ou du pouls produits artificiellement de ceux qu'on obtient sur l'homme sain ou malade, on constatera aisément l'identité des deux formes.

Certains médecins ont paru choqués de l'emploi de cette méthode; imbus de l'idée que les phénomènes de la vie échappent aux lois de la physique, ils répudient toute assimilation de ce

s'ouvrira, comme cela arrive dans le cœur à chaque systole des ventricules, de sorte que le liquide sera poussé dans une direction unique, en *a*. Quand on aura cessé la compression, le liquide soulèvera la valvule B qui était restée fermée, et reviendra à son point de départ en *c*, tandis que la valvule *g*, se fermant en sens inverse, empêchera tout reflux du sang qui a pénétré dans le tube *a*. Qu'on suppose une série de compressions et de relâchements de l'ampoule *c* comprise entre les deux valvules, et aussitôt voilà une circulation continuelle établie dans toute la longueur du circuit. A chaque impulsion nouvelle, un battement semblable à celui que présente une artère chez un animal vivant se fait sentir dans toute l'étendue du conduit circulaire.

Le schéma de Weber, ainsi construit, différait encore beaucoup de l'appareil circulatoire des animaux. Chez ceux-ci, les voies qui transportent le sang à la périphérie, et celles qui le ramènent au cœur, les artères et les veines, ne communiquent pas largement les unes avec les autres, mais, au contraire, par des passages étroits dans lesquels le sang éprouve de grandes résistances.

Pour imiter ces conditions anatomiques dans l'exécution de son schéma, Weber plaça dans l'intérieur du tube circulaire une éponge *c*, qui n'entrait qu'avec beaucoup de frottement, de manière à constituer au-devant du liquide une sorte de barrage perméable, vu la porosité de l'éponge. Cet obstacle au mouvement du liquide imitait donc celui que le sang artériel rencontre dans les vaisseaux capillaires avant de passer dans le système veineux.

qui se passe dans les êtres vivants avec ce qu'on observe en dehors d'eux, et croient tout expliquer pour des propriétés vitales. A ce titre, ils pourraient blâmer les physiciens de prétendre imiter dans leurs laboratoires les phénomènes de la nature.

L'œuvre de l'expérimentateur est de substituer aux conditions naturelles d'un phénomène des conditions artificielles, simples et bien connues, que l'on combine et gouverne à son gré pour en étudier les effets.

Ce n'est plus seulement en chimie et en physique que cette méthode trouve sa place; les physiologistes l'emploient à chaque instant et les esprits les plus sérieux se hasardent rarement à émettre une théorie sur un phénomène physiologique sans en avoir cherché le contrôle au moyen d'expériences faites le plus souvent en dehors de l'animal vivant. Aussi peut-on, sans être taxé de hardiesse, recourir à cette méthode que tant d'hommes éminents n'ont pas dédaigné d'employer[1].

Suivant le but qu'on se propose, l'appareil qui doit servir sera plus ou moins compliqué. Pour donner une idée des changements de la tension artérielle et de la production du pouls, il suffit d'un tube plein d'eau et d'une petite pompe foulante qui projette du liquide d'une manière intermittente. Veut-on reproduire les bruits valvulaires du cœur, l'appareil doit être muni d'un organe d'impulsion rappelant moins imparfaitement la fonction du cœur et de ses valvules; s'agit-il de représenter les rapports des circulations artérielle et veineuse, et même ceux de la grande et de la petite circulation, la disposition sera encore plus complexe. Or, comme l'imitation des phénomènes mécaniques de la circulation est d'autant plus parfaite qu'on s'éloigne moins des conditions de la nature, j'ai tenté de reproduire dans un *schéma* unique les deux cœurs et la double circulation[2].

1. Déjà Poiseuille, dans un mémoire remarquable, avait étudié les lois de l'écoulement des liquides de nature différente dans les tubes de petit diamètre. (*Acad. des sciences, Comptes rendus*, 9 janv. 1843.) Ce travail a beaucoup contribué à la connaissance des mouvements du sang dans les petits vaisseaux. D'autres expérimentateurs le suivirent dans cette voie de contrôle synthétique des phénomènes physiologiques. Ainsi, pour ne parler que de ceux qui ont cherché à reproduire les phénomènes mécaniques de la circulation, il faudrait citer bien des noms: Rouanel, Volkmann, Donders, Rive, E. Mach, Fick, Sanderson, Koschlakof, Czermak, Rutherford, Thanhofer, Vivenot, Buisson, Heynsius et J. Moens, Paschutin, etc.

2. L'appareil (fig. 7) imite, dans son ensemble, la représentation théorique de la double circulation déjà indiquée ci-dessus. Les vaisseaux sont faits de tubes de caout-

Importance des expériences physiques pour éclairer les phénomènes de la circulation du sang.

§ 11. — De nombreux éléments concourent à produire des changements dans la circulation du sang. Le volume des ondées que le ventricule envoie dans les artères, la force avec laquelle le sang est projeté dans ces vaisseaux, la fréquence des impulsions du cœur, le degré d'élasticité des artères, la résistance opposée par les petits vaisseaux, etc., sont autant d'influences qui entrent comme facteurs dans le mouvement du sang; que l'un d'eux varie, dans un sens ou dans l'autre, aussitôt des changements se produisent dans la circulation. Or, si la variation porte sur plusieurs de ces éléments à la fois, il est à peu près impossible de prévoir la modification que devra subir le cours du sang dans ces conditions compliquées.

Les vivisections ont pour but de déterminer les effets produits

chouc d'épaisseurs et de calibres variés; les oreillettes et les ventricules sont formés de poches membraneuses et munis de valvules aux orifices artériels et auriculo-ventriculaires. Tout ce système est rempli d'eau.

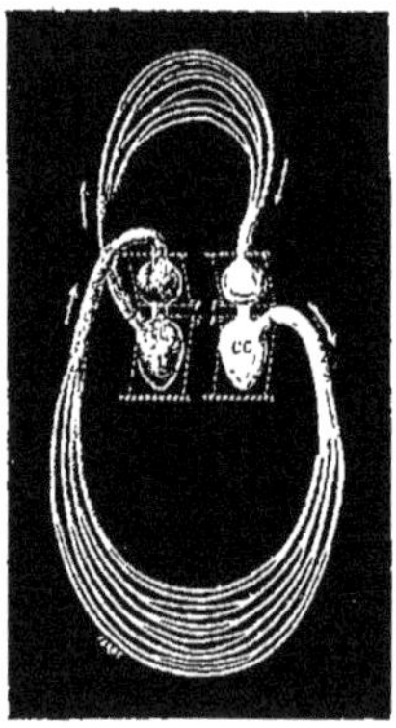

Fig. 7. Disposition générale du schéma double de la circulation.

Pour animer cette machine et imiter les impulsions systoliques des oreillettes et des ventricules, on a appliqué au-devant de ces quatre ampoules quatre petites planchettes dont chacune est articulée à charnière sur la planche qui supporte l'appareil. Ces planchettes occupent les positions indiquées dans la figure 7 par des lignes ponctuées; elles peuvent exécuter un mouvement de va-et-vient comme les volets d'une fenêtre. Dans ces mouvements, les cavités du cœur subissent des alternatives de compression et de relâchement. Les planchettes mobiles ou *compresseurs* sont actionnées par un moteur rotatif situé sous une table qui supporte tout l'appareil; ce moteur exerce des tractions alternatives sur les compresseurs des oreillettes et des ventricules : je n'insisterai pas sur les détails de la construction de ce schéma; le lecteur les trouvera dans les notes techniques à la fin de cet ouvrage.

Les battements et les bruits du cœur, le pouls des artères, les souffles vasculaires, etc., en un mot, tout ce qui, chez les animaux vivants, traduit la circulation du sang, se reproduit sur l'appareil artificiel.

Les pulsations artérielles prennent sur le schéma des formes variées. Le battement du cœur y affecte également toutes les variétés qu'il présente chez l'homme et chez les animaux, soit à l'état sain, soit à l'état pathologique.

par chacune des conditions dont nous venons de parler. Mais comment isoler ces influences l'une de l'autre pour faire la part de chacune d'elles? Comment agir sur la fonction du cœur sans modifier celle des vaisseaux? Comment faire varier la force des impulsions cardiaques sans changer le volume des ondées ou la fréquence des mouvements?

Ce n'est que sur des appareils inertes que l'on peut être sûr de produire exclusivement une action déterminée afin d'en apprécier les effets. Sur un schéma de la circulation, on change à volonté une ou plusieurs des conditions du mouvement : on donne au cœur plus de force ou plus de fréquence; on augmente ou on diminue la quantité de liquide projeté; on substitue à des tubes épais d'autres tubes plus minces; on ouvre ou resserre les voies par lesquelles doit passer le liquide, et dans chacun de ces essais on constate les effets obtenus, les changements produits dans la pulsation du cœur ou dans celle des vaisseaux.

Lorsqu'on gouverne ainsi à son gré les conditions mécaniques de la circulation et qu'à volonté on fait naître telle ou telle forme du pouls ou de la pulsation cardiaque, on acquiert une connaissance très exacte des conditions dans lesquelles se produit chacune de ces formes et l'on est beaucoup mieux renseigné sur le mécanisme de la circulation que lorsqu'on opère exclusivement sur l'animal vivant, chez lequel la douleur ou l'émotion produisent des troubles dont on n'est pas maître.

L'expérimentation exclusive sur les animaux expose à un autre danger. Sachant que des impressions nerveuses peuvent réagir sur le cœur ou sur les vaisseaux, et changer de maintes façons le mouvement du sang, le physiologiste qui pratique une vivisection a une tendance naturelle à attribuer à des actions nerveuses tout changement qui survient au cours de l'expérience. Il méconnaît souvent ainsi la véritable nature de phénomènes qui sont du ressort de la physique pure.

Souvent, une expérience de physique est le seul moyen de faire comprendre la nature d'un phénomène compliqué, en le dégageant de conditions accessoires qui en voilaient la cause véritable. Mais les expériences physiques ne doivent pas se substituer aux vivisections; ces deux moyens doivent sans cesse concourir pour l'interprétation des phénomènes physiologiques; ils doivent se contrôler l'un par l'autre, et ce n'est qu'après avoir subi ce double contrôle qu'une théorie peut être solidement établie.

L'objet de ce chapitre était surtout de faire entrevoir les ressources que nous offrira l'expérimentation physique pour éclairer les phénomènes de la circulation du sang. Nous reviendrons avec les détails nécessaires sur les applications particulières de cette méthode.

CHAPITRE II.

ACTION MUSCULAIRE DU CŒUR.

Prédominance de l'action des ventricules sur celle des oreillettes. — Nature de la systole des cavités du cœur; elle correspond à une *secousse* musculaire. — Myographe du cœur. — Variations électriques qui accompagnent les mouvements du cœur. — Temps perdu ou période d'excitation latente du cœur. — Tendance à la fusion des systoles du cœur quand leur rythme s'accélère. — Onde musculaire du cœur. — La diastole n'est que le relâchement des cavités du cœur.

L'action du cœur a été parfaitement définie lorsqu'on a dit que cet organe est une pompe foulante qui, d'une manière intermittente, envoie dans les artères le sang que lui rapportent les veines.

L'artifice dont on se sert d'ordinaire pour faire varier la capacité d'un corps de pompe qui doit recevoir le liquide et l'expulser tour à tour, consiste dans l'emploi d'un piston animé de mouvements de va-et-vient. Dans le cœur, la capacité du corps de pompe change par suite de l'action musculaire des parois des ventricules. Ceux-ci, dans leur relâchement, sont susceptibles d'acquérir une capacité considérable, tandis que, par leur resserrement, ils diminuent et peuvent même effacer complètement la cavité intérieure des ventricules. C'est l'effort musculaire du ventricule qui développe la force par laquelle le sang est poussé dans toute l'étendue de l'appareil circulatoire.

Prédominance de l'action des ventricules sur celle des oreillettes.

§ 12. — Chacune des deux pompes cardiaques est complète avec un ventricule muni de ses deux valvules. Les oreillettes, en effet, n'ont qu'un rôle très secondaire; ce sont en quelque sorte de larges renflements veineux qui assurent, au voisinage des ventricules, la présence d'une quantité considérable de sang tout prêt à en remplir la cavité après chaque coup de pompe. Mais les oreillettes manquent dans certaines espèces animales sans que le cœur, réduit au ventricule seul, cesse de suffire aux besoins de la circulation; d'autre part, ces cavités peuvent perdre temporairement leurs mouvements sans que la fonction circulatoire en semble compromise[1]. Du reste, dépourvues de valvules efficaces pour empêcher le sang de refluer dans les veines caves, les oreillettes manquent de point d'appui pour pousser avec énergie leur contenu dans les ventricules. Elles y achèvent la réplétion commencée dès le début de la diastole; mais, parfois, ainsi que nous en verrons des exemples, il reflue plus de sang de l'oreillette aux veines qu'il n'en pénètre dans le ventricule, et celui-ci est moins rempli après la systole auriculaire qu'il ne l'était avant.

Nature de la systole des cavités du cœur.

§ 13. — Les noms de *systole* et de *diastole* expriment les alternatives de resserrement ou de relâchement des cavités du cœur; ils méritent d'être conservés, car ils ne préjugent rien sur la nature des actes musculaires qui correspondent à ces mouvements. Depuis quelques années, en effet, la contraction musculaire est considérée comme un acte complexe formé par la fusion d'une série de petits mouvements élémentaires que l'on nomme secousses et qui concourent à former la contraction proprement dite, comme les ondes sonores concourent à la formation des sons.

Bien des raisons tendent à faire considérer chaque systole du cœur comme ne représentant qu'une *secousse* du muscle cardiaque; de sorte que le mot de *contraction* serait impropre pour désigner l'acte par lequel les cavités du cœur se vident du sang qu'elles renferment.

Le meilleur moyen d'étudier l'action d'un muscle est la myographie[2] qui traduit par une courbe alternativement ascendante et descendante les phases du raccourcissement d'un muscle, et

1. Sur les grands animaux, sur le cheval, par exemple, on voit souvent, après des excitations traumatiques, les oreillettes cesser de battre; la circulation n'en continue pas moins sans altération appréciable.

2. Voir, pour les détails de l'emploi de la myographie, la *Méthode graphique*, p. 193.

de son retour à sa longueur primitive. Mais les procédés ordinaires de la myographie consistent à attacher à un levier inscripteur le tendon sectionné d'un muscle, de façon que les changements de longueur de ce muscle impriment au levier des mouvements susceptibles d'être inscrits. Pour le cœur, on doit recourir à une autre méthode qui consiste à inscrire les changements du diamètre transversal des muscles; ceux-ci traduisent fidèlement les phases de l'action du cœur : sa fibre musculaire, en effet, ne peut diminuer de longueur qu'en se gonflant, ni s'allonger qu'en s'amincissant.

Myographe du cœur.

§ 14. — Un cœur ou tout autre muscle, placé dans les conditions représentées figure 8, donnera la courbe de ses mouvements.

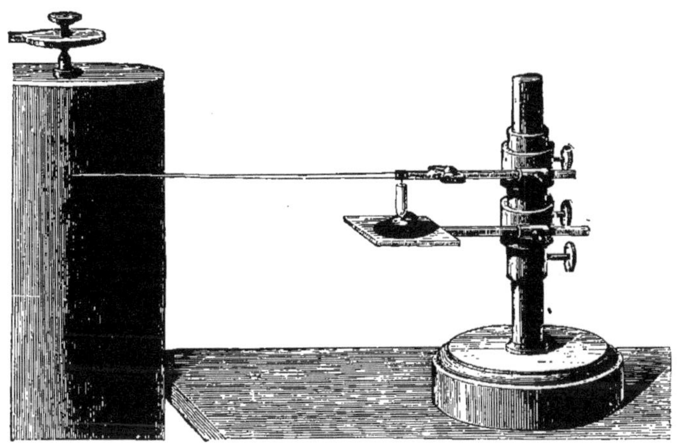

Fig. 8. Myographe simple du cœur.

On excise le cœur d'une grenouille et on le place dans un petit godet de cire modelé pour le contenir exactement et disposé sur une tablette de métal établie sur un support. Au-dessus du cœur est placé un levier horizontal de bois mince et léger; ce levier, dont la base est métallique, porte un curseur auquel est appendu un petit bâtonnet de moelle de sureau ; on place ce bâtonnet sur la partie du cœur dont on veut explorer le mouvement[1].

La plume qui termine le levier de ce myographe trace sur un cylindre tournant des courbes dont l'ascension correspond à la systole et la descente à la diastole du cœur. Sur toutes les espèces animales, le cœur, vide de sang et soumis à l'étude myographique, donne des courbes semblables, dont la figure 9 montre un spécimen obtenu sur la grenouille. De bas en haut s'échelonnent trois séries de courbes correspondant à des degrés croissants de fatigue du muscle. Chez toutes les espèces animales, l'épuisement du cœur, bien qu'il varie sous le rapport de la rapidité avec laquelle il se produit, s'accompagne des mêmes transformations du mouvement : les systoles diminuent à la fois d'amplitude et de fréquence.

Or, si nous laissons de côté ce qui a rapport au rythme du cœur et dépend de l'innervation de cet organe, pour ne considérer que la forme du mouvement cardiaque, nous y trouvons une ressemblance parfaite avec la *secousse* des autres muscles.

La *forme* de la systole est celle d'une secousse musculaire : la période ascendante qui correspond au raccourcissement du muscle est plus brève que la période descendante, c'est-à-dire de retour du muscle à sa longueur primitive.

La *fatigue* modifie dans le même sens la systole du cœur et la secousse d'un muscle : de part et d'autre, il y a diminution de l'amplitude et augmentation de la durée du mouvement.

La *chaleur* et le *froid* impriment les mêmes caractères à la systole du cœur et à la secousse d'un muscle. La chaleur donne à ces mouvements de la brièveté et de l'énergie ; le froid les affaiblit et les allonge.

Cette analogie entre la systole et une secousse musculaire ne saurait être infirmée par la différence de durée que présentent ces deux actes. Sur la grenouille, la systole du cœur est, il est vrai, beaucoup plus longue que la secousse d'un muscle volontaire ; mais on sait que la durée d'une secousse musculaire varie sous l'influence d'un grand nombre de conditions : ainsi, en refroidissant les muscles d'une patte de grenouille, on en rend la secousse

1. Il est bon qu'une petite pointe soit appliquée à l'extrémité du bâtonnet de sureau qu'elle dépasse légèrement. Cette pointe s'implante dans la substance du cœur et prévient tout déplacement latéral.

aussi longue et même plus longue que la systole du cœur. D'autre part, chez les différentes espèces animales, il y a des différences énormes dans la durée de la secousse musculaire : j'ai trouvé que

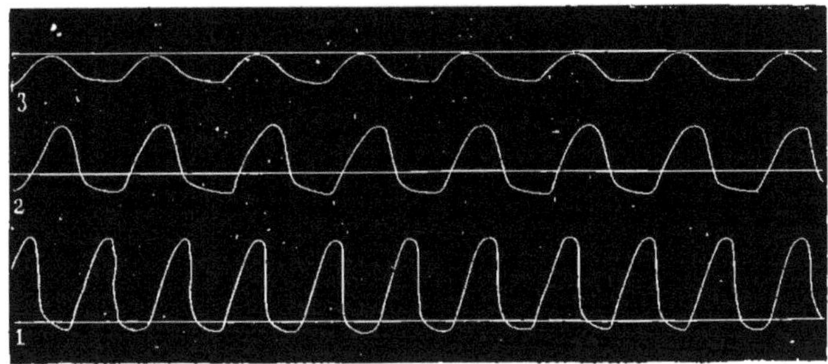

Fig. 9. Tracés myographiques d'un cœur de grenouille isolé.

les muscles pectoraux d'un oiseau agissent à peu près 75 fois plus vite que les muscles de la tortue.

La systole n'a pas la même durée dans les différentes parties du cœur : l'oreillette accomplit la sienne beaucoup plus vite que le ventricule, ainsi qu'on le voit par la figure 10, recueillie sur le cœur détaché d'un lapin.

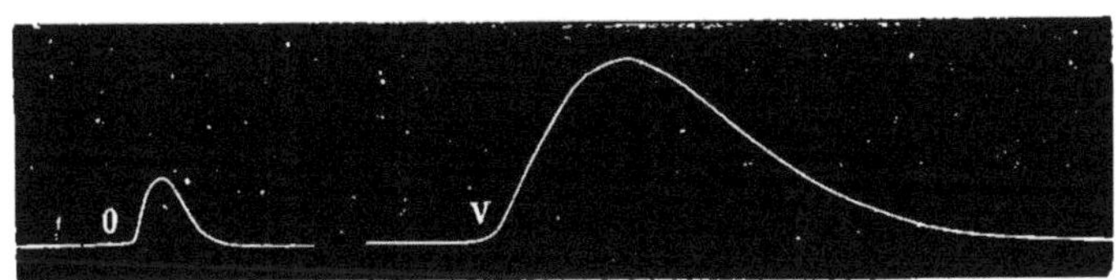

Fig. 10. Durées comparatives des systoles de l'oreillette O et du ventricule V sur un cœur de lapin.

Variations électriques qui accompagnent les mouvements du cœur.

§ 15. — J'ai cherché à contrôler ces vues sur la nature de la systole du cœur, en comparant les phénomènes électriques qui l'accompagnent à ceux qui se produisent pendant la secousse d'un muscle, et j'ai trouvé dans cette comparaison un argument nouveau pour l'assimilation de la systole du cœur à une secousse.

En effet, si l'on applique le nerf d'une *patte galvanoscopique* de grenouille sur le cœur d'un animal, on voit, à chaque systole cardiaque, la patte galvanoscopique donner une secousse[1]. Or, le caractère du mouvement produit par la patte galvanoscopique renseigne sur celui du mouvement qui lui a donné naissance. Quand cette patte ne donne qu'une secousse isolée, cela montre qu'une variation électrique simple s'est produite dans le muscle exploré et que celui-ci, par conséquent, n'a exécuté qu'une secousse.

Un appareil électrique très sensible, *l'électromètre de Lippmann*, a fourni sur la nature du phénomène électrique qui accompagne la systole du cœur des résultats confirmatifs de l'opinion qui vient d'être émise. Cet instrument est formé d'une colonne capillaire de mercure qui exécute des mouvements, lorsqu'elle est

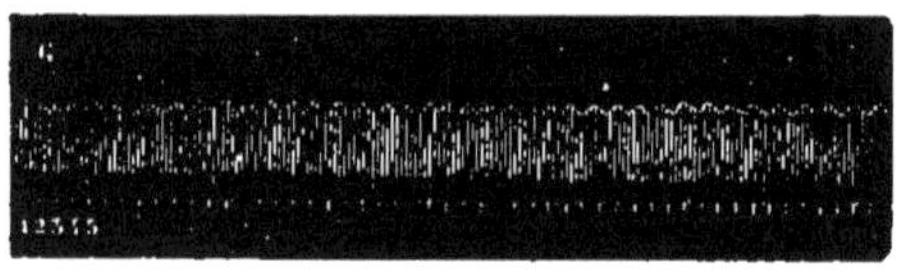

Fig. 11. Tracé photographique des variations électriques d'un ventricule de grenouille.

soumise à des variations électriques[2]. Mis en rapport avec le ventricule du cœur d'une grenouille ou de tout autre animal, l'électromètre donne une oscillation simple pour chacune des systoles. Si l'on met le cœur tout entier en rapport avec l'électromètre, on constate deux oscillations de la colonne de mercure : l'une est produite par la systole des oreillettes, l'autre par celle du ventricule.

J'ai réussi à inscrire ces mouvements en photographiant l'image de la colonne de mercure vivement éclairée sur une plaque de collodion très sensible et animée d'un mouvement uniforme de translation[3]. Les figures ci-jointes montrent la nature des variations électriques obtenues; ces variations sont simples pour un ventricule de grenouille (fig. 11); elles sont doubles pour le cœur entier d'une tortue qui fournissait à chaque révolution une systole des oreillettes, puis une systole du ventricule (fig. 12).

1. Voir, pour les détails de l'expérience, *Trav. du laboratoire*, t. I, p. 47.
2. Voir *Méth. graph.*, p. 326.
3. *Comptes rendus de l'Acad. des sciences*, t. LXXXIII, p. 278.

C'est au moment où l'état électrique du cœur change brusquement qu'une patte galvanoscopique de grenouille dont le nerf repose sur ce cœur en mouvement subit son excitation. Nüel[1] a fait à ce sujet, dans le laboratoire du professeur Donders, des expé-

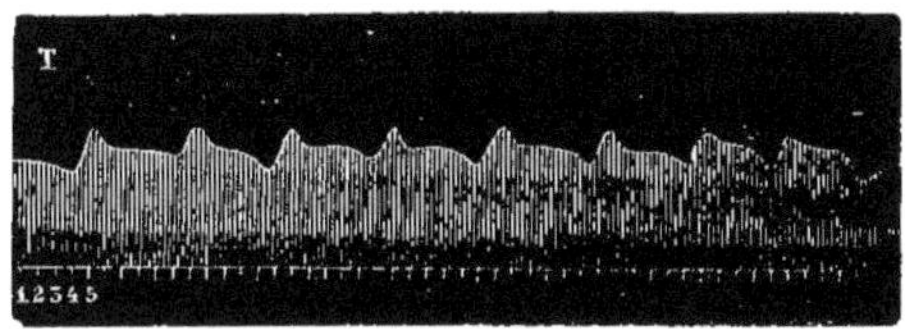

Fig. 12. Tracé photographique des variations électriques d'un cœur de tortue.

riences qui montrent que la plus brusque variation de l'état électrique du cœur correspond au début de la systole. Ainsi, la variation électrique du cœur suit les mêmes phases que les changements de longueur de ses fibres musculaires[1].

Temps perdu ou période d'excitation latente du cœur.

§ 16. — Quand un cœur a cessé de battre, on y peut provoquer artificiellement des systoles, en excitant les oreillettes ou les ventricules. Or, ces mouvements provoqués n'apparaissent pas immédiatement après l'excitation, mais présentent un certain retard qui correspond à ce que Helmholtz a appelé le *temps perdu* ou la *période d'excitation latente des muscles*.

La figure 13 montre ce retard. La ligne supérieure V est tracée par le myographe appliqué sur le ventricule détaché du cœur d'un

1. D'après Nüel (*Bulletin de l'Acad. des sciences de Belgique*, 1873, nᵒˢ 9 et 10), la pointe du cœur intact est positive par rapport aux autres points de la paroi ventriculaire : on le constate en interposant un galvanomètre entre deux points différents de la surface du ventricule. L'intensité du courant augmente quand on excise le péricarde viscéral au niveau de l'un des points explorés. Le courant varie à chaque systole du cœur.

Quand on dispose le nerf d'une patte galvanoscopique de telle sorte qu'il touche par deux points différents de sa longueur deux points de la surface ventriculaire doués de polarités électriques différentes, on observe dans la patte galvanoscopique des secousses qui se répètent à chaque systole du cœur.

En inscrivant à la fois sur un même cylindre, au moyen du myographe à transmission (*Méth. graph.*, p. 195 et 522), les systoles du cœur et les secousses musculaires de la patte galvanoscopique, on voit qu'il existe un synchronisme parfait entre les débuts de ces deux ordres de mouvement.

lapin, après que cet organe avait cessé de battre. La ligne inférieure est tracée par un *signal électro-magnétique*[1]; sa déviation au point S exprime l'instant où le cœur a été excité.

On voit par cette figure, que la systole n'est arrivée qu'après un temps assez considérable (une demi-seconde): le *temps perdu* du muscle ventriculaire. Ce retard est moindre pour la systole de l'oreillette. Or, il est une loi générale, au sujet de la durée du temps

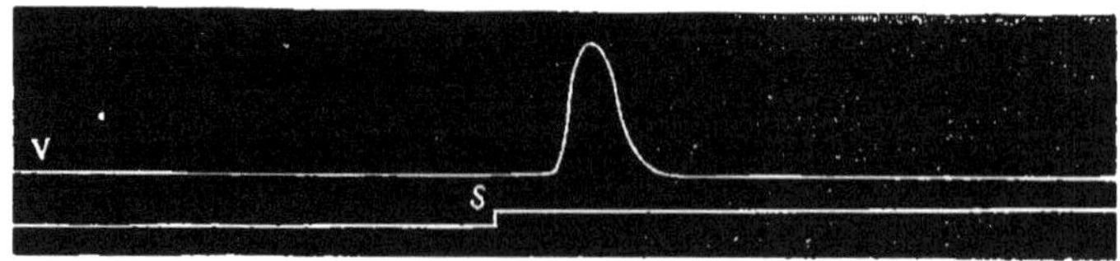

Fig. 13. Temps perdu ou période d'excitation latente d'un ventricule.

perdu d'un muscle, c'est que ce temps est d'autant plus grand que la secousse du muscle présente plus de durée.

La longueur considérable du *temps perdu* qui précède une systole ventriculaire est donc en parfaite correspondance avec la durée de cette systole elle-même; d'autre part, la moindre durée du temps perdu de l'oreillette correspond à la brièveté plus grande de la secousse auriculaire.

Tendance à la fusion des systoles du cœur quand leur rythme s'accélère.

§ 17. — Si l'on considère la série des systoles du cœur comme une série de secousses, on est conduit à admettre que ces systoles tendront à se fusionner entre elles d'une manière d'autant plus parfaite, qu'elles se suivront à de plus courts intervalles. En effet, si l'on soumet un muscle à une série d'excitations électriques de fréquence croissante, il arrive d'abord que les secousses ont le temps de s'accomplir tout entières et présentent une grande amplitude, mais, par leur succession plus rapide, elles ne tardent pas à se fusionner entre elles. Chaque secousse n'ayant pas le temps d'accomplir sa seconde phase, le muscle ne

1. Le signal électro-magnétique de M. Deprèz. (Voy. *Méth. graph.*, p. 472.)

revient que très incomplètement à sa longueur normale; à la fin, le muscle se trouve dans un état de raccourcissement presque permanent : c'est le tétanos parfait ou la contraction[1]. Il en est de même pour le cœur : toute cause qui augmente la fréquence des systoles en diminue l'amplitude[2]; tout ralentissement du rythme du cœur augmente, au contraire, l'amplitude de ses mouvements. Voici un exemple frappant de ce rapport inverse entre l'amplitude et la fréquence des systoles ventriculaires.

Quand un cœur est détaché de l'animal, il garde encore ses battements pendant un certain temps; cette survie peut durer plusieurs heures et même plusieurs jours quand on alimente la fonction du cœur en faisant circuler à travers cet organe du sang

1. La figure 14 montre comment se fait cette décroissance de l'amplitude des secousses d'un muscle à mesure que leur fréquence augmente. Soit *a* une première secousse musculaire; comme cette secousse a le temps d'accomplir ses deux phases, sa courbe de descente retombe sur la ligne horizontale X. Mais la secousse *b* n'est pas entièrement terminée quand, sous l'influence d'une excitation électrique, se produit la troisième secousse *c*; la phase descendante de *b* n'atteindra donc pas la ligne X. La secousse *c*, partant de moins bas que les précédentes, s'élèvera un peu au-dessus d'elles; mais comme un muscle déjà raccourci devient moins capable de se raccourcir encore,

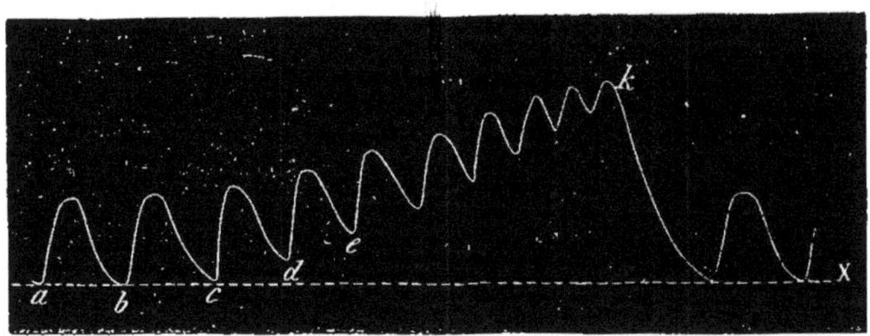

Fig. 14. Décroissance de l'amplitude des secousses d'un muscle à mesure que leur fréquence augmente.

la secousse *c* gagnera moins par l'élévation de son sommet qu'elle n'a perdu par l'élévation de sa base, elle sera donc plus petite que les précédentes. La secousse *d* sera, pour la même raison, plus petite encore. Ainsi diminuera l'amplitude des secousses musculaires à mesure que la fréquence des excitations croîtra. Si les excitations sont assez fréquemment répétées, le muscle arrivera au tétanos parfait, c'est-à-dire que les secousses ne seront plus perceptibles. Supposons qu'à l'instant *k* on cesse d'exciter le muscle, aussitôt on le voit revenir à sa longueur normale; la courbe descendante retombe sur la ligne horizontale, et de nouvelles secousses se reproduisent avec leurs caractères initiaux si on renouvelle les excitations.

2. On verra, à propos des nerfs du cœur, quelles sortes de restrictions il y a lieu d'apporter à cette formule.

qui se renouvelle sans cesse. Or les mouvements du cœur ainsi entretenus se ralentissent peu à peu, surtout si la température est basse, de telle sorte qu'ils tombent de 60, par exemple, à 4 ou 5 par minute. On pourrait s'attendre à un affaiblissement graduel

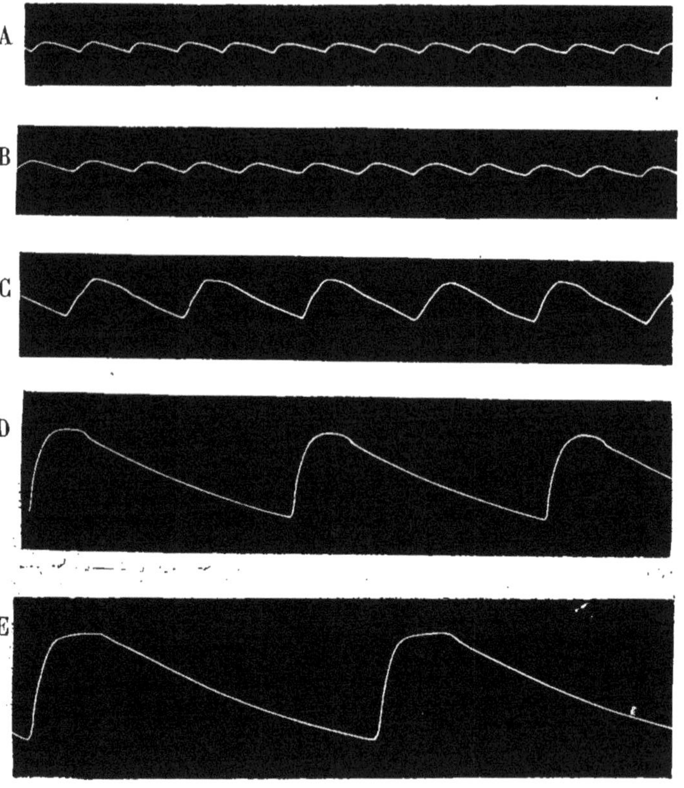

Fig. 15. Amplitudes croissantes des systoles d'un cœur de tortue, A, B, C, D, E, à mesure que les pulsations se ralentissent.

de l'amplitude des mouvements de ce cœur qui s'épuise; il n'en est rien. Les systoles inscrites à des intervalles successifs se montrent plus étendues à mesure qu'elles sont plus rares. On en jugera par la figure 15 dans laquelle sont représentées les variations successives du volume des ondées ventriculaires. A correspond aux premiers instants de l'expérience; B a été obtenu lorsque le cœur fonctionnait depuis une heure ; C après trois heures ; D après cinq et E après sept heures.

L'accroissement d'amplitude des systoles ne tient pas à un raccourcissement plus étendu de la fibre cardiaque dans les dernières expériences, mais provient de ce que le relâchement de cette fibre était plus complet quand un grand intervalle, séparant les systoles les unes des autres, donnait à la réplétion ventriculaire plus de temps pour se produire.

Onde musculaire du cœur.

§ 18. — Un dernier caractère achèvera d'identifier la systole du cœur à une secousse musculaire : c'est l'existence, dans les fibres cardiaques, *d'une onde* qui se propage suivant la longueur de ces fibres pendant la durée de la systole.

Aeby a décrit, dans les muscles volontaires en action, les mouvements d'une onde assez analogue à celles qui se produisent à la surface des liquides agités[1]. Cette onde est appréciable quand on place sur le trajet d'un même muscle deux leviers inscripteurs qui se soulèvent sous l'influence du gonflement musculaire comme le levier du myographe (fig. 8). Or, ce gonflement ne se fait pas simultanément en tous les points du muscle, mais se propage, de proche en proche, d'un bout à l'autre du faisceau musculaire. Il soulève donc les deux leviers l'un après l'autre et les courbes obtenues permettent, d'après leur défaut de superposition, d'estimer la vitesse du transport de l'onde[2].

Cette onde existe dans le muscle cardiaque comme dans tous les autres muscles. Les plus anciens observateurs avaient déjà signalé que le mouvement systolique se propage dans le cœur de la base à la pointe, c'est-à-dire des oreillettes aux ventricules et chemine à la surface du cœur par une sorte de péristalticité. Mais cette propagation du mouvement a été étudiée d'une manière spéciale par Engelmann[3] qui a montré que l'onde musculaire chemine de proche en proche dans le tissu du cœur.

1. Aeby, *Untersuchungen ueber die Fortpflanzung-geschwindigkeit der Reizung in der quergestreiften Muskelfaser*. Braunschweig, 1862.

2. Voy. *Méth. graph.*, p. 354.

3. M. Engelmann, *Sur la manière dont l'excitation se propage dans le muscle cardiaque*. (*Arch. néerlandaises*, t. XI.)

Pour ce savant, la propagation se fait dans le tissu musculaire, de cellule à cellule, indépendamment de toute action nerveuse ; il en donne pour preuve le fait suivant. Si l'on dilacère la substance cardiaque par des incision faites en divers sens, de façon que les différents fragments du cœur ne tiennent plus entre eux que par de faibles ponts de substance musculaire, on voit l'onde progresser d'un bout à l'autre de la substance cardiaque, se ralentissant au niveau des parties les plus étroites comme si elle y trouvait un obstacle, mais enfin circulant dans les sens les plus divers, suivant le caprice qui a présidé aux dilacérations de la substance du cœur [1].

En résumé, la systole du cœur d'un animal paraît devoir être considérée, non pas comme une contraction qui est un phénomène complexe, mais comme une secousse qui est un phénomène simple. Cette assimilation est basée sur un grand nombre de caractères : d'abord sur la forme graphique de l'un et de l'autre de ces mouvements, tous deux présentant une phase de raccourcissement du muscle plus brève que la phase de retour qui la suit. En second lieu, le temps perdu qui sépare l'excitation d'un muscle

1. Immédiatement après la mutilation, la fibre musculaire du cœur a perdu son excitabilité; elle la recouvre après un repos de quelque durée. Cette expérience prouve-t-elle que les nerfs ne participent en rien à ce phénomène de propagation de l'onde? Sur ce point il règne quelque désaccord. Ranvier pense que dans la substance cardiaque il y a une intrication plexiforme de fibres nerveuses assez riche pour expliquer la propagation de l'onde par continuité de nerfs, quelque compliqués que soient les changements de direction qu'on observe dans la propagation de ce mouvement. Ces vues semblent confirmées par ce qui s'observe relativement à la propagation du mouvement dans d'autres tissus contractiles. Romanès [1] a signalé dans la substance transparente des méduses une contraction qui se propage de proche en proche. Ce transport se fait dans le tissu dilacéré d'une méduse absolument comme dans le cœur soumis à l'expérience d'Engelmann. Or, il a été démontré que cette propagation, qui semblait se faire par continuité de tissu, a lieu très probablement par continuité nerveuse. L'emploi du chlorure d'or rend visibles au sein des tissus de la méduse des fibres nerveuses anastomosées par des cellules multipolaires et qui se croisent suivant des directions si variées qu'il doit toujours rester une continuité nerveuse dans les tissus dilacérés.

Le mode de propagation de l'onde dans le tissu cardiaque reste donc l'objet de discussions entre les physiologistes, et la question ne saurait encore être tranchée.

Aux faits qui plaident en faveur de la transmission d'une action nerveuse à travers des plexus très riches, on peut opposer, avec Engelmann, que la propagation de l'onde est beaucoup trop lente pour qu'on puisse l'attribuer à une transmission par des nerfs; on peut objecter encore que l'action du froid ralentit la transmission de l'onde comme cela arrive dans les autres muscles.

1. Voy. la *Nature*, 5e année, 1877, p. 332.

du mouvement qu'elle produit existe, pour le cœur comme pour un muscle quelconque. Le phénomène électrique qui accompagne une systole du cœur est simple comme celui qui correspond à la secousse d'un muscle. Enfin, la systole du cœur s'accompagne du transport d'une onde analogue à celle qui se produit à chaque secousse musculaire. La série des mouvements du cœur équivalant à une série de secousses successives, il s'ensuit que ces mouvements seront d'autant plus étendus qu'ils auront plus de temps pour s'accomplir en entier; l'accélération du rythme du cœur aura donc pour effet d'en rendre les mouvements moins étendus et de tendre à les fusionner dans une contraction véritable. Mais cette contraction, que l'on obtient artificiellement par des excitations électriques fortes et rapprochées, ne se produit pas à l'état physiologique; elle serait, du reste, incompatible avec le fonctionnement du cœur.

La diastole n'est que le relachement des cavités du cœur.

§ 19. — La systole ou resserrement du cœur, sa diastole ou relâchement, ne sont que les deux phases successives et opposées d'une même secousse; elles suffisent pour expliquer les alternatives d'évacuation et de réplétion des cavités du cœur, et pourtant certains auteurs ont pensé qu'il fallait admettre deux actes distincts: l'un pour la diastole, l'autre pour la systole; en un mot, que le cœur se dilatait activement et exerçait un appel sur le sang pour le faire pénétrer dans ses cavités.

L'opinion que le cœur est une pompe aspirante et foulante, est professée par certains médecins et par quelques physiologistes; on va voir sur quoi elle repose.

Plusieurs expérimentateurs, entre autres Johnson[1], Chassaignac[2], Fink[3], ont admis la réalité d'une force aspiratrice du cœur pendant la diastole.

Fink, reprenant, en les modifiant, les expériences de ses prédécesseurs[4], a vu que si l'on place dans un vase rempli d'eau le cœur

1. J. Johnson. In Wilson Philip. (*Trav. of the Medico-Chirurg. Society*. 1813, t. XII, p. 397.)
2. Chassaignac. Cité par Hérard. (*Arch. gén. de méd.*, 1854, t. III, p. 191.)
3. Fink. (*Muller's Arch.*, 1849, p. 283.)
4. Pour les détails de ces expériences et les documents bibliographiques, voir H. Milne Edwards. (*Anat. et Phys. comp.*, t. III, p. 7, notes.)

d'un animal récemment tué et que si, après avoir comprimé ce cœur entre les mains, on le relâche tout à coup, l'eau environnante rentre en certaine proportion dans le cœur; une nouvelle compression l'en chasse, et ainsi de suite. Il s'établit ainsi une sorte de circulation artificielle dans laquelle la pression de la main remplace la force musculaire qui, sur le vivant, produit la systole des ventricules. Mais pourquoi le cœur une fois comprimé se remplit-il de nouveau de l'eau dans laquelle il plonge? C'est, disent ces auteurs, que les fibres musculaires du cœur, lorsqu'elles sont relâchées, ne permettent pas l'effacement complet des cavités. A ce repos correspond une forme où l'organe présente une certaine capacité intérieure. L'élasticité de la fibre musculaire au repos tend à donner au cœur cet état moyen et, par conséquent, en amenant le ventricule à cette forme, exerce une certaine aspiration sur le sang.

C'est ainsi que fonctionnent certaines pompes en caoutchouc dont le réservoir, après avoir été vidé par la pression de la main, aspire de nouveau liquide en reprenant sa forme primitive.

Cette aspiration est incontestable quand on répète l'expérience précitée en se servant d'un cœur en rigidité cadavérique; mais, sur un cœur vivant et souple, l'aspiration semble être extrêmement faible. Aussi, bien que Wedemeyer et Günther[1] aient cru voir la diastole du cœur exercer une aspiration sur un siphon plongé dans un liquide, nous ne craignons pas d'affirmer que cette prétendue aspiration échappe aux appareils manométriques les plus délicats, ainsi qu'on le verra plus loin. Cette force n'est pas plus réelle que celle qu'on attribuait autrefois aux petits vaisseaux et par laquelle ceux-ci tendaient à se dilater en aspirant le sang; et de même qu'il suffit que les vaisseaux se relâchent pour que la pression du sang artériel les dilate, de même il suffit que les cavités du cœur se relâchent pour que la pression du sang veineux les dilate également.

L'action musculaire du cœur, dont nous avons rapidement exposé la nature, devra être étudiée dans les conditions réelles de la fonction cardiaque, au moyen des appareils inscripteurs.

1. Wedemeyer. (*Untersuch. über d. Kreislauf*, 1828, cité par Milne Edwards, *Anat. et Phys. comp.*, III, p. 7, note.)

CHAPITRE III.

EXCITABILITÉ DU CŒUR.

Le sang est nécessaire à l'excitabilité du cœur. — Influence des excitations traumatiques sur le cœur. — Insensibilité du cœur. — Effets des excitations électriques sur le cœur. — Phases d'inégale excitabilité du cœur. — Durée variable de l'excitation latente du cœur. — Tendance du cœur à conserver son rythme. — Effets produits sur le cœur par des excitations multiples. — Influence de la température sur l'excitabilité et sur le rythme du cœur.

Nous venons de voir que les systoles du cœur semblent correspondre aux secousses du muscle cardiaque. Or, dans tout muscle, il faut qu'une excitation provoque le mouvement. Cette question se présente naturellement : Quel est l'excitant du muscle cardiaque?

Le sang est nécessaire à l'excitabilité du cœur.

§ 20. — Pour Haller, l'excitant naturel du cœur était le sang [1]; dès qu'une cavité du cœur était remplie de sang, elle entrait en systole et se vidait d'une manière complète. Harvey, Bartholin, Berger, avaient vu cesser les mouvements du cœur après la ligature des veines caves et attribuaient cet arrêt à la suppression de l'arrivée du sang dans les cavités du cœur [2]. Cependant Spallanzani [3] avait reconnu que les systoles des cavités du cœur ne sont pas complètes et cette observation contredisait les idées de Haller; en effet, pour celui-ci, le cœur devait entièrement se vider, car « le sang qui resterait dans les cavités du cœur à la fin de leur systole mettrait, par l'excitation qu'il produit, obstacle à la diastole. »

Les expériences des physiologistes modernes ont montré que le

1. Haller. *Mémoire sur la circulation*, p. 170.

2. Cet arrêt serait tout autrement interprété aujourd'hui, depuis les expériences de Stannius, dont il sera question au chapitre IV.

3. Spallanzani. Éd. Tourde, t. IV, p. 31.

rôle du sang est, pour le tissu musculaire du cœur, le même que pour les autres muscles. Les tissus contractiles empruntent au sang qui les traverse les matériaux de leur fonction. Aucun muscle ne peut être privé de sa circulation sans perdre bientôt sa contractilité ; mais cette propriété ne disparaît pas immédiatement après qu'on a arrêté le cours du sang dans un muscle ; elle décroît peu à peu et finit par s'éteindre. Il en est de même pour le cœur. Privé de sang, il continue à battre, mais ses battements s'affaiblissent peu à peu ; il épuise les éléments sanguins dont sa substance était imprégnée : ses mouvements s'affaiblissent, deviennent plus rares et s'éteignent. La ligature des artères coronaires sur un mammifère arrête les mouvements du cœur au bout de deux minutes environ.

C'est dans ces conditions qu'une goutte de sang dont on humecte un cœur de grenouille y réveille presque instantanément les mouvements éteints. Il peut sembler, au premier abord, que le sang dont le cœur vient d'être humecté ait été l'excitant de ces mouvements reparus ; il semble plus naturel d'admettre qu'il a rendu au muscle cardiaque les conditions nécessaires à sa fonction [1].

L'excitabilité du cœur doit être étudiée comme celle d'un muscle quelconque, en dehors de toute action nerveuse ; il faut faire agir sur cet organe des excitations électriques, traumatiques ou autres et voir dans quelles conditions il réagit avec le plus de force à un excitant donné.

Il ne serait pas indifférent de recourir à tel ou tel excitant si l'on voulait juger de l'excitabilité du cœur ; cet organe réagit aux actions traumatiques lorsque des excitations électriques assez fortes ne provoquent déjà plus de systoles. Mais comme les excitations électriques sont plus faciles à produire à un instant précis et à graduer dans leur intensité, c'est à elles qu'il faut donner la préférence quand on veut étudier l'excitabilité du cœur.

Influence des excitations traumatiques sur le cœur.

§ 21. — Les excitations traumatiques ont l'avantage de se localiser

1. Chez la grenouille, dont le cœur est dépourvu de vaisseaux, c'est par une véritable imbibition que s'établit le conflit du sang avec la fibre musculaire du cœur. Humecter de sang un cœur de grenouille, c'est pour ainsi dire le placer dans les conditions physiologiques de la nutrition de son tissu.

mieux que les autres. Ainsi, en touchant avec la pointe d'une aiguille la paroi d'un ventricule de grenouille, on est sûr de n'exciter qu'un point de cet organe. C'est avec des excitations traumatiques bien localisées qu'Engelmann a constaté les curieux phénomènes ondulatoires dont il a été question au chapitre précédent. Mais quand une excitation traumatique est appliquée à la surface du cœur d'une grenouille vivante, il se produit parfois une complication qu'il est important de connaître. Le professeur Dogiel (de Kazan) m'a rendu témoin d'un effet curieux des excitations traumatiques portées sur le cœur.

Lorsqu'on percute vivement la surface des ventricules d'une grenouille au moyen d'un corps dur, on déchire le feuillet viscéral du péricarde; aussitôt la portion ventriculaire mise à nu fait hernie par cette ouverture et forme, pendant la systole, une sorte de petit sac qui se gorge de sang et contraste par son volume et sa couleur avec le reste de l'organe qui pâlit et devient exsangue. Pendant la diastole, les parois ventriculaires reprennent leur apparence uniformément colorée, mais le contraste se manifeste de nouveau à la systole prochaine [1].

Insensibilité du cœur.

§ 22. — Bien qu'il réagisse à divers excitants, le cœur est insensible, en ce sens qu'on ne provoque pas de douleur en le touchant ni même en le blessant. La curieuse observation du fils de lord Montgomery révéla à Harvey cette insensibilité du cœur. Ce jeune homme, à la suite d'une blessure reçue dans son enfance, avait gardé une perforation des parois thoraciques laissant une ouverture béante au fond de laquelle on voyait battre le cœur. Une sorte de cuirasse métallique lui servait à recouvrir la blessure. Harvey

1. Cet effet ne serait-il pas intervenu dans les expériences dont Rossbach formule ainsi les résultats (*Beiträge zur Physiologie des Herzens. Verhandlung der Phys. med. Geselschaft* in Würzburg. Bd. V, p. 183)? Cet auteur, employant les excitations mécaniques, constate qu'*à toute période de la contraction* le cœur réagit par un relâchement immédiat des fibres excitées. L'effet secondaire est un resserrement durable de la région excitée; cet effet ne manque que si l'excitation a été très faible. La même excitation agissant pendant la diastole ne produit d'effet qu'à la systole suivante, dans laquelle les points excités n'ont qu'une contraction rudimentaire. Si l'on agit sur un cœur tenu en arrêt diastolique par le nerf vague, on n'observe pas le relâchement primitif des points excités et l'on provoque une systole générale.

put introduire les doigts dans cette cavité, toucher le cœur et le sentir battre, sans provoquer aucune sensation chez le patient. Certains cas d'ectopie congénitale du cœur ont permis à d'autres observateurs de constater de nouveau cette insensibilité. Enfin les physiologistes ont maintes fois observé qu'en introduisant, chez les animaux, des thermomètres ou des sondes manométriques à l'intérieur du cœur, on ne provoque aucun signe apparent de douleur par ces attouchements de la membrane interne. Mais si ces contacts sont brusques et énergiques, on observe parfois des troubles du rythme du cœur annonçant qu'il a réagi aux excitants, en vertu d'une sensation non perçue à laquelle certains nerfs paraissent présider.

Effets des excitations électriques sur le cœur.

§ 23. — On sait depuis longtemps que le cœur ne réagit pas comme les autres muscles à l'électricité[1].

Des courants induits fréquemment répétés, capables de mettre un muscle quelconque en état de tétanos, ne font, en général, qu'augmenter un peu la fréquence des mouvements du cœur d'un animal vivant. C'est que le cœur est bien loin d'obéir à toutes les excitations électriques qui lui parviennent, tandis qu'un muscle ordinaire exécute autant de secousses qu'il reçoit d'excitations induites; aussi, quand le nombre des excitations est suffisant, un muscle ordinaire arrive-t-il au tétanos parfait.

Bowditch[2] a signalé ce fait, que le cœur ne réagit pas à toutes les excitations électriques qu'il reçoit. Il est vrai que si ces excitations sont extrêmement intenses, il répondra à chacune d'elles par une systole; mais, si les courants employés sont fai-

1. Galvani avait nié que le cœur fût excitable par l'électricité; mais en 1792, une commission instituée par l'Académie de Turin, pour juger cette question, reconnut que le cœur était sensible aux excitations électriques.

2. Bowditch (*Arbeiten aus den physiologischen Anstalt.* B. VI, s. 139, Leipzig, 1872) agit sur le cœur isolé soumis à une circulation artificielle et inscrit ses mouvements avec un petit manomètre à mercure. Le ventricule est lié au-dessous du sillon auriculo-ventriculaire et la cavité de sa pointe communique seule avec le manomètre. Cette pointe reste immobile tant qu'elle n'est soumise à aucune excitation : ce sont ses réactions musculaires que l'auteur étudie, supposant, d'après les données histologiques, que la région de la pointe ne contient pas d'appareils nerveux capables de compliquer les effets des excitations appliquées à la substance musculaire.

bles, on verra le cœur tantôt réagir et tantôt rester insensible aux excitations. Cet auteur désigna par deux noms différents ces genres d'excitations plus ou moins intenses : il nomma les premières *excitations infaillibles*, puisque jamais elles ne manquaient leur effet; il appela les autres *excitations suffisantes* parce que, bien qu'elles restent parfois sans action, elles suffisent, dans certains cas, pour provoquer une systole.

Bowditch remarqua en outre que si l'on se sert d'excitations suffisantes, le nombre des systoles provoquées est toujours inférieur à celui des excitations électriques, et l'écart entre les deux est d'autant plus grand que les excitations sont plus fréquemment renouvelées. D'où l'on peut conclure, à ce qu'il m'a semblé, que si des excitations électriques sont fréquentes, un grand nombre d'entre elles sont non avenues et trouvent le cœur inexcitable.

Phases d'inégale excitabilité du cœur.

§ 24. — Je voulus me rendre compte des conditions dans lesquelles une excitation déterminée était tantôt efficace et tantôt inefficace. J'opérai d'abord sur le cœur d'une grenouille mis à nu et laissé en place dans la poitrine, de manière à ce qu'il conservât son rythme propre. Je m'aperçus alors qu'une même excitation provoquait une systole ou n'en provoquait pas, suivant le moment de la révolution du cœur auquel elle arrivait.

Assurément, comme l'avait vu Bowditch, les excitations fortes étaient toujours infaillibles, mais les excitations faibles, ou suffisantes, étaient suivies de mouvements toutes les fois qu'on les avait produites *pendant la diastole* des ventricules, tandis qu'elles étaient non avenues quand elles se produisaient pendant la première partie de la phase systolique. Les conditions d'efficacité des excitations se trouvaient ainsi spécifiées et il devenait évident qu'à chacune de ses systoles le cœur présente des phases de plus grande et de moindre excitabilité[1].

Désirant mieux déterminer la durée de la phase de moindre excitabilité, je fis une série d'expériences dans lesquelles, grâce à la lenteur des mouvements du cœur de la grenouille, il était facile

1. *Trav. lab.*, t. II, p. 72.

d'envoyer les excitations à des instants différents de la systole ou de la diastole[1].

1. Voici dans quelles conditions ces expériences ont été faites : la figure 16 montre une grenouille étalée sur une planchette de liège et dont le cœur est mis à nu. Cet organe est saisi, au niveau de la région ventriculaire, entre les mors d'une sorte de pince myographique formée de deux cuillerons portés chacun par un bras coudé. L'un de ces bras est fixe et l'autre, mobile, porte un levier horizontal qui lui est perpendiculairement implanté et qui, par son extrémité munie d'une plume, trace sur un

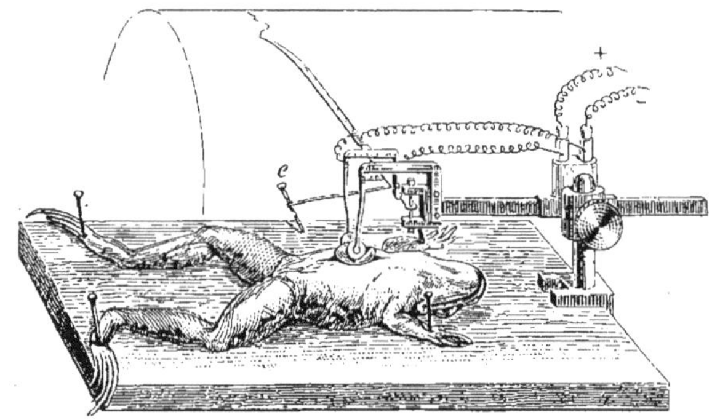

Fig. 16. Pince myographique du cœur.

cylindre enfumé. Le cuilleron mobile est rappelé par un petit fil de caoutchouc fixé à une épingle *e* et agissant comme ressort, de telle sorte que chaque systole du ventricule écarte les mors de la pince en tendant le fil élastique, tandis qu'à chaque diastole le cœur, redevenant mou, laisse revenir le mors de la pince sous la traction du ressort.

La traction du fil de caoutchouc, suivant qu'elle est plus ou moins énergique, modifie les caractères du tracé cardiaque. Si la traction est très forte, elle comprime énergiquement le ventricule et empêche le sang de le remplir pendant la diastole; dès lors,

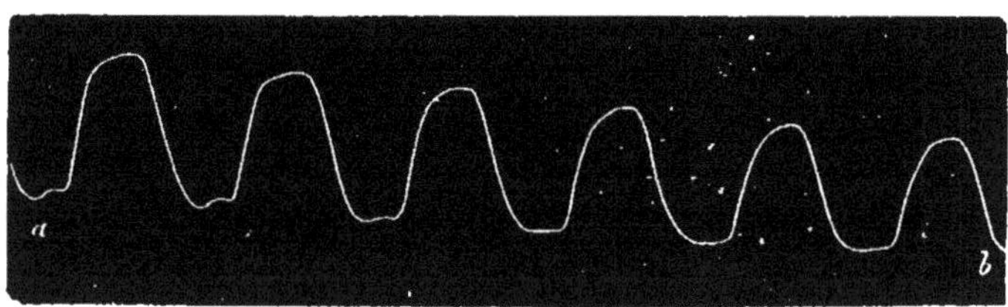

Fig. 17. Tracé des mouvements du cœur d'une grenouille recueilli avec la pince myographique. On augmente graduellement la tension du ressort; à la fin du tracé, on n'observe plus que les indications des changements d'épaisseur du muscle cardiaque.

on n'obtient plus que les courbes myographiques du ventricule qui fonctionne comme sur un cœur isolé. Mais si la traction est faible, le ventricule effectue sa réplétion diastolique et le tracé renferme tous les détails normaux de la pulsation cardiaque dont il sera question plus loin.

La figure 17 montre les transformations successives que présente le tracé du

Pour déterminer avec une grande précision l'instant où se produisaient les excitations électriques, j'inscrivais, au-dessous du tracé des mouvements du cœur, celui des excitations, en me servant du signal électro-magnétique de Deprèz[1] (fig. 18). En groupant en série les tracés recueillis dans une suite d'expériences, j'obtins des tableaux dont la figure 19 est un type et qui montrent, de bas en haut, l'excitation du cœur produite de plus en plus tard après le début de la systole ventriculaire.

L'inflexion saccadée *e* de la ligne du signal électrique correspond, dans toutes les expériences, au moment de l'excitation. On voit que dans les trois premières expériences, où l'excitation se produit très près du début de la systole, le cœur est insensible à ces excitations; à partir de la quatrième ligne, il devient sen-

cœur d'une grenouille sous l'influence d'une traction de plus en plus énergique du fil tenseur du myographe. Sur les tracés représentés plus loin, le lecteur reconnaîtra aisément, d'après la forme de la courbe, le degré de pression auquel était soumis le ventricule.

Dans le myographe qui vient d'être décrit, les cuillerons sont électriquement isolés par des pièces d'ivoire placées sur le trajet des bras qui les supportent. Chaque cuilleron est mis en rapport avec un fil métallique destiné à transmettre au cœur des excitations électriques de différente nature. Des courants de pile ou des courants induits traverseront donc le ventricule, dans le sens transversal, en passant d'un cuilleron à l'autre. Enfin, pour signaler l'instant précis où se produit l'excitation électrique dont on veut connaître les effets, on dispose, au-dessous de la pointe du levier qui trace les mou-

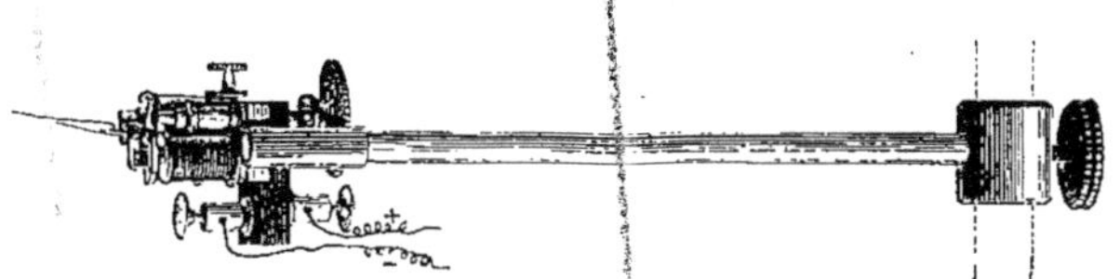

Fig. 18. Signal électro-magnétique de Marcel Deprèz, inscrivant le moment où se produit une excitation électrique.

vements cardiaques, la pointe d'un signal de Deprèz (fig. 18), qui inscrit avec une précision parfaite le moment où l'excitation a eu lieu.

Supposons qu'on veuille appliquer au cœur une excitation produite par un courant induit de rupture; on fait passer à travers le signal de Deprèz le courant qui traverse la bobine inductrice. Dès lors, au moment précis de la rupture du courant inducteur, le signal tracera sur le papier l'instant de cette rupture qui coïncide absolument avec la production du courant induit excitateur.

L'expérience étant ainsi disposée, on donne au cœur une excitation électrique au début d'une systole; après avoir observé les effets qui se sont produits, on excite de nouveau le cœur à un moment plus avancé de sa phase systolique, puis, à un autre moment plus tardif encore; enfin, par des excitations successives, on explore de la même façon l'excitabilité du cœur aux différents instants de sa diastole.

1. C'est ce degré d'intensité qui correspond aux excitations *infaillibles* de Bowditch.

sible et une systole ventriculaire prématurée se produit. C'est

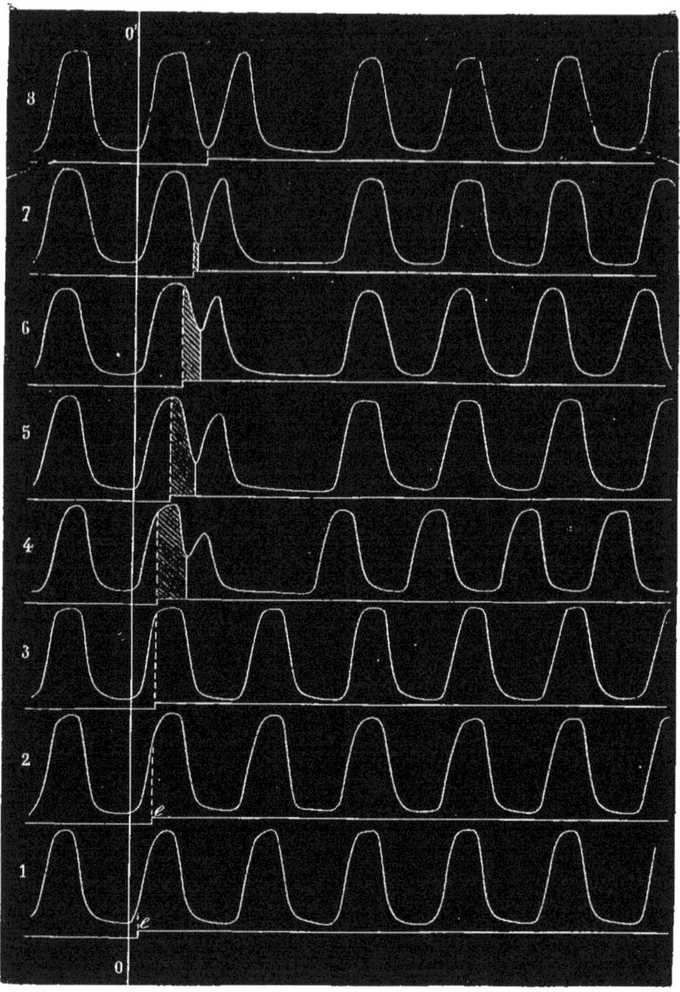

Fig. 19. Effets que produisent des excitations électriques faibles appliquées à différentes phases de l'action du cœur d'une grenouille.

Les excitations (lignes 1, 2, 3) qui arrivent au début de la phase systolique sont sans effet ; celles qui arrivent à une phase plus avancée de la systole, de 4 à 8, sont *efficaces*, et la systole accidentelle qu'elles provoquent retarde d'autant moins sur l'instant de l'excitation que celle-ci arrive plus tardivement. — O, O', repère pour la superposition des courbes.

qu'alors les excitations, arrivant plus tardivement, atteignent le cœur après qu'il est sorti de la phase de moindre excitabilité.

En faisant un grand nombre d'expériences sur des cœurs de grenouilles ou de tortues placés dans des conditions variées, j'ai constaté :

1° Que la *phase réfractaire*, ou de moindre excitabilité du cœur, occupe le début de la systole ;

2° Qu'elle est d'autant plus prolongée que l'intensité de l'excitant est moindre, pouvant s'étendre, dans le cas d'excitation très faible, jusqu'au début de la diastole du ventricule. La durée de cette phase diminue au contraire à mesure qu'on augmente l'intensité de l'excitant. Avec un certain degré d'intensité des excitations, la phase réfractaire disparaît[1] ;

3° Que la chaleur abrège la phase de moindre excitabilité du cœur, tellement que certains courants qui, sur un cœur froid, étaient sans action pendant toute la durée de la systole ventriculaire, provoquent des mouvements à tous les instants de cette même systole quand le cœur a été réchauffé ;

4° Que les systoles provoquées par des excitations électriques semblables sont d'autant plus fortes que les excitations ont été appliquées plus tard par rapport au début de la systole qui les précède. La période d'inexcitabilité du cœur rend compte de ce phénomène singulier, que des excitations continues, des courants de pile, par exemple, donnent lieu à des mouvements discontinus. Les phases d'inexcitabilité semblent, pour ainsi dire, créer des intermittences dans l'excitation.

Durée variable de l'excitation latente du cœur.

§ 25. — Sur la figure 19, on a teinté de hachures blanches l'intervalle entre le moment de l'excitation et le début du mouvement provoqué. On voit que la durée de cet intervalle (période d'excitation latente du ventricule) diminue à mesure que l'excitation arrive plus tardivement.

Ainsi, dans la ligne 4, c'est-à-dire aussitôt que finit la phase réfractaire du cœur, la région teintée a la largeur la plus grande ; elle correspond à une demi-seconde environ. Dans la ligne 5, la

1. Marey, *Trav. lab.*, t. II, 1876, p. 85.

région teintée est plus étroite; enfin, on la voit se rétrécir dans les lignes, suivantes jusqu'à ce qu'elle disparaisse presque entièrement; dans la ligne 7, elle n'a guère qu'un dixième de seconde; dans la ligne 8, beaucoup moins encore.

Dans cette série de tracés, les systoles qui tiennent à l'excitation du cœur se reconnaissent à ce qu'elles anticipent sur l'instant où elles se fussent spontanément produites. Il faut noter aussi qu'elles se font d'autant moins attendre que l'excitation a atteint le ventricule plus près de l'instant où une systole spontanée devait se produire.

Tendance du cœur à conserver son rythme.

§ 26. — Les perturbations du rythme cardiaque sous l'influence d'excitations électriques sont très passagères et le cœur, après les systoles provoquées d'une manière anticipée, se repose assez longtemps (repos compensateur)[1] pour que sa prochaine systole arrive au moment précis où elle se fût produite si aucune excitation ne fût intervenue. Cette tendance à l'uniformité du travail du cœur se reconnaît d'une manière frappante dans la figure 19.

Les expériences qui précèdent ayant été faites sur un cœur vivant, régulièrement rythmé dans ses mouvements tant que n'intervenaient pas les excitations électriques, diffèrent de celles de Bowditch qui, pour se mettre à l'abri des influences nerveuses, agissait sur la partie inférieure du cœur, excisée et dépourvue de mouvements spontanés (pointe des ventricules). Mais j'ai constaté que, pour la pointe du cœur, les choses se passent comme pour le cœur entier animé de ses mouvements propres[2].

1. *Trav. lab.*, t. II, p. 74.

2. Assurément, si nous considérons une pointe de ventricule immobile, avant toute excitation électrique, elle n'accuse pas de phase réfractaire ; en effet, la première excitation suffisante sera toujours obéie. Mais une fois que, sous l'influence électrique, le cœur commence sa systole, il entre dans la phase de moindre excitabilité et les choses se passent absolument comme dans l'expérience précitée (p. 42).

Pour exécuter l'expérience d'une manière bien concluante en agissant sur la pointe isolée du ventricule, il faut placer cette pointe sous un myographe du cœur et envoyer à cet organe immobile des groupes de deux excitations, successives et égales entre elles, de plus en plus séparées l'une de l'autre. De ces deux excitations, la première provoque à coup sûr une systole ventriculaire, et la seconde, suivant le moment auquel elle arrive, trouve le cœur réfractaire ou redevenu excitable, comme on l'a vu précédemment.

Effets produits sur le cœur par des excitations multiples.

§ 27. — Une série d'excitations très fortes (*infaillibles*) tétanise le cœur si les systoles qu'elle provoque sont assez rapprochées les unes des autres pour se fusionner à la manière des secousses d'un muscle ordinaire. Une série d'excitations faibles, de même fréquence, ne fera qu'accélérer légèrement le rythme du cœur, car la plupart de ces excitations seront non avenues, parce qu'elles

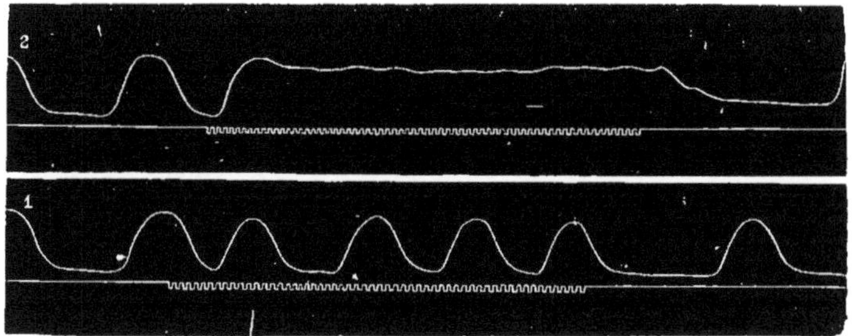

Fig. 20. Effets différents produits sur le cœur par des excitations de même fréquence, mais d'intensités différentes. — Ligne 1, excitations faibles : simple accélération du cœur. — Ligne 2, excitations fortes : tétanos presque complet du cœur.

tomberont sur la phase de moindre excitabilité. La figure 20 montre ces deux effets d'une manière très nette.

Les courants de pile interrompus agissent sur le cœur comme les courants induits.

Si des excitations très intenses et très fréquemment répétées sont appliquées au cœur, cet organe peut entrer en tétanos[1]. Ainsi

1. Ranvier (*Leçons faites au Collège de France*, 1877-1878, p. 63) établit une distinction radicale entre le tétanos du cœur et le tétanos des muscles blancs de la vie animale. Pour lui, le tétanos du cœur résulte de la mise en jeu de la tonicité du muscle cardiaque qu'il rapproche de la tonicité des muscles rouges de la vie animale. Aussi appelle-t-il le tétanos du cœur « tétanos de tonicité ».

Comme caractère différentiel principal entre le « tétanos de tonicité » et le tétanos par fusion de secousses, Ranvier cite le défaut de relâchement instantané du cœur quand cessent les excitations qui l'ont mis en état de tétanos. Peut-être cette distinction n'est-elle pas fondée. La différence pourrait tenir simplement à la plus longue durée des actes élémentaires du tétanos cardiaque (systoles) que des actes élémentaires du tétanos des muscles ordinaires (secousses).

On pourrait assimiler un cœur tétanisé à un muscle de tortue en état de tétanos :

la figure 20 montre dans sa moitié supérieure un cœur à peu près complètement tétanisé par des excitations électriques dont le nombre est indiqué par les vibrations d'un signal électro-magnétique. Vient-on à diminuer l'intensité des excitations sans en changer le nombre, le cœur ne fait plus qu'accélérer le rythme de ses mouvements sans atteindre le tétanos. C'est ce qui est représenté dans la moitié inférieure de la figure, où les vibrations du signal attestent que le nombre des excitations électriques n'a pas changé, et que c'est bien à la diminution de leur intensité qu'est due la moindre fréquence des mouvements du cœur[1].

Influence de la température sur l'excitabilité et sur le rythme du cœur.

§ 28. — Le tétanos du cœur peut être également obtenu avec des courants de force modérée, quand on augmente l'excitabilité du cœur en l'échauffant, c'est-à-dire quand on diminue ou supprime la durée de la période réfractaire, § 24. En excitant avec des courants faibles un cœur refroidi, on obtient une simple

dans les deux cas, le relâchement ne s'opère que lentement et vraisemblablement pour la même raison, parce que le mouvement de ces deux muscles est extrêmement ent.

1. Une autre manière saisissante de démontrer l'influence de l'intensité des excitations sur la fréquence du rythme du cœur consiste à employer des courants induits de fréquence constante et à faire varier l'intensité de ces courants en rapprochant et en éloignant tour à tour la bobine induite de l'inductrice.

La figure 21 montre, ligne inférieure les mouvements d'un signal électro-magné-

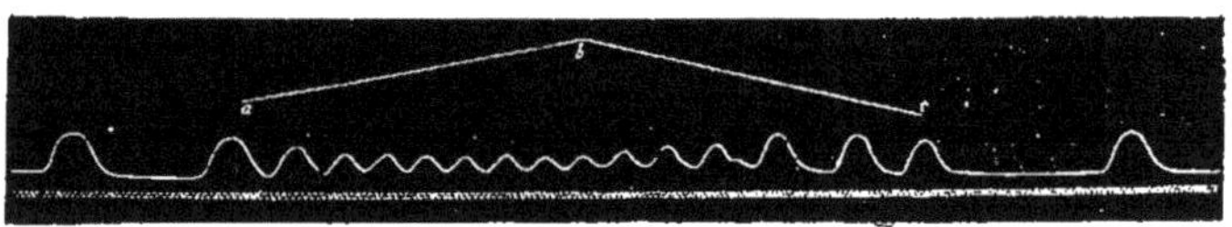

Fig. 21. Changements de rythme du cœur sous l'influence de courants induits dont la fréquence reste constante, mais dont l'intensité varie.

tique témoignant de la constance du nombre des excitations; en haut, une ligne ascendante $a\,b$ correspond au moment où l'on accroît la force du courant en rapprochant la bobine induite de l'inductrice. Plus loin, de b en c, la ligne est descendante et exprime qu'on éloigne la bobine induite. Au milieu, sont inscrits les mouvements du cœur; leur fréquence augmente pendant que s'accroît la force des courants; elle diminue pendant que les courants faiblissent.

accélération du rythme du cœur. En chauffant ce même cœur sans rien changer à la force ni à la fréquence des excitations, on peut arriver à le tétaniser. Dans ces deux expériences comparatives, où l'on fait varier par la chaleur l'excitabilité du cœur, on obtiendra des tracés analogues à ceux qui ont été représentés figure 20, lorsque la force des excitations était différente.

§ 29. — La fréquence des mouvements spontanés du cœur est également accrue par la chaleur, et diminuée par le froid. Sénac avait déjà constaté cet effet de la chaleur sur le rythme cardiaque[1]. Vulpian a observé que si l'on tient entre les doigts un cœur de grenouille dont les mouvements étaient rares, leur fréquence

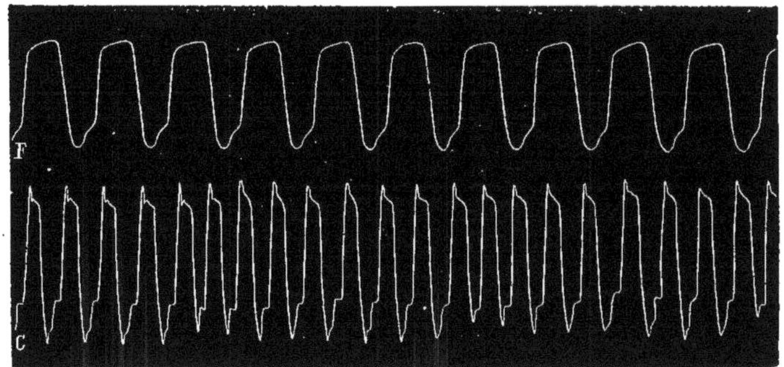

Fig. 22. Effets de la chaleur (ligne C) et du froid (ligne F) sur le rythme d'un cœur de grenouille.

s'accroît beaucoup. C'est la chaleur des doigts plutôt que la compression qui produit cette accélération. Du reste, il est facile de dégager l'influence de la chaleur de toute autre condition accessoire. En concentrant sur le cœur d'une grenouille les rayons du soleil ou d'une lampe, on voit s'accélérer singulièrement le rythme cardiaque. Si le cœur était préalablement refroidi, le nombre de ses battements peut devenir 3 à 4 fois plus grand sous l'influence de la chaleur (fig. 22).

A l'état physiologique, la température du cœur, chez les animaux à sang chaud, ne subit que de faibles variations : à peine 1° centigrade, et pourtant ces variations sont suffisantes pour changer la fréquence des mouvements du cœur. On exagère beaucoup ces

1. Sénac, *Traité de la structure du cœur*, t. I, p. 322.

influences de la chaleur et du froid en plaçant des animaux dans des étuves, ou en les refroidissant par des courants d'eau froide. La chaleur produit, comme sur le cœur isolé, une grande accélération et le froid un ralentissement du rythme. Toutefois, des influences multiples s'exercent alors et la chaleur agit sur la circulation vasculaire dans un sens qui peut modifier les conditions du travail du cœur et, par conséquent, le rythme de cet organe, ainsi qu'on le verra plus loin. Aussi, pour apprécier l'action de la température sur la fréquence des mouvements du cœur, vaut-il mieux s'en rapporter aux expériences où la chaleur est rigoureusement localisée sur le cœur même [1].

§ 30. — Ces modifications du rythme spontané du cœur par la température semblent pouvoir se rattacher à l'accroissement de l'excitabilité de cet organe, sous l'influence de la chaleur. Quelque mystérieuse que soit encore la cause qui excite le cœur à entrer en mouvement d'une manière rythmée, et que nous appelons provisoirement décharge d'influx nerveux, on conçoit que cette cause excitatrice suive la loi des autres excitants et que, dans un cœur chaud, elle provoque des systoles plus fréquentes que dans un cœur refroidi.

J'ai longuement insisté sur ces caractères de l'excitabilité du muscle cardiaque parce qu'ils seront importants à connaître pour comprendre certaines particularités de l'action des nerfs sur le cœur. Ainsi, le pneumogastrique, dont l'excitation par des courants interrompus produit l'arrêt du cœur, le produit avec des retards divers suivant la phase de la révolution cardiaque pendant laquelle cette excitation a été produite [2]. Nous parlons de ces curieux phénomènes à propos de l'innervation du cœur.

Cette phase de moindre excitabilité du cœur est-elle une

1. L'influence des variations de la température sur le cœur isolé de la grenouille et soumis à une circulation artificielle a fait l'objet d'un travail très complet de E. Cyon (*Pflüger's Arch.* 1874. I, 340); la question a été reprise récemment par Aristow (*Arch. f. An. u. Phys. Phys. Abth.* 1879, p. 198). Ce dernier a constaté, comme Dogiel, que les effets sont différents, suivant que les variations de température auxquelles le cœur est soumis sont brusques ou graduelles. C'est ainsi que le cœur de la grenouille passant de l'eau chaude dans la glace, donne d'abord des mouvements plus rapides; il se ralentit, au contraire, au début de son immersion dans l'eau chaude, quand il est enlevé de l'eau froide.

2. De Tarchanoff, *Trav. lab.*, t. II, p. 300.

particularité du muscle ventriculaire? Il semble *a priori* difficile d'admettre qu'un muscle présente une propriété qui ne se retrouve pas dans les autres. Les progrès de la physiologie comparée tendent, au contraire, à faire admettre que des lois communes président partout à la contraction musculaire. Tout muscle, en effet, présente une période d'excitation latente plus ou moins longue, tout muscle procède par secousses isolées ou par secousses fusionnées en une contraction; il n'y a de différences que dans la durée des secousses et dans la fréquence qu'elles doivent avoir pour se fusionner[1]. On devrait donc s'attendre à ce que les muscles volontaires présentent, comme le cœur, une période d'excitabilité moindre pendant la phase de raccourcissement de chacune de leurs secousses.

J'ai indiqué ce sujet de recherches à l'un de mes élèves, Boudet de Pâris, qui a fait de remarquables études sur les propriétés des muscles. Or voici ce que ce physiologiste a constaté.

Si l'on prend comme excitants des décharges très faibles de condensateur et qu'on envoie à un muscle gastrocnémien de grenouille deux décharges successives, les effets des deux secousses provoquées dans ce muscle s'additionnent pour produire un raccourcissement total plus grand que celui qui résulte d'une secousse isolée. Or, si l'on rapproche de plus en plus l'une de l'autre les deux excitations électriques, on voit que le raccourcissement total qui résulte de l'addition des deux secousses devient moindre quand l'intervalle entre les deux excitations est très petit (2 à 3 millièmes de seconde). Ainsi, on n'a pas trouvé, à proprement parler de période refractaire du muscle gastrocnémien, car le raccourcissement produit par les deux excitations a toujours été plus grand que celui que provoque une excitation unique : mais comme ce raccourcissement est moindre que celui qui résulte de deux secousses moins voisines l'une de l'autre, il semble probable que la seconde excitation, quand elle a été trop rapprochée de la première, a trouvé le muscle moins excitable.

1. Marey, *La machine animale*, p. 44, — et *Du mouvement dans les fonctions de la vie*, p. 371, in-8°, 1868.

CHAPITRE IV.

NERFS DU CŒUR.

Innervation intrinsèque du cœur : ganglions nerveux. — Nerfs extrinsèques du cœur. — Branches émanant du pneumogastrique et provoquant l'arrêt du cœur. — Retards variables de l'action du pneumogastrique sur le cœur. — Origine des nerfs d'arrêt du cœur. — Détails de l'action du pneumogastrique sur le cœur. — Nerfs excitateurs ou accélérateurs du cœur.

Le cœur, pour les anciens physiologistes, était soustrait à l'action du système nerveux; les auteurs modernes, au contraire, le représentent comme un des organes les plus riches en nerfs de toutes sortes. En effet, le cœur aurait des ganglions nerveux de différentes natures constituant une *innervation intrinsèque* grâce à laquelle, bien que séparé du corps, il continue à exécuter ses mouvements. Il posséderait en outre des *nerfs extrinsèques* très variés, les uns sensitifs, les autres présidant à l'accélération de son rythme, d'autre enfin au ralentissement et même à l'arrêt de ses mouvements.

Il est peu de sujets aussi compliqués que cette action de nerfs de provenances multiples et de fonctions variées, agissant isolément ou ensemble. Des influences réflexes se produisent à chaque instant, provoquées par des sensations douloureuses, par des émotions et même par des excitations non perçues qui s'exercent à l'intérieur de l'appareil circulatoire ou du cœur. Nous ne pourrons aborder l'étude de ces actions nerveuses complexes qu'après avoir traité de la circulation dans son ensemble. Pour le moment, il suffira de donner un aperçu des propriétés spéciales des principaux éléments de l'appareil nerveux du cœur.

§ 31. — Le cœur détaché d'un animal vivant continue à battre pendant un temps assez long dont on peut du reste augmenter la durée en humectant cet organe avec du sang et en le mettant à l'abri des causes de putréfaction. Les mouvements sont conservés plus longtemps encore si le cœur est soumis à la circulation artificielle, c'est-à-dire traversé par un courant de sang défibriné qui entre par les orifices veineux dans les oreillettes et s'échappe par les artères. Nous aurons souvent à parler de cette méthode des *circulations artificielles* dont Ludwig a généralisé l'emploi.

Haller et les auteurs qui l'ont suivi attribuaient le rythme du cœur à la présence du sang qui y pénètre d'une manière intermittente; ils considéraient le sang comme le stimulant des systoles. Une expérience célèbre de Haller semblait justifier ces vues. Ayant constaté, comme Galien[1], que l'oreillette droite était le dernier point du cœur où s'éteignaient les mouvements, Haller en avait conclu que cela tenait à ce que l'oreillette droite est le lieu où le sang s'accumule après la mort; il voulut confirmer cette théorie par une expérience. Au moyen de ligatures placées sur les veines caves, il empêcha le retour du sang à l'oreillette droite, puis, ouvrant l'artère pulmonaire, obtint la vacuité des cavités droites du cœur; plaçant enfin une ligature sur l'aorte, il retint le sang dans le cœur gauche. Alors se produisit un renversement de l'ordre normal suivant lequel disparaît le mouvement dans les cavités du cœur : l'*ultimum moriens* fut déplacé et le ventricule gauche conserva son mouvement quatre heures de plus que les cavités droites[2].

La conclusion légitime de ces expériences est que la présence du sang dans le cœur est nécessaire pour y entretenir le mouvement; or, il en est de même pour tout muscle. Chez la grenouille dont le cœur n'a pas de vaisseaux, il suffit que du sang y soit contenu pour y entretenir le mouvement.

Chez les animaux dont le cœur est pourvu d'une circulation vasculaire, l'intégrité de cette circulation est nécessaire au maintien de la fonction cardiaque : on a cité, chez l'homme, des cas de mort subite qui semblaient dus à l'oblitération des artères coronaires par une embolie. Erichsen[3], Schiff[4], Von Bezold et Breg-

1. Galien avait, pour cette raison, donné à l'oreillette droite le nom d'*ultimum moriens*.

2. Haller, *Opera minora*, t. I, p. 155.

3. Erichsen, *On the Infl. of the Coronary Circulation on the action of the Heart*. (London, *Med. Gaz.*, 1842.)

4. Schiff, *Der Modus d. Herzbewegung*. (*Arch. f. phys. Heilkunde*, B. IX.) — En liant l'artère qui se rend au ventricule droit, Schiff a vu le mouvement s'arrêter promptement dans ce ventricule, tandis que le gauche continuait à battre longtemps.

man[1] ont vu, après la ligature de l'artère coronaire ou de ses branches, les mouvements s'affaiblir et s'éteindre dans les parties du cœur où la circulation était supprimée ; Rebatel[2] a signalé la mort rapide d'un cheval après l'oblitération des artères coronaires[3].

Innervation intrinsèque du cœur : ganglions nerveux.

§ 32. — Ces corpuscules nerveux sont en grand nombre et occupent des sièges variés. Remak[4], en 1844, en découvrit sur le cœur de la grenouille, au niveau de l'embouchure de la veine cave dans l'oreillette droite. Bidder et Ludwig[5] en ont signalé de nouveaux groupes dans l'épaisseur des cloisons auriculo-ventriculaires et dans le sillon qui sépare les oreillettes des ventricules. Ranvier[6] a soigneusement étudié la disposition de ces ganglions nerveux et leurs connexions avec les terminaisons du pneumogastrique. D'après tous les histologistes, les ganglions manquent dans les deux tiers inférieurs du ventricule; la pointe du cœur n'en contient pas.

1. Von Bezold et Bregman. (*Lab.* v. Wurzburg, 1868.)
2. Rebatel. (Thèse inaug. Lyon, 1872.)
3. Tout récemment, Samuelson a repris avec le même résultat les expériences de Bezold et autres sur les effets de la compression des artères coronaires. (*Centralblatt f. die med. Wiss.*, n° 12, 1880.)
4. Remak, *Neurologische Erläuterungen.* (*Müller's Arch.*, 1844, § 463.)
5. Ludwig, *Ueber die Herznerven d. Frosches.* (*Müller's Arch.*, 1848, § 139.)
6. Ranvier (*Leçons faites au Collège de France*, 1877-78, *Sur la terminaison des fibres nerveuses dans les muscles striés.*) a montré sur la *rana esculenta* que les deux branches cardiaques des pneumogastriques pénètrent dans le cœur au niveau du sinus veineux, en formant deux troncs parallèles unis entre eux par des anastomoses transversales. A ce niveau, on trouve un premier groupe de cellules ganglionnaires qui sont appendues, en forme de grappe, sur le trajet du nerf. Plus bas, ces deux nerfs deviennent l'un antérieur et l'autre postérieur; ils suivent la cloison des oreillettes et donnent en chemin de nombreux filets qui forment des réseaux ganglionnaires. Enfin, quand les deux nerfs cardiaques, antérieur et postérieur, arrivent au niveau du sillon auriculo-ventriculaire, ils s'unissent de nouveau par une anastomose concentrique à l'orifice auriculo-ventriculaire, et chacun d'eux aboutit à des cellules ganglionnaires groupées surtout au milieu de l'un des appendices frangés de la cloison (appendice faisant partie de la valvule auriculo-ventriculaire). Ce dernier groupe ganglionnaire correspond à ce qu'on désigne sous le nom de ganglions de Bidder.

Mais, comme on le voit, il ne faudrait pas se représenter ces ganglions du cœur comme formant des renflements circonscrits, analogues aux ganglions sympathiques : ce sont des groupes plus ou moins condensés de cellules nerveuses qui forment une chaîne ininterrompue, de l'orifice veineux au sillon auriculo-ventriculaire, en se massant particulièrement sur certains points.

Ludwig détachant, par une section transversale, la pointe du ventricule du cœur de la grenouille, vit qu'elle cessait de battre, tandis que le reste du cœur conservait ses mouvements; il en conclut que la présence des ganglions du cœur est la cause du rythme cardiaque. Ces ganglions agiraient comme des centres nerveux, se chargeant et se déchargeant à intervalles réguliers, pour provoquer le mouvement dans les fibres musculaires du cœur.

Le rôle des ganglions se compliqua bientôt. Stannius[1] annonça que si l'on place une ligature serrée sur le sinus veineux de l'oreillette (au niveau des ganglions de Remak), le cœur s'arrête tout entier; il vit, en outre, que si, par une autre ligature, on étreint le cœur au niveau du sillon auriculo-ventriculaire, on rétablit les battements du cœur.

La conclusion de Stannius fut qu'il y avait deux sortes de ganglions, les uns présidant à l'arrêt, les autres au mouvement du cœur; qu'en posant une ligature sur le sinus veineux, on irrite le ganglion de Remak qui préside à l'arrêt du cœur; tandis qu'en liant le cœur au niveau du sillon auriculo-ventriculaire, l'irritation porte sur les ganglions de Ludwig et provoque l'action.

L'attention des physiologistes une fois attirée sur ce sujet, les expériences se succédèrent rapidement; la plupart des auteurs confirmèrent les résultats obtenus par Stannius, mais quelques-uns en modifièrent l'interprétation.

§ 33. — Eckhardt[2] posa cette question : Que fait-on en appliquant une ligature au niveau d'un ganglion nerveux, l'excite-t-on ou au contraire le détruit-on? L'auteur que nous citons se rattacha à cette dernière hypothèse; c'est-à-dire admit qu'une ligature détruit les ganglions ou, tout au moins, en intercepte les communications avec le cœur.

De ce jour, les expérimentateurs se partagèrent en deux camps que l'on peut définir, les partisans de l'excitation des ganglions, et les partisans de la suppression du rôle de ces organes par la ligature[3].

1. Stannius. Rostock, 1851, et *Arch.* de Müller, 1852.

2. Eckhardt. *Zur Theorie der Ursachen d. Herzbeweg. — Beiträge zur Anat. und Phys.*, Giessen, 1858.

3. Heidenhain (*Muller's Archiv.*, 1858, p. 479), considère la ligature comme un agent d'excitation. — V. Bezold (*Arch. f. path. Anat. und Physiol.*, 1848. B. XIV) essaye de

Goltz revint aux idées de Haller en les appuyant par des expériences nouvelles. Pour lui, c'est la présence du sang qui est l'excitant du cœur et les ganglions ne sont que les centres réflexes par lesquels cette excitation réagit sur l'apppareil moteur[1].

Il semble aujourd'hui démontré que la présence des ganglions n'est pas nécessaire pour donner au cœur la faculté de battre d'une manière rythmique. En effet, Bernstein a imaginé de séparer physiologiquement la pointe du ventricule du reste de cet organe au moyen d'un écrasement linéaire. Des pinces spéciales, à bords légèrement mousses, servent à opérer cette division des parois musculeuses qui restent en place sans que la cavité des ventricules soit perforée. Bernstein vit ainsi que la pointe du cœur, gor-

concilier quelques-unes des opinions de Eckhardt avec celles de Heidenhain. — Dans un nouveau travail, Eckhardt (*Beiträge z. Anat. und Phys.*, Giessen, 1860) soutient la théorie *séparatiste* et insiste sur la durée variable de l'arrêt, suivant le niveau auquel on fait la ligature du sinus veineux. — Nawrocki (*Stud. d. Physiol. Instit. z. Breslau.* Leipzig, 1861) montre que l'absence ou la brièveté de l'arrêt ne s'observe que si on laisse quelque partie du sinus veineux en continuité avec les oreillettes.

Un récent travail de Ranvier (*Revue internationale des sciences*, 24 janvier 1878) réunit les recherches auxquelles cet auteur s'est livré depuis 1875. Il conclut à considérer les ligatures comme des excitants des corpuscules nerveux sur lesquels on les applique. Le fait sur lequel Ranvier s'appuie est le suivant :

Une excitation électrique capable de provoquer une systole du ventricule ou même de sa pointe isolée devient inefficace après qu'on a posé une ligature sur le sinus veineux, à la manière de Stannius. La ligature semble donc avoir agi en excitant des éléments nerveux dont l'action est d'empêcher les mouvements du cœur. Dans l'oreillette, les centres d'arrêt l'emporteraient, d'après Ranvier, sur les centres excitateurs; l'inverse aurait lieu pour le ventricule.

L'existence de ces deux influences nerveuses, dont l'une provoquerait l'arrêt et l'autre l'activité du cœur, trouvera son analogue dans le rôle antagoniste de certains nerfs extrinsèques du cœur.

1. Goltz (*Virchow's Arch.* B. XXI, H. II, 1861) dit que si l'on empêché la pénétration de l'air dans le cœur en opérant sous l'huile, la ligature ou la section du sinus agissent de la même manière; que, du reste, l'excitation électrique du sinus veineux ne produit pas l'arrêt du cœur. Dans un autre mémoire (*Virchow's Arch.* B XXIII, H. V-VI, 1862), Goltz prétend démontrer le rôle du sang comme excitant du cœur. Le cœur vidé de sang par un courant d'eau reste définitivement en repos; quand on y injecte du sang, il recommence à battre.

L'action du sang sur le rythme du cœur a été bien étudiée par Bowditch (*Arbeiten aus den phys. Anstalt*, Leipzig, 1872), qui a vu qu'après la ligature du sinus veineux, le cœur reprend ses mouvements s'il reçoit du sérum dans son intérieur. — Luciani (*ibid.*, Leipzig, 1873), en vérifiant le même fait, a signalé des rythmes bizarres du cœur, rythmes que Rossbach (*ibid.*, 1874) attribue à ce que le sérum employé par Luciani était privé de globules rouges. — Merunowicz (*ibid.*, 1875), voulant savoir quelle influence exerce la qualité du sang sur le rythme du cœur, employa du sérum dépouillé successivement de ses éléments divers et arriva à entretenir quelque temps les mouvements du cœur avec un liquide qui ne contenait plus qu'un peu de sel marin et d'hémoglobine.

gée de sang et passivement distendue, ne présentait pas de mouvement, tandis que les autres parties conservaient leur action.

Mais en reprenant ces expériences, d'autres auteurs ont obtenu des résultats tout différents. Gaskell[1] en Angleterre, J. M. Ludwig et Luchsinger[2] en Allemagne ont vu dans certaines conditions cette pointe, physiologiquement séparée du reste du cœur, entrer en mouvement.

Gaskell ayant sous les yeux la pointe du cœur remplie de sang, et immobile comme l'avait vue Bernstein, vit que s'il comprimait la bulbe de l'aorte, cette région entrait bientôt en mouvement. Plus tard, cet auteur, en distendant les cavités du cœur au moyen d'injections veineuses, provoquait également des mouvements de la pointe, et cela, non seulement avec des injections de sang, mais aussi en injectant dans le cœur un sérum artificiel.

Ainsi le cœur paraît être un organe qui réagit par des mouvements rythmés à des excitations continues. Nous avons vu dans le précédent chapitre, § 30, des faits qui tendent à faire admettre cette conclusion.

Nerfs extrinsèques du cœur.

§ 34. — D'anciennes expériences de Legallois[3] avaient montré que l'ablation du cerveau laisse subsister les mouvements du cœur pourvu qu'on pratique la respiration artificielle, mais que les mouvements sont supprimés si, au moyen d'une tige de fer, on écrase la moelle dans le canal vertébral. L'auteur conclut que la force qui fait contracter le cœur émane de la moelle. Cette conclusion était contredite par ce fait bien connu, que le cœur isolé continue à battre; elle était en opposition avec les expériences de Zimmermann et de Spallanzani qui avaient vu les mouvements du cœur continuer après l'ablation de la moelle épinière[4]. L'expérience de Legallois devait s'expliquer plus tard par cette théorie : qu'une excitation portée dans les centres avait atteint l'origine de filets nerveux centrifuges dont le rôle est d'arrêter les mouvements du cœur.

1. Gaskell, *Royal Society London*, mars 1880, et *Journ. of Physiol.*, t. III, n° 1.
2. Ludwig et Luchsinger, *Centralblat für d. Med. Wiss.*, n° 23, 1879.
3. Legallois, *Expériences sur le principe de la vie*. Œuvres, t. I, p. 152.
4. Voir, pour l'historique de ces questions, Milne Edwards, *Leçons sur la physiologie et l'anatomie comparées de l'homme et des animaux*, t. IV, p. 120 à 168.

Branches émanant du pneumogastrique et provoquant l'arrêt du cœur.

§ 35. — La découverte de cette singulière propriété qu'a le pneumogastrique de produire l'arrêt du cœur a été attribuée tantôt aux frères E. et H. Weber[1], et tantôt à Budge[2]. Le fait remarquable est celui-ci: quand le pneumogastrique est soumis à des courants induits successifs, pareils à ceux qui produisent le tétanos lorsqu'ils sont appliqués à des nerfs moteurs, ces courants provoquent un arrêt du cœur en diastole[3]. Ce résultat, en apparence paradoxal, à savoir que l'excitation d'un nerf provoque le repos d'un muscle, a été longtemps contesté, mais est aujourd'hui parfaitement établi.

Comme le pneumogastrique est un nerf mixte, en l'excitant dans sa continuité, on s'exposerait à produire des effets complexes; il faut donc, pour étudier son action centrifuge, couper ce nerf à la partie moyenne du cou et en exciter le bout périphérique.

On constate alors que la section du nerf produit, au moment où elle a lieu, un ralentissement ou un arrêt passager du cœur; puis, que le rythme cardiaque s'accélère pendant un certain temps. Quand on excite le bout périphérique du nerf coupé, on obtient, suivant la force de l'excitation, soit un ralentissement du cœur, soit un arrêt complet durant quelques secondes[4]. Mais cet arrêt n'est que temporaire, et lors même qu'on prolonge l'excitation électrique du pneumogastrique le cœur, au bout de quelques instants, reprend ses mouvements rythmés.

Pendant toute la durée de son arrêt, le cœur est en relâchement; ses ventricules sont flasques et l'organe tout entier se laisse dis-

1. E et H. Weber, Congrès des naturalistes italiens, Naples, 1845.

2. Budge, *Briefliche Mittheilung über die Herzbewegung.* (*Müller's Archiv. für Anat. und Physiol.*, 1846, p. 294.)

3. Dans deux mémoires italiens, Pagliani (*Sullo stato attuale della fisiol. intorno al sistema nervoso*, Turin, 1873) et Sanquirico (*Contrib. allo studio dei movimenti del cuore* [*Giorn. d. R. Acad. d. Torino*, nos 4 et 5, 1880]), on trouve l'*affirmation* que Galvani connaissait déjà cette influence du pneumogastrique sur le cœur.

4. On ne peut rien dire d'absolu sur le degré d'intensité nécessaire pour produire l'arrêt du cœur, car beaucoup de circonstances rendent le pneumogastrique plus ou moins excitable; de ce nombre sont les variations de la température, l'action des poisons, etc.

tendre par le sang que lui rapportent les veines. A la reprise du mouvement, l'oreillette exécute parfois une systole qui n'est pas suivie par celle du ventricule.

La figure 23 montre un arrêt du cœur produit, sur la gre-

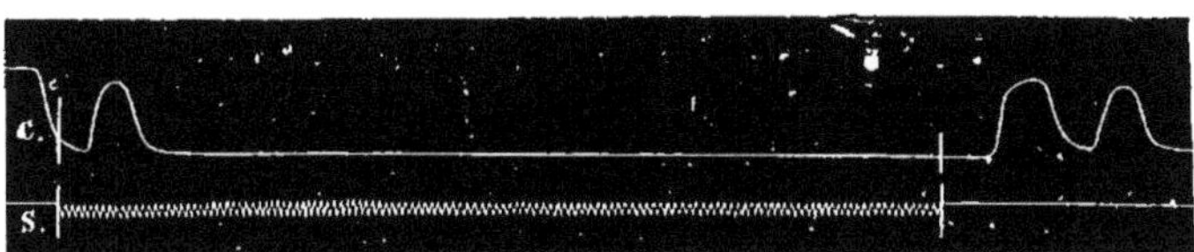

Fig. 23. Arrêt du cœur de la grenouille par l'excitation du nerf pneumogastrique.

nouille, par l'excitation du pneumogastrique. La ligne C est tracée par le myographe du cœur, tandis qu'un signal électrique trace la ligne S sur laquelle on peut compter la fréquence des excitations. Les vibrations de l'appareil indiquent la durée de l'action des courants induits sur le nerf vague.

Retard variable de l'action du pneumogastrique sur le cœur.

§ 36. — Il s'écoule un certain temps entre le début de l'excitation du pneumogastrique et l'arrêt des mouvements du cœur. Ce temps, comparable à la période d'excitation latente des muscles et à la durée de transport de l'agent nerveux moteur, a été mesuré par Donders qui lui a trouvé des valeurs variables : il se produit au moins une systole, et parfois deux, après le début des excitations du pneumogastrique[1].

1. Si le début de l'excitation du nerf précède celui d'une systole ventriculaire, cette systole s'accomplira, mais il ne s'en produira plus d'autre; c'est le retard minimum. Mais si une systole est déjà commencée au début de l'excitation du nerf, non seulement elle s'accomplira, mais il s'en produira une autre ensuite; c'est le retard maximum. (J. C. Donders, *De l'action du courant constant sur le nerf vague. Arch. néerlandaises*, t. VII, 1872.) Dans ce travail, le retard de l'arrêt cardiaque a été étudié, soit avec des courants d'induction, soit avec des courants continus ascendant ou descendant; on a pareillement employé des excitations d'ouverture ou de fermeture.

Déjà en 1865, Pflüger (*Unters. aus d. phys. Laborat. in Bonn*, p. 29) avait observé que le retard de l'arrêt cardiaque est toujours très notable, mais que cependant il n'y a jamais deux pulsations intercalées entre le début de l'excitation et l'apparition de l'arrêt.

L'influence du moment de la révolution cardiaque où intervient l'action du pneumogastrique semble se rattacher aux variations de l'excitabilité du cœur soumis à un courant induit, à des instants différents de sa révolution. (Voy. p. 43.) On la trouvera

§ 37. — Certains physiologistes ont pensé que le pneumogas-

clairement représentée dans un mémoire de Tarchanoff (*Trav. lab.*, t. II, p. 300), dans lequel sont superposés une série de tracés du cœur avec arrêts provoqués par des excitations du pneumogastrique. Les excitations ont toutes même durée et même intensité, mais se produisent à des phases différentes de la révolution du cœur, ce qui entraîne la production d'un retard variable.

La figure 24 montre une série de tracés dont chacun correspond à un arrêt du cœur,

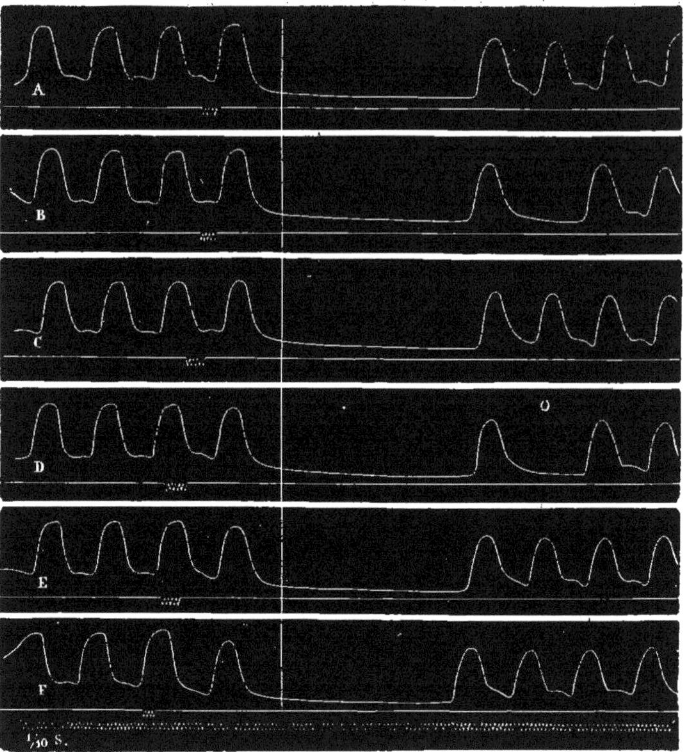

Fig. 24. Inégal retard de l'arrêt du cœur suivant l'instant de la révolution cardiaque où se produit l'excitation du pneumogastrique.

Dans tous les cas, l'excitation électrique a eu la même force et a duré le même temps, comme le montre le tracé du signal électro-magnétique. La seule différence porte sur l'instant de la révolution du cœur auquel l'excitation s'est produite. A la partie supérieure de la figure, sont placés les types de retard minimum; en bas, ceux de retard maximum. Du reste, la durée absolue du retard des effets du pneumogastrique semble varier avec l'espèce animale sur laquelle on opère; François-Franck a constaté à cet égard des différences notables; il a vu également cette durée varier sous l'influence de certains agents, tels que le froid, la chaleur, l'état asphyxique.

trique était un nerf excitateur du cœur et que l'arrêt ne se produit que sous l'influence de courants trop forts qui épuisent l'action du nerf[1]. A l'appui de cette opinion, ils citent des cas où l'excitation faible du pneumogastrique a accéléré le rythme cardiaque. Cela pourrait tenir à ce que le pneumogastrique renferme effectivement des filets excitateurs dont l'action, masquée par l'influence antagoniste des filets d'arrêt, se manifesterait quand cette dernière est supprimée.

Or, certaines influences éteignent dans le pneumogastrique la propriété d'arrêt. Certains poisons, comme le curare, l'atropine, la nicotine, suppriment l'action d'arrêt du cœur par le pneumogastrique. Les anesthésiques, éther, chloroforme, chloral ; d'autre part, la morphine et certains narcotiques, diminuent notablement et suppriment l'action d'arrêt, quand l'anesthésie a été poussée assez loin : c'est ce qui, d'après François-Franck, pourrait expliquer la suppression des accidents cardiaques, quand on irrite les nerfs sensibles chez les animaux soumis à une anesthésie préalable suffisante.

Origine des nerfs d'arrêt du cœur.

§ 38. — Si l'on cherche l'origine réelle de ces filets d'arrêt qui cheminent dans le tronc du pneumogastrique, on constate, comme l'a signalé Waller en 1856, qu'ils proviennent de la branche que ce nerf reçoit du spinal. En effet, après l'arrachement du spinal, le nerf pneumogastrique perd, au bout de quelques jours, sa

1. Cette théorie, présentée par Schiff, peu de temps après la découverte des frères Weber et de Budge, paraît avoir été acceptée par ce dernier auteur lui-même ; elle fut ardemment défendue par Moleschott, Lister, etc.

On a beaucoup protesté contre la théorie de Schiff et de Moleschott. Sans rappeler les objections qui lui ont été faites, l'argument principal qui ait été donné contre elle est le suivant : Quand on excite le bout périphérique du pneumogastrique et qu'on provoque l'arrêt du cœur, au bout de quelques secondes, les battements reparaissent, bien qu'on prolonge l'excitation. Si le nerf était, comme le veulent Schiff et Moleschott, *épuisé* par l'excitation qu'on lui applique, il est évident qu'il le serait d'autant plus que cette excitation est plus longtemps maintenue. Dès lors, comment expliquer la réapparition des battements à la suite de l'arrêt initial, si l'excitation est continuée ?

On admet plutôt que le nerf pneumogastrique rentre dans la catégorie des *nerfs d'arrêt* et se rapproche, par son mode d'action, des splanchniques dont l'excitation produit l'arrêt des mouvements de l'intestin et des nerfs vaso-dilatateurs qui, comme la corde du tympan, font dilater les vaisseaux.

propriété d'arrêter le cœur. Cela coïncide avec la dégénérescence d'un certain nombre de fibres qui entrent dans la composition du cordon du nerf vague.

C'est par sa branche interne que le spinal fournit au pneumogastrique son action modératrice du cœur. Or, comme cette branche interne vient elle-même des racines bulbaires du nerf, on considère le bulbe comme renfermant les centres modérateurs du cœur.

Détails de l'action du pneumogastrique sur le cœur.

§ 39. — Si on analyse avec un peu plus de détails les effets produits sur le cœur par l'excitation du bout périphérique de ses nerfs modérateurs, on se trouve en présence d'un certain nombre de faits de la plus grande importance sur lesquels il est nécessaire d'insister quelque peu.

L'influence *modératrice* des nerfs pneumogastriques semble s'exercer sur le cœur d'une manière continue : si en effet on vient à couper les deux pneumogastriques, on observe une accélération qui élève le nombre des battements au moins au double de leur fréquence normale.

L'action du pneumogastrique d'un seul côté s'étend aux deux moitiés du cœur : le ralentissement ou l'arrêt s'observent aussi bien dans le cœur droit, si on excite le pneumogastrique gauche, que dans le cœur du côté correspondant. L'action bilatérale de chacun des pneumogastriques a été attribuée à l'association intracardiaque des deux nerfs au moyen des plexus ganglionnaires du cœur[1].

Le ralentissement ou l'arrêt du cœur est total, c'est-à-dire que les oreillettes, tout aussi bien que les ventricules, subissent l'influence modératrice. Quand la reprise des battements se produit après l'arrêt momentané, on voit apparaître la succession physiologique des battements des oreillettes et des ventricules. Les oreillettes donnent la première pulsation.

1. On a signalé, entre les deux pneumogastriques, une différence d'activité au profit du pneumogastrique droit. Arloing et Tripier, Masouin, ont constaté ce fait à la même époque (1872) chez les mammifères. Antérieurement, B. Mayer l'avait observé chez la tortue (1869). Depuis quelques années, plusieurs physiologistes, comme Langendorff (de Königsberg), ont nié la prédominance constante de l'action du pneumogastrique droit.

François-Franck[1] a récemment observé que si l'on emploie des excitations très faibles et peu prolongées, on n'arrête que le ventricule; pendant ce temps, l'oreillette exécute seulement des battements plus rares. Cette localisation de l'influence du pneumogastrique sur les ventricules s'observe dans la figure 25, *E. Png.*

Le ralentissement et l'arrêt sont des phénomènes essentiellement *diastoliques*, c'est-à-dire que si l'arrêt est complet, le cœur présente un relâchement général, et que si le ralentissement seul

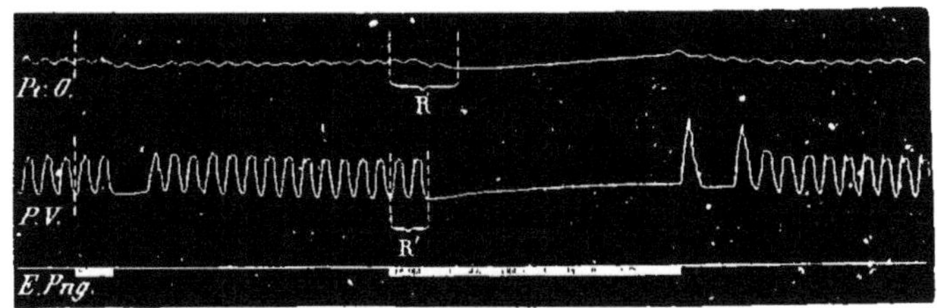

Fig. 25. Conservation des mouvements de l'oreillette avec arrêt de ceux du ventricule, lorsque l'excitation du pneumogastrique est très faible.

se produit, c'est à l'augmentation de durée des phases diastoliques qu'il est dû. On peut donc dire que le nerf pneumogastrique est non seulement un nerf d'arrêt, mais encore un *nerf de relâchement*. Suit-il de là qu'on doive voir, dans la diastole ainsi produite par l'action d'un nerf, l'expression d'une fonction particulière du muscle cardiaque et la désigner avec certains auteurs sous le nom de *diastole active?* Nous nous sommes déjà prononcé sur ce point.

Nerfs excitateurs ou accélérateurs du cœur.

§ 40. — On savait depuis les expériences de Legallois, Wilson Philip, Henle, que certaines excitations portées sur les centres nerveux accélèrent le rythme du cœur. Par quelles voies se transmettent les influences nerveuses qui amènent cette accélération? Burdach, Longet, Vierordt, citent des exemples d'accélération du rythme du cœur produite par des excitations de différentes natures portées sur le cordon cervical du grand sympathique.

1. François-Franck. (*Comptes rendus de la Soc. de Biologie.* Février 1881).

Moleschott a vu qu'une augmentation de 30 à 40 battements par minute succède à une légère excitation du bout inférieur du cordon sympathique cervical; il ajoute même qu'une excitation plus intense amène un arrêt passager du cœur, comme on le ferait en agissant sur le pneumogastrique. V. Bezold, Ludwig, les frères Cyon et François-Franck ont étudié avec soin les origines de ces branches du sympathique dont l'action semble être accélératrice; elles se relieraient à la moelle épinière par les quatre ou cinq dernières paires cervicales et les cinq premières dorsales; de là, se portant aux ganglions cervical inférieur et premier thoracique, elles fourniraient au plexus cardiaque[1].

1. Wilson Philip et Legallois avaient émis l'opinion, que la moelle exerce une influence motrice sur le cœur. (W. Philip. *Bibl. univ.* Genève, 1819.—Legallois, *Œuvres*, éd. 1830.)

Des expériences de Bezold sur les effets de l'excitation de la moelle cervicale avaient montré que le cœur s'accélère et que la pression artérielle s'élève dans ces conditions; l'auteur avait conclu en faveur de deux influences distinctes, simultanément mises en jeu : l'une, agissant directement sur le cœur pour l'accélérer, l'autre sur les vaso-moteurs généraux pour produire l'élévation de la pression.

Ludwig et Cyon reprirent ces expériences et, obtenant les mêmes résultats, manifestèrent une certaine tendance à subordonner l'accélération du cœur à l'élévation de la pression. Mais E. et M. Cyon, revenant sur ce sujet, établirent (*Reichert u. du Bois-Reymond's Arch.* 1867) qu'il y a bien, en effet, une influence indépendante de la moelle sur le cœur, influence accélératrice qu'ils poursuivirent dans les branches cardiaques du ganglion cervical inférieur et du premier thoracique.

Ces observations ont été, depuis lors, confirmées par un grand nombre de physiologistes qui se sont surtout attachés à déterminer le trajet des influences accélératrices entre la moelle et le cœur. Signalons particulièrement le travail surtout anatomique de Schmiedeberg (*Ludwig's Arb.*, 1870) et les recherches de Albertoni et Bufalini (*Lab. de Sienne*, Milan, 1876), celles de Stricker et Wagner. (*Jahrb. d. Ges.* Wien, 1878).

Malgré tout le soin avec lequel cette question a été étudiée, on n'était pas cependant complètement d'accord sur la provenance et le trajet des nerfs accélérateurs du cœur. C'est pour arriver à obtenir quelques notions précises sur ce sujet que François-Franck a fait dans mon laboratoire de nombreuses recherches sur les origines et le trajet de ces nerfs. Suivant, par des dissections habiles, des filets nerveux dans leur trajet, interrogeant le bout périphérique de chacun d'eux par des excitations soigneusement localisées, inscrivant simultanément le début et la durée des excitations ainsi que les effets qui en résultaient, ce physiologiste croit pouvoir représenter par la figure 26 le trajet des nerfs accélérateurs.

On y voit que la moelle cervicale fournit un premier groupe de filets descendants R.*c*.M qui arrivent au premier ganglion thoracique par le nerf vertébral NV; de la moelle dorsale partent les autres rameaux accélérateurs R.*d*.M qui sont, les uns transversalement dirigés et aboutissent directement au ganglion premier thoracique, les autres ascendants, gagnant d'abord le cordon sympathique pour remonter jusqu'au même centre ganglionnaire. De ce point de convergence, le premier ganglion thoracique, les nerfs accélérateurs vont, les uns directement aux plexus cardiaques *Pl. c.*, les autres se détachent de l'anneau de Vieussens, d'autres enfin émanent du ganglion cervical inférieur qui lui-même les a reçus du premier thoracique.

Quel que soit leur trajet au delà des ganglions du sympathique, ces nerfs ont été

Il y aurait un retard, toujours considérable, qui varie de

amenés de la moelle aux ganglions par les rameaux communiquants émanant des nerfs rachidiens correspondants : c'est ainsi qu'on a pu dire que les derniers nerfs cervicaux et les premiers nerfs dorsaux contiennent les nerfs accélérateurs du cœur.

Mais la moelle fournit-elle seule des nerfs accélérateurs du cœur ? Le bulbe rachidien n'en émet-il pas qui descendraient le long des nerfs du cou pour gagner les plexus cardiaques où ils se confondraient avec ceux qui viennent de la moelle cervico-dorsale ? Cette opinion a été surtout défendue par Schiff qui admet la présence de fibres accélératrices à la fois dans le tronc du pneumogastrique et dans les nerfs laryngés supérieurs.

1° Pour le nerf pneumogastrique, un certain nombre de faits peuvent autoriser en effet à croire qu'il renferme des fibres accélératrices ; citons seulement l'expérience qui consiste à supprimer par l'atropine l'action modératrice de ce nerf sur le cœur et à

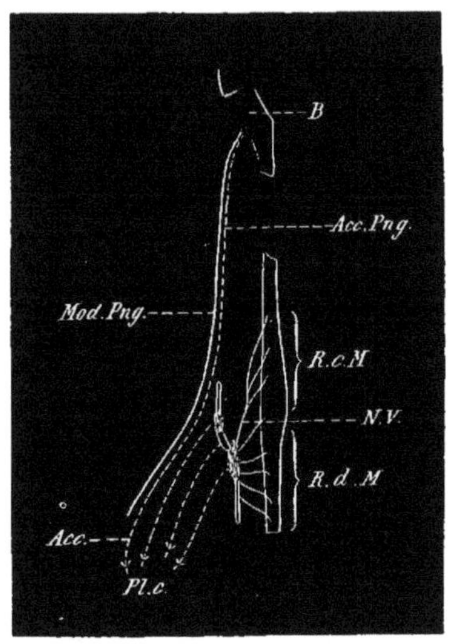

Fig. 26. Schéma de François-Franck sur le trajet des fibres accélératrices entre la moelle et le cœur

en exciter ensuite le bout périphérique ; on verrait dans ces conditions le cœur s'accélérer.

La présence de fibres accélératrices dans le tronc même du pneumogastrique, admise d'une façon exclusive par Schiff dans ses premiers travaux, semble avoir été établie en 1860 par Wundt (*Verhandl. d. Naturhist. med. Vereins*. Heildelberg). Wundt, mettant à profit l'action paralysante du curare sur les terminaisons cardiaques des nerfs modérateurs, a observé l'accélération en excitant le bout périphérique du pneumogastrique quand toute influence modératrice avait disparu.

Enfin, dans ces derniers temps, Schiff, convenant que le nerf pneumogastrique renferme bien des nerfs d'arrêt pour le cœur, pensa pouvoir y démontrer la présence de fibres accélératrices par le moyen suivant : Après la section du pneumogastrique, dit-il, les nerfs modérateurs dégénèrent plus rapidement que les nerfs accélérateurs ; aussi peut-on, à un moment donné, mettre en évidence l'action de ces derniers, les autres étant dégénérés (Schiff, *Pflüger's Arch.*, 1878). C'est le trajet de ces fibres accé-

7 dixièmes de seconde à une seconde et demie entre le moment de l'excitation d'un nerf accélérateur et l'instant où apparaît l'accélération du rythme cardiaque; cette durée s'exagère encore par le refroidissement des animaux, par le curare et les anesthésiques.

L'intensité de l'accélération est d'autant plus grande que le cœur présentait un rythme plus lent au moment où l'excitation a été produite. Quand le cœur a des battements fréquents, l'excitation des accélérateurs semble incapable d'en augmenter le nombre.

A ces nerfs, il faut ajouter les filets qui cheminent à l'intérieur du pneumogastrique lui-même et qui, d'après Schiff, proviendraient de la partie bulbaire du spinal.

Sous l'influence de l'accélération de son rythme, le cœur a moins de temps pour se remplir et lance probablement des ondées plus petites; le fait est que la tension des artères n'augmente pas sous l'influence de l'accélération ainsi provoquée [1].

Nerfs sensibles du cœur.

§ 41. — Il est un petit filet nerveux qui chez le lapin et quelques autres animaux[2] accompagne le grand sympathique au cou et aboutit au pneumogastrique par deux branches, au niveau du nerf

lératrices qui a été figuré par le trait pointillé (*acc*) accompagnant, dans la figure 26, les nerfs modérateurs du pneumogastrique (mod. Png.).

2° Quant à la présence de fibres accélératrices dans les nerfs laryngés supérieurs, elle paraît tout à fait discutable. Schiff, qui a émis cette opinion, fait passer les nerfs accélérateurs du pneumogastrique dans le laryngé supérieur ; de celui-ci dans l'anastomose de Galien, de là dans le récurrent, et pense qu'ils se détachent du récurrent pour se rendre aux plexus cardiaques. Or l'excitation du bout inférieur du laryngé, de l'anastomose de Galien ou du récurrent lui-même, n'est suivie d'accélération du cœur que quand il se produit en même temps des manifestations de sensibilité qui doivent laisser subsister le doute sur l'action accélératrice directe des nerfs excités (François-Franck. *Comptes rend. Acad. des sciences* et *Trav. lab.*, IV, 1879.)

1. Hering savait déjà que si le nombre des battements du cœur augmente, la quantité de sang lancée par chaque systole est moins considérable que si les systoles sont plus lentes. Donders (*Nederland's Arch.* II, p. 139) a émis l'opinion que l'accélération du cœur se fait surtout par le raccourcissement des phases diastoliques. Baxt (*Arch. f. Anat. und Phys.* 1878) a signalé le même fait. François-Franck (*Trav. lab.*, III, 1878) pense que dans l'accélération le cœur n'a pas le temps de se remplir et verse des ondées insuffisantes.

2. Kreidmann a décrit en 1878 (*Arch. f. Anat. Entwickelung.*, de His et Braun), un nerf dépresseur chez le chien et chez l'homme.; Ad. Finkelstein vient de publier dans le même recueil (4e et 5e fascicule, 1880) un travail complémentaire dans lequel il décrit comparativement le nerf dépresseur chez l'homme, le lapin, le chien, le chat et le cheval.

laryngé supérieur. Ce nerf est sensitif; si on le coupe, on n'obtient aucun effet en excitant le bout périphérique (celui qui se rend au cœur); mais si l'on excite le bout central, l'animal donne des signes de douleur et l'on voit survenir du côté de la circulation des modifications remarquables. Le cœur se ralentit légèrement et la pression artérielle diminue: c'est principalement la chute de la pression artérielle qui s'observe alors; aussi, Ludwig et Cyon qui ont découvert les propriétés de ce nerf, l'ont-ils appelé *nerf dépresseur*.

Nous verrons, à propos de l'influence du système nerveux sur la circulation, qu'un grand nombre de nerfs sensitifs possèdent, à des degrés divers, cette propriété de faire baisser la pression artérielle et nous discuterons alors le mécanisme de cette chute de pression.

Le pneumogastrique renferme aussi des filets sensitifs; c'est pourquoi l'excitation du bout central de ce nerf produit de la douleur et des effets réflexes dont les uns s'exercent sur la circulation, les autres sur la respiration. Ces filets proviennent d'origines multiples et atteignent, à différentes hauteurs, le cordon du pneumogastrique. Des nerfs sensibles proviennent des différentes parties de l'appareil respiratoire et des viscères abdominaux; d'autres viennent du cœur lui-même et constituent le *nerf dépresseur* dont nous venons de parler.

L'action indirecte de ces différents nerfs sensibles sera exposée dans le chapitre XXIX relatif aux influences du système nerveux sur la circulation.

CHAPITRE V.

FORCE ET TRAVAIL DU CŒUR.

Évaluation de la force du cœur d'après la pression du sang artériel. — De la force actuelle et de la force possible du cœur. — De la force du ventricule aux divers instants de sa systole. — Comment s'utilise la force du cœur. — Travail du cœur. — Influence des pressions artérielle et veineuse sur le travail du cœur. — Variations du travail du cœur avec la température.

En physiologie, comme en mécanique ordinaire, la seule mesure précise des forces et de leur effet utile consiste à les rapporter à l'unité de travail mécanique, le *kilogrammètre*, à ses multiples ou à ses sous-multiples. Aussi est-ce à cette unité que nous ramènerons le travail du cœur. La notion du travail mécanique s'est introduite depuis très peu de temps dans les sciences naturelles et c'est peu à peu, et à la suite de conceptions de moins en moins vagues, que les physiologistes sont arrivés à comprendre et à mesurer le travail du cœur.

Borelli [1] qui fit faire de si grands progrès à la mécanique animale émit sur la force du cœur des estimations singulières. Il s'était fait une théorie du mécanisme d'après lequel toute fibre musculaire développe son effort de traction, et dans cette théorie il fallait beaucoup de force pour produire peu d'effet. On en jugera d'après le chiffre de 180 000 livres que Borelli attribuait à la force de chacune des systoles du cœur.

Ces mesures ne reposaient que sur des hypothèses, aussi ne les discuterons-nous pas.

1. Borelli, *De motu animalium*, Pars prima, cap. VIII, prop. 22.

Évaluation de la force du cœur d'après la pression du sang artériel.

§ 42. — La première évaluation directement déduite de l'expérience fut celle de Hales[1]. Ce physiologiste, après avoir mesuré la hauteur à laquelle s'élève le sang dans un tube vertical mis en communication avec une artère, c'est-à-dire ce que nous appelons aujourd'hui la pression manométrique du sang, conclut que cette même pression s'exerce sur tous les points de la surface du ventricule au moment de sa systole. Hales multiplia donc la surface du ventricule gauche par la pression manométrique du sang et obtint un poids de 51 livres anglaises (environ 23 kilogr.) pour la valeur de l'effort que le ventricule exerce.

Pour bien comprendre la signification de cette mesure de la force du cœur, il faut se reporter à la mémorable expérience de Pascal dite *expérience du tonneau;* voici en quoi elle consiste (fig. 27) :

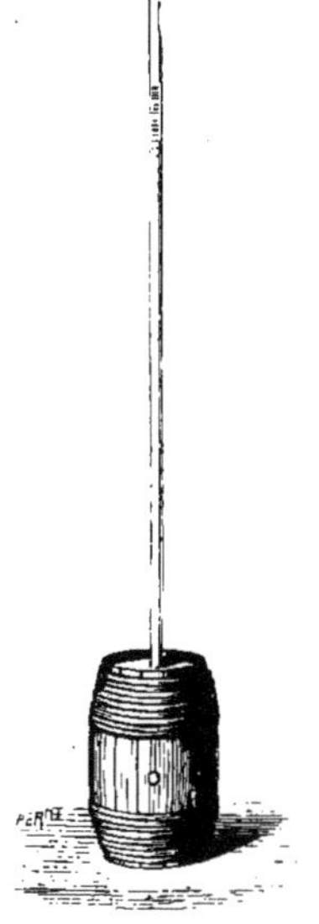

Fig. 27. Expérience du tonneau de Pascal.

Un tonneau étant rempli d'eau, on y fait un trou auquel on adapte un tube vertical de petit calibre et de quelques mètres de longueur. Dans ce tube, on verse de l'eau et quand celle-ci s'élève à une hauteur plus ou moins grande suivant la résistance du tonneau, celui-ci se brise.

Au moment de la rupture du tonneau, le poids de l'eau versée dans le tube pouvait n'être que de quelques grammes, mais, par suite de l'étroitesse du tube dans lequel ce liquide était contenu, il formait une haute colonne et représentait, à l'orifice inférieur de ce tube, une pression considérable. Or, en vertu du principe de l'égalité de pression dans les liquides, tous les points de la surface intérieure du tonneau recevaient, en totalité, la pression de cette colonne d'eau; aussi, l'effet total arrivait-il à vaincre la résistance des cercles ou des fonds du tonneau et à les rompre.

1. Hales, *Hémostatique.*

C'est sur le même principe qu'est basée la construction de la presse hydraulique.

Si nous revenons aux conditions d'un ventricule du cœur qui contient du sang sous la pression manométrique de 20 centimètres de mercure par exemple, nous devons conclure que chaque point de ses parois supporte intérieurement une pression de 20 centimètres de mercure et que l'effort total exécuté par le ventricule équivaudrait au poids d'un cylindre de mercure qui aurait pour base la surface intérieure du ventricule que l'on supposerait étalée sur un plan, et pour hauteur 20 centimètres. Un tel cylindre, d'après les mesures prises par Hales sur la surface intérieure du ventricule gauche d'un cheval, pèserait environ 23 kilogrammes.

Mais une difficulté se présente dans ces évaluations de la force du cœur. Comment estimer la surface intérieure du ventricule ? La mesurer avec ses anfractuosités si nombreuses et ses colonnes charnues, ce serait attribuer aux parois ventriculaires une surface beaucoup trop grande. Pour déterminer la surface effective du ventricule, il faut faire abstraction des anfractuosités qu'elle présente[1]; le moyen le moins inexact serait de mesurer le volume du liquide que peut recevoir un ventricule en diastole et d'attribuer à cette cavité du cœur la surface d'une sphère qui aurait exactement ce volume.

De la force actuelle et de la force possible du cœur.

§ 43. — Tout acte qui s'exerce dans le but de surmonter une

1. Colin (*Détermination expérimentale de la force du cœur. Comptes rendus*, t. XLVII, p. 254, 1858), croyant perfectionner les évaluations de ses devanciers, a mesuré minutieusement, sur un moule de plâtre coulé dans le ventricule gauche d'un cheval, toutes les surfaces que baigne le sang. Ce physiologiste a trouvé un développement total de 565 centimètres carrés, ce qui lui a fourni, pour mesure de la force ventriculaire, un effort de 118 kilog. 650 gr. Il est clair que cette manière de mesurer la surface intérieure du ventricule ne peut conduire qu'à des résultats exagérés; les colonnes charnues qui baignent dans le sang y sont également pressées dans tous les sens, de sorte que les efforts égaux et contraires auxquels elles sont soumises se neutralisent entièrement. A ce compte, en tendant à l'intérieur du tonneau de Pascal des fils et des cordes diversement entre-croisés, ou en remplissant ce tonneau de fascines, de paille ou de copeaux, de manière à multiplier la surface mouillée, on accroîtrait la pression supportée pour une même hauteur de liquide dans le tube, et on obtiendrait la rupture avec une charge beaucoup plus faible.

résistance a nécessairement pour limite la valeur de cette résistance elle-même. Si nous soulevons avec la main une plume, puis un corps très pesant, l'effort de nos muscles sera inégal dans ces deux cas et il nous serait impossible de développer un effort de deux kilogrammes en soulevant un kilogramme seulement[1].

Le cœur aussi règle son effort sur la résistance qu'il éprouve, c'est-à-dire sur la pression à laquelle le sang est soumis dans les artères. Or, comme cette pression varie, à chaque instant, sous toutes sortes d'influences, rien n'est plus variable que la force que déploiera le cœur dans ces diverses conditions. Que l'on saigne un animal par l'ouverture d'une grosse artère, la pression artérielle baissera rapidement et si, pendant ce temps, deux manomètres étaient adaptés l'un au ventricule gauche et l'autre à une artère, on verrait l'effort systolique du ventricule suivre les phases décroissantes de la pression artérielle. Ainsi, la force actuelle du cœur est, comme celle d'un muscle quelconque, proportionnelle à la résistance que le ventricule doit vaincre.

Si le ventricule trouvait au-devant de lui une résistance croissante, on verrait croître proportionnellement l'effort de sa systole. Enfin, si l'on opposait à la sortie du sang du ventricule un obstacle absolu, l'effort développé par les parois de cet organe s'élèverait jusqu'à la limite de leur puissance musculaire, ce serait la mesure de la plus grande *force possible* du cœur.

§ 44. — Pour déterminer cette plus grande force possible, il faut placer un manomètre à l'origine de l'aorte; puis, au delà de ce manomètre, comprimer brusquement l'aorte au moment où le

1. Cette proposition a besoin d'être plus complètement définie. Ainsi quand on parle de l'égalité entre la *puissance* et la *résistance* ou entre l'*action* et la *réaction*, on entend que cette égalité existe au lieu d'application de la force contre le corps résistant. Mais à son origine, l'effort développé est souvent beaucoup plus grand, et s'il a perdu de sa valeur au point d'application, c'est qu'il a agi sur un levier défavorable. Ainsi, en soulevant au bout du bras un poids même léger, on développe, au point d'insertion humérale du deltoïde, un effort considérable; c'est qu'alors la puissance a *un moment d'action* plus défavorable que la résistance.

Une autre circonstance dans laquelle l'effort excède le poids auquel on l'applique, correspond au cas où ce poids est déplacé avec vitesse. En vertu de l'inertie de la matière, il faut, pour déplacer un certain poids, des efforts d'autant plus grands qu'on voudra imprimer à celui-ci une plus grande vitesse. La résistance des masses au déplacement croît comme les carrés des vitesses qui leur sont imprimées : de sorte que, pour imprimer à un corps qui tombe une vitesse deux fois plus grande que celle que la pesanteur lui donnerait, il faudrait le pousser de haut en bas avec une force quatre fois supérieure à son poids.

ventricule va entrer en systole. Le sang ne trouvant plus aucune issue, l'effort du ventricule s'applique en entier à faire monter le niveau du manomètre qui atteint une hauteur bien supérieure à celle qu'on observe dans les conditions ordinaires, sous l'influence des élévations physiologiques de la pression artérielle.

Cette expérience serait difficile à réaliser si l'on agissait sur un animal dont la poitrine aurait été ouverte ; elle se fait très commodément, au contraire, dans les conditions de la *circulation artificielle*, c'est-à-dire sur le cœur détaché d'un animal à sang froid.

Expérience. — On enlève avec soin le cœur d'une grenouille, ou mieux encore celui d'une tortue (fig. 28), puis, on adapte

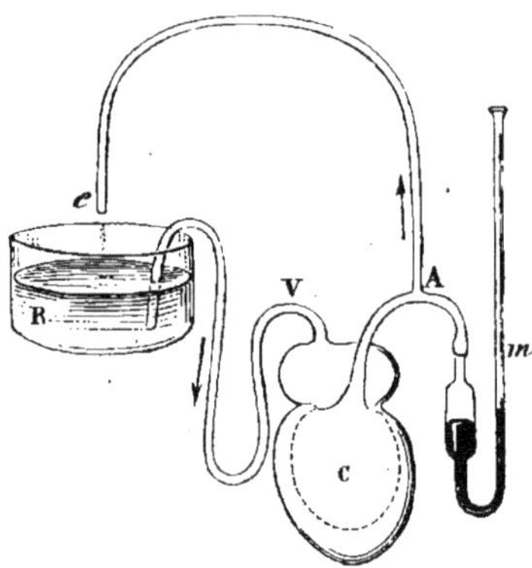

Fig. 28. Mesure de la force du ventricule aux différentes phases de sa systole.

une canule de verre au tronc veineux commun V, une autre à l'une des aortes A; enfin on lie tous les autres vaisseaux. A chacune de ces canules est ajusté un long tube de caoutchouc d'assez gros calibre (3 ou 4 millimètres de diamètre intérieur). Le tube qui se rend à l'oreillette sera plongé dans un réservoir R, rempli de sérum de sang de bœuf ; le sang coulera par ce tube, comme à travers une veine, et pénétrera dans l'oreillette, puis dans le ventricule. Ce dernier le lancera dans le tube A adapté à la branche aortique, où le sang circulera comme dans une artère. Si l'on fixe l'orifice terminal *e* de ce tube au-dessus du réservoir qui contient le sang, on verra s'établir une circulation continue qui durera parfois pendant plusieurs jours, et permettra de faire, sur la force du cœur, sur son rythme et sur son débit, les expériences les plus variées[1].

Or, si l'on place un manomètre à mercure de très fin calibre *m* à l'origine du tube artériel, de manière à constater la pression du sang dans ce conduit, on verra qu'en comprimant plus ou moins le tube en aval du manomètre la pression accusée par l'instrument s'élèvera en raison de l'obstacle apporté au cours du sang; et si l'on comprime le tube de manière à empêcher entièrement le cours du sang, l'effort ventriculaire agira exclusivement sur le manomètre, et le fera monter jusqu'à 11 ou 12 centimètres, chiffre que n'atteint pas la pression du sang chez la tortue dans les conditions physiologiques.

De la force du ventricule aux divers instants de la systole.

§ 45. — Les développements qui ont été donnés plus haut sur la proportionnalité de l'effort du cœur à l'étendue de la surface intérieure du ventricule permettent de conclure que si la pression artérielle était constante, le cœur aurait besoin d'un effort de moins en moins grand pour la surmonter, à mesure qu'il serait arrivé à un degré plus avancé de son resserrement[2]. Mais l'expérience

1. Cette disposition se rattache à la grande méthode des circulations artificielles dont on trouve les premières tentatives dans les expériences de Legallois, de Poiseuille, de Brown-Sequard, de J. Müller, méthode si habilement développée par Ludwig et son école, et destinée à rendre les plus grands services à la physiologie. L'illustre professeur de Leipzig, après avoir séparé un organe du corps d'un animal, fait circuler du sang défibriné ou du sérum à travers les vaisseaux de l'organe, et l'on voit celui ci accomplir sa fonction ordinaire : un muscle fait du travail; un poumon dégage de l'acide carbonique, tandis que l'oxygène est absorbé par le sang qui le traverse; une glande sécrète; le cœur enfin effectue son travail intermittent avec une régularité admirable. La disposition ci-dessus indiquée d'un cœur de tortue faisant circuler du sang défibriné dans un système de tubes représentant les vaisseaux constitue donc un des procédés de la méthode générale des circulations artificielles.

2. On enseigne, en mécanique, que si des sphères creuses faites d'une même matière et d'égale épaisseur, mais présentant des dimensions différentes, sont soumises à une même pression graduellement croissante, la plus grande se rompra la première et la plus petite résistera le plus longtemps. L'effort qui tend à produire la rupture est, pour une même pression, sensiblement proportionnel au rayon, si l'on agit sur des vases sphériques. Or cet effort à la rupture est de même nature que la résistance que doit vaincre la paroi du cœur lorsqu'elle se contracte sur le sang contenu dans le ventricule et qu'elle surmonte, pour se vider, la pression du sang dans l'aorte.

montre qu'il n'en est pas ainsi ; cela tient à ce que deux facteurs interviennent pour constituer la force du cœur, et que ces deux facteurs varient en sens inverse l'un de l'autre. En effet, tandis que le ventricule se resserre et que la diminution de sa surface intérieure lui permet de surmonter avec un moindre effort la pression du sang artériel, sa fibre musculaire s'affaiblit et perd d'autant plus de sa force qu'elle est déjà plus raccourcie. Cette diminution de la force musculaire du cœur fait plus que compenser les avantages de la diminution de capacité du ventricule, de sorte que la pression explorée au moyen du manomètre, aux différentes phases de la systole, se montre de moins en moins forte, du début à la fin de celle-ci.

L'expérience se fait au moyen de l'appareil représenté figure 28. Le cœur de la tortue a des mouvements assez lents pour qu'on puisse comprimer à volonté le tube artériel, soit au début de la systole ventriculaire, soit à une autre phase plus ou moins avancée de cette systole. En fermant le tube d'écoulement A, en aval du manomètre, au moment où les ventricules vont commencer leur mouvement systolique, on constate que l'élévation du manomètre atteint sa hauteur maximum, 11 centimètres, par exemple. En fermant le tube au milieu de la phase systolique, l'effort maximum du ventricule n'est plus que 8 centimètres ; plus tard, il n'est plus que 5 centimètres ; vers la fin de la systole, il est plus faible encore.

On trouve dans cette expérience une preuve manifeste de l'affaiblissement du muscle cardiaque à mesure que ses fibres ont subi un raccourcissement plus prononcé.

Comment s'utilise la force du cœur.

§ 46. — Lorsque l'on compare la grande surface du ventricule à l'aire beaucoup plus restreinte de l'orifice aortique par lequel le sang passe dans le système artériel, on est porté à croire qu'une grande partie de la force que développent tous les points de la paroi du ventricule est inutilisée. Il semble que, dans le cylindre d'une pompe ordinaire, un piston à étroite surface qui pousse devant lui le liquide agisse dans des conditions plus favorables.

Il est vrai qu'avec un piston qui se mouvrait dans un cylindre de section égale à celle de l'orifice aortique, on pourrait pousser dans l'aorte la quantité de sang qu'y envoie le ventricule, en employant un *effort* beaucoup moindre que celui que le cœur déploie ; mais alors le piston devrait parcourir le même chemin que la colonne liquide elle-même.

Dans le cœur, au contraire, toute la surface intérieure du ventricule presse également sur le sang, mais chaque point de cette surface ne se déplace que d'une faible quantité. De la somme de ces petits déplacements résulte un mouvement considérable de la colonne sanguine qui pénètre dans l'aorte. Admettons, pour fixer les idées, que la surface interne du ventricule soit, en moyenne, six fois plus grande que celle de l'orifice aortique, il s'ensuivra que pendant la systole, la quantité dont chaque point de la paroi se rapproche du centre du ventricule étant prise pour unité, le cylindre de sang qui pénétrera dans l'aorte aura un parcours six fois plus étendu. Ici, comme dans un grand nombre d'actes physiologiques[1], le mouvement gagne en étendue ce qu'il perd en force, mais le résultat final est le même, au point de vue du travail effectué.

Travail du cœur.

§ 47. — On appelle travail mécanique le produit de l'effort par le chemin parcouru. Comme exemple d'évaluation d'un travail, nous citerons le cas le plus simple : un effort capable de soutenir un poids d'un kilogramme aura effectué un kilogrammètre si le poids a été élevé à un mètre de hauteur ; il aura effectué deux kilogrammètres si un kilogramme a été élevé à deux mètres, ou si deux kilogrammes ont été élevés à un mètre. A chaque systole du ventricule, un certain travail est produit, car l'effort du cœur contre le sang déjà contenu dans l'aorte fait parcourir à ce sang un certain chemin.

Si nous considérons une tranche idéale du sang contenu dans l'aorte, nous savons que cette tranche présente au déplacement une certaine résistance : ce sera le produit de la pression mano-

1. La plupart des muscles du corps s'insèrent sur les os qu'ils déplacent, très près du centre du mouvement articulaire ; ils exécutent donc un effort beaucoup supérieur à la valeur des résistances qu'ils surmontent à l'extrémité du rayon osseux : aussi, en revanche, ils impriment à ces résistances un parcours beaucoup plus étendu que celui qu'effectue leur insertion mobile.

métrique par la surface d'une section transversale de l'aorte. Or, si nous pouvions suivre le mouvement de cette tranche de liquide, du commencement à la fin de la systole du ventricule, nous verrions qu'elle a subi un certain déplacement, poussée par le sang nouveau que le cœur a envoyé derrière elle. C'est ce déplacement qu'il faut multiplier par la résistance vaincue, afin d'avoir le travail du cœur.

L'équation du travail du cœur est le produit de la pression manométrique par la section de l'aorte et par le chemin parcouru. Ces deux derniers facteurs représentent le volume du cylindre de sang qui entre dans l'aorte à chaque systole ventriculaire, de sorte que, pour une pression quelconque du sang, le travail sera proportionnel au volume de ce cylindre, c'est-à-dire au débit produit par la systole ventriculaire. Cette considération donne le moyen de mesurer le travail du cœur toutes les fois qu'on pourra estimer la pression moyenne et le débit.

Dans les conditions de la circulation artificielle représentées figure 28, on peut aisément mesurer le débit du cœur, tandis que le manomètre indique la pression. En effet, au lieu de laisser le sang du tube artériel A se déverser dans le réservoir d'où il revient dans l'oreillette, recueillons ce sang, pendant une minute, dans une éprouvette graduée; nous verrons, par exemple, que cent centimètres cubes ont été versés sous la pression de dix centimètres de mercure. Le travail effectué est le même que si l'on eût soulevé à un mètre un cylindre de mercure ayant un centimètre de base et dix centimètres de haut; le poids de ce solide étant cent trente grammes, le travail effectué sera cent trente grammètres [1].

Veut-on connaître le travail correspondant à chacune des systoles ventriculaires, il faut diviser le travail total par le nombre des systoles, nombre facile à déterminer si l'on inscrit, pendant l'expérience, le nombre des oscillations manométriques par le procédé précédemment indiqué.

Ces mesures du travail du cœur n'ont que peu de valeur au point de vue absolu : étant ainsi placé dans des conditions anormales, le cœur n'a probablement pas la même puissance que sur le vivant, mais on peut tirer de la méthode qui vient d'être décrite

1. Dans cette évaluation, on ne mesure que le poids du sang et la hauteur à laquelle il a été élevé, mais on ne tient pas compte des résistances de frottement que le sang éprouve dans les conduits qu'il traverse. Ces résistances, du reste, sont négligeables si l'on se sert de tubes larges.

d'importants résultats au point de vue des influences qui augmentent ordinairement le travail du cœur[1].

Variations du travail du cœur dans leurs rapports avec la pression artérielle.

§ 48. — Le travail du cœur varie suivant la pression artérielle. Pour étudier cette influence, on peut recourir à la circulation artificielle; en effet, la résistance que le cœur éprouve pour se vider, c'est-à-dire la pression du sang dans le tube artériel peut être facilement réglée; dans l'expérience ci-dessus, il suffit d'élever ou d'abaisser l'orifice d'écoulement *e* du tube artériel dans l'éprouvette. Le cœur devra soulever une colonne de sang ayant pour hauteur la distance verticale qui sépare l'orifice aortique du cœur de l'orifice d'écoulement[2].

DÉBIT en CENTIMÈTRES CUBES	CHARGE en HAUTEUR DE SANG	PRODUIT des FACTEURS DU TRAVAIL
10	0	0
8,5	0,05 c. m.	41
7	0,10 —	70
5,25	0,15 —	79
4	0,20 —	80
1,5	0,25 —	37
0,25	0,30 —	7
0	0,35 —	0

Or si l'on fait varier la pression artérielle, on constate que les débits, en un temps donné, diminuent à mesure que la pression augmente. Le tableau ci-dessus montre la manière dont se pro-

1. De nombreuses recherches dans le détail desquelles nous ne pouvons entrer ici ont été faites à l'étranger, en Allemagne surtout, sur le travail du cœur de la grenouille soumis à une circulation artificielle. Le plus souvent on a évalué le travail en tenant compte de la hauteur à laquelle s'élève le manomètre (*Froschmanometer*) et du nombre des systoles (Blasius, Coats, Cyon, etc.); quelquefois on a évalué le débit d'après l'amplitude des courbes de diminution de volume du cœur au moment de la systole (François-Franck, Ch. Roy). Toutes ces expériences concordent sur les points essentiels avec celles que nous avons faites nous-même en tenant compte de la valeur absolue du débit et de la fréquence des systoles.

2. Il faut, dans ces expériences, avoir soin de placer assez bas le réservoir d'alimentation qui fournit au cœur le sang veineux et de le mettre sensiblement au niveau

duisent ces variations du débit, suivant la valeur de la pression que le cœur devra surmonter. On voit que pour une charge de $0^{m},05^{c}$ de sang, le cœur débitait $8,5^{cm}$ cubes; que pour une charge de $0^{m},10^{c}$ il débitait 7^{cm} cubes; pour $0^{m},15^{c}$ il débitait 5^{cm}, etc. Le produit du débit par la charge a eu successivement les valeurs 41, 70, 79, 80, 37, 7. C'est-à-dire qu'il a commencé par croître jusqu'à la charge de $0^{m},20^{c}$ de sang, puis à diminuer à mesure que la charge augmentait. Ce résultat est conforme à ceux que l'on obtient avec les autres muscles. Weber, en effet, a démontré

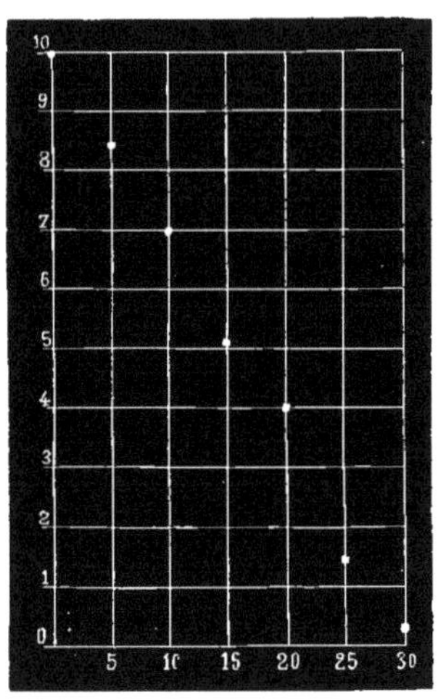

Fig. 29. Représentation graphique des débits du cœur d'une tortue sous différentes charges artérielles.

que le travail d'un muscle atteint son maximum pour une certaine charge moyenne, mais que s'il est soumis à une charge trop faible ou trop forte, son travail est moindre.

La figure 29 représente graphiquement les résultats du tableau précédent; les débits du cœur y sont comptés sur l'axe des ordonnées et les pressions artérielles sur l'axe des abscisses. On voit que le débit du cœur, pour une minute, varie sensiblement en raison inverse de la pression artérielle.

du cœur lui-même, car si l'éprouvette qui reçoit le sang était plus bas que le réservoir d'alimentation, le sang traverserait le cœur en permanence, les tubes faisant l'office de siphon, et l'action du ventricule ne ferait que provoquer des intermittences dans cet écoulement spontané.

Influence de la pression veineuse sur le travail du cœur.

§ 49. — La hauteur du réservoir d'alimentation qui envoie au cœur le sang veineux règle la réplétion de cet organe pendant sa phase diastolique; d'où cette conséquence, que, sous une charge veineuse trop faible, le cœur, ne recevant qu'une quantité insuffisante de sang, n'enverra qu'une faible ondée, même s'il se trouve

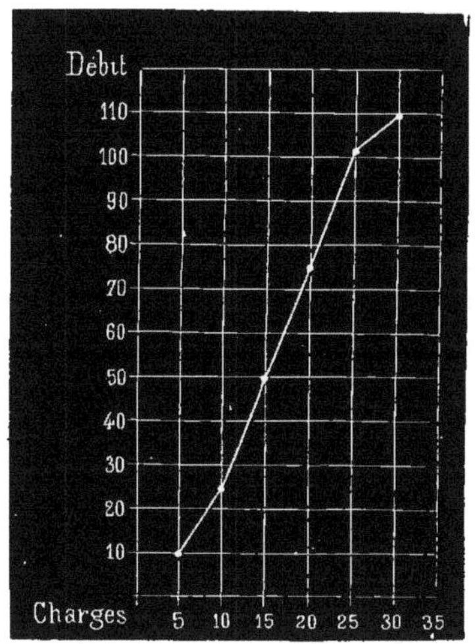

Fig. 30. Représentation graphique des débits du cœur d'une tortue sous différentes charges veineuses.

dans les conditions les plus favorables pour son travail, relativement à la charge artérielle. En élevant la charge veineuse, on obtient un accroissement du débit du cœur, c'est-à-dire du travail; cet accroissement, sensiblement proportionnel à la charge jusqu'à 25cm (fig. 30), est moins prononcé pour des pressions veineuses plus élevées[1].

1. Toutes ces expériences, faites avec l'éprouvette graduée, demandent beaucoup de temps; il serait plus avantageux de recourir, pour mesurer les variations de débit du cœur, aux moyens d'inscription des débits. Voy. *Méth. graph.*, p. 214.

Variations du travail du cœur avec la température.

§ 50. — Des expériences faites avec la circulation artificielle ont montré que, sous une même pression, la température plus ou moins élevée à laquelle on soumet le cœur fait varier le travail. L'échauffement accélère le rythme du cœur et augmente d'abord le travail produit en un temps donné; mais bientôt on constate que, par la plus grande rapidité de ses mouvements, le ventricule n'a plus le temps d'effectuer sa réplétion d'une manière complète, les systoles, quoique plus nombreuses en un temps donné, ne représentent, chacune, qu'un moindre débit, d'où résulte une diminution du travail total[1].

On verra plus loin que ces influences diverses se retrouvent dans les conditions normales de la circulation, et que le travail du cœur varie sous l'influence des pressions artérielle et veineuse; qu'il varie également sous l'influence des températures; enfin, que l'accroissement de fréquence des pulsations du cœur n'implique pas toujours une plus abondante pénétration du sang dans le système artériel. On sait déjà que, parmi les nerfs qui modifient la fréquence des mouvements du cœur, il en est avec lesquels l'accroissement de fréquence est racheté par la diminution de volume des ondées ventriculaires; tel serait l'effet de l'accélération de la fréquence du cœur par l'excitation des filets sympathiques du plexus cardiaque, § 40; d'autres effets accélérateurs, ceux qui suivent la section des nerfs vagues, § 35, semblent s'accompagner d'une augmentation réelle du travail du cœur; dans ce dernier cas, les ondées ventriculaires ne perdraient donc pas en volume autant qu'elles gagnent en fréquence.

1. Le même phénomène se produit pour le travail des autres muscles, qui croît d'abord, puis décroît par suite d'une élévation graduelle de la température. Signalons ici les expériences de E. Cyon sur les effets de la température sur le travail du cœur. (*Reichert et Du Bois-Reymond's Arch.*, 1866.)

CHAPITRE VI.

ÉTUDE GRAPHIQUE DU MÉCANISME DU CŒUR.

Des différentes théories relatives à la cause des battements et des bruits du cœur. — Étude graphique de la succession des mouvements du cœur. — Transmission des mouvements du cœur aux appareils qui les inscrivent. — Exploration de la pression dans les cavités du cœur. — Sondes cardiaques. — Tambour à levier. — Appareils cardiographiques. — Interprétation des tracés cardiographiques. — Synchronisme d'action des deux moitiés du cœur.

Le mécanisme du cœur est connu depuis Harvey qui a su également reconnaître que c'est au moment de la systole des ventricules que le cœur produit contre les parois de la poitrine ce battement que tout le monde a senti. Si l'on applique l'oreille contre la poitrine d'un homme ou d'un animal, au niveau de la région précordiale, on entend deux bruits pour chaque battement du cœur; ces bruits, dont l'un coïncide avec le battement lui-même, ont des timbres différents et sont séparés les uns des autres par des intervalles inégaux.

Or dans certaines maladies le cœur subit des altérations organiques, ses valvules ne ferment plus hermétiquement et laissent refluer le sang qu'elles devraient retenir, ou bien les orifices sont rétrécis et ne livrent qu'un passage insuffisant au sang qui vient de l'oreillette dans le ventricule ou qui du ventricule passe dans les artères. Dans tous ces cas, le désordre de la fonction cardiaque entraîne des modifications dans les caractères des battements, dans le rythme ou le timbre des bruits du cœur.

Des différentes théories relatives à la cause des battements et des bruits du cœur.

§ 51. — Depuis la découverte de l'auscultation, les médecins ont attaché une grande importance à l'étude des bruits anormaux et des changements dans les caractères de la pulsation du cœur, afin d'établir sur les modifications qu'éprouvent ces signes extérieurs le diagnostic précis des lésions que le cœur a subies.

On conçoit que le diagnostic de la nature d'une lésion organique du cœur, basé sur les caractères anormaux de ses battements et de ses bruits, implique nécessairement une connaissance parfaite de la valeur de ces signes à l'état physiologique. On a donc fait un grand nombre d'expériences pour déterminer la cause véritable des battements et des bruits du cœur. Tantôt on ouvrait la poitrine d'un animal à sang froid et l'on mettait à nu le cœur dont on voyait les battements se continuer pendant un temps très long. Tantôt on opérait sur de grands mammifères dont on entretenait la vie par la respiration artificielle, après leur avoir ouvert la poitrine. Nous avons dit comment Harvey eut cette bonne fortune de voir à nu et de saisir dans ses mains le cœur d'un homme vivant dont la circulation s'exerçait d'une manière régulière.

Mais les mouvements du cœur sont trop complexes et se suivent à trop courts intervalles pour qu'on puisse les analyser facilement, même en faisant concourir la vue, le toucher et l'auscultation. Aussi, à mesure que les expériences se multipliaient, voyait-on se multiplier également le nombre des théories émises sur la nature du mouvement et des bruits du cœur. Barth et Roger, dans leur remarquable traité d'auscultation, comptaient en 1859 vingt-trois théories différentes sur la cause du choc et des bruits du cœur[1].

Toutefois, les expériences de Rouanet[2] ont si clairement démontré que la production des bruits du cœur est due en grande partie à la clôture, au claquement des valvules, que depuis le remarquable travail de ce médecin l'origine valvulaire des bruits normaux du cœur est généralement admise. Mais comme ces bruits sont au nombre de deux à chaque révolution du cœur, il faut pouvoir les distinguer l'un de l'autre, afin de reconnaître celui qui correspond au début de la systole des ventricules et accompagne la clôture des valvules auriculo-ventriculaires, et de le distinguer de celui qui signale le relâchement des

1. V. Barth et Roger, *Traité d'auscultation.*
2. Rouanet, Thèse, Paris, 1832, et *Nouvelle analyse des bruits du cœur*, Paris, 1844.

ventricules et tient à la clôture des valvules sigmoïdes[1]. Or, l'un des deux bruits coïncide exactement avec le battement du cœur; la question se réduit donc à savoir à quel moment de la révolution cardiaque se produit ce battement. C'est précisément la divergence d'opinions à cet égard qui a donné naissance à tant de théories différentes sur la signification du battement et des bruits du cœur.

Il y a une vingtaine d'années deux théories surtout régnaient en France parmi les médecins. L'une, la plus répandue il est vrai, avait été donnée par Harvey[2]; elle avait été confirmée par les expériences d'un comité de médecins qui s'était constitué à Dublin en 1836[3]; par les recherches plus récentes de Chauveau et Faivre[4]; enfin elle était défendue en France par le professeur Bouillaud. Cette théorie considérait le battement du cœur comme produit par la systole des ventricules. Mais ses partisans avaient peine à expliquer comment les ventricules pouvaient, en se vidant, battre contre les parois de la poitrine. On verra, dans le chapitre x, consacré à la pulsation du cœur, que les explications données à cet égard n'étaient pas exactes.

L'autre théorie était soutenue par Beau[5] et avait entraîné un grand nombre de partisans; elle consistait à admettre que le battement du cœur était dû à l'expansion soudaine du ventricule gonflé de sang au moment de la systole de l'oreillette. Avec un semblant de logique, l'auteur disait qu'il est bien plus facile de comprendre qu'un ventricule batte contre les parois thoraciques au moment où il se gonfle qu'au moment où il diminue de volume. Beau invoquait du reste, comme ses adversaires, des expériences en faveur de son opinion. Il s'appuyait particulièrement sur les phénomènes que l'on observe quand on examine

1. Comme il y a quatre valvules dans le double cœur de l'homme et des mammifères, il semblerait qu'on dût entendre quatre bruits à chacune des révolutions du cœur; mais, en vertu du synchronisme d'action des deux moitiés de cet organe, les deux valvules auriculo-ventriculaires se ferment à la fois et ne produisent qu'un bruit unique. Il en est de même des deux valvules sigmoïdes. Dans certains cas anormaux, ce synchronisme est altéré et l'on peut entendre trois ou quatre bruits à chaque révolution du cœur.

2. Harvey, *Exercitatio de motu cordis et sanguinis* (Edit. princeps, Francfort, 1628).

3. *Report on the motions and sounds of the Heart*, by the Dublin sub-commitee of the Medical Section. (*Report of the British Association for the Advancement of Sciences*, 1835-1836.)

4. Chauveau et Faivre, *Gazette médicale de Paris*, 1856.

5. Beau, *Traité d'auscultation*.

le cœur d'une grenouille vivante dont on a ouvert la poitrine. Il est évident, à l'inspection de ce qui se passe alors, que les ventricules se distendent violemment à chaque systole des oreillettes, en repoussant les corps légers qu'on appuie sur eux. Mais ce battement des ventricules en diastole ne correspond pas à la véritable pulsation du cœur de la grenouille ; nous le démontrerons plus loin. Tout le malentendu paraît tenir à l'emploi de la grenouille pour étudier la succession des mouvements du cœur et au transport qu'on a fait aux animaux supérieurs d'une apparence observée sur ce batracien.

Tel était l'état de la question lorsque j'entrepris de trancher le différend au moyen d'expériences décisives. Avec le concours de mon ami Chauveau, déjà exercé à l'étude des mouvements du cœur sur les grands animaux, nous pûmes expérimenter sur des chevaux, ânes et mulets.

La méthode graphique nous parut devoir aisément résoudre les questions litigieuses; elle supplée, en effet, à l'insuffisance des sens, quand il s'agit de déterminer les rapports de succession et de durée de phénomènes trop compliqués et trop rapides.

Étude graphique de la succession des mouvements du cœur.

§ 52. — Le lecteur a déjà vu plusieurs fois dans les chapitres qui précèdent comment, en inscrivant simultanément sur un cylindre tournant les vibrations d'un signal électrique et les mouvements provoqués dans un muscle ou dans un cœur de grenouille, on détermine la durée et le nombre des excitations électriques, les phases du mouvement provoqué, l'intervalle qui sépare les excitations du mouvement, etc., § 36.

Dans le cas présent, il s'agissait d'inscrire à la fois les différents actes du cœur dont nous voulions connaître la succession et la durée. La solution d'un tel problème, qui n'est plus aujourd'hui qu'un cas particulier des inscriptions multiples simultanées[1], ne laissait pas que d'être assez embarrassante à l'époque où ces expériences furent instituées.

Il fallait, pour le moins, inscrire à la fois trois des actes que

1. Voy. *Méthode graphique*, quatrième partie : Inscriptions multiples.

le cœur accomplit : les mouvements des oreillettes, ceux des ventricules et le battement du cœur. Il fallait aller chercher ces mouvements dans le cœur lui-même et les transmettre chacun à un levier particulier chargé de les inscrire, de manière à juger, d'après les rapports de longueur et de superposition des trois tracés obtenus, de la durée et de la succession de ces actes.

Pour transmettre chacun de ces mouvements du cœur, du lieu où il se produisait jusqu'au levier chargé de l'inscrire, nous nous servîmes de tubes à air. Voici le principe de ce genre de transmission qui rend journellement de très grands services dans les expériences physiologiques.

Transmission des mouvements du cœur aux appareils qui les inscrivent.

§ 53. — Soient (fig. 31) deux ampoules de caoutchouc A et B fixées aux deux extrémités d'un tube long et flexible ; le tout étant clos et plein d'air.

Si l'on presse entre les doigts l'ampoule A, on expulse à travers le tube une partie de l'air qu'elle contenait et cet air va distendre

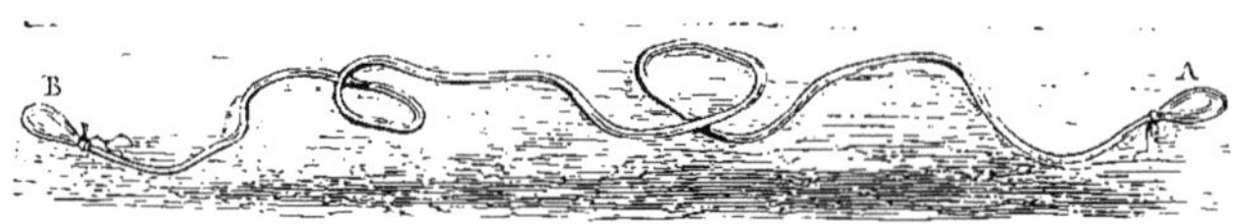

Fig. 31. Principe de la transmission des mouvements aux appareils inscripteurs.

l'ampoule B. Si cette ampoule B était placée sous un levier, comme le ventricule de grenouille dont on inscrit les mouvements (fig. 8), ce levier exprimerait par son élévation que l'ampoule A est comprimée ; inversement, il annoncerait par son abaissement que l'ampoule A cesse d'être comprimée et a laissé rentrer l'air préalablement refoulé en B. Si la compression exercée sur A est brusque ou lente, forte ou faible, brève ou prolongée, les mouvements du levier traduisent fidèlement et tracent sur le cylindre les caractères de ce mouvement[1].

1. L'idée de transmettre un mouvement à distance au moyen de tubes pleins d'air appartient à Ch. Buisson. En 1858, j'avais essayé d'obtenir cette transmission à l'aide

Imaginons que nous ayons préparé trois systèmes semblables d'ampoules conjuguées et que l'ampoule initiale A, d'un de ces systèmes, soit introduite dans l'oreillette; celle d'un autre système dans le ventricule, la troisième placée en face du cœur pour en recevoir le choc, tandis que les trois ampoules B, ou ampoules terminales, seraient placées chacune sous un levier inscripteur. Il est clair que chacun de ces trois leviers tracera le mouvement qu'il est chargé d'écrire et que, de la combinaison de ces trois tracés, on pourra déduire les rapports d'intensité, de succession et de durée des trois mouvements. Si ces ampoules sont placées dans les cavités du cœur, elles seront comprimées

d'un tube de plomb muni à ses extrémités d'ampoules semblables à celles qui sont décrites figure 31 ; mais cet appareil était rempli d'eau au lieu d'air. Lorsqu'une des ampoules était introduite dans le cœur par veine jugulaire, il fallait qu'une force considérable la comprimât pour que la colonne liquide contenue dans le tube entrât en mouvement et que le levier enregistreur fût soulevé. Le ventricule seul pouvait produire cet effet, tandis que l'action de l'oreillette ne donnait lieu à aucun mouvement du levier qui lui correspondait. En 1860, Ch. Buisson imagina un moyen de transmettre au sphygmographe les battements de différentes artères sur lesquelles cet instrument ne serait pas directement applicable. A cet effet, ce physiologiste se servait de deux entonnoirs conjugués dont un tube de caoutchouc réunissait les becs, comme on réunit les ampoules dans l'appareil décrit figure 31. Le pavillon de chacun de ces entonnoirs était recouvert d'une membrane élastique, comme cela existe dans l'appareil connu sous le nom de sphygmomètre d'Hérisson. (Voir chap. XIII.) Il résultait de cette disposition que si l'on exerçait une pression sur la membrane de l'un des entonnoirs, la membrane de l'autre se soulevait par la compression de l'air contenu dans l'appareil. Buisson adaptait à cette seconde membrane un disque léger surmonté d'une arête qui soulevait le levier d'un sphygmographe. Dès lors, si l'on appliquait sur une artère la membrane du premier entonnoir, les battements du vaisseau se transmettaient au levier qui les enregistrait.

Antérieurement à toutes ces expériences, le docteur Upham (de Boston) avait essayé, par un semblable moyen, de transmettre à des sonneries électriques les mouvements extérieurs du cœur : le physiologiste américain expérimenta sur un jeune médecin nommé Groux, atteint d'une division congénitale du sternum, et chez lequel on sentait les battements du cœur très superficiellement, puisque les téguments seuls le recouvraient en certains points. On voit la figure de l'appareil du docteur Upham dans une brochure publiée par M. Groux (*Fissura sterni congenita. New observ. and experim.* 2° édition, Hambourg, 1859).

Ces expériences destinées à faire constater l'intervalle qui sépare le début de la contraction de l'oreillette de celle du ventricule, ne nous semblent pas à l'abri de tout reproche, malgré l'extrême ingéniosité de l'appareil. Je n'en parle ici que pour signaler l'un des auteurs de la découverte de la transmission des mouvements au moyen de tubes pleins d'air.

Du reste, l'appareil de Buisson présente un avantage sur celui du docteur Upham : c'est qu'il ne renferme que de l'air, tandis que dans l'appareil du physiologiste américain, l'un des entonnoirs est rempli d'eau, ainsi qu'une partie du tube, ce qui fausserait les indications, si l'on voulait enregistrer la *forme* des mouvements qu'il décèle, surtout dans le cas où ces mouvements devraient être transmis à grande distance.

comme le sang lui-même et traduiront au dehors la valeur de cette compression. C'est pourquoi nous les avons appelées *ampoules manométriques*.

Exploration de la pression dans les cavités du cœur. — Sondes cardiaques.

§ 54. — Les cavités droites du cœur sont facilement accessibles à des instruments introduits par les veines jugulaires; c'est cette voie qui nous a servi à porter des ampoules manométriques, l'une dans l'oreillette droite, l'autre dans le ventricule droit, tandis qu'une troisième ampoule introduite dans un espace intercostal, au lieu même où le cœur fait sentir son battement, recevait l'impulsion du choc du cœur.

Pour s'appliquer aisément aux besoins de la cardiographie, les ampoules manométriques ont subi une modification particulière;

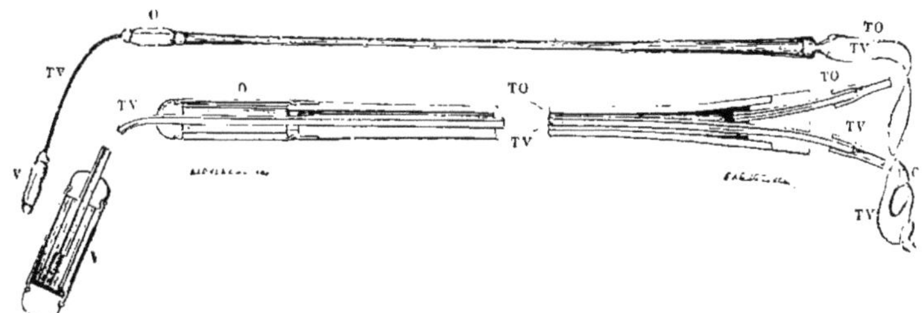

Fig. 32. Sonde cardiaque droite; détails de sa construction.

elles ont été adaptées sur une sonde à double courant qui s'enfonce dans la veine jugulaire. Cette sonde est représentée figure 32.

L'ampoule manométrique V, destinée au ventricule droit, communique avec son ampoule terminale par le tube TV; l'ampoule O, destinée à l'oreillette, communique avec son ampoule terminale par le canal annulaire située entre les deux tubes concentriques dont la sonde est formée. La longueur qui sépare les ampoules O et V est calculée de telle sorte qu'il suffit d'enfoncer cette sonde par la jugulaire, jusqu'à ce qu'elle ne puisse plus pénétrer davantage, et l'on peut être sûr que les deux ampoules manométriques occupent la position qui leur est assignée.

Tambour à levier.

§ 55. — Quant aux ampoules terminales, elles avaient subi une modification dont l'idée appartient à Buisson ; elles étaient transformées en capsules métalliques dont la face supérieure,

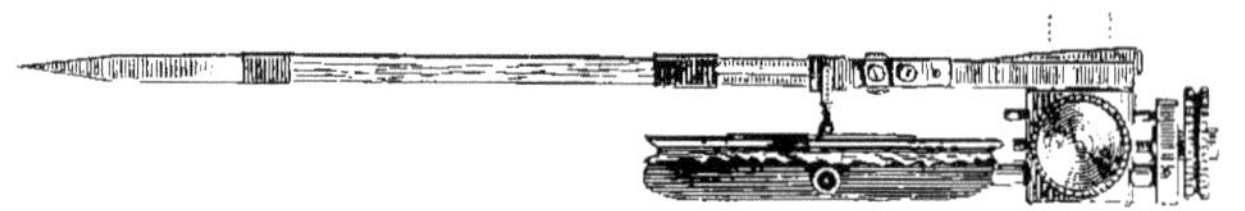

Fig. 33. Tambour à levier.

formée par une membrane de caoutchouc, transmettait à un levier inscripteur ses mouvements de soulèvement et d'abaissement. C'est cet instrument, perfectionné dans sa construction, qui est représenté figure 33 ; nous le désignerons à l'avenir sous le nom de *tambour à levier*[1].

Appareil cardiographique.

§ 56. — L'appareil se compose de trois ampoules manométriques reliées chacune par un tube spécial à un tambour à levier. Il est représenté dans son ensemble (fig. 34) ; on y voit trois tambours à levier *lo*, *lv*, *lc*, dont les pointes sont exactement superposées et qui écrivent sur un papier entraîné par un rouage d'horlogerie H. Les leviers *lo* et *lv*, qui écrivent les mouvements de l'oreillette et ceux du ventricule, sont reliés chacun à l'une des deux ampoules de la sonde cardiaque ; le levier *lc* qui inscrira le *choc* du cœur est relié à une ampoule manométrique spéciale.

Après avoir placé l'ampoule manométrique destinée à recevoir le choc du cœur dans le quatrième espace intercostal, à l'intérieur d'une cavité pratiquée par le décollement des muscles intercostaux externe et interne[2], on introduit par la veine jugulaire

1. Voy. *Meth. graph.*, p. 446.

2. Pour appliquer cette ampoule, on fait sur le cheval une petite incision verticale, au niveau du cœur, à une distance d'environ un travers de doigt derrière le bord de l'omoplate. On fait pénétrer cette incision assez profondément pour qu'elle divise le

externe la sonde cardiaque droite jusqu'à ce qu'elle cesse de pénétrer ; on constate qu'elle est dans le cœur, en voyant les deux

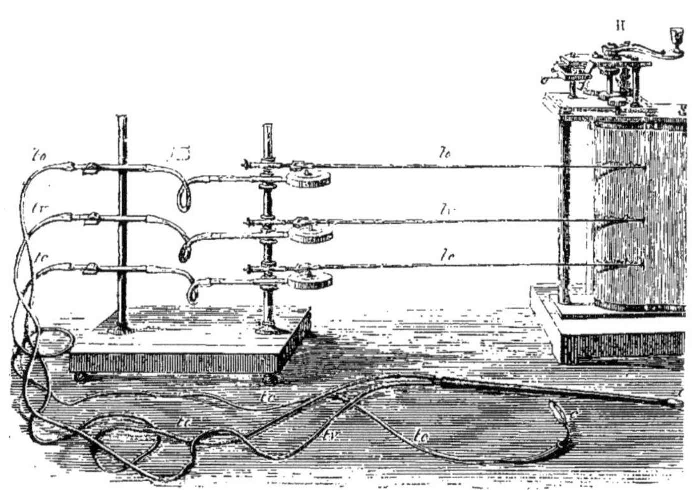

Fig. 34. Appareil cardiographique pour démontrer la succession des mouvements du cœur.

leviers qui lui correspondent animés de mouvements rythmés différents l'un de l'autre[1]. Après s'être assuré que les trois plumes

muscle intercostal externe ; puis, en introduisant le doigt dans la plaie, on dédouble les deux muscles intercostaux de manière à former une cavité de 3 ou 4 centimètres de profondeur occupant le quatrième espace intercostal, cavité dans laquelle on enfonce l'ampoule manométrique.

C'est là le temps le plus difficile de l'expérience; c'est le seul qui soit assez douloureux pour que l'animal s'agite. Un danger qui est à redouter, c'est l'ouverture de la cavité thoracique; aussi, en général, est-ce par cette incision qu'il faut commencer l'expérience; car, dès qu'on a réussi à introduire l'ampoule intercostale, tout le reste ne présente plus de difficultés sérieuses.

L'ampoule ainsi appliquée se trouve en face du ventricule et reçoit de lui une pression de dedans en dehors à chacun des battements cardiaques. Cette ampoule est encore soumise à d'autres causes de compression, suivant que le cœur augmente plus ou moins de volume pendant qu'il se remplit.

1. *Manuel opératoire.* On met à nu la veine jugulaire vers la partie inférieure du cou, et l'on applique sur ce vaisseau une forte ligature; puis, on fait aux parois de la veine une incision longitudinale de 2 à 3 centimètres, située immédiatement au-dessous de la ligature. On trempe la sonde et ses ampoules dans l'eau, pour les rendre glissantes, et l'on introduit l'ampoule V (fig. 32) dans l'ouverture de la veine; on pousse alors la sonde de manière à engager successivement le tube TV, l'ampoule O et la grosse sonde, jusqu'à ce que l'ampoule O ait pénétré dans l'oreillette.

A ce moment, l'ampoule V est arrivée dans le ventricule en tombant par son propre

écrivent à la fois, on met en marche le mouvement d'horlogerie et l'on recueille les tracés suivants (fig. 35) :

Interprétation des tracés cardiographiques.

§ 57. — La ligne supérieure O (fig. 35) correspond aux variations de la pression du sang dans l'oreillette droite ; la ligne moyenne V, à la pression dans le ventricule ; l'inférieure P, aux battements du cœur.

Dans l'oreillette, l'instant de la systole correspond évidemment

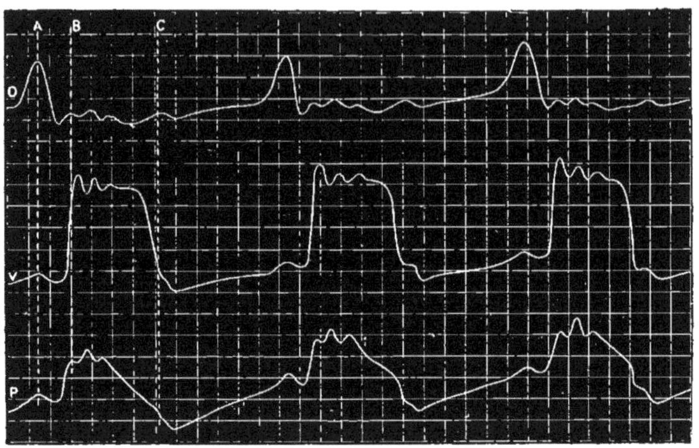

Fig. 35. Tracés des mouvements de l'oreillette O, du ventricule V et du choc du cœur P

à cette brusque élévation de pression qui est signalée en A dans le commencement du tracé. Or l'action de la systole auriculaire se fait sentir dans l'intérieur du ventricule ; on l'y reconnaît dans

poids à travers l'orifice tricuspide. La longueur de la sonde TV, dans l'intervalle des deux ampoules, est calculée de telle sorte que l'ampoule V soit dans le ventricule lorsque O se trouve dans l'oreillette. La partie mince et flexible qui s'étend entre ces deux ampoules est située entre les lèvres de la valvule tricuspide dont elle ne gêne en rien les mouvements.

On peut s'assurer de l'innocuité de ce premier temps de l'expérience en examinant l'animal ; celui-ci n'est nullement troublé, marche et mange comme de coutume. En comptant le chiffre du pouls, on trouve quelquefois une légère accélération, surtout dans les premiers instants ; mais les mouvements du cœur sont presque toujours réguliers et donnent, à l'auscultation, des bruits d'un caractère normal.

ce petit soulèvement de la courbe qui se trouve sur le prolongement de la ligne ponctuée A, laquelle marque, dans tous les tracés, l'instant de la systole de l'oreillette. Suivons cette ligne prolongée jusque dans le tracé des battements, nous verrons qu'elle y rencontre un soulèvement analogue à celui du tracé ventriculaire. Il y a donc un petit battement cardiaque au moment où l'oreillette envoie son ondée dans le ventricule, mais ce phénomène, presque insensible au toucher, ne correspond pas à ce qu'on appelle le choc du cœur. Celui-ci arrive à l'instant B où la pression du sang s'élève soudainement à son plus haut degré dans l'intérieur du ventricule. C'est le début de la systole ventriculaire. Cette systole a beaucoup plus de durée que celle de l'oreillette; en effet, la pression reste longtemps élevée dans le ventricule et ne tombe qu'à l'instant C. La longue durée de la systole du ventricule et la brièveté de celle de l'oreillette sont en rapport avec ce que nous avons vu du caractère propre à la secousse de ces deux organes musculaires, § 14. Laissons de côté les ondulations multiples qui annoncent que pendant la systole du ventricule la pression du sang dans cette cavité éprouve des variations nombreuses, et voyons ce qui se passe pendant ce temps dans le tracé des battements. Nous avons constaté que le choc coïncide en B avec le début de la systole ventriculaire; or la courbe qui le traduit montre que pendant tout le temps de la systole l'ampoule manométrique placée au-devant du ventricule éprouve une pression assez forte, qui varie, il est vrai, mais dure autant que cette systole elle-même et finit avec elle en C, au moment du relâchement du ventricule.

Il n'est pas nécessaire de pousser plus loin l'analyse de ces tracés cardiographiques pour y trouver la réponse aux questions qu'ils devaient résoudre; ils prouvent, en effet, *que l'oreillette entre en systole avant le ventricule et ne produit pas le choc du cœur; celui-ci, au contraire, a lieu au moment précis où débute la systole ventriculaire.*

La théorie d'Harvey est donc confirmée, et le médecin qui ausculte un malade n'hésitera plus à admettre que le bruit qui coïncide avec le choc est un bruit du début de la systole des ventricules; ce bruit, dans la théorie valvulaire de Rouanet, ne peut s'expliquer que par la clôture des valvules auriculo-ventriculaires.

L'expérience ci-dessus décrite n'a pas seulement fourni la confirmation absolue de la théorie d'Harvey et donné à l'auscultation une signification précise[1]; elle a montré des faits inattendus que nous analyserons dans le chapitre prochain.

Synchronisme d'action des deux moitiés du cœur.

§ 58. — Nous avons promis de démontrer que les deux ventricules et les deux oreillettes sont synchrones dans leurs mouvements, bien que ce synchronisme fût, pour ainsi dire, la conséquence nécessaire de la structure du cœur; en effet, des bandelettes musculaires communes unissent les deux oreillettes entre elles, et de puissantes couches de muscles enveloppent les deux ventricules; mais comme certains auteurs ont pu croire qu'à l'état sain, ou tout au moins à l'état pathologique, les deux moitiés du cœur peuvent agir séparément, nous avons cru, Chauveau et moi, qu'il était nécessaire de prouver expérimentalement le synchronisme des deux moitiés du cœur.

Pour les deux ventricules, l'expérience est facile; après avoir introduit la sonde cardiaque dans les cavités droites du cœur d'un cheval en passant par la veine jugulaire, on introduit une autre sonde, par la carotide et l'aorte, dans le ventricule gauche du cœur[2].

1. Gavarret, *Les appareils et expériences cardiographiques de MM. Chauveau et Marcy.* (Rapport fait à l'Académie de médecine. 21 avril 1863.)

2. Cette sonde cardiaque gauche a besoin d'être décrite, car elle sert dans un grand nombre d'expériences. Elle est formée d'un tube de métal *af* (fig. 36) de 3 à 4 millimètres de diamètre extérieur. Ce tube doit être assez rigide; sa longueur est d'environ 0m,60. A l'une de ses extrémités est une carcasse métallique qui doit servir de support à une ampoule élastique analogue à celle qu'on introduit dans le ventricule

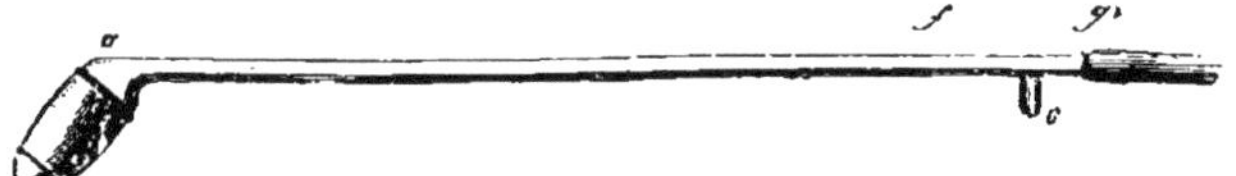

Fig. 36. Sonde cardiaque gauche.

droit. Cette ampoule n'a que trois arêtes de métal, au lieu de quatre; chacune d'elles est arquée, de façon que l'ampoule est assez large à sa partie moyenne (12 millim.), tandis que ses deux extrémités sont effilées. Enfin, l'axe de cette ampoule, au lieu d'être sur le prolongement de celui du tube, forme avec lui un angle obtus d'environ 135 degrés.

Afin de savoir, lorsque la sonde est introduite dans le cœur, de quel côté est dirigée l'ampoule, on place une tige latérale *e* branchée perpendiculairement sur le tube et se

Cette expérience fournit le triple tracé (fig. 37).

Analyse des tracés. — On peut voir tout d'abord que le tracé fourni par les cavités droites présente sensiblement les mêmes caractères que dans la figure 35, seulement, l'amplitude des mouvements qui expriment la systole de l'oreillette dans le tracé supérieur est un peu plus faible que dans l'expérience précédente ; cela tient à une moindre sensibilité de sondes manométriques employées dans la seconde expérience. Si l'on compare, au point

dirigeant du côté où l'ampoule est inclinée. Cette tige servira de point de repère pendant l'expérience.

L'extrémité libre de la sonde est mise en rapport avec un tube *gv*, qui transmet à un des leviers du cardiographe les mouvements du cœur gauche.

Manuel opératoire. — Lorsqu'on a introduit dans les cavités droites du cœur d'un cheval la sonde à double courant, comme cela a été décrit à propos de l'expérience précédente, on passe à l'introduction de la sonde destinée au ventricule gauche.

Pour cela, on fait une incision du côté opposé à la première, et l'on met à nu la carotide vers la base du cou. On applique une ligature sur ce vaisseau, le plus haut possible, puis on saisit l'artère avec les doigts, près de l'extrémité supérieure de l'incision. Celle-ci doit être assez longue pour que le vaisseau offre une étendue de 4 à 5 centimètres entre le point que l'on comprime et celui où la ligature a été placée tout à l'heure.

On fend alors l'artère longitudinalement, et, à travers cette fente, on introduit l'ampoule de la sonde préalablement mouillée. On laisse glisser cette ampoule entre les doigts qui compriment le vaisseau, puis, quand elle est assez engagée, on étreint avec les doigts les parois de l'artère, pour qu'elles soient bien accolées au tube et que le sang ne puisse s'échapper autour de celui-ci. On enfonce alors doucement la sonde; celle-ci franchit la carotide et l'aorte antérieure et vient enfin butter contre un obstacle. Cet obstacle est produit par les valvules sigmoïdes de l'aorte; on en a la certitude en voyant la sonde se soulever à chaque fois que le ventricule donne une systole.

A ce moment, on pose une nouvelle ligature sur la carotide, afin de l'adapter assez exactement sur le tube de la sonde, sans toutefois empêcher cette dernière d'exécuter des glissements.

Il s'agit enfin de faire pénétrer l'ampoule dans le ventricule gauche. Le hasard fait quelquefois que cette introduction a lieu d'elle-même, et que l'ampoule, au lieu de butter contre les valvules sigmoïdes, trouve celles-ci ouvertes et les franchit du premier coup. Mais le plus souvent il n'en est pas ainsi, et l'ampoule est arrêtée par les valvules. Il faut alors épier le moment d'une systole ventriculaire. Cela est facile, si l'on regarde le levier que le ventricule droit met en mouvement et dont l'ascension correspond, comme on sait, à la systole.

On prend dans la main l'extrémité de la sonde, qui porte comme point de repère la petite tige latérale *c* dont nous avons parlé, et l'on tourne cette tige en bas, puis, au moment précis où la systole du ventricule est arrivée à son maximum, on pousse la sonde; celle-ci pénètre alors à coup sûr dans la cavité ventriculaire gauche, et l'on peut l'y engager à une profondeur variable. Le tube métallique seul traverse donc l'orifice aortique ; les valvules viennent s'appliquer sur lui d'une manière exacte, à cause de son peu de volume. On peut s'assurer que les bruits du cœur s'exécutent d'une manière normale et que l'animal n'accuse aucun trouble.

Alors on adapte à l'extrémité de la sonde le tube *gv*, qui se rend au levier de l'enregistreur, et l'on obtient le tracé suivant (fig. 37).

de vue de leurs rapports chronologiques, les phases systoliques des deux ventricules, on constate que toutes deux commencent et finissent en même temps ; il y a donc synchronisme parfait entre les systoles des deux ventricules.

Quant aux systoles des oreillettes, on voit, dans les deux tracés ventriculaires, leur effet accusé par un petit soulèvement qui pré-

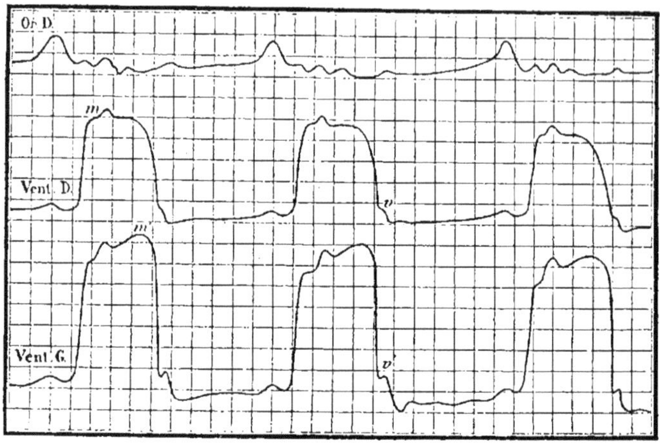

Fig. 37. Tracés simultanés de l'oreillette droite (*Or. d.*), du ventricule droit (*Vent. d.*) et du ventricule gauche (*Vent. g.*), recueillis sur le cheval.

cède légèrement la systole des ventricules. Or les deux soulèvements produits par le retentissement de la systole des oreillettes sont parfaitement synchrones ; il est donc démontré qu'au point de vue chronologique les deux moitiés du cœur agissent d'une manière simultanée, ainsi qu'on l'admettait généralement, en raison de la fusion des bruits des valvules homologues en un bruit unique produit par leurs clôtures simultanées.

CHAPITRE VII.

ANALYSE DES TRACÉS CARDIOGRAPHIQUES.

Influence de la présence du sang sur l'action musculaire des ventricules. — Analyse des tracés cardiographiques recueillis sur les grands animaux. — Contradiction apparente entre les renseignements fournis par l'inspection du cœur et ceux que donnent les méthodes cardiographiques. — Identité de nature de la pulsation du cœur chez la grenouille et chez les mammifères. — Détermination graphique de la succession des mouvements des oreillettes et des ventricules chez l'homme.

L'examen des tracés cardiographiques montre que la pression du sang dans les différentes cavités du cœur passe par des phases très compliquées ; on est tout d'abord tenté de s'en étonner quand on se rappelle l'extrême simplicité de la courbe myographique du mouvement des oreillettes ou des ventricules, § 14. Dans les tracés de la pression du sang dans le cœur, il n'y a plus rien de ces courbes arrondies que donnait le muscle cardiaque isolé et travaillant à vide. Les différences de forme que présentent les tracés, suivant qu'on les recueille sur un cœur vide ou sur un cœur plein, tiennent à ce que la présence du sang modifie beaucoup la nature des mouvements ventriculaires. D'une part, en effet, le ventricule subit un certain gonflement quand il reçoit du sang de l'oreillette § 43 ; d'autre part, l'effort ventriculaire change à chaque instant, suivant les résistances qu'il rencontre pour pousser le sang dans les artères § 47.

Influence de la présence du sang sur l'action musculaire des ventricules.

§ 59. — Nous avons déjà dit que tout muscle proportionne son effort aux résistances qu'il doit surmonter ; le cœur agit à cet égard comme tous les autres organes musculaires. Poussons un objet qui glisse sur un plan bien uni : l'effort développé par nos muscles sera régulier, mais si le corps que nous poussons doit être déplacé sur un sol raboteux, le mouvement se fera par saccades et nos muscles prendront, sous l'influence de conditions extérieures, une tension irrégulière; leur effort croîtra et décroîtra avec les résistances placées au-devant d'eux. Ainsi agit le cœur : si la force musculaire de ses cavités développe des efforts incessamment variés, c'est que les résistances qu'il éprouve sont incessamment variables. On a vu que, placé sous le levier d'un myographe (fig. 8), le ventricule d'une grenouille donnait des courbes très

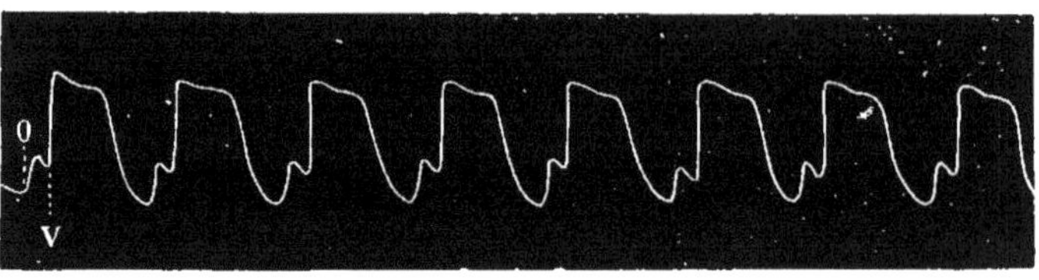

Fig. 38. Tracé fourni par le myographe du cœur appuyé sur le ventricule d'une grenouille vivante.

simples à contours arrondis. En effet, la résistance que le muscle avait à vaincre était constante, c'était le poids du levier ; il n'y avait donc, dans le mouvement, d'autres variations que celles qui tenaient aux phases de l'acte musculaire lui-même. Plaçons le même myographe sur le ventricule d'une grenouille vivante, nous obtiendrons une courbe d'un tout autre aspect (fig. 38), parce que ce ventricule agit sur du sang qu'il reçoit et expulse tour à tour, et que, d'une part, l'admission de ce sang se fait d'une manière saccadée, et d'autre part son expulsion rencontre des résistances irrégulières. L'expérience suivante fera bien ressortir la différence d'action du cœur, suivant qu'il est vide ou rempli de sang.

§ 60. — Ne considérons, pour le moment, que ce qui se passe dans les ventricules de la grenouille, et pour bien mettre en évidence le rôle du sang, supprimons-en l'abord par une compression des gros troncs veineux en amont des oreillettes. Bientôt le cœur se sera vidé et il présentera la courbe myographique simple que nous connaissons déjà (fig. 39, ligne ponctuée). Laissons maintenant rentrer le sang dans le cœur; aussitôt nous verrons changer la forme des courbes. D'une part la réplétion du ventricule se traduira par une courbe ascendante *r o* qui se substituera à la pente descendante du relâchement musculaire; d'autre part, la fin de cette période présentera l'ondulation *o* qui dépend de la systole de l'oreillette et de l'arrivée d'une certaine quantité de sang dans le ventricule déjà rempli. La systole S du ventricule ne sera pas moins modifiée : nous y verrons la pression s'élever soudainement à un certain maximum où elle restera sensiblement stationnaire jusqu'au retour de la phase de relâchement. Cette période de brusque élévation de la pression correspond au moment où les parois ventriculaires prennent leur point d'appui sur le sang qu'elles contiennent, et le compriment jusqu'à ce que le sang ait acquis une pression capable de soulever les valvules sigmoïdes et de pénétrer dans l'aorte. A ce moment, comme dans une chaudière à vapeur dont la soupape de sûreté se soulève, la pression cesse de monter dans le ventricule et même, en général, la courbe s'abaisse du commencement à la fin de la période systolique, parce que le ventricule se vide et diminue considérablement de volume. Puis arrive le relâchement ventriculaire; la pression tombe brusquement et la réplétion recommence.

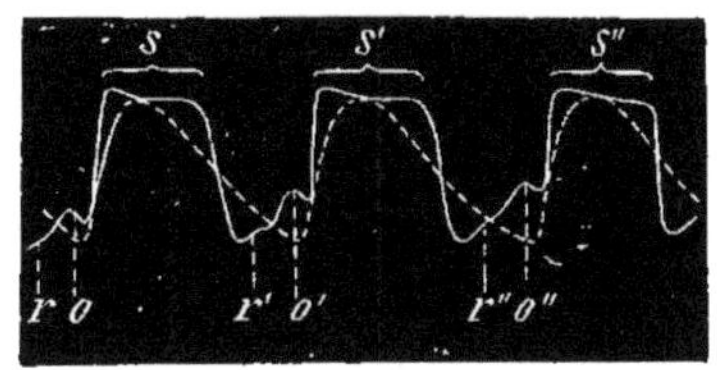

Fig. 39. Différence d'aspect des mouvements du cœur de la grenouille suivant qu'il est vide de sang (*ligne ponctuée*) ou que la circulation s'y effectue normalement (*ligne pleine*). S, durée de la systole; *r*, réplétion diastolique du ventricule; *o*, systole de l'oreillette.

Les effets de la présence du sang sur la forme du tracé ventriculaire sont très simples dans le cœur de la grenouille, où ce liquide se meut avec assez de lenteur, mais dans le cœur des grands animaux le phénomène se complique, ainsi qu'on le verra bientôt par l'analyse d'un tracé recueilli sur le cheval.

Analyse des tracés cardiographiques recueillis sur les grands animaux.

§ 61. — Dès nos premières expériences, nous avons essayé, Chauveau et moi, d'interpréter les phases accidentées des changements de la pression du sang dans l'oreillette et dans le ventricule, ainsi que les ondulations qui traduisent ces changements dans la courbe de la pulsation du cœur. Pour expliquer ces ondu-

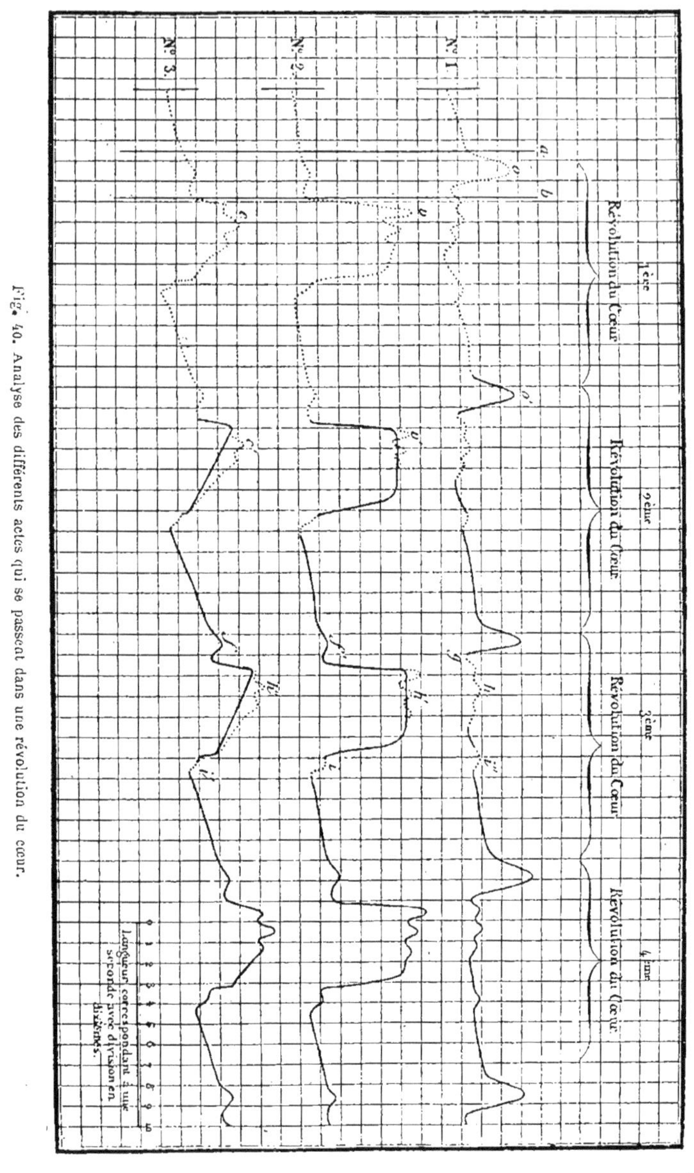

Fig. 40. Analyse des différents actes qui se passent dans une révolution du cœur.

lations, nous avons invoqué l'action des valvules, l'influence réciproque des oreillettes sur les ventricules et des ventricules sur les oreillettes, l'arrivée brusque d'un flot de sang veineux dans les ventricules en relâchement, etc.

Les interprétations que nous donnions alors ont besoin d'être complétées aujourd'hui, mais il n'y a pas à relever d'erreur importante dans l'analyse qui a été faite des tracés cardiographiques dans la *Physiologie médicale de la circulation du sang;* je conserverai donc le même plan pour cette analyse.

La figure 40 représente les tracés de la pression dans l'oreillette et dans le ventricule, ainsi que la pulsation du cœur, pendant quatre révolutions cardiaques successives. A leurs origines, ces tracés sont formés de lignes ponctuées; mais ils seront analysés successivement et, à mesure que nous donnerons l'explication de chacune des inflexions des trois courbes, nous substituerons un train plein à la courbe ponctuée qui aura reçu son interprétation : de sorte qu'à la quatrième révolution cardiaque, tous les éléments de la courbe ayant été interprétés, le tracé sera formé par une ligne pleine.

§ 62. — *Succession des systoles de l'oreillette et du ventricule; — synchronisme de la pulsation du cœur avec la systole ventriculaire.* — Nous avons vu plus haut que le maximum de la pression dans les cavités du cœur correspond aux systoles de ces cavités et nous savons déjà que les soulèvements *o* et *v* correspondent aux systoles des oreillettes et des ventricules. Ces systoles sont séparées par un certain intervalle exprimé par l'écartement des lignes *a* et *b* qui, d'après l'échelle divisée jointe à cette figure, correspond environ à 2/10 de seconde. Le choc du cœur coïncide exactement avec le début de la systole ventriculaire, car il est évident que la pulsation violente que ressent la main lorsqu'on l'applique au niveau de la région cardiaque ne peut correspondre qu'à cette haute ascension du levier qui est indiqué par la pointe *c* et *c'*.

§ 63. — *Durées comparatives des systoles de l'oreillette et du ventricule; — durée du battement cardiaque.* — De même que la systole d'une des cavités du cœur se traduit par une ascension de la courbe graphique, de même le relâchement ou diastole de cette cavité se traduit par une descente de la courbe. Nous mesurerons donc (2e révolution du cœur) les durées des systoles en les représentant par des lignes pleines. Or les phases de ces deux actes sont très différentes, la systole de l'oreillette ayant une durée brève, tandis que celle du ventricule présente une période d'état qui se traduit par une ligne horizontale[1]. Nous connaissons la cause de ce phénomène ; il tient, avons-nous dit, à ce que, les valvules sigmoïdes de l'artère pulmonaire étant ouvertes, la pression dans le ventricule droit se trouve limitée par l'action de cette espèce de soupape de sûreté.

Quant au battement du cœur (ligne 3) il traduit, de la même manière, son début et sa fin par une ascension et une descente plus brusques que tous les autres mouvements représentés sur cette courbe. Le début du battement se trouve, avons-nous dit, sur la même ligne verticale que celui de la systole ventriculaire ; on voit d'autre part que la courbe présente un abaissement brusque au moment de la fin de cette systole. Ce synchronisme prouve bien que le battement cardiaque est intimement lié à la systole des ventricules, car il en a exactement la durée.

On pourrait toutefois s'étonner de voir qu'à partir du point c' (summum de la pulsation cardiaque), la courbe descend graduellement, tandis que cela n'arrive pas pour celle de la pression du sang dans le ventricule. Cet abaissement, beaucoup plus lent que celui qui accompagne le relâchement final du ventricule, va trouver son explication.

§ 64. — *Nature du battement ou pulsation cardiaque et en général des différentes pressions que les ventricules exercent contre les parois thoraciques aux différents instants d'une révolution du cœur.* — Parmi les différents mouvements du cœur, son battement contre les parois de la poitrine est un de ceux dont la nature a été le plus discutée. Le nom de *choc* du cœur tend à propager une erreur que Magendie surtout à cherché à soutenir. Cette erreur consiste à croire que le ventricule vient battre contre les parois thoraciques dont il s'éloignerait et se rapprocherait alternativement. La torsion de la pointe du cœur et son impulsion contre la paroi n'expliquent pas mieux cet effort puissant qui, chez les grands mammifères, est capable de soulever un poids de plusieurs kilogrammes que l'on appliquerait sur les ventricules.

1. Nous négligeons, pour le moment, les petites ondulations qui s'observent pendant cette période d'état.

Pour bien comprendre la nature de ce phénomène, reportons-nous à l'expérience qui consiste à mettre à nu le cœur d'un animal vivant et à embrasser cet organe dans les mains pendant qu'il exécute des mouvements. Dans ces conditions, on sent d'une manière très nette que les ventricules sont alternativement durs et mous, suivant qu'ils sont en systole ou en relâchement. Lorsqu'ils sont mous, la main qui les presse peut, à son gré, les déprimer dans tous les sens, tandis que, au moment où les ventricules durcissent, ils tendent énergiquement à prendre la forme globuleuse et à repousser la pression qui les déformait. Quel que soit le sens dans lequel on comprime les ventricules, du moment que l'on réduit un de leurs diamètres, il se produit, à l'instant où ils deviennent durs et globuleux, un effort pour repousser la pression qu'ils subissaient. Ce durcissement des ventricules tient bien manifestement à leur systole. En effet, si l'on examine à ce moment la surface du cœur, on voit s'y former des rides perpendiculaires à la direction des fibres musculaires de cet organe, rides qui sont évidemment produites par le raccourcissement de ses fibres.

La sensation que la main éprouve lorsqu'elle embrasse ainsi les ventricules dans la poitrine ouverte, se retrouve aussi lorsque, chez un animal vivant, on introduit la main entre le cœur et les parois thoraciques, après avoir fait une ouverture au diaphragme. On peut alors s'assurer que la pression perçue par la main n'est autre que le choc précordial qu'on sent en même temps à l'extérieur, à travers les parois thoraciques. Mais cet effort excentrique a pour condition d'existence une déformation préalable des ventricules. Ceux-ci doivent avoir été aplatis suivant un de leurs diamètres pendant leur état de relâchement. Or, cet aplatissement existe normalement, chez les animaux et chez l'homme, de façon qu'on peut se rendre compte de la pression qui se produit contre les parois thoraciques au moment de la systole ventriculaire, pression qui constitue le battement cardiaque[1].

1. Chez le cheval, le cœur présente une forme propre, abstraction faite des pressions que cet organe peut subir de la part des parties environnantes. Cette forme, qu'il est surtout facile de constater pendant la rigidité cadavérique, consiste en un aplatissement latéral de l'organe dont le plus petit diamètre est situé transversalement. Cette première notion suffit pour faire admettre que le cœur suspendu librement dans l'espace s'élargirait au moment de sa systole ventriculaire ; car, en devenant globuleux, il augmenterait son diamètre transversal aux dépens du diamètre antéro-postérieur.

Mais ce n'est pas tout : le cœur subit une pression effective de la part des organes

Ainsi le phénomène désigné généralement sous le nom de battement ou choc du cœur est en réalité le résultat complexe des changements de volume et de consistance de cet organe. Ce qui donne la sensation de choc est un durcissement subit des ventricules qui entrent en systole et ce durcissement a des phases variées qui suivent exactement celles de l'effort systolique du ventricule. Nous désignerons désormais ce phénomène sous le nom de *pulsation du cœur* et nous en montrerons la parfaite analogie avec le pouls ou pulsation des artères.

§ 65. — *Effets de la déplétion des ventricules pendant leur systole.* — L'obliquité descendante de la courbe des pulsations pendant la systole des ventricules s'expliquera très bien et va nous révéler un nouvel élément de la pulsation. Cet élément, c'est le changement de volume qu'éprouve le ventricule à mesure qu'il se vide.

En effet, si le ventricule restait toujours également volumineux et dur pendant toute la durée de la systole, il devrait y avoir une

qui l'environnent. Chez le cheval, il descend par son propre poids dans une étroite gouttière formée en bas par le sternum, et de chaque côté par les côtes et leurs cartilages. Enfoncés dans cet angle dièdre à parois résistantes, les ventricules s'y moulent pour ainsi dire, tant que leurs parois molles et relâchées se laissent aplatir latéralement. Mais, au moment de la systole, ces parois ne se laissent plus déprimer; aussi, à cet instant, y a-t-il effort excentrique du cœur contre les parois thoraciques et tendance à l'agrandissement du diamètre latéral de cet organe. Chez les quadrupèdes, la pulsation cardiaque devra donc se sentir des deux côtés de la poitrine, puisque, à droite et à gauche, le cœur vient s'aplatir contres les côtes et les cartilages costaux.

Chez l'homme, la position du cœur, relativement aux parois du thorax, est un peu différente. Placé à gauche du sternum, le cœur, lors de la station verticale, glisse par son propre poids sur le plan incliné que présente le diaphragme. Il suit de là que les ventricules se trouvent, ici encore, déformés entre deux plans : d'une part, les parois thoraciques, et, d'autre part, le diaphragme. La réaction dont nous avons parlé devra donc se produire chez l'homme; seulement elle ne se fera sentir extérieurement que contre un seul point des parois thoraciques, celui qui se trouve en rapport de contact avec les ventricules. Enfin, le battement sera d'autant plus intense que le ventricule viendra s'appliquer plus intimement à la paroi thoracique, comme cela arrive sous l'influence de la déclivité.

On comprend maintenant que l'ampoule placée dans un espace intercostal au niveau d'un des ventricules du cœur devra subir, à chaque systole, une pression qui durera autant que cette systole elle-même. La courbe de la pulsation devra donc ressembler à celle de la pression intra-ventriculaire; et en effet, elle s'élève et s'abaisse avec elle. Mais nous avons signalé une différence notable entre la forme des deux courbes. Ainsi, tandis que le levier ventriculaire reste élevé pendant toute la durée de la systole, celui qui trace le battement cardiaque descend graduellement, depuis le moment où la systole a atteint son maximum d'intensité, jusqu'à celui où elle finit; alors arrive une chute brusque synchrone à celle du tracé ventriculaire.

pression toujours égale contre les parois thoraciques; mais, à mesure que le ventricule se vide, il diminue de diamètre transversalement. La pression extérieure qu'il exerce va donc diminuer graduellement, jusqu'à ce que son relâchement vienne supprimer tout effort excentrique contre les parois de la poitrine. Ainsi se trouve expliquée, dans sa direction générale, la partie de la pulsation cardiaque comprise entre le début de l'ascension et la fin de la descente du levier.

§ 66. — *Effets de la réplétion des ventricules pendant leur relâchement.* — Si la déplétion du ventricule qui se produit pendant toute la durée de sa systole entraîne une diminution graduelle de la pression du cœur contre les parois thoraciques, nous devons conclure qu'un phénomène inverse se produira pendant le relâchement du ventricule, sous l'influence de la réplétion graduelle de celui-ci.

On devra donc, pendant toute la durée de ce relâchement, observer dans la direction du tracé une ascension graduelle indiquant que les ventricules augmentent de volume, par l'arrivée continuelle du sang de l'oreillette, et qu'ils pressent plus fortement contre les parois.

C'est ce qui s'observe en effet sur les tracés de la pulsation cardiaque (troisième révolution du cœur).

§ 67. — *Effets de la systole de l'oreillette sur la pulsation cardiaque.* — La réplétion du ventricule trouve un auxiliaire dans la systole de l'oreillette; on devra donc voir, au moment de cette systole, un surcroît de pression du ventricule contre les parois thoraciques, ce qui se traduira par un soulèvement du tracé au point correspondant. Or, si l'on prolonge jusque sur le tracé de la pulsation cardiaque la ligne verticale qui correspond à la systole de l'oreillette, on voit qu'elle signale dans la pulsation ce léger redoublement que la théorie faisait prévoir (troisième révolution du cœur)[1].

§ 68. — *De la réplétion des cavités du cœur pendant leur état de*

1. On sait que la théorie de Beau consistait à admettre que le choc du cœur est produit par l'ampliation soudaine du ventricule au moment de la systole de l'oreillette. Cette théorie a dû son succès à ce qu'elle était simple et logiquement déduite. La raison fait comprendre, en effet, que dans le moment de la systole auriculaire il doit y avoir une expansion du ventricule qui vient plus fortement presser contre les parois

relâchement, et des indications que fournit le tracé relativement à cette réplétion. — On vient déjà de voir, à propos du tracé de la pulsation cardiaque, que le ventricule se gonfle graduellement dès qu'il est en relâchement; que ce gonflement prend encore plus d'énergie au moment de la systole de l'oreillette, preuve nouvelle qu'il dépend d'une réplétion du ventricule sous la double influence de la *vis a tergo* d'abord, puis de la systole de l'oreillette. On se trouve naturellement porté à chercher dans les autres tracés la preuve de cette réplétion. Examinons donc à ce point de vue les tracés du ventricule et de l'oreillette

Dans le tracé du ventricule (troisième révolution du cœur), on voit que tout le temps du relâchement est représenté par une ligne oblique ascendante, absolument comme cela arrive dans le tracé de la pulsation cardiaque. On y retrouve, avec la même forme, l'effet de la systole de l'oreillette *f'*. Ainsi, de part et d'autre, la réplétion du ventricule se traduit de la même manière : par l'ascension de la courbe; cette ascension exprime que la charge du sang dans le ventricule devient de plus en plus forte.

Le tracé de l'oreillette représente le même phénomène de réplétion. Pendant le relâchement de cette cavité, on peut voir que le point le plus bas de la courbe de l'oreillette est en *g* (troisième révolution du cœur). A partir de ce point qui correspond au relâchement accompli, et, par suite, à la plus grande vacuité de l'oreillette, la direction générale de la courbe est ascendante jusqu'à la prochaine systole auriculaire.

Dans ces trois lignes superposées il y a donc parfaite concordance des tracés pour prouver que, dans chaque cavité du cœur, la réplétion s'effectue aussitôt que la systole est finie et que le relâchement est arrivé. Cette réplétion graduelle s'explique naturellement par l'arrivée successive du sang que le système veineux vient verser dans les cavités du cœur aussitôt que celles-ci peuvent le recevoir.

Il ne reste donc plus, pour terminer l'analyse du tracé, qu'à

thoraciques. Mais ce que l'expérience seule pouvait apprendre, et ce que les tracés montrent avec la plus grande clarté, c'est le rapport qui existe entre cette petite pulsation cardiaque qui arrive pendant la diastole du ventricule, et la forte pulsation systolique. Après avoir vu ces tracés, on ne saurait conserver le moindre doute sur la question de savoir laquelle de ces deux pulsations répond à ce qu'on appelle le choc du cœur. Évidemment, ce choc correspond à la brusque ascension du tracé qui arrive au moment de la systole ventriculaire.

expliquer la production de certaines ondulations qu'on observe, sur les trois lignes, au moment où le ventricule entre en systole et au moment où il se relâche.

§ 69. — *De l'action des valvules auriculo-ventriculaires du cœur et des signes qui, dans le tracé, représentent l'action de ces valvules.* — La systole de l'oreillette, en faisant pénétrer dans le ventricule une certaine quantité de sang, élève la pression dans cette cavité, cela se traduit par une élévation de la courbe ventriculaire. Si l'orifice tricuspide n'était pas muni de valvules, un reflux se ferait dans l'oreillette au moment de la systole ventriculaire, de telle sorte que, par un phénomène identique au précédent, mais de sens inverse, on verrait la pression dans l'oreillette s'élever sous l'influence de l'action du ventricule. Bien que les valvules empêchent ce reflux d'une manière à peu près complète, il n'en existe pas moins une cause d'élévation de la pression de l'oreillette sous l'influence de la systole ventriculaire. En effet, les valvules, en se fermant, se soulèvent et forment du côté de l'oreillette un dôme à convexités multiples qu'on sent très bien lorsqu'on introduit le doigt dans l'oreillette d'un cheval par une ouverture pratiquée dans les parois[1]. Cette espèce de hernie des membranes valvulaires dans l'oreillette doit nécessairement diminuer la capacité de cette cavité et y élever la pression; aussi, voit-on, dans le tracé de l'oreillette, une élévation se produire au moment de la systole du ventricule.

Ce soulèvement des valvules n'est point un mouvement unique, mais consiste en une série d'ondulations qui tiennent à ce que la pression dans le ventricule, variant d'une manière saccadée, imprime aux valvules des refoulements saccadés du côté de l'oreillette. La cause de ces ondulations multiples ne pourra être indiquée que plus tard, lorsque nous parlerons de l'influence exercée par les changements de la pression du sang dans l'aorte sur la pression intra-ventriculaire[2]; constatons seulement que les mêmes saccades s'observent, non seulement dans la pression intra-ventriculaire (*h'* troisième révolution), mais aussi dans la pulsation du cœur en h'', ce qui montre bien que cette pulsation traduit

1. Chauveau et Faivre, *Gaz. méd. de Paris*, 1856, p. 458.

2. Dans la *Physiologie médicale de la circulation du sang*, nous considérions ces ondulations comme produites par une sorte de vibration des valvules après leur clôture; cette explication était insuffisante.

tous les changements de la pression du sang dans les ventricules.

§ 70. — *Clôture des valvules sigmoïdes.* — Enfin il existe dans chacun des tracés, une petite ondulation d'apparence semblable à celles qui sont dues à la clôture de la valvule auriculo-ventriculaire : c'est celle qu'on observe dans le tracé du ventricule en *i* (troisième révolution du cœur), et sur les tracés de la pulsation et de l'oreillette en i' et i''. Si l'on cherche à quel instant cette ondulation apparaît, on voit que c'est au moment du relâchement du ventricule. Or, à cet instant il y a, comme on le sait, une valvule qui se ferme, et qui doit, comme la tricuspide, produire une ondulation. En effet, au moment où le ventricule se relâche, les valvules sigmoïdes, poussées par la pression du sang artériel, s'abaissent subitement et sont légèrement repoussées du côté du ventricule; elles doivent donc, par la saillie qu'elles font du côté de cette cavité, y produire une légère élévation de la pression : c'est ce qui s'observe en effet. Il était tout naturel de rencontrer dans le tracé de la pulsation cardiaque une ondulation analogue, puisqu'on sait que les divers éléments de ce tracé doivent reproduire tous les changements qui surviennent dans la pression intra-ventriculaire.

Enfin, on peut voir en i'', dans le tracé de l'oreillette, la transmission de cette ondulation produite par la clôture des valvules sigmoïdes. Ce fait n'a rien d'étonnant, car on sait qu'à cet instant l'oreillette et le ventricule ne forment qu'une même cavité, puisqu'ils communiquent largement par l'orifice tricuspide dont les valvules s'ouvrent.

Tout est donc expliqué dans ces tracés, au point de vue de la signification des divers éléments de chaque courbe. Aussi, dans la figure 40, la quatrième révolution du cœur est-elle tracée tout entière par une ligne pleine, tandis que, dans les précédentes révolutions du cœur, nous avions figuré par des lignes ponctuées les éléments qui n'avaient pas encore reçu leur interprétation.

Contradiction apparente entre les renseignements fournis par l'inspection du cœur et ceux que donnent les méthodes cardiographiques.

§ 71. — La vue ne nous renseigne que sur les changements de volume que présente chacune des cavités du cœur, suivant qu'elle se vide ou se remplit. Les tracés cardiographiques, au contraire, nous révèlent l'état de systole de chacune des cavités du cœur, d'après l'augmentation de la pression que le sang y éprouve sous l'effort systolique; l'état de diastole, par la diminution de la pression du sang dans la cavité explorée[1].

Il y a donc alternance complète entre les augmentations de la pression et celles du volume des cavités du cœur. Or, si l'on examine le ventricule d'une grenouille, on sera frappé de l'importance que présente à la vue le gonflement énorme de ce ventricule en relâchement, tandis que l'effort énergique de la systole ventriculaire passera presque inaperçu. C'est le brusque gonflement du ventricule du cœur qui a paru aux observateurs constituer l'acte important de la révolution cardiaque, et c'est à ce gonflement qu'ils ont rapporté la pulsation du cœur de la grenouille. De telle sorte que les partisans même de la théorie d'Harvey ont pu croire

1. Si l'on ne considérait que l'action ou le repos de chacune des cavités du cœur, en faisant abstraction des influences réciproques de l'oreillette sur le ventricule et du ventricule sur l'oreillette, on arriverait à cette conclusion, que les augmentations de pression coïncident toujours avec les diminutions de volume et les diminutions de pression avec les augmentations de volume. En effet, toute cavité du cœur se vide pendant la systole et s'emplit pendant la diastole. Mais on a vu que pendant la diastole de l'oreillette, le ventricule se gonfle légèrement par l'abord du sang qu'il reçoit, et que, d'autre part, la systole du ventricule, soulevant à l'intérieur de l'oreillette les valvules auriculo-ventriculaires, y comprime le sang et produit nécessairement un léger gonflement des oreillettes.

Il y a donc, pour chaque cavité du cœur, des changements de volume de deux sortes, les uns dépendant de l'état des parois de ces cavités elles-mêmes, les autres résultant d'une influence extérieure : l'action de la cavité voisine.

Or, il est à remarquer que les changements de volume de chacune des cavités du cœur qui correspondent à la systole ou à la diastole de ces cavités sont en discordance avec les changements de la pression : c'est-à-dire que pendant que la pression monte, le volume diminue. Au contraire les changements de volume que les cavités du cœur empruntent à une cause étrangère à leur action propre ne sont point en contradiction avec les changements de pression. Ainsi, le ventricule augmente à la fois de pression et de volume par la systole de l'oreillette ; l'oreillette augmente également de pression et de volume quand la systole du ventricule refoule les valvules vers la cavité auriculaire.

que, par une exception singulière, la pulsation du cœur de cet animal était diastolique.

Nous avons vu qu'en plaçant le cœur d'une grenouille vivante sous le myographe (fig. 16), ces deux effets, de gonflement et de durcissement du ventricule, se traduisent tous deux, mais avec des valeurs bien différentes : le gonflement du ventricule produit par la systole de l'oreillette, gonflement si important à l'œil, se traduit dans le tracé par la faible ondulation *o*, tandis que le durcissement systolique du ventricule provoque le grand mouvement du levier qui reste soulevé en S pendant toute la durée de la systole (fig. 38).

Le tracé de la pulsation du cœur de la grenouille contient donc tous les éléments essentiels qu'on observe dans la pulsation du cœur d'un mammifère, et la grenouille n'a pas un mode paradoxal de circulation.

On peut en donner la preuve en inscrivant à la fois, sur le cœur d'une grenouille, la pulsation des ventricules et celle des oreillettes. Les oreillettes ont en effet leur pulsation propre, car elles se durcissent pendant leur effort systolique moins énergiquement que les ventricules, mais d'une façon analogue.

Identité de nature de la pulsation du cœur chez la grenouille et chez les mammifères.

§ 72 —Appliquant en même temps deux légers leviers, l'un sur l'oreillette d'une grenouille et l'autre sur le ventricule, François-Franck[1]

1. Les deux leviers O et V (fig. 41) reposent l'un sur l'oreillette, l'autre sur le ventricule, par l'intermédiaire de deux petites pièces articulées très légères qui se terminent

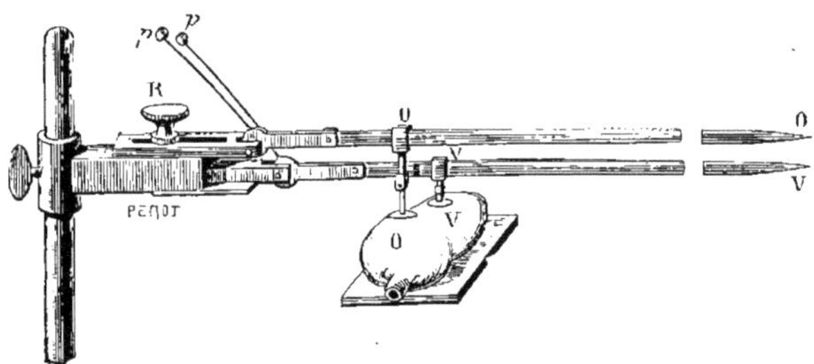

Fig. 41. Inscription simultanée des mouvements de l'oreillette et du ventricule sur le cœur d'une grenouille vivante. (On n'a représenté dans cette figure que le cœur isolé, pour mieux montrer la place des deux myographes.)

a recueilli à la fois le double tracé des pulsations de ces cavités (fig. 42) : l'un, supérieur, correspondant aux pulsations de l'oreillette ; l'autre, inférieur, à celles du ventricule. On voit que la pulsation systolique, *so* de l'oreillette, se traduit dans le tracé du ventricule par une ondulation *s'o'* qui précède la véritable pulsation du ventricule. C'est ce petit soulèvement *s'o'* qui correspond à l'énorme changement de volume que l'on voit se produire sur le cœur de la grenouille au moment où la systole de l'oreillette

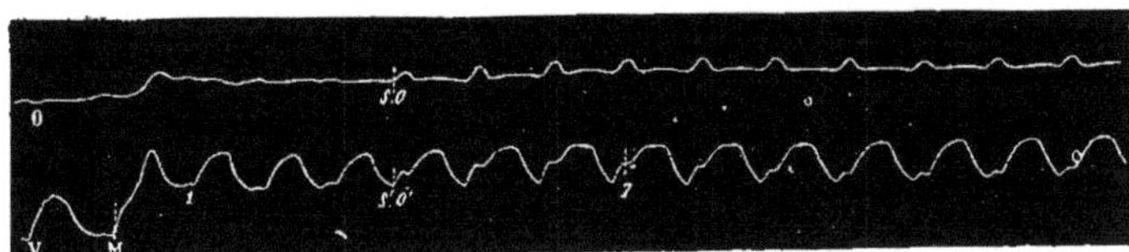

Fig. 42. Double tracé de l'oreillette et du ventricule du cœur de la grenouille. — Ligne supérieure, tracé de l'oreillette ; ligne inférieure, tracé du ventricule.

achève la réplétion ventriculaire. Le changement de consistance qu'éprouve alors le ventricule et qui soulève légèrement le levier est hors de proportion avec l'énorme gonflement de cette cavité dont les parois sont relâchées. Au moment de la systole du ventricule, il se produit au contraire un durcissement énergique de cet organe, durcissement qui, bien qu'accompagné de diminution de volume, n'en imprime pas moins au levier un soulèvement énergique.

Détermination graphique de la succession des mouvements des oreillettes et des ventricules chez l'homme.

§ 73. — Bien que les expériences faites sur les grands mammi-

par une plaque étroite en aluminium. En faisant glisser ces deux pièces le long des leviers, on rapproche plus ou moins du centre de rotation le point d'application de la force représentée par les parois du cœur. Il est possible de régler la position des leviers l'un par rapport à l'autre en les déplaçant, au moyen de la vis de pression R, qui supporte la base du levier de l'oreillette : on diminue plus ou moins la pression des leviers sur le cœur en inclinant à angles variables les petites tiges *pp*, qui portent des contrepoids.

La seule précaution à prendre consiste à éviter de mettre le levier de l'oreillette sur le trajet du bulbe aortique qui croise la face antérieure de la masse auriculaire. (François-Franck, *Trav. lab.*, t. IV, p. 407.)

fères ne laissent guère de doutes sur la manière dont se suivent les mouvements des différentes cavités du cœur chez l'homme, il était intéressant de constater expérimentalement ce mode de succession.

Une précieuse occasion se présenta en 1877. J'appris du docteur

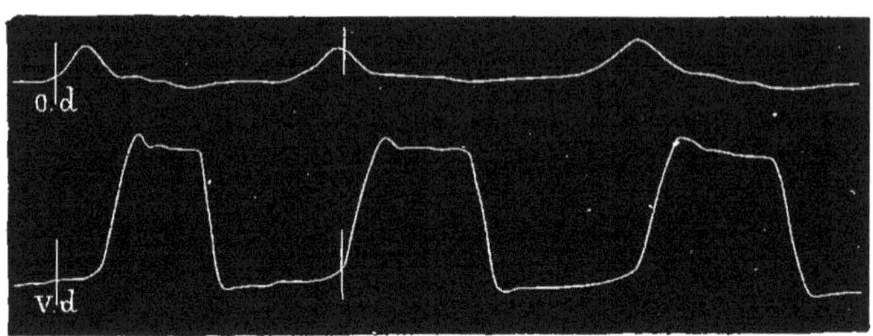

Fig. 43. Succession des mouvements de l'oreillette et du ventricule sur une femme atteinte d'ectopie du cœur.

Klée qu'il y avait à Colmar une femme dont on sentait battre le cœur sous la peau. Il s'agissait d'une ectopie congénitale de cet organe qui, à travers une ouverture du diaphragme, était descendu dans l'abdomen où une éraillure de la ligne blanche ne laissait plus que la peau de l'épigastre interposée entre le cœur

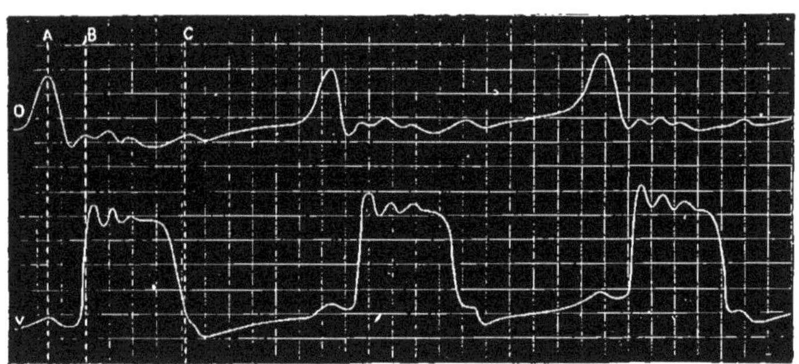

Fig. 44. Succession des mouvements de l'oreillette (*o*) et du ventricule (*v*) chez le cheval.

et la main de l'observateur[1]. François-Franck se chargea d'aller examiner cette femme.

1. Voir, pour les détails de l'examen de cette malade, *Trav. lab.*, t. III, p. 311.

Deux appareils explorateurs du durcissement systolique furent appliqués l'un sur l'oreillette, l'autre sur le ventricule, et l'on obtint le double tracé, fig. 43.

La grande ressemblance de ces courbes avec celles des lignes O et V de la fig. 44, recueillies sur le cheval, montre suffisamment que la même succession des mouvements existait de part et d'autre. On constate seulement que, sur le cœur humain, le temps qui sépare la systole de l'oreillette de celle du ventricule est un peu plus court que sur le cheval dont nous rappelons, dans la figure 44, le tracé cardiographique.

CHAPITRE VIII.

MESURE DE LA PRESSION DANS LES CAVITÉS DU CŒUR.

Graduation des sondes manométriques. — Évaluation des pressions négatives dans le cœur. — Détermination des valeurs absolues de la pression, d'après les tracés manométriques. — Valeurs maxima de la pression dans les différentes cavités du cœur. — Comparaison des phases de la pression ventriculaire à celles de la pression aortique. — Retard de la pénétration du sang dans l'aorte sur le début de la systole ventriculaire. — Rapports de la pression ventriculaire à la pression aortique.

Les courbes de la pression du sang dans les différentes cavités du cœur expriment le sens dans lequel varie à chaque instant cette pression, mais ces indications toutes relatives ne donnent pas la solution du problème si longtemps poursuivi par les physiologistes, depuis Borelli et Hales jusqu'à Magendie, Cl. Bernard, Ludwig, etc. : Quelle est la valeur absolue de la force du sang, c'est-à-dire de la force du cœur? (Chap. v, § 43.)

En effet, les sondes manométriques sont des appareils à indications arbitraires qui révèlent le sens des changements de la pression, sans en donner la valeur absolue; celle-ci ne peut être obtenue qu'en rapportant la pression mesurée à l'étalon généralement adopté, celui qui correspond à une colonne de mercure dont la hauteur serait égale à l'unité.

Graduation des sondes manométriques.

§ 74. — Il est très important de pouvoir comparer les unes aux autres les pressions qui existent, à chaque instant, dans l'oreillette, le ventricule et le système artériel, afin de vérifier l'exactitude de cette loi physique dont nous avons parlé au chapitre I, § 7, à savoir, que le sang ne se meut que d'un point où la pression est forte vers un point où elle est faible, et que la vitesse du sang est proportionnelle à la différence de pression entre ces deux points.

Cette comparaison des pressions dans les différents points du système circulatoire peut toujours être effectuée avec les sondes manométriques, si nous graduons préalablement ces instruments au moyen d'un manomètre à mercure pris pour étalon [1].

1. Voici comment se fait cette graduation :

Prenons à la fois toutes les sondes manométriques *sd* et *sg* qui doivent servir dans une expérience et introduisons-les dans un flacon muni d'un bouchon à plusieurs tubulures (fig. 45), de telle sorte que chacune des tubulures livre passage à l'un des tubes à air qui relie l'ampoule manométrique à son tambour à levier inscripteur. Une tubulure spéciale laisse entrer dans le flacon un tube relié à un manomètre à mercure M; enfin, une dernière tubulure ouverte à l'extérieur permettra de fouler de l'air dans le flacon au moyen d'une pompe et d'y comprimer cet air sous des pressions variables.

Plaçons alors, suivant la méthode ordinaire, tous les leviers inscripteurs les uns au-dessus des autres et faisons-les tracer sur un cylindre enfumé.

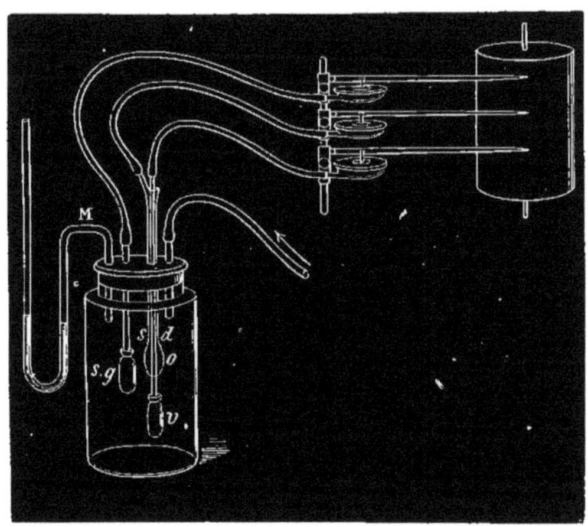

Fig. 45. Disposition employée pour graduer les sondes manométriques.

Le flacon étant en libre communication avec l'air extérieur, toutes les sondes seront soumises à la pression normale et les leviers occuperont sur le cylindre une position qui correspondra au zéro de la graduation. Imprimons un léger mouvement de rotation au cylindre et chacune des plumes tracera une ligne qui sera le zéro de l'échelle de la sonde correspondante.

Comprimons l'air dans le flacon, jusqu'à ce que le manomètre à mercure accuse une dénivellation d'un centimètre, les leviers, sous l'influence de la compression des ampoules manométriques, prendront une position nouvelle, et en faisant de nouveau tourner le cylindre, nous obtiendrons un second trait pour l'échelle de chacun des tambours à levier. On comprimera ensuite l'air du flacon, de manière à obtenir dans le manomètre une dénivellation de 2 centimètres de mercure, et on tracera la nouvelle position des leviers. En procédant de la même manière par degrés successifs, jusqu'à

Les tracés cardiographiques prennent alors leur valeur véritable et l'on peut comparer, à chaque instant, la pression qui existe dans l'oreillette droite à celle du ventricule droit, celle du ventricule droit à celle du gauche; enfin celle du ventricule gauche à celle du sang dans l'aorte, si l'on introduit dans cette artère une sonde manométrique de la façon que nous indiquerons tout à l'heure[1].

Évaluation des pressions négatives dans le cœur.

§ 75. — Pour lire avec plus de sûreté les valeurs manométriques des courbes cardiographiques, nous avons cherché, Chauveau et moi, à déterminer la valeur du zéro de la pression dans le cœur, et comme, à chaque révolution cardiaque, la pression dans l'oreil-

25 centimètres de pression, on aura une échelle suffisante pour mesurer les variations qui s'observent d'ordinaire dans la pression du sang.

La figure 46 montre l'aspect de cette échelle graduée pour la sonde cardiaque gauche

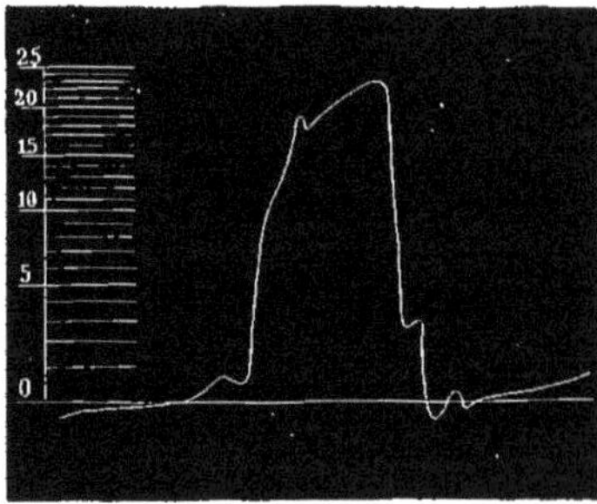

Fig. 46. Un tracé des changements de la pression dans le ventricule gauche avec son échelle de graduation.

(p. 90), et en face de cette échelle est un tracé des variations de pression dans le ventricule gauche pendant une révolution du cœur. On peut, de cette manière, attribuer à chacune des inflexions de la courbe la valeur manométrique qui lui correspond.

1. Une difficulté se présente encore dans la pratique, la voici : quand on vient de graduer les sondes, si on les introduit dans les cavités du cœur, la chaleur du sang, toujours supérieure à la température ambiante, dilate l'air contenu dans les sondes comme dans un thermomètre à air; une élévation des courbes s'ensuit et relève les niveaux au dessus du degré correspondant à la valeur réelle de la pression du sang. Dans les expériences faites avec Chauveau, nous avons réussi à éliminer cette cause d'erreur en faisant la graduation des sondes cardiaques dans un flacon où la température était portée à 38° centigrades, c'est-à-dire à peu près à la température du sang dans les cavités du cœur.

lette droite et dans le ventricule gauche tombe toujours, pendant un certain temps, à zéro et même au-dessous, nous avions ainsi un témoin qui nous mettait à l'abri de toute erreur dans les estimations absolues de la pression.

Cette détermination du zéro se fait au moyen d'une sonde manométrique spéciale que nous avons nommée *sonde à pressions négatives*[1].

1. Cette sonde est ainsi disposée : une ampoule métallique de forme olivaire (fig. 47) est mise en rapport avec un tube TV qui se rend au tambour à levier inscripteur. Cette ampoule est criblée de petits trous et revêtue d'une membrane mince et très souple qui s'applique exactement sur toute sa surface et qu'on lie autour du tube au point où il s'unit à l'ampoule. Avec cette disposition, toute pression positive supportée par l'ampoule ne fera qu'appliquer plus intimement la membrane sur la surface métallique, mais ne pourra produire aucune compression de l'air qui y est contenu, les trous dont l'ampoule est criblée étant trop petits pour que la membrane élastique fasse saillie à leur intérieur. Mais si l'appareil est insensible aux pressions positives, il est très sensible, au contraire, aux pressions négatives. En effet, dès que la pression à laquelle est soumis cet instrument tombe au-dessous de zéro, l'aspiration qui se produit sur l'air intérieur de l'ampoule décolle la membrane élastique qui la recouvre; on voit la poche de caoutchouc s'enfler et l'aspiration se propager par les tubes de transmission jusqu'au tambour à levier, dont le tracé s'abaisse d'autant plus que la pression qui agit sur la sonde est plus basse.

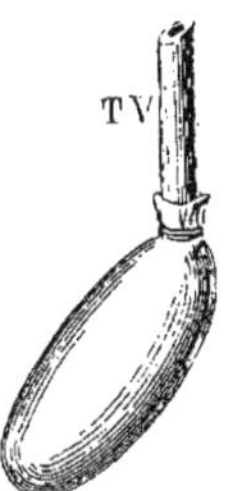

Fig. 47. Ampoule de la sonde à pressions négatives.

Pour donner une idée du fonctionnement de cet instrument, mettons une sonde manométrique ordinaire et une sonde à pressions négatives dans un même réservoir où le va-et-vient d'un piston comprime et raréfie l'air tour à tour, on recueillera, avec deux tambours à leviers superposés, les tracés de ces deux sondes (fig. 48).

La ligne SM est tracée par la sonde manométrique ordinaire ; la ligne SN par la sonde à pressions négatives. Or cette dernière ne donne que la partie inférieure des courbes,

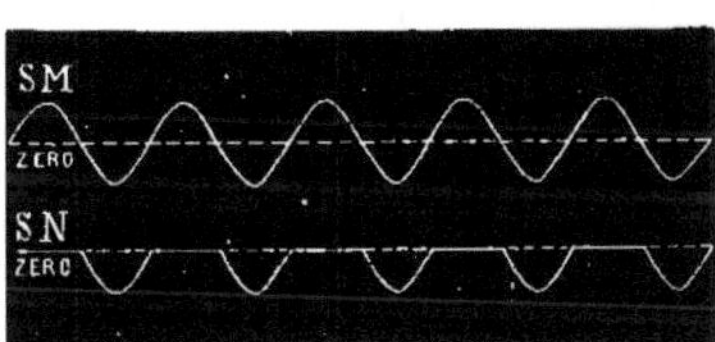

Fig. 48. Tracés des variations périodiques d'une pression recueillis avec une sonde manométrique ordinaire SM et avec une sonde à pressions négatives SN.

celle où la pression tombe au-dessous de zéro ; le reste du temps elle est muette, c'est-à-dire que le levier trace une ligne droite. Or, si nous savons que les points où commencent et finissent les parties courbes de la ligne SN correspondent aux instants où la pression est égale à zéro, nous n'avons qu'à chercher dans la courbe de la sonde manométrique SM quels sont les points verticalement situés au-dessus de ces repères. Une ligne horizontale qui joindrait ces points correspondrait au zéro du tracé mano-

Plongée dans une cavité du cœur, cette sonde ne donne qu'un tracé partiel, car elle n'inscrit que les phases négatives de la pression. Soit, par exemple, le tracé de la pression dans l'oreillette droite; la sonde des pressions négatives le traduira (fig. 49). Le sommet des phases systoliques y est tronqué et le niveau horizontal auquel ces troncatures ont lieu correspond aux instants où la pression, de négative qu'elle était, est devenue positive.

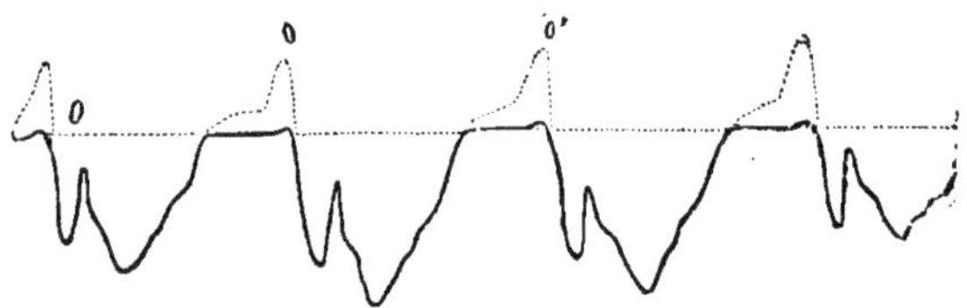

Fig. 49. Tracé de la pression du sang dans l'oreillette droite d'un cheval, recueilli avec la sonde à pressions négatives.

Si l'on reconstitue par une ligne ponctuée les sommets tronqués, on retrouvera l'aspect de la courbe auriculaire représentée dans la figure 40 et dont nous avons déjà fait l'analyse.

Cette sonde introduite dans les ventricules y détermine de la même manière l'instant où la pression de négative qu'elle était au début de la diastole devient positive [1].

Détermination des valeurs absolues de la pression d'après les tracés manométriques.

§ 76. — Une fois connue la position du zéro de la pression dans un tracé cardiographique, il est facile de lire, sur l'échelle de graduation des sondes manométriques, la valeur absolue de la pression à laquelle correspond chaque point du tracé.

métrique. Il suffirait de présenter en face de la courbe SM l'échelle de graduation expérimentale (p. 112) de manière à faire coïncider le zéro de cette échelle avec celui du tracé, et l'on pourrait lire en tout point de la courbe SM la valeur absolue de la pression qu'elle exprime.

Le rôle de la sonde à pressions négatives peut se comparer à celui d'une soupape qui se ferme par toute pression supérieure à celle de l'atmosphère et s'ouvre aussitôt que la pression qui tend à la fermer devient inférieure à la pression atmosphérique.

1. J'ai donné, *Physiologie médicale de la circulation du sang*, page 94 et suiv., sur la détermination de la pression négative, des détails plus étendus que j'ai cru devoir écarter ici, comme n'ayant qu'une importance secondaire.

Supposons que la sonde à pressions négatives nous ait appris quel est l'instant où la pression tombe à zéro pendant une révolution du ventricule gauche (fig. 46), en présentant l'échelle de graduation à côté de la courbe ventriculaire, nous voyons quelles sont les valeurs de la pression dans le ventricule à différents instants, d'après le degré de l'échelle auquel correspond chaque élément de la courbe. On voit ainsi que dans la figure 46 le maximum de pression développé par le ventricule serait d'environ 23 centimètres de mercure.

Valeurs maxima de la pression dans les différentes cavités du cœur.

§ 77. — En opérant ainsi sur les différentes cavités du cœur, nous avons trouvé avec Chauveau les valeurs suivantes sur un cheval :

Oreillette droite, pression maximum	. . . . .	2mm,5
Ventricule droit	»	24mm
Ventricule gauche	»	128mm

L'oreillette gauche étant inaccessible aux sondes cardiaques[1] on est réduit à des conjectures relativement à la force réelle de cette cavité; toutefois, en constatant que les effets de l'oreillette dans le tracé du ventricule gauche ne sont pas plus intenses que dans celui du ventricule droit, on est en droit de conclure, avec assez de vraisemblance, que les deux oreillettes sont sensiblement d'égale force.

On trouve d'importants écarts dans les valeurs de la pression quand on opère sur des animaux différents. Ainsi, sur un autre cheval, la comparaison de la force des deux ventricules a donné les chiffres suivants :

Ventricule droit, maximum	. . . .	30mm
Ventricule gauche	»	95mm

1. Sur un cheval dont la poitrine est ouverte, on peut faire pénétrer une sonde par les veines pulmonaires jusque dans l'oreillette gauche ; mais alors les troubles de la circulation sont tels, qu'on ne peut guère accorder de confiance aux valeurs absolues de la pression ainsi mesurée. Nous avions conçu, avec Chauveau, le projet de construire une sonde cardiaque gauche qui, passant par les artères et l'orifice aortique dans le ventricule gauche, eût envoyé une ampoule manométrique jusque dans l'oreillette gauche; mais les difficultés d'exécution nous ont paru excessives en présence du peu d'importance d'une pareille détermination.

Sur un vieux cheval nous avons trouvé :

Ventricule droit, maximum 29mm
Ventricule gauche » 140mm

Outre ces variations individuelles de la force absolue des ventricules, on doit observer que le rapport de l'énergie des cavités droites et gauches varie également. Toutefois, dans la plupart des cas, le rapport de un à trois exprime approximativement la force du ventricule droit par rapport au gauche.

Comparaison des phases de la pression ventriculaire à celles de la pression aortique.

§ 78. — Nous avons vu que l'effort de tout muscle se règle sur la résistance qu'il surmonte et que, pour cette raison, la pression dans les ventricules présente des phases qui diffèrent de celles de l'action musculaire d'un cœur vide. Il est donc naturel de supposer que pendant la phase systolique la pression du sang dans les ventricules sera réglée par la résistance à surmonter, c'est-à-dire par la pression du sang dans les artères. Toutefois, on peut prévoir que la pression intra-ventriculaire sera toujours un peu supérieure à la pression intra-aortique, puisque le sang ne peut s'échapper du cœur dans les artères que parce qu'il obéit à une pression plus forte que celle qu'il trouve au-devant de lui. L'expérience montre qu'il en est ainsi.

Pour mesurer comparativement les pressions intra-ventriculaire et intra-aortique, on pourrait se servir d'une double sonde analogue à celle qui explore simultanément les changements de la pression dans l'oreillette et dans le ventricule. On introduirait par une artère carotide cette double sonde, de façon qu'une des ampoules manométriques pénétrât dans le ventricule, tandis que l'autre resterait dans l'aorte, au-dessus des valvules sigmoïdes. Mais une difficulté se présenterait alors : deux ampoules manométriques et les membranes des deux tambours à levier correspondants ne sont jamais d'élasticités parfaitement égales, il faudrait donc un travail délicat de graduation des deux ampoules pour rendre comparables les deux tracés obtenus. Un procédé très simple et plus exact consiste à employer une sonde unique et à la faire passer alternativement dans le ventricule et dans l'aorte, à travers les valvules sigmoïdes.

L'expérience faite sur un cheval a donné le tracé figure 50.

La ligne correspond à trois révolutions du cœur; pendant les deux premières, l'appareil enregistre les mouvements du ventricule gauche, et le tracé obtenu ressemble assez parfaitement à celui de la figure 37. A partir du point a, la sonde, retirée du ventricule, se trouve dans l'aorte, de sorte qu'on obtient le tracé de la pression aortique.

La comparaison de ces deux moitiés de la figure éclaire beaucoup la nature des changements de la pression aortique. Si l'on reconstruit, à partir de la deuxième portion du tracé, la courbe

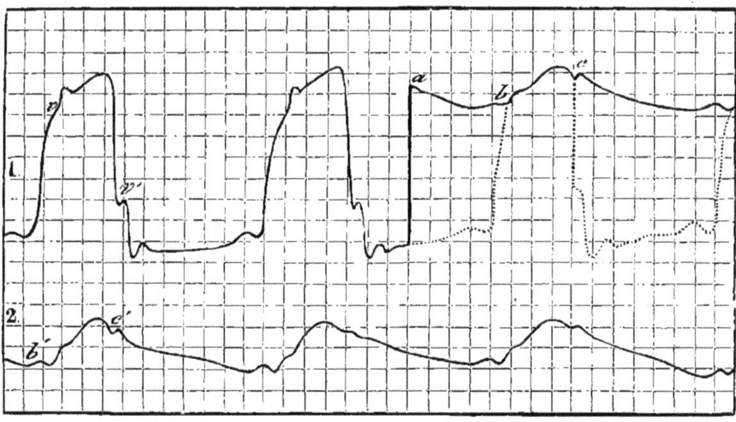

Fig. 50. Tracés de la pression dans le ventricule gauche et dans l'aorte. — Ligne 1, une sonde manométrique est dans le ventricule gauche; après deux révolutions du cœur, on la fait passer dans l'aorte en a. — Ligne 2, tracé fourni par une autre sonde manométrique maintenue en permanence dans l'aorte.

que donnerait l'appareil si la sonde restait dans le ventricule, on obtient le dessin formé par une ligne ponctuée. On remarque alors que cette courbe et celle de la pression aortique présentent une partie commune bc, ce qui prouve qu'à cet instant, c'est-à-dire pendant la systole, le ventricule et l'aorte étaient le siège d'une pression semblable.

Or, les explications données précédemment sur la signification du tracé ventriculaire rendent très bien compte de cette égalité de pression dans l'aorte et dans le ventricule gauche. A ce moment, en effet, les valvules sigmoïdes de l'aorte sont soulevées, de sorte qu'il y a communication complète entre le cœur et le système artériel. De là résulte la similitude des pressions cardiaque et aortique.

Cette communication du ventricule et de l'aorte ne saurait se produire qu'au moment où la valvule mitrale fermée fournit un point d'appui à la pression du sang du ventricule pour ouvrir les valvules sigmoïdes de l'aorte; elle doit cesser au moment où les valvules sigmoïdes se ferment, car alors le cœur et l'aorte forment deux cavités complètement indépendantes. On va voir que les choses se passent ainsi en réalité : l'interprétation des deux petites ondulations *b* et *c* en donnera la preuve.

§ 79. — *Retard de la pénétration du sang dans l'aorte sur le début de la systole ventriculaire.* — Examinons comparativement les tracés 1 et 2, figure 50, afin de juger du synchronisme des différents phénomènes qui se passent dans le cœur et dans l'aorte. On voit que le début de la systole du ventricule gauche a lieu au moment même où se produit la petite ondulation *b'* (ligne 2); celle-ci précède légèrement un second soulèvement identique à l'ondulation *b* (ligne 1), c'est la pénétration du sang dans l'aorte.

La systole ventriculaire dure donc un certain temps avant d'acquérir le degré d'énergie suffisant pour soulever les valvules sigmoïdes de l'aorte; elle n'y peut arriver qu'après la clôture de la valvule mitrale, clôture qui se produit au point *v* (ligne 1). Le soulèvement *b'*, dans le tracé de la pulsation aortique, n'est donc que l'effet d'un ébranlement imprimé aux valvules sigmoïdes de l'aorte, au moment où la valvule mitrale se ferme. L'ouverture des valvules aortiques n'a lieu que plus tard. On voit par là qu'il y a *un retard entre le début de la systole du ventricule et la pénétration du sang dans l'aorte.* Ce retard, qui dans la figure 50 est sensiblement égal à un dixième de seconde, est employé par le ventricule à atteindre le degré de pression intérieure suffisant pour vaincre la pression du sang dans l'aorte[1].

La comparaison des deux tracés superposés montre aussi que le point *c'* (ligne 2), homologue du point *c* (ligne 1), est exactement

1. Les cliniciens ont constaté l'exagération du retard du pouls sur la pulsation du cœur dans certaines maladies. Hardy et Béhier (*séméiologie* p. 422), croient avoir remarqué une augmentation de ce retard quand les battements du cœur sont moins fréquents et moins forts que d'ordinaire.

synchrone avec le point v' du tracé ventriculaire. Or ce dernier est produit, comme on le sait, par la clôture des valvules sigmoïdes de l'aorte (voy. § 70). C'est donc au moment de cette clôture que se produit, dans le tracé de la pression aortique, le soulèvement c qui répond au moment où le ventricule et l'aorte cessent de communiquer ensemble.

Les parties dissemblables, dans les tracés du ventricule et de la pression aortique, ne sont pas moins faciles à expliquer que la partie commune située entre les points b et c (ligne 1).

Dans le tracé de la pression aortique, immédiatement après l'ondulation qui correspond à la clôture des valvules sigmoïdes, la courbe s'abaisse lentement, parce que le sang artériel, emprisonné dans les vaisseaux, ne s'écoule que peu à peu à travers les voies capillaires. Pour le ventricule, au contraire, la courbe tombe brusquement, car cette cavité, complètement relâchée, n'a plus, à son intérieur, qu'une pression très basse, ordinairement inférieure à zéro ; c'est ce que j'appelle le *vide post-systolique*[1].

Rapports de la pression aortique à la pression ventriculaire.

§ 80. — Lorsqu'on veut comparer la hauteur à laquelle s'élève la pression du sang dans l'aorte à celle qui existe dans le ventricule pendant sa systole, la graduation du cardiographe que nous avons décrite (§ 74) fournit la solution de ce problème. Les mesures prises sur un grand nombre de chevaux montrent que la pression maximum est un peu plus faible pour l'aorte que pour le ventricule.

Dans la figure 50, la différence entre le maximum de la pression ventriculaire et celui de la pression aortique est presque nulle, ce qui prouve que le sang passait avec lenteur du ventricule dans l'aorte. Si, par une influence quelconque, on faisait baisser la pression dans l'aorte, le sang s'échapperait plus vite du ventricule dans ce vaisseau et l'on verrait sur les tracés un écart plus grand entre la pression ventriculaire et la pression aortique.

Sur un cheval auquel on venait de pratiquer une hémorrhagie

1. Si l'on voulait analyser successivement la signification des divers éléments de la pression aortique, on trouverait pour chacun d'eux l'interprétation suivante (fig. 50, ligne 1) : b, ébranlement des valvules sigmoïdes au moment de la clôture de la valvule

abondante, on recueillit le tracé 51 qui montre, avec un extrême abaissement de la valeur absolue des pressions, un excès relatif de la pression du ventricule sur celle de l'aorte beaucoup plus grand que dans les conditions normales.

D'autres fois, c'est un surcroît de la force du cœur qui produit une plus grande différence entre les pressions ventriculaire et

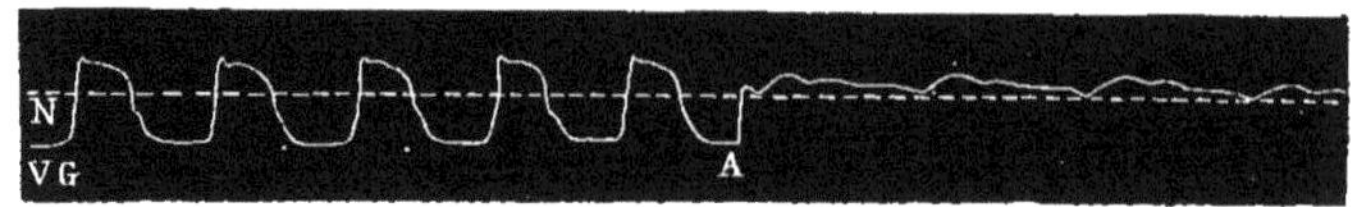

Fig. 51. — Hémorrhagie abondante sur un cheval; tracés de la pression ventriculaire gauche V G et de la pression artérielle A.

aortique. Ainsi, un autre cheval à qui on avait administré de la digitale présenta un excès très grand de la pression ventriculaire (fig. 52) sur la pression aortique.

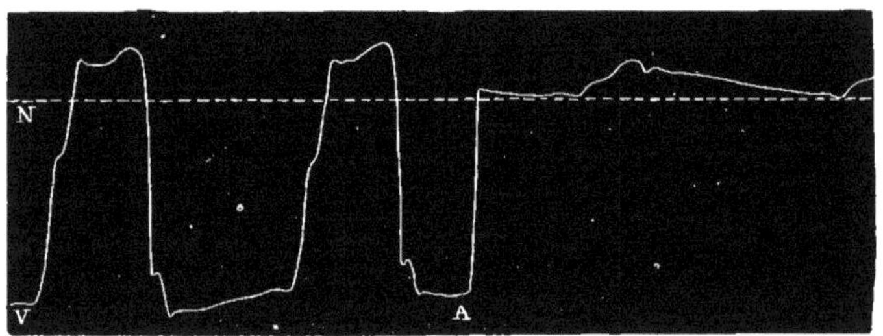

Fig. 52. — Action de la digitale : accroissement passager de l'énergie ventriculaire. — V, pression ventriculaire gauche. — A, pression aortique.

Dans aucun cas, la pression ventriculaire n'a été inférieure à celle de l'aorte, sauf dans certaines systoles avortées et absolument incapables de faire pénétrer du sang dans les artères[1].

mitrale ; — de *b* en *c*, afflux de sang du ventricule dans l'aorte et augmentation graduelle de la tension aortique pendant la systole ventriculaire ; — *c*, clôture des valvules sigmoïdes de l'aorte ; — de *c* à la pulsation suivante, abaissement graduel de la tension artérielle, par suite de l'écoulement du sang à travers les vaisseaux capillaires.

1. C'est à une imperfection des instruments employés qu'est due cette supposition émise par Fick (*Ueber die Schwankungen des Blutdruckes in verschiedenen Abschnitten des Gefaessystemes.* — Wurtzbourg, 10 mai 1873) : que la pression du sang dans l'aorte peut s'élever au-dessus de celle du ventricule. Fick a annoncé que, d'après

Quand les systoles ventriculaires sont trop faibles pour développer une pression supérieure à celle du sang dans l'aorte, les valvules sigmoïdes ne peuvent être soulevées, le sang ne pénètre pas dans l'aorte et le pouls manque aux artères. Sans anticiper sur la nature du pouls artériel, nous devons dire, cependant, qu'une pulsation a lieu chaque fois qu'une ondée cardiaque, pénétrant dans le système artériel, vient y élever la pression du sang. A l'état normal, le nombre des pulsations artérielles est identique à celui des pulsations cardiaques. Mais si, parmi les systoles du cœur, il en est quelques-unes d'insuffisantes, elles ne seront pas suivies de pulsations artérielles et il y aura désaccord entre le chiffre du pouls et celui des pulsations du cœur.

La figure 54 est un exemple frappant de ces systoles insuffisantes. Elle a été recueillie sur un cheval dont le cœur présentait alternativement une systole forte et une systole faible. La pression arté-

des mesures comparatives de la pression du sang dans le ventricule gauche et dans l'aorte, il avait trouvé un excès notable de la pression aortique sur celle du ventricule. Ce physiologiste a publié dans son travail la figure 53, qui montre en effet une infériorité notable de la pression ventriculaire sur celle de l'aorte. D'autre part, un élève de Fick, Gradle (*Untersuchungen über die Spannungsunterschiede zwischen dem linken Ventrikel und der Aorta.* Aus dem. Instit. für experimentelle Pathologie in

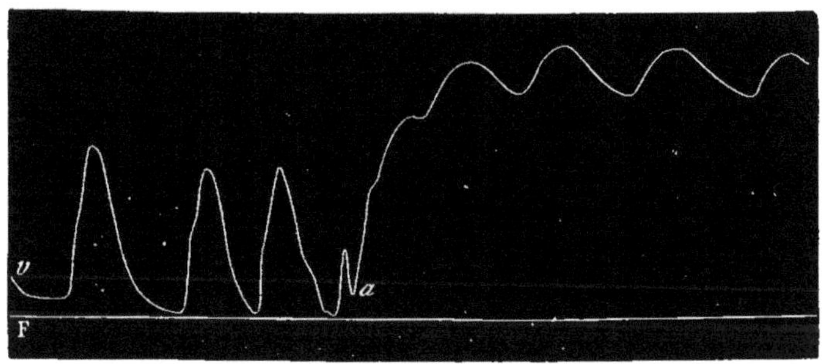

Fig. 53. — Expérience de Fick, pression dans le ventricule gauche et dans l'aorte, sur un animal dont les mouvements du cœur sont accélérés par la section des nerfs vagues.

Wien, 1876), fit dans le laboratoire de Stricker des expériences qui le conduisirent à admettre également un excès de la pression aortique sur la pression ventriculaire. J'ai consacré un long article (*Trav. lab.*, II, p. 322) à montrer la cause de ces erreurs, qui tenaient à ce que ces deux expérimentateurs s'étaient servis de manomètres incapables d'obéir aux brusques variations de la pression dans les ventricules, instruments qui donnaient toujours aux changements de la pression ventriculaire une valeur insuffisante.

rielle étant inscrite en même temps que celle du ventricule; on voit que les systoles faibles sont sans effet sur la circulation artérielle. En auscultant et en palpant le cœur, on trouvait une dif-

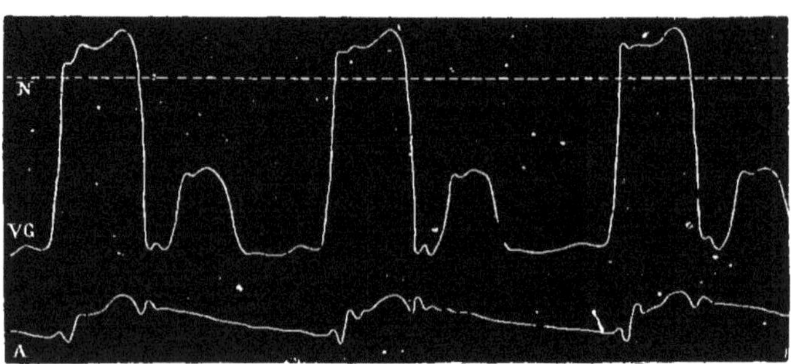

Fig. 54. — Systoles fortes et faibles. Ces dernières n'envoient pas de sang dans les artères. N, niveau que la pression doit atteindre dans le ventricule pour soulever les valvules sigmoïdes.

férence de 2 à 1 entre le nombre des révolutions cardiaques et celui des pulsations artérielles.

Nous aurons à citer des exemples semblables de systoles insuffisantes observées sur l'homme, dans certaines maladies du cœur.

CHAPITRE IX.

SIGNES EXTÉRIEURS DE LA FONCTION CARDIAQUE. — BRUITS DU CŒUR.

Distinction des deux bruits du cœur. — Rapport des bruits du cœur aux phases d'une révolution cardiaque. — Cause des bruits du cœur. - Interprétation des signes fournis par l'auscultation du cœur à l'état physiologique. — Dédoublement normal des bruits du cœur. — Reproduction artificielle des bruits du cœur.

Les expériences cardiographiques sur les grands animaux, en déterminant avec certitude la manière dont se succèdent les mouvements des différentes cavités du cœur, ont fixé l'opinion des médecins sur la véritable signification des signes extérieurs qui, sur l'homme, traduisent la fonction cardiaque. Ces signes sont de deux sortes : l'oreille appliquée sur la région précordiale entend des *bruits* deux fois plus fréquents que les pulsations des artères; le doigt, placé en face de la pointe du cœur, en sent le battement ou *pulsation*.

Ces signes extérieurs servent de repères au médecin qui ausculte un malade et lui permettent de reconnaître à quel instant de la révolution cardiaque se produisent certains phénomènes anormaux que l'auscultation ou la palpation révèlent.

Pour ausculter fructueusement, il faut donc être exactement fixé sur l'instant de la révolution cardiaque auquel se produisent les bruits et la pulsation du cœur. On sait déjà que la pulsation du cœur signale le début de la systole ventriculaire; cette notion sert à déterminer l'instant de production des deux bruits.

Distinction des deux bruits du cœur.

§ 81. — L'application de l'oreille sur la poitrine d'un homme sain fait percevoir à la fois tous les signes dont nous venons de parler. La tête de l'observateur est légèrement soulevée par chacune des pulsations cardiaques; or, l'un des bruits coïncide exactement avec cette pulsation. On peut donc conclure que l'un des deux bruits du cœur coïncide exactement avec le début de la systole ventriculaire : c'est celui qu'on désigne sous le nom de *premier bruit;* l'autre arrive au bout d'un court instant; on le nomme *second bruit.* Puis il se fait un nouveau silence, après quoi une nouvelle pulsation du cœur arrive, accompagnée du premier bruit de la révolution nouvelle. Cette distinction des deux bruits du cœur, basée sur la coïncidence de l'un d'eux avec la pulsation du cœur est très importante; toutes les fois que la pulsation est franchement perceptible, elle permet de reconnaître sans hésitation le premier bruit, ou *bruit systolique,* dont la production est synchrone avec la pulsation du cœur elle-même.

Le rythme des bruits du cœur sert encore à les distinguer l'un de l'autre, et ce caractère est précieux quand la pulsation du cœur est difficile à percevoir, ce qui arrive assez souvent. Les intervalles ou *silences* qui séparent les bruits du cœur ne sont pas égaux. Le plus court est celui qui sépare le premier bruit du second : on l'appelle *petit silence*, tandis que le temps qui s'écoule entre le second bruit du cœur et le premier bruit de la révolution suivante est en général plus long : on le désigne sous le nom de *grand silence.*

Beaucoup d'auteurs ont essayé de représenter, au moyen de notations musicales, le rythme des bruits du cœur; mais les notations qu'ils ont données ne coïncident pas entre elles, ce qui s'explique aisément par les différences individuelles que présente le rythme de ces bruits. Nous allons recourir à une expression analogue pour représenter le rythme cardiaque et les rapports qui existent entre les bruits et la pulsation du cœur.

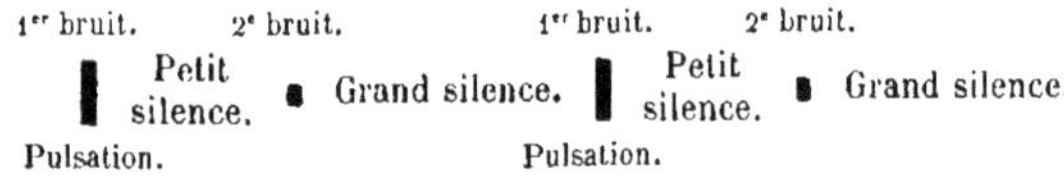

Le rythme du cœur suffit à lui seul, dans certains cas, pour distinguer le premier bruit du second, puisque, d'ordinaire, après le grand silence, c'est le premier bruit qu'on entend. Ce repère toutefois n'est pas infaillible : car la durée des deux silences est très variable, et quelquefois ces intervalles peuvent être égaux. Le cœur bat alors une mesure à deux temps ; c'est ce qui arrive ordinairement pour les bruits du cœur du fœtus. Le caractère distinctif des deux bruits basé sur la coïncidence du premier avec la pulsation est donc bien préférable, quand la pulsation du cœur est perceptible. Mais la pulsation peut manquer, soit que la systole ventriculaire ait trop peu d'énergie, soit qu'un épanchement dans le péricarde, ou l'interposition d'une lamelle de poumon emphysémateux sépare le ventricule de la paroi thoracique. Souvent, même chez les sujets sains, la pulsation n'est perceptible que dans certaines attitudes : quand le sujet, par exemple, est couché sur le côté gauche et que la déclivité favorise le contact du ventricule avec la paroi thoracique. Mais, si une telle attitude est avantageuse pour percevoir le mieux possible la pulsation ventriculaire, elle ne permet pas l'auscultation ; il est donc avantageux de suppléer à l'absence de la pulsation du cœur par un autre point de repère d'une valeur à peu près égale : le pouls carotidien.

§ 82. — Dans les conditions normales, le pouls carotidien est *à peu près* synchrone avec la pulsation du cœur; son retard sur le début de la systole ventriculaire n'excède guère un *dixième* de seconde chez l'homme sain ; cette durée n'est pour ainsi dire pas perceptible à nos sens. Avec un peu d'habitude, on arrive à combiner la palpation d'une carotide avec l'auscultation du cœur ; on reconnaît alors, comme premier bruit, celui qui paraît coïncider avec le pouls carotidien[1].

§ 83. — Le *timbre* des bruits du cœur permet aussi, à lui seul, de les distinguer l'un de l'autre. Le premier bruit est *sourd*, grave ; on sent qu'il accompagne un ébranlement énergique du cœur tout entier. Le second bruit est *clair*, bref et nettement frappé. La différence de ces deux timbres s'expliquera mieux quand nous aurons parlé du mécanisme de la production de chacun des deux bruits.

Enfin, le *siège* des deux bruits du cœur n'est pas le même, c'est-

1. On verra plus tard que certaines lésions cardiaques, l'insuffisance aortique principalement, accroissent singulièrement le retard apparent du pouls sur la pulsation cardiaque, à ce point qu'il pourrait s'ensuivre une erreur de l'observateur qui, s'il n'était prévenu, prendrait le premier bruit pour le second.

à-dire qu'en localisant l'auscultation au moyen du stéthoscope, on trouve que le maximun d'intensité de chacun d'eux correspond à des lieux différents de la région précordiale.

Sur un animal dont le cœur est à nu, le premier bruit s'entend également bien sur tous les points de la surface ventriculaire; le second, au contraire, a son maximum d'intensité à l'origine de l'aorte ou de l'artère pulmonaire.

Sur l'homme, le maximum d'intensité du premier bruit correspond au point même où la pulsation se produit, c'est-à-dire au niveau de la pointe du cœur. Le lieu ordinaire de ce maximum est le cinquième espace intercostal gauche, un peu en dehors du mamelon; c'est là que le ventricule est le plus immédiatement en contact avec la paroi thoracique. Le second bruit a son maximum en face de la base du cœur, dans le second ou dans le troisième espace intercostal gauche, tout près du bord du sternum.

Le siège des bruits du cœur, pas plus que leur rythme ou leur timbre, n'est susceptible d'être déterminé rigoureusement pour tous les cas. En effet, les changements de volume du cœur, ses déplacements par un épanchement pleurétique, les variations individuelles de sa position, sont autant de causes qui font varier le siège des bruits.

Il est rare que tous les caractères que nous venons de signaler et qui permettent de distinguer entre eux les deux bruits du cœur manquent à la fois; en général, à défaut de l'un d'entre eux, les autres servent à établir cette distinction. Ces caractères sont résumés dans le tableau suivant :

Caractère propre au premier bruit.

Il coïncide avec la pulsation cardiaque et est presque synchrone avec le pouls carotidien.

Caractères différentiels des deux bruits.

1er BRUIT.	2e BRUIT.
Arrive après le grand silence; son timbre est sourd; son maximum d'intensité est à la pointe du cœur.	Arrive après le petit silence; son timbre est clair; son maximum d'intensité est à la base du cœur.

Rapports des bruits du cœur avec les phases d'une révolution cardiaque.

§ 84. — Si l'on ausculte le cœur d'un animal en même temps qu'on inscrit la courbe de la pression du sang dans les cavités ventriculaires, on constate que chacun des bruits arrive à un instant déterminé de la production des courbes : le premier, au moment où la systole des ventricules provoque l'ascension du tracé; le second, au moment où la diastole ventriculaire s'accuse par une chute de la courbe de pression. Cette expérience montre que si le premier bruit correspond au début de la systole, le second correspond, non moins exactement, à la fin de cette systole et au commencement du relâchement ventriculaire. Pour donner à l'expérience plus de certitude et pour la rendre plus démonstrative, on

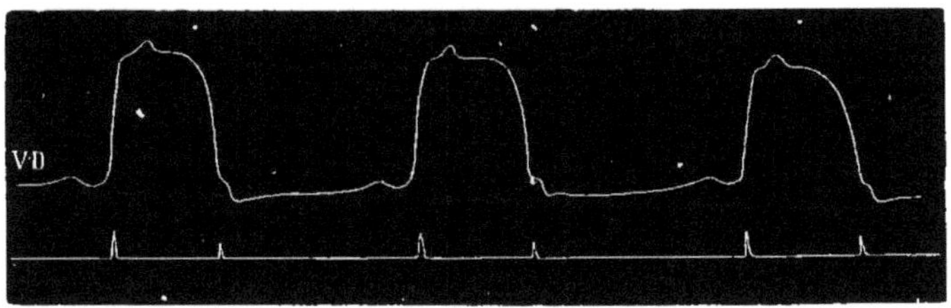

Fig. 55. — Tracé de la pression ventriculaire d'un cheval, VD. Au-dessous, sont les signaux du premier et du second bruit du cœur.

place au-dessous du levier qui inscrit la pression ventriculaire un autre tambour à levier conjugué avec une capsule à air[1]. Au moment où l'on entend chacun des bruits du cœur, on frappe un coup sec sur la membrane de la capsule; le levier-signal exécute une brusque vibration et marque ainsi l'instant du bruit par rapport aux variations de la pression du sang dans le ventricule[2]. On obtient ainsi la figure 55, dans laquelle le premier et le second bruit correspondent aux instants extrêmes de la systole ventriculaire, de sorte que le petit silence mesure exactement la durée de cette systole.

1. Voir les signaux transmis par l'air, *Méth. graph.*, p. 478.
2. F. C. Donders, *De Rhythmus der Hartstoonen.*

Dans la pratique, il est souvent intéressant d'estimer la durée relative de la systole ventriculaire ; cette mesure s'obtient assez exactement d'après la durée du petit silence, c'est-à-dire d'après l'intervalle qui sépare le premier bruit du second[1].

Cause des bruits du cœur.

§ 85. — Parmi les différentes théories qui ont été émises sur la cause immédiate des bruits du cœur[2], il en est un certain nombre qui doivent être éliminées sans discussion, parce qu'elles sont contraires aux principes de la physique; d'autres, plus nombreuses encore, sont en opposition avec ce qui est rigoureusement démontré au sujet de la succession des mouvements du cœur, de sorte qu'il ne reste debout qu'une seule théorie des bruits du cœur : celle qui en attribue l'origine à la clôture des valvules et qui est connue sous le nom de théorie de Rouanet.

L'idée d'attribuer chacun des bruits du cœur à la clôture des valvules avait déjà été émise par Carswell, mais Rouanet[3] a démontré d'une manière si ingénieuse et si convaincante le rôle des valvules dans la production des bruits du cœur, que cette théorie lui appartient d'une manière légitime.

D'après Rouanet, le premier bruit, arrivant au début de la systole des ventricules, serait dû au claquement des valvules auriculo-ventriculaires qui se ferment au moment où le sang, comprimé dans les ventricules, tend à s'en échapper dans toutes les directions. Le second bruit, arrivant au début de la diastole ou relâchement ventriculaire, serait dû au claquement des val-

1. Toutes les estimations faites au moyen des sens sont passibles d'une cause d'erreur, à savoir, que nous ne signalons l'instant où un phénomène se produit qu'un certain temps après sa production. Cet intervalle, qu'on nomme l'erreur ou l'équation personnelle, n'est guère moindre d'un dixième de seconde, même chez les observateurs les plus exercés. Il s'ensuit que le signal du bruit retarde toujours un peu sur l'instant de sa production; on doit donc tenir compte, sur le tracé, de ce léger retard. Mais l'erreur personnelle, étant sensiblement constante et se reproduisant pour chacun des bruits du cœur, n'en altère pas le rythme, de sorte que l'inscription des signaux correspondants à chacun des bruits du cœur est un bon moyen d'en déterminer le rythme et de faire voir combien sont variables les rapports de durée du grand au petit silence, c'est-à-dire de la diastole à la systole des ventricules du cœur.

2. Voy. Barth et Roger, *loc. cit.*

3. Rouanet, *Analyse des bruits du cœur*, Paris, 1832.

vules artérielles; celles-ci s'abaissent sous la pression du sang qui vient d'être chassé dans l'aorte et dans l'artère pulmonaire, et qui tend à refluer dans les ventricules dès qu'ils commencent à se relâcher.

Il n'y a rien d'important à changer à la théorie de Rouanet, sauf à lui ajouter quelques compléments destinés à rendre compte de la différence de timbre des deux bruits du cœur.

La tension brusque des valvules du cœur est nécessairement une cause de bruit. Tout le monde a observé des phénomènes analogues, chaque fois qu'une membrane flexible, mais peu extensible, a été brusquement tendue. Ainsi, quand la voile d'un bateau est soudainement gonflée par un coup de vent; ou bien quand une courroie dont on écarte subitement les deux bouts arrive à l'état de tension; enfin, quand on souffle de l'air ou quand on injecte un liquide dans une poche membraneuse peu extensible. Dans tous ces cas, un bruit accompagne le temps d'arrêt qui résulte de la tension complète d'un tissu flexible.

§ 86. — *Cause du second bruit du cœur.* — Les démonstrations de Rouanet ne laissent aucun doute sur l'existence d'une cause semblable pour les bruits du cœur; et comme cette cause est tout spécialement facile à démontrer dans la production du second bruit, nous rapporterons, en premier lieu, les expériences de Rouanet à cet égard.

L'abaissement et la brusque clôture des valvules sigmoïdes de l'aorte et de l'artère pulmonaire sous la pression du sang qui tend à refluer de ces vaisseaux dans le ventricule : telle est la cause du second bruit du cœur. Ce claquement valvulaire a son siège en deux points très limités : au niveau des valvules sigmoïdes de l'aorte et de l'artère pulmonaire; aussi est-ce en ces deux points que le second bruit du cœur présente son maximum d'intensité. Le second bruit s'accompagne d'un brusque ébranlement que le doigt peut sentir, lorsqu'on l'applique à l'origine de l'aorte ou de l'artère pulmonaire, sur un animal dont le cœur est mis à nu.

Pour donner à sa théorie un supplément de preuves, Rouanet reproduisit le second bruit sur les valvules isolées du cœur d'un animal. Détachant avec des ciseaux l'origine de l'aorte avec ses valvules et excisant, d'autre part, la portion du ventricule voisine de l'orifice de l'aorte, Rouanet adapta aux lèvres supérieures du tronçon aortique un tube vertical, et ajusta, d'autre part, une vessie pleine d'eau au-dessous de l'anneau ventriculaire. En comprimant la vessie, il voyait l'eau soulever les valvules sigmoïdes et s'élever dans le tube vertical. Dès qu'il cessait la compression, la colonne liquide tendait à refluer dans la vessie, mais les valvules sigmoïdes se fermaient *en produisant un claquement sonore identique au second bruit du cœur.*

L'expérience de Rouanet est d'une grande valeur; c'est la vérification synthétique de l'origine valvulaire du second bruit du cœur. Bientôt vinrent s'y ajouter d'autres preuves tirées des vivisections. Le comité des médecins d'Angleterre[1] montra que si l'on empêche les valvules sigmoïdes de se fermer, on supprime le second bruit. A cet effet, on introduisait à la base de l'aorte et de l'artère pulmonaire des aiguilles métalliques au moyen desquelles on tenait les valvules accolées aux parois de ces vaisseaux. Ces expériences furent reprises par Hope, par Chauveau et Faivre, et toujours avec des résultats confirmatifs de la théorie de Rouanet.

Rappelons que ce deuxième bruit du cœur signale avec une extrême précision le début de la diastole, c'est-à-dire l'instant où le ventricule, commençant à se relâcher, laisse rétrograder le sang de l'aorte qui ferme les valvules sigmoïdes. Le nom de bruit diastolique est souvent employé comme synonyme de second bruit du cœur.

§ 87. — *Causes du premier bruit du cœur.* — En transportant aux orifices auriculo-ventriculaires les explications qui viennent d'être données relativement à la production du second bruit, on admet que la clôture de ces valvules produit, au début de la systole ventriculaire, le premier bruit ou bruit systolique. En effet, au moment où les ventricules se resserrent, la pression du sang soulève les valvules auriculo-ventriculaires adossées l'une à l'autre et celles-ci, semblables à des voiles qui se gonflent, viennent brusquement saillir dans l'oreillette. Mais tout à coup leur soulèvement s'arrête : les valvules sont tendues, ainsi que les cordages tendineux qui fixent leurs bords libres.

Ce mode de tension des valvules est parfaitement démontré : Chauveau et Faivre, étudiant sur le cheval les phénomènes

1. *Report of the Dublin sub-committee.* (*British Associat.* 1835, p. 247.)

de la circulation cardiaque, ont pu, avons-nous dit, sentir avec le doigt les saillies que forment du côté de l'oreillette les valvules auriculo-ventriculaires soulevées pendant la systole des ventricules[1].

On a vu plus haut que le premier bruit du cœur n'a pas le timbre clair et sonore du second. Comment expliquer cette différence, si les deux bruits sont dus à des causes identiques, c'est-à-dire à la tension brusque de valvules membraneuses? Pour rendre compte de ces différences de timbre des deux bruits du cœur, la théorie de Rouanet doit recevoir quelques additions.

Au moment où se ferment les valvules auriculo-ventriculaires, ce ne sont pas seulement ces valvules qui sont tendues, mais les parois ventriculaires elles-mêmes subissent une tension brusque dont nous avons déjà vu les effets à propos de la pulsation du cœur.

Au début de leur systole, les ventricules sont trop larges pour le volume de sang qu'ils contiennent; aussi, le premier effet de leur resserrement est il d'en changer la forme. Les ventricules tendent à prendre sensiblement la forme sphérique, celle qui présente la plus petite surface possible pour une capacité donnée. Pour opérer ce changement, les fibres musculaires des ventricules n'ont, pour ainsi dire, aucune résistance à vaincre; mais, dès que la forme globuleuse est atteinte et que les valvules auriculo-ventriculaires fermées empêchent le sang de refluer dans l'oreillette, un obstacle soudain s'oppose au raccourcissement ultérieur des parois des ventricules : c'est l'incompressibilité du sang contenu dans ces cavités. Tout raccourcissement des fibres cardiaques sera donc arrêté, jusqu'à ce que l'effort qu'elles développent soit devenu assez grand pour chasser le sang dans l'aorte, en soulevant les valvules sigmoïdes, malgré la pression du sang aortique.

Une membrane flasque qui devient subitement tendue; un

1. Pour répéter cette expérience, on fait à l'oreillette une petite ouverture au travers de laquelle on introduit le doigt dans cette cavité, jusqu'au niveau de l'orifice auriculo-ventriculaire : le doigt éprouve alors une percussion, chaque fois que les valvules se tendent et font relief du côté de l'oreillette. En auscultant le cœur en même temps, on peut s'assurer du synchronisme parfait de ce claquement avec le premier bruit. Du reste, le doigt tout seul peut suppléer l'oreille pour percevoir l'existence de ces bruits valvulaires; c'est ainsi que, pour constater la crépitation des fractures ou celle de l'emphysème, le toucher donne, en quelque sorte, la sensation des bruits que l'oreille entendrait en auscultant la partie malade.

resserrement facile qui subit un brusque temps d'arrêt en présence d'un obstacle, telles sont les conditions qui se rencontrent alors et qui doivent produire un ébranlement sonore. Cet ébranlement, la main peut facilement le percevoir quand elle est placée sur les parois des ventricules : c'est ce durcissement soudain qu'on nomme la pulsation du cœur. Le premier bruit est donc produit, non seulement par la tension subite des valvules, mais par celle des parois tout entières des ventricules. Si l'on admet une telle cause, le premier bruit devra s'entendre sur toute la surface des ventricules, car il n'est pas un point de leurs parois qui ne subisse, en même temps que les autres, la tension brusque dont nous venons de parler. C'est en effet ce qui arrive; on peut s'en assurer en promenant un stéthoscope sur les différents points de la surface d'un cœur mis à nu: quel que soit le point qu'on ausculte, on y entend le premier bruit avec une intensité égale.

Mais alors, pourquoi, en auscultant le cœur d'un homme, observe-t-on qu'il existe un espace limité, correspondant à la pointe de cet organe, espace au niveau duquel on entend le premier bruit avec plus d'intensité que partout ailleurs? Cela tient au contact plus intime du ventricule avec la paroi thoracique en cet endroit, tandis que, partout ailleurs, le tissu du poumon s'interpose entre le cœur et les parois et forme une lame plus ou moins épaisse qui conduit mal le son[1]. Nous verrons que c'est pour la même cause qu'au niveau de la pointe du cœur la pulsation de cet organe se sent mieux que dans tout autre endroit.

Même en l'absence du claquement valvulaire, la brusque tension des parois des ventricules suffit pour produire le premier bruit. C'est ce qu'on observe sur un cœur détaché de l'animal et vide de sang. En plaçant sur une sorte de stéthoscope le cœur d'un chien, Ludwig et Dogiel[2] ont entendu, au début de chaque systole ventriculaire, un bruit assez analogue à celui qu'on perçoit dans les conditions normales; le second bruit, au contraire, exigeant absolument pour se produire la tension des valvules

1. Chez une femme atteinte d'ectopie du cœur, et dont nous avons reproduit les tracés cardiaques (fig. 43), on pouvait appliquer le stéthoscope en différentes régions de la surface ventriculaire; le premier bruit se percevait partout avec la même sonorité.

2. Ludwig et Dogiel, *Bericht d. Sächs Gess. d. Wiss. Math. naturw.* Cl. XX, 1868. S. 89.

sigmoïdes sous la pression du sang artériel, était totalement absent[1].

Interprétation des signes fournis par l'auscultation du cœur à l'état physiologique.

§ 88. — La parfaite connaissance de la cause des bruits du cœur et de l'instant de la révolution cardiaque auquel se produit chacun d'eux permet, lorsqu'on ausculte le cœur, de savoir, à chaque instant, ce qui se passe dans cet organe.

Tous les signes extérieurs que l'on perçoit en appliquant l'oreille sur le cœur d'un homme sain se rapportent à l'action des ventricules ; c'est eux qui, au début de leur systole, ferment les valvules auriculo-ventriculaires, se tendent et produisent, par le durcissement soudain de leurs parois, le premier bruit et la pulsation qui l'accompagne. C'est le relâchement des ventricules qui permet au sang artériel de fermer brusquement les valvules sigmoïdes en produisant le second bruit. Les signes d'auscultation révèlent donc le début et la fin de la systole ventriculaire, mais ne traduisent rien de plus. La réplétion des cavités du cœur est silencieuse, à l'état normal; la systole des oreillettes l'est également.

Si l'on cherche à se rendre compte de ce qui se passe dans les ventricules, au moment des deux bruits et pendant les silences qui les séparent, on arrive à représenter ainsi la succession des mouvements.

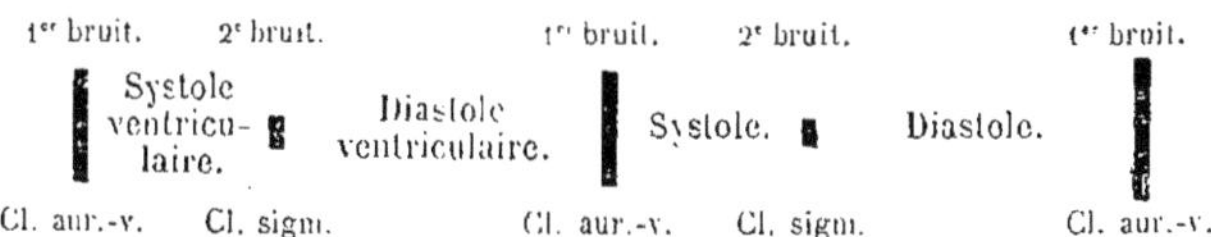

Ou autrement, en figurant l'état des ventricules pendant les deux silences.

Petit silence ou systole.	Grand silence ou diastole.	Petit silence ou systole.	Grand silence ou diastole.

1. Ludwig et Dogiel ont varié leurs expériences de diverses manières ; ils ont opéré sur un chien curarisé, et après avoir vidé le cœur du sang qu'il renfermait, ils ont continué à entendre le premier bruit. (*Arbeiten aus physiologisch. Anstalt zu Leipzig,*

Il est impossible d'ausculter le cœur d'une manière utile et de reconnaître la signification des bruits anormaux qui se produisent par suite des lésions de ses orifices, si l'on n'arrive tout d'abord, en appliquant l'oreille sur la poitrine d'un malade, à se représenter clairement le jeu des ventricules avec leurs alternatives de resserrement et de réplétion. Alors seulement on peut se rendre compte des durées relatives des périodes d'action et de repos des ventricules, d'où l'on tire d'importantes conclusions sur la manière dont s'effectue la fonction cardiaque.

Il n'est pas toujours facile de saisir cette succession des mouvements ; mais, avec un peu d'exercice, on acquiert cette première notion qui est le premier pas dans l'étude de l'auscultation du cœur.

Dédoublement normal des bruits du cœur.

§ 89. — Les deux moitiés du cœur agissent, avons-nous dit, d'une manière synchrone, § 58 ; il en résulte que les claquements des valvules homologues de droite et de gauche se confondent en un seul bruit. C'est pour cela que l'auscultation du cœur ne fait entendre que deux bruits pour quatre clôtures valvulaires.

Toutefois, une oreille exercée distingue souvent dans ce synchronisme apparent une succession à très courts intervalles. C'est à Potain[1] qu'on doit l'étude la plus précise de ces dédoublements normaux des bruits du cœur; il les a observés chez 1/5 environ des sujets qu'il a examinés : le dédoublement était tantôt très manifeste et tantôt à peine perceptible.

Le dédoublement du second bruit donne à l'oreille l'impression de la mesure de prosodie grecque appelée dactyle ; il tient à ce qu'une des valvules sigmoïdes se ferme avant l'autre. D'après Potain, la valvule sigmoïde de l'orifice aortique se ferme la première dans les cas de dédoublement du second bruit. Cette occlusion prématurée s'explique par un excès de la pression artérielle sur la pression dans l'artère pulmonaire, excès plus grand que celui qui

1858.) — Guttmann fait observer que, dans les expériences précitées, le premier bruit ne se présente plus avec ses caractères ordinaires. (*Wirchow's Arch.*, XLVI, p. 223.)

Ainsi le premier bruit du cœur est un phénomène plus complexe que le second, puisqu'il est constitué non seulement par la tension des valvules auriculo-ventriculaires, mais aussi par celle des parois des ventricules eux-mêmes.

1. Potain, *Union médicale*, 1866.

existe normalement. La manière dont agissent les mouvements respiratoires pour faire paraître ou disparaître le dédoublement du second bruit confirme cette interprétation[1].

Le dédoublement du premier bruit est expliqué par Potain d'une manière analogue, c'est-à-dire par le défaut de synchronisme de la clôture des valvules auriculo-ventriculaires. Et comme les mouvements respiratoires influencent la production de ces dédoublements du premier bruit, l'auteur cherche à expliquer le retard plus ou moins grand de la clôture de la valvule tricuspide par les changements que la respiration apporte dans la pression du sang dans l'oreillette droite. Les raisonnements sur lesquels Potain appuie son explication du dédoublement des bruits du cœur sont conduits avec une grande sagacité et basés sur des expériences concluantes. Cette théorie, toutefois, demande de nouvelles confirmations que pourront seules donner les expériences faites sur les animaux.

Reproduction artificielle des bruits du cœur.

§ 90. — Chaque fois qu'on a fait une hypothèse sur la cause d'un phénomène, on doit en chercher la confirmation au moyen de l'expérience. Or, pour les phénomènes de la vie qui sont du ressort de la physique ou de la mécanique, la vérification la plus démonstrative consiste à reproduire ces phénomènes en dehors de l'organisme vivant, en réunissant, dans certains appareils, les conditions nécessaires à cette reproduction[2].

Après les expériences de Rouanet sur la reproduction artificielle du second bruit du cœur, il pourra sembler superflu de fournir une nouvelle démonstration synthétique. Mais, comme l'expérience du célèbre auteur de la théorie valvulaire ne s'applique qu'à l'explication d'un des bruits, je crois utile de signaler la disposition d'un appareil schématique qui m'a servi à reproduire non seulement les bruits normaux du cœur, mais encore les bruits anormaux qu'entraînent les différentes altérations des valvules ou les déformations des orifices.

1. Nous reviendrons sur ce sujet en traitant des influences de la respiration sur la circulation du sang.

2. Cette méthode synthétique s'applique aux phénomènes les plus divers; elle m'a bien réussi pour rendre plus clairement intelligibles certains mouvements compliqués du vol de l'insecte ou de l'oiseau. (Voir la *Machine animale*, passim.)

Le cœur artificiel représenté figure 56 est réduit, pour plus de simplicité, à l'une de ses moitiés, c'est-à-dire à une seule oreillette et à un seul ventricule.

Une oreillette en caoutchouc reçoit du liquide par un tube VC représentant les troncs veineux qui versent le sang dans l'oreillette. Cette ampoule communique inférieurement par un tube

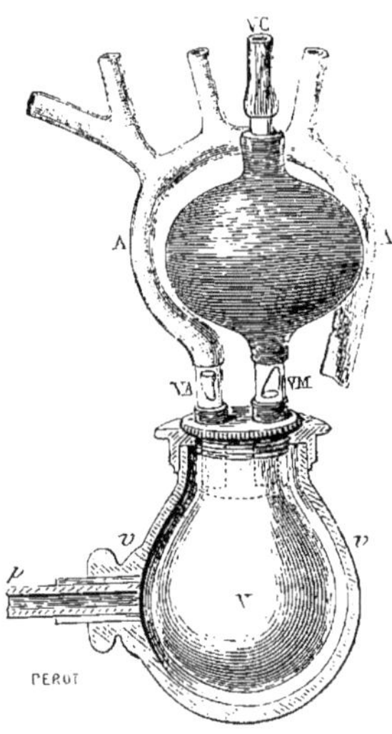

Fig. 56. — Cœur artificiel destiné à reproduire les bruits valvulaires.

large VM avec une autre ampoule V qui représente le ventricule.

Le tube VM correspond donc à l'orifice auriculo-ventriculaire; il est muni d'une valvule[1] qui permet au sang de passer de l'oreillette au ventricule, mais l'empêche de refluer en sens inverse.

Le ventricule V reçoit donc le liquide de l'oreillette, mais il

1. Les valvules que j'emploie imitent, autant que possible, la disposition de celles qui existent dans l'appareil sanguin. J'ai choisi le type le plus simple : les valvules des veines. Pour en imiter la disposition, on fait un petit sac de taffetas gommé que l'on colle, par une de ses faces, à la paroi intérieure du tube de verre. L'ouverture de ce sac est dirigée en bas dans le tube VM, de telle sorte que, si le courant du liquide suit une direction descendante, c'est-à-dire de l'oreillette au ventricule, le sac s'affaisse et ses deux faces intérieures s'accolent l'une à l'autre, laissant l'ouverture du tube presque entièrement libre. Mais si le courant tend à se faire de bas en haut, le liquide pénètre dans l'ouverture du sac, le déploie et l'accole au tube de verre par toute sa circonférence. La valvule produit alors un claquement et ferme le passage au reflux du liquide.

doit l'envoyer dans un système de conduits élastiques représentant l'aorte et ses branches. Un autre tube VA émane du ventricule et communique avec un gros conduit élastique ramifié qui figure l'aorte et ses branches[1].

Supposons que le ventricule V se resserre, il expulsera le liquide qu'il renferme; à ce moment, la valvule auriculo-ventriculaire VM se fermera; le liquide ne pourra donc s'échapper qu'en VA et passera dans l'aorte. Mais il faut empêcher, à ce moment, le reflux du sang dans le ventricule. Pour cela, on a placé dans le tube VA une valvule semblable à celle de VM, mais tournée en sens inverse.

Il fallait imiter les mouvements de systole et de diastole du ventricule; voici comment ce résultat a été obtenu.

L'ampoule V (fig. 57 représentant l'ensemble de l'appareil) est enfermée dans un ballon de verre v dont le goulot s'adapte hermétiquement au bouchon métallique muni de deux tubulures. Si l'on foule de l'air dans le ballon v, le ventricule V est comprimé dans tous les sens, se resserre et expulse le liquide par le seul orifice qui en permette la sortie, grâce à l'orientation de ses valvules (VA orifice aortique).

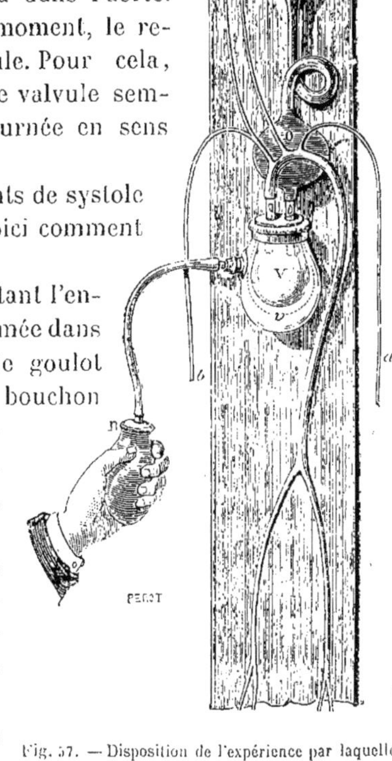

Fig. 57. — Disposition de l'expérience par laquelle on imite les bruits valvulaires du cœur.

Pour fouler de l'air dans le ballon v et imiter ainsi la systole du ventricule, on se sert d'une boule B de caoutchouc épais, munie d'un tube qu'on adapte à la tubulure latérale p du ballon de verre. Chaque fois que l'on comprime avec la main la boule de caoutchouc, l'air est foulé dans le ballon et provoque une systole du ventricule; dès que la

1. Les deux tubes VM et VA traversent un cylindre métallique formant bouchon à deux tubulures et autour duquel l'ouverture de l'ampoule V est liée solidement.

main cesse de comprimer la boule B, celle-ci reprend son volume, l'air comprimé dans le ballon de verre se détend, en même temps le ventricule se laisse remplir par le liquide qui descend de l'oreillette et devant lequel s'ouvre la valvule VA.

Quand on comprime et relâche tour à tour l'ampoule de caoutchouc B qui représente la pompe à air, on voit la poche ventriculaire se resserrer et se gonfler alternativement, expulsant dans les artères le sang qu'elle contenait, puis, recevant de l'oreillette un sang nouveau qu'elle expulsera encore. Pendant ce temps, l'oreille appliquée sur la machine, directement ou mieux à l'aide d'un stéthoscope à long tuyau, perçoit deux bruits. Comme à travers les parois du verre, l'œil peut suivre les mouvements des valvules, on constate aisément que l'un des bruits coïncide avec le resserrement du ventricule et la clôture de la valvule auriculo-ventriculaire, tandis que l'autre répond à la fin du resserrement ventriculaire et coïncide avec le claquement des valvules sigmoïdes qui se ferment sous la pression du sang artériel. En empêchant, par l'interposition de petits tubes de métal, l'accolement des valvules contre les parois du tube, on empêche la tension de ces membranes et l'on supprime les bruits auxquels cette tension donnait naissance auparavant. Cette expérience est l'imitation de celle que les médecins du comité anglais § 86 avaient instituée sur l'animal vivant.

En rapportant cette expérience, nous avons tenu surtout à faire connaître par avance un appareil qui rendra des services véritables pour l'étude des bruits anormaux du cœur.

CHAPITRE X.

SIGNES EXTÉRIEURS DE L'ACTION DU CŒUR. — PULSATION DU CŒUR.

La pulsation du cœur n'est pas un choc instantané. — Mécanisme de la pulsation du cœur. — Reproduction artificielle de la pulsation du cœur. — Double influence des changements de consistance et de volume des ventricules dans la pulsation du cœur. — Pulsation du cœur chez la grenouille. — Inscription de la pulsation du cœur chez l'homme. — De la pulsation négative. — Explorateur à tambour pour la pulsation du cœur. — Inscription des pulsations du cœur chez les petits animaux.

Le nom impropre de *choc* donné à la pulsation ventriculaire montre bien qu'on n'avait reconnu dans ce phénomène qu'un mouvement instantané dont la durée est inappréciable à nos sens. Ce mouvement n'avait pas d'autre valeur que de servir de point de repère dans l'auscultation et de faire distinguer le premier bruit du cœur du second ; la cardiographie donne à ce phénomène une signification nouvelle.

La pulsation du cœur n'est pas un choc instantané.

§ 91. — Les expériences cardiographiques nous ont appris déjà que la pulsation du cœur peut se traduire par un tracé fort riche en détails ; l'analyse de ce tracé fournit, en effet, l'expression de presque tous les actes qui se passent dans une révolution du cœur. On y peut voir l'instant précis où débute la systole des ventricules et celui où la diastole commence ; on y mesure donc aisément les durées relatives des périodes systolique et diastolique du ventricule ; on y lit également les clôtures valvulaires ; enfin, les variations de la courbe traduisent les changements de volume qu'éprouvent les ventricules, suivant qu'ils se vident dans les artères, ou qu'ils s'emplissent par un afflux de sang veineux que vient compléter la systole de l'oreillette.

Si les changements de volume et de consistance des ventricules se combinent avec les ébranlements valvulaires dans le tracé de la pulsation du cœur, la plupart de ces éléments ne sont perceptibles qu'avec les appareils inscripteurs, car notre toucher ne perçoit que le durcissement subit des ventricules au début de leur systole. C'est ce durcissement qui constitue l'élément essentiel de la pulsation, c'est lui qui produit le battement ou choc que la palpation fait sentir.

Il n'y a pas lieu de revenir sur les théories diverses émises au sujet de la pulsation du cœur ; on sait comment Harvey reconnut qu'elle se produit au début de la systole des ventricules, et comment les différents physiologistes cherchèrent à expliquer par quel singulier mécanisme les ventricules, bien que diminuant de volume puisqu'ils se resserrent, viennent cependant frapper contre les parois de la poitrine ou contre la main qui les presse[1].

Ces discussions ont beaucoup perdu de leur intérêt, maintenant que de nombreuses expériences peuvent fixer l'opinion sur le mécanisme de la pulsation cardiaque ; il n'y a donc pas lieu de traiter à nouveau ces questions historiques, pas plus que de décrire les déplacements de la base ou de la pointe des ventricules, aux différentes phases de leur systole, ou les torsions et les détorsions du cœur sous l'influence de l'action oblique des faisceaux musculaires des ventricules.

Mécanisme de la pulsation du cœur.

§ 92. — Les ventricules, avons-nous dit, deviennent durs et globuleux au moment de leur systole ; ils repoussent alors le doigt qui, pendant leur période diastolique, les sentait mous, dépressibles, et les déformait par la moindre pression.

Cette théorie se trouve parmi toutes celles qu'on a émises pour expliquer le choc du cœur; mais elle n'était pas accompagnée de preuves suffisantes et n'est généralement pas clairement formulée. Lancisi[2] dit qu'au moment de la systole le cœur devient rond et comme sphérique, d'allongé qu'il était;

1. Voir les traités classiques de physiologie.

2. Lancisi, *De motu cordis*. L. I, sect. 2, chap. II, p. 124.

Carlisle[1], qu'il tend à ce moment à prendre une forme nouvelle et à augmenter d'épaisseur, tout en diminuant de volume; Ludwig[2] a soutenu la même opinion; enfin les médecins de la commission de Dublin[3] ont vu qu'en plaçant, sur les ventricules d'un âne, le cylindre d'un stéthoscope et en chargeant ce cylindre d'un poids d'un kilogramme, ce poids déprimait profondément le cœur en diastole, mais était repoussé brusquement à chaque systole.

Ces remarquables expériences étaient à peu près tombées en oubli et la théorie la plus répandue, même parmi les physiologistes, était celle qui attribuait le choc du cœur à un mouvement de torsion de la pointe des ventricules qui allait frapper contre les parois thoraciques.

Les expériences que Chauveau et moi avions faites, en inscrivant la pulsation du cœur, nous avaient clairement démontré que ce phénomène est dû surtout aux changements de consistance du ventricule, et qu'il ne tient pas à une percussion de la pointe du cœur contre la paroi thoracique, puisque la pulsation se sent également bien, quelle que soit la région des ventricules qu'on explore.

Le durcissement soudain d'une cavité musculaire qui se contracte n'a guère d'analogue en dehors de la fonction du cœur; aussi se le représente-t-on difficilement quand on ne l'a pas perçu un grand nombre de fois dans les vivisections.

Il est cependant un phénomène que tout le monde peut constater sur soi-même et qui rend compte assez exactement du mécanisme de la pulsation du cœur : c'est le durcissement des parois abdominales au moment d'un effort. Si l'on appuie la main sur le ventre en relâchement, les doigts en dépriment facilement les parois et s'y enfoncent profondément. A cet instant, que l'on fasse un effort, c'est-à-dire qu'on ferme la glotte en contractant brusquement les parois abdominales et le diaphragme, aussitôt la main est repoussée avec violence par le durcissement du ventre qui, d'aplati et de déformé qu'il était, prend brusquement la forme arrondie.

Cet exemple suffirait presque pour faire comprendre le méca-

1. Carlisle, *Abstract of Observ. On the Motion and Sounds of the Heart.* (*Brit. Assoc.* Cambridge, 1833, p. 456.)

2. Ludwig, *Ueber den Bau und die Bewegungen der Hertzventrikel.* (*Zeitsch f. rat. Med.* 1849, t. VII, p. 205.)

3. *Reports of the British Associat.* 1835. p. 244.

nisme de la pulsation du cœur; une expérience achèvera la démonstration : ce sera la reproduction artificielle de cette pulsation au moyen d'un appareil mécanique.

Reproduction artificielle de la pulsation du cœur.

§ 93. — L'appareil qui a servi pour imiter les bruits du cœur ne pouvant être employé pour reproduire le mécanisme de la

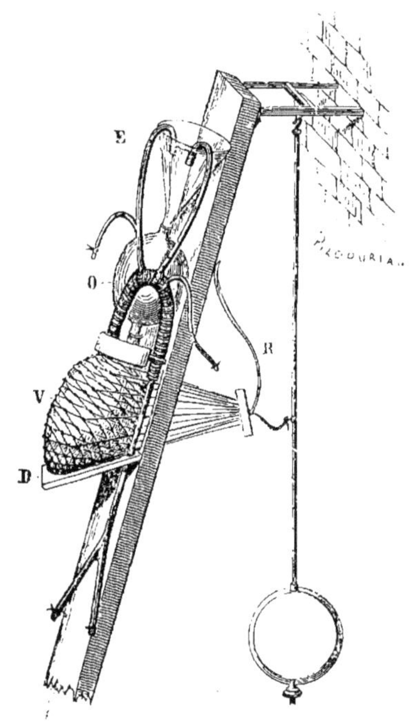

Fig. 58. — Premier appareil destiné à reproduire artificiellement la pulsation du cœur.

pulsation, puisque le ventricule y est contenu dans un ballon de verre et par conséquent inaccessible au toucher, j'en ai fait un autre où le ventricule est imité par une ampoule de caoutchouc V (fig. 58), enserrée dans un filet dont les mailles ont environ un demi-centimètre de largeur. A ces mailles sont reliés des cordonnets de soie qui contournent l'ampoule ventriculaire en différents sens et se réunissent en deux faisceaux pour se diriger en arrière et traverser la planche contre laquelle est fixé l'appareil, en passant par deux fentes verticales, à bords polis et glissants. Ces faisceaux de fils permettent d'actionner l'appareil et de donner au ventricule des resserrements et des relâchements alternatifs rythmés comme ceux du cœur. Un lourd pendule auquel on imprime des oscillations tend et relâche tour à tour les mailles du filet ventriculaire [1].

Le reste de l'appareil est une imitation grossière de l'oreillette et des vaisseaux artériels [2]. Dés valvules auriculo-ventriculaires et sigmoïdes dirigent le cours du liquide comme dans un cœur véritable.

En appliquant la main sur le ventricule pendant qu'on imprime des oscillations au pendule, on sent que, tour à tour, les doigts

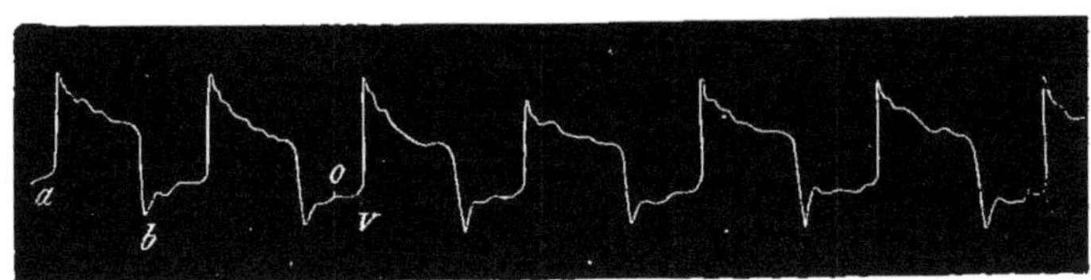

Fig. 59. — Tracé de la pulsation du ventricule obtenu avec le précédent appareil.

dépriment les parois du ventricule, puis sont repoussés par le durcissement de cette poche. Or, on constate aisément que le moment où le doigt est repoussé, et éprouve une sensation identique à celle que donne la pulsation du cœur, correspond à celui où l'oscillation du pendule produit le resserrement ventriculaire.

Poussons plus loin l'analyse du phénomène et appliquons, au-devant de la paroi ventriculaire, un appareil explorateur de la pulsation relié lui-même à un tambour inscripteur; nous recueillerons le tracé de cette pulsation artificielle et, si l'appareil est construit avec soin, nous constaterons que ce tracé est identique à celui de la pulsation d'un cœur véritable.

Le schéma qui vient d'être décrit ne donnait encore qu'une imi-

1. Le ressort R empêche les fils de traction de se détendre trop complètement pendant la phase de l'oscillation pendulaire qui les laisse relâchés.

2. Voir, pour les détails : Marey, *Études physiologiques sur les caractères des battements du cœur*. (*Journ. de l'Anat. et de la Physiol.*, 1865, p. 417.)

tation grossière de la forme de la pulsation cardiaque (fig. 59); cela tenait à la défectuosité des moyens employés pour imiter la force systolique du cœur. Cette force était simulée par l'oscillation d'un poids qui exerçait une traction intermittente sur les mailles du filet renfermant la poche ventriculaire. J'obtins une imitation

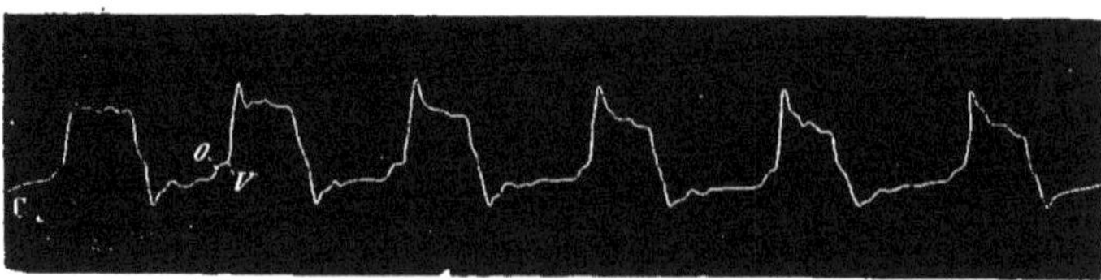

Fig. 60. Tracé de la pulsation du cœur sur un schéma plus perfectionné. — O, effet de la systole de l'oreillette. — V, systole ventriculaire.

beaucoup plus parfaite au moyen d'un autre appareil dans lequel un mécanisme approprié produisait la constriction du ventricule, avec des phases plus analogues à celle du resserrement systolique[1].

Dans le nouvel appareil, j'imite à la fois l'action de l'oreillette

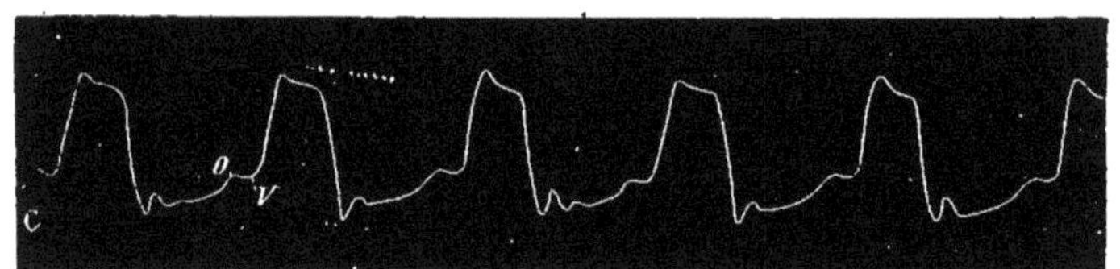

Fig. 61. — Tracé de la pulsation du cœur de l'homme. — O et V, effets des systoles de l'oreillette et du ventricule.

et celle du ventricule, de sorte que, sur le tracé obtenu, on retrouve tous les éléments de la pulsation d'un cœur d'animal. On en pourra juger par les figures 60 et 61, où sont rapprochés deux tracés, recueillis : l'un sur le schéma, l'autre sur le cœur d'un mammifère.

Double influence des changements de consistance et de volume des ventricules dans la pulsation du cœur.

§ 94. — Une pulsation du cœur contient à la fois l'expression

1. *Trav. lab.*, t. I, p. 66.

des changements de consistance et des changements de volume du ventricule[1]. C'est pourquoi, pendant la phase systolique, bien que la pression intra-ventriculaire reste élevée et subisse même un accroissement notable, le sommet de la courbe de la pulsation descend, par une pente plus ou moins inclinée, exprimant que le cœur diminue de volume et presse moins l'explorateur appliqué sur lui. Pendant sa diastole, au contraire, le cœur se remplit et se gonfle; aussi, bien qu'il n'acquière pas une dureté suffisante pour repousser énergiquement l'explorateur, il le comprime assez, néanmoins, pour produire une légère élévation de la courbe.

Ce caractère général de la pulsation s'observe sur tous les animaux dont le cœur a des oreillettes et des ventricules. La grenouille elle-même dont le cœur semble, à la vue, se comporter d'une manière paradoxale, présente, dans le tracé de sa pulsation, les éléments qui viennent d'être décrits.

Pulsation du cœur chez la grenouille.

§ 95. — Voici comment se fait l'expérience. On saisit les ventricules entre les mors du myographe (voy. fig. 16), et l'on obtient le tracé (fig. 62) dans lequel se voient nettement : le gonflement

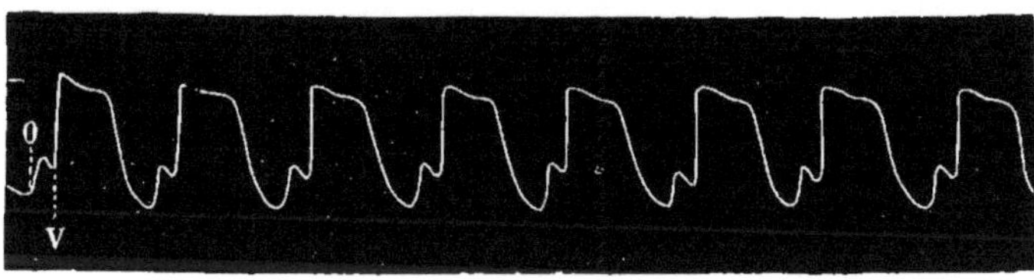

Fig. 62. — Tracé de la pulsation du cœur de la grenouille. — O, systole de l'oreillette. — V, systole du ventricule.

du ventricule produit au moment de la systole de l'oreillette O, le durcissement énergique qui accompagne la systole ventriculaire V; puis, pendant la durée systolique, une ligne légèrement descendante de la courbe, exprimant que le cœur diminue de volume et que les branches du myographe se rapprochent un peu

1. Voir, pour la démonstration, *Trav. lab.*, t. I, p. 58.

l'une de l'autre; enfin, une chute brusque de la courbe correspond au relâchement ventriculaire.

Cette courbe diffère de celle du cœur des mammifères par la brièveté de sa période diastolique, par l'absence du *vide post-systolique* § 79, ainsi que du *flot de l'oreillette*, mais elle contient les éléments principaux de la pulsation et suffit pour montrer qu'il n'y a aucune différence fondamentale entre la pulsation d'un cœur de grenouille et celle du cœur d'un mammifère ou d'un oiseau.

Inscription de la pulsation du cœur sur l'homme.

§ 96. — La richesse des détails contenus dans la pulsation du cœur d'un mammifère me faisait vivement désirer d'obtenir sur l'homme des tracés fidèles de cette pulsation. Le doigt, placé au niveau de la pointe du cœur et s'insinuant dans un espace intercostal, sent parfois très distinctement la pulsation ventriculaire. Pour celui qui est prévenu que ce phénomène n'est pas un choc, mais qu'il consiste en une poussée prolongée qui dure autant

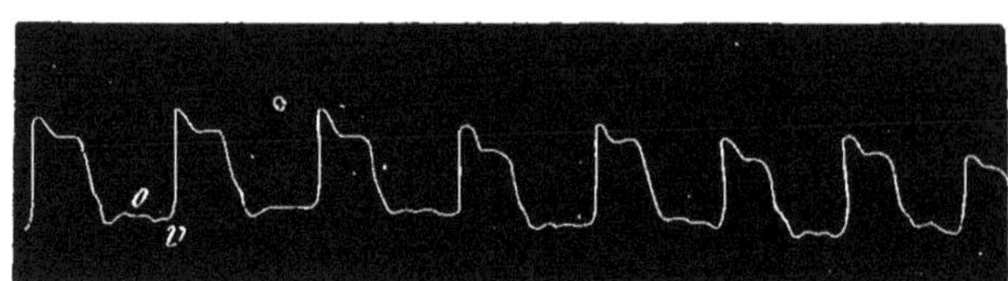

Fig. 63. Tracé de la pulsation du cœur de l'homme recueilli avec le sphygmographe. — O, effets de la systole de l'oreillette très peu marqués. — V, systole du ventricule.

que la systole ventriculaire, il semble que cette pulsation puisse s'inscrire aisément avec sa durée et ses inflexions variées.

J'essayai d'abord d'appliquer sur la région précordiale un instrument que j'avais imaginé pour l'inscription du pouls : le sphygmographe à ressort dont il sera question plus loin, et j'obtins un tracé (fig. 63) déjà assez satisfaisant. Mais l'application du sphymographe sur la région du cœur est difficile et nécessite des attitudes fort incommodes.

Buisson[1], appuyant sur sa poitrine, à l'endroit où se fait la pulsation du cœur, un entonnoir de verre relié à un tambour à

1. Buisson, Thèse, Paris, 1862, p. 23.

levier, recueillit des tracés très riches en détails, mais dont l'interprétation lui échappait, d'autant plus que la forme de ces tracés changeait à mesure qu'on appliquait l'instrument plus loin de la région où le battement se perçoit le plus nettement. Tout à fait en dehors de cette région, la forme du tracé était entièrement inverse de ce qu'elle est au niveau de la pointe du cœur. Une étude attentive des phénomènes découverts par Buisson me fit voir à quoi tenaient ces transformations curieuses de la pulsation et cette forme *négative* qu'on observe parfois.

De la pulsation négative.

§ 97. — On a vu plus haut qu'un double effet accompagne chacune des systoles des ventricules : 1° ces organes changent de forme et de consistance, ce qui produit une pression excentrique contre les parois de la poitrine dans les points où ces parois déformaient la masse ventriculaire ; 2° les ventricules diminuent de volume d'une manière absolue pendant leur systole, à mesure que leur contenu est éliminé par les artères ; pendant leur diastole, au contraire, ils se remplissent et se gonflent. C'est à ces changements de volume des ventricules et aux changements de pression qu'ils créent autour d'eux qu'est due la pulsation négative.

Au moment où le cœur diminue de volume, il produit autour de lui une aspiration véritable ; toutes les parties qui l'environnent viennent occuper la place que ses parois abandonnent. Ainsi, le poumon se dilate, le diaphragme s'élève, les espaces intercostaux s'enfoncent, chacune de ces parties obéissant à cette aspiration dans la limite de la mobilité qu'elle possède[1].

Si l'entonnoir de Buisson, au lieu d'être appliqué au niveau du point de contact des ventricules avec les parois de la poitrine (point unique où se produit la pulsation positive), est placé sur un endroit où ce contact n'ait pas lieu, chaque systole s'accompagnera d'une dépression des espaces intercostaux et d'une

1. Buisson (*loc. cit.*) a remarqué en outre que si l'on introduit dans sa bouche l'extrémité du tube d'un tambour à levier, en laissant la glotte largement ouverte, le levier exécute des mouvements synchrones avec ceux du cœur. Le tracé de ces mouvements est négatif ; il provient de la raréfaction de l'air du poumon produite au moment où le cœur diminue de volume. Nous reviendrons ultérieurement sur ces expériences qui ont été reprises par François-Franck et par Mosso.

raréfaction de l'air de l'entonnoir, d'où résultera un abaissement du levier cardiographique. A l'inverse, chaque diastole des ventricules, amenant la réplétion de ces cavités, produira un gonflement des espaces intercostaux sur lesquels repose l'entonnoir et une élévation du levier[1].

§ 98. — Le moyen d'obtenir à coup sûr un tracé positif de la pulsation, c'est d'agir, d'une manière bien localisée, sur le lieu précis où le cœur est en contact avec la paroi thoracique. A cet effet, l'appareil explorateur de la pulsation doit être muni d'un bouton étroit et arrondi qui s'insinue entre deux côtes et s'applique exactement en face de la paroi ventriculaire[2]. Pour bien

1. E.-J. Marey, *Études physiologiques sur les caractères graphiques des battements du cœur et des mouvements respiratoires et sur les différentes influences qui les modifient.* (*Journ. de l'Anatomie et de la Physiologie*, 1865.)

2. Je substituai d'abord à l'entonnoir simple que Buisson appliquait sur le cœur l'instrument nommé stéthoscope de Kœnig, sorte d'entonnoir dont le pavillon est fermé par une lentille d'eau comprise entre deux membranes de caoutchouc. Les tracés obtenus avec cet instrument sont assez bons quand la pulsation du cœur est forte. Donders a contrôlé la fidélité des tracés obtenus par cette méthode, et a constaté que dans la limite de vitesse que présentent les mouvements du cœur de l'homme et des grands

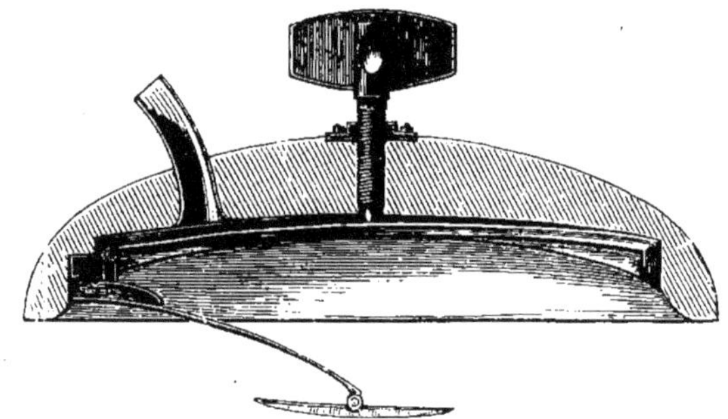

Fig. 64. — Explorateur à coquille pour la pulsation du cœur.

animaux, on peut avoir confiance dans l'exactitude des tracés. (F. C. Donders, *Examen du cardiographe. — Verst. in med. der Kon Akad. van Wetensch.*, t. XV, p. 267.)

La figure 64 représente une coupe d'un de ces appareils dans ses dimensions réelles. Une sorte de coquille de bois, légèrement excavée, présente des bords arrondis qui s'appliquent exactement sur les parois de la poitrine, de façon que la peau de la région précordiale enferme l'air dans cette capsule qui communique, par un tube et un tuyau de caoutchouc, avec le tambour d'un cardiographe. Au fond de la capsule se trouve un ressort que l'on peut armer plus ou moins, en tournant une vis de réglage qui se voit sur la surface convexe. Suivant la tension de ce ressort, on fait saillir plus ou

déterminer au préalable le lieu où doit s'appliquer l'instrument, on cherche avec le doigt le point où la pulsation se sent avec le plus de netteté.

Un bon explorateur doit déprimer et déformer, au travers des parois thoraciques, le ventricule dont il subira les changements de consistance et de volume[1]. Voici une disposition à laquelle je me suis arrêté, sauf quelques modifications de détails.

Explorateur à tambour pour la pulsation du cœur.

§ 99. — A l'intérieur d'une cloche de bois (fig. 65), se trouve une capsule de métal qui s'ouvre par un tube traversant les parois de

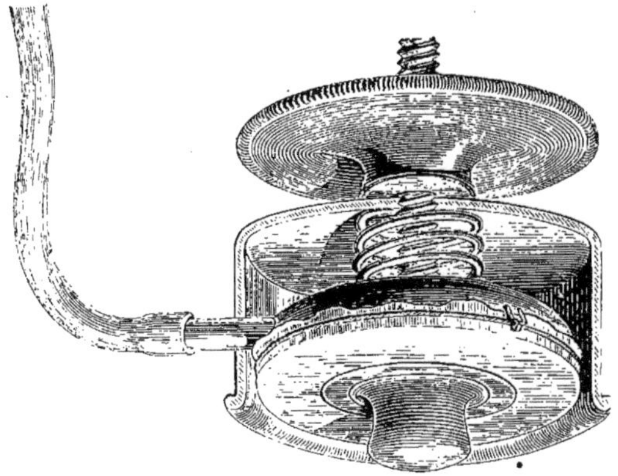

Fig. 65. Explorateur à tambour pour la pulsation du cœur.

la cloche. La capsule, fermée en bas par une membrane de caoutchouc, renferme un ressort-boudin assez faible qui fait légère-

moins une petite plaque d'ivoire destinée à exercer sur la région précordiale une pression élastique. Cette plaque déprime la peau pendant la diastole ventriculaire, mais elle est repoussée pendant la systole. De là résulte un mouvement de soufflet sous l'influence duquel le levier du cardiographe entre en mouvement.

Les tracés obtenus avec cet appareil sont identiques à ceux que fournissait le stéthoscope de Kœnig ; mais comme on peut, en tournant la vis extérieure, régler la sensibilité de l'instrument, le nouvel appareil est préférable, car il trouve moins d'individus réfractaires à l'étude graphique de la pulsation cardiaque. Enfin, cet explorateur est d'une solidité parfaite, ce qui est très important.

1. Comme la coquille ne fonctionne qu'à la condition que les bords en soient exacte-

ment saillir la membrane en dehors. Un disque d'aluminium et un bouton de liège reposent sur cette membrane. Toute pression exercée sur le bouton chasse l'air de la capsule, à travers le tube qui la termine, jusque dans les appareils inscripteurs.

Quand on applique par ses bords la cloche de bois contre les parois de la poitrine, de façon que le bouton saillant repose sur le point que l'on veut explorer, il faut pouvoir exercer avec ce bouton une pression plus ou moins forte sur la région cardiaque.

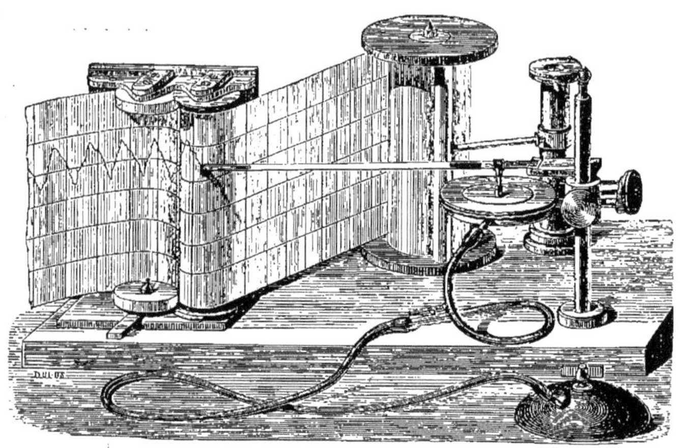

Fig. 66. Polygraphe à bande de papier sans fin relié à un explorateur à coquille, pour inscrire la pulsation du cœur.

Cela s'obtient en tournant une vis de réglage placée au fond de la cloche de bois. Cet appareil peut s'appliquer indifféremment sur l'homme et sur les animaux; il est donc, à ce point de vue, préférable à l'explorateur à coquille. Au reste, tous deux fournissent des tracés identiques[1].

Un explorateur du cœur relié à un tambour à levier trace sa courbe, soit sur un cylindre enfumé à la manière ordinaire,

ment adaptés contre la peau, afin de produire une clôture hermétique. cet instrument est difficilement applicable sur les animaux. à cause des poils qui en empêchent l'adaptation exacte. Il faut alors mouiller la région explorée avec de l'eau de savon ou avec un corps gras qui empêche le passage de l'air sur les bords de la coquille. Mieux vaut encore employer un explorateur dont la cavité soit naturellement close. Je donne donc la préférence à l'*explorateur à tambour* (fig. 65).

1. J'ai récemment modifié la forme de l'explorateur à tambour et l'ai rendu beaucoup moins volumineux; la description du nouvel instrument sera donnée à la fin de l'ouvrage, dans la *Partie technique*.

soit sur une bande de papier divisé qu'entraîne un mouvement d'horlogerie, comme dans la figure 66[1]. A cet instrument je préfère celui qui sera décrit dans la *Partie technique* sous le nom de *polygraphe à cylindre*, et qui permet d'inscrire à la fois un grand

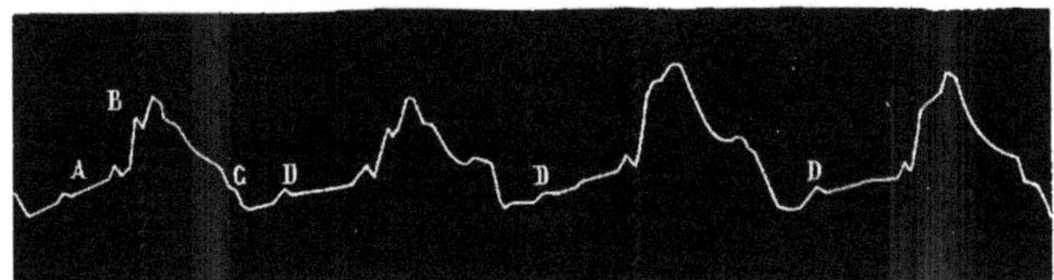

Fig. 67. Tracé de la pulsation du cœur d'un homme.
A, réplétion ; B, systole du ventricule ; C, clôture de sigmoïdes ; D, flot de l'oreillette.

nombre de phénomènes, tels que la pulsation du cœur, le pouls d'une ou de plusieurs artères, la respiration, etc.[2].

1. Le papier, enroulé sur une bobine (fig. 66), y est tenu légèrement pressé par une baguette d'ivoire qu'un ressort appuie avec une force constante. Un mouvement d'horlogerie, invisible dans la figure, conduit uniformément la bande de papier devant la plume qui termine le levier, et qu'on charge d'encre ordinaire.

L'appareil est monté sur une planchette rectangulaire qui entre exactement dans une boîte où l'on peut enfermer l'instrument avec les différents accessoires qui servent à son usage.

2. Quel que soit l'appareil qu'on emploie pour recevoir le tracé de la pulsation, il

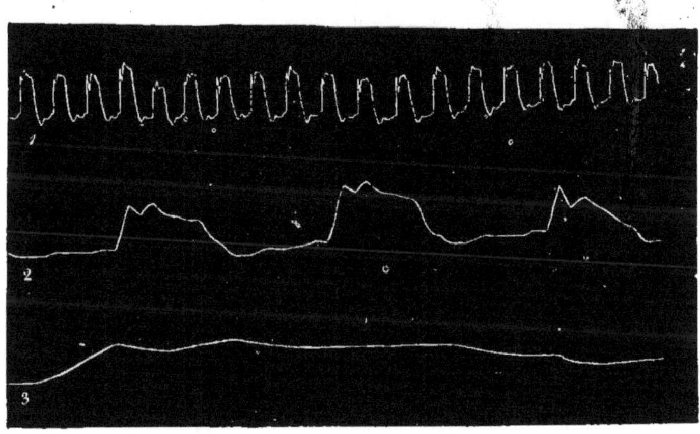

Fig. 68. Pulsations du cœur recueillies avec trois vitesses différentes du papier qui reçoit le tracé.

faut que le papier ne se meuve ni trop vite ni trop lentement, pour que les tracés

La figure 67 est obtenue sur un homme à l'état sain ; elle offre une ressemblance parfaite avec le type obtenu sur le cheval (fig. 40).

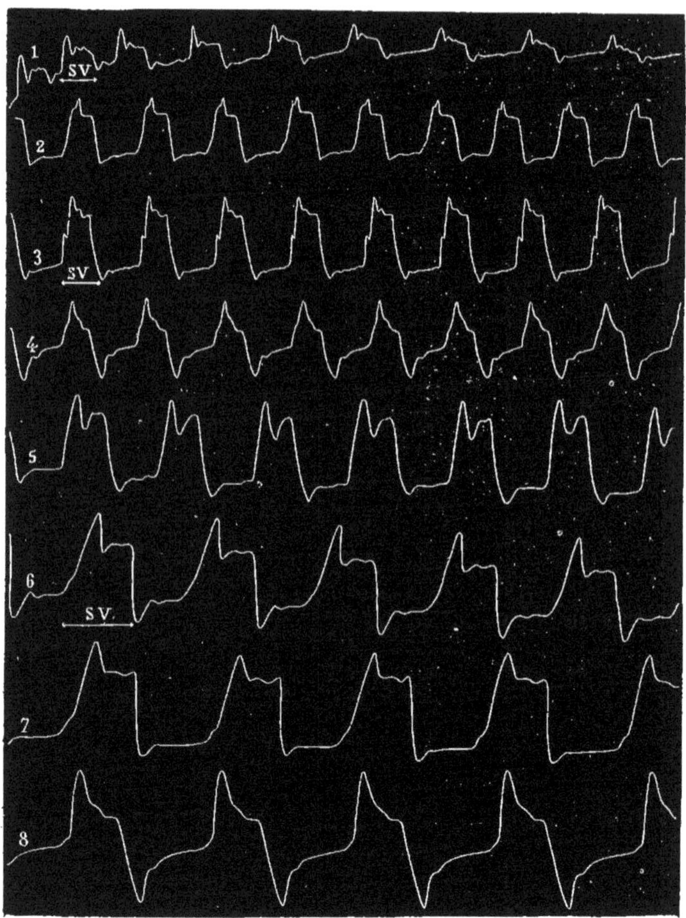

Fig. 69. Types variés de la pulsation du cœur recueillis sur le même individu avec le même explorateur et la même vitesse de translation du papier. — SV représente la phase systolique des ventricules. Toutes ces variétés de fréquence, de forme et d'amplitude tiennent à des changements dans les conditions physiologiques de la circulation.

Rien n'est plus varié que les formes de la pulsation du cœur

soient bien intelligibles. La figure 68 montre la pulsation du cœur inscrite avec trois vitesses croissantes : la ligne 1, vitesse trop faible, condense trop les détails de la pulsation ; la ligne 3 les étend trop, il ne tient pas une pulsation complète dans l'étendue à l'état physiologique; on y trouve toutefois les éléments que nous avons déjà appris à interpréter en étudiant les tracés de cardiographie physiologique sur le cheval. Ces éléments varient sans doute, en sens divers, suivant la manière dont s'effectue l'action du cœur, mais il serait prématuré de se livrer à des conjectures relativement à la signification de ces types variés de la pulsation. J'attache une si grande importance à l'interprétation fidèle des courbes de la pulsation du cœur, que j'ai institué, pour en comprendre la signification, une série d'expériences qui seront exposées plus loin.

Il suffit de présenter ici quelques types de la pulsation recueillis sur l'homme sain. La figure 69 montre la variété des types physiologiques, et cependant on y peut aisément reconnaître les éléments normaux qui ont été décrits ci-dessus, §§ 60 à 74.

Garrod, Galabin, Keyt (de Cincinnati), Gibson et plusieurs autres auteurs ont publié également un certain nombre de types de la pulsation recueillis sur le cœur de l'homme[1].

La pulsation explorée avec un des appareils ci-dessus représentés est positive quand l'application de l'instrument est exactement faite en un point où le cœur est en contact avec la paroi thoracique. Mais comme en changeant les attitudes du corps on déplace le cœur, cela suffit pour changer le lieu où se produit la pulsation positive, de sorte que si l'explorateur reste à la même place que précédemment, il donne un tracé tout autre. La figure 70 est un exemple de cette transformation du tracé. Dans toute la ligne supérieure, la pulsation est négative; elle l'est aussi, au commencement de la ligne inférieure, mais au point *Tr. P. Pos.*,

de la ligne; la ligne 2 présente le tracé dans les meilleures proportions pour qu'il soit facile à comprendre; la vitesse avec laquelle cheminait le papier était de 2 centimètres environ par seconde. Le meilleur choix que l'on puisse faire, comme vitesse de translation du papier par rapport à l'amplitude des mouvements du levier inscripteur, est celui dans lequel la courbe systolique serait sensiblement inscrite dans un carré comme cela se voit dans la plupart des tracés (fig. 69).

1. A.-H. Garrod, *On Cardiograph Tracing from the Human Chest-wall.* (*Journ. of Anatomy and Physiology*, vol. V. 1870-1871, p. 17-27). — Galabin (*British Med. Journ.*, mai 1875, et *The Lancet*, mai 1876). — Keyt (*New-York Med. Journ.*, janv. 1876). — Gibson. *The Sequence and Duration of the cardiac Movements* (*Journ. of Anat. a. Phys.*, XIV, p. 235-241, 1877). Les résultats obtenus par ce dernier auteur sont particulièrement intéressants en ce qu'il a inscrit les pulsations chez un sujet qui présentait une fistule sternale. Gibson s'est beaucoup préoccupé des durées relatives de l'action des différentes parties du cœur. Il assigne à la systole de l'oreillette une durée moyenne de 0s,112, celle du ventricule étant, dans le même cas, de 0,368, et la pause diastolique 0,578. — Ces mesures me semblent beaucoup trop absolues.

elle devient positive par suite d'un changement d'attitude du corps.

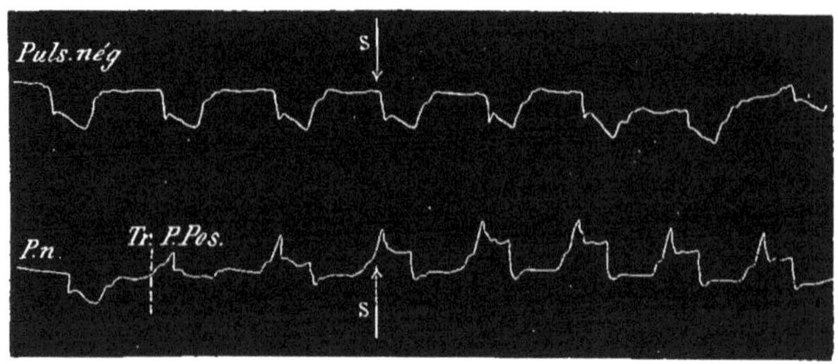

Fig. 70. Tracé de la pulsation du cœur qui de négative devient positive, par un changement de position du corps.

Inscription des pulsations du cœur chez les petits animaux.

§ 100. — Dans les expériences physiologiques, il faut pouvoir suivre pendant longtemps les mouvements du cœur d'un animal, et juger des changements que subissent les pulsations sous

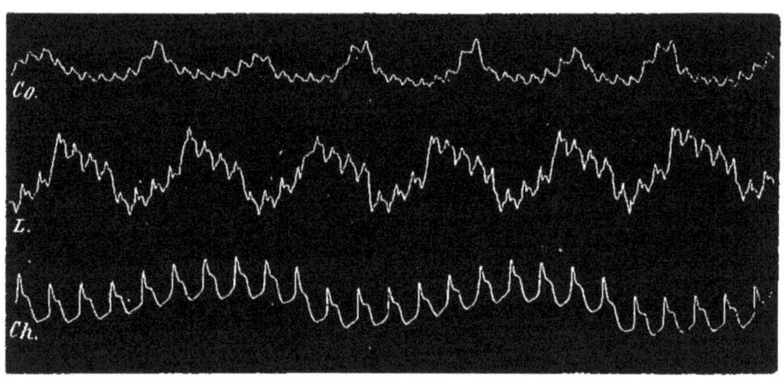

Fig. 71. Tracés du cœur et de la respiration inscrits avec l'explorateur à ceinture. *Co.* Cobaye, — *L.* Lapin, — *Ch.* Chat.

différentes influences. Sur le cobaye, le lapin et le chat, j'emploie avec succès un explorateur particulier[1], qui donne des

1. Cet instrument est représenté figure 72. Il se compose de deux tambours à air

tracés dont les courbes *Co*, *L*, et *Ch.* (fig. 71), représentent les types normaux[1].

On remarque, sur chaque ligne, des ondulations très prononcées de la ligne d'ensemble; elles sont dues aux mouvements respi-

contenant chacun un ressort qui en fait saillir la membrane. Ces tambours, articulés l'un à l'autre par une pièce à charnière, forment une sorte de pince dans laquelle on étreint la région cardiaque en appliquant les deux tambours de chaque côté du ster-

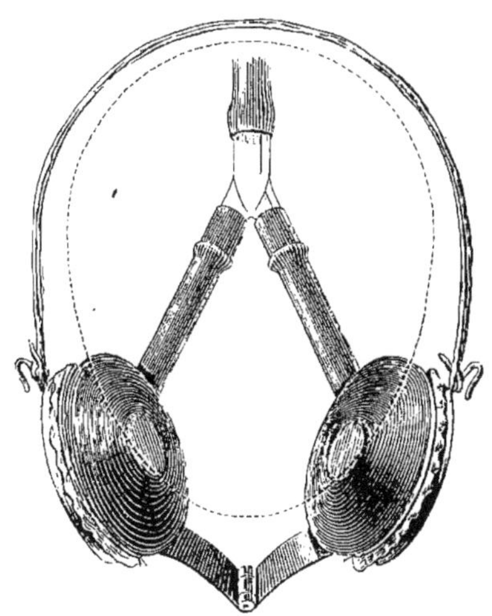

Fig. 72. Explorateur de la pulsation du cœur chez les petits mammifères.

num. Un lien passé autour du corps et fixé par deux crochets aux tambours explorateurs, en assure la fixité pendant des heures entières. Enfin, l'air contenu dans les deux explorateurs communique par un tube en Y avec un tambour à levier inscripteur.

1. Le type normal de la pulsation cardiaque du chien est irrégulier, comme cela se voit sur les figures 73 et 76. En outre, on remarque une coïncidence entre la période

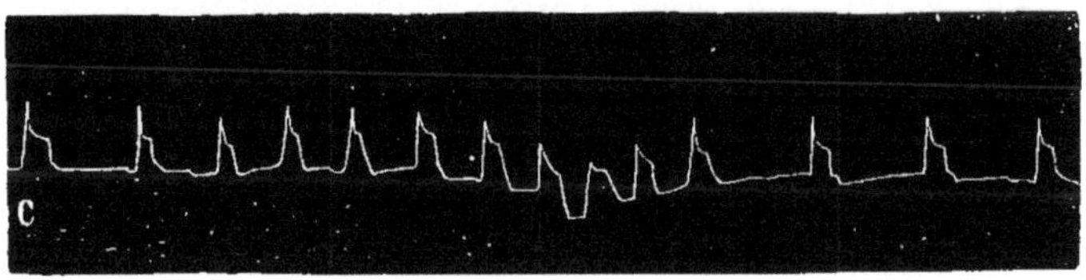

Fig. 73. Irrégularités des pulsations du cœur d'un chien. (Rotation rapide du cylindre.)

de ces irrégularités et les phases de la respiration, sans qu'il soit encore possible d'assigner à telle ou telle phase respiratoire une influence constante qui précipite ou ralentisse le rythme du cœur. Dans un récent travail (*Sulla circolazione del sangue nel*

ratoires dont les effets interfèrent avec la pulsation du cœur. A chaque inspiration, le thorax se dilate et comprime les explora-

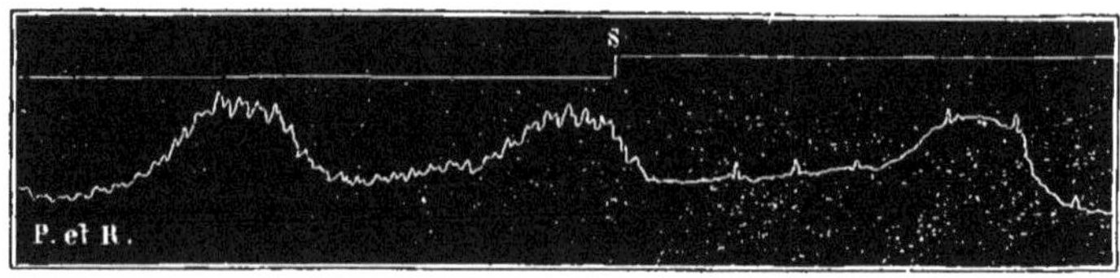

Fig. 74. P et R, pulsation du cœur et respiration d'un lapin. Dans la seconde moitié du tracé, on a excité le bout inférieur du pneumogastrique : ralentissement des mouvements du cœur.

teurs, de sorte que le tracé s'élève. A chaque expiration, le resserrement thoracique amène l'abaissement du tracé.

Cette indication simultanée des phases de la respiration et des

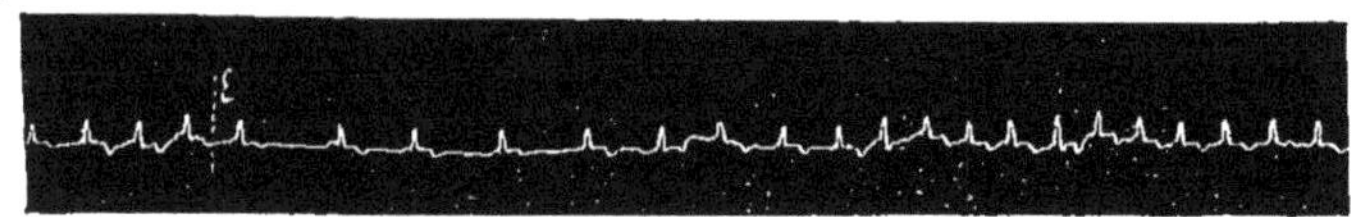

Fig. 75. Pulsation du cœur du lapin. On produit une excitation sensitive au moyen d'une inhalation d'acide acétique : ralentissement du cœur (d'après François-Franck).

caractères de la pulsation du cœur est très précieuse, dans beaucoup d'expériences, pour constater les changements que certaines

cervello dell' uomo, p. 100), Mosso annonce que les irrégularités du rythme cardiaque du chien disparaissent quand, par une hémorragie, on fait baisser la tension artérielle

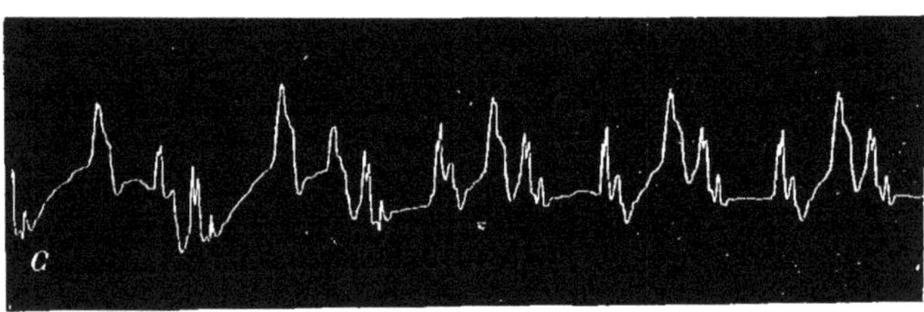

Fig. 76. Irrégularités des pulsations du cœur d'un chien. (La rotation du cylindre est plus lente et permet de saisir une relation entre la période de ces irrégularités et le retour d'une même phase de la respiration.)

Le tracé prend alors une régularité pareille à celle qu'on voit dans la figure 71. François-Franck a observé que les irrégularités du cœur du chien diminuent sous toutes les influences qui atténuent l'action modératrice du pneumogastrique : chloral, chloroforme, etc.

actions nerveuses provoquent dans la respiration et la circulation ; nous donnerons par anticipation deux types de ces expériences :

La figure 74 montre le ralentissement du cœur et de la respiration qui se produit sur un lapin quand on excite le pneumogastrique à la région du cou § 35.

La figure 75 est obtenue sur un autre lapin, au moment où l'on applique devant les narines de l'animal une éponge imbibée de chloroforme. Dans ce second cas, c'est une de ces influences qu'on appelle réflexes qui provoque l'action du pneumogastrique sur la respiration.

CHAPITRE XI.

ÉLASTICITÉ ET CONTRACTILITÉ DES ARTÈRES.

Caractères de l'élasticité des artères. — L'élasticité artérielle régularise le cours du sang et diminue l'intermittence de l'action du cœur. — L'élasticité artérielle favorise l'action du cœur en diminuant les résistances que cet organe doit surmonter. — Comparaison du rôle de l'élasticité artérielle à celui de l'élasticité musculaire. — Force élastique ou tension des artères ; sa mesure sur l'animal vivant. — Des manomètres. — Décroissance de la tension des artères à mesure qu'elles sont plus éloignées du cœur. — De la contractilité des artères. — Effets produits sur la circulation par le resserrement ou le relâchement des artères.

Les lois physiques, avons-nous dit, règlent le cours du sang dans les vaisseaux que l'on peut assimiler à des conduits où un liquide se meut sous une certaine pression.

Mais l'appareil circulatoire offre une supériorité très grande sur les canalisations rigides, c'est que les vaisseaux sont élastiques. Les artères surtout sont tendues en permanence par le sang qu'elles reçoivent du cœur et réagissent comme des ressorts pour pousser ce liquide en avant. Nous allons étudier les caractères physiques de l'élasticité artérielle et ses effets sur le mouvement du sang.

Caractères de l'élasticité des artères.

§ 101. — L'élasticité des artères change avec l'âge de l'animal observé ; elle n'est pas la même pour les artères de différents calibres ; elle varie avec le degré de distension des vaisseaux. Il est important de déterminer les caractères de cette force dont le rôle est si considérable dans la circulation.

Wertheim[1] a fait beaucoup d'expériences sur le *module* d'élasticité des tissus vivants et en particulier sur celui des artères. Il a vu que la force élastique de ces vaisseaux croît en raison même de la distension qu'ils ont déja subie, c'est-à-dire que pour allonger une bandelette artérielle de 1, de 2, de 3 millimètres par exemple, il faut des poids plus rapidement croissants que les allongements qu'on veut obtenir.

Mais ces expériences, faites sur des bandelettes de tissu artériel que l'on soumettait à des tractions graduées, correspondaient à l'allongement linéaire des artères ; elles ne renseignaient pas directement sur ce qui se passe quand l'allongement se produit dans tous les sens et se traduit par l'augmentation de capacité d'un cylindre formé de ce tissu[2].

1. Wertheim, *Élasticité et cohésion des principaux tissus du corps humain.* (*Comptes rend. Acad. sc.*, 28 décembre 1846).
— Du même. *Ann. de chim. et de phys.*, XII, 1841, et XXI, 1847.

2. En effet, telle substance, le caoutchouc vulcanisé par exemple, qui, taillée en lanières, présente des allongements proportionnels aux efforts de traction qu'elle subit, offre, si elle est modelée en sphère ou en cylindre creux, des augmentations de volume

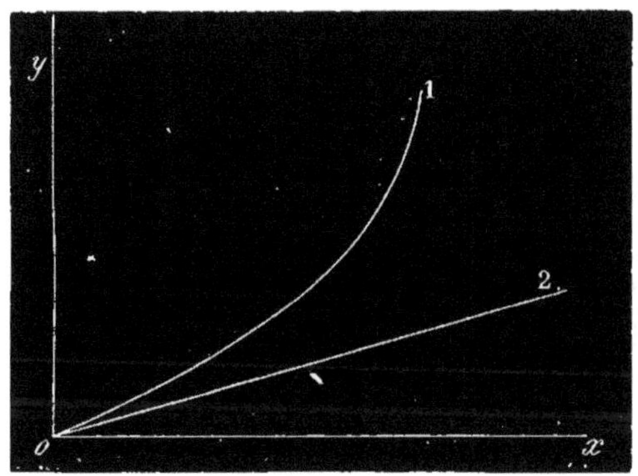

Fig. 77. 2, courbe de l'allongement d'une bandelette de caoutchouc soumise à des tractions régulièrement croissantes ; 1, courbe de l'augmentation de volume d'un tube de caoutchouc soumis à des pressions intérieures régulièrement croissantes. (Les allongements et les augmentations de volume sont comptés en ordonnées.)

qui croissent plus vite que les pressions intérieures auxquelles ces sphères ou ces cylindres sont soumis.

Ainsi, une bandelette de caoutchouc, soumise à des charges régulièrement croissantes, subirait des allongements régulièrement croissants, suivant la ligne $o\,2$ (fig.77), tandis qu'un tube de la même substance, soumis à des charges régulièrement croissantes, subirait des augmentations de volume exprimées par la courbe $o\,1$.

J'ai essayé de mesurer expérimentalement les changements de volume d'artères soumises à des pressions intérieures graduellement croissantes. C'est principalement sur des aortes d'hommes et de grands animaux que ces expériences ont porté[1].

Un tronçon d'aorte *a* (fig. 78), fermé à ses extrémités par deux bouchons, reçoit à son intérieur du liquide comprimé sous la pression du réservoir R, dont on peut faire varier à volonté la hauteur. Le tronçon d'aorte est contenu dans le manchon M rempli d'eau et mis en communication avec un tube gradué dans lequel s'avance plus ou moins le liquide du manchon. Chaque élévation du réservoir R augmente la pression à l'intérieur de l'artère *a*,

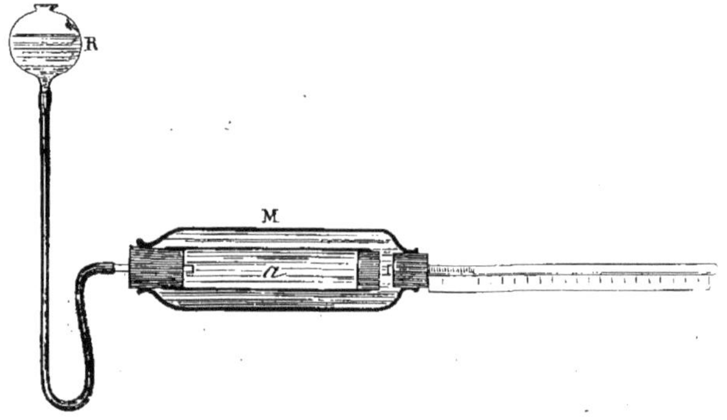

Fig. 78. Appareil destiné à mesurer les changements de volume d'un tube élastique ou d'une artère, sous l'influence de pressions intérieures graduellement croissantes ou décroissantes.

qui se gonfle et déplace dans le tube gradué une certaine quantité du liquide du manchon M; la course de la colonne liquide à l'intérieur de ce tube mesure la valeur de la dilatation du vaisseau.

En opérant sous des charges graduellement croissantes, j'ai toujours obtenu des dilatations de moins en moins grandes du vaisseau distendu. Si on représente graphiquement le phénomène, on a la courbe A (fig. 79), pour la dilatation de l'aorte sous charges graduellement croissantes, tandis que la courbe B correspond à la dilatation qu'éprouverait, sous des charges semblables, un tube de caoutchouc vulcanisé.

Dans cette figure, la courbe A (à convexité supérieure) exprime

1. Voir, pour les détails des expériences, *Trav. lab.*, t. IV, p. 178.

un mouvement diminué, c'est-à-dire que les dilatations successivement obtenues, étant portées en ordonnées, correspondaient, pour des accroissements réguliers de la pression intérieure, à des élévations de moins en moins grandes comptées sur l'axe des abscisses. La courbe du caoutchouc B (courbe à concavité supérieure) exprime un mouvement accéléré; ses ordonnées s'élèvent de quantités de plus en plus grandes pour des accroissements réguliers de la pression intérieure[1].

On peut conclure de ces expériences, que la *force élastique* des artères (ou leur résistance à l'extension) croît plus vite que la

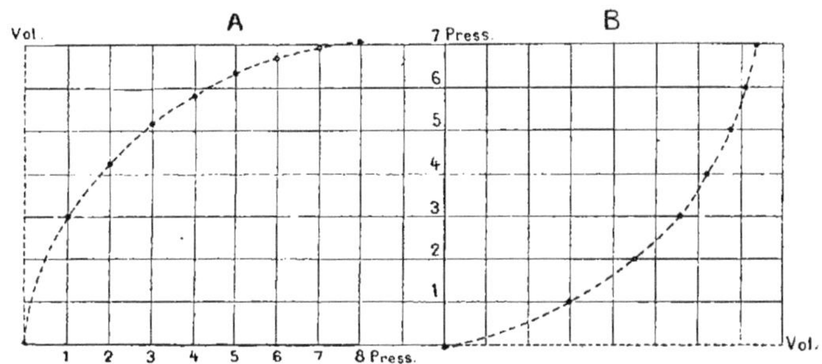

Fig. 79.

A. Courbe des augmentations de volume d'une aorte soumise à des pressions intérieures régulièrement croissantes.

B. Courbe des augmentations de volume d'un tube de caoutchouc soumis à des pressions intérieures régulièrement croissantes.

dilatation de ces vaisseaux sous l'influence de l'action du cœur; autrement dit, il suffit qu'il entre une petite quantité de sang dans le système artériel déjà tendu pour accroître la tension d'une manière notable.

Dans un récent travail[2], Ch. S. Roy a étudié avec soin les caractères de l'élasticité des vaisseaux. Sa méthode diffère de la mienne, en ce que le physiologiste anglais inscrit les changements de volume des vaisseaux soumis à différentes charges. Dans la disposition qu'il a adoptée, le manchon qui contient

1. Rappelons que le caoutchouc dont était formé le tube qui a donné la courbe B se fût allongé de quantités uniformément croissantes si on l'eût soumis à une série de charges croissant elles-mêmes uniformément.

2. Ch. S. Roy, *The elastic Propertie of the arterial Wals.* (*Journ. of Physiol.* — Cambridge, 1880.)

l'artère présente, en un point, une paroi membraneuse reliée à un levier inscripteur. Roy croit pouvoir tirer de ses expériences un certain nombre de conclusions dont nous rappellerons quelques-unes.

L'extensibilité des artères est à son maximum quand il existe à l'intérieur de ces vaisseaux une pression semblable à celle à laquelle ils sont soumis pendant la vie.

Le module d'élasticité est sensiblement le même pour l'aorte et pour ses branches ; il se modifierait facilement sous l'influence des maladies qui affectent la nutrition.

L'artère pulmonaire présente une extrême extensibilité.

Les artères des animaux sont mieux adaptées que celles de l'homme aux besoins de la circulation ; ce n'est que chez les très jeunes enfants que l'élasticité artérielle présente des conditions aussi favorables, etc.

L'élasticité artérielle régularise le cours du sang et diminue l'intermittence de l'action du cœur.

§ 102. — En examinant au microscope la circulation dans les petits vaisseaux, ce qui peut se faire en étendant sous l'objectif de l'instrument une membrane transparente dans laquelle le sang circule (membrane interdigitale de grenouille, poumon du même animal, mésentère de souris, etc.), on voit que les globules du sang cheminent d'un mouvement uniforme et n'ont plus l'impulsion saccadée que le sang avait reçue du cœur.

Depuis longtemps les physiologistes ont expliqué, dans son résultat final, cette transformation de mouvement qui change les impulsions intermittentes du cœur en un courant continu et régulier dans les capillaires.

On sait que, dans les pompes à incendie, le jeu intermittent du piston refoule l'eau sous une cloche pleine d'air ; l'élasticité de ce gaz comprimé réagit continuellement sur la surface du liquide et devient une force sensiblement constante qui pousse à travers les tuyaux et fait jaillir à leur extrémité un courant continu. La même chose arrive dans le système artériel ; seulement, c'est l'élasticité des vaisseaux eux-mêmes qui, dans l'appareil circulatoire, transforme le mouvement. Cette analogie n'avait pas échappé aux physiologistes ; elle est signalée dans la plupart des traités classiques. Suivant notre méthode ordinaire, cherchons à étudier cet effet de l'élasticité artérielle, en le reproduisant dans un appareil hydraulique.

Prenons un vase de Mariotte (fig. 80), élevé sur un support. De ce vase se détache un tube flexible (mais non élastique) muni d'un robinet. Ce tube se bifurque, et chacune de ses branches se continue par un long conduit. De ces deux prolongements, l'un est inerte, il est formé d'un tube de verre; l'autre est élastique, c'est du caoutchouc mince. Ces deux tubes se terminent par des ajutages étroits qui versent le liquide dans deux éprouvettes.

La bifurcation qui donne naissance aux deux tubes, l'un inerte

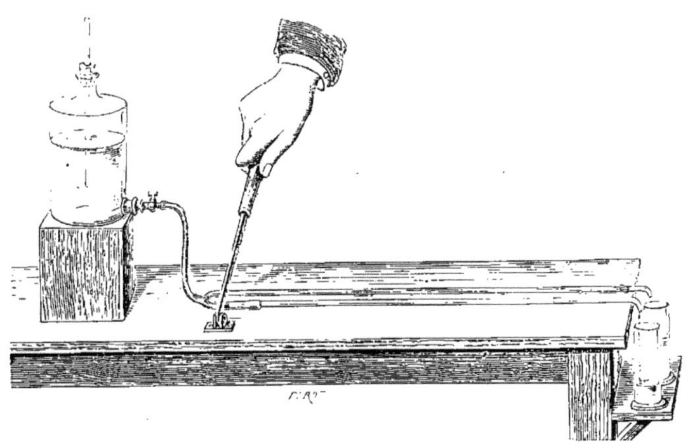

Fig. 80. Expérience destinée à montrer comment l'élasticité des artères modifie le mouvement du sang

et l'autre élastique, est formée de tissu compressible; on en oblitère les deux branches à la fois en abaissant avec la main un levier compresseur, ce qui supprime en même temps l'afflux dans les deux tubes. Quand on soulève le levier, l'afflux recommence dans l'un et l'autre tube. Si on crée des afflux intermittents en élevant et abaissant tour à tour le levier compresseur, on voit :

1° Que le tube inerte émet à son orifice d'écoulement des jets de liquide intermittents comme les afflux eux-mêmes ;

2° Que le tube élastique donne un écoulement continu et régulier, c'est-à-dire qu'il a transformé, par suite de l'élasticité de ses parois, le mouvement intermittent qu'il avait reçu.

La même chose se produit dans les vaisseaux sanguins ; mais, entre les deux points extrêmes du système artériel, entre l'orifice aortique et les capillaires, le mouvement du sang passe, pour subir sa transformation, par une série de types intermédiaires entre l'intermittence franche et l'uniformité parfaite. Il suffit, pour s'en convaincre, d'ouvrir sur un animal vivant des artères plus ou moins éloignées du cœur : le jet obtenu est d'autant moins saccadé que l'artère est plus éloignée du cœur.

Cette décroissance des saccades, entre l'origine et la fin du système artériel, a besoin, pour être bien comprise, d'expériences délicates dans lesquelles on inscrit les phases de la dilatation d'une série de tronçons égaux et successifs d'un même tube élastique. Nous aurons occasion de rapporter plus tard ces expériences[1] ; il suffit, pour le moment d'établir que, sous l'influence de l'élasticité des artères, le courant sanguin se régularise graduellement, du commencement à la fin du système artériel.

L'élasticité artérielle favorise l'action du cœur en diminuant les résistances que cet organe doit surmonter.

§ 103. — Cet effet de l'élasticité des artères avait été contesté par tous les physiologistes. Les uns tranchaient la question *à priori*, disant avec Bichat que si les artères étaient des tubes rigides et inextensibles, la circulation se ferait absolument comme dans des vaisseaux élastiques, sauf qu'on ne sentirait pas le pouls en palpant ces artères rigides. Les autres, se basant sur des expériences, niaient l'influence favorable de l'élasticité des artères sur la quantité de sang qui peut les traverser. Ces auteurs, en effet, avaient vu que si l'on fait passer un courant continu de liquide, sous une certaine pression, à travers un tube élastique et à travers un tube inerte, tous deux de même calibre, le tube élastique ne verse pas plus de liquide que l'autre.

Le fait est vrai pour le cas où l'afflux du liquide est produit par une source constante, mais il cesse de l'être si le liquide arrive par afflux intermittents, ainsi que cela se passe dans la circulation du sang. Or, personne n'avait fait d'expériences comparatives en poussant du liquide à intervalles réguliers, d'une

1. Voir au chapitre XVI le transport des ondes liquides dans les conduits élastiques.

part dans un tube rigide et d'autre part dans un tube élastique.

Toutefois, quelques physiologistes ayant remarqué que le sang coule dans les artères d'une manière continue, quoique saccadée, et comprenant que c'est l'élasticité des artères qui pousse le sang dans les moments où le ventricule se repose, avaient considéré l'élasticité artérielle comme une force qui s'ajoute à celle du cœur. Mais la question étant ainsi posée, leur déduction était fausse. Bérard[1] fit remarquer avec raison que cette force élastique qui pousse le sang pendant le repos du cœur n'est que « la restitution d'une force empruntée à l'action du cœur lui-même »; et que, par conséquent, il n'y a rien d'ajouté par l'élasticité des artères à la somme des forces impulsives qui poussent le sang vers la périphérie du corps.

Est-ce à dire que l'élasticité des artères soit inutile, au point de vue de la quantité de sang que la force du cœur pousse dans les vaisseaux? Non, car si l'élasticité des artères n'ajoute rien à la somme des forces impulsives, *elle diminue les résistances que le sang éprouve à pénétrer dans les artères*[2]. Constatons tout d'abord par une expérience, que si deux tubes, l'un inerte et l'autre élastique, reçoivent du liquide par l'une de leurs extrémités, sous forme d'afflux intermittents semblables en force et en durée, le tube élastique débitera une quantité de liquide plus grande que le tube inerte.

Expérience. — Reprenons l'appareil déjà décrit figure 80. Si l'on ouvre le robinet et qu'on laisse l'écoulement s'établir d'une manière continue, la quantité de liquide versé par les deux tubes sera égale si les deux ajutages d'écoulement sont égaux. Mais si l'on ouvre et ferme alternativement les deux branches d'afflux, en élevant et en abaissant tour à tour le levier compresseur, on rendra les afflux intermittents et le tube élastique versera beaucoup plus de liquide que le tube inerte. Cela tient à ce que, *pendant les afflux*, le liquide pénètre plus abondamment dans le tube élastique que dans l'autre.

On doit conclure de ce fait, que l'élasticité des artères permet à ces vaisseaux de recevoir plus facilement et plus abondamment le sang que le cœur leur envoie. En d'autres termes, que le cœur

1. Bérard, *Traité de physiologie*, t. III.

2. Marey, *Recherches sur la circulation sanguine.* (*Gaz. méd. de Paris*, 1858.)

éprouve moins de peine à se vider dans les artères quand celles-ci sont très extensibles que si elles ont perdu leur extensibilité[1].

Comparaison du rôle de l'élasticité artérielle à celui de l'élasticité musculaire.

§ 104. — Toutes les fois qu'une force mécanique de courte durée doit déplacer des masses solides ou liquides, il y a grand avantage, au point de vue de l'utilisation de cette force, à la transmettre par l'intermédiaire d'un corps élastique destiné à en prolonger la durée d'application. On supprime ainsi les *chocs* qui sont des causes de perte de travail[2]. Or, dans l'organisme vivant,

1. Pour démontrer directement l'avantage des tubes élastiques au point de vue de la pénétration du liquide à leur intérieur, il faut avoir un moyen de constater, à chacun des afflux, quelle est la quantité de sang qui entre dans les tubes.

Ce moyen nous est donné par l'emploi du vase de Mariotte comme source d'afflux. Ce vase, en effet, ne laissant écouler du liquide qu'à la condition qu'il rentre à son intérieur une quantité d'air proportionnelle à celle de l'eau qui en sort, indique assez exactement, d'après le nombre des bulles d'air rentrantes, l'abondance plus ou moins grande de l'eau qui s'échappe à chaque instant dans les tubes. Or, en faisant arriver l'eau d'une façon intermittente dans l'un et dans l'autre tube, on constate que les choses se passent bien différemment dans les deux cas.

Si l'on fait commencer l'écoulement par le tube inerte seul, en pinçant la bifurcation qui se rend au tube élastique, on voit des bulles d'air rentrer dans le vase de Mariotte, une à une, à des intervalles réguliers (soit une seconde), et cela, jusqu'au moment où on arrête l'afflux, ce qui supprime à la fois l'écoulement du liquide et la rentrée des bulles d'air.

Si, au contraire, fermant la bifurcation qui porte le liquide au tube inerte, on ouvre celle qui se rend au tube élastique, on voit aussitôt une *bouffée de bulles d'air très pressées* arriver dans le vase de Mariotte, témoignant ainsi qu'il entre dans le tube élastique une grande quantité de liquide; puis les bulles d'air deviennent de plus en plus rares et se succèdent à intervalles réguliers d'une seconde, jusqu'à ce qu'on arrête l'afflux. Il est alors évident que le tube élastique a reçu, de plus que le tube inerte, toute la quantité de liquide qui correspondait à cette bouffée de bulles d'air qui est entrée dans le vase de Mariotte au moment où l'afflux dans le tube élastique a commencé. D'autre part, après que l'afflux du liquide dans le tube élastique est supprimé, on voit que l'écoulement continue jusqu'à ce que le liquide qui s'était logé dans le tube en le distendant ait été rejeté par le retrait élastique des parois. Cet excès d'écoulement par le tube élastique se reproduira à chaque fois qu'un nouvel afflux de liquide sera provoqué puis arrêté. Plus seront longues les périodes de suspension des afflux, plus le tube élastique se videra complètement, ce qui augmentera l'excès de son débit sur celui du tube inerte. En effet, dans ce dernier, l'écoulement étant supprimé en même temps que l'afflux, le débit sera réduit au minimum quand on fera les durées d'afflux très courtes par rapport à celles d'afflux supprimé. Des afflux très courts séparés par de longs intervalles donneront lieu à la plus grande inégalité des débits fournis par les deux tubes.

2. Voir *Bulletin de l'Association française pour l'avancement des sciences*, 4e ses-

les forces mécaniques sont toujours engendrées d'une manière intermittente et la durée de leur production est très courte; aussi, l'appareil générateur du travail, le muscle, est-il doué d'une élasticité qui transforme les raccourcissements soudains qu'éprouvent certaines parties de sa fibre en une force élastique prolongée et capable par conséquent de développer une traction durable contre les obstacles qu'elle doit vaincre. C'est l'élasticité des muscles qui éteint les saccades par lesquelles s'engendre la force musculaire et qui donne à la contraction l'apparence d'un raccourcissement continu, lorsqu'en réalité c'est une incessante vibration formée de petits raccourcissements successifs dont les effets s'ajoutent et se fusionnent entre eux[1].

La *secousse* que produit dans un muscle chaque excitation portée sur le nerf moteur dure à peine quelques centièmes de seconde; elle n'aurait pas la force d'imprimer, en un temps aussi court, un mouvement sensible aux masses que nos muscles doivent mouvoir et que l'inertie empêche de se déplacer aussi soudainement. Cette force, pour ainsi dire instantanée, tend la fibre élastique comme un ressort qui, réagissant lentement, exécute le travail voulu.

Avec la force limitée des ventricules du cœur, § 44, et avec une durée d'application aussi brève que la phase de systole de ces ventricules (1/3 de seconde environ), si la masse entière du sang contenu dans les vaisseaux devait passer du repos au mouvement, elle éprouverait des résistances énormes, tant par suite de l'inertie que par les autres causes que l'on appelle frottements[2]. Mais, grâce à l'élasticité des artères, le cœur n'a pas à vaincre toutes ces résistances au moment même de la systole, mais il loge dans les vaisseaux distendus une partie de son ondée et celle-ci continuera à progresser même pendant le repos du ventricule.

Nous aurons à revenir sur cette comparaison de l'élasticité des artères avec celle des muscles, quand nous parlerons des variations de la tension artérielle.

sion. Lille, 1874. Marey, *Moyen d'économiser le travail moteur de l'homme et des animaux*, — et *Trav. lab.*, t. I, p. 1.

1. Marey, *Du mouvement dans les fonctions de la vie*, p. 465. Paris, Germer Baillière, 1868.

2. Les résistances d'inertie et de frottement du liquide sont proportionnelles au carré de la vitesse.

Force élastique ou tension des artères ; sa mesure sur l'animal vivant.

§ 105. — Le sang, contenu dans les parois distendues des artères, transmet, également et dans tous les sens, la pression de ces parois. Quand une ouverture est faite à une artère, c'est la force élastique ou tension de ces vaisseaux qui fait jaillir le sang à une grande distance. Dans l'intégrité du système circulatoire, la seule issue au sang artériel étant le système capillaire, c'est du côté des petits vaisseaux que se porte toute l'action de cette force élastique. Par le fait de l'écoulement du sang artériel dans le système veineux, les artères se vident constamment et leur tension tend continuellement à décroître, mais le cœur la répare incessamment, en envoyant dans les artères de nouvelles ondées. Il résulte de là d'incessantes variations de la tension des artères ; les physiologistes ont cherché à les mesurer.

Des manomètres.

§ 106. — En 1744, un physiologiste anglais, Hales imagina d'appliquer à une artère d'un animal vivant un piézomètre semblable à ceux de Bernouilli, § 8. C'était un long tube de verre dans lequel on vit le sang s'élever jusqu'à une hauteur de 8 à 9 pieds. La pression du sang, ou tension artérielle, faisait donc équilibre à cette haute colonne de liquide. Arrivée au summum de sa course, la colonne de sang ne restait pas immobile, mais oscillait continuellement sous l'influence de l'action intermittente du cœur.

Au tube encombrant et fragile de Hales, Poiseuille substitua le manomètre à mercure des physiciens, c'est-à-dire un tube en U (1 fig. 81) dont une des branches est introduite dans le bout central d'une artère coupée transversalement. La pression du sang faisait baisser le mercure dans l'une des branches et l'élevait dans l'autre ; on mesurait la valeur de la pression d'après la dénivellation produite entre les deux colonnes de mercure.

Dans le manomètre adopté par Poiseuille, chacune des deux branches de l'instrument n'exprimait que la moitié de la dénivellation totale. Guettet imagina une disposition qui augmente l'excursion du mercure, en faisant que le mouvement se passe presque tout entier dans une seule des branches. Cet appareil est représenté sous le numéro 2, figure 81. D'un large flacon plein de mercure se détache une colonne manométrique verticale; la pression est amenée, par un tube afférent, à l'intérieur du flacon où elle agit sur le mercure. Grâce à l'étendue considérable de la surface du mercure contenu dans le flacon, le déplacement est négligeable de ce côté et se produit presque exclusivement dans la branche ascendante. Les choses se passent comme pour un baromètre muni d'un réservoir à large surface[1].

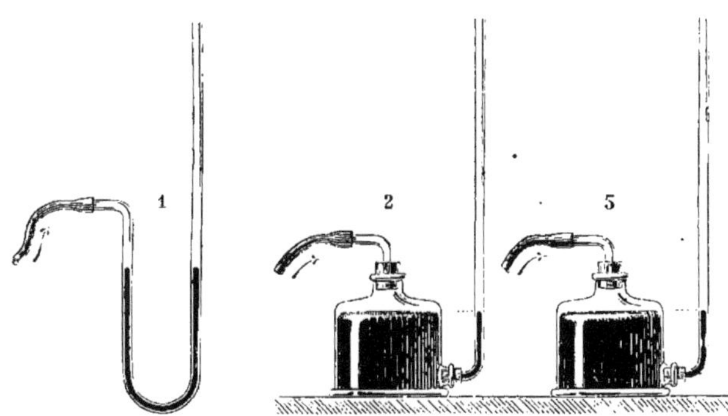

Fig. 81. Différentes espèces de manomètres.
1. Manomètre de Poiseuille; — 2. Manomètre de Guettet; — 3. Manomètre compensateur.

Manomètre compensateur. — Les oscillations du mercure des manomètres ne traduisent pas fidèlement les variations de la tension artérielle; elles en accroissent ou en diminuent l'amplitude, suivant que la période des variations de la tension artérielle est ou non en rapport avec celle des oscillations propres du manomètre. Il ne faut donc pas compter sur la valeur absolue des indications manométriques, mais plutôt sur leur valeur moyenne; on peut obtenir celle-ci avec une grande exactitude au moyen de l'instrument suivant.

Le n° 3, figure 81, représente un manomètre à large réservoir, comme celui de Guettet, mais dont la colonne présente, à son

1. C'est ce manomètre qu'a employé Magendie et qu'on désigne souvent sous le nom de *cardiomètre* de Magendie.

origine, un retrécissement qui ne permet pas au mercure d'exécuter des mouvements rapides. La colonne de l'instrument reste presque immobile entre les maxima et les minima des oscillations ; elle en prend exactement la moyenne. Cet instrument (fig. 82), que j'ai appelé *manomètre compensateur*, est d'un emploi assez commode, surtout à titre de contrôle des manomètres inscripteurs, dont nous parlerons bientôt.

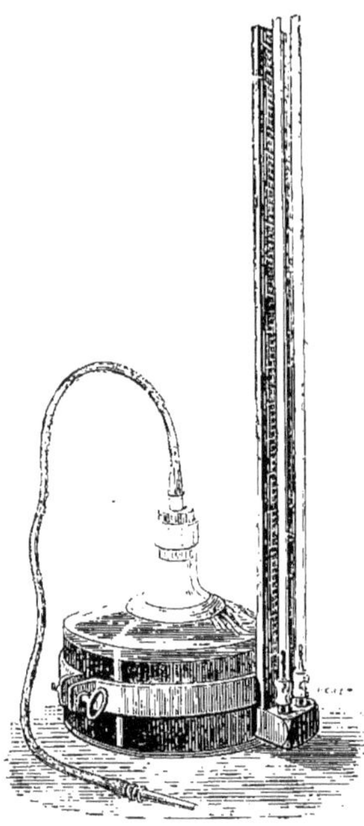

Fig. 82. Manomètre à double colonne : l'une oscillante, à gauche ; l'autre compensatrice, à droite.

L'avantage du manomètre à mercure est qu'il rapporte à une unité commune la pression observée dans des circonstances différentes et permet d'intéressantes comparaisons. Ainsi, en mesurant la tension dans les artères d'animaux de différentes espèces, Poiseuille et ses successeurs ont trouvé des valeurs assez peu éloignées les unes des autres, malgré des différences énormes dans la taille des animaux en expérience. D'après ces auteurs, il faut admettre que les grands animaux, tels que le cheval, n'ont pas une pression artérielle très supérieure à celles des petits comme le lapin, le coq, le pigeon ; la même valeur appartiendrait également à la pression du sang chez les animaux d'une taille intermédiaire entre ces extrêmes[1]. Cela n'a rien qui choque la raison, car on peut supposer que pour faire circuler le sang dans des réseaux capillaires d'étroitesse à peu près pareille il est besoin, quelle que soit la taille de l'animal, d'une force à peu près égale. Mais, d'après tous les auteurs, ce qui varie beaucoup, c'est la valeur de la pression sur un même animal lorsqu'on fait varier les conditions de la circulation du sang.

1. Kries, *Ueber die Bestimmung des Mitteldruckes durch das Quecksilbermanometer.* (*Aus der physiologischen Anstalt zu Leipzig*).

Dans un récent travail (*Cours de médecine expérimentale, De la tension artérielle chez les vertébrés.* Bordeaux, 1880) Jolyet a donné des mesures comparatives de la

Nous insisterons, dans le chapitre XII, sur les causes et le mécanisme de ces variations.

Décroissance de la tension des artères à mesure qu'elles sont plus éloignées du cœur.

§ 107. — Il est difficile d'évaluer avec précision la hauteur du manomètre appliqué aux artères; aussi, de légères différences dans la valeur moyenne de la pression échappent-elles facilement à l'observateur. C'est ce qui est arrivé à Poiseuille qui a cru que la tension moyenne était la même pour toutes les artères du corps. Une telle égalité serait incompatible avec la progression du sang qui, en se portant du cœur vers la périphérie, prouve bien que la pression est plus faible dans les parties éloignées du cœur. Du reste, d'autres physiologistes ont prouvé expérimentalement cette décroissance de la pression ; Cl Bernard a même imaginé, pour en démontrer l'existence, un instrument qu'il appelle manomètre différentiel : c'est un manomètre en U sur chacune des branches duquel on fait agir la pression d'une des artères que l'on veut comparer entre elles. Si les pressions sont inégales, le mercure se porte du côté de la pression la plus faible.

L'erreur de Poiseuille est, du reste, facile à expliquer ; s'il a pu croire que la pression ne décroît pas du commencement à la fin du système artériel, c'est qu'elle décroît, en effet, très peu dans ce trajet. La raison en est dans l'importance prédominante des résistances que le sang éprouve dans les capillaires, c'est-à-dire en aval des artères auxquelles le manomètre a été appliqué. On a vu, § 8, comment agit un obstacle placé sur le trajet d'un conduit pour élever la pression derrière lui et en diminuer la décroissance.

tension artérielle chez des animaux de classes différentes. Nous rassemblons, dans le tableau ci-dessous, le relevé des chiffres obtenus par cet expérimentateur :

Poisson, anguille	0m,055
Grenouille	0m,030
Tortue	0m,030
Couleuvre à collier	0m,070
Canard et autres oiseaux	0m,140
Jeune chien	0m,120
Cobaye	0m,090
Cheval	0m,109
Lapin	0m,095
Rat	0m,092

DE LA CONTRACTILITÉ DES ARTÈRES.

§ 108. — La contractilité des artères avait été entrevue par les médecins des siècles derniers, mais la plupart d'entre eux en avaient mal compris les effets et n'en avaient pas démontré l'existence. C'est à J. Hunter[1] qu'est due la première démonstration de la contractilité artérielle. L'illustre chirurgien anglais mesura même le degré de contractilité des artères dans les différents points du corps et arriva, par l'expérimentation directe, à montrer que toutes les artères ne sont pas pourvues au même degré de la contractilité.

J. Hunter remarque d'abord que si l'on prend une artère d'un animal qui vient d'être tué par hémorrhagie brusque, on trouve que ce vaisseau est d'un très petit calibre. Si l'on coupe cette artère en tronçons, et si l'on soumet chacun d'eux à une distension forcée, ils ne reviennent plus à leur calibre primitif, mais restent élargis. J. Hunter conclut qu'en dilatant les artères on supprime les effets de la contraction de ces vaisseaux et que ceux-ci prennent, en vertu de leur élasticité même, un calibre *moyen* pour lequel cette élasticité est au repos.

Considérant comme un effet de la contractilité le resserrement des artères au-dessous du calibre moyen, J. Hunter reconnut, par des expériences comparatives, que cette contractilité est très faible dans les gros troncs artériels, mais devient de plus en plus prononcée à mesure qu'on observe des vaisseaux plus éloignés du cœur.

§ 109. — *Distribution de la contractilité dans le système artériel.* — Une répartition inégale de la contractilité dans les différents points du système artériel s'accorde parfaitement avec ce qu'on va voir de la fonction des différents ordres de vaisseaux.

Les premières parties du systèmes artériel ne possèdent guère que l'élasticité ; aussi ne font-elles que régulariser le cours du sang, en atténuant plus ou moins les saccades produites par l'action intermittente du cœur. Mais les branches terminales du système artériel ont une autre fonction, celle de régler la quan-

1. J. Hunter, *Traité du sang et de l'inflammation*, trad. de Richelot, chap II.

tité de sang qui sera distribuée aux différents organes; c'est par leur contraction plus ou moins forte que les artères règlent la quantité de sang qui les traverse.

La découverte de J. Hunter a trouvé sa confirmation dans l'histologie qui montre l'élément contractile (fibre-cellule) très abondant dans les petits vaisseaux artériels et dans les gros vaisseaux capillaires qui leur font suite, tandis qu'il est plus rare dans les artères voisines du cœur: dans celles-ci, comme dans l'aorte, le tissu élastique prédomine.

Effets produits sur la circulation par le resserrement ou le relâchement des artères.

§ 110. — Il est parfaitement démontré aujourd'hui que les différents organes ne sont pas traversés par un courant sanguin de vitesse invariable. Une glande, lorsqu'elle fonctionne, possède une circulation plus abondante que pendant son état de repos. Ce fait, déjà entrevu par les médecins du siècle dernier, a reçu de Cl. Bernard son explication complète : ce savant a montré que certains nerfs tenaient sous leur dépendance la contractilité des vaisseaux. Le nom de *vaso-moteur* donné par Stilling à cette sorte de nerfs en explique le rôle. C'est par des modifications du calibre de ses vaisseaux que l'estomac a une circulation plus abondante pendant la digestion, que sa muqueuse rougit, que ses glandes sont préparées à la sécrétion du suc gastrique. C'est par l'action des nerfs vaso-moteurs que se produisent la rougeur et la pâleur du visage sous l'influence d'émotions, etc.

Pour comprendre comment les changements de la contraction des artères augmentent ou diminuent le calibre de ces vaisseaux et par conséquent la quantité de sang qui les traverse en un temps donné, il faut admettre avec J. Hunter[1] et Henle[2] que, dans l'état normal de la circulation, les artères sont contractées avec une certaine énergie (tonus), ce qui leur assigne un *calibre moyen;* que si la contraction diminue plus ou moins, les vaisseaux, cédant à la pression intérieure du sang, se laissent plus ou moins dilater, et que si leur contraction cesse entièrement, la distension des artères

1. J. Hunter, *Traité du sang et de l'inflammation*, trad. de Richelot, p. 198.
2. Henle, *Encyclopédie anat.*, *Anat. gén.*, t. II, p. 54.

n'a plus d'autre limite que celle que leur assigne la force élastique de leurs parois.

Mais si la contraction des artères est plus grande qu'à l'état normal, le calibre de celles-ci diminuera et deviendra inférieur au calibre moyen, car la pression intérieure du sang ne suffira plus pour lutter contre la force de retrait du système vasculaire; ces vaisseaux, devenant plus étroits, se laisseront plus difficilement traverser par le sang qui va s'écouler dans les veines [1].

La contractilité se prononce de plus en plus à mesure que les artères diminuent de calibre: on retrouve cette propriété au plus haut degré dans les artérioles, et même dans les capillaires proprement dits dont la paroi hyaline est réduite à la membrane endothéliale des vaisseaux. Ainsi, chaque département de l'organisme, si restreint qu'il soit, peut régler, par la contractilité de ses vaisseaux, la quantité de sang qui le traverse.

C'est à propos de la circulation capillaire que sera étudiée la contractilité des vaisseaux avec les effets que produit l'excitation des nerfs sur leur calibre et ceux qu'on obtient quand l'excitation s'adresse directement à l'élément contractile.

Les effets de la contraction ou du relâchement des petits vaisseaux sur la circulation dans les grosses artères situées en amont varient suivant que le changement de calibre porte sur un nombre plus ou moins considérable d'artérioles ou de capillaires.

1. Une erreur longtemps accréditée parmi les physiologistes consistait à admettre que le resserrement des vaisseaux accélérait le cours du sang à leur intérieur. Cette erreur, qui nous paraît avoir été introduite par Thomson, a été répétée depuis par bien des auteurs. Nous avons vu, page 14, que tout resserrement des vaisseaux crée un obstacle au cours du sang et le ralentit. Comment se fait-il que certains physiologistes soient arrivés à soutenir le contraire?

Voici, je crois, ce qui a fait supposer que la contraction des vaisseaux accélère le cours du sang : *Si un tube offre sur son trajet des renflements et des étroitesses, c'est dans les points resserrés que le liquide coule le plus vite.* Ce fait est parfaitement vrai; mais voyons ce qu'il signifie. Chaque segment d'un tube dans lequel coule un liquide doit en laisser passer la même quantité, quel que soit son diamètre; il s'ensuit que les molécules liquides devront cheminer plus vite là où l'étroitesse du tube les force à passer, pour ainsi dire, les unes à la suite des autres, tandis que dans les points plus larges, où un grand nombre de molécules peuvent passer de front, la vitesse de chacune sera moindre. Mais en somme, la quantité de liquide qui s'écoule, c'est-à-dire le débit, est diminué par la présence de parties rétrécies.

L'erreur qui vient d'être signalée s'est propagée et a pris de singulières proportions : Hastings a considéré les vaisseaux dilatés comme faisant obstacle au cours du sang et a conclu que les artères avaient alors besoin d'une force plus grande pour vaincre cet obstacle : l'erreur passa bientôt dans la pathologie, et des cliniciens ont admis qu'une dilatation de l'aorte était un obstacle au cours du sang qui sort du cœur.

Si intense que soit le resserrement des petits vaisseaux, il est sans influence appréciable sur la circulation générale s'il ne porte que sur une région très peu étendue de l'organisme; mais si les artérioles se resserrent dans un grand nombre de régions à la fois, il en résulte un obstacle au cours du sang et celui-ci, retenu dans les artères, les gonfle et leur fait acquérir une tension plus forte.

CHAPITRE XII.

VARIATIONS DE LA TENSION ARTÉRIELLE. — MOYENS DE LES INSCRIRE.

Kymographion de Ludwig. — Inscription des mouvements d'un manomètre à mercure avec un tambour à levier. — Des manomètres élastiques. — Élément constant et élément variable de la tension artérielle. — Les variations diminuent d'intensité à mesure que la tension constante s'élève. — Changements d'amplitude des variations de la tension quand la fréquence des systoles du cœur change. — Variations de la tension sous l'influence de résistances plus ou moins grandes au cours du sang artériel. — Influence de la pesanteur sur la tension artérielle. — Influence de la quantité de sang contenue dans les vaisseaux.

Il est très difficile de suivre, à l'inspection du manomètre à mercure, les changements de la pression moyenne du sang; mais la difficulté est bien plus grande encore lorsqu'on veut évaluer l'amplitude des oscillations de l'instrument, et noter les maxima et les minima de la hauteur du mercure. Il n'y a pas plus de vingt ans que de pareilles déterminations exigeaient pour se faire le concours de plusieurs observateurs : l'un notait les maxima des oscillations, l'autre les minima, tandis que l'opérateur provoquait, à un signal convenu, un changement dans la pression du sang de l'animal en expérience. C'est ainsi qu'ont été faites les recherches de Magendie, celles de Cl. Bernard sur l'action que les nerfs sensitifs exercent sur la pression du sang, et tant d'autres importantes études. Quelles difficultés dans ces expériences et combien de causes d'erreur dans ces observations hâtives dont rien ne permettait de contrôler l'exactitude! Tout cela appartient au passé. Ludwig a doté la physiologie d'une admirable méthode, l'inscription automatique des indications du manomètre à mercure.

Kymographion de Ludwig.

§ 111. — L'appareil de Ludwig nommé *kymographion* (fig. 83), se compose d'un manomètre en U sur la colonne duquel repose un flotteur d'ivoire *f* muni d'une tige longue et légère, à l'extrémité de laquelle est un pinceau *c*. Toutes les oscillations de la colonne de mercure sont fidèlement accompagnées par le flotteur et par le pinceau; celui-ci trace sur un cylindre tournant A, recouvert de papier, toutes les variations de la tension. L'instrument de Ludwig fut le premier inscripteur appliqué à l'étude des phénomènes de la circulation ; il inaugura l'emploi en physiologie de la méthode graphique, si sûre et si simple, qui donne aux expériences des physiologistes la rigueur et la clarté de celles des physiciens.

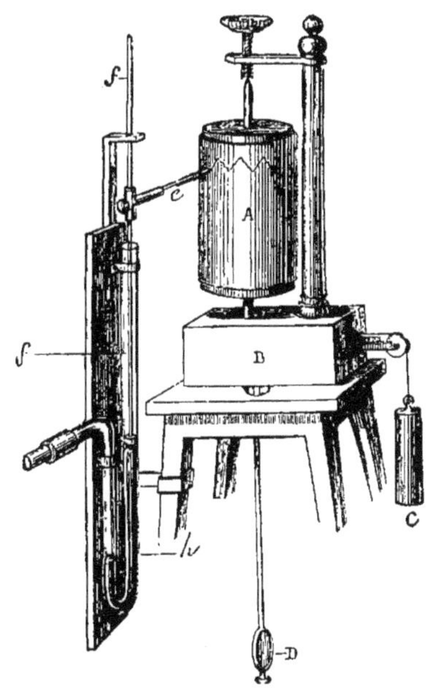

Fig. 83. Kymographion de Ludwig.

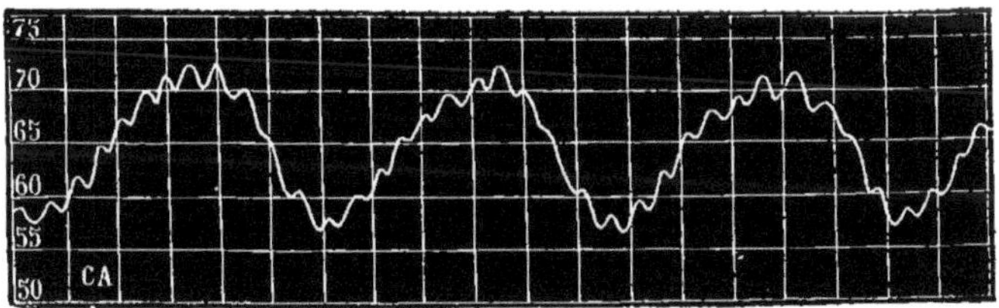

Fig. 84. Tracé des changements de la pression dans la carotide d'un chien, obtenu avec le kymographion de Ludwig.

Les tracés obtenus par Ludwig contenaient des oscillations de différents ordres (fig. 84); les unes, plus petites, correspondaient chacune à une systole du cœur, les autres, plus étendues, étaient produites par les mouvements respiratoires.

Inscription des mouvements du manomètre à mercure avec un tambour à levier.

§ 112. — L'appareil de Ludwig exigeait qu'on inscrivît les oscillations manométriques sur un cylindre vertical, ce qui est très incommode, surtout lorsqu'on doit inscrire à la fois un grand nombre de phénomènes différents. J'ai souvent recouru à un moyen très simple pour transmettre à un tambour à levier les mouvements de la colonne d'un manomètre. Il consiste à adapter à l'extrémité de cette colonne un tube de caoutchouc relié au tambour à levier. L'oscillation du mercure dans le tube de verre agit comme le jeu du piston dans une pompe à air et actionne le levier inscripteur. Celui-ci peut écrire, à toute distance, et dans les conditions les plus variées : soit sur une plaque verticale animée de mouvement, soit sur un cylindre vertical ou horizontal.

L'emploi des manomètres à mercure présente toujours un grave inconvénient dans les mesures de la pression du sang. Ces appareils, excellents quand il s'agit de déterminer des forces constantes, une pression uniforme par exemple, donnent des résultats faux quand on les applique à mesurer une force variable. On peut dire que toutes les fois que la colonne du manomètre oscille ses mouvements ne correspondent pas exactement aux variations de la force qu'on cherche à mesurer. Cela tient à ce que le mercure, soudainement déplacé, exécute dans l'instrument des oscillations propres qui en altèrent les indications[1].

1. En veut-on la preuve expérimentale : qu'on prenne un manomètre à mercure formé d'un tube en U et que, par un moyen quelconque, on élève le mercure dans l'une des branches, puis qu'on le laisse retomber par son propre poids. Au lieu de se mettre immédiatement au même niveau dans les deux branches de l'instrument, le mercure oscillera de l'une à l'autre un grand nombre de fois. Ces oscillations sont les effets de la vitesse acquise que prend le mercure lorsqu'il a été mis en mouvement; elles se retrouvent nécessairement, à des degrés divers, dans un manomètre appliqué aux artères d'un animal. A chaque fois que le mercure s'élève brusquement, il est projeté au-dessus du point qui eût exprimé le maximum véritable de la pression; inversement, à la fin d'une descente brusque, le mercure tombe au-dessous du mini-

Des manomètres élastiques.

§ 113. — On sait qu'au point de vue mécanique on peut toujours remplacer l'action d'un poids par celle d'un ressort; c'est sur ce principe qu'est basée la construction de certains manomètres métalliques, ceux de Bourdon ou de Vidi, qui sont généralement connus. Ces instruments présentent un avantage : c'est qu'ils n'ont pas, au même degré que les manomètres à mercure, l'inertie qui donne à ces derniers des oscillations propres. Le premier manomètre élastique dont je me sois servi fut construit à propos d'expériences que nous faisions, Chauveau et moi, sur la circulation chez le cheval; nous l'avons nommé *sphygmoscope*. Il consiste en une ampoule élastique à l'intérieur de laquelle on fait arriver la pression du sang d'une artère. Cette ampoule se dilate ou se resserre, suivant que la pression qui agit à son intérieur augmente ou diminue; ces changements de volume produisent des déplacements d'air qui s'inscrivent au moyen d'un tambour à levier[1].

mum réel. Ces erreurs appartiennent à tout manomètre à liquide qui exécute une oscillation.

D'autres fois, quand il subit des variations de sens inverses fréquemment répétées, le manomètre à mercure présente par son *inertie* un autre inconvénient; il n'a pas le temps d'accomplir entièrement ses mouvements de sens contraires et n'exécute plus que de petites excursions qui s'écartent peu de la moyenne entre les maxima et les minima de la pression. C'est cet effet qu'on cherche à exagérer par des frottements dans le manomètre compensateur, pour obtenir la pression moyenne du sang.

1. Une construction spéciale n'est pas nécessaire pour avoir un bon *sphygmoscope;*

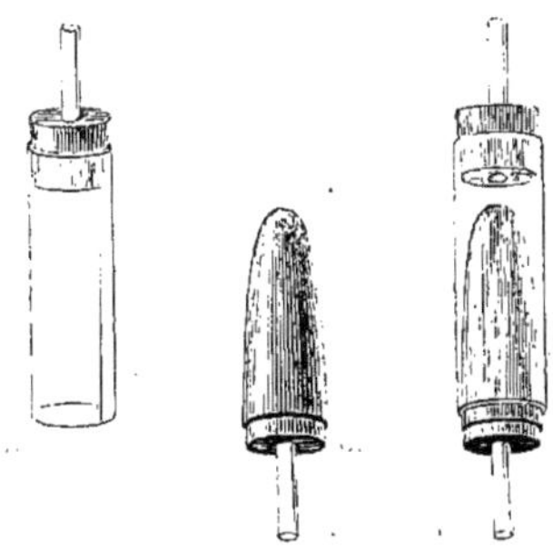

Fig. 85. Pièces qui entrent dans la construction d'un sphygmoscope.

on en trouve les éléments nécessaires dans tous les laboratoires. La figure 85 montre

Frappé également des inconvénients du manomètre à mercure, Fick lui substitua le manomètre métallique de Bourdon rendu inscripteur au moyen d'une disposition spéciale. Cet instrument désigné sous le nom de *Federkymographion* n'est pas, toutefois,

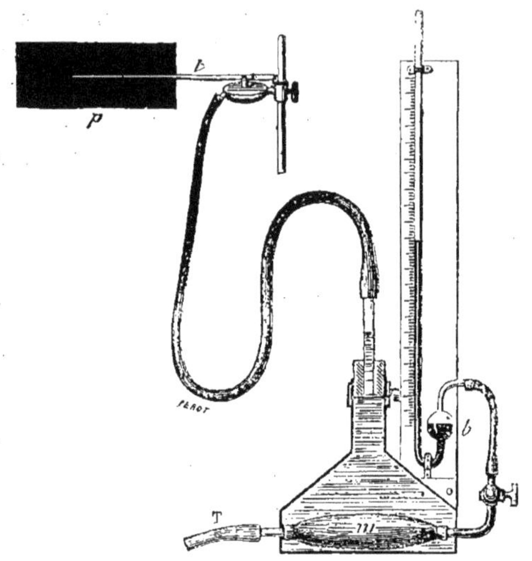

Fig. 86. Manomètre métallique inscripteur.

dénué d'oscillations propres, et malgré certaines dispositions destinées à corriger ces inconvénients, il m'a paru fournir des indications moins précises que celles du sphygmoscope, mais plus fidèles que celles du kymographion[1].

la façon d'en assembler les différentes pièces. A gauche de la figure, on voit un tube de verre gros et court, fermé à l'un de ses bouts par un bouchon de caoutchouc d'où sort un petit tube de verre. Au milieu de la figure est la seconde pièce de l'appareil, formée d'un bouchon de caoutchouc traversé, comme le précédent, par un tube de verre et coiffé d'un doigtier de caoutchouc. En introduisant la deuxième pièce dans la première, on obtient le sphygmoscope complet, tel qu'il est représenté à droite de la figure.

Après avoir rempli d'une solution alcaline et bien purgé d'air le doigtier de caoutchouc, on adapte à une artère le tube qui se rend à son intérieur, puis on met l'autre tube en communication avec un tambour à levier qui communique avec l'intérieur du manchon de verre.

On voit que le sphygmoscope n'est qu'une sonde manométrique (p. 85) retournée de façon que la pression du sang s'exerce à son intérieur, au lieu d'agir extérieurement.

1. Voir, pour les expériences comparatives auxquelles furent soumises les différentes sortes de manomètres, *Trav. du laboratoire*, t. II, p. 201.

Un autre manomètre métallique m'a donné des résultats tout à fait satisfaisants; je le désigne sous le nom de *manomètre métallique inscripteur* et crois utile d'en reproduire la description détaillée, car c'est presque exclusivement cet appareil qui a été employé dans les expériences dont il sera question dans cet ouvrage, quand il s'agira de déterminer les phases compliquées des variations de la pression du sang.

La figure 86 représente le manomètre. A l'intérieur d'un vase métallique plat est placée une capsule de baromètre anéroïde *m* remplie de liquide. Dans cette capsule arrive un tube afférent T qui est mis en communication avec l'artère dont on veut me-

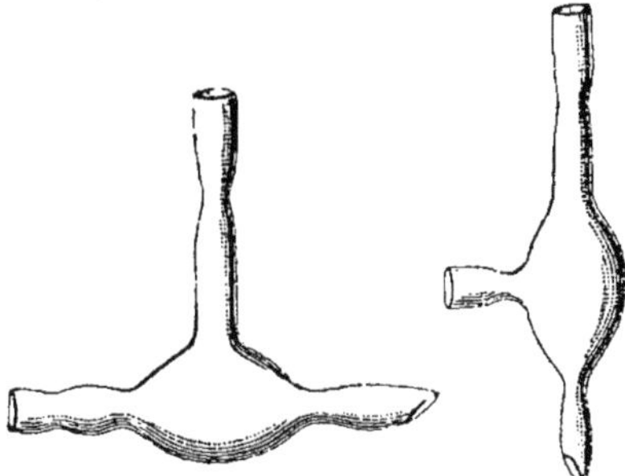

Fig. 87. Canules à ampoule pour retarder la coagulation du sang dans les expériences manométriques.

surer la pression. Un tube efférent se rend à un manomètre à mercure *b* qui indique la valeur absolue de la pression et contrôle le manomètre métallique. Le vase de métal qui contient la capsule manométrique est rempli d'eau et muni, à sa partie supérieure, d'un large tube de verre dans lequel le niveau de l'eau s'élève jusqu'à une faible hauteur. Enfin, ce tube est fermé par un bouchon de caoutchouc, muni d'un petit tube qui se rend à un tambour à levier *t*. Sous l'influence des variations de pression qu'elle subit à son intérieur, la capsule manométrique se dilate et se resserre tour à tour; ces changements de volume déplacent le liquide dans lequel elle baigne, et l'on voit le niveau de ce liquide s'élever ou s'abaisser dans le tube de verre, suivant que la pression s'accroît ou diminue. Or, ces mouvements de l'eau agissent à la manière d'un piston et produisent un va-et-vient d'air qui actionne le tambour à levier inscripteur[1].

Avec certaines dispositions destinées à prévenir la coagulation du sang on peut, pendant trois ou quatre heures consécutives, inscrire la pression, même chez les petits animaux. Il s'agit de placer sur la canule qui plonge dans l'artère explorée une ampoule qui renferme du liquide alcalin pour empêcher la formation des caillots. Ce genre de canule à ampoule est représenté dans la figure 87[2]. Un branchement latéral qu'on ouvre en cas de besoin sert à faire sortir les caillots s'il s'en formait encore.

§ 114. — *Nécessité de proportionner la capacité des manomètres à la taille des animaux sur lesquels on expérimente.* — Tous les manomètres dont il vient d'être question reçoivent le sang à leur intérieur. Or, il pénètre dans ces instruments une quantité de sang égale au volume de mercure ou de liquide déplacé : un manomètre à mercure, pour une pression donnée, loge dans son intérieur une quantité de sang proportionnelle à la section de sa colonne, de sorte que si l'on voulait évaluer la pression artérielle d'un petit animal avec un manomètre de gros calibre, on produirait dans l'instrument une véritable hémorrhagie qui modifierait beaucoup la valeur de la pression à mesurer. La même remarque s'applique à l'emploi des manomètres élastiques de grande capacité[3].

§ 115. — *Graduation des manomètres élastiques.* — Tous les manomètres élastiques, aussi bien que les sondes manométriques dont il a été question au chapitre VI, sont des instruments à

1. Pour les détails techniques de l'emploi de ce manomètre, nous renvoyons le lecteur à un article très détaillé de François-Franck (*Trav. du lab.*, t. III, p. 329).

2. Chauveau a introduit dans son laboratoire une méthode qui, paraît-il, est plus parfaite encore. On met sur le trajet du tube qui joint la canule au manomètre un flacon à deux tubulures rempli de solution alcaline ; cette disposition met entièrement à l'abri du danger de coagulation du sang.

3. Un autre inconvénient très grave des manomètres à grande capacité, c'est de faire pénétrer dans le système artériel une quantité considérable de liquide alcalin quand la pression s'abaisse ; par exemple, pendant un arrêt du cœur. Les accidents qui résultent de cette pénétration suffisent quelquefois pour tuer l'animal (injection des coronaires, pénétration dans le cerveau), et en tout cas produisent des perturbations considérables. François-Franck attribue à la pénétration dans les vaisseaux d'une certaine quantité de carbonate de soude la plupart des accidents tétaniques consécutifs à l'arrêt prolongé du cœur et que certains physiologistes ont récemment rapportés à l'anémie des centres nerveux produite par la suspension de l'afflux artériel.

échelles arbitraires; ils ont besoin d'être gradués comparativement avec un étalon. Cet étalon est le manomètre à mercure auquel toute pression doit être rapportée et qui, lorsqu'il n'est pas soumis à des pressions brusquement changeantes, fournit des indications très précises. La graduation pourrait être faite, une fois pour toutes, pour les manomètres métalliques dont l'élasticité varie peu; mais comme dans le tambour à levier qui inscrit les mouvements du manomètre métallique la membrane ne conserve pas longtemps la même élasticité, il est bon de graduer l'instrument au moment où l'on vient de s'en servir, si l'on veut être sûr de l'exactitude absolue de la pression qu'on a inscrite. Nous avons indiqué plus haut la manière de faire cette graduation, § 74.

Élément constant et élément variable de la tension artérielle.

§ 116. — La plupart des physiologistes distinguent dans la tension artérielle deux éléments : l'un *constant*, l'autre *variable*. L'élément constant correspond à la hauteur qui sépare le zéro du manomètre du point minimum auquel s'arrêtent les oscillations

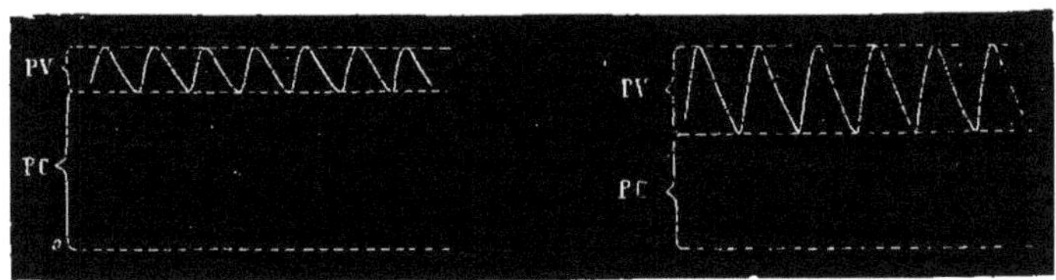

Fig. 88. Pression constante et pression variable, dans un tracé manométrique.

du mercure : c'est la pression *pc* (fig. 88). L'élément variable correspond à la hauteur *pv*, c'est-à-dire à l'amplitude des oscillations. Ces désignations sont utiles dans la pratique et méritent d'être conservées; on n'en saurait dire autant des noms de pression artérielle donné par certains auteurs à l'élément constant, et de pression cardiaque employé pour désigner l'oscillation du manomètre. Ces désignations séparent arbitrairement deux effets d'une même cause, car la force du cœur est, en définitive, la source commune de l'élément constant comme de l'élément variable de la tension des artères[1]. Pour bien se rendre compte de la valeur relative de ces deux éléments, il faut chercher à se représenter comment se produit la tension artérielle sous les influences combinées de l'impulsion du cœur et de la résistance que les capillaires opposent au passage du sang.

Supposons que le système artériel soit vide et pour ainsi dire affaissé sur lui-même; puis, qu'à ce moment, le cœur se mette à battre de manière à envoyer dans les artères des ondées égales en volume, chassées avec la même force et séparées par des intervalles réguliers. Les premières ondées qui entreront dans les artères commenceront à les remplir, mais les distendront peu, à cause de la grande capacité que présentent ces vaisseaux dans leur ensemble. Le sang se logera donc, à peu près tout entier, dans le système artériel et il ne s'en écoulera par les capillaires qu'une petite quantité, parce que la force de retrait des artères sera encore très faible. Mais, à mesure que les artères se rempliront, leur force élastique, ou la tendance qu'elles ont à revenir sur elles-mêmes, ira en augmentant. Cette force, qui est la *tension artérielle*, poussera le sang vers les capillaires avec plus d'énergie que tout à l'heure et la quantité de sang qui passera par ces vaisseaux sera de plus en plus grande; par conséquent, la quantité qui restera dans le système artériel après des ondées successives envoyées par les ventricules sera de moins en moins grande. Par suite de l'accroissement de la tension artérielle, il arrivera un moment où celle-ci aura assez de force pour faire écouler le sang de chaque systole ventriculaire pendant le repos qui la suit. A ce moment, la tension aura atteint sa valeur maximum autour de laquelle elle oscillera, s'élevant un peu à chaque impulsion des ventricules, et s'abaissant d'une quantité égale pendant le repos du cœur, par suite de l'écoulement à travers les capillaires.

Ce que nous savons relativement à l'influence de la contractilité des petits vaisseaux sur le passage plus ou moins facile du sang des artères dans les veines fait prévoir que, grâce à cette propriété, la tension des artères variera beaucoup. Si les petits vaisseaux se relâchent, le sang, s'échappant des artères plus facilement et plus vite, s'y accumulera en quantité moins grande;

1. Sauvages pensait qu'il existait un rapport constant entre la valeur de la pression constante et celle de la pression variable; pour lui, l'amplitude des oscillations était 1/80 de la pression totale. On verra qu'un pareil rapport n'existe pas.

dès lors, il y aura faible tension artérielle. Si les petits vaisseaux se resserrent, le sang les traversera plus difficilement et la tension s'élèvera.

Ainsi, la tension des artères s'élève jusqu'à ce qu'elle soit suffisante pour faire passer à travers les capillaires, dans l'intervalle de deux systoles, tout le sang que le cœur envoie.

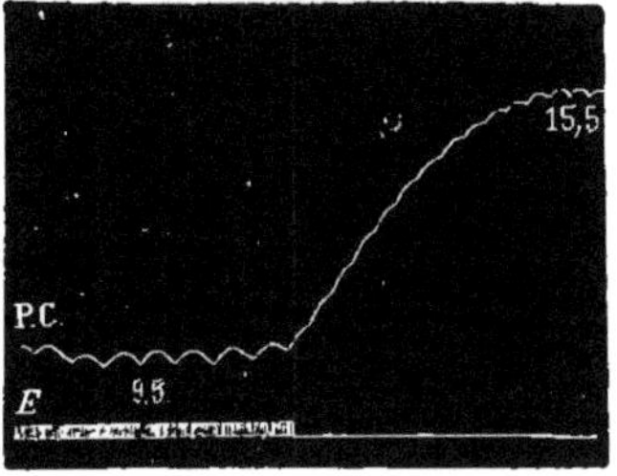

Fig. 89. Rétablissement de la pression carotidienne après un ralentissement du cœur produit par l'excitation du pneumogastrique.

Cette supposition d'un appareil circulatoire dont le cœur arrêté se met en mouvement à un instant donné est réalisée dans certaines expériences. Ainsi, lorsqu'on arrête ou qu'on ralentit simplement le mouvement du cœur par l'excitation d'un des nerfs pneumogastriques, § 39, la tension baisse considérablement. Quand on supprime l'excitation, le cœur se remet à battre et si un manomètre inscripteur est adapté à une artère, on voit (fig. 89), que la courbe de la tension s'élève, par échelons successifs et décroissants, jusqu'à un maximum où elle s'arrête pour conserver indéfiniment son régime régulier.

Les variations de la tension artérielle diminuent d'intensité à mesure que la tension constante s'élève.

§ 117. — En adaptant à un cœur artificiel, du genre de ceux qui ont été décrits §§ 90 et 93, un système de tubes élastiques disposés à la façon de l'arbre vasculaire, on peut imiter la tension artérielle avec son régime régulier et ses variations. Nous aurons souvent à recourir à ces appareils schématiques pour éclairer la nature de certains phénomènes obscurs de la circulation. Dans le cas présent, une question importante se pose. A quoi tient la décroissance d'amplitude des oscillations manométriques à mesure que la tension s'élève? Le cœur diminue-t-il de force, ou bien envoie-t-il des ondées de plus en plus petites?

Nous savons déjà que le ventricule du cœur n'a pas une force illimitée et qu'en présence de résistances croissantes il finit par n'envoyer dans les vaisseaux que des ondées de très petit volume, § 48.

L'expérience faite sur le schéma de la circulation, et même dans des conditions physiques encore plus simples[1], montre constamment une décroissance de l'amplitude des variations à mesure que la tension s'élève. Or, cette décroissance de l'élément variable de la tension implique une diminution de volume des ondées sanguines envoyées par le cœur.

La figure 88 a montré cette relation inverse entre l'élément constant et l'élément variable de la pression du sang. En effet, d'après le module de l'élasticité des artères, § 101, la pénétration, à chaque systole du cœur, de quantités de sang égales dans ces vaisseaux devrait y produire des accroissements de plus en plus grands de la force élastique, c'est-à-dire de la tension. L'expérience montre, au contraire, que les variations deviennent de moins en moins considérables à mesure que la tension s'élève, et cela, dans des conditions purement physiques où l'on n'a aucun doute sur la valeur de la force impulsive, car on la maintient constante pendant toute la durée de l'expérience. On peut donc établir la proposition suivante comme générale : *Le cœur conservant sa force d'impulsion, toute influence qui élèvera la tension artérielle diminuera l'amplitude de ses variations, et réciproquement.*

On trouve dans les publications de différents auteurs et dans les relevés des expériences de Cl. Bernard[2] la constatation fréquente de ce fait, que la pression constante s'élevant, la pression variable diminuait. Mais ces auteurs n'établissaient pas un lien de causalité entre ces deux variations de sens inverse.

Changements d'amplitude des variations de la tension quand la fréquence des systoles du cœur change.

§ 118. — Si le cœur ralentit son rythme, on voit baisser la tension artérielle et s'accroître l'amplitude des oscillations. La preuve expérimentale de cette proposition est facile à donner.

Quand on excite le pneumogastrique d'un animal avec des courants un peu plus faibles que ceux qui produisent l'arrêt du cœur, on ne provoque plus qu'un ralentissement du rythme car-

1. Voir, pour la description de ces expériences, *Trav. du lab.*, t. IV, p. 207.
2. Cl. Bernard, *Leçons sur les liquides de l'organisme*, passim.

diaque (fig. 90); les variations de la tension prennent alors une amplitude considérable; ces variations reviennent à leur valeur normale si le cœur reprend son rythme ordinaire; elles deviennent extrêmement faibles si le cœur s'accélère outre mesure.

Ces phénomènes s'obtiennent aussi bien sur les appareils circulatoires artificiels que sur les animaux vivants. Avec le schéma, il suffit de faire varier la vitesse du moteur pour que le rythme des systoles s'accélère ou se ralentisse. De sorte que l'amplitude des variations de la tension se relie aux changements du rythme comme cela s'observe sur les animaux vivants.

On conçoit, du reste, aisément le mécanisme de ces variations d'amplitude. Avec des systoles rares, le sang a plus de temps pour s'écouler des artères aux veines, et la tension artérielle baisse nécessairement plus qu'entre deux afflux qui se suivent de près; la période descendante de la variation sera donc plus grande.

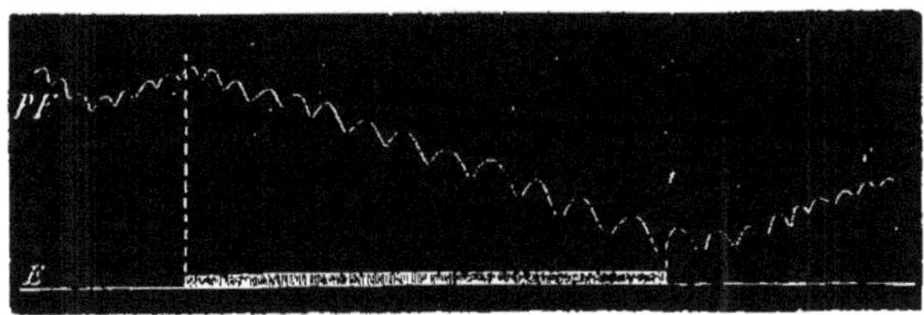

Fig. 90. Pression fémorale d'un chat; augmentation de l'amplitude des oscillations pendant le ralentissement des mouvements du cœur produit par une excitation faible et prolongée du pneumogastrique.

D'autre part, après cet abaissement de tension que nous venons de signaler, la systole prochaine trouvant moins de résistance enverra une ondée plus abondante et produira une plus grande élévation de la tension. Notons enfin que si ses mouvements sont rares, le cœur aura plus de temps pour se remplir pendant sa phase diastolique et pourra envoyer des ondées plus abondantes.

Appliquons ce raisonnement au cas inverse, celui où la fréquence des systoles augmente, et nous comprendrons aisément qu'il doive s'ensuivre une diminution d'amplitude des oscillations de la tension artérielle. Afin de suivre mieux encore cette influence du ralentissement du cœur pour faire baisser la pression artérielle et augmenter l'amplitude de ses oscillations, inscrivons à la fois (fig. 91) les phases de la pression avec un manomètre élastique et les pulsations du cœur avec l'explorateur précédemment décrit. Nous verrons, par exemple, qu'un lapin dont le cœur se ralentit à la suite d'une inhalation de chloroforme présente de grandes élévations de la pression artérielle, chaque fois qu'une

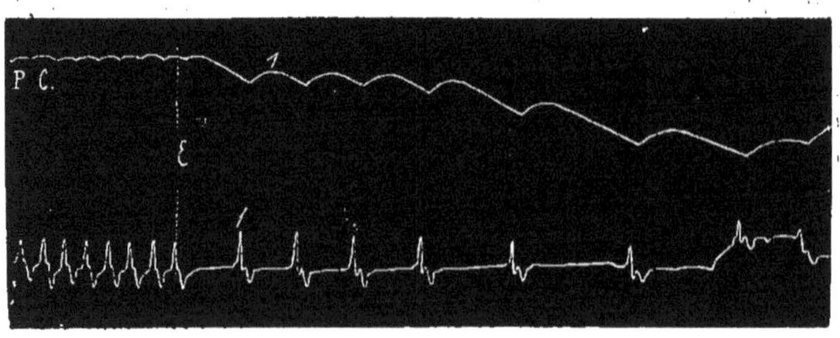

Fig. 91. Pression carotidienne P C et pulsations du cœur d'un lapin. On ralentit le cœur par une inhalation de chloroforme en E : changements consécutifs dans le rythme du cœur et dans l'amplitude des variations de la pression.

systole du cœur se produit, et que ces élévations sont suivies de chutes profondes dont l'étendue est proportionnelle à la durée de l'arrêt du cœur.

§ 119. — *Abaissement de la pression chaque fois qu'une systole du cœur est avortée.* — Dans certains cas, les systoles avortent, en

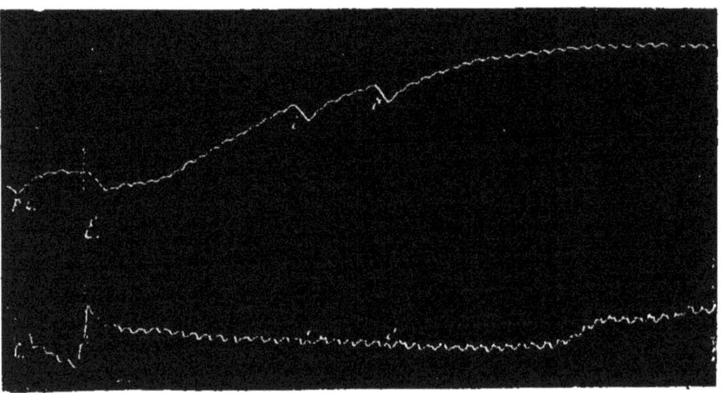

Fig. 92. Chutes de la pression artérielle coïncidant avec des systoles ventriculaires avortées *i i'*.

quelque sorte, peut-être par le reflux du sang à travers la valvule mitrale passagèrement insuffisante. A chacune des systoles avortées correspond une chute de la pression; cela se voit nettement sur la figure 92. La reprise des mouvements réguliers du cœur rétablit graduellement la pression après chacune de ces chutes.

§ 120. — *Chute de la pression dans une artère au-dessous d'un point comprimé.* — Si nous supprimons entièrement l'action du cœur en comprimant l'artère explorée, entre le cœur et le manomètre, nous assisterons à une chute extrêmement profonde de la pression, surtout s'il n'existe pas d'artère collatérale importante qui ramène du sang dans la portion de l'arbre artériel séparée du cœur.

Sur un chat, dont la pression fémorale était de 8 C.Hg (fig. 93),

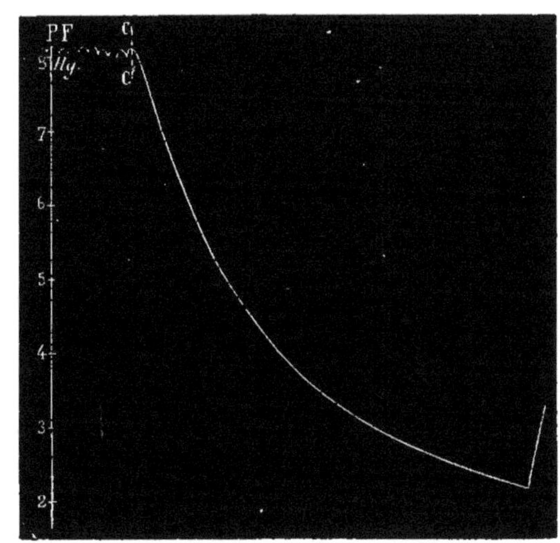

Fig. 93. Chute de pression dans l'artère fémorale d'un chat, sous l'influence d'une compression de l'aorte en CC.

on comprime l'aorte en C, au niveau de la bifurcation des iliaques. La pression artérielle tombe très brusquement d'abord, puis de plus en plus lentement à mesure que les artères détendues perdent la force élastique par laquelle elles chassent le sang du côté des capillaires et des veines. On supprime la compression, aussitôt la tension se relève dans la fémorale où le sang afflue de nouveau. Le début de ce rétablissement de la tension se voit vers la fin du tracé.

La rapidité avec laquelle la tension baisse dans une artère, au-dessous du point comprimé, dépend aussi du degré plus ou moins grand de resserrement des vaisseaux. On observe une chute lente quand les vaisseaux capillaires sont resserrés sous l'influence de l'atropine, par exemple; une chute brusque se produit, au contraire, lorsque les vaisseaux sont relâchés par le nitrite d'amyle.

Variations de la tension sous l'influence de résistances plus ou moins grandes au cours du sang artériel.

§ 121. — Si nous comprimons l'aorte d'un chat au niveau de la bifurcation des iliaques, après avoir adapté un manomètre à la carotide, nous voyons s'élever la tension artérielle (fig. 94). Ici l'effet produit est inverse de celui qui avait lieu tout à l'heure, car le manomètre est appliqué à une artère où la compression aortique retient le sang en supprimant une des larges voies par laquelle il s'écoule dans les veines.

D'une manière générale, on obtient une élévation de pression

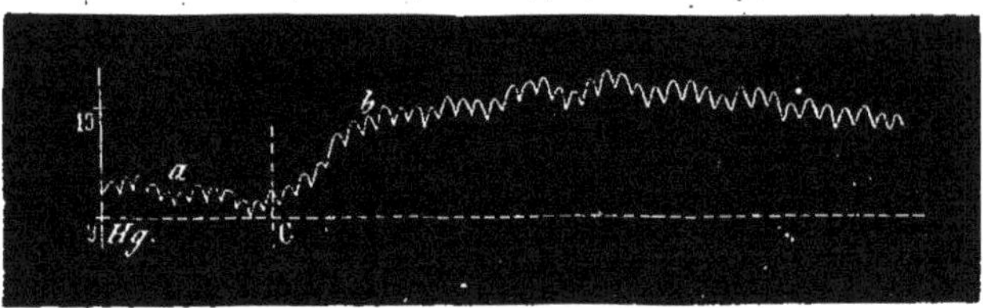

Fig. 94. Pression carotidienne d'un chat *a*. On comprime l'aorte en C; la pression s'élève *b* d'un centimètre de mercure environ.

(L'animal était empoisonné par l'atropine, ce qui soustrait le cœur aux influences des changements de la pression.)

d'autant plus grande que l'artère comprimée est plus importante, c'est-à-dire qu'elle laissait passer une plus grande quantité de sang avant d'être comprimée. On peut ainsi déterminer l'importance relative du débit des différentes artères émanées de l'aorte, en comparant les accroissements de pression qui suivent la compression de chacune d'elles.

Dans la figure 95, la pression carotidienne d'un chat était 8 C.H*g*. On comprima l'une des artères rénales C.A.R.: la pression s'éleva d'une manière notable; elle retomba au-dessous de son niveau normal quand on eut cessé la compression de l'artère rénale. Un instant après on comprima l'aorte au niveau des piliers du diaphragme C.A.; il s'ensuivit une élévation énorme de la pression carotidienne qui monta à près de 14 C.Hg. Cet accroissement

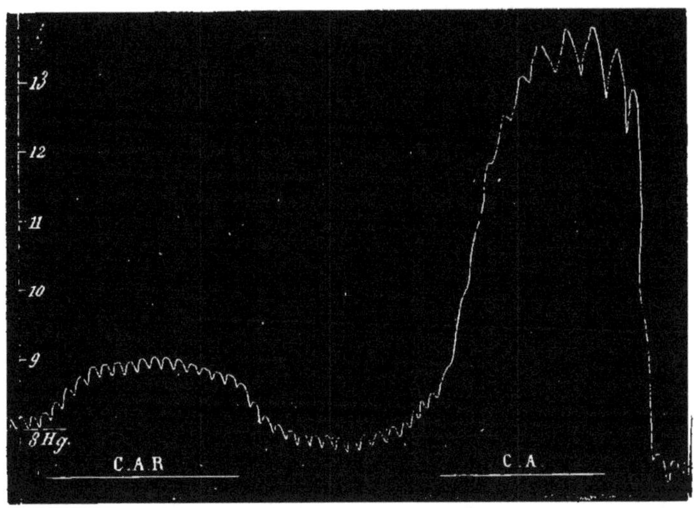

Fig. 95. Pression carotidienne d'un chat; on comprime une artère rénale C.A.R : la pression s'élève d'un centimètre. On comprime l'aorte au niveau des piliers du diaphragme C.A : la pression s'élève de 6 centimètres.

s'explique par le lieu élevé auquel on avait comprimé l'aorte. On supprimait alors toute la circulation abdominale et celle des membres inférieurs, tandis que dans l'expérience (fig. 94), en comprimant l'aorte au niveau de la bifurcation des iliaques, on supprimait seulement la circulation des membres abdominaux[1].

1. On peut voir dans la figure 95 que, pendant que la pression artérielle atteignait son maximum, par suite de la compression de l'aorte abdominale, l'amplitude des variations était considérable. Ce fait semble en contradiction avec la loi que nous formulions tout à l'heure. Mais si l'on veut bien remarquer qu'à ce moment les pulsations du cœur avaient subi un ralentissement considérable (ce ralentissement est la conséquence même des pressions fortes), on comprendra que, dans le ralentissement, se trouve la cause des grandes variations d'amplitude § 118. Notons encore que le manomètre à mercure dont nous nous sommes servi présente l'inconvénient de ne pas obéir d'une manière instantanée aux changements de la pression et de donner, par conséquent, des oscillations incomplètes quand elles sont fréquentes.

Influence de la pesanteur sur la tension artérielle.

§ 122. — Les effets de la pesanteur s'ajoutent à ceux de l'impulsion du cœur pour augmenter la tension artérielle dans toutes les parties qui sont déclives; ils s'en retranchent dans les vaisseaux où le cours du sang a lieu en sens inverse de la pesanteur. Dans l'attitude verticale, un animal aura donc une pression manométrique plus faible à la carotide qu'à la fémorale, et surtout qu'à la métatarsienne. La pesanteur fait plus que compenser, en pareil cas, la décroissance de pression du sang qui résulte des résistances à vaincre et en vertu de laquelle on trouve une tension de plus en plus faible à mesure qu'on s'éloigne du cœur[1].

Influence de la quantité de sang contenue dans les vaisseaux sur la tension artérielle.

§ 123. — Hales fit la première expérience à cet égard; il vit que, sur le cheval, une hémorrhagie abondante faisait beaucoup baisser la tension artérielle. Il est facile de répéter ces expériences sur un animal quelconque. En même temps qu'un manomètre est appliqué à la carotide, on applique à une autre artère la canule d'une seringue et l'on aspire une plus ou moins grande quantité de sang. Aussitôt la pression s'abaisse; on réinjecte le sang qu'on avait aspiré, la pression remonte. L'importance des variations de la tension artérielle croît avec la quantité de liquide

1. Sprengel (*Arch. de Muller*, 1854) cite à cet égard des chiffres assez concluants ; si l'on prend la moyenne des valeurs extrêmes qu'il indique pour les oscillations du manomètre, on trouve les chiffres suivants, dans un cas où la déclivité des membres inférieurs y élevait la pression :

Carotide	134	Métatarsienne. . . .	135
—	134	—	138
—	129	—	134
—	125	—	134

Dans une expérience du même auteur, où la pesanteur agissait en sens contraire, les moyennes ont donné :

Carotide	148	Métatarsienne. . . .	128
—	144	—	133
—	148	—	134

soustraite ou rendue; mais elle dépend aussi de la durée de l'aspiration ou de l'injection de sang, car le système artériel, s'il est distendu brusquement, élimine bientôt dans les veines l'excès de sang qu'il a reçu; inversement, si les artères ont subi une brusque soustraction de sang, elles réparent bientôt cette perte aux dépens du système veineux.

Deux éléments interviennent donc dans l'action des changements qu'on fait subir à la quantité de sang contenu dans les artères : ce sont l'importance et le plus ou moins de brusquerie du changement de volume du sang.

Les effets d'une hémorrhagie diffèrent en outre, suivant qu'elle a eu lieu par l'ouverture d'une veine ou par celle d'une artère; l'artériotomie influence directement, et par conséquent d'une manière subite, la pression artérielle; la phlébotomie diminue la quantité de sang veineux qui doit revenir au cœur gauche après avoir traversé le poumon; son action sur la pression artérielle est indirecte et plus lente[1].

Après toute soustraction de sang, il se produit une réparation partielle de la pression artérielle; cette réparation tient à des causes diverses. D'une part, il se fait une nouvelle répartition de la masse du sang qui, abandonnant en partie les vaisseaux de petit calibre, passe dans les gros vaisseaux pour y rétablir l'équilibre rompu de la pression. D'autre part, les vaisseaux de différents ordres s'adaptent, par leur contractilité, à la masse de sang qu'ils contiennent. La mémorable expérience de J. Hunter a révélé cette adaptation, en montrant que l'hémorrhagie fait contracter les artères, parfois jusqu'à l'effacement de leur calibre.

L'adaptation du système vasculaire à la quantité de sang qu'il contient se fait par relâchement si la masse du sang est augmentée, par contraction si elle est diminuée. Tappeiner[2] a montré

1. La ligature ou la compression d'un tronc veineux important retient dans la région d'où émane cette veine une grande quantité de sang et agit sur la circulation générale comme une hémorrhagie. C'est ainsi qu'après la ligature de la veine porte on voit survenir la mort comme après une grande hémorrhagie : tout le sang de l'animal est accumulé dans les vaisseaux abdominaux. La médecine utilise les ligatures veineuses dans les mêmes conditions que les ventouses.

Quand l'oblitération d'une veine a lieu d'une manière lente, on n'observe pas au même degré la rétention du sang au-dessus de l'obstacle, car des collatérales se dilatent et livrent de nouveaux passages au cours du sang. Cela s'observe dans un grand nombre de maladies. Oré a réussi à produire sur des animaux des oblitérations graduelles de la veine porte sans amener de trouble considérable de la circulation.

2. Tappeiner, *Arb. aus d. phys. Anst. zu Leipzig*, B. VII, s. 193.

sur le lapin, et Goltz[1] sur la grenouille, que le système vasculaire peut recevoir une grande quantité de sang, sans que la pression artérielle soit notablement augmentée. W. Müller[2] est arrivé aux mêmes conclusions. Pawlow[3], Lesser[4], ont étudié le mécanisme de cette adaptation des vaisseaux à leur contenu; ils ont vu que, dans l'augmentation de la masse du sang, il se produit des dilatations des petits vaisseaux; des voies collatérales nouvelles s'ouvrent, et le système veineux abdominal loge, en se distendant, une quantité de sang considérable. Les phénomènes inverses se produisent quand la masse du sang a subi une diminution notable.

D'une manière générale, lorsqu'on fait à un animal des saignées successives et d'égale abondance, ce sont les premières saignées qui semblent produire l'abaissement le plus considérable de la pression artérielle. Ce résultat, constaté par Vinay et Arloing[5], s'accorde avec ce que l'on sait relativement au module de l'élasticité des vaisseaux.

Toutes les influences que nous venons de passer en revue peuvent s'exercer spontanément pour modifier la tension artérielle chez l'homme; la force et la fréquence du cœur varient, l'obstacle au cours du sang à travers les vaisseaux change avec le relâchement ou le resserrement des artérioles et des capillaires; la masse du sang change suivant l'ingestion des boissons abondantes ou l'abstinence prolongée de liquides; enfin, la respiration et les actions musculaires exercent des pressions positives ou négatives qui modifient le calibre et la perméabilité des vaisseaux. Toutes ces actions physiologiques doivent être étudiées avec détails, on les rencontrera dans la suite de cet ouvrage. Mais il nous a paru nécessaire d'exposer tout d'abord, d'une manière sommaire, les conditions qui font varier la pression du sang.

1. Goltz. *Virchow's Arch.* XXIX, s. 394.
2. Müller, *Arb. aus d. phys. Anst. zu Leipzig*, B. VIII, s. 159.
3. Pawlow. *Pflüger's Arch.*, 1878.
4. Lesser. *Arb. aus d. phys. Anst. zu Leipzig*, 1875.
5. C. Vinay. Thèse d'agrégation. Paris, 1880, p. 23.

CHAPITRE XIII.

SIGNES EXTÉRIEURS DES VARIATIONS DE LA TENSION ARTÉRIELLE.

Locomotion des artères. — Dilatation transversale des artères. — Changements de volume des organes liés aux dilatations et aux resserrements de leurs artères. — Appareils inscripteurs des changements de volume des organes. — Relation des changements de volume du cœur avec ceux des artères. — Pouls des artères, sa cause. — Reproduction artificielle des changements de volume et du pouls des artères. — Moyens de saisir les caractères du pouls avec plus de précision que par le toucher. — Sphygmomètre. — Sphygmographe.

Toute variation de la tension des artères suppose un changement dans le degré de plénitude de ces vaisseaux : l'arbre artériel augmente de volume quand le manomètre y accuse une élévation de tension, et diminue de volume si la tension baisse. Or, d'après les caractères propres de l'élasticité des artères, nous savons que si ces vaisseaux sont très tendus, ils deviennent moins facilement dilatables. Il faut donc s'attendre à ce que les variations de volume des artères soient beaucoup moins prononcées que leurs changements de tension.

La dilatation transversale des artères est si peu apparente qu'on a pu en nier l'existence jusqu'à l'époque où Poiseuille la démontra d'une manière fort ingénieuse. Mais depuis longtemps les médecins et les chirurgiens avaient constaté les changements de longueur que les artères éprouvent et qui sont rythmés avec l'action du cœur. Ces changements se manifestent de plusieurs façons, par des déplacements qu'on a appelés locomotion des artères.

Locomotion des artères.

§ 124. — La locomotion des artères est due à l'allongement de ces vaisseaux chaque fois qu'ils reçoivent une ondée sanguine nouvelle. Les artères, en effet, étant plus extensibles dans le sens longitudinal que transversalement, c'est surtout par un allongement que se traduit leur augmentation de capacité. Or, lorsqu'une artère est rectiligne, elle ne peut s'allonger sans devenir sinueuse, car elle devient trop longue pour joindre en ligne droite les deux points extrêmes entre lesquels elle s'étend. On la voit donc, à chaque systole du ventricule, exécuter sous la peau des mouvements de flexion latérale. Ces mouvements sont très faciles à voir sur l'artère humérale qui, située immédiatement au-dessous de l'aponévrose brachiale, se voit facilement sur les sujets amaigris.

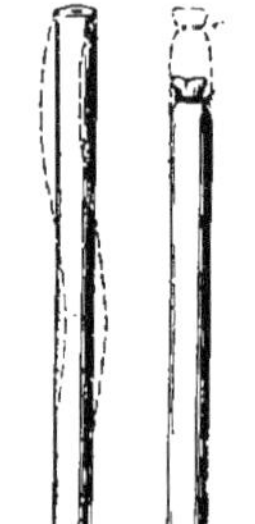

Fig. 96, représentant les deux types principaux de la locomotion artérielle.
1. Locomotion par inflexion latérale;
2. Locomotion par allongement d'une artère qu'on a liée.

Les mouvements qui résultent des changements alternatifs de longueur des artères sont très variés : les uns consistent en un déplacement que l'on pourrait appeler *locomotion dans le sens longitudinal,* les autres pourraient être nommés *locomotion par inflexion latérale des vaisseaux.*

La locomotion longitudinale s'observe quand une artère présente un obstacle brusque au courant sanguin. Ainsi, au niveau d'une bifurcation, l'éperon est poussé dans le sens du cours du sang et le vaisseau est allongé à chaque systole du cœur; puis, on le voit revenir en arrière quand l'artère se raccourcit. Dans la ligature d'une artère au moignon d'un amputé, le même phénomène se passe; il est encore plus frappant, parce que l'obstacle au cours du sang est plus absolu[1]. On voit, à chaque battement du cœur, l'artère qui vient d'être liée sortir des parties molles et saillir fortement, puis y rentrer et en ressortir d'une manière intermittente. La locomotion de l'artère est beaucoup plus marquée après qu'avant la ligature.

La locomotion par inflexions latérales a été quelquefois nommée *locomotion par redressement des courbures ;* c'est un phénomène plus complexe que le précédent. Elle résulte également de l'allongement de l'artère, mais d'un allongement qui est forcé de s'accomplir entre deux points fixes. Si cette artère était rectiligne,

1. Il se produit là un phénomène analogue à celui que les hydrauliciens appellent *coup de bélier,* et que nous rencontrerons souvent dans la circulation artérielle.

il s'y forme des courbures par suite de son allongement; si des courbures existaient déjà, comme cela s'observe sur les artères des vieillards, ces courbes deviendront plus prononcées[1]. Enfin, si une anse artérielle libre de se déplacer présente une courbure très brusque, cette courbure, au moment de la systole du cœur, tendra à prendre un rayon plus grand. Cela se passe par un mécanisme semblable à celui du manomètre de Bourdon.

Dilatation transversale des artères.

§ 125. — La dilatation des artères est bien moins marquée que leur allongement; pour la voir, il faut s'adresser à une artère de gros calibre, à une carotide ou à une fémorale, mettre ce vaisseau à nu et se servir comme repère du compas d'épaisseur. Ce mouvement est si faible que beaucoup de physiologistes en ont nié

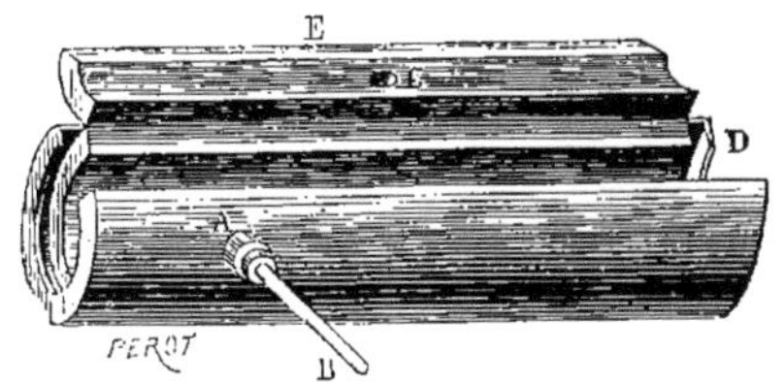

Fig. 97. Appareil de Poiseuille pour démontrer la dilatation des artères.

l'existence : Flourens a cru le démontrer en appliquant autour d'une artère un anneau brisé formé d'un ressort de montre; les bords libres de cet anneau s'écartaient l'un de l'autre à chaque systole du cœur[2]. Poiseuille employa une méthode plus rigoureuse. Il construisit une petite caisse (fig. 97) formée de deux

1. Bichat croyait à tort que la locomotion des artères se produisait par un redressement des courbures de ces vaisseaux; mais E. H. Weber (de Pulsu) fait justement remarquer que c'est l'inverse qu'il faut admettre. Les artères des cadavres sont rectilignes dans leur état de vacuité et prennent des inflexions très prononcées sur les cadavres injectés au suif.

2. Cette expérience n'est pas démonstrative, car si l'anneau élastique étreignait légèrement le vaisseau, l'ouverture de cet anneau était produite non par la dilatation de l'artère, mais par la pulsation, phénomène dont nous parlerons tout à l'heure. Déjà Spallanzani (*Exp. sur la circulation*, p. 356) avait appliqué un anneau à l'aorte d'une

compartiments A et E qui recevaient le vaisseau dans eur intervalle, le laissant passer entre deux échancrures demi-circulaires dont ils étaient munis chacun, et qui, adossées l'une à l'autre, formaient un passage annulaire pour l'entrée du vaisseau dans la caisse et un autre pour sa sortie. Quand l'artère est ainsi logée dans la caisse, on ferme celle-ci hermétiquement et on la remplit d'eau par une ouverture C pratiquée à sa partie supérieure que l'on ferme aussitôt, tandis qu'une autre ouverture est munie d'un tube de verre de petit calibre B.

L'appareil étant ainsi disposé, chaque fois que le vaisseau contenu dans la caisse subira la moindre dilatation, il en résultera le déplacement d'une petite quantité du liquide contenu dans la caisse; ce liquide s'avancera dans le tube capillaire B et y produira un changement de niveau très sensible. Or, à chaque systole ventriculaire, on voit le liquide s'avancer dans le tube B, et rétrograder à chaque diastole.

Cette démonstration ne laisse aucun doute sur l'existence de la dilatation de l'artère; elle a inauguré l'emploi en physiologie d'appareils destinés à mesurer avec précision les changements de volume des organes.

Changements de volume des organes liés aux dilatations et aux resserrements de leurs artères.

§ 126. — Les vaisseaux sanguins forment la plus grande partie du tissu de nos organes; aussi est-il naturel d'admettre que si les artères et artérioles ont des mouvements alternatifs d'expansion et de resserrement, il en résultera des variations sensibles du volume des parties dans lesquelles se distribuent ces vaisseaux. C'est en plongeant la main et l'avant-bras, le pied ou même le membre inférieur tout entier, dans des *appareils a déplacement* plus ou moins analogues à celui de Poiseuille qu'on arrive à rendre appréciables des alternatives de turgescence et de resserrement des membres, rythmées comme les mouvements du cœur. Ces changements de volume échappent entièrement

salamandre, mais dans des conditions plus probantes : l'anneau *était un peu plus large que le vaisseau* et l'aorte n'en remplissait l'ouverture qu'au moment de sa dilatation.

à la vue, aussi bien qu'au toucher, lorsqu'on n'emploie pas cet artifice.

Piégu, en 1846, injectait, par les artères, le membre inférieur d'un cadavre immergé dans un grand vase plein d'eau tiède. A mesure que l'injection pénétrait dans le membre, il voyait l'eau s'élever dans le vase, puis bientôt s'écouler par-dessus les bords. Ce savant comprit que, sur le vivant, il devait se passer quelque chose de semblable, à chaque fois qu'une nouvelle ondée de sang pénètre dans les artères, et il essaya de mettre ce phénomène en évidence par le déplacement d'une colonne d'eau.

Piégu enferma un membre tout entier dans une caisse contenant de l'eau tiède ; la caisse s'ajustait exactement par son ouverture à la racine du membre et était munie d'un tube étroit dans lequel s'élevait le niveau du liquide. A chaque systole du cœur, l'eau s'élevait sensiblement à l'intérieur du tube ; elle redescendait à chaque diastole.

C'étaient, avec une intensité beaucoup plus grande, les mouvements que Poiseuille avait constatés sous l'influence des changements de volume d'une artère placée dans son appareil.

La méthode de Piégu se perfectionna peu à peu, grâce aux efforts de différents physiologistes : Chelius[1], Fick, Buisson, Mosso et Fran-

1. Chelius (*Vierteljahr f. d. prakt. Heilkunde von d. Med. Facultät in Prag.* B. XXV-XXVI, 1850) s'était proposé de mesurer le volume de l'ondée sanguine qui

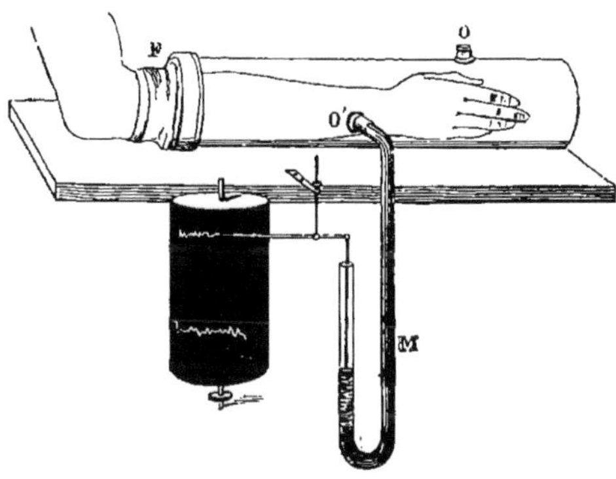

Fig. 98. Appareil de Fick, pour mesurer les changements de volume des organes.

pénètre dans les organes à chaque systole du cœur : c'est ce qu'il appelait très justement « *sphygmographie volumétrique* ». A cet effet, il construisit deux appareils, peu différents l'un de l'autre, dans lesquels l'augmentation de volume de la main et de

çois-Franck. Buisson[1], le premier, eut l'idée d'inscrire les mouvements d'expansion et de retrait du membre en mettant une sorte de ventouse de Junod en rapport avec un tambour à levier inscripteur. Il obtint ainsi une ligne sinueuse dont chaque petite ondulation correspondait à une révolution du cœur, mais Buisson ne donna pas de suite à ses recherches[2] qui furent reprises par François-Franck et poursuivies par ce dernier avec beaucoup de soin. Nous reproduisons (fig. 99) l'appareil destiné à inscrire les changements de volume de la main.

Appareil inscripteur des changements de volume des organes.

§ 127. — Un vase de verre cylindrique est fermé par en haut au moyen d'une membrane de caoutchouc percée d'un trou assez large pour qu'on y puisse introduire la main. A l'intérieur du vase est une traverse de bois horizontale qu'on saisit pour immobiliser la main dans l'appareil. Un opercule de cuivre à deux valves échancrées se rabat sur la membrane de caoutchouc, laissant libre seulement une ouverture par laquelle passe l'avant-bras. Le vase est rempli d'eau et celle-ci s'élève dans une boule de verre qui communique par un tube avec un tambour à levier inscripteur. (Ce tambour n'est pas représenté dans la figure 99.) Les mouvements d'expansion et de retrait de la main font osciller continuellement le niveau de l'eau dans la boule. De ce va-et-vient de la surface liquide résulte un déplacement de l'air qui se rend au tambour à levier et l'oscillation de la plume s'inscrit suivant les procédés ordinaires.

On recueille ainsi des tracés dont la figure 100 donne un spécimen; les oscillations sont rythmées avec les mouvements du cœur.

l'avant-bras déplaçait un certain volume d'eau dont on évaluait la vitesse de déplacement. (Les dessins de ses appareils ont été représentés dans la thèse de A. Suc, Paris, 1879.) Fick reprit la question sans connaître le travail de Chelius; il donna la description de son appareil (fig. 98) dans les Comptes rendus de son laboratoire, Zurich, 1869.

Chelius introduisait le bras dans un manchon de verre dont le bord s'adaptait exactement sur la peau au moyen d'un anneau de caoutchouc. Le manchon de verre était plein d'eau et relié à un tube en U formant manomètre inscripteur.

1. Buisson, Thèse inaugurale. Paris, 1862, p. 22.

2. On trouvera un historique complet de cette question dans un mémoire de François-Franck sur *le volume des organes dans ses rapports avec la circulation du sang.* — *Trav. lab.*, t. II, p. 7, et dans la thèse de A. Suc, Paris, 1879.

La forme des mouvements d'expansion et de retrait de la main est plus complexe que celle des variations de la tension artérielle indiquées par les manomètres à mercure; cela tient à ce que

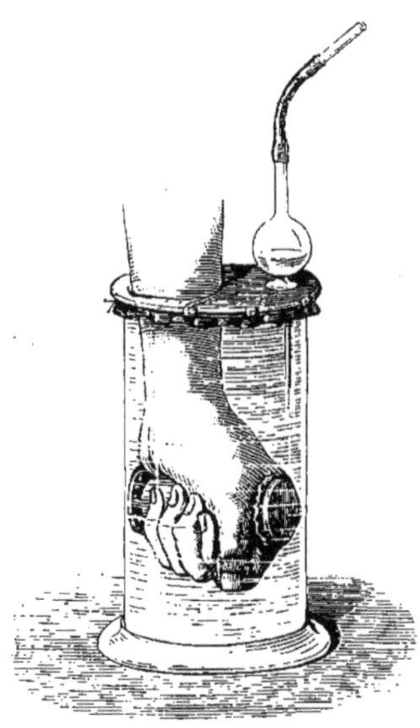

Fig. 99. Appareil de Buisson, modifié par François-Franck, pour mesurer les changements de volume des organes, sous l'influence des variations de la tension artérielle.

l'inertie de la colonne des manomètres supprime un certain nombre de détails dont nous aurons bientôt à indiquer la cause.

Suivant que le sang s'accumule en plus ou moins grande quan-

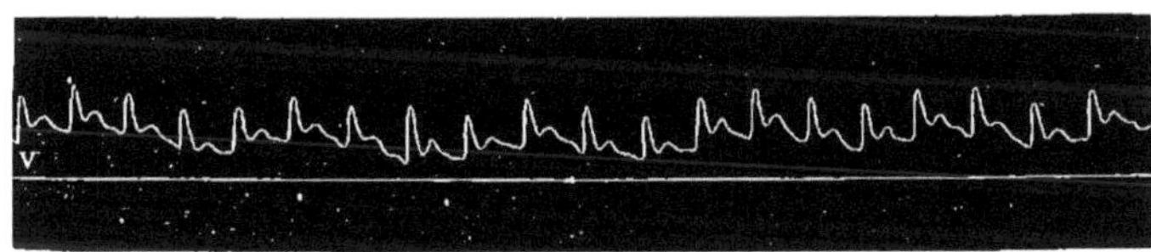

Fig. 100. Changements de volume de la main inscrits au moyen de l'appareil représenté fig. 99.

tité dans le membre immergé, le déplacement de l'eau est plus ou moins abondant; on peut obtenir un gonflement considérable de la main (fig. 101) en comprimant les veines de l'avant-bras au moyen d'une ligature, et en retenant le sang dans le membre, ainsi que cela se pratique pour l'opération de la saignée.

Dans cette expérience, les grandes variations du volume du membre correspondent non seulement aux changements de calibre des artères, mais encore à celui des capillaires et des veines. Mais l'élément variable, rythmé avec les mouvements du cœur,

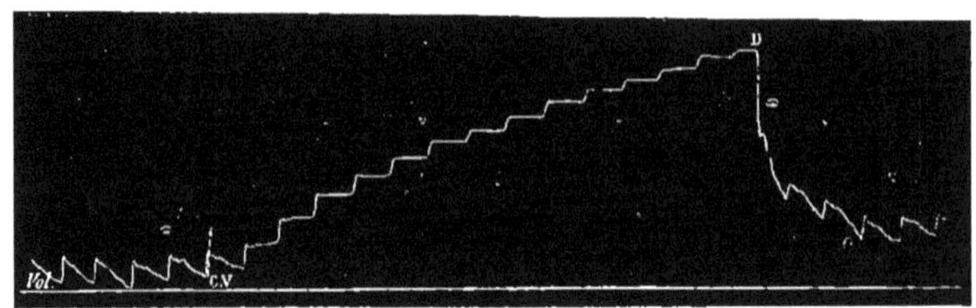

Fig. 101. Accroissement de volume de la main sous l'influence de la compression des veines CV. Décompression en D : la main diminue de volume (d'après François-Franck).

n'appartient nécessairement qu'aux artères et aux artérioles, car ces vaisseaux sont les seuls qui, d'ordinaire, soient le siège de saccades dans la progression du sang et de changements brusques dans la tension de leurs parois.

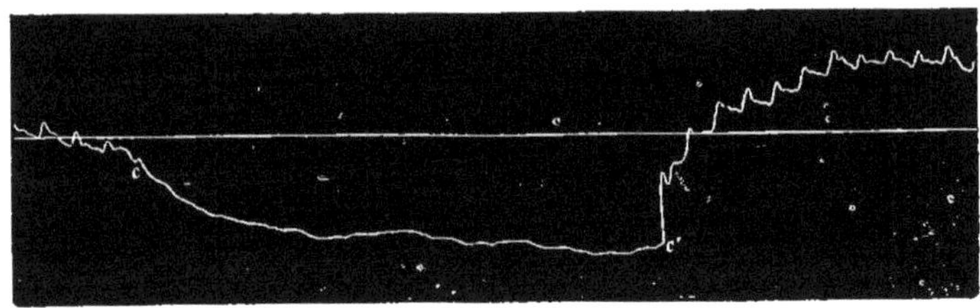

Fig. 102. Diminution de volume de la main de *c* en *c'*, sous l'influence de la compression de l'artère humérale. On cesse la compression en *c'* : la main augmente de volume (d'après Fr.-Franck).

Quand on comprime l'artère humérale, on voit se produire (fig. 102) une diminution de volume de la main et de l'avant-bras plongés dans l'appareil. C'est que les artères, en aval du point comprimé, se sont vidées peu à peu du sang qu'elles contenaient § 120. On décomprime l'artère en *c'*, aussitôt on voit le volume du membre revenir à son état primitif, et même le dépasser en suivant les phases que nous avons indiquées pour le rétablissement de la pression § 89.

§ 128. — Certaines parties du corps sont naturellement le siège du phénomène découvert par Piégu : ainsi la cavité crânienne présente toutes les conditions d'un organe vasculaire, le cerveau, plongé dans un liquide susceptible de déplacements et renfermé dans une cavité inextensible; aussi, les changements de volume du cerveau, sous l'influence des variations de calibre de ses artères, se traduisent-ils, chez l'enfant, par un battement des fontanelles que soulève d'une manière intermittente le liquide céphalo-rachidien. Quand l'ossification du crâne est complète, une trépanation rend visibles les changements de volume du cerveau d'après les soulèvements saccadés de la dure-mère.

Après la trépanation d'un os, les chirurgiens observent souvent des mouvements alternatifs du sang ou du pus contenu dans la cavité osseuse. Ces mouvements sont produits par le déplacement du liquide renfermé dans le canal médullaire, sous l'influence des variations du calibre des vaisseaux. L'ouverture faite par le trépan correspond au tube où le niveau de l'eau se déplace dans les appareils de Poiseuille et de Piégu.

Relations des changements de volume du cœur avec ceux des artères.

§ 129. — La méthode d'inscription des changements de volume s'applique admirablement à l'étude d'un grand nombre de phénomènes physiologiques de la circulation capillaire; elle montre, en les totalisant, les plus petites variations des vaisseaux d'un membre ou d'un organe isolé dans lequel on fait circuler le sang. C'est à Mosso surtout qu'on doit ces intéressantes études dont nous parlerons à propos de la circulation capillaire.

Les appareils à déplacement servent encore à mesurer la valeur des changements de volume que le cœur éprouve dans ses alternatives de systole et de diastole. Or, comme toute pénétration du sang dans les artères implique l'issue d'une pareille quantité de sang des ventricules, si l'on inscrit en même temps les changements de volume d'une artère et les changements de volume du cœur, on obtiendra deux tracés de sens inverse. Cette alternance des changements de volume du cœur avec ceux des artères se démontre très bien par l'expérience suivante :

Soit (fig. 103) un cœur de tortue préparé pour la circulation artificielle, comme dans l'expérience § 44, figure 28. On place ce cœur dans un flacon à deux tubulures dont l'une laisse entrer le sang veineux et l'autre laisse sortir le sang artériel. Une troisième tubulure qui perce le fond du vase se rend à un tambour à levier.

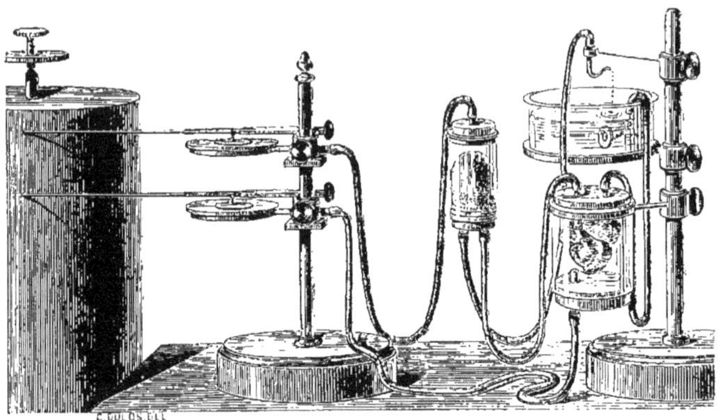

Fig. 103. Appareil destiné à montrer l'alternance des changements de volume du cœur et des artères.

Sur le trajet du tube artériel est placé un sphygmoscope, § 85, qui se rend à un second tambour à levier superposé au premier.

Les tracés recueillis figure 104 sont les changements de volume du cœur à chaque systole ventriculaire V et les changements de

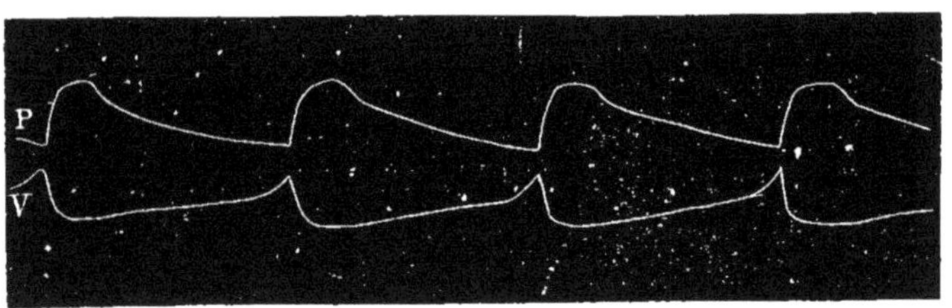

Fig. 104. Alternance des changements de volume des artères P et du ventricule V.

volume du sphygmoscope sous l'influence de la pression P. Ces courbes sont alternantes, l'une s'élève toujours quand l'autre s'abaisse; elles montrent qu'entre le cœur et les vaisseaux artériels il se fait incessamment des variations inverses de volume; les vaisseaux se distendent en raison même du resserrement du cœur.

Pouls des artères, sa cause.

§ 130. — Pendant bien des siècles, les médecins ont tâté le pouls des malades, sans savoir que chacun de ses battements dépendait d'une systole du cœur. Lorsque Harvey eut démontré ce premier point, il restait encore à savoir par quel mécanisme le pouls se produit : si c'est par un choc du sang contre les parois de l'artère, par un déplacement des vaisseaux, comme le voulait Bichat, par la dilatation des artères, comme l'ont cru presque tous les auteurs. On peut démontrer qu'il ne tient à aucune des causes dont nous venons de parler.

Le pouls est perçu comme une sensation de soulèvement brusque éprouvée par le doigt qui palpe une artère. Le vaisseau qui se laissait déprimer devient subitement dur, à chaque fois qu'une systole du cœur élève la tension artérielle.

Pour percevoir ces changements dans la dureté du vaisseau, autrement dit ces changements de la tension artérielle, il faut que la pression du doigt se substitue à la résistance de la paroi de l'artère en la déprimant; il faut faire perdre à l'artère sa forme cylindrique grâce à laquelle tous les points de sa paroi offraient une égale résistance à la pression intérieure exercée par le sang. On admet aujourd'hui que si le pouls est facile à percevoir à la radiale, c'est uniquement parce que cette artère repose sur un plan osseux résistant qui permet au doigt de le déprimer aisément. L'artère fémorale au pli de l'aine, la temporale, la pédieuse, sont dans des conditions semblables et présentent également le phénomène du pouls. Si l'artère n'est pas dans le voisinage d'un plan osseux, nous n'en pouvons pas percevoir la pulsation. Tous les chirurgiens professent que dans la ligature d'une artère au milieu des parties molles, il ne faut pas espérer que le pouls révèle la présence du vaisseau; on peut le toucher sans le reconnaître [1].

1. Ces conditions nécessaires à la production du pouls rendent compte d'une impression singulière perçue par de La Mure (*Recherches sur la cause de la pulsation des artères*, in-8°, Montpellier, 1769). En palpant l'aorte dans le ventre d'une brebis, cet auteur sentait le pouls à la face antérieure du vaisseau, mais non à sa face postérieure, quand il glissait le doigt entre l'aorte et la colonne vertébrale. De La Mure en conclut que le pouls est un soulèvement de l'aorte, qui se porte du côté de la région ventrale. Le fait que nous rapportons s'explique par la nécessité de comprimer l'aorte contre un plan résistant, pour sentir le pouls.

P. Bérard nous semble être le premier qui ait nettement formulé cette manière de comprendre la cause du pouls; il a montré que la plupart des auteurs avaient mal expliqué ce phénomène.

Si l'on se reporte à la définition que nous avons donnée de la pulsation du cœur § 92, on voit qu'une cause commune préside aux pulsations cardiaque et artérielle : c'est, de part et d'autre, le durcissement d'un organe dépressible ; c'est, de part et d'autre, une variation dans la tension qui produit ce durcissement.

Du reste, le phénomène du pouls a tellement d'importance que nous en traiterons avec des développements considérables. C'est, en effet, un des rares signes qui traduisent au dehors la circulation artérielle et que le médecin puisse consulter pour juger de l'état de cette fonction.

Reproduction artificielle des changements de volume et du pouls des artères.

§ 131. — Il est à peine utile de vérifier par un contrôle expérimental les phénomènes de locomotion et de dilatation des artères, la locomotion s'explique d'elle-même; on peut, du reste, la reproduire avec toutes ses formes sur les artères d'un schéma de la circulation. Les changements de volume des artères se démontrent avec la dernière évidence au moyen des appareils à déplacement qui totalisent les changements de volume de tous les vaisseaux artériels du membre introduit dans leur intérieur. En substituant à l'une des artères du schéma un long tube de caoutchouc renfermé dans un flacon rempli d'eau, j'ai obtenu des déversements de liquide analogue à celui que Piégu a découvert sur les tissus vivants [1]. Reste à reproduire le phénomène du pouls qui, en raison de son importance, réclame une analyse très approfondie et ne saurait être trop bien connu. Constatons d'abord que les artères du schéma présentent le phénomène du pouls, et que si on les déprime avec le doigt, on sent qu'à chaque impulsion du cœur les tubes redeviennent cylindriques et repoussent le doigt qui les déformait. Autant que la sensibilité tactile per-

1. Marey, *Recherches hydrauliques sur la circulation du sang. Ann. des sciences naturelles*, 11ᵉ série, t. VIII, 1858.

mette d'en juger, ce pouls artificiel est identique à celui des artères véritables.

§ 132. — Une expérience fondamentale est la suivante, qui montre que le pouls n'est pas le résultat du changement de volume des vaisseaux, mais de leur changement de consistance.

Sur le trajet d'un des tubes élastiques du schéma de la circulation, on place un tronçon d'un autre tube de même calibre formé d'un tissu de soie rendu imperméable par un enduit de caoutchouc. Ce tube est sensiblement inextensible et ne subit aucune dilatation appréciable sous l'influence des changements de tension du système artériel ; le doigt appliqué *sans pression* contre la paroi de ce tube ne perçoit aucune pulsation ; mais, vient-on à déprimer cette paroi et à déformer le tube par une compression légère, aussitôt la pulsation apparaît, d'autant plus forte que le tube est plus déformé par le doigt.

L'expérience réussit également bien quand on place le tronçon de tube inextensible sur le trajet d'une artère d'animal vivant; cette démonstration est la plus probante pour montrer que le pouls ne tient pas à la dilatation artérielle.

Mais si le pouls ne dépend pas de la dilatation des artères, il tient à la même cause que cette dilatation, car il dépend comme elle des variations de la pression du sang.

Moyens de saisir les caractères du pouls avec plus de précision que par le toucher.

§ 133. — Les médecins qui, par une longue pratique, ont acquis un tact assez délicat pour saisir les plus petites différences dans les caractères du pouls, s'accordent à admettre que c'est là une des qualités les plus difficiles à acquérir. Aussi, dès que les physiologistes eurent imaginé des moyens d'évaluer la pression du sang dans les artères et les variations qu'elle éprouve, chercha-t-on s'il ne serait pas possible d'appliquer aux artères de l'homme quelque appareil qui, sans exiger de mutilation, traduisit la pression artérielle.

§ 134. — *Sphygmomètre.* — Hérisson[1], en 1834, imagina d'ap-

1. Hérisson, *Le sphygmomètre, instrument qui traduit à l'œil toute l'action des*

pliquer à l'étude clinique un instrument qui rendait perceptibles les pulsations de l'artère sur laquelle on l'appliquait ; il désigna cet instrument sous le nom de *sphygmomètre*. C'était un appareil dont la forme rappelait celle du thermomètre à mercure, mais dont la boule, ouverte largement par en bas, était fermée par une membrane de parchemin B, fig. 105. Le mercure contenu dans le réservoir et dans le tube était mis en mouvement par la pulsation artérielle de la manière suivante :

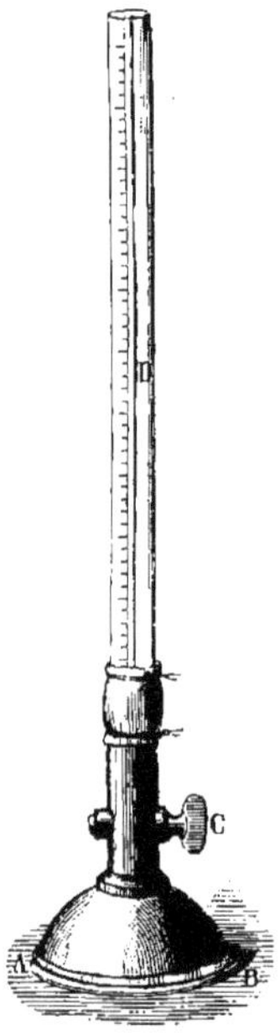

Fig. 105. Sphygmomètre de Hérisson.

On appliquait sur une artère la face membraneuse du réservoir. Le poids du mercure contenu dans l'instrument chargait la membrane et déprimait le vaisseau, mais, à chaque pulsation, l'artère soulevait la membrane et forçait le mercure à monter dans le tube pour redescendre ensuite. L'instrument de Hérisson était assurément fort ingénieux et très simple, mais il n'arrivait qu'à transformer une sensation tactile en une impression visuelle aussi fugitive et aussi difficile à analyser dans ses détails, la durée d'une pulsation n'excédant pas, d'ordinaire, une seconde.

Le sphygmomètre n'avait pas beaucoup d'utilité pratique, mais le principe sur lequel il était établi a inspiré la construction de différents appareils dont plusieurs ont rendu de réels services[1].

§ 135. — *Sphygmographe*. — Les physiologistes avaient, dans l'emploi du manomètre inscripteur, un moyen bien précis d'analyser les variations de la tension artérielle d'après les courbes inscrites par cet instrument. N'était-il pas possible d'obtenir sur l'homme un mouvement qui traduisît la pulsation artérielle en l'amplifiant? Il suffirait, dès lors, d'inscrire ce

artères. — Utilite de cet instrument dans l'étude de toutes les maladies. (Mémoire présenté à l'Institut, 1834.)

1. L'application du principe du sphygmomètre a été faite par le docteur Upham, de Boston, à l'exploration des battements du cœur, § 96 ; par Buisson, § 53. Nous aurons à citer, dans la *Partie technique*, les applications du même principe à la sphygmographie faites par Ozanam, Winternitz, Keyt.

mouvement sur un cylindre, d'après le procédé de Ludwig, et l'on aurait un appareil qui donnerait une expression graphique du pouls des artères. Tel fut le but que poursuivit Vierordt et qui conduisit ce savant à l'invention d'un instrument qu'il nomma *sphygmographe* ou inscripteur du pouls.

Il existait en effet des moyens de traduire par un mouvement très appréciable les pulsations artérielles. Tout le monde a vu que lorsqu'on se tient assis, les jambes croisées l'une sur l'autre, la jambe qui est placée en haut est animée d'un mouvement à chaque battement du pouls. L'artère poplitée qui se trouve comprimée soulève, par ses battements, la jambe dont le poids tend à l'aplatir. Le petit mouvement qui se produit ainsi est augmenté par la longueur de la jambe agissant comme bras de levier et se traduit, à l'extrémité du pied, par une oscillation très apparente.

En Angleterre, King réussit à rendre visibles par un procédé analogue les pulsations si petites qu'on nomme pouls veineux des extrémités et qui s'observent, sur le dos de la main par exemple, lorsque la circulation est rapide. Voici comment ce physiologiste instituait son expérience. Un fil de cire à cacheter, ou mieux de verre étiré à la lampe, lui servait de levier rigide et très léger. Ce fil, collé avec un peu de suif au voisinage de la veine, reposait sur ce vaisseau dont les alternatives d'expansion et de resserrement se traduisaient, à l'extrémité libre du levier, par des mouvements appréciables.

Vierordt, combinant les idées de King et de Ludwig, construisit son sphygmographe dans lequel un levier, mis en mouvement par les battements d'une artère, inscrit ses oscillations sur le cylindre tournant d'un kymographion[1].

1. La figure 107 représente le sphygmographe de Vierordt. Sous un support en forme de double potence sont adaptés deux leviers de longueurs inégales. Ces leviers sont articulés, d'une part avec leurs supports au moyen de deux axes ; d'autre part, avec un cadre métallique *p*, par l'intermédiaire d'autres axes. Ces articulations ont pour effet de corriger l'arc de cercle que décrirait un levier simple, et agissent en cela comme une sorte de parallélogramme de Watt. En effet, la tige *s* qui se détache inférieurement du cadre métallique et porte un pinceau, oscille toujours verticalement dans les mouvements d'élévation et de descente des leviers. Un cylindre tournant autour d'un axe vertical reçoit le tracé des mouvements du pinceau comme dans le kymographion.

La disposition destinée à rendre bien verticales l'ascension et la descente du pinceau donnait à l'ensemble des leviers un poids assez grand que Vierordt équilibra au moyen d'une cupule dans laquelle on plaçait un contrepoids convenable. L'appareil étant équilibré, on place l'avant-bras au-dessous de lui, de manière que la petite plaque *b*,

Dans le spécimen des tracés fournis par le sphygmographe de Vierordt (fig. 106), on voit que les mouvements de l'appareil consistaient en oscillations sensiblement isochrones, l'ascension et la descente étant semblables entre elles. Cependant, quand on explore le pouls avec le doigt, on s'aperçoit aisément que le battement de l'artère offre, en général, un caractère différent de celui qu'exprimerait le tracé ci-dessous. En effet, le soulèvement qu'éprouve le

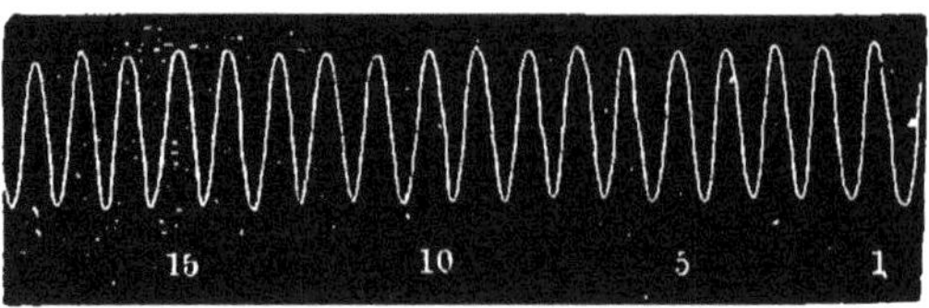

Fig. 106. Tracé du sphygmographe de Vierordt.

doigt est d'ordinaire assez brusque, tandis que l'affaissement du vaisseau est beaucoup plus lent; cette seconde période de la pulsation dure plus du double de la première.

La différence entre la forme du tracé et la sensation tactile qu'on éprouve en explorant une artère m'avait rendu suspectes les indications de l'instrument de Vierordt : je pus bientôt me convaincre qu'il y avait une cause d'erreur dans la construction même du sphygmographe.

située près du centre du mouvement, repose sur l'artère radiale. A chaque pulsation du vaisseau, l'instrument agit comme un levier interpuissant dont le grand bras décrit des mouvements amplifiés par sa longueur même.

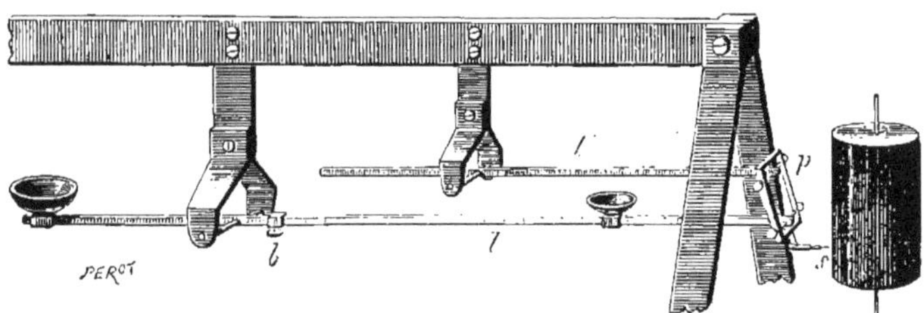

Fig. 107. Sphygmographe de Vierordt.

Nous reproduisons (fig. 106) un des tracés que donne l'instrument de Vierordt ; sur cette figure, on peut aisément déterminer la fréquence du pouls quand on connaît la vitesse avec laquelle tourne le cylindre. Il suffit de compter combien de pulsations sont contenues dans la longueur qui correspond à une durée connue.

Dans l'instrument de Vierordt, le double levier, assez lourd par lui-même, est équilibré par un contrepoids; puis, une charge additionnelle sert à déprimer le vaisseau avec assez de force pour que la pulsation se manifeste. Il résulte de là que la masse à soulever est trop considérable pour que la force du pouls la puisse déplacer instantanément; l'appareil, s'il reçoit une impulsion brusque, la traduira par un mouvement lent analogue à celui qu'exécuterait une balance dont les deux plateaux seraient très chargés et dont un des bras subirait une poussée légère. Dans cet instrument, comme dans les manomètres à mercure, la masse à mouvoir déforme par son inertie le mouvement qui lui est communiqué.

CHAPITRE XIV.

SPHYGMOGRAPHES ET TRACÉS DU POULS.

Sphygmographe à pression élastique. — Description de l'instrument. — Vérifications du sphygmographe élastique. — Contrôle du sphygmographe au moyen de l'appareil inscripteur des changements de volume des organes. — Modifications apportées par différents auteurs à la construction du sphygmographe. — Sphygmographe à transmission.

Sphygmographe à pression élastique.

§ 136. — Si le reproche que j'ai fait au sphygmographe de Vierordt est fondé et si l'inertie de masses trop pesantes rend les indications de cet appareil défectueuses, il faut, pour remédier à cet inconvénient, diminuer énormément la masse à mouvoir et se rapprocher autant que possible du *levier idéal*, c'est-à-dire d'une tige rigide et sans pesanteur obéissant avec la plus grande facilité à toutes les impulsions qu'elle recevrait, sans en modifier les caractères[1].

Pour cela, je prends un levier d'une légèreté extrême : il est fait de bois et d'acier très mince; ce levier est placé de telle sorte qu'il ait sa plus grande épaisseur dans le sens où se produisent ses mouvements, ce qui lui assure une grande rigidité en même temps qu'un faible poids.

Mais on sait que le pouls ne se produit que si l'on déprime la paroi de l'artère (§ 131) ; ce ne sera pas le poids de ce petit levier qui pourra atteindre ce résultat. Faudra-t-il, comme Vierordt, employer un poids additionnel ? Ce serait perdre tout le bénéfice de la légèreté du levier et retomber dans l'inconvénient qu'il s'agit

1. Vierordt attachait une grande importance à rendre parfaitement verticales les ascensions et descentes de l'extrémité du levier ; il m'a paru que c'était là un point tout à fait secondaire, car en prenant un levier un peu long et en ne le faisant osciller qu'avec une faible amplitude, l'arc qu'il décrit se confond sensiblement avec une ligne droite. Dans la pratique, cette proposition peut être considérée comme exacte.

d'éviter. J'ai recouru, pour déprimer l'artère, à l'emploi d'un *ressort* élastique[1]; c'est la modification essentielle, car en supprimant l'inertie de l'instrument, elle en change entièrement les indications.

La figure théorique 108 donne une idée simple du nouveau sphygmographe. Soit AA une artère dont il faille explorer les battements; un ressort R fixé à l'une de ses extrémités par des vis porte, à son extrémité libre, une plaque arrondie qui repose sur l'artère et la déprime. Chaque fois que le pouls soulèvera le ressort, le mouvement se transmettra par une arête verticale rigide C au levier horizontal L. Ce levier se meut autour du point

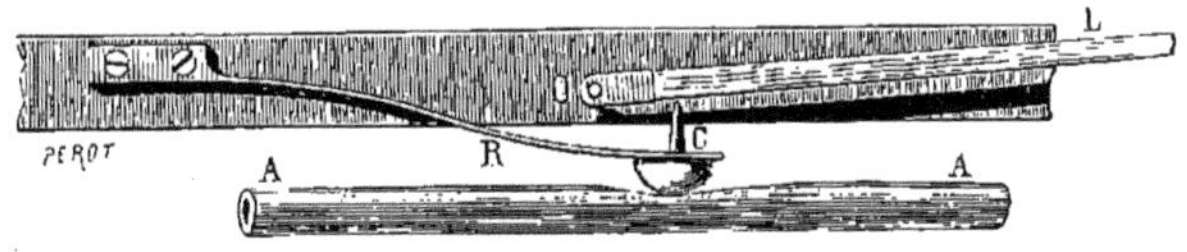

Fig. 108. Théorie du sphygmographe à ressort. — A A, artère; R, ressort qui la comprime; C, couteau qui soulève le levier L; O, centre de mouvement du levier.

O; il oscillera donc dans un plan vertical et son extrémité libre, munie d'une plume, tracera ses mouvements sur un cylindre tournant.

Telle est, réduite à son essence, la construction de mon sphygmographe; mais, afin d'amener cet instrument à une utilité pratique, il a fallu, tout en respectant le plus possible le principe sur lequel il est basé, lui faire subir des modifications nombreuses, pour qu'il soit portatif et facile à appliquer, enfin pour rendre rapide et commode l'opération qui consiste à inscrire le tracé du pouls.

Description de l'instrument.

§ 137. — La figure 109 montre le sphygmographe avec sa disposition réelle, appliqué sur le poignet; il y est attaché par un lacet

1. L'emploi d'un ressort à la place d'un poids se retrouve dans la plupart des instruments que j'ai construits pour inscrire les mouvements fonctionnels, ou dans ceux que j'ai modifiés : manomètres, sondes cardiaques, myographes. Mon but, en introduisant cette modification, a été de supprimer autant que possible l'inertie des pièces à mouvoir qui altérait la forme des mouvements.

jeté alternativement d'un côté à l'autre sur de petits crochets. Ceux-ci sont fixés, trois de chaque côté, à des ailettes articulées sur les bords d'un cadre qui constitue le support de l'appareil. Le lacet complète donc, en arrière, une sorte de bracelet que

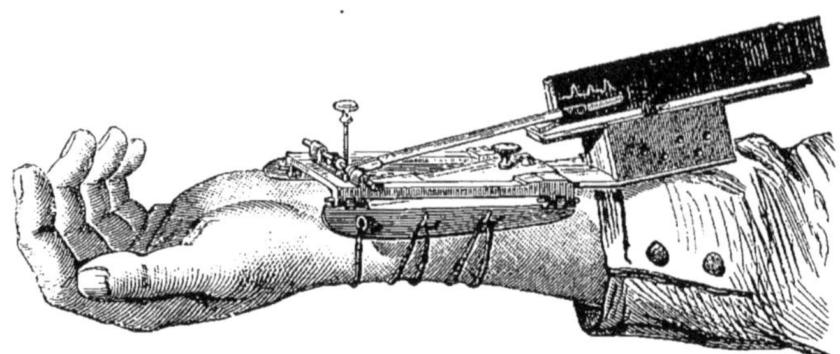

Fig. 109. Sphygmographe direct.

forme en avant le cadre métallique; le tout est fortement attaché sur le poignet.

Dans l'intérieur du cadre se trouve un ressort d'acier très flexible qui descend obliquement et porte à son extrémité libre la plaque d'ivoire arrondie qui déprimera l'artère. Une vis de

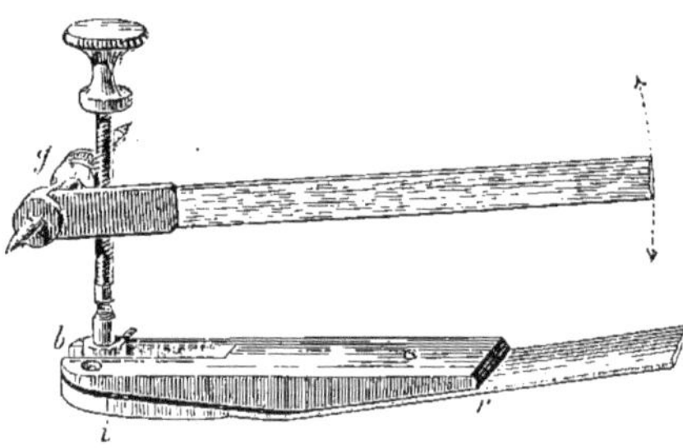

Fig. 110. Détail de la construction du sphygmographe. Moyen de transmettre le mouvement du ressort au levier.

réglage sert à faire varier la pression de ce ressort. Chaque pulsation de la radiale imprimera au ressort un petit mouvement qui sera amplifié par le levier et inscrit par la plume qui termine celui-ci[1]. Un petit mouvement d'horlogerie entraîne parallèlement

1. La transmission du mouvement du ressort au levier a besoin d'être décrite d'une manière spéciale. Il s'agissait d'établir une solidarité parfaite entre le ressort de pression *r* (fig. 110) qui déprime le vaisseau et le levier qui en inscrit les mouvements. A

au plan d'oscillation du levier une plaque enfumée qui reçoit le tracé[1].

Cette disposition, la dernière que j'aie donnée à l'instrument, me semble préférable à celle que j'avais employée d'abord et qui assurait moins bien la solidarité du ressort avec le levier[2].

Les tracés du sphygmographe élastique diffèrent totalement de ceux qu'on obtient avec le sphygmographe de Vierordt; à la place d'une oscillation à périodes sensiblement égales[3], mon

cet effet, le ressort porte, au dessus de la plaque *i* chargée de comprimer l'artère, une longue vis terminée par un bouton de cuivre. La vis, poussée par une pression élastique du côté de l'axe de rotation du levier, engrène à la façon d'une crémaillère dans la gorge molletée d'un galet *g* situé sur cet axe. Grâce aux aspérités de la vis et du galet, il y a parfaite adhérence de ces surfaces, de sorte que tout mouvement vertical imprimé par le ressort à la vis provoque une légère rotation de l'axe du levier, mouvement agrandi à l'extrémité libre de celui-ci.

1. Il y a différentes manières d'inscrire sur le papier les mouvements du levier; la plus sûre est de tracer, au moyen d'une pointe sèche faite de baleine amincie et flexible, sur le papier qui couvre la plaque et que l'on noircit à la fumée d'une bougie. De cette façon, la plume marque à coup sûr un trait fin qui se détache nettement en blanc sur le fond noir; mais cette manière exige une opération complémentaire : il faut fixer le tracé, en trempant la feuille dans du vernis à la gomme laque très étendu d'alcool, après quoi on laisse sécher le papier.

Il est plus expéditif de se servir d'une plume et d'encre pour tracer les courbes du pouls. La plume est formée d'une lame mince de ressort d'acier; elle donne un trait fin, mais parfois marque mal. Un excellent moyen d'éviter cette défectuosité consiste à ajouter un peu de glycérine à l'encre dont on se sert pour recueillir les tracés du sphygmographe. Cette précaution empêche la plume de sécher; on la trouve toujours prête à marquer chaque fois qu'on y met de nouvelle encre.

2. Le danger que cette indépendance entraîne dans certains cas est le suivant : sous l'influence d'un brusque soulèvement, le levier prend un mouvement rapide qui lui peut faire dépasser, par sa vitesse acquise, le point précis auquel il devrait s'arrêter. En reliant le levier au ressort, on évite cet inconvénient, car l'extrême légèreté du levier rend négligeable la force vive qu'il possède au sommet de son ascension et fait que cette force vive s'éteint dans la résistance du ressort, quand les frottements de la plume sur le papier n'ont pas suffi à l'annuler déjà.

3. En relevant les durées comparatives des deux moitiés de ses courbes, Vierordt a

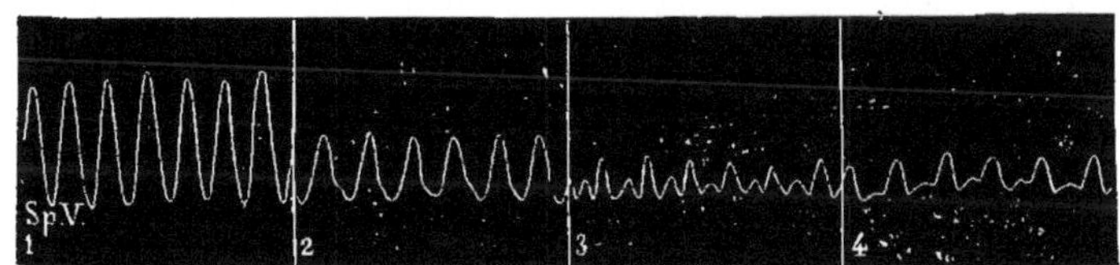

Fig. 111. Tracés du pouls recueillis avec le sphygmographe de Vierordt, lorsqu'on charge l'artère de poids de plus en plus grands. — Figure composée en ajoutant quatre fragments de tracés empruntés à Vierordt. (*Die Lehre von Arterienpuls*, p. 33.)

trouvé les valeurs suivantes (*Die Lehre von Arterienpuls*, ch. VI) :

appareil donne des courbes dont la phase ascendante est toujours beaucoup plus brève que celle de descente; en outre, chaque pulsation présente des accidents multiples, angles vifs ou arrondis, inflexions onduleuses, de nombre et de formes variables, dont

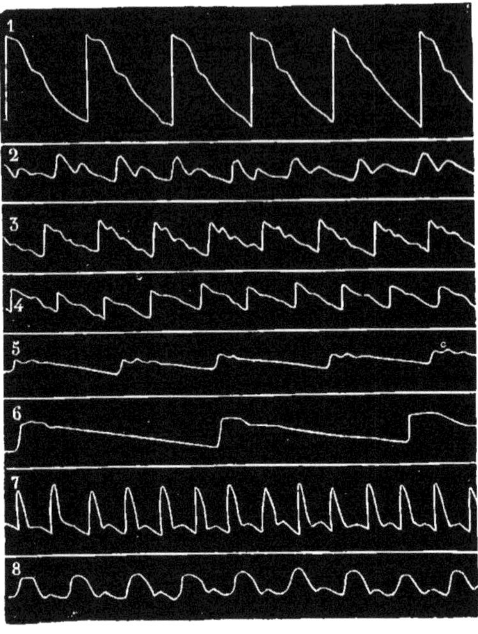

Fig. 112. Quelques tracés du pouls recueillis avec le sphygmographe direct. — 1. Pouls sénile avec hypertrophie du cœur. — 2. Pouls de la fièvre typhoïde. — 3. Colique de plomb. — 4. Péricardite. — 5. Convalescence. — 6. Pouls sénile rare. — 7. Fièvre hectique. — 8. Anévrysme disséquant de l'aorte.

on trouve des types dans la figure 112, où j'ai rassemblé au hasard quelques *sphygmogrammes*, afin que le lecteur puisse juger de la variété des caractères du pouls chez l'homme sain ou ma-

Période d'ascension.	Période de descente.
10 22 29 23 14	17 27 29 18 7

Plus le pouls est rapide, d'après le même auteur, plus les deux moitiés de la pulsation sont égales. Vierordt (p. 33) reconnaît que, s'il fait varier la charge qui déprime le pouls, il obtient des différences de formes dans les tracés (fig. 111); mais il considère comme défectueuses les courbes dans lesquelles la période de descente présente des ondulations. Ce pouls, qu'il appelle *pseudo-dicrotus*, est pour lui l'effet d'une charge exagérée appliquée sur l'artère. La charge, dit-il, est bonne quand elle donne un tracé dépourvu de dicrotisme.

lade. Il reste à démontrer que ces formes sont réelles et qu'à la place d'un instrument que j'accuse d'inertie, je n'en ai pas substitué un autre qui ajoute ses vibrations propres aux mouvements réels du pouls.

Vérifications du sphygmographe direct.

§ 138. — Lors de l'apparition de cet instrument, Buisson émit un doute sur l'exactitude de la courbe et pensa que le sommet de l'ascension pouvait être surélevé par l'effet de la vitesse acquise du levier, celui-ci continuant sa course au delà du point où le portait le maximum de soulèvement du ressort. Buisson imagina un ingénieux moyen de résoudre la question qu'il avait posée. Il plaça au-dessous du levier une cale qui l'empêchait de redescendre pendant la période d'abaissement de la courbe[1] et soulevant graduellement cette cale, il obligea le levier à ne subir le

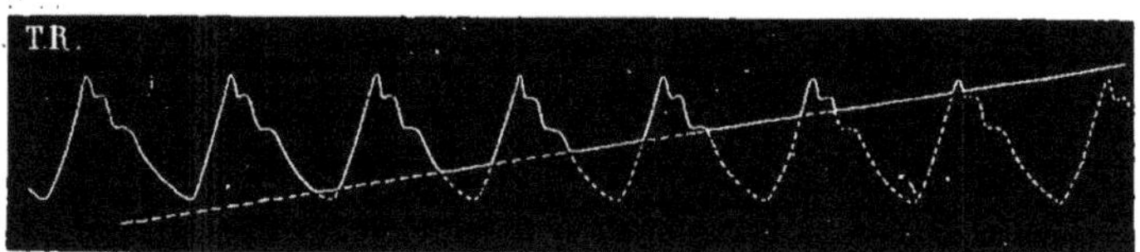

Fig. 113. Méthode de Buisson pour contrôler les indications du sphygmographe à ressort.

soulèvement du ressort que dans la dernière phase de l'élévation du pouls. La figure 113 montre qu'à mesure qu'on soulève le levier, le tracé se restreint à une portion de plus en plus petite; ses minima se trouvent sur une ligne oblique ascendante; il finit par se réduire au sommet de la pulsation. Dans la figure 113, la partie ponctuée complète ce qui manque dans le tracé. Or, le sommet inscrit dans les courbes tronquées avait la même forme et la même hauteur que dans le tracé complet. On ne pouvait donc attribuer la hauteur considérable et la forme aiguë du sommet de la courbe à une projection du levier qui aurait acquis une grande vitesse dans son parcours ascendant, puisque ce parcours était supprimé. La méthode de Buisson doit rester comme l'une des meil-

1. Cette méthode ne serait plus applicable aujourd'hui avec le sphygmographe direct ordinaire, dont le levier est forcé de suivre tous les mouvements du ressort de pression.

leures qu'on puisse employer pour contrôler un appareil inscripteur quelconque et s'assurer qu'il est à l'abri des effets de l'inertie.

§ 139. — J'ai construit récemment des appareils inscripteurs dans lesquels la vitesse du levier est tellement réduite que les effets de l'inertie peuvent être considérés comme nuls. On sait que la force vive d'une masse en mouvement est proportionnelle au carré de la vitesse qui lui est imprimée. Si donc nous recueillons avec un sphygmographe des tracés du pouls dont l'amplitude soit d'un demi-millimètre, c'est-à-dire *dix* fois moindre qu'avec le sphymographe ordinaire, la force vive qui tend à projeter le levier sera *cent* fois moindre. Or les tracés obtenus avec cette amplitude réduite et qui, pour être lisibles, exigent l'emploi du microscope, sont sensiblement semblables à ceux que donne le sphygmographe ordinaire; cet instrument est donc réellemment à l'abri du reproche qu'on a pu lui faire, d'altérer les tracés par les vibrations de son levier.

Czermak craignant sans doute aussi que l'inertie du levier n'altérât les indications du sphygmographe voulut le remplacer par le levier idéal, c'est-à-dire sans pesanteur. Il fit tomber un faisceau de lumière parallèle sur un miroir susceptible d'exécuter des mouvements de bascule sous l'influence des pulsations artérielles. Le rayon lumineux réfléchi allait à grande distance projeter son image sur un écran. Dans les mouvements de ce faisceau de lumière on reconnaissait les mêmes phases que dans le mouvement du levier du sphygmographe élastique. Il paraît même que Czermak recueillit par ce moyen les images du pouls sur une plaque photographique.

D'autres expérimentateurs ont contrôlé l'instrument en faisant agir sur lui des mouvements de formes diverses que le tracé a reproduits fidèlement; ainsi ont procédé Koschlakoff, Rives, etc.

La forme du tracé du pouls recueilli au sphygmographe est, d'autre part, complètement justifiée par l'inscription fournie par le jet de sang qui s'échappe d'une artère. Landois[1] a recueilli, à l'aide de ce procédé, de nombreux tracés dans lesquels on retrouve tous les détails indiqués par le sphygmographe.

1. Landois (*Hémautographie. Arch. de Pflüger*, 1874, t. IX, p. 71) a transmis les pulsations artérielles à une flamme manométrique de Kœnig; j'ignore le but que cet auteur se proposait d'atteindre par cette expérience.

§ 140. — Un des meilleurs contrôles auxquels on puisse soumettre le sphygmographe consiste à l'appliquer sur une artère à laquelle est adapté un manomètre élastique. Le pouls, consistant dans une variation de consistance du vaisseau sous l'influence des changements de la tension artérielle, doit présenter les mêmes phases que cette tension; les deux tracés doivent donc être identiques[1]. C'est ce que l'on voit en opérant sur une artère d'un animal.

§ 141. — *Contrôle du sphygmographe au moyen de l'appareil inscripteur des changements de volume des organes.* — Les alternatives de turgescence et de resserrement des organes sous l'influence de changements de la tension de leurs artères sont entièrement assimilables aux indications d'un manomètre élastique dans lequel varie la pression du sang. Un sphygmoscope, par exemple, se gonfle et se resserre suivant les phases d'augmentation ou de diminution de la tension artérielle; il en est de même de l'ensemble des vaisseaux artériels d'un membre qui peuvent être considérés comme un espace formé de parois élastiques; aussi devait-on s'attendre, si le sphygmographe traduit fidèlement les changements de la tension artérielle, à obtenir des formes identiques pour le pouls et pour les changements de volume des organes. Cette identité existe en effet dans la plupart des cas, de sorte que l'on peut substituer au sphygmographe ordinaire l'appareil à déplacement de Buisson, dont nous avons parlé § 127, à propos des expériences de François-Franck et que Mosso a désigné pour cette raison sous le nom d'hydro-sphygmographe[2].

1. Par cette identité, nous entendons que les deux tracés doivent présenter des ondulations de même nombre et de formes semblables; mais les courbes peuvent avoir des amplitudes différentes, suivant qu'on a plus ou moins sensibilisé l'un des instruments.

2. L'emploi de l'appareil à déplacement est utile dans les circonstances où quelque anomalie artérielle empêche d'appliquer le sphygmographe ordinaire. On peut ainsi évaluer le retard du pouls sur le cœur, juger de la régularité des pulsations, saisir les influences de la respiration sur le pouls, etc. Mais il arrive parfois que le tracé des changements de volume de la main a une forme assez différente de celle du pouls artériel.

Dans son travail sur la circulation cérébrale (*Sulla circolazione del sangue nel cervello del l'uomo*, Torino, 1880), Mosso constate ces différences et émet l'opinion que le sphygmographe ordinaire altère la forme des tracés, tandis que l'hydro-sphygmographe en donne la forme véritable. On verra plus loin que la forme des tracés des

Modifications apportées par d'autres auteurs à la construction du sphygmographe.

§ 142. — Beaucoup d'auteurs ont proposé des modifications du sphygmographe élastique; une des préoccupations dominantes de certains médecins était de demander à l'instrument l'indication de la valeur absolue de la pression du sang dans les artères, tandis qu'il n'en peut exprimer que la valeur relative. Il ne faut pas oublier que le sphygmographe, de même que les manomètres élastiques dont les indications n'auraient pas été contrôlées au moyen du manomètre à mercure employé comme étalon, ne donne que l'expression des variations en plus ou en moins de la tension artérielle, variations qu'il traduit par des oscillations plus ou moins grandes, suivant qu'il est plus ou moins sensibilisé. Or, on a pu croire qu'en estimant en grammes la pression que le ressort exerce sur l'artère, on mesurerait ainsi la résistance que la pulsation surmonte et par conséquent la valeur absolue de la pression artérielle.

Il faut renoncer à obtenir avec le sphygmographe cette valeur absolue et se borner à rechercher dans la forme des tracés du pouls des indications indirectes de la valeur de cette pression[1]; on verra plus tard que cette méthode indirecte donne des résultats assez précis.

D'après ce qui précède, il me semble qu'on ne doit pas atta-

deux instruments diffère dans certains cas : lorsqu'il existe un relâchement des petits vaisseaux, ceux-ci prennent une expansion plus tardive que celle de l'artère afférente.

1. J'ai fait quelques tentatives pour mesurer la valeur absolue de la pression du sang dans les artères d'un membre, en faisant agir sur la surface de ce membre une contre-pression qu'on mesure au moyen du manomètre. On élève graduellement la pression extérieure jusqu'à oblitérer les artères, en surmontant, par conséquent, la pression que le sang exerce à leur intérieur. Ces essais, encore incomplets, présentent des difficultés très grandes et ont besoin d'être repris; je ne les ai signalés à l'attention des physiologistes que dans l'espérance que d'autres continueraient ces recherches, que je n'ai pu suivre assez longuement (voir *Trav. du lab.*, t. II, p. 209, et t. IV, p. 253). Il faut rapprocher ces tentatives de celles qui ont été faites par Kries pour mesurer la valeur absolue de la pression du sang dans les capillaires, en cherchant quelle est la charge qu'il faut appliquer sur une plaque de verre de surface connue pour décolorer les tissus sous-jacents en chassant le sang contenu dans leurs vaisseaux. Ces recherches, antérieures aux miennes, n'ont pas donné de résultats bien satisfaisants.

cher d'importance à la modification du sphygmographe proposée par Béhier[1] et qui consiste à mesurer, sur un cadran divisé, le nombre de tours faits par la vis de réglage pour obtenir un tracé du pouls aussi ample que possible. La même tentative a été faite par Balthazar Forster[2] avec un moyen identique.

Sphygmographe à transmission.

§ 143. — De même que la pulsation du cœur, celle du pouls se transmet à distance et s'inscrit au moyen d'instruments appropriés. Déjà Buisson avait réussi à transmettre, par des tubes à air, les pulsations des artères sur lesquelles il appliquait ses entonnoirs munis de membranes. Brondgeest, en Hollande, a présenté sous le nom de *pansphygmographe* une sorte de tambour explorateur du cœur susceptible de s'appliquer aux artères. J'ai adopté une autre disposition qui me semble plus commode et qui donne des résultats très satisfaisants.

La figure 114 représente le sphygmographe à transmission. La monture ordinaire est conservée avec son mode d'adaptation au

1. Béhier, *Description de modifications apportées au sphygmographe.* (*Bull. de l'Acad. de méd.*, 11 août 1868, t. XXXIII, p. 176.)

2. Balth.-Forster, *British and Foreign medico-chir. Review.* July 1867.

Les instruments de Béhier et de B. Forster indiquent-ils réellement la pression exercée sur l'artère? On peut à coup sûr répondre que non ; car, avec un peu d'habitude du maniement d'un sphygmographe, on reconnaît que la conformation du poignet varie assez, d'un sujet à l'autre, pour que le ressort doive être très inégalement déprimé lorsqu'on veut presser l'artère radiale avec une force égale chez deux sujets différents. D'autre part, en admettant même que le cadran indiquât en grammes la valeur de la pression exercée par le ressort, une partie de cette pression sera supportée par les parties molles voisines de l'artère, et la valeur de cette partie de la pression ne saurait être connue.

Imaginons enfin que l'artère toute seule supporte la pression du ressort, et que celle-ci soit exactement mesurée ; on n'en pourra pas déduire la valeur de la pression du sang. En effet, la force avec laquelle le ressort tend à être soulevé a deux facteurs : la pression du sang multipliée par la surface de paroi vasculaire sur laquelle s'exerce cette pression. Or ce dernier facteur change beaucoup, d'un sujet à l'autre, avec le volume de la radiale. Cette artère est souvent de calibres très différents au poignet droit et au poignet gauche, de sorte que telle pression qui écraserait l'artère la plus petite serait à peine suffisante pour déprimer au degré convenable l'artère la plus volumineuse. Enfin, le calibre de l'artère radiale change notablement, d'un moment à l'autre, sur un même sujet. En général, si on laisse le sphygmographe longtemps appliqué sur le poignet d'un sujet jeune, on constate que les pulsations augmentent de force, ce qui tient à une augmentation du calibre de l'artère radiale sous l'influence de la compression prolongée qu'elle subit.

poignet; la vis V règle la pression du ressort. A la partie supérieure, l'instrument porte une capsule métallique à membrane de caoutchouc semblable à celle d'un tambour à levier. Sur la membrane est un disque léger du centre duquel se détache une tige T dont l'extrémité s'adapte au ressort de pression et en transmet les mouvements à la membrane. La capsule à air du sphygmographe se met en rapport, par un tube, avec celle d'un tambour à levier inscripteur. On recueille le tracé sur le cylindre enfumé d'un polygraphe ; la forme en est identique à celle que donne le sphygmographe ordinaire.

Le sphygmographe à transmission présente l'avantage de donner des tracés d'une longueur très grande, car, indépendamment

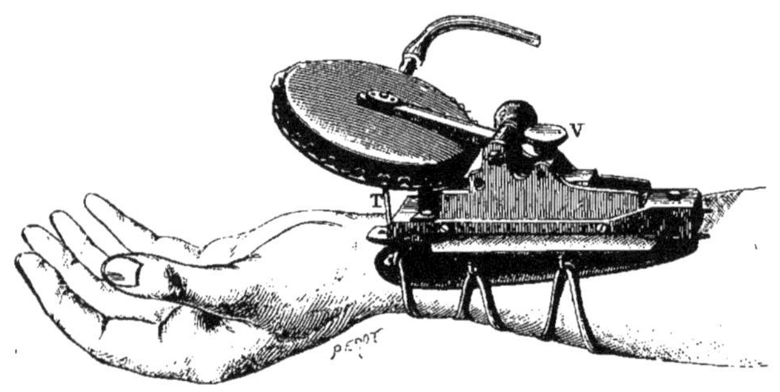

Fig. 114. Sphygmographe à transmission envoyant la pulsation artérielle a un levier inscripteur situé à distance.

du parcours que représente un tour de cylindre, il suffit de changer la position du levier inscripteur sur le cylindre du polygraphe pour écrire indéfiniment les tracés du pouls. On constate alors parfois certaines irrégularités qui eussent pu passer inaperçues dans la courte durée du tracé d'un sphygmographe ordinaire. La figure 115 montre une irrégularité périodique du rythme et de l'amplitude du pouls, cette périodicité était réglée par le rythme des mouvements respiratoires.

Veut-on suivre dans toutes ses phases l'influence de certaines conditions physiologiques sur les caractères du pouls, c'est encore au sphygmographe à transmission qu'il faut s'adresser. Le tracé (fig. 116) montre la série des changements qui se produisent dans la fréquence, la forme et la force du pouls, pendant la durée d'un effort et après que l'effort a cessé. Il serait très difficile de faire

TRACÉS RECUEILLIS AVEC LE SPHYMOGRAPHE A TRANSMISSION.

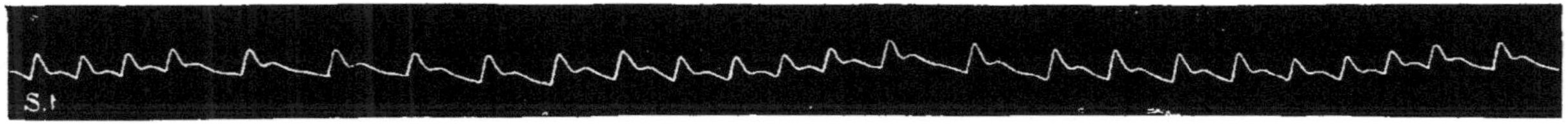

Fig. 115. Long tracé du pouls montrant des variations périodiques de la fréquence des pulsations. (Ces irrégularités étaient insensibles au toucher; leur rythme était réglé par la respiration.)

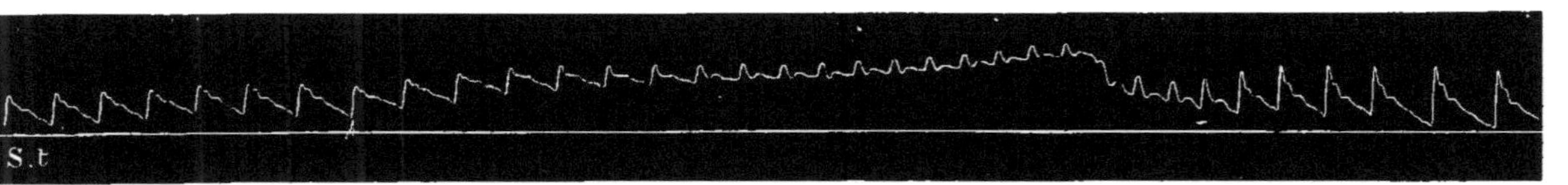

Fig. 116. Modification des caractères du pouls pendant la durée d'un effort et après que l'effort a cessé.

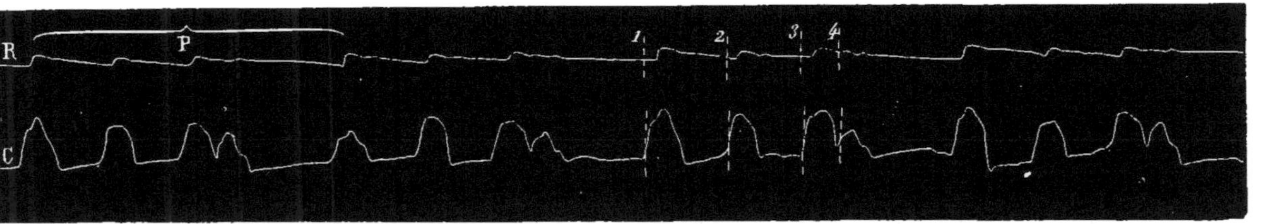

Fig. 117. Doubles tracés du cœur et du pouls inscrits simultanément sur un polygraphe. Le cœur présentait des systoles irrégulières qui se traduisent par des irrégularités du pouls.

tenir dans la durée du tracé d'un sphygmographe ordinaire les phases complètes de ce curieux phénomène dont on trouvera l'explication plus tard.

Le sphygmographe à transmission permet encore de recueillir simultanément le pouls de plusieurs artères, ou d'inscrire le pouls artériel en même temps que la pulsation du cœur. On voit (fig. 117) un exemple de cette inscription double. Il s'agissait d'un malade qui présentait des systoles irrégulières; le pouls radial avait des irrégularités correspondantes, la coïncidence des pulsations faibles avec les systoles avortées est manifeste dans ce tracé.

Les doubles tracés simultanés du cœur et du pouls sont indispensables quand il s'agit de déterminer le retard du pouls sur la systole du cœur, indication si précieuse dans le diagnostic des anévrysmes. Enfin, ils éclairent singulièrement le mécanisme normal ou anormal de la circulation cardio-vasculaire, en montrant à la fois comment le sang est lancé par le cœur et comment il est reçu dans le système artériel.

CHAPITRE XV.

MÉCANISME DU POULS. — SA VITESSE DE PROPAGATION.

Caractères du pouls dans les différentes artères ; ses variétés de forme ; son retard sur la systole du ventricule. — Causes diverses du retard du pouls. — Le sang éprouve des oscillations dans les artères. — Expériences sur les ondes liquides dans les tubes élastiques : oscillations d'une colonne d'eau dans un tube dont les deux extrémités sont élastiques ; oscillations du liquide dans un tube entièrement élastique ; ondes ; ondes liquides dans les tubes ouverts ; ondes dans les tubes branchés ; identité du retard du pouls sur le schéma et sur les artères des animaux. — Conditions qui font varier le retard de transmission du pouls.

Caractères du pouls dans les différentes artères ; ses variétés de forme, son retard sur la systole du ventricule.

§ 144. — Le pouls traduit dans toutes les artères les variations de la pression du sang, mais il diffère d'une artère à une autre, tant par sa forme, que par l'instant où il se produit.

La forme du pouls varie avec l'artère explorée. Ainsi, tandis que la pression aortique mesurée tout près du cœur offre sensiblement la même valeur et les mêmes phases que celle du ventricule gauche en systole, et que le pouls aortique présente des traits communs avec la pulsation ventriculaire, on ne trouve plus rien qui rappelle cette forme dans le pouls des artères éloignées du cœur.

§ 145. — *Comparaison de la pulsation du cœur avec le pouls de différentes artères.* — La figure 118 montre quatre tracés recueillis simultanément : les changements de la pression du sang dans le ventricule gauche d'un cheval, la pression intra-aortique, le pouls de la carotide et celui de la fémorale. Ces quatre tracés diffèrent non seulement par leurs formes, mais par l'instant auquel chacun d'eux se produit. L'origine du mouvement retarde de plus en plus, à mesure qu'on explore une artère plus éloignée du cœur.

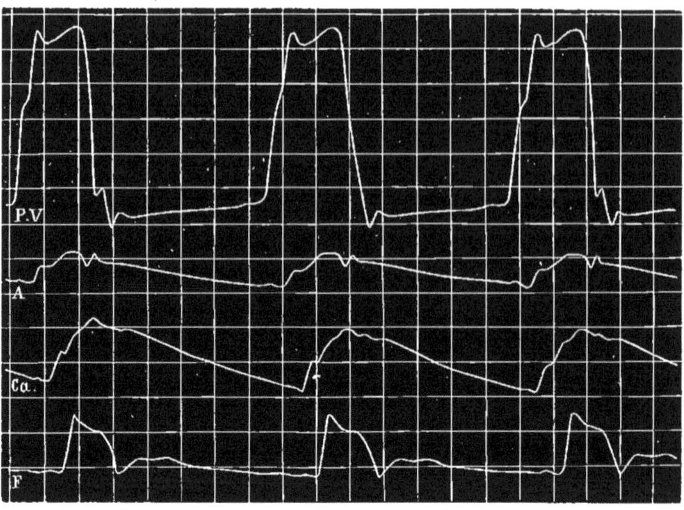

Fig. 118. — P V, courbe de la pression intra-ventriculaire sur le cheval; A, pouls aortique; *Ca*, pouls carotidien; F, pouls fémoral. Les divisions du temps comptées dans le sens transversal correspondent chacune à un dixième de seconde.

Causes diverses du retard du pouls.

On a vu que le retard du pouls de l'aorte sur le début de la systole du ventricule gauche est dû à ce que la systole ventriculaire n'acquiert pas, dès son début, une force suffisante pour soulever les valvules sigmoïdes de l'aorte.

§ 146. — *Retard de la transmission du mouvement dans les artères.* — Pour la fémorale et les autres artères, le retard de leur pouls sur celui de l'aorte tient à une autre cause. Il dépend de ce que la transmission du mouvement des liquides dans les tubes élastiques a lieu sous forme du transport d'une onde qui met un certain temps à arriver du cœur aux extrémités du système artériel.

Quant aux changements de forme que subit la pulsation, ils dépendent encore de la production des ondes multiples qui, à la suite d'une seule impulsion du sang par le ventricule gauche, donnent naissance à des oscillations plus ou moins nombreuses de la tension artérielle. Telle est l'origine du pouls rebondissant ou dicrote qui s'observe même dans les conditions de parfaite santé. Il ne sera question dans ce chapitre que du retard du pouls et des influences qui le modifient[1].

Le sang éprouve des oscillations dans les artères.

§ 147. — Le mouvement du sang, à l'intérieur des vaisseaux élastiques, est soumis aux lois ordinaires des oscillations ou des vibrations. Lancé avec une certaine vitesse dans les artères, le sang acquiert une *force vive*, en vertu de laquelle il s'élance vers

1. Josius Weitbrecht (1740, *Commentarii Acad. Imp. Petropolitanis*) et Sénac (*loc. cit.*, 1777) avaient déjà signalé l'existence d'un retard du pouls dans les artères éloignées du cœur, mais ce phénomène est peu sensible et échappe à l'observateur dont le tact n'est pas très exercé ; Haller, qui concevait l'existence de ce retard, le regardait comme imperceptible à nos sens. Confirmé plus tard par Carlisle (*Observ. on Motions and Sounds of the Heart.* Brit. Assoc., 1833) et Rochow (*Dictionn. en XXX vol.*), le retard du pouls a été soigneusement étudié par E.-H. Weber (*De pulsu in omnibus arteriis plane non synchronico.* Annot. Acad. Leipzig, 1834), qui lui a donné sa véritable interprétation en l'expliquant par le transport d'une onde à l'intérieur des artères.

Weber attribue à l'onde artérielle une vitesse de 9^{m},24 par seconde et une longueur de 2^{m}8. Enfin, pour bien faire comprendre que ce n'est pas du sang lancé par la dernière systole ventriculaire qui soulève le doigt quand on explore le pouls radial, mais que c'est la transmission de proche en proche de l'impulsion du cœur qui produit la pulsation, Weber emploie cette expression pittoresque : *Unda non est materia progrediens, sed forma materiæ progrediens.*

A.-W. Volkmann (*Hämodynamik*, Leipzig, 1850) admit l'existence de vagues sanguines à l'intérieur des vaisseaux, et pour en déterminer la marche, fit des expériences fort remarquables. Le savant physiologiste ne disposait alors que d'un intestin de chèvre comme tube élastique ; trois manomètres à mercure munis de flotteurs, suivant la méthode de Ludwig, lui permirent d'explorer en trois points de cet intestin la valeur des pressions.

Volkmann admet des ondes positives ou de tension, et des ondes négatives ou d'aspiration. Pour lui, les ondes marchent plus vite quand le conduit est large et s'éteignent d'autant plus vite que la pression y est plus grande. Les vagues positives et négatives ont une amplitude plus grande vers l'orifice d'entrée. Volkmann admet enfin que des vagues semblables existent dans les artères et suppose que des ondulations des parois du tube peuvent interférer avec celles du liquide qui y est contenu.

Vierordt (*Die Lehre v. Arterienpuls*) admet, comme Weber, l'existence d'une onde artérielle dont le transport correspondrait à la vitesse de propagation du pouls. Cette onde parcourrait, comme l'a admis Weber, 28 pieds 1/2 par seconde, de sorte que la vague entière est plus longue que l'arbre artériel. — Vierordt pense que les interférences signalées par Volkmann sont dues à la combinaison des mouvements propres du manomètre avec ceux qui lui sont communiqués.

les dernières ramifications du système artériel, les distend en perdant sa vitesse, puis rétrograde sous l'influence du retrait élastique de ces vaisseaux. Dans ce phénomène interviennent les influences combinées de trois facteurs qui sont : la densité du liquide en mouvement, la vitesse dont il est animé, l'élasticité des vaisseaux dans lesquels s'effectue le mouvement [1].

Expériences sur les ondes liquides dans les tubes élastiques.

§ 148. — *Oscillations d'une colonne d'eau dans un tube dont les deux extrémités sont élastiques.* — Pour réduire le phénomène à sa forme la plus simple, considérons le cas où une colonne d'eau, contenue dans un tube de verre terminé par deux tronçons élastiques, oscille alternativement d'une de ses extrémités à l'autre.

1. Dans toute oscillation ou vibration, ces trois facteurs se rencontrent. Ainsi, imaginons une verge élastique de métal terminée par une balle de plomb; si nous frappons sur cette balle, nous lui imprimons une vitesse, et le travail que nous avons dépensé pour cela passe tout entier dans la balle à l'état de force vive. Ce travail emmagasiné resterait indéfiniment dans la masse et l'animerait d'une vitesse uniforme, s'il n'était dépensé par le mobile d'une façon quelconque. Dans le cas choisi pour exemple, la force vive de la masse travaillera contre la force élastique de la verge de métal : nous verrons celle-ci s'infléchir et la force vive se dépenser peu à peu, ce qui se traduira par la diminution graduelle de la vitesse du mouvement. Quand la balle n'aura plus de vitesse, elle aura dépensé toute sa force vive, c'est-à-dire le travail qu'elle a reçu, et ce travail aura passé dans la tige infléchie. Mais dans cette tige, le travail n'est qu'emmagasiné; si elle est parfaitement élastique, elle devra le restituer à la balle. Cette masse, en effet, prend un mouvement rétrograde par le redressement de la tige, et quand celle-ci est redevenue rectiligne, la balle a précisément la même vitesse et contient la même force vive qu'au premier instant. Puis, la force vive va se dépenser, comme tout à l'heure, à courber la tige en sens inverse, et les phénomènes que nous venons de décrire se reproduiraient indéfiniment si la résistance de l'air et les autres causes de perte de travail ne finissaient par éteindre le mouvement.

Toutes les oscillations sont des phénomènes de même nature; toutes supposent l'existence d'une masse animée de vitesse dépensant sa force vive contre une force extérieure qui la lui restitue alternativement, dans un sens et dans l'autre, d'une manière plus ou moins complète.

La nature de la force extérieure qui agit sur une masse d'une manière alternative peut changer sans que le phénomène soit modifié d'une manière essentielle. Ainsi, on peut assimiler aux oscillations d'une tige vibrante celles d'un pendule dans lequel la pesanteur joue le même rôle que l'élasticité dans le précédent exemple.

Lorsqu'un manomètre à mercure est soumis à un rapide changement de pression, puis abandonné à lui-même, des oscillations se produisent, parce que la colonne de mercure animée de vitesse travaille contre la pesanteur qui absorbe sa force vive et la lui restitue tour à tour.

Soit (fig. 119) ce tube dont les extrémités seules présentent de l'élasticité; de l'eau remplit exactement l'appareil, et deux ligatures placées aux bouts des tronçons de caoutchouc emprisonnent le liquide. Il suffit de frapper sur l'un des tubes élastiques pour imprimer au liquide un mouvement qui se traduira par des oscillations successives. La colonne d'eau s'élance contre l'extrémité du tube opposée à celle qui a reçu le choc, la distend, perd sa vitesse, puis reçoit de la réaction élastique du caoutchouc une

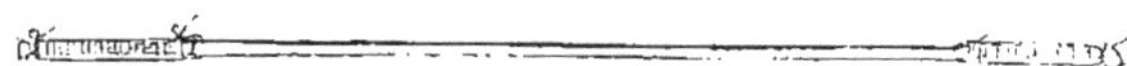

Fig. 119. Tube de verre plein d'eau et terminé par deux tronçons élastiques pour montrer les oscillations de la colonne liquide.

impulsion qui la ramène à l'extrémité opposée où les mêmes actes se reproduisent. La colonne liquide oscille ainsi d'un bout à l'autre du tube, jusqu'à ce que les résistances que le liquide éprouve à se mouvoir éteignent sa vitesse et arrêtent les oscillations.

Si l'on veut inscrire ces oscillations, on applique un sphygmographe sur l'un des tronçons de caoutchouc comme on le ferait sur une artère ; puis, saisissant entre les doigts l'autre extrémité élastique du tube, on la comprime et on la relâche alternative-

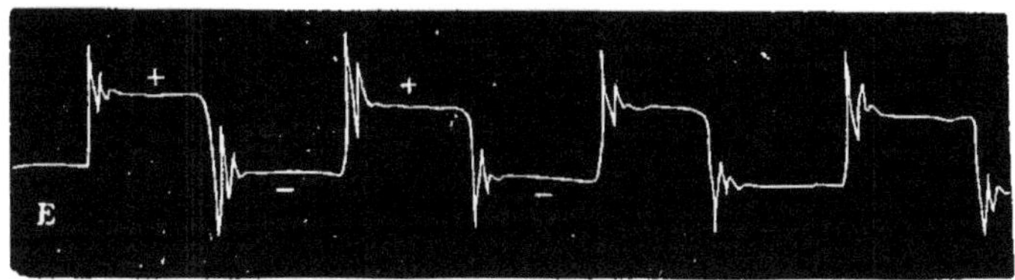

Fig. 120. Inscription des oscillations du liquide dans un tube terminé par deux tronçons élastiques.

ment. Le sphygmographe inscrit alors le tracé (fig. 120) dans lequel les parties marquées du signe + correspondent aux moments où le tube est comprimé, ce qui élève la pression du liquide, tandis que les parties marqués du signe — se produisent quand le tube cesse d'être comprimé.

Chaque fois que la pression est brusquement élevée ou abaissée, on voit s'écrire une série de vibrations; ce sont les oscillations de la colonne liquide qui se porte alternativement d'un bout à l'autre du tube.

Les lois physiques des oscillations nous font prévoir qu'en changeant la valeur d'un des facteurs dont il a été question précédemment, on change les caractères de l'oscillation. Ainsi, en augmentant la *masse* du corps oscillant, on accroît la durée de l'oscillation; en augmentant *la force élastique* du tube, on diminue cette durée; en augmentant *la vitesse initiale* imprimée au liquide, on accroît l'amplitude de l'oscillation[1].

Dans la circulation, il n'y a pas lieu de se préoccuper des changements que peut éprouver la densité du sang et qui sont négligeables, mais la force élastique des vaisseaux varie beaucoup, suivant le degré de réplétion des artères, § 101; il en est de même de la vitesse avec laquelle le sang passe du ventricule dans les artères. Nous pouvons donc prévoir déjà que les oscillations seront plus rapides quand la tension artérielle sera forte, et qu'elles auront plus d'amplitude quand le sang sera projeté avec vitesse par la systole ventriculaire, c'est-à-dire dans les cas de faible pression.

§ 149. — *Oscillations du liquide dans un tube entièrement élastique; ondes.* — Les conditions de l'expérience qui vient d'être décrite sont trop simples pour fournir l'explication complète du mouvement du sang dans les vaisseaux. Nous avons supposé le cas d'un

1. Pour vérifier l'influence des *masses*, comparons ce qui se passe, suivant que le tube est rempli d'eau ou de mercure. On remarque (fig. 121) que dans ce dernier cas la durée des oscillations s'est accrue notablement.

Pour constater l'influence de la *force élastique* toute seule, remplissons le tube avec un même liquide; mais, dans un cas, plaçons à ses extrémités des tronçons de caoutchouc mince, et dans l'autre cas des tubes plus épais; de cette façon, nous ferons agir

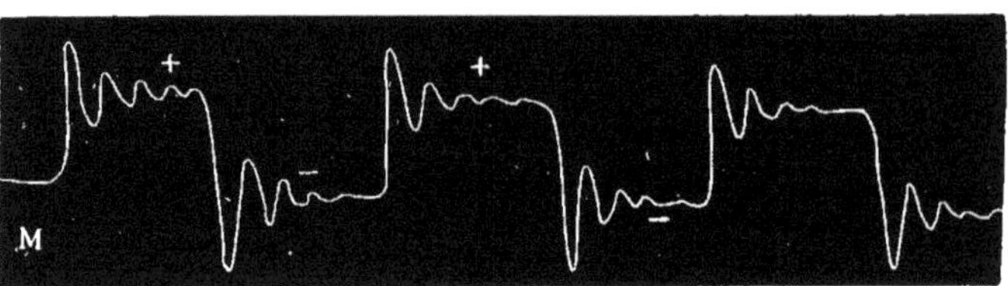

Fig. 121. Oscillations d'une colonne de mercure dans un tube terminé par deux tronçons élastiques.

sur la colonne liquide en mouvement des forces élastiques tantôt faibles, tantôt fortes. La durée de l'oscillation sera moindre quand on emploiera le tube épais, c'est-à-dire celui dont la force élastique est la plus grande.

Enfin, si l'on imprime à la colonne liquide des impulsions plus ou moins rapides, ces impulsions, exigeant des dépenses différentes de travail, produiront des oscillations dont l'étendue croîtra ou décroîtra comme le travail dépensé.

tube rigide dans toute son étendue, sauf à ses deux extrémités; or, les vaisseaux artériels sont élastiques sur toute leur longueur, il en résulte une complication plus grande du mouvement d'oscillation. Dans un tube entièrement élastique, il se produit un mouvement ondulatoire analogue à celui qu'on observe à la surface de l'eau contenue dans une rigole, lorsqu'on donne une impulsion à cette eau dans le voisinage d'une des extrémités du canal qui la renferme.

Ce mouvement, dont la complication est si grande qu'il a défié longtemps les efforts des plus illustres physiciens, est très facile à déterminer expérimentalement au moyen de la méthode graphique. L'onde, en effet, produit sur son passage un gonfle-

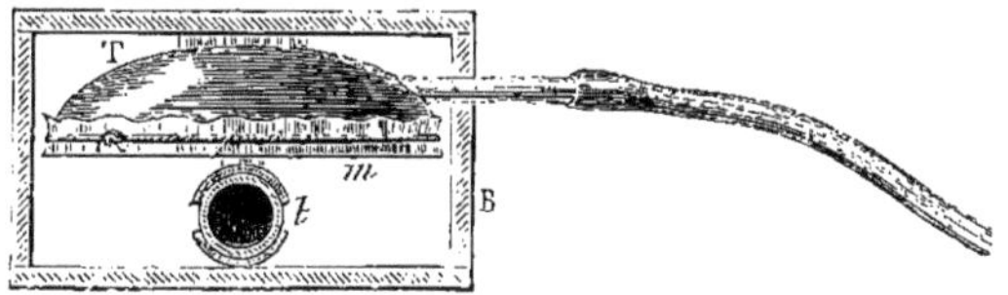

Fig. 122. Explorateur du passage de l'onde suivant la longueur d'un tube élastique.

ment plus ou moins prononcé du tube élastique dans lequel elle chemine. Il suffira donc d'inscrire à la fois les phases du gonflement du tube dans une série de points équidistants, échelonnés sur toute sa longueur, et grâce à la superposition parfaite de tous les points qui, dans chaque courbe, correspondent à un même instant, on pourra suivre le transport de l'onde d'un bout à l'autre du tube, avec les modifications de sa forme et de son amplitude. On a déjà vu une application de ces tracés superposés dans les expériences de cardiographie.

Pour explorer le gonflement du tube en différents points de sa longueur, je me sers d'une série de petits appareils dont la figure 122 représente la disposition[1].

1. Un tambour métallique *t* (fig. 122) semblable à ceux qui entrent dans la construction du tambour à levier, est collé à l'intérieur d'une petite caisse de bois B, de manière que la membrane du tambour soit tournée en bas. La caisse est ouverte sur deux de ses côtés pour laisser passer au-dessous du tambour le tube *t* dont on explore la dilatation (ce tube est représenté en coupe); il repose dans une demi-gouttière de métal collée sur la face inférieure de la caisse. Une autre demi-gouttière repose sur le tube et est mise en contact par en haut avec la membrane du tambour. Lorsque le passage de l'onde dilate le tube de caoutchouc, les deux demi-gouttières de métal

Dans l'appareil complet (fig. 123), un tube horizontal de caoutchouc est rempli de liquide; à l'une de ses extrémités est une pompe; à l'autre un ajutage d'écoulement que l'on peut tenir ouvert ou fermé suivant la nature de l'expérience. Le tube traverse les caisses de six explorateurs du passage de l'onde placés à une distance de 20 centimètres les uns des autres; il se prolonge au delà du dernier explorateur, mais on peut, au moyen d'une pince, le fermer exactement à ce niveau. De cette façon, l'onde viendra heurter en ce point contre l'obstacle formé par la pince.

Six tambours à levier, disposés dans le même ordre que les six explorateurs de l'onde le sont le long du tube, tracent leurs courbes sur un même cylindre animé d'une assez grande vitesse de rotation, 28 centimètres par seconde. Cette vitesse est contrôlée par un chronographe de 50 vibrations doubles par seconde. Chacun des explorateurs du gonflement du tube est relié à un tambour à levier par un tube de caoutchouc. L'appareil inscripteur (fig. 123) reçoit à la fois six tracés dont chacun est commandé par un des explorateurs.

Expérience. — Au moyen d'une petite pompe dont on enfonce brusquement le piston, on lance dans le tube quelques centimètres cubes de liquide. Les six leviers entrent en mouvement et l'on recueille le tracé suivant (fig. 124).

Sans entrer pour le moment dans l'analyse complète de cette figure, on y voit, au premier coup d'œil, que le gonflement du tube s'opère successivement aux divers points de sa longueur. Des lignes verticales qu'on abaisserait du sommet de chaque courbe sur le tracé du chronographe montreraient de combien retarde le sommet de l'onde pour chacun des points de la longueur du tube[1].

§ 150. — Pour montrer que, dans un même tube, le transport de l'onde est plus lent quand la densité du liquide est plus grande, mettons du mercure au lieu d'eau dans notre tube élas-

tendent à s'écarter l'une de l'autre, et comme la supérieure est seule mobile, c'est elle qui exécute la totalité du mouvement; elle comprime le tambour placé au-dessus d'elle, et celui-ci transmet à un tambour à levier inscripteur le signal de gonflement du tube au point exploré.

1. Pour le détail de ces expériences, voir *Trav. lab.*, t. I, p. 98.

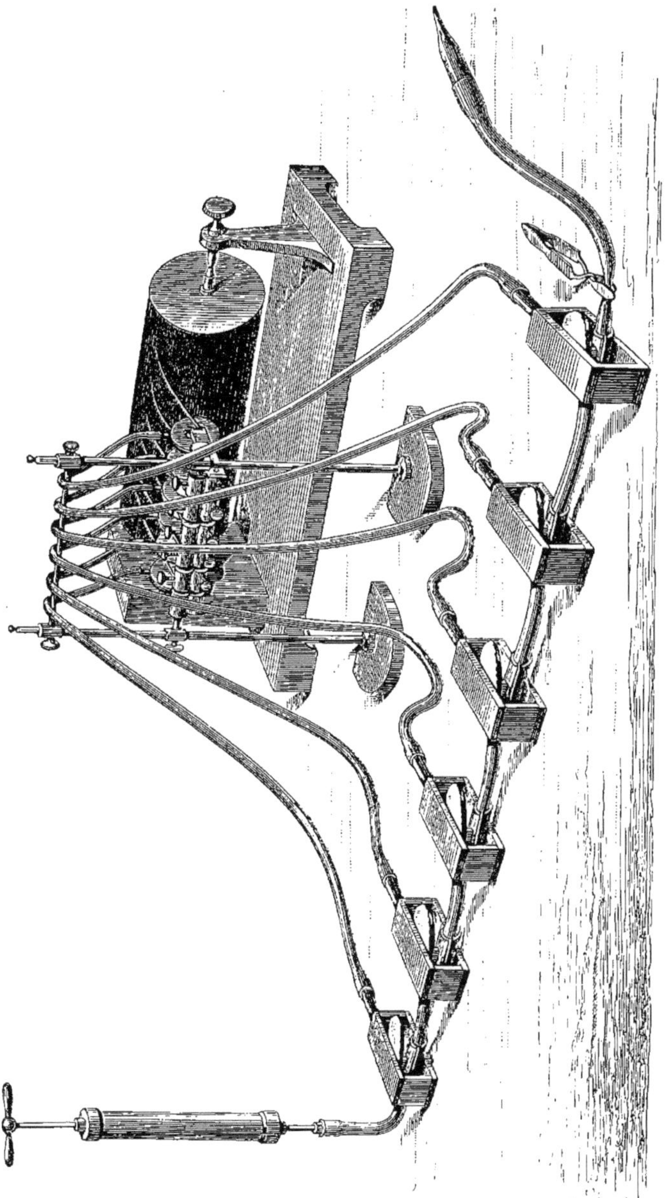

Fig. 123. Disposition complète de l'appareil pour inscrire le mouvement des ondes liquides.

tique et répétons la même expérience. Les tracés obtenus seront ceux qui sont ponctués dans la figure 124; ils indiquent un trans-

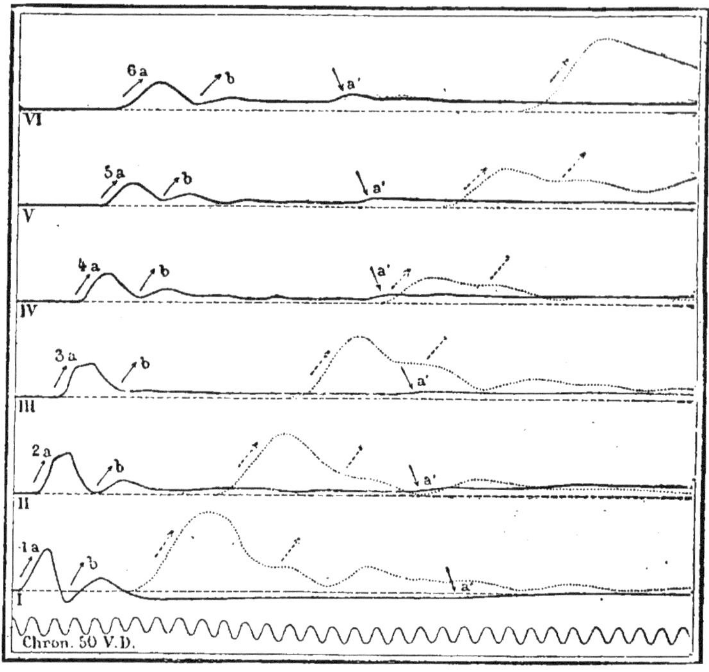

Fig. 124. Transport de l'onde liquide dans un tube élastique. Les courbes pleines correspondent au transport de l'onde dans un tube plein d'eau. Les courbes ponctuées correspondent aux mouvements de l'onde dans un tube rempli de mercure.

port de l'onde environ cinq fois plus lent que dans le tube rempli d'eau.

Une série d'expériences faites avec des tubes d'élasticités variées, et en imprimant des impulsions plus ou moins rapides au liquide qu'on projette dans le tube, m'a fait voir que la vitesse de l'onde *diminue graduellement* dans son transport d'un bout à l'autre du tube; qu'elle augmente quand *la force élastique* du tube est plus grande; qu'elle croît également avec la vitesse d'impulsion du liquide.

§ 151. — *Ondes liquides dans les tubes ouverts.* — Les précédentes expériences ayant été faites sur un tube fermé à son extrémité, il y avait lieu de chercher si les mêmes phénomènes se passent dans un tube ouvert à ses deux bouts et traversé par un courant continu de liquide, ainsi que cela existe dans la circulation du sang. Or, l'expérience a montré que la propagation de l'onde se fait de la même façon quand le tube est traversé par un courant de liquide; la marche des ondes étant, comme l'a dit Weber, indépendante du transport matériel du liquide.

§ 152. — *Ondes dans les tubes branchés.* — Enfin, au lieu d'un tube simple et rectiligne comme celui que nous venons d'employer, si nous avions affaire à des tubes branchés les uns sur les autres comme le sont les artères, l'onde se transmettrait-elle de la même façon?

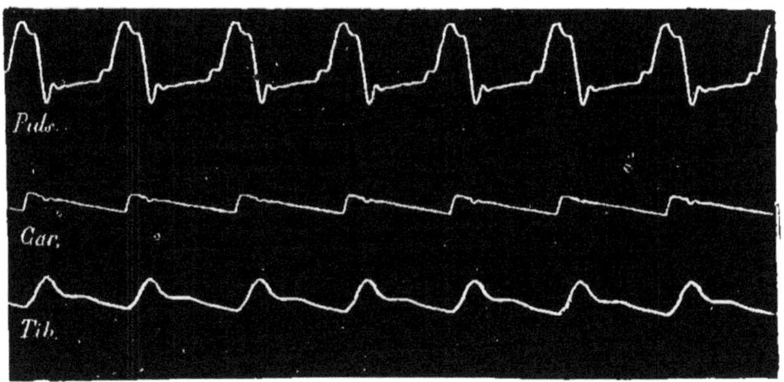

Fig. 125. Pulsation du cœur *Puls*, pouls carotidien *Car*, et pouls de la tibiale *Tib*, recueillis sur le schéma pour montrer le retard inégal des pulsations des artères sur celles du cœur.

Pour répondre à cette question, il suffit de recourir au schéma de la circulation qui a été décrit précédemment. En appliquant, sur différentes parties de cet appareil, des explorateurs du pouls placés les uns sur l'origine de l'aorte et sur les gros troncs artériels, les autres sur les branches secondaires ou sur des artères très éloignées du cœur, on voit, en inscrivant simultanément ces différentes pulsations, que la transmission de l'onde se fait suivant les mêmes lois que dans le tube élastique rectiligne dont nous nous servions tout à l'heure.

§ 153. — *Identité du retard du pouls sur le schéma et sur les artères des animaux.* — Ces pulsations, dont le retard s'accroît à mesure que le vaisseau qui les a fournies est plus éloigné du cœur, rappellent complètement ce qui se passe sur le vivant quand on inscrit à la fois les pulsations de différentes artères. En comparant la figure 124 recueillie sur le schéma à celle que donne l'inscription simultanée de la pulsation du cœur, du pouls de l'aorte et de celui de la fémorale (fig. 118) on voit que, de part et d'autre, le retard de la pulsation s'observe dans des conditions identiques.

Conditions qui font varier le retard de transmission du pouls.

§ 154. — Dans la circulation du sang, deux conditions peuvent modifier la vitesse de transmission du pouls : la force élastique des artères change à chaque instant; toute augmentation de l'obstacle à l'écoulement du sang, en élevant la tension artérielle, devra accélérer la propagation de l'onde du pouls. Mais il se produit en même temps une influence de sens inverse qui annule à peu près complètement les effets de l'accroissement de la force élastique des vaisseaux : c'est la moins brusque pénétration du sang dans les artères[1]. En effet, le cœur a d'autant plus de peine à se vider qu'il rencontre une résistance plus grande. Nous avons vu, § 48, que, par l'effet de cette résistance augmentée, il envoie moins de sang dans les artères; ajoutons qu'il envoie moins vite ces ondées de petit volume.

Inversement, quand la tension artérielle est faible, cette cause de ralentissement de l'onde sanguine est compensée par la pénétration plus facile et par conséquent plus abondante et plus brusque du sang ventriculaire dans le système artériel. De ces conditions résulte une tendance à la translation plus rapide de l'onde du pouls.

1. C'est en vertu d'une conception théorique que Weber a donné le retard du pouls comme pouvant fournir une notion de l'état de la tension artérielle. Voici comment l'illustre physiologiste s'exprime à ce sujet : « *Quo magis arteriæ extensioni, quam a sanguine impulso patiuntur, resistunt, eo celerius undam propagari necesse est. Haud dubio, celeritas propagationis pulsus et ipsa, non nihil diversis ægrotis diversa est. Quæ diversitas, si percipi posset, optime gradum quo arteriæ intentæ sunt indicaret.* » On a vu que ce retard peut être mesuré avec une parfaite exactitude au moyen des appareils inscripteurs ; c'est par une série de déterminations cliniques qu'on saura exactement quelle est la signification du retard du pouls dans les maladies.

La compensation de ces deux influences antagonistes est à peu près complète chez l'homme sain ou malade, de sorte que, si l'on mesure l'intervalle de temps qui sépare le pouls de la carotide de celui de la fémorale sur un même sujet, on trouve, presque toujours, la même valeur. Mais il est certaines altérations des artères qui changent beaucoup la vitesse de propagation de l'onde sanguine; ainsi agissent les anévrysmes et les rétrécissements artériels. Ces deux altérations, dont nous aurons à parler longuement dans les chapitres consacrés à la pathologie, ont pour effet de retarder la transmission du pouls, de sorte que les deux radiales, qui doivent battre en même temps sur un sujet sain, battent l'une après l'autre chez un sujet qui porte un anévrysme ou un rétrécissement sur l'une des artère explorées. C'est ce que l'on connaît sous le nom de *pouls différent*. Ce caractère, qui n'est sensible au toucher que s'il est extrêmement prononcé, est très nettement perceptible si l'on emploie en même temps deux sphygmographes à transmission.

Il n'est pas toujours possible d'explorer simultanément les deux artères dont on veut comparer les pulsations au point de vue du synchronisme. Ainsi, pour inscrire à la fois le pouls des deux radiales, il faut disposer de deux sphygmographes à transmission. On peut tourner la difficulté en comparant le retard de chacune des radiales à un point de repère commun qui sera, soit la pulsation du cœur, soit le pouls de la carotide. La différence entre les deux retards observés représentera exactement le retard du pouls d'une des artères radiales sur celui de la radiale du côté opposé[1].

1. Certains auteurs ont employé des signaux électriques pour mesurer le retard du pouls sur la pulsation du cœur : M. Kendrick (*Edinb. Med. Journ.* Juillet 1874); Landois (*Lehr buch der Physiologie des Menschen*. 1879, p. 157).

Je crois qu'il faut beaucoup se défier de l'emploi des signaux électriques dans ce cas, et généralement lorsqu'il y a lieu de mesurer le temps qui sépare deux actes l'un de l'autre. En effet, un signal électrique doit être produit par une rupture ou par une clôture de courant. Dans tous les cas, il faut un certain travail mécanique, soit pour séparer deux pièces de métal qui se touchaient, soit pour amener en contact deux pièces qui étaient séparées l'une de l'autre. Or, si faible qu'on suppose le travail nécessaire pour obtenir ces clôtures ou ruptures de courant, on peut être sûr que l'acte dont on veut signaler le début n'aura pas, dans les premiers instants, la force nécessaire pour provoquer un signal électrique. Une systole du cœur, par exemple, débutera toujours un peu avant de produire le signal qui devra l'annoncer; il en est de même pour le pouls. Ces retards des signaux sur les actes qu'ils doivent annoncer ne seront probablement jamais égaux entre eux, soit que les deux contacts électriques n'exigent pas exactement le même effort pour se mouvoir, soit que les deux mouve-

Si le retard du pouls radial sur le pouls carotidien varie peu chez un même sujet, à l'état sain, ou sur deux sujets à peu près de même taille, il en est autrement du retard du pouls artériel sur la pulsation du cœur. Celui-ci change, à chaque instant, suivant l'état de la tension artérielle. Cette tension est-elle très faible, le pouls retarde très peu sur la pulsation du cœur; en effet, dès le début de sa systole, le ventricule a acquis une force suffisante pour surmonter l'effort que la pression du sang exerce sur les valvules sigmoïdes de l'aorte. La tension artérielle forte entraîne au contraire un grand retard du pouls sur la pulsation du cœur, attendu que la systole ventriculaire doit se prolonger plus longtemps pour atteindre la phase où elle est capable de soulever les valvules sigmoïdes (§ 79).

Pour comprendre les conditions qui donnent naissance aux formes si diverses du pouls dont nous avons représenté plus haut

ments que l'on doit signaler n'aient pas exactement les mêmes phases; en ce cas, celui dont le début sera le plus brusque a beaucoup de chances d'être signalé le premier.

J'ai reconnu ces inconvénients des signaux électriques dans mes premières tentatives de cardiographie, en 1859. Un contact électrique était fermé par la pulsation du cœur, tandis qu'un tube plein d'eau terminé par deux ampoules élastiques, comme dans la figure 31, explorait la pression du sang dans le ventricule. Le signal électrique précédait toujours le moment où le tube ventriculaire annonçait le début de la systole. Cette erreur tenait à l'inégale sensibilité des deux instruments. En outre, l'écart des deux signaux variait à ma volonté : je l'allongeais en augmentant la résistance à vaincre par la pulsation du cœur pour produire la rupture du courant; je le raccourcissais en diminuant cette résistance. De ce moment, je renonçai à l'emploi des signaux électriques pour mesurer l'intervalle qui sépare les débuts de deux actes physiologiques.

Les signaux à air ont cet avantage qu'ils indiquent toutes les phases des actes qu'ils traduisent; de sorte que, si la pulsation du cœur ou celle d'une artère débute d'une manière très lente, on s'en apercevra sur le tracé et l'on estimera mieux que de toute autre manière le point précis qui correspond au début du phénomène.

Keyt, de Cincinnati, qui a fait beaucoup de mensurations du retard du pouls sur la pulsation du cœur, transmet les deux sortes de mouvements avec des tubes pleins d'eau. (On trouvera, à la *partie technique*, la disposition du cardio-sphygmographe de Keyt.) Ces signaux, au point de vue chronographique, sont d'une précision aussi grande que ceux que donne l'emploi de tubes à air. Il importe seulement de déterminer avec deux instruments de même nature l'instant d'apparition des deux mouvements explorés. Que l'on compare, par exemple, l'intervalle qui sépare la pulsation du cœur du pouls radial droit, à celui qui sépare la pulsation du cœur du pouls radial gauche. En employant des signaux à air, on trouvera deux durées assez courtes; avec deux signaux à eau, les durées seront plus longues. Mais la différence entre les deux durées comparées l'une à l'autre restera la même, quel que soit le mode de transmission employé.

quelques-uns des types, il est indispensable d'étudier certaines conditions hydrauliques qui président à la naissance de ces formes. En premier lieu, nous traiterons de la forme et du mouvement des ondes sanguines qui se produisent dans le système artériel sous l'influence de la brusque pénétration du sang dans les artères, et nous montrerons les effets de ces ondes sur la forme de la pulsation du cœur et sur le pouls.

CHAPITRE XVI.

REBONDISSEMENT OU DICROTISME DES PULSATIONS DU CŒUR ET DU POULS ARTÉRIEL. — DIFFÉRENCES DE LA FORME DU POULS DANS LES DIFFÉRENTES ARTÈRES.

Les ondes qui se produisent dans le système artériel influent sur la forme des pulsations du cœur et des artères. — Analyse du mouvement des ondes liquides. — Retentissement des ondes aortiques sur la pression dans le ventricule gauche. — Changements de forme du tracé ventriculaire quand on fait varier les ondes aortiques. — Des ondes sanguines dans la petite circulation. — Retentissement des ondes aortiques dans la pulsation du cœur gauche de l'homme. — Les ondes des artères restent confinées dans ces vaisseaux pendant la diastole des ventricules. — Onde de clôture des valvules sigmoïdes. — Rebondissement ou dicrotisme du pouls artériel.

Les ondes qui se produisent dans le système artériel influent sur la forme des pulsations du cœur et des artères.

Les tracés représentés ci-dessus ont montré que non seulement la pulsation met un certain temps à se transmettre d'un bout à l'autre du système artériel, mais aussi qu'elle présente des formes différentes suivant l'artère qu'on explore. On connaît déjà la cause du retard de la transmission du pouls: ce retard correspond à la vitesse de propagation de l'onde sanguine dans les vaisseaux. Nous allons montrer que les variétés que présente la forme des pulsations sont dues à ce que des ondes plus ou moins nombreuses et marchant en sens divers se forment dans les vaisseaux artériels.

Analyse du mouvement des ondes liquides.

§ 155. — Pour saisir la manière dont ces ondes naissent, se déplacent et se combinent, reprenons l'expérience précédemment décrite et que nous avons analysée seulement en ce qui concerne la vitesse de propagation de l'onde.

La figure 126 représente les formes que revêt le changement de volume du tube élastique en six points différents de sa longueur, sous l'influence d'une brusque introduction de liquide par l'une de ses extrémités. D'après ce qui a été dit § 114, il est clair que les changements de tension et les phases du pouls donneront des tracés identiques à celui du gonflement du tube. En analysant cette figure nous y voyons :

1° Que le mouvement du liquide se traduit par une première onde qui se transporte d'un bout à l'autre du tube; cette onde *primaire directe* est reconnaissable dans ses passages successifs sous les différents explorateurs; elle se traduit par les courbes 1*a* 2*a* 3*a*... 6*a*.

2° Que l'onde primaire directe est suivie d'ondes *secondaires*, *b*, d'ondes *tertiaires*, *c*, et parfois d'un plus grand nombre d'ondes; les dernières sont de plus en plus petites et s'éteignent avant d'arriver au bout du tube.

3° Que l'onde primaire directe se réfléchit contre l'extrémité du tube et revient sous forme d'onde réfléchie *a'* suivant un trajet rétrograde et retourne vers l'entrée du tube, à peu près avec la même vitesse que dans son parcours centrifuge.

Ne retenons pour le moment que ces faits[1], ils permettent déjà

1. Pour plus de développements, voir *Trav. lab.*, t. I, p. 98 à 122; nous ne pouvons ici que reproduire les conclusions de ce travail :

CONCLUSIONS.

1° Lorsqu'un liquide pénètre avec vitesse et d'une manière intermittente dans un conduit élastique déjà plein, il se forme, dans la colonne liquide tout entière, des ondes positives qui se transportent avec une vitesse indépendante du mouvement de translation du liquide. Ces ondes semblent soumises aux lois générales des mouvements ondulatoires; des appareils spéciaux permettent de les étudier;

2° La vitesse de transport d'une onde est proportionnelle à la force élastique du tube : elle varie en raison inverse de la densité du liquide employé; elle diminue graduellement pendant le parcours de l'onde; elle croît avec la rapidité d'impulsion du liquide;

3° L'amplitude de l'onde est proportionnelle à la quantité de liquide qui pénètre dans le tube et à la brusquerie de sa pénétration; elle diminue peu à peu pendant le parcours de l'onde;

4° Quand un afflux de liquide dans le tube est bref et énergique, il peut se faire, sous l'influence de cette impulsion unique, une série d'ondes successives qui marchent les unes à la suite des autres. Ces ondes secondaires, formées suivant les lois du moude comprendre un grand nombre de phénomènes qui se passent dans la circulation du sang. Les ondes multiples, directes et réfléchies, se produisent nécessairement dans l'aorte, car l'existence d'un écoulement terminal n'en empêche pas la formation § 151. Il y aura donc des ondes primaires et secondaires dans l'aorte, et cela va expliquer certaines inflexions du pouls aortique et même de la pulsation ventriculaire, dont il n'était pas possible de comprendre la production.

vement vibratoire, ont des amplitudes graduellement décroissantes; en outre, elles peuvent être suivies plus ou moins loin sur le trajet du tube : les dernières formées, étant les plus faibles, s'éteignent les premières;

5° Quand une onde est suivie d'ondes secondaires, on peut mesurer la longueur de chacune d'elles, d'après l'intervalle qui sépare deux sommets consécutifs. La longueur d'une onde augmente quand diminuent sa vitesse et son amplitude;

6° Si, au lieu d'introduire du liquide dans le tube, on en retire au contraire une petite quantité, il se forme une onde négative qui est soumise aux mêmes lois que l'onde positive et peut être suivie d'ondes négatives secondaires;

7° Lorsque le tube dans lequel se forment les ondes est fermé, ou suffisamment rétréci à son extrémité, il se forme des ondes réfléchies qui suivent un trajet rétrograde et reviennent à l'origine du tube. Ces ondes réfléchies se distinguent des ondes directes, en ce que la compression du tube en aval du point exploré augmente l'intensité des ondes directes et supprime les ondes réfléchies. Au lieu où se fait la réflexion, l'amplitude des ondes augmente, ainsi qu'on l'observe à la surface d'un bassin, quand les ondes viennent en frapper les bords;

8° Si le liquide pénètre avec une grande rapidité dans un tube à parois peu extensibles, on voit se former ce qu'on pourrait appeler des vibrations harmoniques; elles sont surajoutées aux ondes. Ces harmoniques n'apparaissent pas à l'orifice d'entrée du tube, mais seulement un peu plus loin; elles disparaissent près de l'extrémité opposée;

9° Quand le liquide pénètre dans le tube, en grande quantité et pendant assez longtemps, son afflux prolongé s'oppose à l'oscillation rétrograde qui fait naître les ondes secondaires. Toutefois, celles-ci peuvent apparaître à une certaine distance de l'orifice d'entrée du tube;

10° Dans les tubes branchés, de calibres et d'épaisseurs semblables, il se fait un mélange très compliqué d'ondes qui passent d'un tube dans l'autre. Mais, dans les conditions de la circulation du sang, l'aorte ne permet pas le passage des ondes d'une artère dans une autre. L'aorte a ses propres ondes, qu'elle envoie dans toutes les artères où elles se transforment plus ou moins, mais elle éteint et absorbe, comme un réservoir élastique, les ondes que chaque artère lui apporte, et ne les envoie point aux autres;

11° Quand de petits tubes de longueurs inégales sont branchés sur un tube plus gros, comme les artères le sont sur l'aorte, chacun de ces tubes est le siége d'ondes qui lui sont propres, qui se forment à son intérieur et dont la longueur varie avec celle du tube.

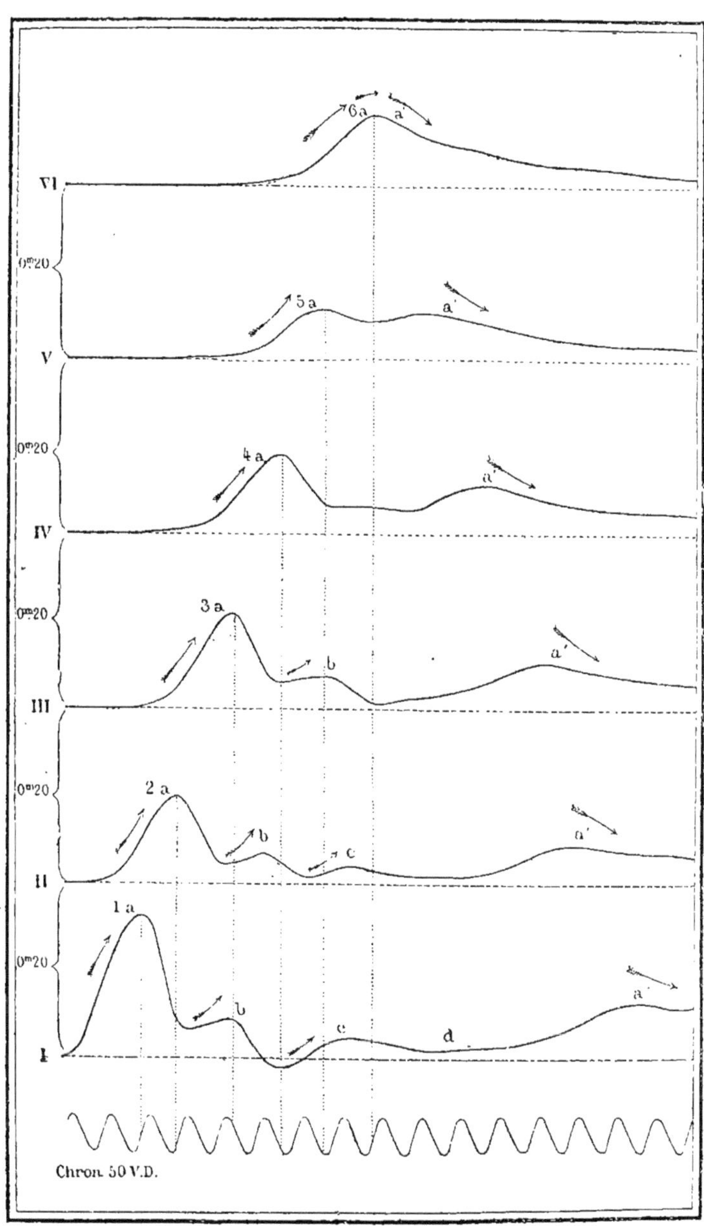

Fig. 126. Transport des ondes positives dans un tube élastique.

Retentissement des ondes aortiques sur la pression dans le ventricule gauche.

§ 156. — Soient (fig. 127) les tracés simultanés du pouls aortique PA et de la pulsation ventriculaire PV. Nous y trouverons, pendant la phase de systole ventriculaire, des ondes multiples 1 2 3 qui sont exactement superposées dans les deux tracés. Ces ondes interfèrent avec des courbes dont la direction générale est inverse dans les deux tracés, car à ce moment l'aorte s'emplit tandis que le ventricule se vide; il est donc clair que la direction générale de la courbe du pouls aortique doit être ascendante, et celle de la

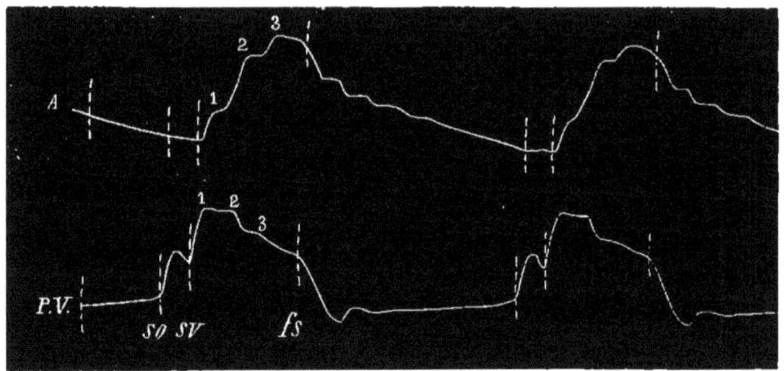

Fig. 127. Tracés de la pulsation ventriculaire gauche et du pouls aortique sur le schéma.— A, pulsation aortique; on y voit trois ondulations, 1, 2, 3, pendant la phase de pénétration du sang sous l'influence de la systole ventriculaire. — P V, pulsation ventriculaire. Après la courbe S O, systole de l'oreillette, on trouve trois ondulations, 1, 2, 3, parfaitement synchrones à celles du pouls aortique.

pulsation ventriculaire descendante. Mais, malgré cette inversion de forme, il est naturel de trouver un synchronisme parfait des petites ondulations : si elles tiennent à des ondes sanguines secondaires et tertiaires, elles doivent exister aussi bien dans le ventricule qu'à l'origine de l'aorte, puisque, pendant la période systolique, les valvules sigmoïdes sont ouvertes, de sorte que le ventricule et l'aorte ne forment qu'une seule cavité.

Dans la période de diastole du ventricule, l'aorte présente encore des ondes multiples qui sont la conséquence de la clôture des valvules sigmoïdes, mais ces ondes ne se transmettent pas dans le ventricule où l'on voit seulement l'ondulation produite par l'arrivée soudaine du sang de l'oreillette dans le ventricule relâché.

Changement de forme du tracé ventriculaire quand on fait varier les ondes aortiques.

§ 157. — Le lecteur peu familiarisé avec ce genre d'expériences pourrait méconnaître l'origine artérielle de ces ondulations qui s'observent dans le tracé de la pulsation ventriculaire, et croire à une simple coïncidence entre le nombre de ces petites inflexions dans les courbes cardiaque et aortique, sans qu'il y ait entre elles une relation nécessaire. L'expérience suivante va lever tous les doutes.

On dispose le schéma de manière à ce qu'il se produise dans

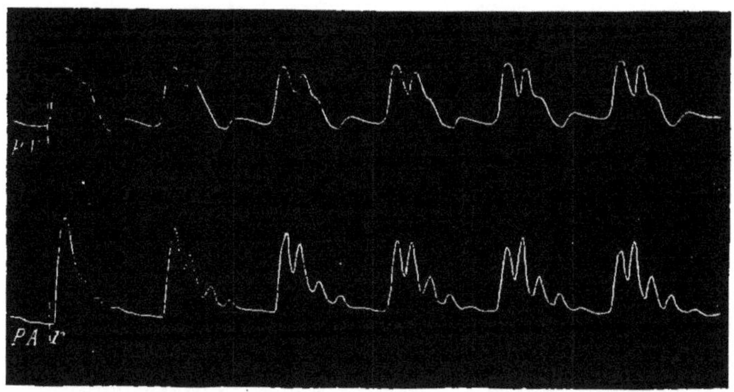

Fig. 128. PA, tracé du pouls aortique sur le schéma; à partir de la deuxième pulsation, on y constate des ondes nombreuses.— PV, tracé de la pulsation ventriculaire; il renferme des ondes synchrones à celles de l'aorte. — r, repère pour estimer les synchronismes.

l'aorte, après chaque systole, des ondes très nombreuses, ce qui s'obtient avec des impulsions brusques dans une aorte très extensible. On recueille alors (fig. 128) le tracé de la pulsation ventriculaire PV et de la pulsation aortique PA. Les vibrations multiples du tracé aortique (5 pour chaque pulsation) retentissent dans le tracé ventriculaire pendant la période systolique : on en compte 2 1/2.

Supprimons maintenant les ondes de l'aorte en comprimant ce tube au-dessous du point où l'on y explore la pulsation; aussitôt apparaît le double tracé (fig. 129). PA montre que le pouls aortique a perdu ses ondes, et PV, que la pulsation du cœur les a perdues également.

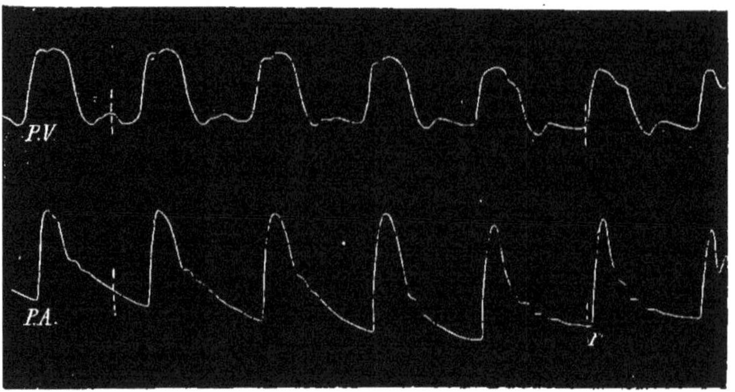

Fig. 129. P A, pouls aortique dans lequel les ondes sont presque entièrement supprimées. P V, pulsation ventriculaire; les ondes y sont à peine marquées.

On a réuni dansla figure 130, réduction photographique des deux précédentes, les deux phases successives de cette expérience : seulement, l'ordre des phénomènes est inverse; la première moitié du tracé montre l'absence des ondes dans l'aorte et dans le ventricule pendant la compression aortique. Au point r on relâche l'aorte; aussitôt on voit apparaître les ondes aortiques et leur retentissement dans la pulsation ventriculaire.

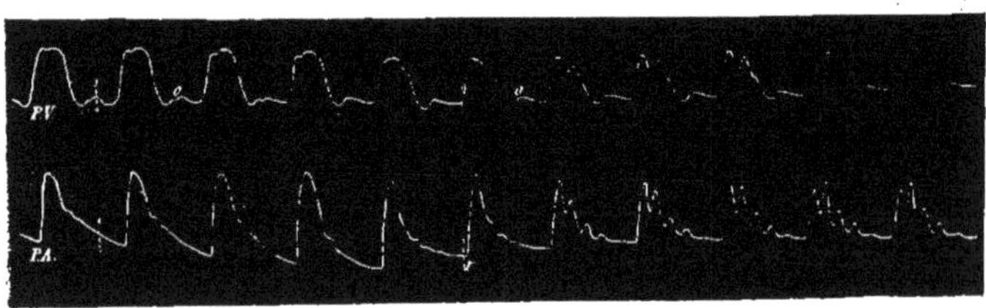

Fig. 130. Figure réduite comprenant dans leur ensemble les deux phases de l'expérience précédente. P V, pulsation ventriculaire (o, action de l'oreillette. — P A, pouls aortique; en r on fait apparaître des ondes multiples dans l'aorte et dans la pulsation du cœur.

Il reste à démontrer que, sur le vivant, le même phénomène

s'observe et que des ondes formées dans l'aorte ou dans l'artère pulmonaire retentissent dans le ventricule correspondant du cœur.

Des ondes sanguines dans la petite circulation.

§ 158. — *Les variations ondulatoires de la pression du sang dans le ventricule, dans l'oreillette et dans la pulsation du cœur droit, qui se produisent pendant la durée de la systole ventriculaire, sont les retentissements des ondes de l'artère pulmonaire.* — Dans l'analyse des tracés cardiographiques, chap. VII, nous avons réservé au § 69 l'interprétation des trois ondulations qui sont synchrones dans le tracé de la pression dans l'oreillette, dans celui du ven-

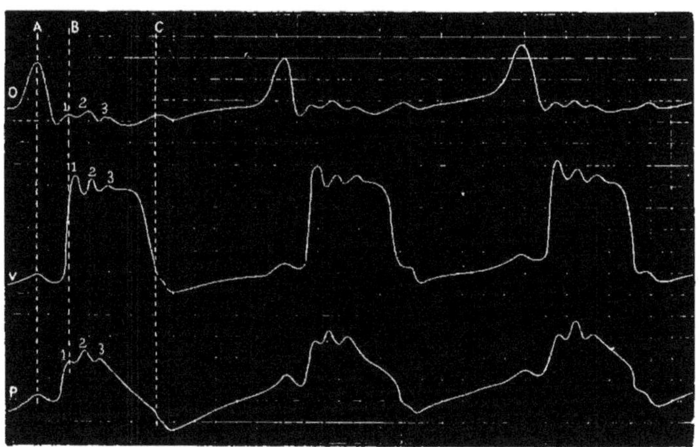

Fig. 131. Effets des ondes de l'aorte pulmonaire sur les tracés cardiographiques recueillis sur le cheval.

tricule et dans la pulsation du cœur (1, 2, 3, fig. 131). Nous avions attribué d'abord les oscillations de la pression dans l'oreillette aux vibrations des valvules auriculo-ventriculaires refoulées d'une manière intermittente du côté de l'oreillette. Or, ces vibrations valvulaires ne peuvent être que passives; elles sont nécessairement provoquées par des changements périodiques de la pression du sang dans le ventricule droit. Ces changements de pression ne tiennent évidemment pas aux phases propres du raccourcissement des parois ventriculaires ; les phases de ce mouvement nous sont connues par les expériences de myographie du cœur. C'est dans les ondes sanguines de l'artère pulmonaire qu'il faut chercher la cause des changements de pression dans le ventricule droit pendant la durée de la systole, c'est-à-dire pendant le temps où la cavité du ventricule droit communique largement avec celle de l'artère pulmonaire.

Cette cause étant admise, il est clair que, chaque fois qu'une onde rétrograde venant de l'artère pulmonaire retournera au cœur droit, l'élévation de pression se fera sentir à la fois dans le ventricule et dans l'oreillette. L'onde rétrograde aura deux effets : d'une part, elle refoulera les valvules auriculo-ventriculaires vers l'oreillette et y élèvera la pression ; d'autre part, elle accroîtra la dureté du ventricule lui-même et retentira du côté de la pulsation du cœur droit par une élévation du tracé [1].

Tout changement dans la pression artérielle retentit sur la pression intra-ventriculaire, comme cela résulte des considérations précédemment émises sur les relations de l'effort ventri-

1. Qu'on n'objecte pas que la présence des valvules sigmoïdes devrait empêcher le retentissement de ces ondes rétrogrades dans le ventricule droit. Les valvules ne se ferment qu'au moment du relâchement ventriculaire, quand il y a une grande inégalité de pression sur leurs deux faces et quand il y a commencement de reflux du sang de l'aorte vers le ventricule. Pendant la durée systolique, les oscillations de la colonne de sang lancée dans les artères ne constituent pas un véritable reflux, une rétrogradation du sang ; elles ne sont que des saccades dans la progression du sang : celui-ci ne cesse pas de passer du ventricule aux artères, mais progresse d'une manière saccadée. Nous avons déjà vu (§ 151) que les ondes qui oscillent dans un tube ont un mouvement indépendant de la progression du liquide lui-même.

On peut prouver que, dans ces oscillations des tracés, le rôle des valvules auriculo-ventriculaires est nécessairement passif, et qu'il est commandé par des changements de la pression dans le ventricule. En effet, si les valvules vibraient d'elles-mêmes, au lieu de variations de même sens de la pression du sang dans l'oreillette et dans le ventricule, on devrait voir des variations de sens inverses. Les valvules, en s'abaissant activement, diminueraient la pression du sang dans l'oreillette et l'augmenteraient dans le ventricule ; inversement, en s'élevant du côté de l'oreillette, elles y augmenteraient la pression, mais elles la feraient diminuer dans le ventricule et atténueraient la pulsation du cœur. Il est donc évident que la variation de pression ventriculaire est la cause qui commande les mouvements des valvules.

Si le contrôle expérimental fait encore défaut pour démontrer la présence d'ondes sanguines oscillant dans l'artère pulmonaire du cheval, le raisonnement prouve que ces ondes rencontrent toutes leurs conditions d'existence § 154 et *note*, puisque le sang du ventricule droit pénètre brusquement dans l'artère pulmonaire, où il trouve une résistance très faible, en raison de la faible tension de ce vaisseau. Du reste, la brusquerie de la pénétration du sang dans l'artère pulmonaire est directement prouvée par la pente descendante du sommet de la courbe systolique du ventricule droit (§ 65).

culaire avec la résistance qu'il doit vaincre, § 43. Comprimons l'aorte d'un animal, en même temps que nous recueillerons la pulsation du ventricule gauche; nous verrons que l'élévation de la pression aortique en amont du point comprimé retentit instantanément jusqu'au cœur dont la pulsation devient plus forte; ces-

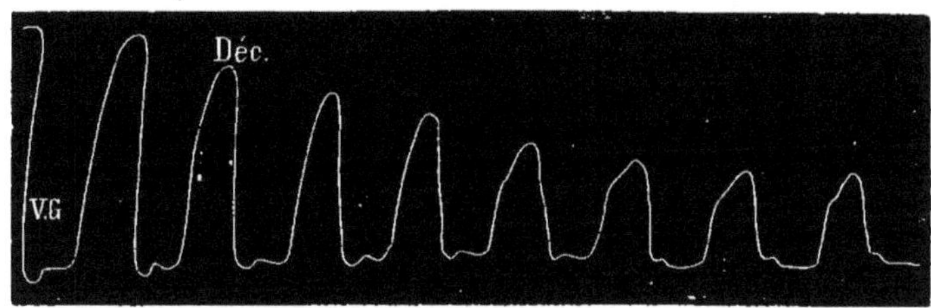

Fig. 132. Pulsation du cœur très forte pendant la compression de l'aorte. On cesse la compression, au point *Déc*, la pulsation faiblit.

sons la compression, la pulsation du cœur retombe à sa force normale, fig. 132. Ouvrons l'aorte d'un animal et faisons tomber la pression dans ce vaisseau par une hémorrhagie foudroyante, aussitôt le cœur gauche cesse d'éprouver de la résistance à se vider et sa pulsation s'éteint presque entièrement.

Retentissement des ondes aortiques dans la pulsation du cœur gauche de l'homme.

§ 159. — La vitesse de pénétration du sang est la cause productrice des ondes; or, comme le sang pénètre d'autant plus vite dans les vaisseaux qu'il y trouve moins de résistance, § 79, il s'ensuit qu'en faisant baisser la tension artérielle on se trouve dans des conditions favorables à la formation des ondes et, par conséquent, que la pulsation du cœur présentera à son sommet les ondulations multiples dont nous venons de parler.

Il y a plusieurs moyens assurés de faire baisser la tension artérielle : l'un est de faire courir le sujet pendant quelques minutes[1]; un autre consiste à lui faire faire, la glotte étant fer-

1. Nous donnerons plus loin la théorie de ces effets de la gymnastique et de l'effort sur la tension artérielle et nous bornerons ici à les indiquer comme deux moyens infaillibles de faire baisser temporairement la tension artérielle.

mée, un effort soutenu pendant dix à quinze secondes. Après la course, comme après l'effort, la circulation est dans les conditions

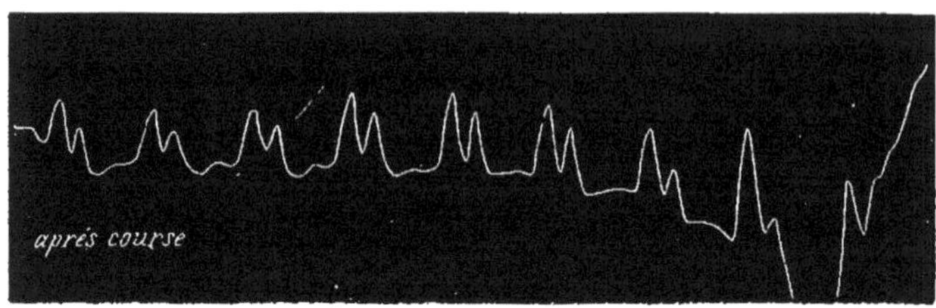

Fig. 133. Pulsation du cœur bifurquée sous l'influence des ondes aortiques après la course.

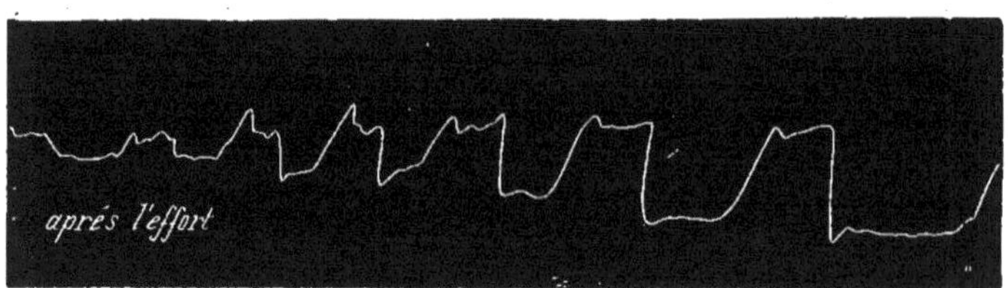

Fig. 134. Pulsation du cœur après l'effort ; on y voit les traces des ondes aortiques surtout dans les premiers instants.

requises pour la production d'ondes aortiques. Le sommet de la pulsation du cœur porte la trace de ces ondes (fig. 133 et 134)[1].

1. Il existe encore un autre moyen de faire baisser la tension artérielle, c'est de re-

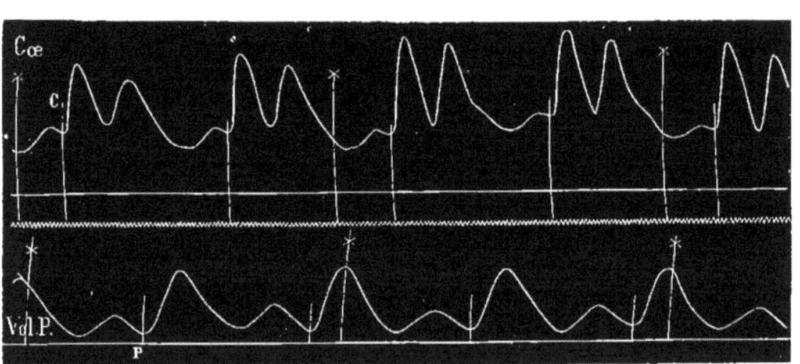

Fig. 135. Forme bifurquée de la pulsation du cœur *Cœ* après l'inhalation du nitrite d'amyle d'après Waller. *Vol. P.* est le tracé des changements de volume du poids inscrit en même temps.

lâcher les petits vaisseaux au moyen d'inhalations de nitrite d'amyle (nous indiquerons plus loin les effets de cette substance sur la circulation). Or cette inhalation fait naître

Dans la circulation calme, lorsque l'ondée ventriculaire pénètre avec lenteur dans les artères, on n'observe pas ces vibrations du sommet de la pulsation du cœur. Ainsi, dans la figure 137, le sommet de la pulsation présente une forme qui correspond à des ondes beaucoup moins amples que dans les exemples que nous venons

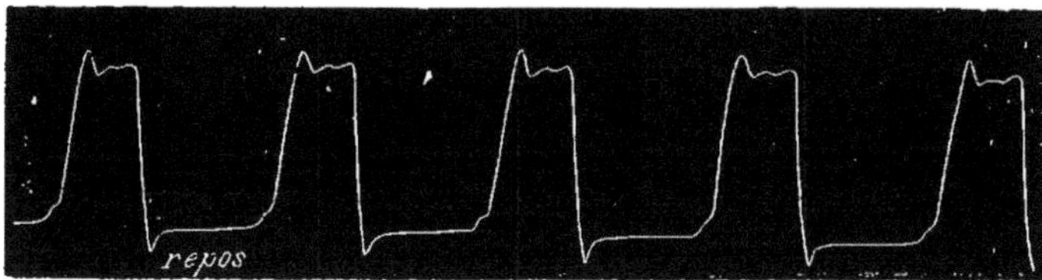

Fig. 136. Circulation calme du matin ; le sommet de la pulsation du cœur a des ondes de faible amplitude.

de mentionner ci dessus. Les systoles ventriculaires produisent dans une aorte très tendue des ondes assez fréquentes, mais de faible amplitude ; on en peut juger par la forme du tracé ventriculaire dans la circulation calme.

Pendant la diastole des ventricules, les ondes des artères restent confinées dans ces vaisseaux.

§ 160. — Aussitôt que les valvules sigmoïdes se ferment, le système artériel cesse de communiquer avec la cavité des ventricules ; la pression suit alors une marche indépendante dans les cavités cardiaques et vasculaires. On peut même dire que cette marche est inverse, puisque le cœur en diastole se remplit graduellement et que, pendant ce temps, les artères se vident peu à peu par l'écoulement du sang à travers les capillaires.

des ondes dans l'aorte et amène la bifurcation du sommet de la pulsation du cœur gauche, comme dans les exemples ci-dessus indiqués.

Le jour même où je communiquai à l'Association des médecins (session de Cambridge) cette particularité du retentissement d'ondes aortiques dans la pulsation du cœur, en feuilletant le *Journal of Physiology*, 1879, je trouvai un récent mémoire de A. Waller, qui signalait, sans en donner d'interprétation, ce phénomène singulier de la bifurcation du sommet de la pulsation cardiaque chez l'homme après l'inspiration du nitrite d'amyle. Je crois que l'explication de ces pulsations bifurquées est toute naturelle, et que c'est à des ondes aortiques retentissant dans le tracé ventriculaire qu'est due cette forme de la pulsation (fig. 135).

Les ondes qu'a fait naître la projection du sang dans les artères cessent de se faire sentir dans le ventricule pendant leur diastole; elles restent confinées dans le système artériel où le sphygmographe continue à les déceler. Il se produit même dans l'aorte une onde particulière forte et brève au moment de la clôture des valvules sigmoïdes; nous connaissons déjà cette onde, mais elle mérite une étude plus approfondie.

Onde de clôture des valvules sigmoïdes.

§ 161. — Revenons à la figure 137, qui représente les phases de la pression dans le ventricule gauche d'un cheval, le pouls aortique et le pouls de l'artère fémorale. Pendant la chute de pres-

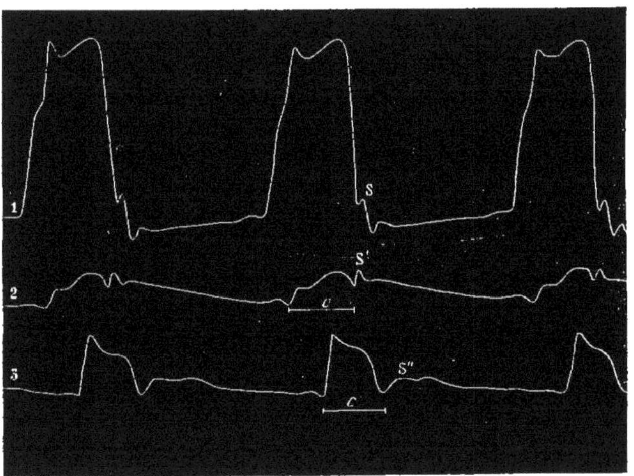

Fig. 137. Tracé de la pression du sang dans le ventricule. — 2. Pouls aortique. — 3. Pouls de l'aorte fémorale. S, S', S'', effets de la clôture des valvules sigmoïdes dans les trois tracés. On a représenté par un trait horizontal c, c' la durée de la période systolique dans les pulsations artérielles.

sion qui signale la diastole, on voit en S, dans le tracé ventriculaire, une petite onde qui accidente la brusque descente du tracé : c'est l'onde de clôture de la valvule sigmoïde. Celle-ci, refoulée brusquement vers le ventricule au moment du *coup de bélier* du sang refluant de l'aorte, fait un instant relief dans le ventricule, ce qui y élève la pression[1] en S. Dans l'aorte, la même onde s'observe à un degré ordinairement plus prononcé encore, S'. La superposition parfaite de ces ondes recueillies en deux points très voisins l'un de l'autre (un peu au-dessous et un peu au-dessus des valvules aortiques) montre bien l'identité d'origine de ces deux mouvements.

Reproduisant les mêmes arguments que nous avons donnés § 158 (*note*) pour prouver que les ondes valvulaires de l'oreillette sont réellement dues à des variations de la pression du sang dans le ventricule droit, nous répéterons ici que ces deux ondes étant de même sens dans le ventricule et dans l'aorte, cela prouve que les valvules sont passives dans ce phénomène et que la cause en est dans le mouvement rétrograde (*coup de bélier*) de la colonne sanguine brusquement arrêtée[2].

Mais, dans le pouls de la fémorale, à quoi tient l'ondulation S''? Déjà la forme générale de la pulsation est bien éloignée du caractère du pouls de l'aorte où s'observaient, pendant la systole, les mêmes phases de pression que dans le ventricule lui-même. Cependant, malgré cette transformation, l'ondulation S'' correspond exactement, au point de vue de son moment d'apparition, avec les ondes S et S'; elle doit donc avoir la même origine.

En disant que l'ondulation S'' correspond, au point de vue du temps, à l'onde de clôture des sigmoïdes, nous n'entendons pas que S'' soit synchrone à S et S', car il faut tenir compte du *retard*

1. Un grand nombre de preuves expérimentales peuvent être données relativement à la réalité de ce mécanisme, soit qu'on agisse sur le schema, soit qu'on expérimente sur des animaux.

Une expérience très concluante sur le schéma montre le rôle des valvules sigmoïdes pour produire cette ondulation. Il suffit, sur le même appareil, de substituer l'une à l'autre des valvules plus ou moins élastiques pour donner une différence dans l'amplitude de l'ondulation. Sur les animaux, si l'on détruit les valvules ou si on les empêche de se fermer, on supprime l'ondulation S. Nous exposerons ces expériences à propos de la maladie du cœur connue sous le nom d'insuffisance aortique.

2. Les hydrauliciens appellent ainsi la force vive qui se manifeste par un choc au fond d'un tuyau où circulait du liquide, quand on arrête brusquement l'écoulement. Cette force vive est souvent employée pour élever de l'eau au-dessus du niveau d'une rivière. Tout le monde connaît certaines formes du coup de bélier. Ainsi, quand on ferme brusquement un robinet placé à l'extrémité d'un branchement un peu long sur une conduite d'eau, il se fait une série de vibrations dans le tube. qui est violemment ébranlé sous les coups redoublés de la colonne liquide. Des soupapes qui se ferment automatiquement au-devant d'un courant provoquent aussi des coups de bélier. C'est la condition qui se rencontre dans l'appareil circulatoire au moment de la clôture des valvules sigmoïdes.

de transmission de cette onde sigmoïdienne jusqu'à la fémorale d'un cheval. Mais si l'on fait la part de ce retard, le synchronisme est absolu. L'onde sigmoïdienne, dans la fémorale, retarde autant sur la sigmoïdienne de la carotide que le début de la pulsation fémorale retarde sur celui de la carotide.

En d'autres termes, il s'écoule le même temps, sur le tracé du pouls carotidien et sur le tracé du pouls fémoral, entre la première et la seconde élévation S′ et S″. On peut s'en assurer avec le compas, on trouvera les longueurs C et C′ égales entre elles.

Pour se rendre compte de ce qui s'est passé, on peut comparer deux ondes successives qui cheminent en conservant leur distance à des bruits, par exemple, qui naissent à un certain intervalle de temps et se propagent, en conservant cet intervalle, à toutes les stations où ils sont entendus, quelle que soit la durée de leur transport. Ainsi, deux coups de canon, s'ils sont tirés à un intervalle d'une seconde l'un de l'autre, s'entendront encore avec ce même intervalle, à 10 lieues de distance, bien que les deux sons aient mis environ douze secondes pour arriver à ce point éloigné.

Rebondissement ou dicrotisme du pouls artériel.

§ 162. — L'ondulation S″, dans le tracé de la fémorale, correspond à un phénomène découvert par les médecins, à savoir que le doigt peut percevoir sur une artère deux pulsations pour un battement de cœur ; c'est ce qu'on appelle *dicrotisme du pouls*.

Bien des théories avaient été émises au sujet de ce dicrotisme [1],

1. Albers (*Algemeine Path.*, 1844) pensait l'expliquer par deux systoles du ventricule très rapprochées l'une de l'autre. Suivant Parry et Hammernjk, la première pulsation est formée par la systole ventriculaire, la seconde par le retour des artères à leur forme normale; ces vaisseaux, infléchis pendant la systole du cœur, se redressent quand cette systole est finie. Volkmann (*Hämo-dynamik*) croyait à une interférence des vibrations des parois artérielles avec les ondes du sang lui-même. Bouillaud admet une systole artérielle succédant à la systole ventriculaire et produisant le second battement que le doigt ressent dans le pouls dicrote.

Vierordt (*Die Lehre vom Arterienpuls*) énumère ainsi les différentes explications qu'on a successivement données du pouls dicrote : 1° deux systoles voisines; 2° une systole à deux redoublements; 3° un premier battement artériel dû à la systole du ventricule, un second à la locomotion artérielle; 4° un battement dû à la systole du cœur, l'autre à la systole de l'artère; 5° le second battement dû à la réflexion de l'onde sanguine à la périphérie des artères; 6° interférence de l'impulsion transmise au liquide et de celle qui a été transmise par les vaisseaux.

les uns l'attribuaient à un redoublement de la systole ventriculaire, les autres à une systole des vaisseaux qui agissaient à leur tour après les ventricules du cœur.

Frappé, dès le début de mes expériences, de l'identité de forme que présentent, au point de vue de leurs rebondissements, les pulsations artérielles et celles qu'on provoque sur les tubes élastiques en y faisant naître des ondes, je considérai le pouls dicrote comme produit par les oscillations des ondes du sang dans les artères[1]. Le sphygmographe me fit voir que le dicrotisme existe dans le pouls à l'état normal, mais à un degré rudimentaire qui échappe au toucher. Le doigt ne le sent distinctement que sur certains malades, ceux qui sont atteints de fièvre typhoïde ou, plus généralement, d'affections aigües revêtant le caractère typhoïde.

Mais en attribuant à des ondes l'origine du rebondissement du pouls, je fus fort embarrassé pour déterminer le trajet de ces ondes. Un renseignement erroné m'ayant fait croire que le dicrotisme ne se produit jamais aux artères fémorales, je supposai d'abord que le dicrotisme était formé par une onde de retour qui se réfléchissait sur l'éperon de bifurcation des iliaques et revenait aux artères émanant de l'origine de l'aorte[2]. Mais Buisson démontra bientôt que les fémorales ont un pouls franchement dicrote[3] et proposa la théorie dans laquelle c'est le choc de l'onde aortique rétrograde contre les valvules sigmoïdes qui est la cause du dicrotisme dans toutes les artères.

J'ai constaté en effet qu'après la destruction des valvules sigmoïdes aortiques, le dicrotisme du pouls manque à toutes les artères. Alors le sang rentre librement dans le ventricule en diastole et ne rebondit plus sur les valvules.

§ 163. — Certains auteurs, tout en admettant que le dicrotisme est produit par une onde sanguine, supposent que cette onde, après avoir fini son trajet centrifuge jusqu'aux extrémités du système artériel, revient en arrière et que c'est dans son mouvement de retour qu'on la constate sous forme de seconde pulsation

1. Marey, *Recherches sur le pouls au moyen d'un nouvel appareil enregistreur : le Sphygmographe.* Gaz. méd. de Paris, 1860.
2. *Journ. de la Physiologie,* 1859, n° VI et VII.
3. Buisson, Thèse inaugurale, Paris, 1862.

ou de rebondissement. A cette théorie on peut opposer l'expérience suivante qui la détruit complètement.

Si la deuxième onde qu'on perçoit dans le pouls dicrote était une onde de retour, il suffirait, pour la faire disparaître, de comprimer l'artère immédiatement au-dessous du point d'application du sphygmographe. Alors, en effet, l'onde centrifuge ne pourrait franchir le point comprimé et, la réflexion se faisant au lieu même où l'artère est explorée, il n'y aurait plus de séparation entre l'onde centrifuge et l'onde centripète; on aurait seulement une onde

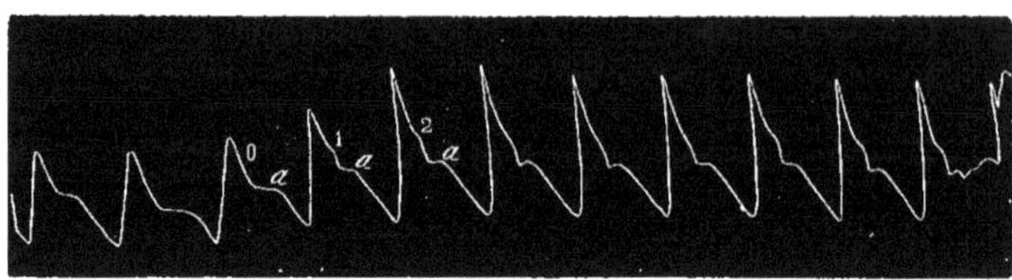

Fig. 138. Tracé du pouls; compression de l'artère au-dessous du sphygmographe, à la troisième pulsation. L'amplitude du pouls s'accroît et le dicrotisme *a* devient plus prononcé.

unique mais plus haute qu'à l'état normal. Or, en comprimant la radiale au poignet, au-dessous du point d'application du sphygmographe, on ne supprime pas la deuxième onde *a* (fig. 138); celle-ci est donc centrifuge comme la première onde, c'est-à-dire émanée de l'origine de l'aorte, ce qui confirme la théorie valvulaire du dicrotisme. L'onde du dicrotisme est une *onde centrifuge secondaire* du genre de celles que nous avons signalées au § 155.

§ 164. — *Les ondes secondaires du pouls ne tiennent pas à des vibrations propres des appareils inscripteurs.* — On a supposé que le levier du sphygmographe et en général de tous les appareils inscripteurs, peut entrer en vibration quand il reçoit une impulsion brusque, de sorte que les ondes secondaires dans les tracés du pouls pourraient avoir cette origine. Il est à peine besoin de combattre cette objection, mais comme on pourrait la reproduire à propos d'autres détails des tracés, j'ai institué un contrôle spécial des appareils inscripteurs, qui permet d'éliminer toute vitesse excessive du levier, et par conséquent les vibrations qu'elle pourrait faire naître.

La méthode consiste à inscrire, sans les amplifier, les mouvements d'un sphygmographe à transmission ou d'un cardiographe. Le levier inscripteur est soulevé par la membrane de son tambour en un point très éloigné du centre de mouvement, de telle sorte que le déplacement qu'il subit est presque nul. Les tracés n'ont guère qu'une amplitude d'un demi-millimètre; on les recueille sur une plaque de verre enfumé qui marche avec une extrême lenteur : un millimètre à la seconde.

Ces tracés sont presque invisibles à l'œil nu; on les examine au microscope avec un grossissement de vingt diamètres, ce qui les ramène à peu près aux dimensions d'un tracé recueilli avec le sphygmographe ou le cardiographe ordinaires. Dans ces tracés, on ne peut accuser la vitesse du levier d'être intervenue, puisqu'elle est vingt fois plus faible et que la force vive qu'elle imprimerait au levier serait, par conséquent, quatre cents fois moindre que dans les appareils ordinaires. Or, ces tracés microscopiques contiennent tous les détails des tracés normaux; ils ont comme eux, suivant le cas, des sommets aigus ou arrondis, des plateaux, des rebondissements simples ou multiples.

Il n'y a donc rien d'artificiel dans les rebondissements qu'on observe sur les tracés du pouls; ces phénomènes traduisent réellement des changements survenus dans la pression artérielle sous l'influence des mouvements des ondes du sang.

CHAPITRE XVII.

CARACTÈRES GRAPHIQUES, OU FORMES DU POULS.

Différences de forme du pouls aux différentes artères. — Classifications anciennes des formes du pouls ; leurs défectuosités. — Ligne d'ensemble d'un tracé du pouls. — Des éléments d'une pulsation artérielle. — Des phases systolique et diastolique de la pulsation. — Période d'ascension de la pulsation. — Sommet de la pulsation. — Onde systolique du pouls normal. — Période de descente de la pulsation. — Fréquence et régularité du pouls.

L'importance considérable que l'observation du pouls présente pour le médecin a fait rapidement adopter l'emploi du sphygmographe. Rien n'était plus difficile autrefois, que de saisir par le tact les nuances délicates du pouls dans les différents états morbides, ou dans les différentes phases d'une même maladie ; rien n'est plus facile aujourd'hui que de reconnaître ces nuances d'après la forme des tracés. L'art de bien saisir les caractéres du pouls n'appartient plus seulement à quelques praticiens consommés ; tout le monde peut l'acquérir en s'exerçant un peu à l'application du sphygmographe.

Il ne faut pas s'attendre à trouver dans la forme du pouls un signe pathognomonique d'une maladie ; s'il en est ainsi dans quelques cas, le plus souvent, au contraire, la même forme du pouls se rencontre dans des maladies très différentes. D'autre part, sur un même malade, le pouls passe par une série de formes différentes suivant les phases de la maladie. On verra, dans la partie de ce travail consacrée à la pathologie, que les plus précieux renseignements fournis par le pouls des malades sont précisément ceux que l'on tire de la comparaison des tracés recueillis chaque jour, et sur lesquels les transformations de la maladie se lisent avec clarté.

Des modifications assez marquées de la forme du pouls sont encore liées aux influences horaires : tout le monde a pu observer, dans la plupart des états fébriles ou phlegmasiques, ces exacerbations vespérales qui parfois ressemblent à une véritable intermittence. Le pouls se ressent encore d'autres conditions dont il faut tenir compte. Ainsi, l'attitude du sujet influe sur la forme du tracé sphygmographique, de sorte que, pour ne pas compliquer une étude assez difficile déjà, il faut avoir soin de recueillir tous les sphygmogrammes dans des conditions aussi semblables que possible. Les tracés du pouls des malades que nous publierons ont presque tous été recueillis au lit, à l'heure où la visite médicale se fait dans les hôpitaux en France, c'est-à-dire de huit à dix heures du matin.

Différences de forme du pouls aux différentes artères.

§ 165. — Le point du système artériel où l'on explore le pouls n'est pas indifférent; chaque artère a son pouls particulier, de sorte que si l'on recueillait tantôt celui de la radiale, tantôt celui de la fémorale ou de la carotide, on n'arriverait qu'à la confusion.

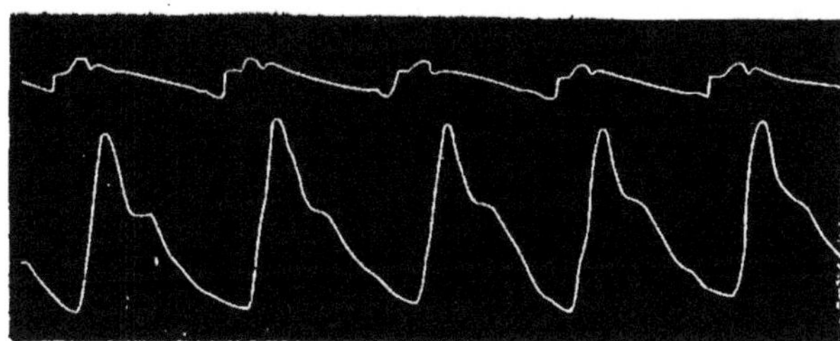

Fig. 139. Tracé supérieur, pouls carotidien d'un cheval. — Tracé inférieur, pouls de la faciale.

Quelques exemples donneront une idée de ces différences de la forme du pouls suivant l'artère qu'on explore. La figure 139 représente le tracé de la carotide d'un cheval et celui de la faciale. Ces deux tracés diffèrent par la forme; nous ne parlerons pas de l'amplitude, dont l'inégalité dépend de ce que les instruments employés étaient inégalement sensibles.

La figure 140 contient trois sphygmogrammes recueillis sur différentes artères d'un sujet sain : C pouls carotidien, R pouls radial, et F pouls de la fémorale.

Ainsi, à moins d'une raison particulière, il faut toujours explorer le pouls de la même artère. La radiale au poignet est celle qu'on doit choisir; les raisons qui l'ont fait de tout temps préférer par les médecins pour l'exploration du pouls par le toucher, la rendent également préférable pour l'application du sphygmographe. Le pouls radial se trouve sans tâtonnement sur la plupart des sujets, tandis que le pouls carotidien est plus difficile à percevoir. Sans cette circonstance, la carotide devrait être choisie pour l'exploration du pouls, car son moindre éloignement du cœur fait qu'elle conserve plus complètement que

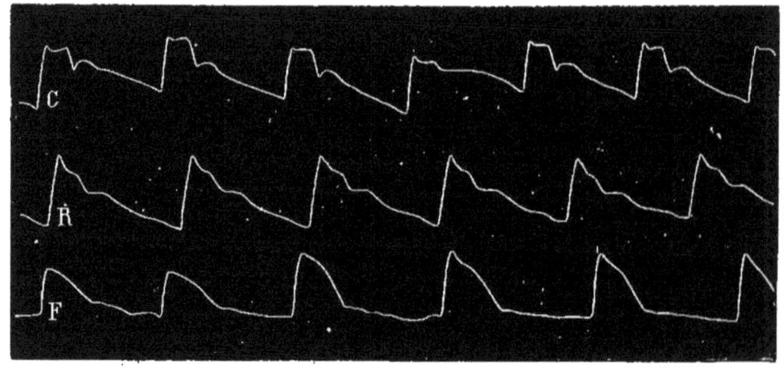

Fig. 140. Pouls des différentes artères de l'homme. — C, carotide; R, radiale; F, fémorale.

la radiale les caractères qui dépendent de l'impulsion cardiaque, c'est-à-dire du volume et de la vitesse de pénétration de l'ondée ventriculaire. Mais la carotide, parfois très accessible au toucher, est au contraire quelquefois profondément cachée derrière les parties molles, de telle sorte qu'on en peut à peine sentir les battements.

Une fois mon choix arrêté sur l'artère radiale, la construction spéciale de mon sphygmographe, destinée à fixer solidement l'appareil sur la région du poignet, ne permit plus guère d'appliquer l'instrument à d'autres artères; aussi doit-on pour recueillir le pouls de la carotide, de la fémorale ou de telle autre artère, recourir à l'explorateur à tambour § 99, le même qui sert à prendre le tracé de la pulsation du cœur.

Classifications anciennes des formes du pouls; leurs défectuosités.

§ 166. — Au début de mes recherches sur les formes graphiques du pouls, me trouvant déjà en possession d'un nombre considérable de tracés que je pouvais comparer entre eux, j'eus un instant l'espérance que, pour le groupement de ces types si variés, il serait possible de s'aider des classifications adoptées par l'ancienne médecine. Je pensais, en un mot, trouver les types correspondants à chacune des désignations anciennes : pouls *grand* et *petit*, *large* et *étroit*, *dur* et *mou*, *plein* et *vide*, *vite* et *lent*, *serré*, *élevé*, *filiforme*, *formicant*, *capricant*, etc. Mais je vis bientôt que toute tentative dans ce sens était inutile : d'abord, parce que la nomenclature ancienne est incomplète et qu'elle ne tient pas compte des différents éléments que le sphygmographe révèle dans une pulsation : ascension, sommet, descente; ensuite, parce que la valeur des mots employés pour désigner chaque forme du pouls est trop mal définie.

Soit que chacune de ces expressions ait été peu à peu détournée de son sens primitif, soit qu'il y ait dans ces désignations plutôt une synonymie encombrante qu'une véritable diversité, le fait est que les médecins ne s'entendent plus sur la valeur de tous ces noms. Ainsi, les mots pouls *vite* et *lent*, qui nous paraissent correspondre dans nos tracés au plus ou moins de rapidité de l'ascension du levier, ont été confondus par quelques auteurs avec ceux de *fréquent* et *rare*. Les pouls *dur* et *mou* ont été confondus avec *plein* et *vide*. Sous cette désignation, certains médecins croient qu'on doit entendre un état particulier de la pulsation elle-même, d'autres pensent que ces mots se rapportent à l'apparence que le vaisssau présente sous le doigt qui l'explore : ce vaisseau formant un cordon tantôt dur, tantôt mou, paraissant tantôt plein de sang, tantôt vide.

Quoi qu'il en soit de la valeur réelle que les auteurs de cette nomenclature ont voulu donner à chacun de ces noms, on est, de nos jours, en désaccord complet; et deux médecins qu'on chargerait de caractériser par des noms la forme du pouls d'un malade, définiraient leurs sensations chacun à sa manière.

Bordeu entreprit une classification sur une tout autre base : il désignait les types du pouls d'après le siège des maladies dans laquelle ils se rencontrent. C'est ainsi qu'il admit le pouls *capital*, le *guttural*, le *nasal*, l'*intestinal*, puis les pouls *supérieur* et *inférieur*, suivant que la maladie siégeait au-dessus ou au-dessous du diaphragme. Le temps a fait justice de toutes ces subtilités, mais quelques formes semblent attirer encore l'attention des médecins : ainsi le pouls *abdominal*. Cette forme semble entraîner l'idée d'une grande faiblesse de la pulsation : le type en serait celui qu'on observe dans l'état ultime d'une péritonite. Mais comme le faisait remarquer Beau dans ses leçons cliniques, ce n'est là qu'une phase de l'affection abdominale, car le pouls de la péritonite, pris dans la première période, offre des caractères tout opposés. Du reste, l'existence de ces types fût-elle vraie, ces désignations supposent nécessairement qu'on a observé déjà bien des fois chacune des affections auxquelles elles correspondent ; elles n'apprennent rien à celui qui ne sait rien ; pour le patricien exercé, elles sont inutiles.

Une autre désignation que l'on doit à Bordeu et qui a peut-être quelque chose de plus réel, c'est le pouls des *crises*. Il est certain, en effet, que dans les différentes phases d'une maladie, il y a des changements brusques ou graduels dans la forme du pouls, et que ceux-ci correspondent à des changements simultanés dans l'état général du sujet. Mais ici, comme pour le cas précédent, parler du pouls de l'*irritation* ou de celui de la *sueur*, ce n'est pas en décrire les caractères[1].

Il y a encore d'autres raisons qui doivent faire rejeter la méthode et les classifications anciennes dans l'étude du pouls. En comparant des tracés recueillis sur des malades et sur des sujets sains, je vis bientôt que la même forme du pouls pouvait se présenter à l'état physiologique et dans certaines maladies. La conclusion paraît facile à tirer. C'est que dans l'un et dans l'autre cas il y avait un état semblable de la circulation. L'ivresse et la fièvre typhoïde donnent au pouls le même caractère : c'est qu'il y a dans ces deux cas un trouble semblable de la fonction circulatoire ; c'est ce trouble qu'il faut déterminer. Je fus ainsi ramené à chercher les causes qui modifient la forme du pouls, non plus dans l'essence même de la maladie, mais dans quelques influences toutes locales agissant sur l'appareil circulatoire. Ce serait tantôt un

1. Frappé de l'insuffisance du langage pour désigner les caractères du pouls, Fouquet

changement dans la manière dont le cœur se vide; tantôt une modification dans le diamètre et l'élasticité des artères; ailleurs un changement dans l'état des capillaires qui, relâchés ou contractés, feraient varier la tension artérielle, et avec celle-ci la forme du pouls. En un mot, toutes les fois qu'un caractère du pouls existe dans deux maladies différentes par leur essence, il

(*Essai sur le pouls*. Montpellier, 1818, p. 51) a essayé de représenter par des figures la sensation que le doigt éprouve en palpant l'artère dans différentes maladies. Nous représentons ci-dessous les principaux types qu'il a publiés, laissant au praticien expé-

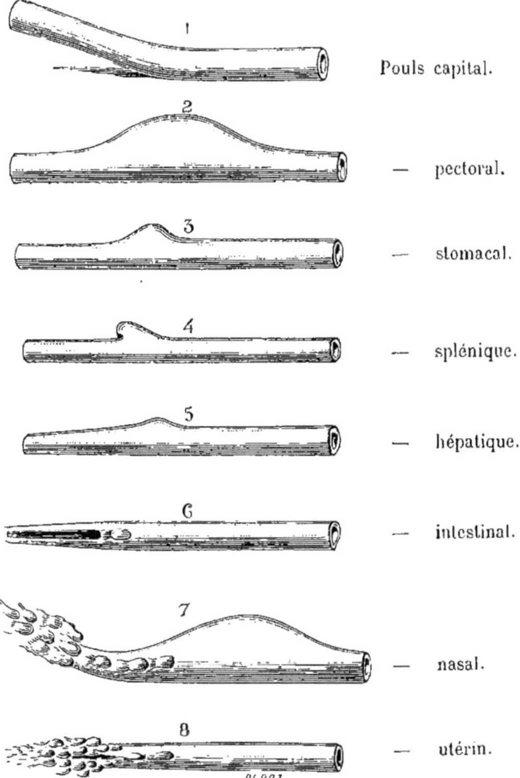

Fig. 141. Représentation iconographique des caractères du pouls, d'après Fouquet.

rimenté le soin de juger jusqu'à quel point une pareille expression rend compte de ce qu'on éprouve en tâtant le pouls des malades.

existerait dans ces maladies une modification commune de la circulation.

C'est donc la cause physique de chacune des formes du pouls que nous devons chercher. La tâche serait longue, si nous n'avions, dans l'emploi de l'expérimentation sur les appareils schématiques, un moyen de déterminer ces causes, souvent difficiles à saisir sur l'homme et sur les animaux. Mais, grâce à ce moyen d'analyse et de contrôle, nous pourrons marcher rapidement dans cette étude.

Du moment que la forme du pouls se traduit par un tracé, la seule manière d'analyser cette forme est de la soumettre à une sorte d'étude géométrique. Les médecins qui s'effrayent de l'introduction des sciences exactes dans notre art peuvent se rassurer; l'étude géométrique dont nous voulons parler n'exige pas des notions bien compliquées : elle se bornera presque toujours à savoir si une ligne est droite ou courbe, verticale ou oblique, horizontale ou non; si un angle est plus ou moins ouvert, si le sommet en est plus ou moins aigu ou arrondi. Tels sont les principaux éléments sur lesquels reposera l'analyse d'un sphygmogramme.

Puisque le pouls exprime les variations de la tension artérielle, sa courbe doit se composer d'une période d'ascension et d'une période de descente. La première correspond à la phase dans laquelle l'afflux du sang que le ventricule envoie dans les artères prédomine sur l'écoulement à travers les capillaires; la seconde correspond à l'écoulement tout seul. Toutefois, la pulsation n'a pas une forme aussi simple que les courbes qu'on obtient dans les conditions simplifiées de certaines expériences physiques § 116; elle présente souvent la trace d'une pénétration saccadée du sang dans les artères et, de plus, se complique de l'effet des ondes qui oscillent dans le système artériel; ces éléments, combinés de diverses manières, produisent une grande variété de formes du pouls.

Ligne d'ensemble d'un tracé du pouls.

§ 167. — Le tracé d'une série de pulsations forme une suite d'ondulations disposées sensiblement sur une ligne droite horizontale. En effet, comme on peut le voir en passant en revue les sphygmogrammes représentés § 138, on voit qu'une ligne qui passerait par la série des sommets ou des bases de toutes les ondulations serait sensiblement horizontale dans la plupart des cas ; nous la désignons sous le nom de *ligne d'ensemble* du tracé.

Quand la ligne d'ensemble est sinueuse, elle exprime que la pression dite *constante*, § 116, subit des variations. Un grand nombre d'influences peuvent faire varier la ligne d'ensemble : la respiration gênée, l'effort, les attitudes du corps ou du bras qui porte le sphygmographe. La figure 142 donne un très bon exemple de variations de la ligne d'ensemble d'un tracé sous l'influence de la pesanteur.

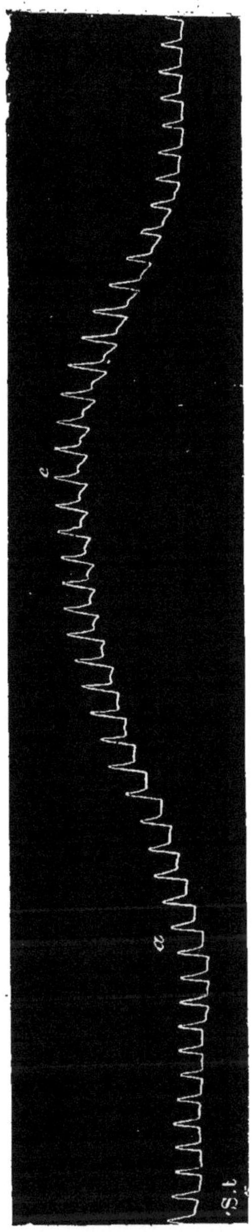

Fig. 142. Tracé du pouls radial ; élévation de la ligne d'ensemble quand on abaisse le bras, ce qui élève la tension artérielle.

On applique sur la radiale un sphygmographe à transmission et on tient le poignet élevé à la hauteur de la tête pendant le commencement du tracé (fig. 142) ; puis, à l'instant *a* on abaisse graduellement la main ; la courbe du pouls s'élève, dans son ensemble, jusqu'au moment où la main est tenue tout à fait abaissée ; on relève de nouveau la main au moment *e* : la ligne d'ensemble du tracé se met alors à descendre jusqu'à ce que la main soit revenue à la position élevée qu'elle avait au début de l'expérience.

L'élévation de la ligne d'ensemble du tracé signifie que la *pression constante* s'élève dans l'artère ; l'abaissement, que cette pression s'abaisse. Il est facile de comprendre ce qui s'est produit dans les changements de position de la main, et comment la pesanteur agit alternativement pour augmenter ou pour diminuer la tension de l'artère explorée. Nous rencontrerons par la suite, un grand nombre d'influences qui font varier la ligne d'ensemble des tracés du pouls : ainsi, la respiration et surtout l'effort, l'action musculaire, la compression exercée sur les vaisseaux artériels et veineux. Ces influences seront, en temps et lieu, analysées avec les détails nécessaires.

Des éléments d'une pulsation artérielle.

Au premier abord, la distinction la plus simple consiste à considérer dans une courbe du pouls trois parties : *l'ascension*, *le sommet et la descente*. Je l'ai adoptée dès mes premières études[1] et tiens d'autant plus à la conserver qu'elle a été acceptée par la plupart des auteurs qui se sont occupés de l'étude graphique du pouls[2].

En outre, on doit distinguer dans la pulsation deux phases physiologiquement bien différentes : l'une, dans laquelle l'artère reçoit du sang envoyé par le cœur, c'est la phase *systolique*, l'autre pendant laquelle l'artère se vide, c'est la phase *diastolique*[3].

Des phases systolique et diastolique de la pulsation.

§ 168. — Comme le rebondissement ou dicrotisme du pouls se produit sous l'influence de la clôture des valvules sigmoïdes §162, il signale le début de la diastole ventriculaire. Il suit de là que

1. Marey, *Recherches sur la circulation d'après les caractères du pouls fournis par un nouveau sphygmographe. (Gaz. Hebd.*, 1860.)

2. Citons, entre autres travaux sur les caractères graphiques du pouls : Ducheck (*Ueber den Arterienpuls*, in Wiener med. Jahrbücher, 1862) ; — Landois (*Die Normale Gestalt der Pulscurven. Arch. fur Anat, Physiol. und Wissenschaft Med.*, 1864) ; — P.-Q. Broudgeest (*Beiträge zur Kenntniss des Arterienpulses.* Utrecht) ; — O.-J.-B. Wolff (*Characteristik der Arterienpulses*. Leipzig, 1865, in-8, 241 fig.) ; — Koschlakoff, in St-Petersburg (*Untersuchungen über den Puls mit Hulfe des Marcy'schen Sphygmographen.* Virchow's Arch. XXX Band. 1864) ; — Lorain (*Etudes cliniques sur le pouls.* In-8, Paris, 1870) ; — F. Riegel, *Ueber die Bedeutung der Pulsuntersuchung. (Klin. Vorträge*, 1878.)

3. Je donnais autrefois à ces phases des désignations inverses en attribuant la diastole à l'artère qui s'emplit, la systole à l'artère qui se vide. Il semble plus naturel de ne considérer que ce qui se passe du côté du ventricule. On supprime ainsi une nomenclature compliquée et souvent obscure, car la systole ventriculaire correspondrait à la diastole artérielle, et inversement.

l'inflexion qui correspond au dicrotisme partage un tracé en deux moitiés, dont la première est la phase systolique, la seconde, la phase diastolique.

La figure 143 montre, teintées de hachures blanches, les phases systoliques de trois tracés du pouls ; elle montre que dans ces trois types que nous comparons, le sommet de la pulsation occupe des

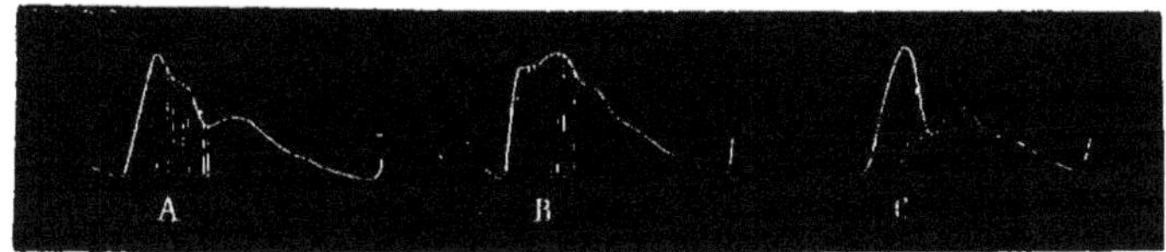

Fig. 143. Trois courbes du pouls de formes différentes, A, B, C. Dans chacune d'elles la phase systolique est teintée de hachures

positions différentes : dans la courbe A il est au début de la systole, dans la courbe B il en occupe la fin, dans la courbe C il est à peu près au milieu. Cette distinction des deux phases de la pulsation est très facile à faire avec un peu d'habitude. Elle est précieuse, en ce qu'elle permet de désigner sous le nom d'*oscillations systoliques* certaines inflexions de la courbe qu'il ne faut pas confondre avec celles du dicrotisme et qu'il serait fort difficile de désigner autrement.

Période d'ascension de la pulsation.

§ 169. — Suivant la manière dont le sang passe du ventricule dans les artères, la phase ascendante du tracé sera brusque ou lente, continue ou saccadée. Une brusque pénétration du sang devra se traduire par une ascension presque verticale du tracé, 1 (fig. 144). En effet, pendant le temps très court que la tension artérielle mettra à atteindre son maximum, le mouvement du papier sur lequel s'écrit la pulsation sera sensiblement nul.

Si l'ondée sanguine ne pénètre que lentement dans les artères,

1. C'est surtout dans le tracé du pouls pris sur les artères voisines du cœur que la forme de l'ascension du tracé fournit une indication fidèle de la manière dont le ventricule se vide. A la radiale, la forme du pouls est modifiée déjà par l'élasticité des parties du système artériel situées en amont du point observé. Toutefois, le pouls radial n'en est pas moins le meilleur qu'on puisse choisir, en général, car il renseigne mieux que tout autre sur l'état de l'élasticité des vaisseaux artériels et sur les conditions physiologiques de la circulation générale.

la pression du sang n'augmentera dans ces vaisseaux que d'une manière lente; l'ascension sera donc oblique, 3 (fig. 144), car, pendant qu'elle s'effectuera, la plaque qui reçoit le tracé cheminera d'une certaine quantité; or, de la combinaison de ces deux mouvements perpendiculaires l'un à l'autre, résultera une ligne oblique[1].

Toutefois, comme l'accroissement de la tension artérielle est le produit de deux facteurs et traduit la prédominance de l'afflux du sang sur l'écoulement, il peut arriver qu'une pénétration

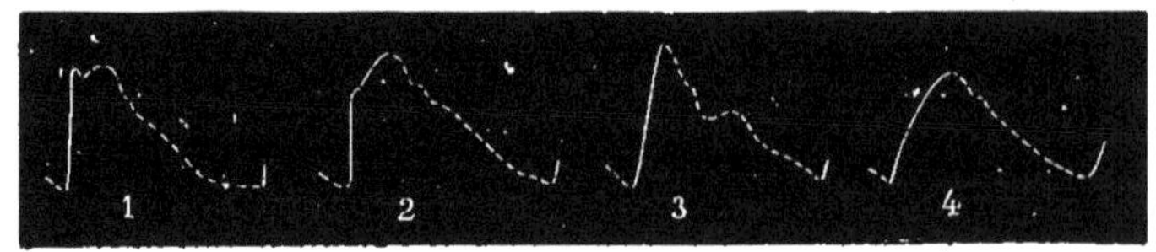

Fig. 144. Formes diverses du pouls; la période d'ascension du tracé est représentée par une ligne pleine.

brusque du sang se traduise par une ligne oblique. C'est ce qui arrive dans le cas où les petits vaisseaux relâchés laissent le système artériel se vider aisément, 3 et 4 (fig. 144).

L'ascension peut encore se faire d'une autre manière : elle peut être *saccadée*, c'est-à-dire brusque d'abord, puis lente. On prévoit déjà par quelle courbe se traduira un pareil mouvement; ce sera une ligne d'abord verticale, puis oblique[2], ou plutôt courbe, comme en 2, dans la figure 144.

§ 170. — *Conditions qui font naître les saccades dans la phase d'ascension du pouls.* — La saccade exprime que la pénétration rapide du sang dans les artères, subit un brusque temps d'arrêt à partir duquel un ralentissement se produit. Ce caractère du

1. La projection de cette ascension sur la ligne des abscisses, autrement dit la longueur qui se mesure sur cette ligne, à partir du début de l'ascension jusqu'au pied de la perpendiculaire abaissée du sommet de la pulsation, exprimera, en temps, la durée de l'ascension. On pourra donc comparer cette durée à celle de la pulsation tout entière ou de chacun de ses éléments. Ces mesures sont grandement facilitées par l'emploi du chronographe (*Méth. graph.*, p. 136).

2. Jamais on ne rencontre une ligne oblique d'abord, puis verticale. Cela se conçoit facilement, car les ascensions saccadées tiennent à ce que le cœur, qui se resserre d'abord avec vitesse, trouve, à un moment donné, une résistance subite dans les vaisseaux distendus.

pouls peut tenir à différentes causes : il s'observe dans l'altération sénile ou athérome des artères ; ces vaisseaux ont alors perdu leur élasticité et deviennent très peu extensibles dès qu'ils ont reçu une partie de l'ondée que projette le ventricule. Dès lors, l'effort ventriculaire n'accomplit que lentement et avec peine la dernière partie de la systole. Dans l'insuffisance aortique, des conditions analogues se produisent. On peut considérer que la colonne sanguine, subissant ainsi un temps d'arrêt dans sa pénétration à l'intérieur des artères, donne un véritable *coup de bélier* contre les parois artérielles. On fait naître en effet un coup de bélier et la saccade de l'ascension en comprimant la radiale au-dessous du point d'application du sphygmographe, ainsi que la figure 159 en montrera un exemple.

Sommet de la pulsation.

§ 171. — On pourrait croire que le sommet de la pulsation est un point mathématique intermédiaire entre l'ascension et la descente, et correspondant à ce moment très court où l'afflux cesse de contre-balancer l'écoulement du sang. Il n'en est pas ainsi, et il faut, dans certains cas, assigner une étendue au sommet de la pulsation.

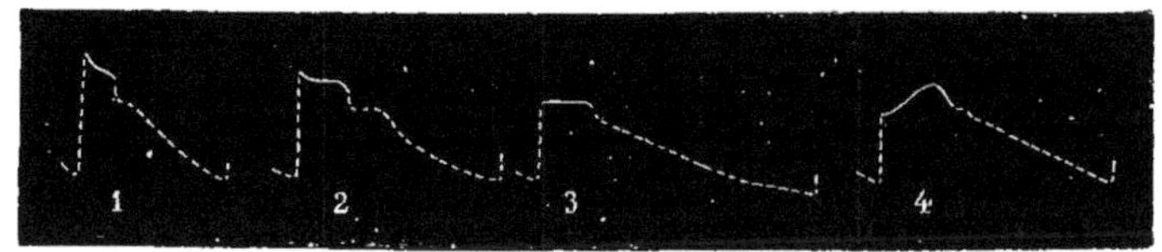

Fig. 145. Types divers du pouls ; le sommet de la pulsation du tracé est représenté par une ligne pleine.

Dans la figure 145, n° 3, on voit que l'ascension est suivie d'un temps d'arrêt dans lequel le levier reste fixe dès qu'il est arrivé au sommet de sa course. Il y a, pour ainsi dire, équilibre entre l'afflux et l'écoulement du sang. En effet, si l'afflux prédominait, le levier s'élèverait encore ; s'il s'arrêtait, comme l'écoulement à travers les capillaires à toujours lieu, le levier commencerait à descendre à partir du sommet de l'ascension. Il faut donc, de toute nécessité, que pendant la partie horizontale, l'afflux du sang et son écoulement se compensent d'une manière parfaite et qu'à chaque instant, il entre dans les artères une quantité de sang absolument égale à celle qui sort par les capillaires. Il est également évident que, dans ce type du pouls, la durée de la période systolique se prolonge jusqu'à la fin de la ligne horizontale qui constitue le sommet. On verra que cette forme s'explique parfaitement par la nature de l'affection qui la produit le plus souvent, l'induration ou l'ossification sénile des artères.

J'appelle *plateau* cette forme du sommet de la pulsation. Ce plateau n'est pas, en général, séparé des périodes d'ascension et de descente par des angles aussi vifs que ceux qui sont représentés ci-dessus : souvent, il est limité par des angles arrondis.

Le plateau peut n'être pas horizontal, cela arrive toutes les fois que l'afflux et l'écoulement du sang artériel ne sont pas d'une égalité parfaite. Un plateau ascendant n° 4 indique la prédominance de l'afflux sur l'écoulement, un plateau descendant 1 et 2 (fig. 145) indique que c'est l'écoulement qui prédomine.

Le sommet peut être précédé d'une pointe très aiguë (n° 1) : cette pointe est formée par un mouvement très brusque du levier qui monte et descend en repassant presque dans le même trait; ce mouvement est donc excessivement rapide. Il n'appartient pas toujours en propre à la pulsation, mais il peut être formé par la vitesse acquise du levier de l'appareil [1].

La pointe que nous venons d'écrire peut être le point culminant de la pulsation, mais aussi elle peut arriver avant le sommet, comme cela se voit dans le cas d'ascension saccadée ; elle occupe alors la fin de la partie verticale, et y forme un petit crochet, comme dans le type n° 4.

La pénétration saccadée du sang s'observe normalement dans

1. Dans les premiers sphygmographes que j'ai fait construire, on obtenait à un assez haut degré cette projection du levier. Dans la disposition nouvelle, où j'ai établi une solidarité complète des mouvements du levier avec ceux du ressort de pression (fig. 101), on rencontre plus rarement ces crochets aigus; ils ne s'observent que dans les pulsations très brusques. En appliquant alors le stéthoscope sur l'artère du sujet qui fournit ces pulsations, on entend un claquement qui tient à la brusque expansion du vaisseau.

Certains auteurs ont publié des tracés obtenus avec un sphygmographe, et dont la pointe aiguë est manifestement exagérée. Ainsi, dans l'ouvrage de Wolff, je soupçonne qu'un petit ressort de rappel qui existe au-dessus du levier pour l'empêcher d'être projeté par l'expansion brusque du pouls a dû être faussé dans l'instrument employé par cet auteur. (La disposition nouvelle du sphygmographe met à l'abri de cet accident.)

le pouls aortique (fig. 118, § 145) et ce n'est que graduellement, après avoir parcouru une longue étendue de vaisseaux élastiques, que le pouls prend une période d'ascension plus lente : à la pédieuse, il présente toujours une ascension assez lente ; à la carotide, au contraire, il est presque toujours brusque à son début. Les caractères initiaux de la pulsation se conservent quand le cœur envoie son ondée avec lenteur dans un système aortique peu extensible ; certains pouls séniles ressemblent à des pouls aortiques.

Le *sommet arrondi* de la pulsation s'observe dans les cas de pénétration lente du sang dans un système artériel souple et extensible. Ainsi, dans le rétrécissement aortique, dans le ralentissement du cœur qui accompagne le sommeil ou le refroidissement. Dans ces cas, la phase systolique du pouls présente une grande durée.

On observe encore le sommet arrondi dans certains cas de pouls fréquents, mais avec facile perméabilité du système capillaire ; il n'y a plus alors aucune saccade dans la pénétration du sang.

Onde systolique du pouls normal.

172. — Bien qu'on puisse observer à l'état normal les formes les plus variées du pouls, il en est une cependant qui chez

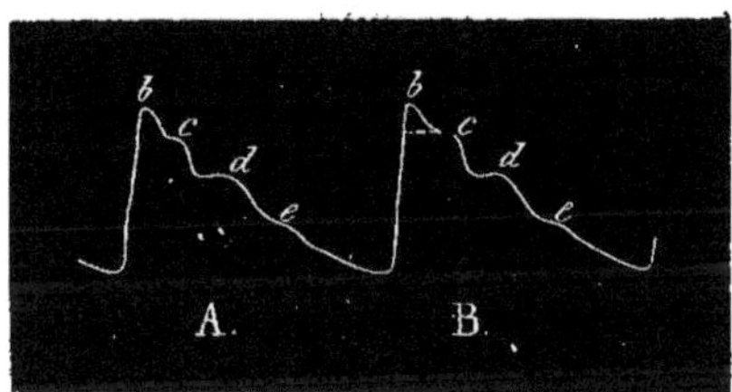

Fig. 146. Type normal du pouls radial grandi. — Les ondulations *b* et *c* appartiennent à la phase systolique.

l'homme jeune, en santé, éveillé et au repos, se rencontre très fréquemment. Cette forme est représentée (fig. 146) en grandes dimensions, pour en faciliter l'analyse.

La phase systolique renferme deux inflexions : la première, *b*, formant le sommet de la pulsation, arrive à la fin de la période ascendante; elle n'est point aiguë comme dans les cas où les artérioles et les capillaires laissent insuffisamment écouler le sang, et où le système artériel arrive brusquement à sa tension maximum. Ce sommet *b* est suivi d'une onde *c* qui précède le rebondissement dicrotique *d*.

L'onde *c* a beaucoup préoccupé les physiologistes dans ces dernières années; plusieurs l'ont considérée comme un effet de la vibration propre des parois vasculaires[1]. Heynsius et Isebrée Moens

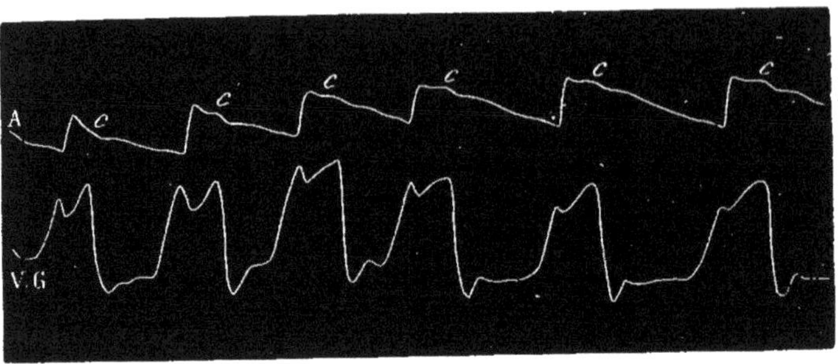

Fig. 147. Pouls radial A et pulsation du ventricule gauche V G recueillis simultanément après un effort. L'onde systolique *c* se confond graduellement avec la fin du plateau systolique.

en réservent l'interprétation; ils la désignent par la lettre S dans leurs tracés[2] et plusieurs auteurs ont partagé cette réserve[3]. Pour moi, cette ondulation est un vestige du plateau systolique, § 171, dont elle accuse la fin. On voit, dans le tracé B (fig. 146), une ligne ponctuée qui restitue l'aspect général de ce plateau systolique, sur lequel le sommet de la pulsation s'élève, accusant la brusque pénétration de l'ondée qui donne un coup de bélier amorti.

1. Wolff désigne cet élément de la courbe comme *première incisure* ou *première ascension secondaire*, mais d'autres auteurs l'ont considéré comme une onde d'élasticité appartenant aux parois artérielles.

Une vibration propre des parois vasculaires, indépendamment du mouvement du liquide, semble incompatible avec les lois de la physique, bien qu'on la trouve implicitement admise par Volkmann. Landois semble l'avoir accréditée parmi les médecins de l'Allemagne qui la désignent sous le nom d'onde d'élasticité. (Voir Riegel, *Ueber die Bedeutung der Pulsuntersuchung. Klin. Vorträge*, 144 et 145, 1878.)

Comment comprendre, étant donnée l'incompressibilité presque absolue des liquides, que les parois d'une artère se dilatent et se resserrent sans que le sang participe à ce mouvement en se déplaçant et en formant de véritables ondes, dilatées puis condensées? Il semble que tout mouvement brusque de la paroi vasculaire soit nécessairement commandé par un changement de la pression du sang.

2. Isebrée Moens, *Die Pulscurve.* (Leyden, 1878.)

3. Mosso, *Sulla circolazione del sangue nel cervello dell' uomo.* (Roma, 1880.)

Pour prouver que cette interprétation est juste, nous montrerons un exemple dans lequel une modification passagère de l'état circulatoire transforme graduellement les caractères du pouls et fait passer peu à peu l'ondulation *c* à l'état de plateau systolique. La figure 147 représente le pouls radial A, et la pulsation du cœur VG, recueillis simultanément après un effort. Les ondées ventriculaires croissent graduellement de volume; le pouls accuse cet effet par des systoles plus amples et plus durables. Ne considérons que la ligne du pouls; nous y verrons l'onde *c* naître, s'accentuer, s'élever et se confondre avec le sommet aplati de la pulsation. Or, vers la fin du tracé, il est indiscutable que l'onde *c* constitue l'inflexion terminale du plateau systolique, § 171.

Période de descente de la pulsation.

§ 173. — Cette période correspond à la phase diastolique du pouls; elle exprime, par sa pente plus ou moins rapide, la vitesse plus ou moins grande avec laquelle le sang s'écoule des artères. Il ne faudrait pas cependant attribuer toute la partie descendante du tracé d'une pulsation à cette phase diastolique; nous venons de voir que certains sommets de la pulsation présentent une inclinaison descendante. Le type le plus fréquent du pouls normal montre, comme nous venons de le dire, une inclinaison descendante très prononcée pendant sa phase systolique.

La véritable descente du pouls comprendra seulement la phase diastolique dont l'origine est signalée par le rebondissement de dicrotisme. Ce rebondissement diastolique ne manque presque jamais[1] dans le cas d'intégrité des valvules sigmoïdes, mais son amplitude varie beaucoup : à peine perceptible dans le tracé de certaines pulsations, il est, dans d'autres, assez fort pour que le doigt le sente nettement.

§ 174. — *Conditions qui augmentent l'amplitude du dicrotisme.* — La brusque pénétration de l'ondée ventriculaire, son petit

1. Chelius, en se servant du sphygmomètre d'Hérisson, a signalé, dès l'année 1850, l'existence normale du dicrotisme (*Prager Vierteljahrschrift*, B. XXX, 1850), mais le phénomène ainsi observé peut dépendre de l'oscillation propre de la colonne de mercure. — Bouillaud professe également depuis de longues années que le dicrotisme du pouls existe même à l'état normal.

volume et la faible tension artérielle augmentent l'amplitude du dicrotisme. Cette dernière condition agit de deux manières : d'une part, en permettant au ventricule de se vider plus vite; d'autre part, en favorisant la formation des ondes. (Des artères athéromateuses ne laissent pas le dicrotisme se produire.)

Les conditions qui favorisent l'apparition du dicrotisme ont été

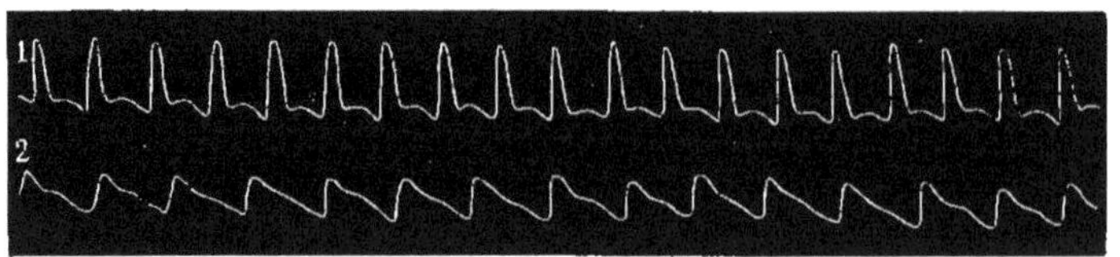

Fig. 148. Pouls d'un même malade. — 1, apyrexie; 2, état fébrile, dicrotisme très marqué.

déjà indiquées à propos des expériences sur la production des ondes, § 155, où nous avons vu que la vitesse d'impulsion du liquide, l'extensibilité du tube et le petit volume de l'ondée qui y est projetée, augmentent l'amplitude des ondes secondaires. On trouvera à l'appui de ces propositions de nombreux exemples dans la partie pathologique de cet ouvrage; quelques types suffisent pour le moment :

La figure 148 est le tracé du pouls d'un sujet qui, atteint d'une coxalgie suppurée, avait, chaque soir, un état fébrile très prononcé; le matin, son pouls était deux fois moins fréquent et très lent dans sa phase systolique. La ligne 1 est le pouls du soir, la ligne 2 le pouls du matin. A la lente ampliation du vaisseau correspond un dicrotisme très faible, moindre à coup sûr que chez un sujet sain. Le pouls du soir montre, au contraire, à la suite d'une brusque arrivée du sang dans l'artère, un dicrotisme très prononcé.

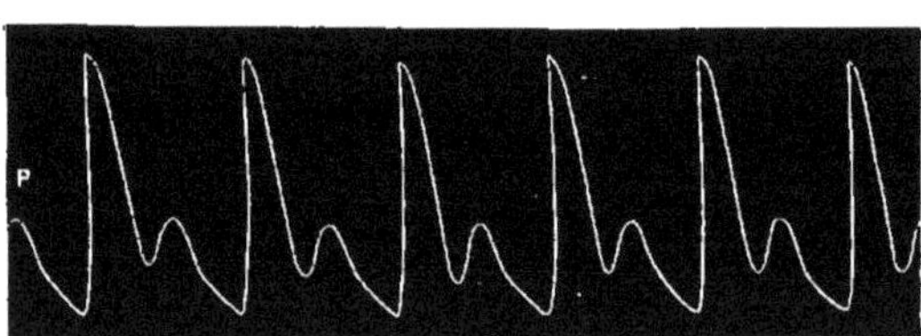

Fig. 149. Pouls dicrote dans le rhumatisme articulaire aigu.

La figure 149 est le pouls d'un rhumatisant à artères molles très extensibles.

Enfin, la figure 150 est le pouls, fort irrégulier, produit par une lésion de l'orifice mitral. Chez le malade qui a donné ce sphygmogramme, certaines systoles ventriculaires étant accompagnées

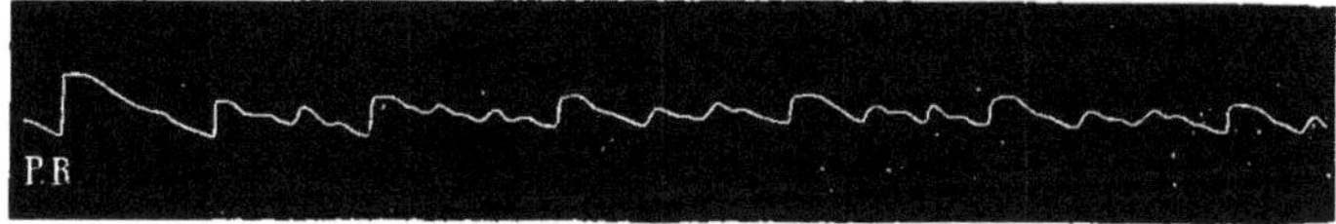

Fig. 150. Pouls irrégulier de l'insuffisance mitrale ; le dicrotisme existe dans les pulsations avortées.

de reflux du sang dans l'oreillette gauche, il n'arrivait dans les artères qu'une très petite quantité de sang : on remarque précisément que les petites pulsations qui correspondent à ces systoles avortées sont celles qui présentent le plus haut degré de dicrotisme.

§ 175. — *Des rebondissements multiples du pouls.* — Quand le pouls est rare et que la tension artérielle est forte, conditions qui d'ordinaire se trouvent réunies, il se fait plusieurs rebondissements du pouls. En effet, le rythme des oscillations de la colonne

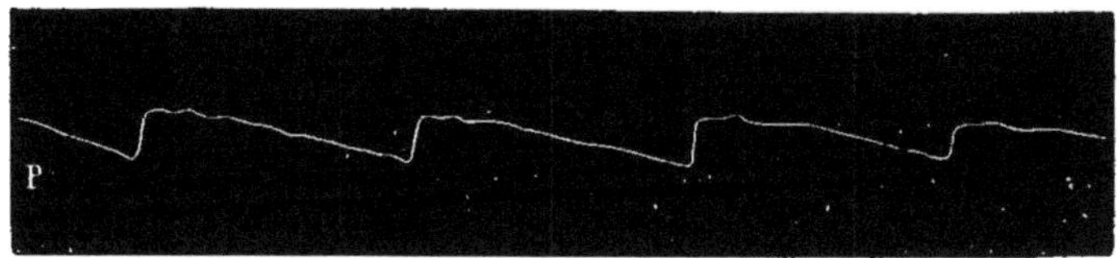

Fig. 151. Pouls rare ; les rebondissements de la descente y sont multipliés.

sanguine est sensiblement isochrone ; si donc la période de ces oscillations est brève, comme cela arrive dans les vaisseaux très tendus, plusieurs oscillations auront le temps de se faire quand les pulsations sont séparées par un long intervalle (fig. 151).

§ 176. — *Le nombre des rebondissements de la pulsation est limité par la fréquence des mouvements du cœur.* — L'arrivée d'une ondée nouvelle lancée par le ventricule dans le système artériel met fin à tous les petits mouvements ondulatoires qui existaient pendant la période diastolique de la pulsation; de sorte que, si le pouls ne présente qu'un seul rebondissement, une intermittence du cœur, en accroissant la durée de la diastole, laissera voir dans le tracé de la pulsation correspondante deux rebondissements et même davantage. Certains malades à pouls très rare offrent jusqu'à trois rebondissements du pouls; d'autres, à pouls fréquent, n'ont qu'un demi-rebondissement et même parfois le pouls

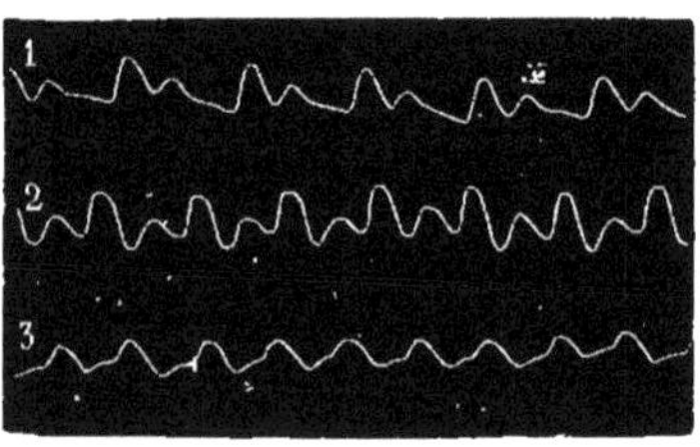

Fig. 152. Différents types de rebondissement du pouls artériel (phases successives d'une fièvre typhoïde).

n'a qu'une ondulation unique, la seconde n'ayant pas le temps de commencer.

Dans la figure 152, le tracé n° 1 est à double rebondissement diastolique, le tracé n° 2, plus fréquent, n'a qu'un seul rebondissement; encore est-il incomplet, et comme tronqué par l'arrivée de la systole suivante. Le tracé n° 3 n'a qu'un demi-rebondissement à cause de la fréquence plus grande encore des pulsations. A un degré de fréquence plus grand encore, la pulsation est simple[1].

1. En Allemagne, on a tenté de faire une nomenclature spéciale pour désigner les différentes formes de pouls rebondissant. Le mot *dicrote*, employé par l'ancienne médecine pour exprimer le pouls *bis feriens* ou à deux ondulations, a été conservé, mais pour désigner cette seule forme de pouls. Les expressions *tricrote* et *polycrote* ont été introduites pour désigner le pouls qui rebondit trois fois ou même un plus grand nombre de fois. C'est Landois qui a proposé cette nomenclature dans laquelle le nom de *monocrote* exprime que le pouls ne soulève le doigt qu'une fois. En outre, comme on observe quelquefois des ondulations du pouls dans la période d'ascension (*Pa*, fig. 153), il ne faut pas les confondre avec le type ordinaire *Pd*. dans lequel le rebondissement occupe la descente. Landois propose le nom d'*anacrote* pour désigner le pouls rebondissant dans l'ascension, tandis que le nom de *catacrote* exprime que les rebondissements ont lieu dans la descente. Avec cette méthode, on peut tout désigner, paraît-il, mais au prix de quelle cacophonie!

Veut-on dire que le pouls offre trois rebondissements dans sa descente, on le nommera *catatricrote;* présente-t-il une saccade dans l'ascension, il sera *anadicrote*. Enfin, comme les rebondissements peuvent exister dans les deux phases à la fois, on

Fréquence et régularité du pouls.

§ 177. — La fréquence du pouls se juge d'après le nombre des pulsations contenues dans une certaine longueur du tracé, longueur que la construction même de l'instrument permet de rapporter à l'unité de temps. Dans le sphygmographe direct, § 137, on a marqué sur la plaque la longueur dont celle ci se déplace en 6 secondes; il suffit donc d'ajouter un zéro au chiffre qui exprime le nombre des pulsations tracées sur cette longueur, pour obtenir le nombre des pulsations en 60 secondes ou une minute. La vitesse des polygraphes (2 centimètres par seconde) permet d'estimer non moins facilement la fréquence du pouls sur les tracés recueillis avec le sphygmographe à transmission § 143. L'exactitude dans l'évaluation du chiffre du pouls serait un faible avantage de la méthode graphique, car l'emploi de la montre à secondes donne une précision plus que suffisante à cette évaluation. On pourrait même avec raison, s'il ne s'agissait que d'estimer la fréquence moyenne du pouls pendant une minute, préférer la montre au sphygmographe dont la marche n'est pas toujours très régulière.

se trouvera dans la nécessité de désigner certains types sous le nom de *anadi-catatricrote*.

Si ces désignations n'avaient d'autre inconvénient que de blesser l'oreille, le mal ne serait pas très grand; mais elles doivent nécessairement causer des erreurs. Prenons en effet le type du pouls représenté en 2 figure 152 et celui de la figure 153 en P*a*

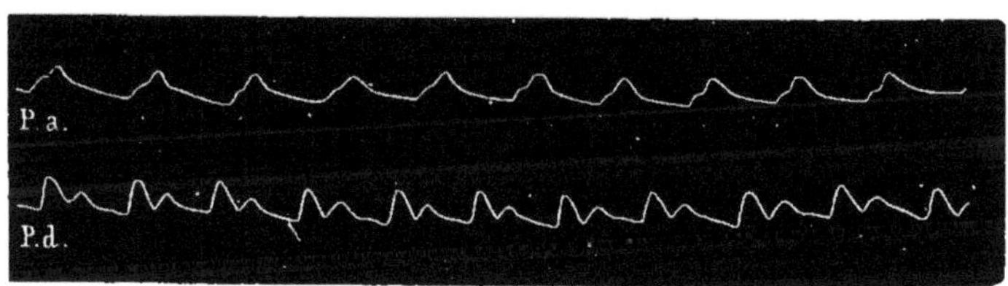

Fig. 153. P*a*, pouls à rebondissement systolique; P*d*, pouls à rebondissement diastolique

Tous deux seront *anacrotes* d'après la nomenclature de Landois, et pourtant leurs significations sont bien différentes : l'un sera constitué par une *pénétration saccadée* du sang dans l'artère, et l'autre par un rebondissement de la période de descente rebondissement qui n'a pas le temps de s'effectuer en entier, mais que vient interrompre une pulsation nouvelle. Il n'y a là qu'un demi-rebondissement de descente; il faudrait l'appeler pouls *hémi-catacrote*.

Mais l'utilité du sphygmographe devient très grande pour signaler des irrégularités du pouls qui échapperaient le plus souvent au toucher. En effet, l'irrégularité n'apparaît à nos sens que si elle est assez prononcée : si, par exemple, une pulsation est d'un tiers ou d'un quart plus brève que les autres; encore faut-il que ces changements de durée de la pulsation se fassent d'une manière assez brusque; ils échappent à peu près entièrement au toucher lorsqu'ils ont lieu par transition lente. Ainsi, dans la figure 115, p. 223, les irrégularités étaient presque inappréciables au doigt, attendu que la durée des pulsations croissait et décroissait d'une manière graduelle.

L'examen des tracés du pouls irrégulier permet de rectifier une erreur assez généralement accréditée, à savoir que le cœur suspend quelquefois son action pour la durée d'une révolution entière; on dit alors qu'il manque un battement du cœur.

Enfin, la *force* du pouls se traduit, dans les tracés, par la hauteur d'élévation des courbes; les conditions qui font varier cette hauteur sont très complexes : nous les exposerons dans le chapitre prochain.

CHAPITRE XVIII.

DE LA FORCE DU POULS.

Des illusions du toucher relativement à la force du pouls. — Significations de la force et de la faiblesse du pouls; erreurs commises à ce sujet. — Influence du volume de l'artère explorée sur la force du pouls. — Influence de l'attitude du bras sur la force du pouls. — Influence de la tension artérielle sur la force du pouls. — Expériences schématiques destinées à éclairer l'influence de la tension artérielle sur la force du pouls. — Influence de la durée de l'intervalle qui précède une pulsation sur la force de celle-ci. — Des différences de la force du pouls liées à des différences dans la force des systoles du cœur. — Décroissance de la force du pouls dans les artères de plus en plus éloignées du cœur.

§ 178. — La *force* du pouls correspond à l'intensité de la sensation tactile qu'on éprouve en palpant une artère. Le doigt peut bien distinguer les types extrêmes de force et de faiblesse du pouls, mais les variations délicates de ce caractère lui échappent. Le sphygmographe, au contraire, traduit d'une manière objective la force du pouls; celle-ci correspond à l'amplitude des courbes tracées par l'instrument.

Il ne faut pas toutefois considérer le sphygmographe comme capable de donner une indication absolue de la force du pouls; en effet, suivant le degré de pression que le ressort de l'instrument exerce sur l'artère, le tracé prend des amplitudes différentes. On tâtonne, en appliquant le sphygmographe, et l'on gradue la pression, en tournant la vis de réglage, jusqu'à ce qu'on ait obtenu la plus grande amplitude du tracé. Dès qu'on voit qu'en comprimant davantage l'artère on fait diminuer l'amplitude des oscillations du levier, on tourne la vis en arrière pour ramener la pression au degré convenable, et on inscrit le pouls. Ainsi, la meilleure pression est, en général, celle qui donne au tracé le plus d'amplitude.

Il est impossible d'assigner un degré constant à la pression que le ressort doit exercer sur l'artère. En effet, une même pression qui est à peine suffisante pour déprimer une artère très tendue et pour y faire naître le phénomène du pouls est excessive quand on l'applique à une artère à pression faible; elle atténue la pulsation

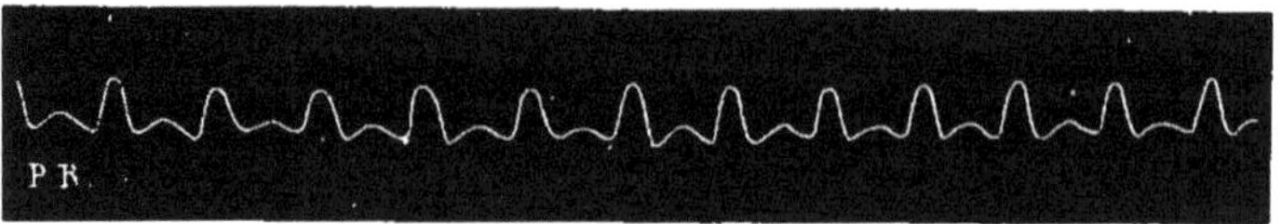

Fig. 154. Pouls radial à faible tension artérielle recueilli avec une pression légère du ressort du sphygmographe.

et la peut même faire disparaître en aplatissant complètement les parois du vaisseau.

Sur une artère à forte tension, l'amplitude du pouls est accrue par une augmentation de la pression du ressort. Un pouls à faible

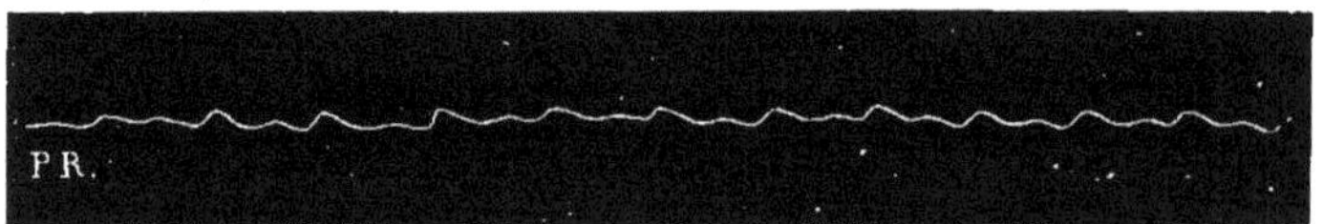

Fig. 155. Même pouls que fig. A ; on a augmenté la pression du ressort.

tension, au contraire, donne des tracés très amples avec une faible pression du ressort, tandis qu'une plus forte pression (fig. 155) l'atténue et tend à le faire disparaître.

Des illusions du toucher relativement à la force du pouls.

§ 179. — Le sphygmographe donne parfois des tracés qui contredisent entièrement les indications que donne le tact. Ainsi, quelquefois, un pouls à peine perceptible au doigt se traduit par des sphygmogrammes très amples, un pouls nettement perçu par le doigt donne des tracés de très faible amplitude.

Les deux figures 156 et 157 sont deux types qui montrent cette contradiction entre les indications du sphygmographe et celles du toucher.

Dans la figure 156, où le tracé est grand, le doigt appliqué sur l'artère ne percevait aucune pulsation. Il s'agissait d'un cas d'embolie artérielle, dans lequel le sang ne pénétrait dans les artères du bras que très lentement et à travers d'étroites anastomoses. L'autre cas (fig. 157) est remarquable par la brusquerie de ses petites pulsations; il correspondait à une péricardite aiguë. Le doigt sentait nettement ce pouls, dont le tracé a cependant peu d'amplitude.

C'est à la lenteur de l'expansion de l'artère dans un cas, à la

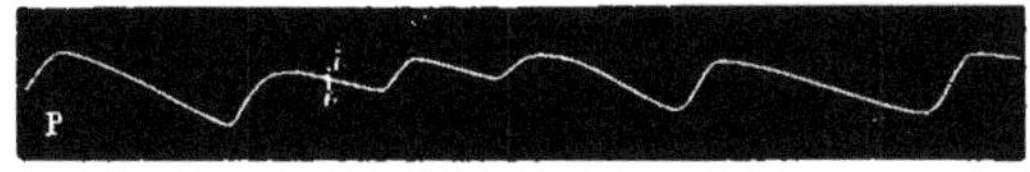

Fig. 156. Pouls radial insensible au toucher, très ample au sphygmographe.

brusquerie de cette expansion dans l'autre, que tenait l'illusion du toucher révélée par le sphygmographe. Et quand nous disons que c'est le tact qui s'est trompé dans les deux cas ci-dessus, cela ne fera de doute pour personne, car le levier du sphygmographe ne peut être soulevé à une grande hauteur sans qu'il y ait une force réelle qui agisse pour produire ce soulèvement. Or cette force n'était pas perçue à cause de la lenteur de sa variation.

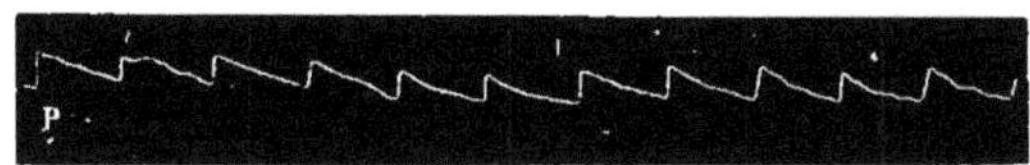

Fig. 157. Pouls faible, mais brusque dans son expansion ; il était très sensible au toucher.

Ce genre d'illusion se retrouve du reste dans toutes sortes de sensations. On peut poser en principe que tout changement d'intensité d'un phénomène quelconque est d'autant plus nettement perçu par nos sens qu'il se produit plus brusquement. On en pourrait donner un grand nombre d'exemples.

Ainsi, quand une lumière augmente ou diminue graduellement d'intensité, nous nous en apercevons à peine ; nous sommes, au contraire, très vivement et très péniblement impressionnés par les variations brusques, comme il s'en produit quelquefois dans la flamme du gaz. Un son qui passe graduellement d'une tonalité à une autre ne nous permet pas de saisir aussi facilement la différence de ton que s'il se produit une transition brusque d'une note à une autre. On en peut dire autant des changements de température, des variations d'un poids dont nous sommes chargés, etc.

Le nombre des cas où la diminution de la force du pouls perçu par le toucher tient à la lenteur de l'expansion des vaisseaux est considérable. Les anciens auteurs qui avaient désigné cette forme sous le nom de *pouls lent*, avaient signalé qu'elle s'accompagne en général de faiblesse de la pulsation. Nous retrouverons souvent ce caractère important du pouls, particulièrement lorsque nous traiterons des affections du cœur, des anévrysmes des artères et des embolies.

Signification de la force et de la faiblesse du pouls; erreurs commises à ce sujet.

Les médecins ont cherché quelle était la cause qui rendait le pouls tantôt fort, tantôt faible; ils ont émis à cet égard des théories fort différentes et presque toujours leurs idées ont subi l'influence des doctrines du moment.

§ 180. — On croit encore, assez généralement, qu'un pouls fort est l'expression d'une systole énergique du ventricule, tandis qu'un pouls faible correspondrait à une action débile de cet organe. Cela est vrai dans un petit nombre de cas[1]; mais admettre en principe une exacte relation entre la force du pouls et l'énergie de la systole ventriculaire, ce serait s'exposer à de nombreuses erreurs. Nous montrerons, en effet, tout à l'heure que, dans la

1. En expérimentant sur l'appareil schématique de la circulation, on peut faire varier à volonté la force du cœur. Pour cela, on interpose entre les compresseurs des ventricules et les pièces mécaniques qui lui impriment le mouvement des ressorts de caoutchouc de forces variables. On observe alors que les ressorts les plus forts produisent les pulsations les plus élevées (fig. 158).

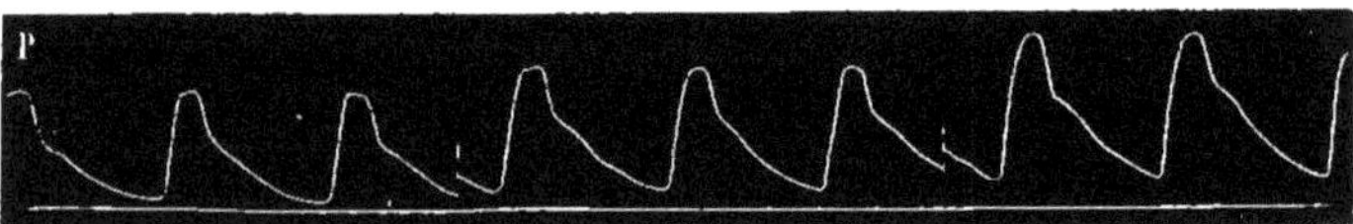

Fig. 158. Pouls obtenu sur le schéma en donnant au cœur des forces croissantes.

Mais tout ce que l'on sait de l'action musculaire du cœur (§ 34) montre que la force des systoles ne change pas d'un instant à l'autre et qu'une série de systoles consécutives sont, au contraire, d'une parfaite égalité. C'est donc en dehors des variations de la force du cœur qu'il faut ordinairement chercher les différences qu'on observe dans celle du pouls.

plupart des cas, c'est dans l'état de la circulation artérielle, quelquefois même dans les conditions physiologiques du vaisseau exploré, qu'il faut chercher la cause des variations de la force du pouls.

§ 181. — Beaucoup de médecins se font encore une idée fausse de la signification clinique du pouls fort ou faible; ils croient, en effet, trouver dans la force du pouls un critérium *des forces* du malade[1], de la résistance qu'un sujet peut opposer au mal dont il est atteint. Cette idée semble au premier abord se déduire logiquement de l'observation de certaines maladies où le pouls s'affaiblit graduellement à mesure que la terminaison funeste se rapproche davantage. Mais que d'exceptions à cette règle! Si la plupart des agonisants ont le pouls affaibli, les variations de la force du pouls ne sauraient avoir, pendant le cours d'une maladie, cette signification qu'on leur attribue. Du reste, nous le répétons, le pouls fort peut s'observer dans certains états jusqu'à la mort. Nous n'avons jamais senti un pouls plus violent que celui d'un malade qui succombait à un empoisonnement par l'opium, et cet homme était mort dix minutes après notre examen. Ainsi, dans ce cas, pour employer une expression que nous répudions, on aurait pu dire que les forces vitales étaient à leur limite, quand le pouls avait une force incomparablement plus grande que chez un sujet vigoureux et bien portant.

Parmi les variations de la force du pouls chez les malades, il en est un grand nombre qui ne sauraient s'expliquer par les théories qu'on en a données. Citons, entre autres, un exemple qui a beaucoup préoccupé les médecins du siècle dernier.

Un pneumonique a le pouls faible; on lui fait une saignée et le pouls prend de la force. L'explication qu'on a voulu donner de ce fait se rattache à la théorie où l'on suppose que les forces d'un malade se traduisent par l'intensité du battement de ses artères. Voici ce que l'on disait : « Avant la saignée, *les forces du malade étaient opprimées*, l'émission sanguine les a *remises en liberté*, c'est pourquoi le pouls est devenu plus fort. » Nous doutons qu'un

1. Hales, voyant que le pouls est en général très fort chez les malades, concluait à la nécessité d'un effort plus grand du cœur, d'une dépense qui croîtrait comme le carré de la fréquence des battements; cette soustraction d'influence nerveuse à la force totale de l'individu était, pour lui, la cause de l'abattement des malades. (*Hémostatique*, trad. de Sauvage, p. 325.)

médecin de nôtre temps se contente d'une explication pareille. Du reste, la physiologie fournit une explication parfaitement simple de ce fait observé par les cliniciens.

Comme le pouls résulte des changements de la tension artérielle, il doit traduire l'étendue de ces changements; il sera donc fort ou faible, suivant que le ventricule enverra dans les artères une ondée plus ou moins volumineuse. Or, on a vu, § 117, que le cœur se vide plus ou moins complètement suivant les résistances qu'il rencontre; les grosses ondées correspondront donc, en général, aux cas où le ventricule ne doit surmonter qu'une faible tension artérielle.

Nous savons, d'autre part, § 118, que l'accélération du rythme du cœur produite par certaines influences, ne laissant pas aux ventricules le temps de se remplir complètement, entraîne, comme conséquence, la diminution du volume de l'ondée ventriculaire, tandis que sur un cœur ralenti on observe, en général, des débits systoliques très abondants. Le rythme des mouvements du cœur est donc un nouveau facteur dont il faudra tenir compte dans les variations de la force du pouls. Nous aurons à rechercher la part qui revient à chacun d'eux.

Enfin, des causes toutes locales modifient la force du pouls : de ce nombre sont, le volume de l'artère explorée, et l'existence d'obstacles à la circulation, soit au-dessus, soit au-dessous du lieu où est appliqué le sphygmographe.

Influence du volume de l'artère explorée sur la force du pouls.

§ 182. — Sur un grand nombre de sujets, on constate, en explorant alternativement les deux radiales, que le pouls est plus fort d'un côté que de l'autre. Une telle différence ne peut être attribuée qu'à une circonstance locale, puisque l'impulsion du cœur est la même pour tous les vaisseaux de l'organisme. En examinant ces sujets avec soin, on voit que les deux radiales sont de volume inégal et que c'est l'artère la plus grosse qui donne la pulsation la plus forte.

Certains cliniciens attachent une grande importance à l'exploration préalable du volume de l'artère avant de décider si le pouls est fort ou faible; Beau soutenait que chez les chlorotiques la faiblesse du pouls tient à ce que chez elles les artères sont resserrées et n'ont qu'un petit diamètre.

Le diamètre des artères se modifie avec l'âge ; chez les vieillards elles sont plus larges, cela semble lié à la perte d'élasticité de ces vaisseaux. C'est en partie à l'augmentation du calibre de leurs artères, que les vieillards doivent d'avoir des pulsations plus fortes que les jeunes sujets[1].

Le volume des artères change du reste, chez un même sujet, sous l'influence de la contraction ou du relâchement de ces vaisseaux. Des influences locales, des changements de température, suffisent pour modifier beaucoup le calibre d'une artère ; le froid la fait resserrer, la chaleur en relâche les tuniques et la fait augmenter de volume ; or, l'intensité de la pulsation suit exactement les variations du volume de l'artère, elle augmente et diminue avec le diamètre du vaisseau.

§ 183. — Ces variations dans le volume des artères et les changements consécutifs de la force du pouls peuvent être très localisés. L'inflammation d'un tissu s'accompagne, comme on le sait, d'un relâchement des vaisseaux ; l'atonie s'étend de proche en proche aux artères afférentes de la région malade ; ces artères, devenues plus larges, donnent des battements plus forts que de coutume. C'est ce qui arrive dans le panaris, lorsque les collatérales des doigts sont animées de pulsations violentes. C'est pour la même raison que l'artère faciale bat plus fortement que de coutume dans certaines affections dentaires, principalement dans la gingivite qui accompagne la pousse des dents de sagesse. On sent alors le vaisseau du côté malade, beaucoup plus volumineux que celui du côté sain. Les battements des artères temporales changent d'intensité pour des raisons semblables. On pourrait multiplier beaucoup ces exemples, car les battements artériels s'exagèrent, en général, dans le voisinage de toute partie enflammée. Ces phénomènes ont été longtemps considérés comme le résultat d'une activité spéciale des vaisseaux dont les pulsations étaient plus fortes ; mais cette idée est erronée : les artères, en

1. Toutefois, cet accroissement de la force du pouls tient aussi, pour une part notable, à l'hypertrophie du ventricule gauche qui est produite chez les vieillards par la perte d'élasticité des artères.

effet, ne battent que passivement et sous l'influence des changements dans la pression du sang qu'elles contiennent[1].

L'influence du calibre des artères sur la force de leur pulsation s'explique par un principe de physique bien connu, c'est celui sur lequel Pascal à basé la construction de sa presse hydraulique. Une même pression, agissant sur deux surfaces inégales, produira un effort de soulèvement plus énergique du côté de la surface la plus large. Ainsi, de deux artères dont les diamètres sont dans le rapport de un à deux, la plus large soulèvera le doigt qui la comprime avec un effort deux fois plus grand que l'autre.

L'influence de l'étendue de la surface que soulève la pression du sang est remarquable sur les tumeurs anévrysmales qui ne sont, en définitive, que d'énormes dilatations d'un vaisseau artériel. Si l'on appuie la main avec force sur la surface d'un anévrysme, on est étonné de la force avec laquelle s'effectue le gonflement de la tumeur ; un poids d'un kilogramme appliqué sur un anévrysme volumineux serait aisément soulevé par cette expansion puissante. Qu'on applique, au contraire, une charge beaucoup plus faible, 50 à 60 grammes, sur le trajet de l'artère afférente à l'anévrysme, celle-ci ne résistera pas à cette pression et son calibre sera oblitéré. Et cependant, la force expansive énorme de la tumeur venait tout entière de l'artère qui est si facile à déprimer. C'est que, dans l'anévrysme, comme dans la presse hydraulique de Pascal, la pression intérieure, transmise également à tous les points de la surface de la poche que le sang remplit, développe un effort proportionnel à la surface même de cette poche, c'est-à-dire très considérable si l'anévrysme est volumineux, tandis que contre les parois de l'artère afférente dont le diamètre est relativement très petit, la pression du sang ne développe qu'un effort très petit lui-même[2].

1. Rien n'est plus facile que de démontrer la réalité de ces influences du volume du vaisseau sur la force du pouls, en reproduisant ces phénomènes au moyen du schéma. Il suffit, en effet, de placer le sphygmographe sur deux tubes artériels de volumes différents pour s'assurer que l'amplitude du tracé est d'autant plus grande que le tube est plus volumineux, et cela, en conservant aux impulsions ventriculaires des intensités parfaitement semblables. Le toucher tout seul permet également, dans ces conditions, de constater la différence de l'intensité des pulsations.

2. Ce principe m'a guidé dans la construction de mon sphygmographe. J'ai donné à la plaque d'ivoire qui comprime l'artère une forme et une courbure qui la fissent presser sur une longueur d'artère aussi grande que possible. En augmentant ainsi la

Si l'on comprime graduellement l'artère humérale pendant qu'on inscrit le tracé du pouls, on voit que les pulsations perdent peu à peu de leur amplitude. Cela se comprend aisément, puisque le cours du sang est gêné et que les changements de la pression se transmettent incomplètement à la radiale.

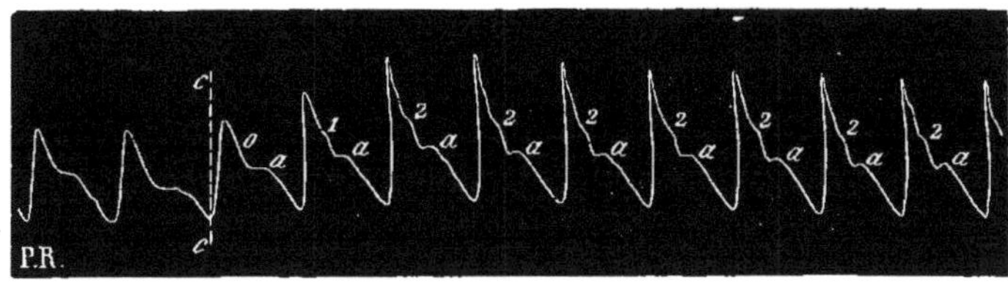

Fig. 159. Compression graduelle de la radiale au-dessous du point d'application du sphygmographe. La compression a lieu en *c*; à partir de ce moment, l'amplitude de la pulsation s'accroît, ainsi que celle des ondes systoliques 1, 2, 2, et diastoliques *a*, *a*.

Mais si l'on comprime graduellement l'artère au-dessous du sphygmographe, au niveau de l'articulation radio-carpienne, on constate un accroissement de l'amplitude des pulsations. La figure 159 donne un bon exemple de cet accroissement de la force du pouls; on doit l'expliquer par le choc de l'onde sanguine contre l'obstacle sur lequel elle se réfléchit comme une vague qui vient butter contre un rocher. C'est cet effet que nous avons déjà indiqué sous le nom de coup de bélier, empruntant aux hydrauliciens une expression technique.

Influence de l'attitude du bras sur la force du pouls.

§ 184. — Quand on tient le bras en élévation, on observe souvent

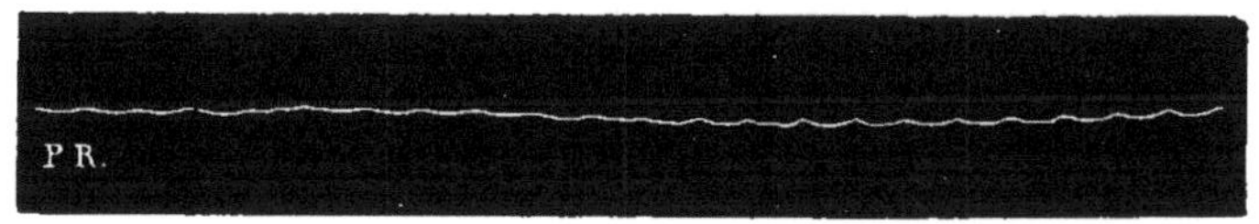

Fig. 160. Pouls radial peu sensible dans l'attitude déclive du bras, d'après Lorain.

que le pouls y devient plus fort. C'est que l'artère, trop peu

surface de l'artère qui agit sur l'instrument, on augmente la force soulevante et l'on arrive à inscrire des pulsations qui sont assez faibles pour que le toucher ne les perçoive que difficilement.

dépressible dans l'attitude normale, le devient davantage quand l'élévation a fait baisser la pression du sang dans le vaisseau. Dans ce cas, l'ondée sanguine s'élance avec plus de force dans l'artère moins tendue, et la variation de pression qu'elle y produit est plus brusque.

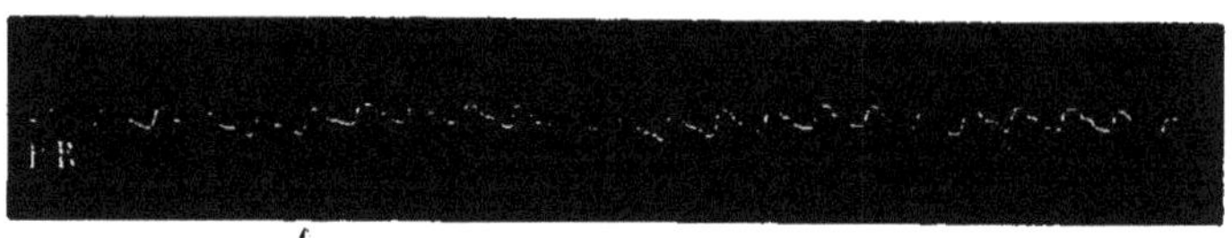

Fig. 161. Même pouls que celui de la figure 160 ; le bras est élevé, ce qui accroît l'amplitude du tracé.

Lépine et Lorain ont constaté cet effet et ont souvent utilisé, au lit du malade, cette manière de rendre plus apparent un pouls trop faible pour être facilement inscrit.

Les sphygmogrammes 160 et 161 sont empruntés à Lorain ; ils montrent un notable accroissement de l'amplitude du pouls à la suite de l'élévation du bras[1]

Influence de la tension artérielle sur la force du pouls.

§ 185. — L'état de la tension artérielle suffit à lui seul pour modifier la force du pouls, sans que, pour cela, le cœur ait besoin de modifier l'énergie de ses systoles. On sait que la tension artérielle est en général réglée par l'état de contraction ou de relâchement des vaisseaux capillaires ; que cette tension s'élève quand les petits vaisseaux sont contractés et qu'elle s'abaisse quand ils se relâchent (voy. § 110). Or, c'est là que réside l'influence principale qui fait varier la force du pouls, de sorte qu'on peut poser en principe que, dans la majorité des cas, la force du pouls n'est point en rapport avec l'énergie de la systole ventriculaire, mais qu'elle est réglée par l'état de la circulation dans les dernières ramifications du système vasculaire.

Les expériences faites sur les animaux au moyen du mano-

1. Pour que le pouls présente cet accroissement d'amplitude par l'élévation du bras, il faut que le ressort ne comprime pas trop fortement le vaisseau, sans quoi l'artère serait totalement oblitérée quand la pression y serait devenue plus faible, et le pouls ne s'y ferait plus sentir.

mètre établissent le fait dont nous parlons ici ; il est même remarquable que cette relation de la force du pouls avec l'état de la tension artérielle ait été, pour ainsi dire, le premier fait constaté quand on a appliqué un manomètre aux artères d'un animal, et cependant qu'on n'en ait tiré aucune déduction relativement à la signification clinique de la force du pouls.

En 1774, Hales, appliquant son manomètre aux artères d'un cheval, vit que, sous l'influence de la saignée, en même temps que la colonne manométrique s'abaisse et indique une pression moins élevée, l'amplitude des oscillations qui correspondent au pouls augmente d'une manière notable[1]. Une influence inverse a été signalée de nos jours par Cl. Bernard, qui, dans un grand nombre d'expériences faites sur les animaux au moyen de l'hémo-

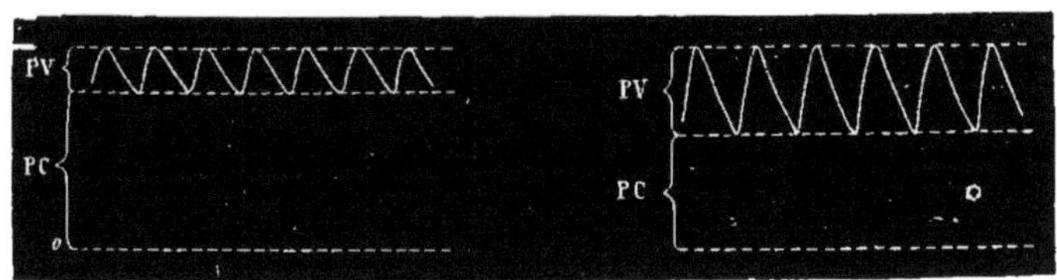

Fig. 162. Rapports inverses de la pression constante et de la pression variable dans les artères. — 1re moitié de la figure : P C, pression constante forte; P V, pression variable faible. — 2e moitié : P C, faible; P V, forte.

mètre de Magendie, fut frappé de voir que si l'on élève la tension artérielle on diminue l'intensité de la pulsation. Voici comment cette remarque a été formulée par Cl. Bernard : « Dans l'opération « de la transfusion du sang, dans la pléthore, dans les efforts, on « observe que la pression constante augmente, tandis que la pul- « sation diminue. »

La figure théorique 162 montre le rapport ordinaire entre la pression constante PC et la pression variable PV, dans deux cas différents. On y voit qu'une valeur élevée de la pression constante (première moitié du tracé) correspond à une faible amplitude des variations, et inversement que la diminution de la pression

1. C'est une théorie profondément vitaliste qu'invoque Hales pour expliquer ce phénomène. « L'organisme, dit-il, possède deux sortes de forces : l'une, qu'on peut appeler *totale*, et qui reste en grande partie à l'état de réserve ; l'autre, la force *actuelle*, est celle qui se dépense. Or, quand l'animal est affaibli par des pertes de sang, la force du pouls augmente. Cela tient à ce que la nature emprunte à cette force totale qu'elle tenait en réserve, quand l'autre est épuisée » (Hales, *Hémostatique*.)

constante s'accompagne de variations plus étendues. Cette figure est déduite d'une série d'expériences faites au moyen du manomètre par différents auteurs, Cl. Bernard entre autres, qui constataient, abstraction faite de toute théorie, l'existence du rapport inverse, qui vient d'être signalé.

Lorsqu'une hémorrhagie abondante a fait baisser la tension artérielle d'un animal, les oscillations du manomètre augmentent

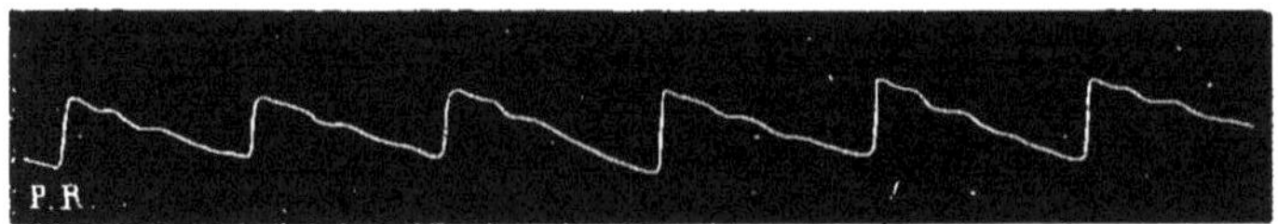

Fig. 163. Pouls radial avant une hémorragie, d'après Lorain.

d'amplitude. Le même effet s'observe sur l'homme et tient à la même cause. J'emprunte à Lorain deux types du pouls, 163 et 164, recueillis sur une femme, l'un avant, l'autre après une abondante hémorrhagie utérine. L'énorme accroissement de l'amplitude du pouls après l'hémorrhagie est le résultat de l'abaissement de la tension artérielle. On remarque dans la figure 164 que le pouls est devenu très fortement dicrote après l'hémorrhagie, ce qui

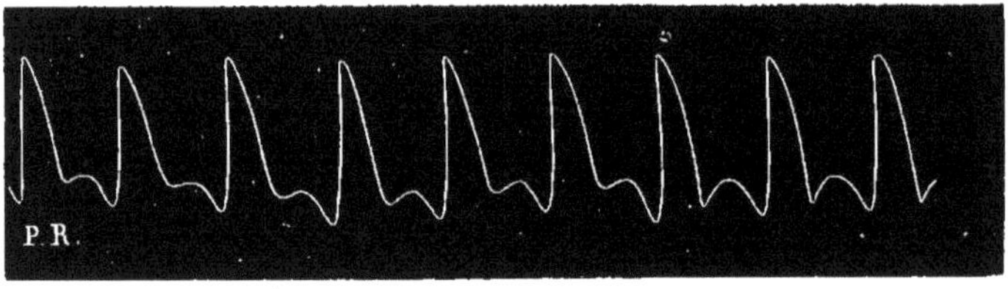

Fig. 164. Pouls radial après une hémorragie abondante, chez le même sujet, d'après Lorain.

résulte de la brusque pénétration du sang lancé par le ventricule dans les artères détendues.

Toutefois, si l'hémorrhagie est très abondante, il se produit une contraction des vaisseaux qui relève la tension et fait disparaître cette augmentation de l'amplitude du pouls, d'autant plus que la radiale, comme toutes les autres artères, subit une diminution de calibre qui, à elle seule, suffirait à en rendre les pulsations très faibles, § 182. C'est cette espèce de resserrement des vaisseaux que J. Hunter a observé chez les animaux tués par hémorrhagie et qui a été pour lui le point de départ de la découverte de la contractilité des artères, § 108.

Quand nous parlerons de la fièvre, nous montrerons que l'amplitude du pouls qui l'accompagne tient également à l'abaissement de la tension artérielle chez les fébricitants, abaissement produit par un relâchement général des petits vaisseaux.

Le pouls si fort que l'on constate chez les gens qui viennent de courir ou de se livrer à un exercice musculaire violent, tient encore à un abaissement de la tension artérielle; nous le démontrerons ultérieurement, à propos des effets de l'action musculaire sur la circulation.

Expériences schématiques destinées à éclairer l'influence de la tension artérielle sur la force du pouls.

§ 186. — Dans les expériences sur les animaux, il n'est pas possible d'affirmer absolument que la force du cœur n'a pas changé tandis qu'on a vu varier la force du pouls; aussi y a-t-il grand avantage à recourir à des appareils de physique pour contrôler les résultats de l'expérimentation physiologique. Sur le schéma, en effet, on règle à volonté la force impulsive du cœur; on peut donc être sûr qu'elle restera invariable, tandis qu'on changera la tension artérielle en créant des résistances plus ou moins grandes au passage du sang des artères dans les veines.

Expérience. — Rétrécissons les orifices des capillaires généraux dans le schéma et mettons l'appareil en mouvement. Puis, recueil-

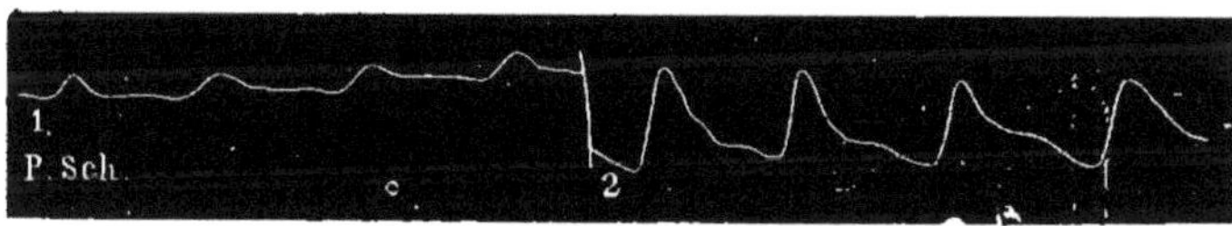

Fig. 165. Expérience sur le schéma. — 1. Tension artérielle forte par suite d'un obstacle dans les petits vaisseaux; pouls faible. — 2. Tension faible par suite d'élargissement des petits vaisseaux pouls fort. — Dans ces deux expériences, la force du cœur est restée la même.

lons le tracé des pulsations d'une artère en 1 (fig. 165). Au milieu du tracé, supprimons l'obstacle au passage du sang artériel; aussitôt, en 2, la tension diminue et l'amplitude des pulsations augmente. Un manomètre appliqué aux artères du schéma aurait présenté les mêmes différences dans l'amplitude de ses oscillations ; celles-ci auraient été faibles lorsque la tension était élevée, elles seraient devenues fortes quand la tension a baissé.

Si l'on considère que la pénétration plus ou moins rapide et plus ou moins abondante du sang dans le système artériel tient à l'excès de la pression ventriculaire sur la pression dans le système artériel, on conçoit que l'abaissement de la tension artérielle équivaudra exactement à un accroissement de la force du cœur, et on ne verra plus rien de surprenant à cette augmentation de la force du pouls dans toutes les conditions qui font baisser la tension artérielle.

Influence de la durée de l'intervalle qui précède une pulsation sur la force de celle-ci.

§ 187. — C'est toujours au même ordre d'influences, c'est-à-dire aux changements de la tension artérielle, que doit se rapporter le phénomène que nous allons décrire et qu'on avait attribué à un changement de la force du cœur.

Il arrive quelquefois que le pouls présente des irrégularités dans son rythme, c'est-à-dire que, tout à coup, le cœur suspende ses battements pendant un instant. Dans ces cas, la pulsation qui

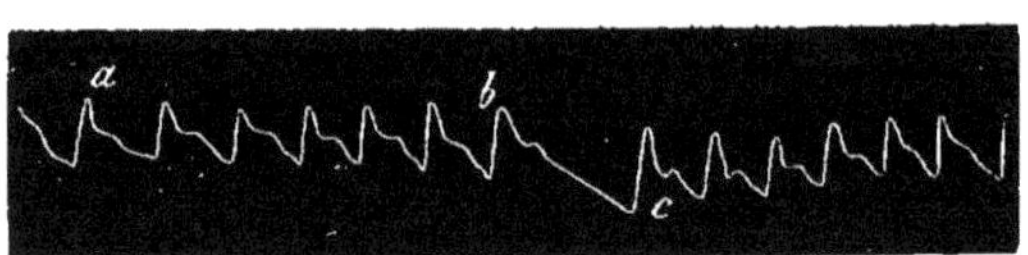

Fig. 166. Intermittence du cœur, chute de la pression ; la pulsation qui suit l'intermittence est plus forte que les autres.

suit immédiatement la suspension est beaucoup plus forte que les autres. On est porté à admettre alors l'existence d'une systole plus énergique, d'une sorte d'effort du cœur pour réparer le temps perdu. Mais il ne faut voir là qu'une conséquence naturelle de l'abaissement de la tension artérielle pendant l'arrêt du cœur. La figure 166 montre bien comment les choses se passent en réalité.

Ce tracé est recueilli dans un cas d'intermittence nerveuse du pouls. On voit que le pouls était régulier de *a* en *b;* à ce moment, le cœur a suspendu ses battements pendant un instant. Durant la suspension, l'écoulement du sang ayant eu plus de temps pour se faire, la tension a baissé plus que pendant les autres intervalles et est descendue jusqu'en *c*. Il est naturel que la pulsation suivante, se trouvant dans les conditions de la faible tension artérielle que nous décrivions tout à l'heure, ait une intensité plus considérable.

§ 188. — *Expérience.* — On peut s'assurer, à l'aide du schéma, que l'inégalité des intervalles produit, à elle toute seule, l'inégale intensité du pouls. Il suffit, en faisant fonctionner l'instrument, de laisser, à un moment donné, un intervalle plus grand que les autres. L'abaissement de la tension pendant ce temps d'arrêt donne une plus grande intensité à la pulsation suivante.

La figure 167 représente un tracé recueilli sur le schéma; on y

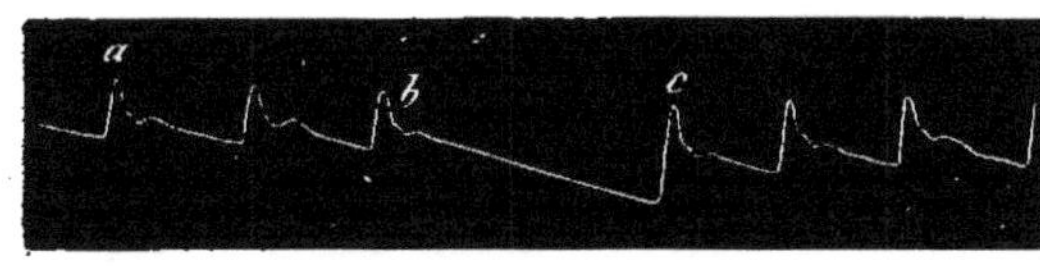

Fig. 167. Intermittence des mouvements du cœur sur le schéma; amplitude plus grande de la pulsation qui suit l'intermittence.

voit une intermittence après laquelle la pulsation est plus forte qu'auparavant.

Les palpitations qui se produisent dans les conditions que nous venons de décrire sont liées, en général, à des troubles nerveux. Le malade ressent, au moment de la pulsation qui suit l'arrêt du cœur, une secousse, quelquefois très violente, qui ébranle tout son être. Ce genre de palpitation, dépourvu de gravité, cause de vives inquiétudes à ceux qui en sont affectés. Il diffère essentiellement, par sa forme, des palpitations qui sont liées à certaines affections organiques du cœur et que nous aurons à décrire plus tard.

Quant à la durée de la suspension des battements du cœur, elle ne paraît soumise à aucune règle. On pense généralement que, dans ces cas, un battement du cœur fait défaut, mais la plupart du temps la suspension est d'une durée inférieure à celle de deux pulsations normales.

On voit aussi, en examinant les figures 166 et 167, qu'après la suspension des battements il faut plusieurs systoles régulières pour que la tension ait repris son degré normal, et pour que le tracé reprenne le niveau de la ligne des maxima.

Des différences de force du pouls liées à des différences dans la force des systoles du cœur.

§ 189. — Certaines expériences faites sur les animaux ont montré que des irrégularités dans les mouvements du cœur sont liées à des inégalités dans la force des systoles ventriculaires. Ainsi, nous avons représenté (fig. 54) le tracé ventriculaire et le pouls carotidien d'un cheval qui présentait deux systoles très rapprochées suivies d'un intervalle plus long. Or, la seconde systole était plus faible que la première; elle n'avait même pas la force de

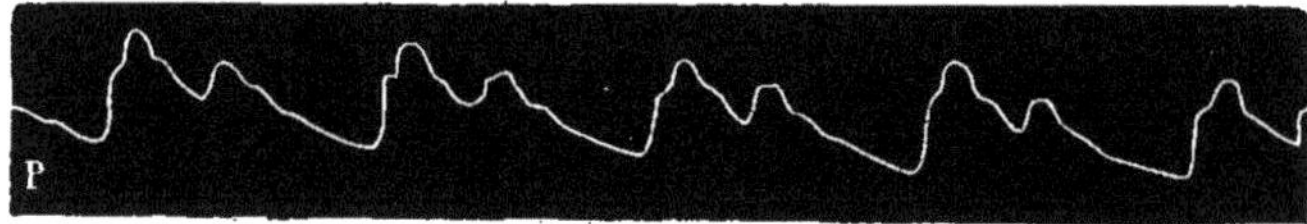

Fig. 168. Pouls à irrégularités périodiques; les pulsations qui suivent les grands intervalles sont les plus fortes.

soulever les valvules sigmoïdes et de donner lieu à une pulsation artérielle. Imaginons que la tension artérielle eût été moins forte sur ce cheval, il y eût eu deux pulsations artérielles au lieu d'une et la seconde eût été plus faible que la première.

C'est peut-être un trouble semblable des mouvements du cœur qui a donné naissance au pouls redoublé représenté fig. 168 et qui a été recueilli sur un vieillard.

D'autres fois la faiblesse de la pulsation artérielle tient à ce que le cœur ne se vide que partiellement dans les artères, une grande partie de son contenu refluant dans l'oreillette, par suite d'une insuffisance mitrale. Nous avons donné (fig. 92) un exemple de ce genre de pulsations avortées par reflux.

Il arrive souvent que le ventricule gauche envoie de petites ondées parce qu'il reçoit peu de sang pendant sa diastole, à cause d'un obstacle à la circulation dans le poumon. Cet état, dont nous parlerons à propos de la circulation pulmonaire, donne naissance à des pulsations faibles, malgré l'existence d'une basse pression dans le système artériel.

En somme, les variations de la force du pouls sous l'inflence de changements dans la force *absolue* des systoles ventriculaires paraissent être beaucoup plus rares que celles qui tiennent aux changements de la tension artérielle qui produit des variations *relatives* de la force du cœur, en augmentant ou diminuant la résistance qu'il doit surmonter.

Nous indiquerons plus loin, à propos des altérations pathologiques des artères, les effets de ces lésions sur la force du pouls, son augmentation d'amplitude dans l'athérome, son affaiblissement dans les cas d'anévrismes.

Décroissance de la force du pouls dans les artères de plus en plus éloignées du cœur.

§ 190. — Le sphygmographe direct ne peut s'appliquer que sur la radiale; mais au moyen du tambour explorateur de la pulsation du cœur, § 99, on peut recueillir la pulsation de différentes artères. On constate ainsi que la fémorale a le pouls plus fort que la poplitée, et surtout que la pédieuse. Cette décroissance de force des pulsations ne tient pas seulement à ce que ces vaisseaux sont de plus en plus petits; elle dépend de la transformation que le mouvement du sang a subie sous l'influence de l'élasticité artérielle. Nous savons, en effet, que l'élasticité des artères éteint les saccades du mouvement du sang qui résultent de l'action intermittente du cœur, de sorte que, sauf des cas exceptionnels dont nous aurons à parler, le cours du sang est continu et régulier dans les capillaires. Or, cette transformation est graduelle et se rencontre à un degré toujours plus prononcé dans les artères de plus en plus éloignées du cœur.

Non seulement le pouls diminue de force dans les artères éloignées, mais il change aussi de forme, perdant de plus en plus ses angles et ses plateaux et en général tout ce qui rappelait la forme de la systole du cœur, pour se rapprocher davantage de la forme des ondes, c'est-à-dire d'une ascension et d'une descente également inclinées.

CHAPITRE XIX.

VITESSE DU SANG DANS LES ARTÈRES.

Vitesse générale du cours du sang. — Rapport du nombre des battements du cœur à la durée d'une révolution circulatoire. — Hémodromomètre de Wolkmann. — Appareil de Ludwig : Stromuhr. — Méthode de Vierordt ; hémotachomètre. — Méthode et appareil de Chauveau. — Méthode fondée sur l'emploi des tubes de Pitot. — Élément constant et élément variable de la vitesse du sang. — Caractères de la vitesse du sang dans les différentes artères. — Signes extérieurs de la vitesse du sang dans les artères.

Lorsqu'on pratique une ouverture aux parois d'une artère, on voit le sang s'élancer au dehors sous forme d'un jet animé d'une grande vitesse. Cette rapidité avec laquelle le sang s'échappe avait fait croire d'abord aux physiologistes que ce liquide se mouvait dans les artères avec une rapidité analogue. Hales, après avoir mesuré la pression du sang artériel (voy. § 41), se crut autorisé à en déduire la vitesse de son cours. Il la supposa égale à celle d'une molécule liquide qui tomberait d'une hauteur pareille à celle de la colonne manométrique. C'est précisément la formule de Torricelli pour la vitesse d'un liquide qui s'écoulerait à l'air libre par une ouverture faite à une artère. Hales négligeait donc totalement les résistances que le sang rencontre dans les vaisseaux, et sous l'influence desquelles sa vitesse est considérablement diminuée.

Sauvages[1], commentateur de Hales, rectifia cette erreur et comprit l'influence des résistances que présentent les artères. Il appelle *virtuelle* la vitesse qu'aurait le sang dans l'hypothèse de Hales, et admet qu'en réalité ce liquide n'a qu'une vitesse beaucoup moindre. L'auteur appelle celle-ci vitesse *actuelle*, mais n'en donne pas l'évaluation.

1. Hales, *Hémostatique*, trad. de Sauvage, p. 3.

Tant que les physiologistes n'instituèrent pas d'expériences en vue de déterminer la vitesse du sang, les idées émises sur ce sujet ne furent que des erreurs ou des hypothèses qu'il n'y a pas lieu de mentionner.

Vitesse générale du cours du sang.

§ 191. — Hering[1] a imaginé une méthode qui permet d'apprécier le temps nécessaire pour qu'une molécule de sang prise dans un point quelconque du système veineux accomplisse le cycle circulatoire qui la ramènera à son point de départ. A cet effet, le savant physiologiste de Stuttgard injectait dans la veine jugulaire d'un animal du cyanoferrure de potassium; puis, de cinq en cinq secondes, recueillait à la jugulaire opposée des échantillons de sang. Quand l'analyse démontrait l'apparition du sel dans le sang de la veine, il fallait que la substance introduite dans la jugulaire opposée eût passé des veines dans le cœur droit, eût traversé le poumon, fût revenue au cœur gauche et qu'enfin, portée par les carotides dans les artères de la tête, elle en eût traversé les capillaires pour revenir à la jugulaire opposée. Hering trouva qu'il faut 27″ à 30″ pour que le sang, chez un cheval, accomplisse ce cycle. Vierordt[2] voulut encore améliorer la méthode et recueillit le sang veineux dans une série de godets disposés sur un disque tournant d'un mouvement uniforme. Les résultats qu'il obtint diffèrent peu de ceux de Hering. Il trouva que chez les petits animaux, la durée du circuit est moindre que chez les grands. Le cycle serait parcouru : chez le chien en 15″, chez la chèvre en 12″, chez le lapin en 7″.

Hering varia ses expériences d'une autre manière : recherchant dans la veine crurale la substance introduite dans l'une des jugulaires, il reconnut qu'il faut un peu plus de temps pour l'y voir apparaître que si on la cherchait dans la jugulaire qui n'a pas reçu l'injection. Toutefois, ce retard qui s'explique par le plus long trajet que le sang doit parcourir pour revenir des membres inférieurs que pour revenir de la tête, n'est pas proportionnel à

1. Hering, *Versuche die Schelligkeit des Blutlaufs und Absonderung zu bestimmen.* (*Zeitschrift für Physiologie von Treviranus*, 1829, t. III, p. 85.)

2. Vierordt, *Die Erscheinungen und Gesetze der Stromgeschwindigkeites des Blutes*, p. 146.

la différence de longueur des deux parcours, cela fit penser à Hering que ce n'est pas dans les gros vaisseaux que le cours du sang est le plus lent, mais au contraire dans les petits vaisseaux qui représentent, comme on sait, la plus large section du système vasculaire.

Rapport du nombre des battements du cœur à la durée d'une révolution circulatoire.

S'il était vrai, comme l'ont constaté Hering et Vierordt, que chez les différentes espèces animales il faille toujours à peu près le même nombre des battements du cœur pour que le cycle du sang soit parcouru (26 à 28 battements), on en pourrait conclure qu'il existe une certaine proportion entre le volume des ondées ventriculaires et la masse totale du sang. Mais ces rapports correspondent sans doute à un état moyen de la circulation qui ne se rencontre que dans certaines circonstances. En effet, si l'on augmente la fréquence des pulsations du cœur, en faisant courir l'animal, on voit que le cours du sang s'accélère de 1|5 environ, mais qu'il faut à peu près trois fois plus de systoles ventriculaires pour que le cycle soit parcouru.

Ces expériences concordent avec celles que nous avons précédemment exposées § 48, pour montrer que le débit systolique des ventricules est très variable et que, d'une manière générale, à mesure que le nombre des systoles s'accroît, le volume de chacune d'elles diminue, de sorte que toute estimation du volume ou de la vitesse du sang fondée sur le volume de l'ondée cardiaque n'a qu'une base hypothétique.

Des estimations beaucoup plus précises de la vitesse du sang ont été obtenues au moyen d'instruments que nous allons décrire.

Hémodromomètre de Volkmann.

§ 192. — Le premier instrument destiné à mesurer la vitesse du sang est celui que Volkmann imagina et désigna sous le nom d'*hémodromomètre*[1]. C'était un tube de verre recourbé, à l'intérieur

1. Volkmann, *Die Hämodynamik*, p. 195. Leipzig, 1850. Qu'on suppose (fig. 169) une artère coupée dont on aurait réuni les deux bouts par un tube métallique

duquel on pouvait voir le sang cheminer avec plus ou moins de vitesse.

Bien qu'il soit extrêmement ingénieux, ce procédé n'est pas à l'abri de causes d'erreur. Son auteur lui-même admet que

$d\,a$*. Le sang traversera ce tube rectiligne comme il traverserait l'artère elle-même. Sur ce premier conduit est adapté un tube de verre courbé en U qui constitue un circuit de dérivation latéral. Ce tube de verre est rempli d'eau. A un moment donné, au moyen d'un système de robinets $e\,f$**, on ferme le tube rectiligne $a\,d$ et l'on ouvre le circuit latéral $b\,c$. Le sang se trouve alors forcé de traverser le tube de verre pour se rendre

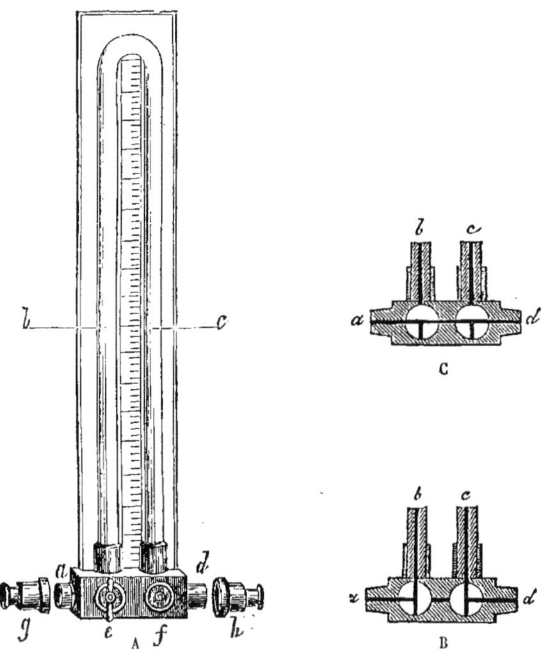

Fig. 169. A, hémodromomètre de Volkmann; B et C, disposition des robinets.

du bout central au bout périphérique de l'artère; il chasse devant lui l'eau contenue dans le tube et la pousse du côté des capillaires. On voit alors, à travers les parois de verre, le sang qui s'avance par saccades en se substituant à l'eau. Si l'on mesure le trajet ainsi parcouru par le sang pendant un certain nombre de secondes, on connaît la vitesse du courant sanguin dans les artères.

* Dans la figure A, on a représenté deux ajutages $g\,h$ à chacun desquels on a lié les extrémités de l'artère divisée. Ces ajutages s'adaptent aux extrémités $a\,d$ du tube rectiligne.

** Ces robinets sont à trois voies. La figure C les représente en position pour laisser passer le sang suivant l'axe du tube rectiligne; la figure B montre les robinets tournés de manière à envoyer le sang à travers le tube en U.

l'interposition de l'appareil sur le trajet d'un vaisseau peut changer la vitesse du sang dans celui-ci. En effet, la colonne sanguine, forcée de traverser un trajet plus long, rencontre des résistances nouvelles que la courbure du tube peut augmenter encore. Enfin, on n'est pas autorisé à admettre *à priori* que l'eau qui se trouve poussée dans les capillaires artériels traversera ceux-ci avec autant de facilité que le sang pourrait le faire. On sait que les injections faites dans les artères d'un animal vivant rencontrent des résistances particulières dues aux contractions que provoque dans ces vaisseaux la présence d'un liquide étranger[1].

Appareil de Ludwig : Stromuhr.

§ 193. — Ludwig perfectionna la méthode de Volkmann et construisit en 1857 un instrument qu'il désigna sous le nom de *Stromuhr*, dont plusieurs de ses élèves, et particulièrement Dogiel[2], se servirent pour mesurer la vitesse du sang dans les vaisseaux. Deux boules de verre de forme ovoïde, H et S (fig. 170) sont placées l'une à côté de l'autre et communiquent entre elles par un tube recourbé qui en réunit les extrémités supérieures. En bas, chacune des deux boules est en rapport avec une canule recourbée qui s'introduit dans l'un des bouts d'une artère transversalement coupée. Supposons que tout l'appareil ait été préalablement rempli de sérum de sang; dès qu'on l'adaptera à l'artère, en plaçant la canule E dans le bout supérieur du vaisseau et la canule E' dans le bout inférieur, on verra du sang artériel entrer dans la boule H et pousser devant lui le sérum qui s'échappera par la canule E' et s'écoulera par le bout inférieur de l'artère suivant le cours ordinaire du sang.

Pour rendre facile à saisir l'instant où un volume connu de sang aura traversé l'appareil, Ludwig remplit d'huile l'ampoule

1. Avec cet instrument, Volkmann évaluait la vitesse du sang pour une seconde :

Chez un chien, dans la carotide	273 m/m
Chez un autre chien, dans la carotide	357
Chez un cheval, dans la carotide	254
Chez un cheval, dans la métatarsienne	56

2. L'appareil qui est représenté ci-dessous est le *stromuhr* actuel, celui que Dogiel *

* J. Dogiel, *Die Ausmessung der Straumenden Bluvolumina.* (*Berichte d. Kön. Sächs. Gesellschaft der Wissensch. Mat.-Physik. Classe*, Sitzung am 12 décembre 1867.)

H. Il vit alors le sang artériel entrer dans cette ampoule et l'huile passer peu à peu dans l'ampoule S dont le sérum s'écoulait par le bout inférieur de cette artère. Grâce à sa légèreté spécifique, l'huile occupait toujours la partie supérieure, de telle sorte que, au moment où avait pénétré dans l'appareil une quantité de sang égale à la moitié du contenu d'une boule, l'huile occupait la moitié supérieure des deux boules H et S. Plus tard, l'huile avait passé en totalité de la boule H dans la boule S; il était donc

a employé dans ses recherches. On voit dans la figure 170 l'appareil tout monté, fixé à un support P qui maintient dans un plan horizontal les deux canules d'entrée E et de sortie du sang E'. Les boules H et S sont fixées par une tubulure métallique à un disque p, perforé au-dessous de chacune d'elles; ces canaux établissent la communication de chaque boule avec un tube creusé dans l'épaisseur d'une plaque de métal faisant suite au tube qui porte la canule. Un liquide introduit en E peut par conséquent sortir

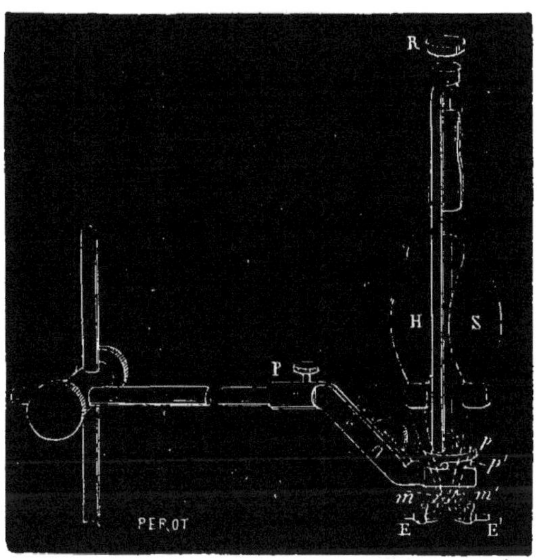

Fig. 170. Appareil de Ludwig pour la mesure de la vitesse du sang. (Stromuhr à renversement des boules.)

en E' après avoir parcouru les deux boules H et S, dont le tube d'évacuation supérieur est fermé par un tronçon de tube de caoutchouc. Mais comme la platine supérieure p' qui porte les deux boules peut tourner par glissement horizontal sur la platine inférieure p' qui porte les canules, on comprend qu'il soit possible, en faisant exécuter une demi-rotation à la portion mobile, de faire passer la boule H à la place de la boule S et réciproquement : c'est ce qu'exprime la désignation de l'appareil « Stromuhr mit Kugel Drehung : Stromuhr à renversement des boules ».

entré dans l'appareil une quantité de sang égale au contenu de H et une quantité semblable de sérum, déplacé par l'huile, était passée de la boule S dans le bout inférieur de l'artère.

Jusqu'ici, cette méthode ressemble beaucoup à celle de Volkmann; deux avantages toutefois sont réalisés : d'une part, ce n'est pas de l'eau, mais du sérum qui est passé dans le bout inférieur de l'artère et ce liquide trouvera dans les petits vaisseaux moins de résistance que l'eau, car celle-ci provoque une contraction violente des parois vasculaires. D'autre part, la forme d'ampoules donnée aux deux branches du tube en U permet d'opérer sur un volume de liquide plus grand que celui que renferme l'hémodromomètre de Volkmann. Mais voici le progrès principal réalisé par l'appareil de Ludwig.

Au moment où toute l'huile est passée de l'ampoule H dans l'ampoule S, on fait pivoter l'appareil sur lui-même, en tournant entre les doigts le bouton R; aussitôt le sens du courant est renversé et c'est l'ampoule S pleine d'huile qui se trouve mise en rapport avec la canule d'amont E, l'ampoule H avec la canule d'aval E'. Le déplacement de l'huile par le sang artériel se passe comme tout à l'heure, mais cette fois, ce n'est plus du sérum que l'huile pousse devant elle par l'orifice d'aval; c'est du sang artériel, celui qui tout à l'heure avait pris la place de l'huile dans l'ampoule H. Si l'on répète indéfiniment cette manœuvre, en retournant l'instrument chaque fois que l'huile a passé de l'ampoule d'amont dans celle d'aval, on pourra savoir, d'après le nombre de renversements effectués en un temps donné, quelle est la quantité de sang qui a traversé l'appareil, car on connaît exactement la capacité de ces ampoules.

Pour altérer le moins possible les conditions physiologiques de la circulation, on chauffe dans un bain à température convenable les deux boules que traverse le sang artériel.

L'instrument n'offre de résistance au passage du sang que pendant l'instant très court où l'on change le sens du courant; mais, grâce à la disposition ci-dessus indiquée, le pivotement des deux ampoules n'exige qu'un instant inappréciable[1].

1. Ludwig avait fait construire un autre appareil fondé sur le même principe, mais dans lequel on obtenait un changement de sens du courant au moyen d'un robinet à deux voies : c'était le *Stromuhr mit Stromwender* (Stromuhr à renversement de courant). Dogiel, qui a comparé les deux instruments, a donné la préférence au premier, à cause de la rapidité plus grande de son maniement.

§ 194. — Voulant savoir si l'interposition du Stromuhr constitue une résistance au passage du sang dans l'artère, Ludwig explora la pression en amont et en aval de l'instrument au moyen de deux manomètres; il vit que la pression, en aval, n'est inférieure que de quelques millimètres de mercure à la pression en amont. La différence de pression, ou perte de charge, est d'autant plus grande que la vitesse du sang est elle-même plus considérable. Dogiel a constaté que, dans les cas où la pression artérielle est élevée, la différence est très faible.

Cette faible différence de pression tient à ce que la résistance de l'instrument est presque négligeable quand les petits vaisseaux resserrés constituent à l'extrémité du système artériel un obstacle beaucoup plus grand. La décroissance de pression est alors très faible dans le système artériel, c'est-à-dire en amont de l'obstacle principal. (Voir § 107.)

La seule difficulté de l'emploi du stromuhr, c'est qu'il faut surveiller avec soin l'instant où l'huile a passé d'une boule dans l'autre pour renverser le courant; et de plus, qu'il faut noter exactement l'instant auquel chacun des renversements s'effectue. Dogiel a supprimé cette seconde complication de l'expérience en annexant à l'appareil un signal automatique de ces renversements. Ce signal, inscrivant sur un papier dont la marche est régulière et préalablement connue, il devient facile d'estimer, d'après le nombre des signaux inscrits en un temps donné, et d'après l'égalité ou l'inégalité des intervalles qui les séparent, quelle est la vitesse du sang, et de savoir si cette vitesse a varié aux différentes phases de l'expérience.

Nous indiquerons plus tard le résultat des principales expériences faites au moyen de l'appareil de Ludwig; le présent chapitre n'a pour but que de montrer les diverses méthodes sur lesquelles est basée la mesure de la vitesse du sang.

Le stromuhr de Ludwig est excellent pour faire des expériences de longue durée, et pour déterminer le volume exact de sang qui traverse, en un temps donné, l'artère sur laquelle on applique l'instrument : mais l'indication qu'on obtient est celle de la vitesse moyenne[1], abstraction faite de toutes les saccades que produit dans le cours du sang artériel l'action intermittente

1. Les valeurs trouvées par Dogiel pour la vitesse du sang dans la carotide du chien ont varié entre 1/2 cent. cube et 2 cent. cubes par seconde.

du cœur. Pour obtenir l'indication des variations incessantes qu'éprouve la vitesse du sang dans une artère, il faut recourir à d'autres instruments dans lesquels la force du courant sanguin soit employée pour imprimer une déviation plus ou moins étendue à un style inscripteur; Vierordt et Chauveau sont les auteurs de cette méthode.

Méthode de Vierordt : hémotachomètre.

§ 195. — Sous le nom d'*hémotachomètre*, Vierordt proposa un instrument basé sur l'emploi du pendule hydrostatique dont les ingénieurs se servent pour mesurer la vitesse des cours d'eau[1]. L'appareil s'applique, comme celui de Volkmann, aux deux bouts d'une artère coupée; plus le courant est rapide, plus est grande la déviation du pendule[2].

L'appareil imaginé par Vierordt réalisait un progrès réel sur l'hémodromomètre de Volkmann, le seul instrument que l'on possédât alors pour mesurer la vitesse du sang. Mais les oscillations continuelles du pendule rendaient bien difficile la lecture des

1. Pour rendre le principe et l'appareil applicables aux artères des animaux, Vierordt[*] introduisit la tige pendulaire dans une petite caisse à la paroi supérieure de laquelle elle était fixée par un axe de rotation. Le pendule se termine à sa partie libre par une petite boule d'argent qui se trouve sur le trajet du courant sanguin; il peut donc osciller dans le sens du courant, en décrivant un arc d'autant plus étendu que le courant sera lui-même plus rapide. Afin de rendre possible la lecture des déviations du pendule, Vierordt munit la boule terminale de deux petites pointes d'argent qui glissaient à la face interne de chacune des deux glaces formant les parois latérales de la caisse. On pouvait ainsi, malgré l'opacité du liquide, déterminer à tout instant la position du pendule et indiquer l'angle de déviation à l'aide d'un cadran divisé gravé sur la plaque de verre. Cet instrument reçut de son auteur le nom de *tachomètre*; on le désigne souvent sous le nom de hémotachomètre (fig. 171). L'artère d'un animal étant coupée en travers, on en fixe le bout central à une canule qui s'adapte à l'embouchure E, et le bout périphérique à une autre canule fixée à l'embouchure S. Le courant se fait ainsi de E en S, et la déviation du pendule pp' en mesure la vitesse.

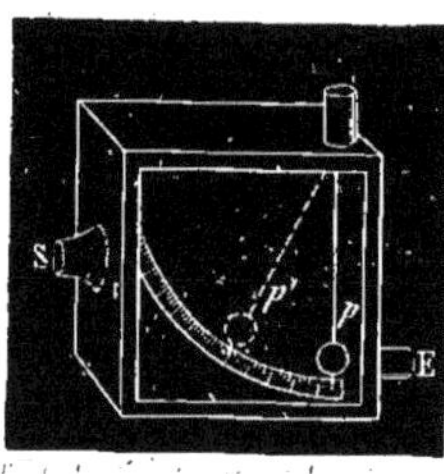

Fig. 171.
Tachomètre de Vierordt.

2. La vitesse que Vierordt assigne au cours du sang dans la carotide d'un chien est 261 millimètres par seconde.

[*] Vierordt, *Die Erscheinungen und Gesetze der Stromgeschwinddigkeiten des Blutes*. Frankfurt, 1858.

indications de l'*hémotachomètre*. Vierordt qui venait de réaliser son sphygmographe, § 135, voulut inscrire aussi les variations de la vitesse du sang[1], mais il n'obtint que des tracés défectueux.

Méthode et appareil de Chauveau.

§ 196. — En 1858, c'est-à-dire l'année même où Vierordt publia ses premières recherches, Chauveau imagina une disposition beaucoup plus parfaite pour mesurer la vitesse du sang; mon savant ami raconte en ces termes la manière dont il fut conduit à créer l'instrument qu'il nomme *hémodromomètre à cadran*.

« Un jour, dit-il, j'eus l'idée d'enfoncer une aiguille dans la carotide d'un cheval. L'aiguille avait été introduite bien perpendiculairement à l'axe du vaisseau et faisait à l'intérieur de celui-ci une saillie de 6 à 7 millimètres environ. A peine fût-elle abandonnée à elle-même que je la vis osciller d'une manière très régulière, en suivant le mouvement du sang qui circulait dans le vaisseau, se déviant beaucoup quand le sang s'avançait avec rapidité, se redressant, grâce à l'élasticité des parois de l'artère, quand la circulation était arrêtée, indiquant enfin, par l'inclinaison plus ou moins grande de sa partie extérieure, la vitesse du liquide qui ve-

1. A cet effet, il prolongea en dehors de la caisse la tige du pendule et, la faisant agir sur des rouages, en transmit les mouvements à un pinceau inscripteur. La figure de l'*hémotachographe* représentée à la fin de l'ouvrage de Vierordt montre que cet auteur est tombé dans le même défaut que nous avons déjà reproché à son sphygmographe : l'inertie des organes de transmission du mouvement altère les tracés de la vitesse

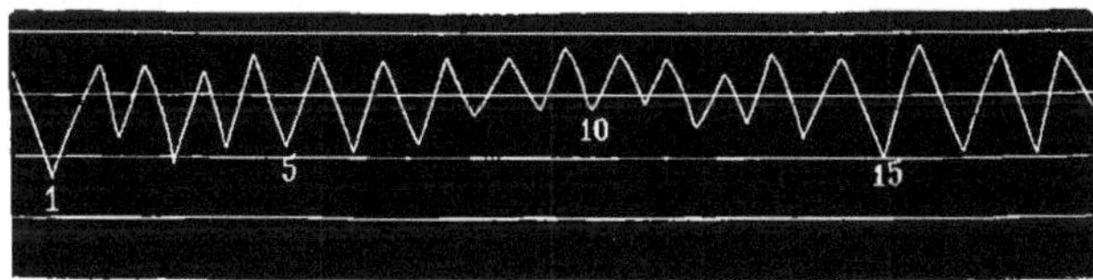

Fig. 172. Tracé de l'hémotachomètre inscripteur de Vierordt.

du sang. La figure 172 est un tracé de l'*hemotachomètre inscripteur* ; le tracé ne fait qu'indiquer des variations de la vitesse du sang rythmées comme les mouvements du cœur. Il appartenait à Chauveau de créer un appareil qui traduisît fidèlement toutes les phases de la vitesse du sang des artères.

nait faire effort sur sa partie intra-vasculaire. Le principe de l'instrument qui m'était nécessaire était trouvé. Pour en réaliser la construction il suffisait : 1° de remplacer l'artère, vers le point d'implantation de l'aiguille, par un tube rigide de même diamètre que le vaisseau ; 2° d'articuler l'aiguille sur le tube, au moyen d'une membrane élastique tendue au-dessus d'un trou pratiqué à la paroi de celui-ci ; 3° de souder au tube un cadran divisé en degrés, pour mesurer avec exactitude l'étendue des déviations de l'aiguille. »

La figure 173 montre la disposition de l'*hémodromomètre de*

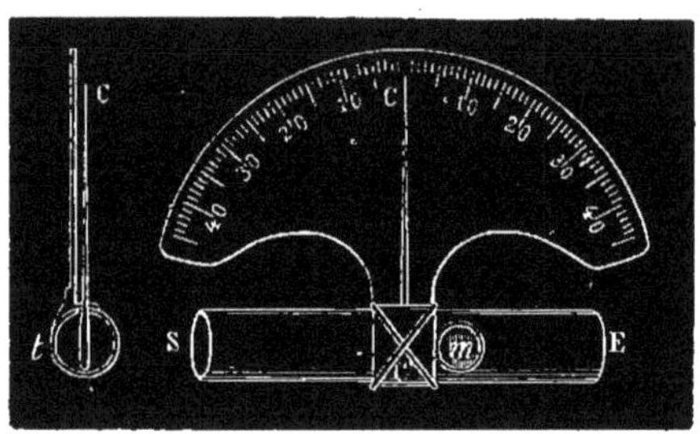

Fig. 173. Ensemble de l'hémodromomètre de Chauveau.

Chauveau. Un simple tube de laiton SE se place sur le trajet de la carotide d'un cheval, de telle sorte que le courant entre en E pour sortir en S. A la partie moyenne du tube est une fenêtre que recouvre une membrane de caoutchouc *o* maintenue par des liens croisés ; une aiguille *c* est plongée à travers une petite fente pratiquée à la membrane de caoutchouc, de manière que son extrémité *c'* baigne dans le courant sanguin. L'amplitude et le sens des déviations de cette aiguille se lisent sur un cadran divisé soudé au tube de laiton lui-même[1].

§ 197. — En 1860, Chauveau transforma son appareil et en fit un inscripteur de vitesse sous le nom d'*hémodromographe*. La

1. A gauche de la figure, est une vue de profil de l'instrument destinée à montrer comment l'aiguille plonge dans le courant sanguin. On voit en *m*, sur le trajet du tube, une ouverture circulaire : c'est la lumière d'un autre tube branché perpendiculairement à celui que traverse le courant sanguin. Sur ce branchement, on applique un sphygmoscope, § 113, afin de saisir les phases des variations de la pression du sang, en même temps que celles de la vitesse.

figure 174 montre la disposition nouvelle ; H est le tube que traverse le courant sanguin, et p l'aiguille munie d'une plume qui

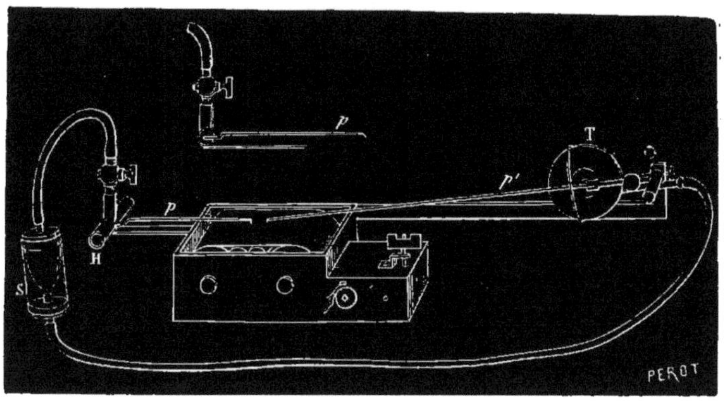

Fig. 174. Hémodromographe de Chauveau et Lortet avec sphygmoscope enregistreur.

trace ses oscillations sur une bande de papier sans fin entraînée par un mouvement d'horlogerie.

La figure 175 montre les variations qu'éprouve la vitesse du sang dans la carotide d'un cheval.

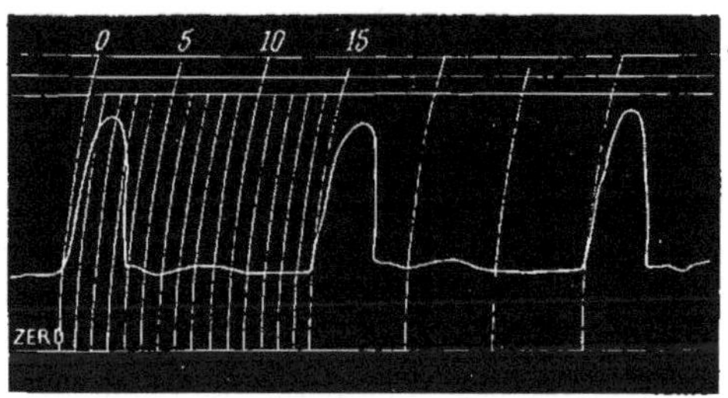

Fig. 175. Tracé de la vitesse du sang dans la carotide d'un cheval. (Cette courbe est fournie par l'hémodromographe de Chauveau.)

La ligne horizontale correspond au *zéro* de la vitesse ; c'est celle que tracerait l'aiguille de l'hémodromographe si l'on arrêtait le cours du sang en pinçant l'artère [1]. Toutes les parties de la courbe

1. Il est bon, de temps en temps, au cours d'une expérience, de vérifier la position du zéro en pinçant l'artère sur laquelle l'instrument est appliqué.

qui sont situées au-dessus de la ligne du zéro correspondent aux instants où la vitesse du sang est positive, c'est-à-dire à ceux où le courant sanguin est centrifuge. Dans certains cas, la courbe des vitesses passe en dessous de la ligne du zéro, ce qui exprime que la vitesse est négative, autrement dit que le courant est rétrograde. La théorie des ondes (chap. xv) rend compte de cette rétrogradation du sang.

En somme, la figure 175 montre que, même pendant le repos du cœur, il y a un certain degré de vitesse du sang, car l'aiguille de l'hémodromographe éprouve une légère déviation dans le sens positif, mais cette vitesse est faible, tandis que l'impulsion du cœur lui donne d'énergiques renforcements.

Il y a loin de cette forme compliquée à l'oscillation si simple que traçait l'hémotachomètre de Vierordt ; les expériences dont il sera question ultérieurement montreront que cette forme compliquée est bien celle qui correspond réellement à la vitesse du sang dans l'artère carotide d'un cheval.

Chauveau a fait subir à son hémodromographe d'autres modifications destinées à transmettre les indications des changements de la vitesse du sang à un tambour à levier ordinaire. Ces modifications ne sauraient trouver leur place dans le présent travail[1].

Méthode fondée sur l'emploi des tubes de Pitot.

§ 198. — Les questions relatives à la vitesse du sang et aux conditions qui la modifient avaient besoin d'être traitées au point de vue purement physique, comme celles qui sont relatives aux variations de la tension artérielle ; j'ai donc entrepris d'étudier sur le schéma les conditions qui augmentent ou diminuent la vitesse du sang et me servis pour cela de l'hémodromographe de Chauveau. Mais je n'obtins pas avec cet instrument des courbes suffisamment étendues, car les tubes qui correspondent aux artères du schéma sont beaucoup plus étroits que l'artère carotide d'un cheval et, de plus, la vitesse du liquide y est moindre que dans les artères vivantes.

Je construisis un appareil dans lequel deux tubes de Pitot

1. Voir, pour les derniers perfectionnements de l'inscription de la vitesse du sang, *Méth. graph.*, page 635.

orientés, l'un dans le sens du courant, l'autre en sens contraire, donnaient des différences de pressions qui variaient comme la vitesse et servaient à actionner un style inscripteur. J'obtins d'excellents résultats de l'emploi de cette méthode pour déterminer les conditions physiques qui règlent la vitesse du sang et la tension artérielle[1].

1. Pitot a découvert que si l'on plonge dans un cours d'eau un tube coudé, de manière à ce que l'ouverture soit tournée contre le courant, le niveau de l'eau s'élève dans la branche ascendante, au-dessus de celui de la rivière. Inversement, si l'ouverture du tube est située en sens inverse du courant, le niveau s'abaisse dans la branche ascendante.

Si l'on opère dans un tube fermé, le même phénomène se produit. Soit, figure 176, un conduit T dans lequel coule un liquide, suivant la direction indiquée par les flèches. Une série de piézomètres branchés sur ce tuyau indiqueront, par la pente descendante de leurs niveaux *a b*, la diminution de la pression, ou perte de charge, qui dépend de la vitesse (§ 8). Mais, parmi ces piézomètres, on a mis deux *tubes de Pitot* P_1 et P_2.

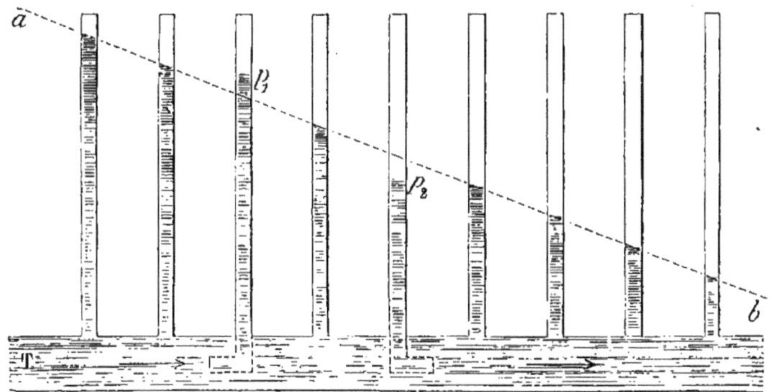

Fig. 176. Changements de niveau dans les tubes de Pitot, suivant leur orientation par rapport au courant du liquide.

Le niveau, dans ceux-ci, ne suivra pas la pente générale : P_1, ayant son orifice tourné contre le courant, accusera une pression plus forte ; P_2, tourné en sens inverse, accusera une pression plus faible.

C'est cette différence de pression, croissant ou décroissant avec la vitesse du courant, qui sert à déterminer la vitesse dans l'appareil inscripteur ci-dessous représenté (fig. 177).

Les deux bouts coupés d'un tube de caoutchouc T T (une artère du schema) sont adaptés aux deux extrémités d'un tuyau dans lequel plongent deux tubes de Pitot orientés en sens inverse l'un de l'autre. Ceux-ci, munis chacun d'un robinet, se rendent dans deux capsules métalliques 1 et 2 munies de membranes. Les deux membranes orientées l'une en face de l'autre portent des disques d'aluminium réunis par une tige transversale.

Quand le liquide renfermé dans le tube TT est soumis à une pression quelconque,

§ 199. — Les appareils indicateurs de la vitesse du sang sont, comme les manomètres élastiques, des instruments à échelle arbitraire et doivent être soumis à une graduation expérimentale. On a vu § 74 comment on construit l'échelle d'un manomètre élastique en le soumettant à une série de pressions régulièrement croissantes, contrôlées avec le manomètre à mercure. Pour graduer l'hémodromographe de Chauveau, ou tout autre instrument in-

les deux membranes tendent à se porter l'une contre l'autre, mais avec une force égale, et ces efforts s'entre-détruisent. Mais si un courant se produit dans le tube TT, la pression cesse d'être égale dans les deux capsules; elle est plus forte dans celle dont le tube de Pitot est tourné vers l'amont, plus faible dans l'autre. On verra donc, sous l'influence du courant, les disques d'aluminium et la tige qui les relie se transporter de 1 à 2 en raison de la vitesse du courant. Ce transport sera saccadé si la vitesse est inégale et présentera toutes les variations de la vitesse elle-même. C'est ce

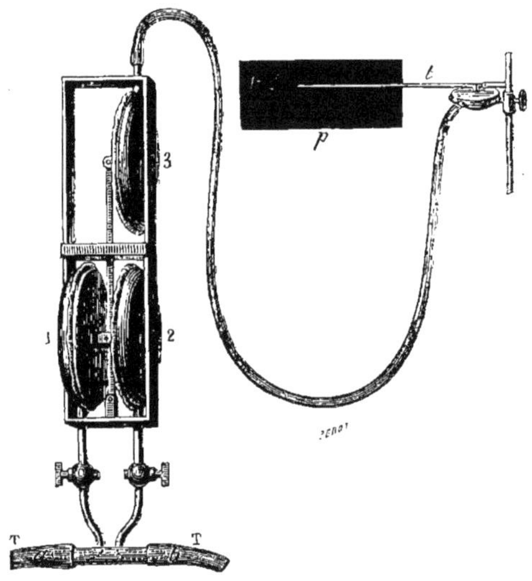

Fig. 177. Appareil inscripteur de la vitesse d'un courant de liquide.

mouvement qui, transmis par une tige verticale à la capsule 3, actionnera un tambour à levier inscripteur.

Cet instrument est fort sensible, mais ne peut malheureusement s'appliquer aux artères d'un animal, à cause de la coagulation du sang qui ne tarde pas à se produire. Il ne m'a servi jusqu'ici que dans des expériences hydrauliques, où il est très précieux à cause de sa sensibilité.

En fermant incomplètement les robinets, on diminue les variations de la vitesse et l'on obtient l'indication de la vitesse moyenne, comme on a la pression moyenne avec un manomètre compensateur, § 106.

scripteur de la vitesse d'un courant, il faut faire traverser l'appareil par une série de courants de vitesses croissantes et noter la déviation qu'éprouve l'aiguille pour les vitesses 1, 2, 3, etc. On constate que la déviation de l'aiguille croît plus vite que la vitesse et que, par conséquent, les divisions successives de l'échelle prendront des importances croissantes. La figure 178 représente en EV un tracé de la vitesse du sang dans la carotide du cheval avec l'échelle de l'instrument; à côté, en EP, sont inscrites les variations de la pression carotidienne avec leur échelle.

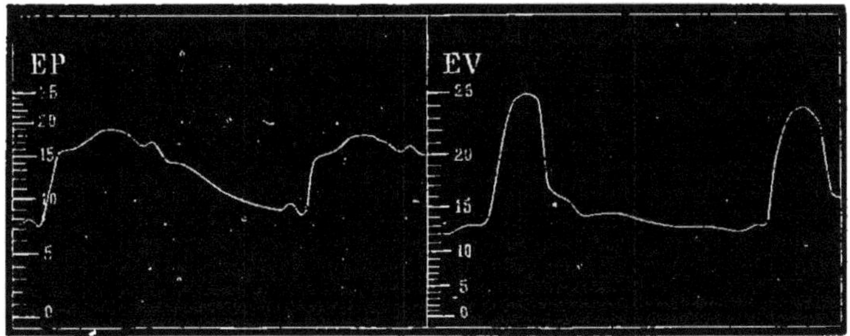

Fig. 178. Échelles graduées d'un manomètre élastique E P, et d'un hémodromographe, EV.

Ainsi, à l'inverse de ce qui se passe pour les indications du manomètre élastique, où des valeurs régulièrement croissantes de la pression se traduisent par des déviations de plus en plus faibles du style traceur, pour l'hémodromographe, des accroissements réguliers de la vitesse se traduisent par des déviations de plus en plus grandes[1].

On pourrait, au moyen d'une construction spéciale, ramener les courbes des vitesses et celles des pressions à une même échelle dont les divisions seraient équidistantes; il est probable que les deux tracés présenteraient alors entre eux des ressemblances très grandes[2].

1. La théorie indique que la pression qui s'exerce contre l'aiguille plongée dans le sang est proportionnelle au carré de la vitesse du courant; mais il est d'autres influences qui contre-balancent en partie cet accroissement de la poussée du sang contre l'aiguille : c'est, d'une part, l'obliquité que prend celle-ci à mesure qu'elle se dévie et la résistance croissante que la membrane de caoutchouc traversée par l'aiguille prend à mesure que celle-ci s'incline.

2. A propos des différentes méthodes employées pour mesurer la vitesse du sang, il faut encore citer une ingénieuse conception de Fick. Ce savant a proposé d'évaluer la

Élément constant et élément variable de la vitesse du sang.

§ 200. — La vitesse du sang présente ordinairement, comme la pression, un élément constant et un élément variable, ainsi que Chauveau l'a montré[1]. C'est-à-dire que le courant sanguin, dans les artères, est continu avec renforcements. Mais, suivant l'artère qu'on explore, la valeur relative de ces deux éléments est très variable. Si l'on pouvait appliquer un *hémodromographe* à de très petites artères, on y verrait diminuer l'élément variable, et l'élément constant y apparaîtrait presque seul, puisque le cours du sang est sensiblement uniforme dans les artères de petit calibre, § 101. Si on explore des artères de plus en plus grosses, l'intermittence du cœur devient de plus en plus sensible ; on voit même, dans les gros vaisseaux, quand l'impulsion cardiaque est brusque, qu'il se produit des oscillations dans le courant du sang et que celui-ci peut prendre à certains moments une valeur négative,

vitesse du sang dans un membre, d'après le changement de volume que celui-ci éprouve à chaque systole du cœur. Pour cela, supposons qu'un appareil analogue à celui qui a été représenté figure 99 ait donné la courbe des variations de volume du membre qui y est introduit. Ce changement de volume peut être évalué en millimètres cubes de sang, car on peut toujours contrôler la valeur de l'indication de l'instrument. La hauteur du tracé se traduira donc en augmentation réelle du volume du bras immergé.

Mais, pendant que la systole du cœur faisait entrer dans le membre un millimètre de sang, il s'en écoulait par les veines une certaine quantité, de sorte que l'augmentation de volume produite par l'afflux artériel est plus faible qu'elle n'eût été si l'écoulement veineux n'eût enlevé une partie du sang introduit par l'artère. Fick pense qu'on peut estimer cette quantité, sachant que l'écoulement veineux est uniforme, de sorte que si la période de dilatation du membre ne dure que 1/3 d'une révolution du cœur, l'écoulement veineux n'a enlevé qu'un tiers de la quantité de sang qui a pénétré par l'artère. En opérant sur une courbe des changements de volume de la main et de l'avant-bras grandie dix fois pour en rendre l'analyse plus facile, Fick évalue à chaque instant la quantité de sang qui pénètre par l'artère du membre et en déduit la vitesse.

Il y aurait peut-être des objections à faire à cette méthode. D'abord, l'accroissement de volume que le membre éprouve à chaque systole ne répond pas à une pénétration définitive du sang dans l'artère afférente, puisque des rétrogradations du courant ont été signalées. D'autre part, l'hypothèse d'une uniformité parfaite du courant veineux n'est guère admissible pour un organe immergé dans un liquide et renfermé dans une cavité inextensible. On verra, à propos de la circulation intra-oculaire et de la circulation cérébrale, que les veines éprouvent, dans des conditions du même genre, des saccades de leur courant, et que la pénétration du sang par l'artère est, en grande partie, compensée par l'écoulement veineux, au moment même où elle se produit.

1. A. Chauveau, G. Bertolus et L. Laroyenne, *Vitesse de la circulation dans les artères du cheval*. (*Journ. de la physiologie de l'homme et des animaux*, t. III, oct. 1860.)

ainsi dans la figure 179. Ces oscillations du courant sanguin dans les artères se rattachent au phénomène des ondes liquides. Suivant que ces ondes se portent vers la périphérie ou rétrogradent vers l'aorte § 150, le cours du sang éprouve des renforcements ou des diminutions; celles-ci peuvent aller, dans

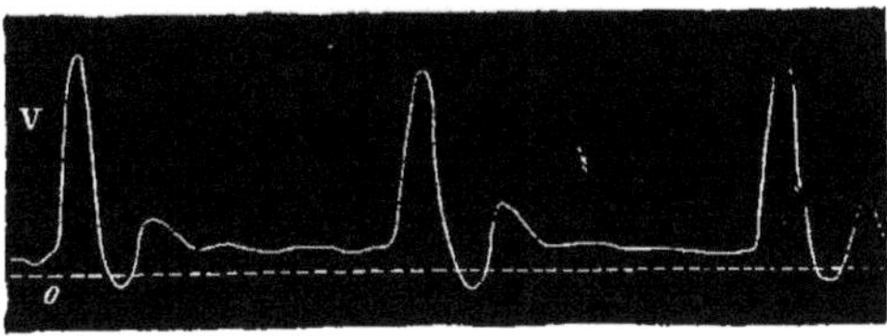

Fig. 179. Vitesse du sang dans la carotide d'un cheval, V. Le tracé de l'hémodromographe passe par instants, au-dessous du zéro, ce qui indique une rétrogradation du courant.

certains cas, jusqu'à produire un reflux véritable. Les oscillations de la vitesse ont besoin, pour être bien comprises, d'être étudiées dans leurs rapports avec les variations de la pression; ce sera l'objet du chapitre prochain.

Caractères de la vitesse du sang dans les différentes artères.

§ 201. — La vitesse moyenne du sang est la même dans tous les segments de l'arbre vasculaire, c'est-à-dire que si l'on suppose une série de coupes, dont l'une diviserait l'aorte, l'autre l'ensemble des artères de premier ordre, la suivante l'ensemble des rameaux secondaires, d'autres enfin passant au niveau d'artérioles de plus en plus petites, l'aire totale des vaisseaux divisés par chacune de ces coupes doit laisser passer la même quantité de sang en un temps donné. Or, tous les anatomistes admettent que l'arbre artériel augmente de capacité à mesure que l'on considère une région plus éloignée du cœur; de telle sorte que les artères constitueraient, dans leur ensemble, un cône dont la pointe est au cœur, la base aux capillaires. Il suit de là que la vitesse du sang, très grande dans les branches d'origine du système artériel, diminuera progressivement dans les artères de second, de troisième... de dixième ordre, c'est-à-dire dans des régions de plus en plus élargies de l'arbre artériel.

Outre que la vitesse du sang présente son maximum à l'orifice aortique du ventricule gauche, elle offre en ce point une autre particularité : le courant y est franchement intermittent. Dans les grosses artères, les maxima de vitesse sont plus forts et suivis parfois de rétrogradation plus ou moins marquée du courant qui revient de la périphérie vers l'aorte. Plus loin, les intermittences du courant diminuent encore et la rétrogradation est remplacée par un simple ralentissement, de sorte que la vitesse n'est jamais nulle dans les petits vaisseaux et qu'il y existe toujours un élément constant de la vitesse. Plus loin enfin, dans les dernières ramifications artérielles, la vitesse tend à devenir constante et les accélérations produites par chaque impulsion du cœur à s'effacer.

Signes extérieurs de la vitesse du sang dans les artères.

§ 202. — A l'état normal, rien ne révèle au dehors la vitesse du sang dans les artères; mais, chez les sujets qui présentent une rapidité exagérée du courant sanguin, l'oreille entend ce qu'on nomme un bruit de souffle : c'est l'effet de la vibration de la colonne liquide animée d'une vitesse excessive. Ce bruit se produit au niveau de l'orifice ventriculo-aortique chez les animaux soumis à une hémorrhagie qui a fait baisser notablement la tension artérielle. Quand la tension artérielle est tombée à un certain degré, l'excès de la force du ventricule sur la résistance qu'il rencontre devient tellement grand, que l'ondée sanguine pénètre dans les artères avec une vitesse excessive et entre en vibration; cela donne naissance à un bruit qui se propage dans les artères. On fait naître également un bruit dans ces vaisseaux en créant un rétrécissement de leur calibre, par exemple en comprimant, au moyen du stéthoscope, une artère volumineuse. Au niveau du point comprimé, le sang s'élance avec vitesse dans la portion inférieure du vaisseau où se trouve une pression beaucoup plus faible qu'en amont du rétrécissement, § 9. Ces manifestations extérieures de la vitesse du sang nous occuperont ailleurs, dans la partie pathologique de la circulation.

CHAPITRE XX.

INFLUENCES QUI MODIFIENT LA VITESSE DU SANG ARTÉRIEL. RAPPORT DE LA VITESSE A LA PRESSION DU SANG DANS LES ARTÈRES.

Influences qui font varier la vitesse du sang artériel en modifiant la résistance que le courant sanguin éprouve en aval du point exploré. — Effets de la force impulsive sur la vitesse du sang. — Relations qui existent entre la vitesse et la pression du sang dans les artères. — Analyse comparative des variations de la pression et de la vitesse du sang pendant la durée d'une pulsation.

La force qui pousse le sang dans le système artériel est en partie contre-balancée par les résistances que le sang éprouve à s'écouler, des artères dans les veines, à travers les petits vaisseaux. La vitesse du sang, à chaque instant, dépend de l'excès de la force impulsive sur la force résistante; on conçoit donc qu'une même modification de la vitesse puisse être produite par deux causes différentes. La vitesse du sang augmente, si la force du cœur augmente, ou si la résistance des petits vaisseaux diminue; inversement, le cours du sang se ralentira, soit que le cœur faiblisse, soit que les petits vaisseaux fassent un plus grand obstacle au passage du sang.

L'expérience vérifie pleinement ces principes: Chauveau et ses élèves, ainsi que Ludwig et Dogiel, ont obtenu à cet égard des résultats concordants. On doit classer ces expériences en deux groupes, suivant qu'il y a eu changement dans la résistance ou changement dans la force impulsive du sang.

Influences qui font varier la vitesse du sang artériel en modifiant la résistance que le courant sanguin éprouve en aval du point exploré.

§ 203. — *Effets d'une hémorrhagie artérielle sur la vitesse du sang dans l'artère en amont du point où le vaisseau est ouvert.* — Dès ses premières expériences, Chauveau a constaté que l'aiguille de l'hémodromographe est fortement déviée aussitôt qu'on fait une blessure à l'artère en aval du point où l'instrument est appliqué. Non seulement la vitesse du sang augmente, mais on voit changer les caractères du mouvement : les renforcements produits par chaque systole du cœur s'atténuent et disparaissent presque à mesure que prédomine l'élément constant de la vitesse[1]. Le rapport des renforcements cardiaques à la vitesse constante était à peine de 1 à 27, dans une expérience faite sur la carotide d'un cheval.

§ 204. — *Effets du relâchement des petits vaisseaux sur la vitesse du sang.* — L'accroissement de la vitesse du sang dans la carotide se montre à la suite de la section du grand sympathique au cou ; on sait, depuis une expérience de Cl. Bernard, dont nous aurons à parler plus loin, que la section de ce nerf relâche les vaisseaux et permet au sang de passer plus facilement des artères dans les veines. L'accroissement de la vitesse du sang est bien plus prononcé encore après la section de la moelle épinière cervicale ou du bulbe rachidien[2]; cette lésion, en supprimant l'action de tous les nerfs vasculaires, produit un relâchement bien plus complet des vaisseaux.

§ 205. — *Un obstacle au cours du sang dans une artère y diminue la vitesse du courant.* — Si l'obstacle est complet, comme cela

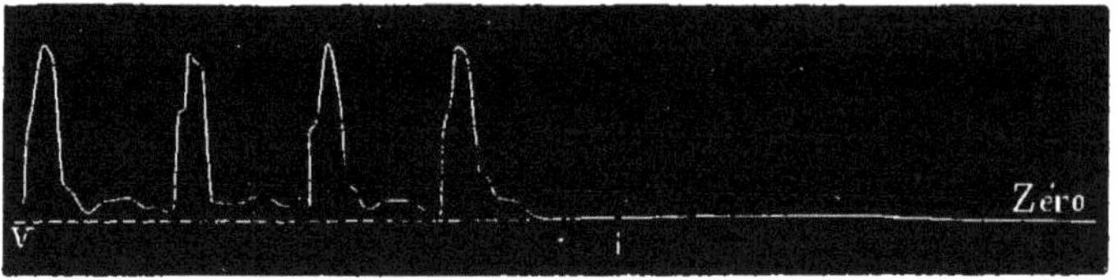

Fig. 180. Vitesse du sang ; son arrêt quand l'artère est comprimée.

arrive quand on comprime une artère au point de l'oblitérer entièrement, la vitesse est totalement supprimée. Ainsi, dans la figure 180, on inscrivait la variation de la vitesse du sang jusqu'à

1. Chauveau, Bertolus et Laroyenne, *Vitesse de la circulation dans les artères du cheval.* (*Journ. de la physiologie de l'homme et des animaux*, t. III, p. 708.)
2. Chauveau, Bertolus et Laroyenne, *ibid.*, p. 712.

la quatrième systole; à cet instant, l'artère fut comprimée; aussitôt la pression tomba à zéro.

Cette suppression de toute vitesse dans une artère que l'on comprime est un excellent moyen de déterminer la position du zéro dans le cours d'un expérience et d'apprécier la valeur absolue de la vitesse à un moment quelconque.

Une compression incomplète de l'artère ne donne lieu qu'à un

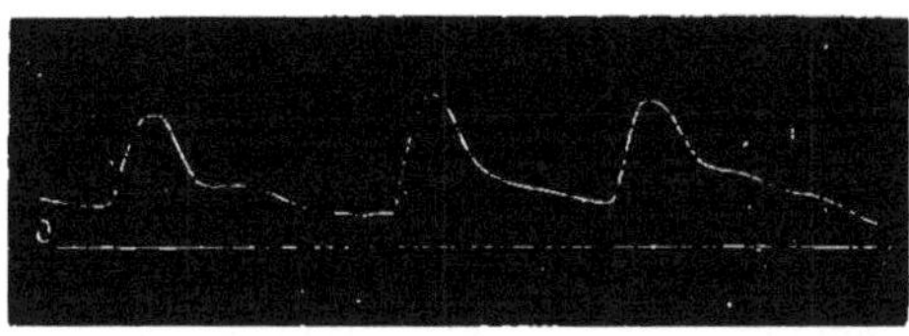

Fig. 181. Tracé de la vitesse du sang dans la carotide droite d'un cheval, la carotide gauche étant libre.

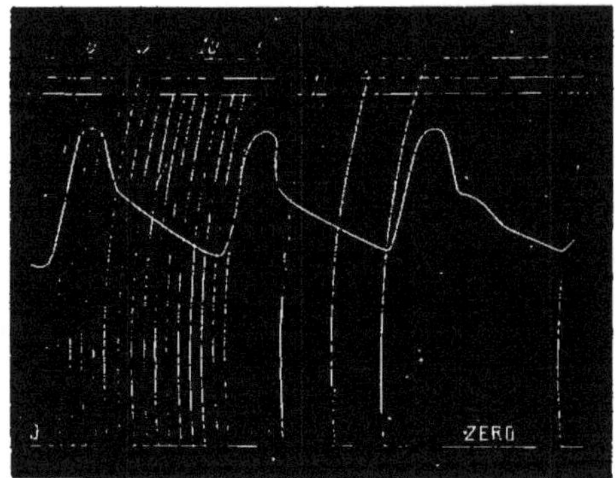

Fig. 182. Tracé de la vitesse du sang dans la carotide droite d'un cheval, la carotide gauche étant comprimée.

simple ralentissement du courant. Il en est de même lorsqu'on ne comprime qu'une des branches fournies par l'artère où l'on mesure la vitesse : le ralentissement est d'autant plus grand que la branche comprimée a plus d'importance.

Chauveau et Lortet, opérant sur le cheval, recueillent d'abord le tracé de vitesse de la carotide (fig. 181), puis ils oblitèrent l'artère du côté opposé ; ils constatent alors un énorme accroissement dans la vitesse (fig. 182).

La solidarité qui existe, au point de vue de la circulation, entre deux branches émanées d'un tronc commun se retrouve, quoique à un degré moindre, entre toutes les artères du corps, car elles sont toutes des branches émanant d'une origine commune, l'aorte. Mais cette solidarité ne se traduit que par des effets peu sensibles quand on comprime une artère peu volumineuse et qu'on explore les changements qui se produisent dans la vitesse du sang d'une autre branche. Pour rendre cet effet appréciable, il faut oblitérer des vaisseaux importants : comprimer, par exemple, l'aorte au niveau de l'abdomen; aussitôt la vitesse s'accroît dans toutes les artères qui émanent de l'aorte en amont du point comprimé; la pression augmente également dans ces artères.

La contractilité des petits vaisseaux donne lieu à des changements de la vitesse du sang dont il sera question à propos des nerfs vaso-moteurs. Ainsi, le resserrement vasculaire qu'on obtient en excitant le grand sympathique au moyen de l'électricité produit un ralentissement du cours du sang et parfois un arrêt presque complet dans l'artère afférente[1].

Parfois, pendant qu'on adapte l'hémodromographe, il s'introduit une bulle d'air dans la carotide du cheval; cette bulle se divise en bulles plus petites qui pénètrent dans les fines artérioles, y constituant de véritables embolies d'air accompagnées d'accidents cérébraux et de vertiges. La présence de ces bulles forme un obstacle au cours du sang; aussi voit-on un ralentissement de la vitesse du sang dans la carotide[2], ralentissement absolument semblable à celui que produirait la compression d'une branche de cette artère.

§ 206. — *Effets de l'état d'activité ou de repos des muscles sur la vitesse du sang dans les artères afférentes.* — L'activité et le repos des muscles ont une grande influence sur la vitesse du sang qui les traverse; mais il faut, à ce sujet, distinguer les contractions continues des contractions intermittentes. Ainsi, un muscle tétanisé comprime d'une manière continue les petits vaisseaux qui le traversent et fait obstacle au cours du sang; il diminue donc la vitesse et paraît, dans certains cas, la supprimer tout à fait. Un muscle alternativement contracté et relâché produit, au contraire, une accélération du cours du sang.

Depuis longtemps cette notion physiologique a reçu son appli-

1. Dastre et Morat, *Arch. de physiologie*, 1879.
2. Chauveau et Lortet, p. 34 et pl. II, n° 3.

cation, et ceux qui pratiquent l'opération de la saignée savent que le sang coule plus vite par la piqûre de la veine quand le patient exécute des mouvements, en tournant par exemple un objet entre ses doigts. Cette plus grande abondance de l'écoulement du sang par la veine suppose un passage plus rapide à travers les vaisseaux capillaires, d'où l'on doit conclure nécessairement à une circulation artérielle plus rapide.

Chauveau et ses élèves ont donné la démonstration directe de cette accélération du cours du sang artériel sous l'influence de l'action musculaire.

Expérience. — L'hémodromographe est appliqué à la carotide d'un cheval et donne un tracé de vitesse (fig. 183). On fait manger l'animal; aussitôt la vitesse augmente comme si une blessure de

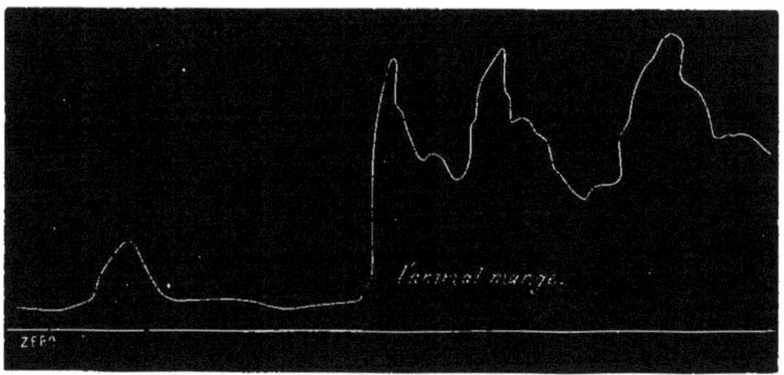

Fig. 183. Augmentation de la vitesse du sang dans la carotide sous l'influence des mouvements de la mastication.

l'artère, en aval du point d'application de l'instrument, avait donné naissance à une hémorrhagie. C'est qu'en effet le sang trouve une issue plus facile pour passer des artères aux veines pendant les contractions intermittentes de la mastication. Au bout de quelques instants, un autre phénomène s'observera, c'est l'accroissement de fréquence et de force des mouvements du cœur; cela vient encore augmenter la vitesse du sang. Nous en parlerons dans un instant.

Dans la partie du tracé recueillie pendant la mastication, on voit un grand nombre d'irrégularités dans la vitesse du sang carotidien. Ces irrégularités tiennent à ce que l'action du muscle retentit sur le cours du sang, chaque renforcement de la contraction comprimant les vaisseaux intra-musculaires et gênant la circulation pendant un instant.

Les effets de l'action musculaire sont particulièrement nets sur les artères du cœur. Les systoles de cet organe reviennent à intervalles réguliers et durent assez longtemps pour qu'on en saisisse aisément les effets sur la circulation dans les artères coronaires. A chaque systole des ventricules, il y a diminution de la vitesse du sang des coronaires, au moment où les fibres musculaires raccourcies étreignent les petits vaisseaux qui les traversent.

Effets des changements de la force impulsive sur la vitesse du sang.

§ 207. — *Changements de la force du cœur; leur effet sur la vitesse du sang.* — Le pneumogastrique ayant pour action de ralentir les battements du cœur (§ 35), il survient, lorsqu'on excite ce nerf, une diminution de la vitesse du sang. Après qu'on a coupé le pneumogastrique, les battements du cœur s'accélèrent au con-

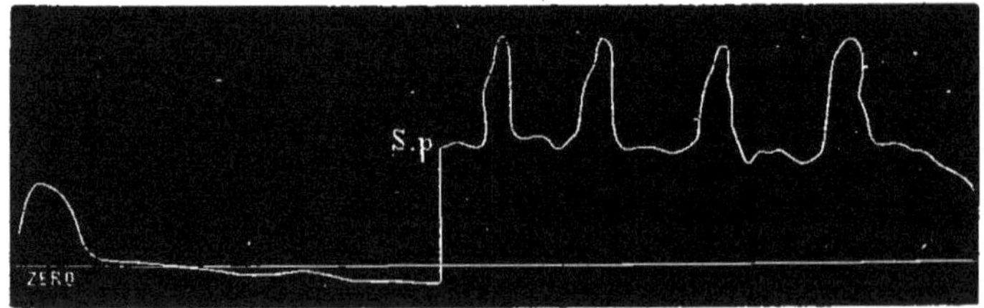

Fig. 184. Vitesse du sang avant la section du pneumogastrique *Sp*. Accélération du cours du sang après cette section (deuxième partie du tracé).

traire et l'on observe un accroissement de la vitesse du sang artériel. La figure 184 montre la différence de vitesse qui s'observe alors.

§ 208. — *Accroissement de l'impulsion cardiaque sous l'influence de la mastication.* — On a vu ci-dessus qu'un premier effet de l'action des muscles masticateurs était d'accélérer le cours du sang dans les artères carotides, en diminuant les résistances capillaires; mais au bout de quelques instants s'observe un autre effet : c'est une augmentation de la force du cœur. Alors s'accroissent à la fois l'élément constant et l'élément variable de la vitesse. Ce n'est point là une influence locale, s'exerçant dans l'artère explorée, mais un accroissement de la puissance du cœur lui-même, car toutes les artères de l'économie présentent cette même augmentation de la vitesse; Chauveau et Lortet l'ont observée jusque dans la métatarsienne[1].

L'attitude d'un membre entrave ou favorise la circulation dans ses artères; elle y fait notablement varier la vitesse du sang. Un membre élevé peut être considéré comme soumis à une diminution de la force impulsive du cœur: celle-ci est contrebalancée par le poids de la colonne de sang que représente la hauteur du membre. La vitesse du sang est nécessairement diminuée par l'élévation du membre dont l'artère est explorée avec l'hémodromographe.

Relations qui existent entre la vitesse et la pression du sang dans les artères.

§ 209. — Le lecteur a dû s'apercevoir, dans les paragraphes qui précèdent, que plusieurs des influences qui modifient la vitesse du sang agissent de la même manière sur la tension artérielle; mais il ne faudrait pas croire que ces deux facteurs varient toujours dans le même sens; il est un grand nombre de cas où la vitesse et la tension artérielles varient en sens inverse l'une de l'autre. Après l'excitation du pneumogastrique, quand le cœur agit avec moins de force, on voit diminuer à la fois la pression et la vitesse du sang dans les artères; mais si l'on comprime une artère, on voit que la vitesse y devient nulle, tandis que la pression s'accroît en amont de l'obstacle créé par la compression.

Loi qui préside aux rapports de la vitesse du sang à la tension artérielle. — On peut formuler ce rapport d'une manière fort simple.

I. — TOUT CE QUI ACCROIT OU DIMINUE LA FORCE QUI POUSSE LE SANG DU CŒUR VERS LA PÉRIPHÉRIE FAIT VARIER DANS LE MÊME SENS LA VITESSE DU SANG ET LA TENSION ARTÉRIELLE. — Ainsi, la force du cœur accrue devra se traduire par un accroissement de la vi-

1. Chauveau et Lortet, *loc. cit.*, p. 29.

tesse et de la tension ; une diminution de la force du cœur fera diminuer à la fois la vitesse du sang et la tension.

Le même effet sera produit quand on comprimera l'une des branches d'une bifurcation artérielle : le sang sera poussé avec plus de force dans l'autre branche et on y verra s'élever à la fois la vitesse et la tension. Les changements d'attitude d'un membre ont les mêmes effets sur la circulation dans les artères. En élevant un membre, on y diminuera à la fois la vitesse et la tension artérielle ; en l'abaissant, toutes deux s'accroîtront à la fois.

II. — Tout ce qui accroit ou diminue les résistances que le sang éprouve a sortir des artères fera varier la vitesse et la tension artérielle en sens inverse l'une de l'autre. — Ainsi, en comprimant une artère, on y élève la tension et on y diminue ou annule la vitesse. En faisant une hémorrhagie artérielle, on obtient un abaissement de la tension et un accroissement de la vitesse dans l'artère au-dessus de la blessure. L'action des nerfs vasculaires agit également en sens inverses sur la tension et sur la vitesse du sang.

§ 210. — Pour vérifier cette loi si simple, j'ai institué sur le schéma une série d'expériences[1]. Ces conditions artificielles étaient extrêmement favorables, car elles permettaient d'exercer à coup sûr telle ou telle influence sur le mouvement du sang. Veut-on augmenter la force du cœur du schéma, sans qu'aucune autre modification se produise, on renforce les ressorts par lesquels se transmet la force systolique dans la machine (voir la Technique). Veut-on, sans modifier en rien la force du cœur, agir sur les résistances que le sang éprouve dans les petits vaisseaux, il suffit de comprimer ou de relâcher les dernières ramifications que le sang doit traverser pour passer des tubes artériels dans les tubes veineux. En opérant ainsi, on obtient, suivant le cas, des variations directes ou inverses dont la figure 185 donne les types principaux.

Dans ce tableau schématique, la moitié gauche correspond aux effets des changements survenus dans la force impulsive du sang ; la moitié droite, aux changements dans les résistances à l'écoulement. Ainsi, A correspond aux effets de l'augmentation de la force du cœur ; A′ à ceux de l'accroissement de la résistance à l'écoulement du sang à travers les petits vaisseaux. Dans chaque

1. *Trav. lab.*, t. I, p. 354.

figure, la ligne p est la courbe des variations de la pression, la ligne v celle des variations de la vitesse.

On voit en A que l'accroissement de la force impulsive du cœur produit une augmentation parallèle de la pression et de la vitesse. Le même effet s'obtiendrait dans une des branches d'une bifurcation artérielle si, en comprimant l'artère, on forçait le sang à passer exclusivement par la branche restée perméable : cela équivaudrait pour celle-ci à une augmentation de la force impulsive. L'attitude déclive d'un membre, en y favorisant le cours du sang artériel, produirait encore une pareille augmentation de la vitesse et de la pression. — A′ correspond à la diminution des résistaces au cours

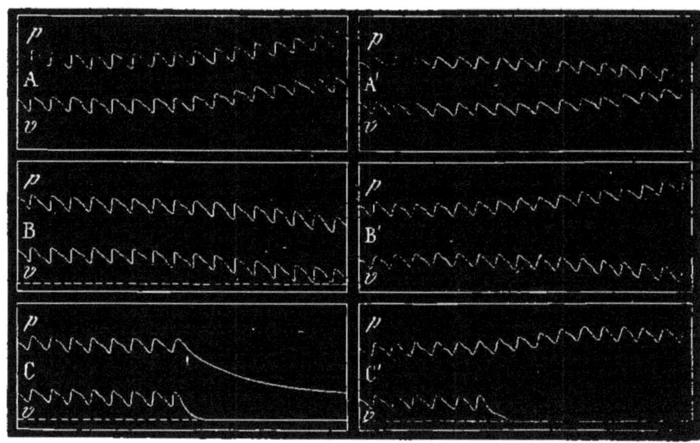

Fig. 185. Tableau des variations de la vitesse par rapport à la pression du sang.

du sang ; on y voit s'accroître la vitesse et diminuer la pression : c'est ce qu'on obtiendrait en provoquant une hémorrhagie par une branche de l'artère explorée.

B correspond à la diminution de la force du cœur ; il y a décroissance simultanée de la vitesse et de la pression. C'est ce qui arriverait sous l'influence de l'excitation du pneumogastrique. On obtiendrait les mêmes variations de la pression et de la vitesse dans une branche de bifurcation artérielle, si on produisait une hémorrhagie sur l'autre branche. — En B′, au contraire, on a diminué la résistance au cours du sang au-dessous du point où la pression et la vitesse étaient explorées ; il en est résulté une variation inverse de la vitesse et de la pression : une chute de la pression p, une augmentation de la vitesse v.

C représente les effets de la suppression de toute force impulsive par la compression de l'artère en amont du point exploré; la pression et la vitesse tombent à zéro. — C' est produit par un obstacle à l'écoulement en aval; cet obstacle provoque l'élévation de la pression pendant que la vitesse tombe à zéro.

En somme, dans tous les cas ci-dessus représentés, si la cause de variation s'exerce en *amont* du point observé, c'est-à-dire si c'est un changement de la force impulsive, il y aura variation *semblable* dans la pression et la vitesse, et les deux courbes s'infléchiront parallèlement l'une et l'autre. Si la cause de variation a agi en *aval*, c'est-à-dire du côté des résistances, il y aura variation *inverse* de la pression et de la vitesse, et les courbes tracées seront ou convergentes ou divergentes.

Ces lois sont d'autant plus importantes à connaître qu'elles permettent de rectifier un grand nombre d'erreurs que ferait commettre l'emploi du manomètre si l'on voulait déduire de ses seules indications la nature des changements qui se produisent dans la circulation du sang, sous une influence donnée. Ainsi, supposons qu'on se propose de rechercher si l'excitation d'un nerf augmente ou diminue la force impulsive du cœur et que, pour juger de l'effet produit, on consulte seulement le manomètre. Le niveau du mercure s'élève, par exemple, sous l'influence de l'excitation d'un nerf; a-t-on le droit de conclure que la force du cœur s'est accrue? Nullement. Il est possible que, sous l'influence de l'excitation nerveuse, il se soit fait un resserrement des petits vaisseaux et que la tension artérielle se soit élevée, sans que la force du cœur ait primitivement changé.

Le cas dont je viens de parler n'est pas une simple supposition ; il s'est fréquemment présenté et, bien souvent, sur la foi de l'ascension ou de l'abaissement de la colonne du manomètre, on a admis que la force du cœur s'était accrue, quand il s'agissait d'un resserrement des vaisseaux capillaires ; qu'elle avait diminué, quand l'effet primitif était un relâchement des vaisseaux. En pareil cas, l'application simultanée du manomètre et de l'inscripteur de la vitesse eût montré une contradiction dans le sens des variations de ces deux instruments, d'où l'on eût pu conclure que le trouble de la circulation avait pour origine un changement dans la résistance des petits vaisseaux.

§ 211. — Une comparaison fera mieux comprendre ces relations directes ou inverses que présentent, suivant le cas, la pression et la vitesse du sang.

Si l'on apprend que le niveau d'une rivière s'est élevé, on n'a pas le droit de conclure que les affluents de cette rivière aient grossi et lui apportent plus d'eau; car l'élévation du niveau peut tenir à ce qu'un barrage placé plus ou moins loin, en aval du point observé, arrête le cours de la rivière. Mais si l'on sait que non seulement le niveau de l'eau s'est élevé, mais qu'en même temps le courant est devenu plus rapide, il n'y a plus de doute : les affluents versent l'eau en plus grande abondance, car un barrage, en élevant le niveau de la rivière, en eût ralenti le cours.

Il n'est pas moins nécessaire, pour définir l'état de la circulation dans une artère, d'y mesurer à la fois la pression et la vitesse du

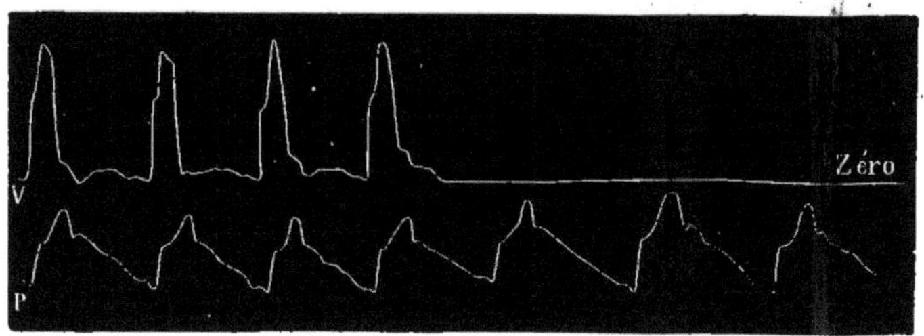

Fig. 186. Compression d'une artère, arrêt de la vitesse et accroissement de la pression au-dessus du point oblitéré.

sang. Or Chauveau ayant adapté à son *hémodromographe* un *sphygmoscope* § 113, de manière à recueillir à la fois les tracés de la vitesse et ceux de la pression, a rendu cette détermination possible, du moins sur les artères des grands animaux. L'appareil figuré au chapitre qui précède (fig. 174) est formé d'un hémodromographe et d'un sphygmoscope. Les deux leviers de ces instruments tracent sur une même feuille de papier; des repères permettent de superposer les deux tracés de manière à constater avec précision les rapports de synchronisme entre les variations de la pression et celles de la vitesse.

C'est avec cet instrument qu'a été obtenu le double tracé (fig. 186) où l'on voit qu'une compression de la carotide, en aval du point exploré, élève la pression dans l'artère, en même temps qu'elle y supprime la vitesse (cet effet correspond à celui qui, dans le tableau schématique (fig. 185) est représenté en C'). — Une hémorrhagie eût produit la variation inverse.

Toute action nerveuse qui fera varier à la fois la pression et la vitesse du sang sera déterminée, dans la nature, par l'emploi combiné d'un inscripteur de la pression et d'un inscripteur de la vitesse : le parallélisme des tracés indiquera que l'action nerveuse a agi sur le cœur d'une manière directe ou réflexe ; le défaut de parallélisme exprimera que l'action s'est produite sur les vaisseaux par l'intermédiaire des nerfs vaso-moteurs.

Un exemple intéressant de ces influences complexes a été donné par Chauveau et Lortet, lorsqu'ils ont étudié sur le cheval les effets de la mastication sur le cours du sang dans la carotide du cheval.

La figure 187 est une réduction de l'original. P est le tracé de la pression du sang, V, celui de la vitesse ; en M on fait manger l'animal. Le premier effet qui s'observe peut être considéré comme le résultat mécanique de l'action musculaire : c'est une augmentation de la vitesse avec diminution de la pression, résultat d'un écoulement plus facile du sang par les branches de la carotide, § 204.

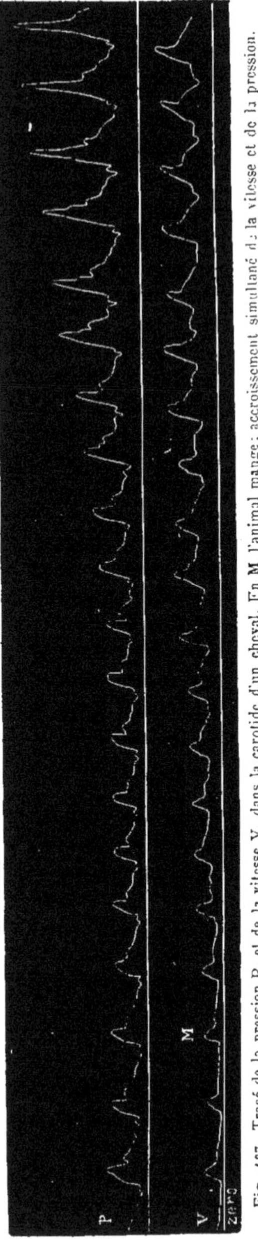

Fig. 187. Tracé de la pression P, et de la vitesse V, dans la carotide d'un cheval. En M l'animal mange ; accroissement simultané de la vitesse et de la pression.

Mais cet effet dure à peine l'espace de quatre pulsations ; bientôt on voit la pression et la vitesse s'accroître simultanément, ce qui prouve une augmentation de la force impulsive du cœur. Les pulsations, devenues plus larges, annoncent des systoles plus fortes et des ondées plus grosses lancées dans les artères.

Chauveau et Lortet ont reconnu, avons-nous dit, ce surcroît de l'action du cœur, parce qu'ils ont retrouvé dans toutes les artères du corps cette augmentation de l'énergie des pulsations. Mais on eût pu déduire du seul tracé que nous reproduisons d'après eux l'accroissement de l'impulsion cardiaque : il montre en effet un accroissement parallèle de la pression et de la vitesse.

L'inscription simultanée de la pression et de la vitesse dans une artère est très précieuse, ainsi qu'on va le voir, pour éclairer le mécanisme du pouls.

Analyse comparative des variations de la pression et de la vitesse du sang pendant la durée d'une pulsation.

§ 212. — La figure 188 représente les tracés de la vitesse V et de la pression P recueillis simultanément dans la carotide d'un

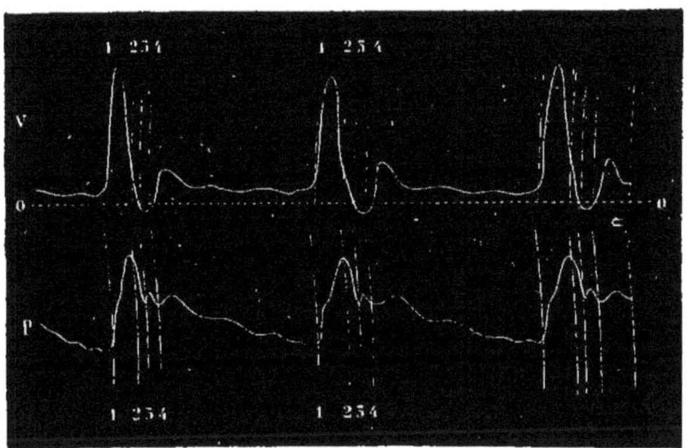

Fig. 188. Tracés simultanés de la vitesse du sang V, et de la pression P, recueillis simultanément. Des repères servent à déterminer le synchronisme des différents éléments de ces courbes.

cheval. Des repères nombreux ont été pris sur ces deux tracés pour bien faire saisir les rapports de synchronisme[1].

1. Ces repères, tracés après coup par les plumes de chacun des instruments, sont orientés en sens inverse l'un de l'autre et constituent des arcs de cercles dont les centres seraient l'un à droite, l'autre à gauche de la figure; cela tient à la construction même de l'instrument, dont les plumes viennent converger pour écrire l'une à côté de l'autre. (V. la figure 174.)

Sur ces tracés, à l'instant 1, le sang pénétrait dans la carotide et y élevait la pression; les deux effets sont bien synchrones, ainsi que la théorie le faisait prévoir. On constate même, dans le pouls carotidien, une saccade exprimant que le sang pénètre dans l'artère en deux temps, c'est-à-dire avec une vitesse très grande au début, puis un peu moins vite; un vestige de cette saccade s'observe en effet dans la courbe de la vitesse[1]. Mais à l'instant 2, quand la courbe de la pression est arrivée à son sommet, celle de la vitesse est déjà descendue; c'est que, dans l'artère distendue, la force élastique est devenue considérable et qu'à ce moment la pénétration d'une très faible quantité de sang, tout en supposant une faible vitesse, produit une grande élévation de pression, § 101. Nous savons, en effet, qu'à ce moment, le cœur achève sa systole et n'a plus guère de force pour expulser dans les artères ses dernières gouttes de sang, § 45. Le repère 3, dans le tracé de la pulsation, correspond à une petite ondulation que nous connaissons déjà, c'est la clôture des valvules sigmoïdes, § 70. Or, dans le tracé de la vitesse, au lieu d'un soulèvement de la courbe, c'est une dépression qu'on observe. S'il y a contradiction entre les indications des deux instruments, c'est que la vitesse du sang est rétrograde à ce moment et que le petit rebondissement de la clôture des sigmoïdes tient à une sorte de coup de bélier de la colonne de sang qui heurte, en arrière, les valvules de l'aorte en les tendant. Cette rétrogradation du sang est visible dans la courbe des vitesses qui, à ce moment, passe au-dessous du zéro.

Avec le repère 4 commence, dans les deux tracés, une ondulation positive : en effet, l'onde de dicrotisme est une onde centrifuge, § 155; les deux appareils doivent donc donner des indications de même sens. Les deux tracés concordent, à partir de ce moment, jusqu'à la fin de la révolution du cœur, accusant tous deux les effets de trois ondes secondaires.

§ 213. — *Inscription simultanée de la vitesse et de la pression dans les artères coronaires du cœur.* — Nous avons rappelé précédemment que Chauveau a réussi à appliquer l'hémodromographe sur

1. Il ne faut pas oublier que ces deux courbes étant fournies par des instruments dont l'échelle est bien différente, p. 311, ne peuvent donner que le sens des phénomènes et non leur valeur absolue. (Cette saccade est beaucoup plus marquée dans les tracés de vitesse et pression, fig. 186.)

une artère coronaire du cœur; cette opération, l'une des plus hardies que puisse exécuter un physiologiste, a été consignée dans la thèse d'un de ses élèves[1]. Elle montre avec une clarté remarquable comment se comporte le muscle cardiaque pour gêner et favoriser tour à tour le cours du sang qui le traverse, l'entraver pendant la systole, le favoriser pendant la diastole.

La figure 189 est le double tracé de la vitesse et de la pression : les lettres *aa*, *bb* correspondent à des instants synchrones; or, on voit que, de part et d'autre, des soulèvements brusques de la courbe indiquent le début systolique, l'instant où le sang s'échappe avec vitesse du ventricule et élève soudainement la pression dans l'artère coronaire. Après cette première impulsion, la systole se traduit diversement dans les deux courbes : du côté de

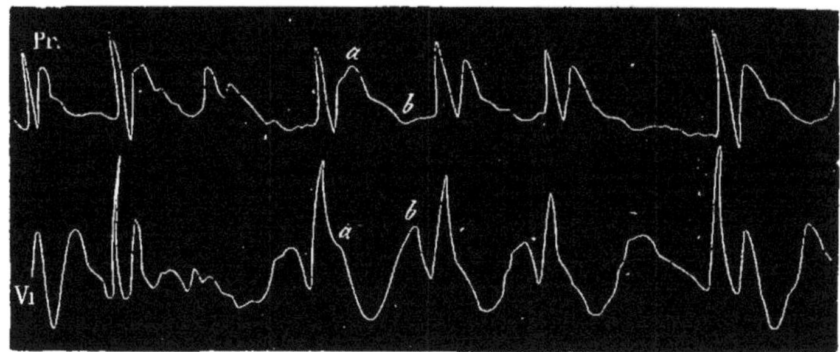

Fig. 189. Tracés simultanés de la pression Pr, et de la vitesse V, dans une artère coronaire du cheval.

la pression *Pr*, *a* exprime une augmentation; du côté de la vitesse *Vi*, *a* exprime un diminution. Il s'agit donc d'un obstacle au passage du sang en aval du point exploré.

Cet obstacle tient à la gêne de la circulation dans les branches des coronaires qui plongent dans les parois musculaires du cœur et sont comprimées au moment de la systole ventriculaire. En *b*, la systole est finie; on voit aussitôt la vitesse s'accroître et la pression baisser. C'est donc encore une influence périphérique qui agit pour produire ces variations inverses des deux courbes. En effet, à ce moment, les parois ventriculaires se relâchent et laissent le sang passer librement à travers les branches des coronaires.

1. J. Rebatel, *Recherches expérimentales sur la circulation dans les artères coronaires.* (Thèse, Paris, 1872.)

Dans l'expérience qui précède, si l'on n'eût eu que le tracé de la vitesse ou celui de la pression dans la coronaire, il eût été bien difficile de comprendre la forme singulière de ces courbes; leur interprétation est au contraire très facile quand on dispose des deux tracés à la fois.

Il est à désirer que les physiologistes qui peuvent expérimenter sur de grands animaux contrôlent, par l'inscription simultanée de la pression et de la vitesse du sang, certaines expériences dans lesquelles on a signalé des changements de la pression artérielle sous l'action de tel ou tel nerf et dans lesquelles, sur la simple indication fournie par le manomètre, on s'est cru autorisé à admettre que l'action nerveuse avait réagi soit sur le cœur, soit sur les nerfs vaso-moteurs.

CHAPITRE XXI.

DE LA FRÉQUENCE DES BATTEMENTS DU CŒUR. — SES RAPPORTS AVEC LA TENSION ARTÉRIELLE ET AVEC LA VITESSE DU SANG.

Influences nerveuses qui font varier la fréquence du pouls. — Influence de la température sur la fréquence du pouls. — Conditions diverses qui font varier la fréquence du pouls. — Rapports de la fréquence des mouvements du cœur avec la tension artérielle. — Influence de la réplétion ventriculaire sur la fréquence du pouls. — Comment doit-on interpréter l'action des obstacles au cours du sang artériel sur la fréquence des mouvements du cœur. — Rôle du système nerveux dans les modifications du rythme du cœur sous l'influence de l'état de la tension artérielle. — Changements du rythme du cœur produits par les variations de la pression du sang dans les carotides.

Influences nerveuses qui font varier la fréquence du pouls.

§ 214. — Le rythme du pouls traduit celui des mouvements du cœur lui-même; on doit donc s'attendre à le voir changer sous l'influence des nerfs cardiaques dont le rôle a été exposé au chapitre IV. On admet que deux ordres de nerfs règlent les mouvements du cœur: les uns émanés du pneumogastrique en ralentissent les mouvements; les autres appartenant au grand sympathique seraient des accélérateurs.

En dehors de l'excitation directe des nerfs pneumogastriques, on voit souvent se produire un ralentissement du cœur que l'on explique par des influences réflexes. Parfois, à la suite d'une impression douloureuse, le cœur ralentit ses battements; parfois aussi, ce ralentissement arrive sans qu'il y ait eu sensation perçue. Cela s'observe dans une inspiration profonde : il semble que, dans ce dernier cas, les nerfs centripètes du poumon transmettent une impression dont nous n'avons pas conscience, mais qui amène un ralentissement réflexe du cœur. Cet effet exige pour se produire l'intégrité des nerfs pneumogastriques par lesquels s'exerce l'action modératrice du cœur[1].

Il paraît y avoir aussi, par l'intermédiaire du sympathique, des accélérations réflexes du rythme cardiaque, mais leur existence est plus contestée. Nous reviendrons sur ces effets à propos de l'influence du système nerveux sur la circulation.

Influence de la température sur la fréquence du pouls.

§ 215. — La chaleur, avons-nous dit § 28, accélère le rythme du cœur, et le froid le ralentit. Ces effets, si faciles à constater sur un cœur isolé (voir chap. III, fig. 22), sont moins frappants quand une température basse ou élevée agit sur le corps tout entier. On sait, en effet, que chez les animaux dits à sang chaud la température centrale tend à conserver une fixité assez grande. Cependant, en maintenant un animal pendant quelque temps dans une étuve, on élève notablement sa température et l'on constate une grande accélération du rythme du pouls. En tenant l'animal dans un bain froid, ou mieux dans un courant d'eau froide sans cesse renouvelée, on abaisse beaucoup sa température et on ralentit le cœur.

Ces effets s'observent sur l'homme ; Fleury a vu le séjour pendant 35 minutes dans une serre chauffée à 48° élever le pouls à 145 pulsations par minute. Il s'agissait alors d'une température humide ; une étuve sèche eût produit moins d'échauffement de l'organisme et moins d'accélération du cœur. Inversement, des douches froides abaissent la fréquence du pouls ; Bence-Jones et Dickinson ont institué à cet égard des expériences très démonstratives[2]. Le Dr Dracke de New-York a obtenu un fort abaissement du pouls chez des malades à qui il faisait respirer de l'air froid[3].

Bien que ces variations de la fréquence du pouls doivent tenir, pour une grande part, à l'action de la température sur le cœur lui-même, il n'est pas impossible qu'ils dépendent aussi de l'action que la température exerce sur les petits vaisseaux. La

1. Brown-Séquard, *Journ. de physiol.*, t. I, p. 512.
2. Bence-Jones et Dickinson, *Journ. de physiologie*, t. I, p. 72.
3. Voy. Valleix, *Traité de médecine pratique*, 1re éd., t. I, p. 347.

chaleur, en effet, relâche les vaisseaux, le froid les fait resserrer, de là résultent des changements dans la résistance au cours du sang, des élévations et des abaissements de la tension artérielle. Nous verrons tout à l'heure que l'état de la tension des artères exerce, à lui seul, une influence marquée sur la fréquence des battements du cœur.

Conditions diverses qui font varier la fréquence du pouls.

§ 216. — Des travaux nombreux ont été faits par des physiologistes et par des médecins, afin de savoir quelle est la fréquence du pouls suivant l'âge, le sexe, les saisons, les climats, suivant la taille des individus, enfin suivant les attitudes du corps ou les différentes influences qu'on fait agir sur le sujet en expérience. Tout d'abord, on remarque dans ces études une grande disparité sous le rapport des conditions dans lesquelles les auteurs se sont placés. Les uns, comparant la fréquence du pouls chez deux sujets différents, ont eu, dans les données du problème, la plus grande complexité; les autres, observant sur un sujet unique les effets de certaines influences ou de certains agents, se sont placés dans des conditions beaucoup plus simples. Nous allons en donner un exemple.

Supposons qu'on veuille déterminer l'influence du sexe sur la fréquence du pouls : il faudra avoir affaire à des sujets de même âge, car l'âge tout seul exerce une action notable; il faudra prendre comparativement des hommes et des femmes de même taille, car la taille du sujet influe sur la fréquence du pouls. Or, tant de conditions réunies rendent l'expérience difficile à réaliser, et si toutes ne sont pas observées avec soin, on ne peut accorder aucune confiance aux résultats obtenus.

Un type d'expérience réduite à sa plus grande simplicité est celle que Graves institua pour déterminer l'influence de l'attitude sur la fréquence des battements du cœur. Il compara, en effet, les chiffres du pouls recueillis sur un même individu, dans différentes attitudes; il eut soin d'éliminer, dans chaque expérience, l'intervention de l'action musculaire, et fixant le sujet qu'il observait sur une planche à bascule, il le plaça comparativement dans des positions plus ou moins inclinées, afin de voir quel effet produisait cette inclinaison toute seule.

En passant en revue les différentes influences qui font varier la fréquence du pouls, nous avons cru voir qu'une condition commune se rencontrait dans les expériences si diverses qui ont été faites sur ce sujet : nous voulons parler d'un changement dans la pression du sang. Une saignée, une compression d'artère, une certaine attitude du corps, voilà des conditions qui ne paraissent pas s'adresser au système nerveux, mais qui, visiblement, exercent une action sur le cours du sang dans les vaisseaux ; or, ces influences réagissent sur le cœur et en modifient le rythme, c'est ce que nous chercherons à établir.

Rapports de la fréquence des mouvements du cœur avec la tension artérielle.

§ 217. — Le cœur bat d'autant plus fréquemment qu'il éprouve moins de peine a se vider. — En l'émettant pour la première fois[1], nous donnions à l'appui de cette loi des preuves tirées de ce qui se passe dans les différents appareils musculaires de l'économie. « Ne voit-on pas, disions-nous, que tout muscle qui doit fournir un certain nombre de contractions les exécute d'autant plus rapidement qu'il éprouve moins de résistances à vaincre? Ainsi, qu'un homme ait à franchir une certaine distance, ne le fera-t-il pas d'autant plus vite qu'il sera moins chargé, autrement dit que ses muscles auront moins de résistance à surmonter? Cherchons à exécuter des mouvements alternatifs avec la main plongée dans l'eau, nous n'y arriverons que péniblement et lentement; exécutons les mêmes mouvements dans l'air, nous pourrons les produire avec une rapidité extrême. »

A ces exemples nous en pouvons ajouter d'autres plus probants encore, car ils sont empruntés à une fonction de la vie organique intimement liée à la circulation du sang. Les mouvements respiratoires se ralentissent quand ils rencontrent un obstacle mécanique plus grand qu'à l'état normal. Ainsi, respirons par un tube étroit, nous verrons la fréquence des mouvements respiratoires diminuer, en raison même de l'obstacle ; bien plus, au moyen d'un dispositif quelconque, faisons que l'obstacle au mouvement de l'air soit plus grand dans un sens que dans l'autre, nous verrons

1. *Physiol. méd. de la circulation du sang*, Paris, 1863.

augmenter la durée de la phase qui éprouve l'obstacle le plus grand, que ce soit l'inspiration ou l'expiration qu'on ait rendue plus difficile[1].

Cette idée, que l'état de la circulation réagit sur le rythme cardiaque a été émise par plusieurs auteurs, Haller croyait que le cœur s'accelère quand il rencontre plus d'obstacle. Blackley[2] a soutenu la même opinion. Nous croyons que le raisonnement seul suffirait à la combattre[3], mais il est préférable de recourir à des expériences pour trancher la question. Nous passerons en revue les différentes influences qui élèvent ou abaissent la tension artérielle sans s'adresser directement au cœur lui-même, et nous verrons quels changements se produisent dans la fréquence du cœur.

§ 218. — *Variations de la fréquence des battements du cœur sous l'influence de la saignée.* — Lorsque Hales appliqua pour la première fois le manomètre aux artères d'un cheval, il constata que la pression décroît graduellement dans ces vaisseaux à mesure qu'on fait perdre du sang à l'animal en produisant une hémor-

1. Marey, *Études physiologiques sur les mouvements respiratoires.* (*Journ. de l'anat. et de la physiol.*, 1855, p. 425.)

2. Blackley, *Dublin Journ. of. med. Science*, vol. V, p. 332.

3. C'est assurément une vue *à priori* qui inspira à Haller et à Blackley cette idée que le cœur multiplie les battements en présence des obstacles. Cela suppose une sorte de vigilance du cœur qui tendrait, toujours et malgré tout, à donner au mouvement du sang une impulsion rapide. Bien plus, cette impulsion serait d'autant plus rapide que les influences extérieures lui créeraient plus d'obstacles. N'est-il pas bien naturel de supposer que le cœur, ne pouvant réparer par le repos un déploiement temporaire d'énergie, doit dépenser une quantité de force constante, fournir un travail uniforme? Et dès lors, rien de plus simple que de comprendre comment cette force constante peut se répartir de deux manières différentes suivant les résistances qu'elle doit vaincre: soit sous forme de battements nombreux et faciles, soit sous forme de systoles pénibles et peu fréquentes.

Du reste, un instant de réflexion montre la fausseté de l'hypothèse de Haller et de Blackley. A quelles conséquences conduirait-elle? Imaginons que le cœur, s'irritant des résistances, envoie d'autant plus de sang dans les artères qu'il rencontre plus d'obstacle, c'est-à-dire que la tension artérielle est plus grande; ce surcroît d'impulsion du cœur ne peut avoir d'autre effet que d'augmenter encore la tension artérielle. Admettra-t-on que ce nouvel accroissement des résistances augmentera encore la fréquence des systoles du cœur? Mais alors où s'arrêtera cette lutte de la puissance cardiaque contre les résistances vasculaires? Pour suivre logiquement les conséquences de l'hypothèse de Blackley, il faut admettre que les artères finiront par se rompre sous l'effort indéfiniment croissant du cœur.

Du reste, une pareille théorie est trop complètement en contradiction avec les faits pour qu'on s'arrête à la discuter; elle ne saurait tenir contre les preuves expérimentales que nous allons donner.

rhagie. Il vit aussi que, sous la même influence, le pouls s'accélère[1]; c'est ainsi qu'il put, au moyen d'une hémorrhagie abondante, abaisser la pression du sang au quart environ de son degré normal. Le pouls qui battait quarante fois parminute avant l'hémorrhagie, s'était élevé à cent pulsations immédiatement après. Voici donc un premier fait qui rentre dans la loi que nous énoncions tout à l'heure et montre que le cœur précipite ses battements à mesure que la tension artérielle leur fait moins d'obstacle.

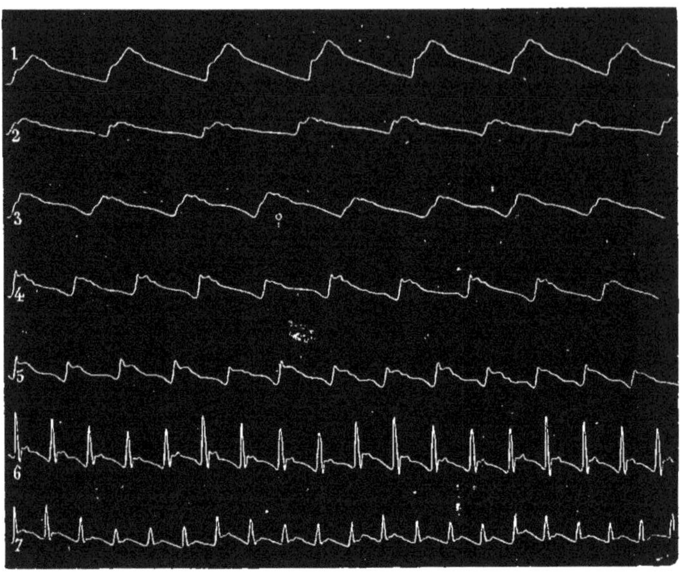

Fig. 190. Accélération des battements du cœur d'un cheval sous l'influence d'hémorrhagies successives.

Depuis Hales, tous les physiologistes ont constaté le même phénomène, les cliniciens l'ont observé sur l'homme comme résultat d'hémorrhagies considérables ou de saignées trop copieuses. C'est un des faits les plus incontestablement acquis à la science, que l'augmentation de la fréquence du pouls par l'hémorrhagie. Pour rendre l'expérience plus saisissante il faut inscrire les pulsations du cœur ou d'une artère pendant qu'on pratique

1. Hales, *Hémostatique*, p. 15.

l'hémorrhagie. Voici une série de tracés que j'emprunte à l'un de mes plus anciens registres : ils ont été recueillis dans une expérience faite avec Chauveau.

La figure 190 représente le pouls carotidien d'un cheval auquel on a pratiqué des hémorrhagies successives. La ligne 1 est le pouls de l'animal avant toute perte de sang. — Ligne 2, l'animal est couché, ce qui modifie l'amplitude du pouls. — Ligne 3, on vient de faire une hémorrhagie de 5 litres. — Ligne 4, nouvelle hémorrhagie de 5 litres. — Ligne 5, hémorrhagie de 2 litres. — Ligne 6, 2 litres. — Ligne 7, 2 litres.

A chaque nouvelle hémorrhagie, survient un accroissement de la fréquence du pouls qui passe de 45 à 108 battements par minute. En même temps que le pouls s'accélère, on y voit paraître le caractère de la faible tension. La pénétration brusque du sang dans les artères accroît l'amplitude des pulsations et fait naître le

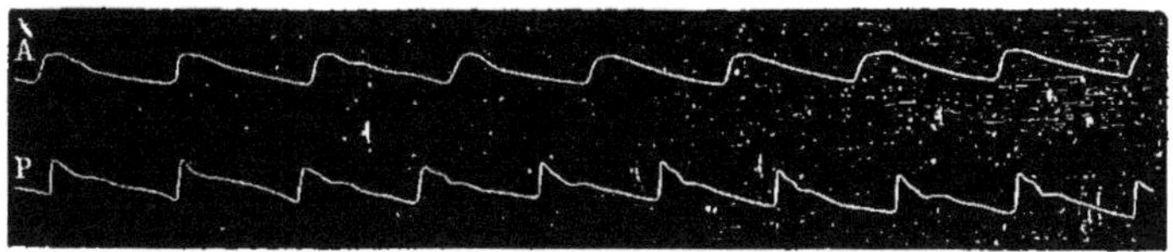

Fig. 191. Tracés du pouls recueillis sur un même sujet : A, avant une saignée ; P, après la saignée.

dicrotisme, surtout quand la diminution de la masse du sang a rendu les ondées ventriculaires très petites, § 174 (à la fin de cette expérience, la pression du sang était tombée de 15 à 5 1/2 cent. de mercure). Les mêmes effets s'obtiennent sur l'homme ; on a vu, § 185, les changements de fréquence et de forme du pouls à la suite d'une hémorrhagie. Une simple saignée suffit déjà pour changer le rythme du pouls (fig. 190.). En même temps que l'accélération du pouls, on remarque aussi un changement dans sa forme : ascension brusque et apparition du dicrotisme.

Pour que l'accélération du cœur se produise au plus haut degré, il importe que la soustraction du sang soit brusque et que le système vasculaire ne s'adapte pas, en se contractant, à la diminution de la masse du sang. Pour cela, introduisons dans la fémorale d'un chien une seringue qui servira à aspirer et à réinjecter tour à tour le sang de l'animal. Plaçons à la carotide un manomètre à mercure inscripteur, puis faisons une aspiration graduelle du sang. On verra se produire un abaissement graduel de la pression avec accélération du rythme cardiaque. Celui-ci, dans une expérience ainsi faite, a passé de 125 à 220 pulsations par minute. En réinjectant le sang dans l'artère, on voyait le pouls reprendre sa lenteur normale à mesure que la tension s'élevait.

Quoi de plus concluant qu'une expérience dans laquelle, en faisant varier la tension artérielle alternativement dans un sens et dans l'autre, on voit le rythme du cœur se régler de lui-même sur cette tension, s'accélérer quand elle baisse, se ralentir quand elle s'élève?

§ 219. — *Variations de la fréquence du pouls suivant que l'on fait varier la tension artérielle, en comprimant ou en relâchant des artères volumineuses.* — On a vu, § 121, qu'on élève la tension artérielle quand on comprime une artère volumineuse, parce qu'on supprime ainsi une voie importante pour le passage du sang dans le

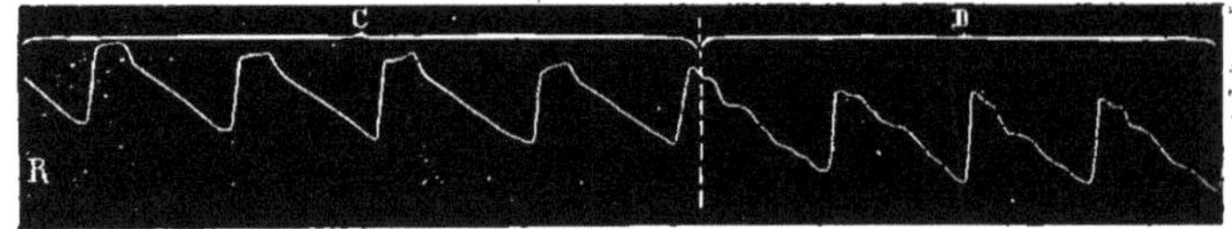

Fig. 192. Tracé du pouls radial recueilli avec le sphygmographe direct. La première moitié C est obtenue pendant la compression des deux fémorales; la seconde moitié D, lorsque les fémorales ont été relâchées.

système veineux. En comprimant les deux fémorales à la fois, on élève donc la tension artérielle, ce que révèle le tracé du sphygmographe, d'une part, d'après l'élévation de la ligne d'ensemble du tracé, d'autre part, d'après la forme des pulsations qui accuse une pénétration plus lente du sang. Cet accroissement de la tension s'accompagne de ralentissement du cœur.

Expérience. — Le sphygmographe étant appliqué sur la radiale, nous faisons comprimer par un aide les deux fémorales à la fois, et quand l'élévation de la tension est produite, nous faisons marcher le mouvement d'horlogerie. Le tracé se produit alors, et quand il est arrivé au milieu de la longueur de la plaque, l'aide cesse la compression. Aussitôt les artères des membres inférieurs redeviennent perméables, la tension baisse, et la seconde moitié du tracé se fait dans des conditions de tension moins forte. Le sphygmogramme 192 est recueilli de cette manière. Dans la première moitié C de l'expérience, la tension était élevée par suite de la compression des deux artères fémorales ; cette compression à cessé dans la seconde moitié D. Que l'on mesure à l'aide d'un compas la durée comparative d'un même nombre de pulsations dans les deux moitiés du tracé, et l'on pourra aussitôt se convaincre que la fréquence du pouls a augmenté dans la seconde, c'est-à-dire à partir du moment où l'on a enlevé l'obstacle qui gênait le passage du sang et qui, élevant la tension artérielle, se faisait sentir jusqu'au cœur lui-même.

La *compression de l'aorte* cause un obstacle beaucoup plus grand encore à la circulation artérielle ; aussi l'énorme élévation de la tension qu'elle amène produit-elle instantanément le ralentissement du cœur.

Expérience. — Chez les grands animaux, comme le cheval, il est assez facile d'introduire le bras dans le rectum et de l'y enfoncer profondément. On peut alors sentir l'aorte avant sa

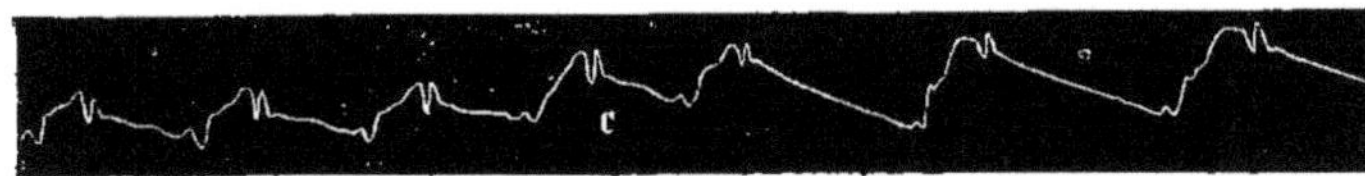

Fig. 193. Ralentissement des battements carotidiens d'un cheval par la compression de l'aorte à l'instant C.

bifurcation et saisir ce vaisseau à travers les parois de l'intestin, pour le comprimer. Après avoir appliqué un sphygmoscope (voy. § 113) à la carotide d'un cheval et avoir mis l'instrument inscripteur en marche, on comprime l'aorte en C (fig. 193) par le moyen qui a été indiqué. Aussitôt l'instrument accuse, à la fois, une augmentation très considérable de la tension artérielle et un grand ralentissement des battements du cœur. Le pouls battait à raison de cinquante pulsations par minute avant la compression de l'aorte ; au moment de la compression, il ne battait qu'environ trente-cinq fois. Cette expérience n'a pas besoin d'être commentée ; elle montre, à un degré encore plus prononcé, l'influence qu'exerçait déjà la compression des fémorales.

La même expérience peut être répétée sur les petits animaux. En opérant sur un chat, on constate (fig. 194) que la compression de l'aorte abdominale, au niveau des iliaques, produit le ralentissement du pouls, en même temps que l'élévation de la tension artérielle.

Nous avons déjà donné dans le chapitre XIII plusieurs types d'élévation de la tension artérielle après la compression d'artères plus ou moins volumineuses. Sur le tracé (figure 95) on observe ce même ralentissement du rythme cardiaque à mesure que la pression s'élève. Dans les exemples que nous venons de citer, il est manifeste que l'élévation ou la diminution de la pression du sang, c'est-à-dire de la résistance que le cœur doit surmonter, a été le premier phénomène produit et que le ralentissement ou l'accélération du cœur sont arrivés d'une manière consécutive. On va voir que certaines influence qui accélèrent ou ralentissent le rythme cardiaque peuvent se rattacher à celles que nous venons d'indiquer, en ce qu'elles paraissent modifier primitivement la tension artérielle.

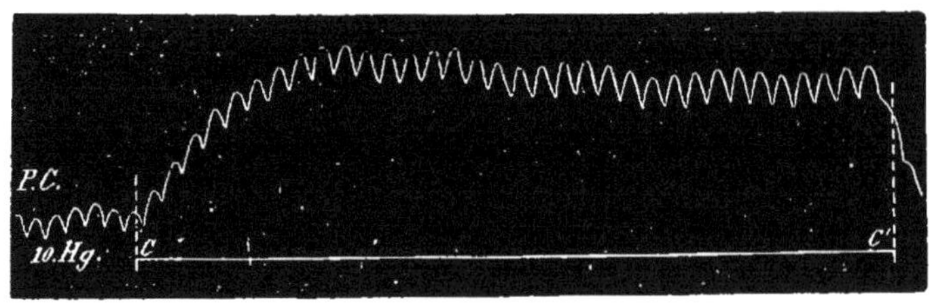

Fig. 194. Tracé manométrique de la pression dans la carotide d'un chat. La pression moyenne est de 10 cent. de mercure. On comprime l'aorte à la bifurcation des iliaques en C; la pression s'élève de 2 centimètres et les pulsations du cœur se ralentissent.

§ 220. — *Influence des attitudes sur la tension artérielle et consécutivement sur la fréquence des mouvements du cœur.* — L'attitude du sujet dont on explore le pouls influe sur la fréquence des battements. C'est un fait reconnu depuis longtemps par les physiologistes expérimentateurs, mais qui n'avait été rattaché par eux à aucune théorie. Avant de montrer comment cette influence rentre dans la loi précédente, nous allons citer les expériences de plusieurs auteurs.

Guy[1] trouve les variations suivantes :

Le sujet étant	debout,	79	pulsations	par minute,
— —	assis,	70	—	—
— —	couché,	67	—	—

1. *Guy's Hospital Reports*, vol. III, p. 92 à 308.

Des expériences analogues furent faites par Graves (de Dublin). La fréquence du pouls alla toujours en augmentant à mesure que le patient, en quittant la position horizontale, se rapprochait davantage de l'attitude verticale.

Graves ajouta un fait nouveau à ceux qui avaient été déjà signalés : c'est que l'influence de l'attitude sur le pouls est d'autant plus grande que le sujet qu'on observe a le pouls plus fréquent au moment de l'expérience. L'influence de l'attitude sur le pouls semble se rattacher à des changements de la tension artérielle; en effet, la pesanteur agit, dans certaines attitudes, pour favoriser le cours du sang, dans certaines autres pour l'entraver. Ces influences seront décrites plus loin. Dans l'attitude verticale, la pesanteur est favorable au cours du sang dans la plupart des régions du corps; elle tend donc à diminuer la pression artérielle. Dans l'attitude assise et surtout dans la position couchée, la pesanteur agit défavorablement sur le cours du sang. On comprend donc facilement les résultats obtenus par Guy et Graves, qui ont trouvé la plus grande fréquence du pouls dans le cas où la pesanteur agissait le plus favorablement sur le cours du sang artériel et, par conséquent, secondait l'action du cœur, en diminuant les résistances qu'il éprouve.

§ 221. — Les expériences ci-dessus étant interprétées comme nous venons de le faire, il fallait chercher un autre contrôle à la théorie, ne fût-ce que pour nous soumettre à la méthode de contre-épreuve que nous nous sommes imposée jusqu'ici. Or, voici ce que la théorie faisait prévoir.

Toutes les fois que la pesanteur agira sur une partie quelconque du corps, pour y favoriser ou pour y entraver le cours du sang artériel, il devra s'ensuivre une modification secondaire dans la pression générale du sang dans les artères, et par suite, un changement dans la fréquence des battements du cœur. Les attitudes des bras, qui peuvent être élevés ou abaissés sans que le corps se déplace, doivent donc produire, en petit, un effet analogue à celui des changements d'attitude de tout le corps.

Le plan de l'expérience à faire se trouvait tout tracé; il s'agissait de se tenir dans l'attitude assise, par exemple, et de compter le pouls, d'abord les deux bras étant pendants, puis les deux bras levés. Dans le premier cas, la pesanteur, facilitant le cours du sang dans les bras, le pouls devait avoir plus de fréquence ; il devait être plus rare lorsque les bras seraient levés. . . .

L'expérience justifia ces prévisions. Sur plus de quarante expériences, il y a eu une différence de 2 à 14 pulsations par minute, la plus grande fréquence s'observant dans le cas où les bras étaient baissés[1]. La moyenne de ces expériences donna les chiffres suivants :

Les bras baissés, 94 pulsations par minute.
— levés, 87 — —

Cette nouvelle confirmation ne laissait plus de place au doute, s'il pouvait y en avoir après les expériences de Guy et de Graves. En effet, quand on se borne à changer la position des bras, il semble que nulle action ne s'exerce sur le cœur lui-même, tandis que la tension artérielle est sensiblement modifiée.

Nous allons citer d'autres exemples où le changement du rythme du cœur tient également à une modification de la tension artérielle.

§ 222. — *Influences du repos et de l'action musculaire sur la tension artérielle et consécutivement sur la fréquence des mouvements du cœur.* — Quand on prend le tracé du pouls d'un individu au repos et qu'on le compare à celui du même individu après une course

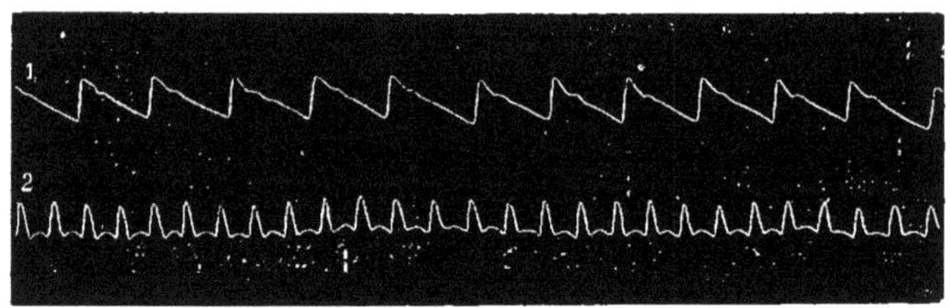

Fig. 195. 1, Tracé du pouls d'un sujet au repos ; 2, tracé du pouls du même individu, immédiatement après une course rapide.

rapide, ou après l'ascension d'un escalier, on trouve une grande différence dans la fréquence des pulsations. La figure 195 montre qu'au repos le pouls (ligne 1) battait 68 fois par minute ; après la course (ligne 2), il atteignait le chiffre de 117.

Comme la circulation générale est très accélérée par la course,

1. Chez un petit nombre de sujets, les résultats ont été différents. Ainsi, des individus fatigués ou faibles avaient soit une légère augmentation, soit une simple conservation du chiffre du pouls, lorsqu'ils tenaient les bras levés. Ces cas sont tout à fait exceptionnels.

les tissus plus colorés, la peau plus chaude, on est porté, au premier abord, à croire que les forces qui président à la circulation sont augmentées, c'est-à-dire que le cœur déploie plus d'énergie que de coutume. Mais ces phénomènes peuvent tenir à une cause toute différente : l'augmentation de fréquence des battements du pouls peut être un effet de l'écoulement plus facile du sang à travers les petits vaisseaux sous l'influence de la course[1]. On sait que, lorsqu'un muscle agit, le sang le traverse avec plus de vitesse, soit qu'il y ait relâchement des vaisseaux, soit que l'action des muscles, favorisant le courant veineux, diminue les résistances au-devant des capillaires. Quelle que soit la cause immédiate de cette accélération du mouvement du sang à travers les vaisseaux des muscles en action, elle n'est pas contestable après les expériences qui ont été faites sur ce point.

Ainsi, de deux choses l'une : ou bien la puissance du cœur s'est primitivement accrue et sous quelque influence excitatrice le cœur a précipité ces battements ; ou bien l'acte primitif a été un écoulement plus facile du sang par les petits vaisseaux, d'où abaissement de la tension artérielle et accélération secondaire du cœur. Un moyen de trancher la question, c'est de mesurer la tension artérielle à l'aide d'un manomètre. En effet, dans la première hypothèse, si c'est un excès d'impulsion qui constitue le phénomène initial, il doit s'ensuivre une élévation de la tension artérielle ; dans le second cas, la tension sera diminuée.

Expérience. — On adapte à la carotide d'un cheval un manomètre compensateur, § 106 ; la colonne de l'instrument indique une pression moyenne de 108 millimètres. On fait alors courir le cheval pendant une dizaine de minutes ; le manomètre est réappliqué au moment où l'animal est ramené avec un pouls d'une force et d'une fréquence extrêmes. La moyenne de tension a baissé, elle n'est plus que de 102 millimètres. — Comme contre-épreuve, on laisse reposer l'animal ; le pouls se ralentit et devient plus faible à mesure que la tension artérielle augmente ; celle-ci dépasse même le chiffre primitif, car elle arrive à 115 millimètres. Ainsi, la course a eu pour premier effet d'accélérer le

1. L'énorme augmentation d'énergie des battements du cœur, dans ces circonstances, tendrait à faire croire que le cœur dépense en réalité plus de force après un exercice musculaire violent ; il n'en est rien : l'abaissement de la tension artérielle augmente la force des pulsations du cœur et des artères.

cours du sang dans les vaisseaux des membres et l'accélération du cœur a été un effet secondaire[1].

§ 223. — *Influence de la contraction ou du resserrement des petits vaisseaux sur la tension artérielle et consécutivement sur la fréquence des mouvements du cœur.* — Dans la *Physiologie médicale de la circulation*, nous avons rapproché des influences qui modifient la tension artérielle et réagissent sur le cœur, la contraction ou le relâchement des petits vaisseaux; cette influence est évidente dans un grand nombre de cas. Ainsi, quand, par une action nerveuse, les vaisseaux d'une région se relâchent, le sang les traverse plus facilement et plus vite; quand les vaisseaux se resserrent, la circulation est ralentie.

Aussi voit-on d'ordinaire la fréquence du pouls coexister avec la rougeur des téguments qui exprime le relâchement des petits vaisseaux, la rareté du pouls avec la pâleur qui résulte du resserrement vasculaire. Nous parlerons avec plus de détails de ces modifications de la circulation périsphérique lorsque nous traiterons de la circulation dans les petits vaisseaux.

Vierordt[2] a depuis longtemps émis cette opinion, que l'accélération du rythme du cœur n'implique pas, de la part de cet organe, une augmentation du travail. Le cœur peut faire autant de travail avec des systoles énergiques mais rares, qu'avec des systoles

1. En présence de tous les faits que nous venons d'énumérer, on est conduit, contrairement aux idées généralement reçues autrefois en physiologie et en médecine, à comprendre les phénomènes d'activité circulatoire comme résultant primitivemnnt, non pas d'un surcroît dans la force impulsive du cœur, mais d'une diminution des résistances que la contractilité des vaisseaux oppose au sang. Ainsi, ce que l'on considère comme un accroissement des forces dans une maladie est en réalité l'effet d'une faiblesse, d'un relâchement des vaisseaux. Nous avons déjà dit quelques mots sur ce sujet; de plus pour détails, nous renvoyons le lecteur au chapitre qui traitera de la nature de la fièvre.

2. Vierordt, *loc. cit.*, p. 71 : « Tout doit faire supposer, dit-il, que lorsque la fréquence augmente, la pression latérale diminue et le cœur doit travailler avec moins de fatigue. En effet :

« 1° Des membres de grenouille se fatiguent moins en soulevant souvent un poids modéré qu'en soulevant rarement un poids plus considérable, le travail étant le même. (Un travailleur se fatigue plus vite à soulever 40 livres deux fois par minute qu'à soulever 20 livres quatre fois.)

« 2° Des contractions faibles fatiguent moins les muscles de la grenouille que de fortes;

« 3° Les muscles sont moins capables de rester en activité constante qu'en alternative; donc, jusqu'à un certain point, la fréquence des contractions les rend moins fatigantes. »

fréquentes mais faciles. Toutefois, Vierordt n'indique pas une relation de cause à effet entre la tension artérielle et la fréquence du pouls.

Influence de la réplétion ventriculaire sur la fréquence du pouls.

§ 224. — Vierordt signale encore une influence qui modifie beaucoup la fréquence du pouls, c'est la plus ou moins grande facilité avec laquelle la diastole s'effectue. Dans les épanchements du péricarde, dit-il, la diastole du cœur est incomplète et la systole, exigeant moins de temps pour se faire, les battements sont plus précipités.

On retrouve dans beaucoup d'autres circonstances cette gêne de la diastole du cœur qui fait que l'ondée lancée par le ventricule n'a qu'un faible volume. Toute gêne à la circulation pulmonaire produit un effet de ce genre. Dans l'effort, dans le simple arrêt respiratoire, le cœur gauche s'emplit peu, ses ondées diminuent de volume et le pouls s'accélère, ainsi qu'on le verra à propos, des influences de la respiration sur la circulation.

Il y a donc deux espèces de pouls fréquents, tous deux avec abaissement de la tension artérielle; l'un tient à ce que le cœur se vide facilement, l'autre à ce qu'il s'emplit d'une manière imparfaite. Dans le premier cas, le pouls sera fort, car l'ondée ventriculaire sera projetée avec force dans un système artériel peu tendu; dans le second, le pouls sera faible, parce que le volume de l'ondée ventriculaire sera très petit par suite de la réplétion imparfaite du ventricule. La pathologie offre un grand nombre d'exemples de pouls fréquent par suite d'une réplétion insuffisante du ventricule pendant la diastole[1].

Si l'on se reporte à l'accélération du cœur que produit l'excitation du grand sympathique, § 40, et à l'accélération qui suit la section du nerf vague, § 35, on retrouve ces deux espèces opposées

1. Vierordt a très bien saisi ce rapport de la fréquence des mouvements du cœur à l'activité circulatoire. (*Loc. cit.*, chap. III.)

« La fréquence du pouls, dit-il, est en rapport direct avec l'activité circulatoire, à moins que l'énergie de la pulsation ne faiblisse.

« Ainsi, un pouls fort et fréquent indique une grande activité circulatoire (excepté dans l'insuffisance aortique).

« Un pouls faible et fréquent indique l'affaiblissement de la circulation, comme je l'ai remarqué dans les expériences hémométriques sur les animaux que l'on saignait. »

de fréquence du cœur. La première s'accompagne de petites systoles, et n'amène pas l'élévation de la tension artérielle ; dans la seconde, le volume des systoles ventriculaires semble conservé malgré leur fréquence ; il en résulte une élévation de la tension.

Le grand sympathique pourrait donc influencer le rythme du cœur en agissant primitivement sur la réplétion de cet organe, s'il faisait resserrer les vaisseaux pulmonaires et diminuait ainsi la proportion du sang qui arrive au ventricule gauche[1].

Dans les différents cas dont l'énumération vient d'être faite, la loi dynamique précédemment indiquée trouve son application. Le cœur, en effet, n'effectue que peu de travail à chaque systole, soit que, rempli d'une manière incomplète, il n'ait à envoyer qu'une faible quantité de sang dans les artères, soit que, lançant une ondée volumineuse, il trouve dans l'aorte une faible résistance. Il est donc légitime de réunir en un groupe commun les faits que nous venons de signaler, car, de part et d'autre, il y a *tendance à l'uniformité du travail du cœur.*

Comment doit-on interpréter l'action des obstacles au cours du sang artériel sur la fréquence des mouvements du cœur?

§ 225. — Lorsque j'indiquai pour la première fois la relation qui existe entre la tension artérielle et la fréquence des mouvements du cœur, l'idée d'une pareille dépendance attribuée à l'organe central de la circulation rencontra une opposition assez vive. J'avais comparé à un frein de la circulation la contractilité vasculaire qui, en réglant les résistances périphériques, réglerait également la fréquence des mouvements du cœur. On m'a prêté la pensée d'assimiler entièrement le cœur aux moteurs mécaniques ordinaires qui se ralentissent ou s'accélèrent suivant qu'on serre ou qu'on desserre un frein, et l'on m'a opposé, en conséquence, des objections de différents ordres. Ainsi, Buisson fit cette réflexion,

1. On pourrait alléguer que des obstacles au cours du sang à travers le poumon, retentissant sur le cœur droit, devraient ralentir le rythme cardiaque. Il ne semble pas que cet effet se produise. Peut-être est-ce le cœur gauche qui subit seul l'influence retardatrice des résistances ; peut-être aussi la circulation pulmonaire, si facile à l'état normal, ne présente-t-elle jamais de résistances assez fortes pour ralentir le rythme du cœur. Il est difficile de se prononcer sur la cause réelle de cet effet dont nous signalons l'existence.

que si le cœur se ralentissait devant les obstacles mécaniques, c'est la durée de la systole que l'on devrait voir augmenter, et non celle de la diastole.

Il est parfaitement vrai que c'est principalement la phase diastolique du cœur qui s'allonge quand la tension artérielle s'accroît, mais cela n'exclut point la dépendance du rythme par rapport à la tension. En effet, lorsqu'on impose au cœur un surcroît de travail, on le voit se reposer ensuite et, par une diastole plus longue que de coutume, racheter l'effort excessif qu'il a effectué.

Qu'on se reporte au chapitre III où il est question des effets produits sur le cœur par des excitations artificielles; on y verra que si, au moyen d'une excitation électrique (E, fig. 196), on provoque une systole anticipée du ventricule, cette systole sera suivie d'un repos plus prolongé que de coutume. Il y aura une longue période diastolique, de telle sorte que le nombre des systoles effectuées en un temps donné restera le même que si l'on n'avait pas excité

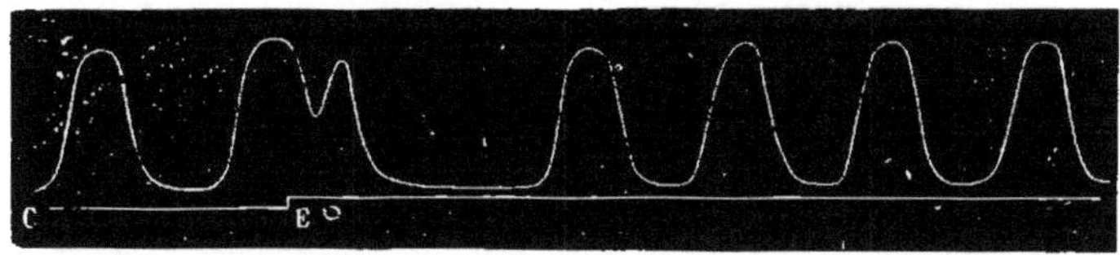

Fig. 196. Mouvements du cœur d'une grenouille. Une excitation électrique est faite en E et provoque une systole anticipée. Un long intervalle diastolique se produit après la systole provoquée.

le cœur. Cet exemple, qui a été présenté § 26 comme un argument important en faveur de la tendance à l'uniformité du travail du cœur, montre qu'un repos prolongé suit tout effort trop énergique du cœur, et permet de conclure qu'une systole qui rencontre une grande résistance devra être suivie d'une longue diastole.

La plupart des physiologistes qui ont cherché à vérifier les expériences ci-dessus décrites ont observé que si l'on fait baisser la tension artérielle par une hémorrhagie on accélère le rythme du cœur, tandis que si l'on élève la tension en comprimant l'aorte, on en ralentit le rythme; quelques-uns cependant prétendent avoir observé des effets diamétralement opposés et posent en principe que le cœur accélère son rythme quand la pression artérielle est plus forte. Que répondre à cette affirmation, si ce n'est que nous engageons ceux qui conservent des doutes à répéter eux-mêmes ces expériences?

Rôle du système nerveux dans les modifications du rythme du cœur sous l'influence de l'état de la tension artérielle.

§ 226. — En exposant pour la première fois les effets produits par les variations de la tension artérielle sur le rythme du cœur, je réservais entièrement les cas, mal définis encore, où une action nerveuse, une émotion, par exemple, modifie ce rythme. Aujourd'hui que le rôle des nerfs est mieux connu, on peut voir que leur action est nécessaire pour établir entre l'état de la pression et le rythme du cœur la solidarité qui vient d'être indiquée.

En effet, quand on coupe les deux nerfs pneumogastriques d'un animal, ou, ce qui semble revenir au même, quand on l'empoisonne par la belladone[1], le cœur ne réagit plus, ou ne réagit que

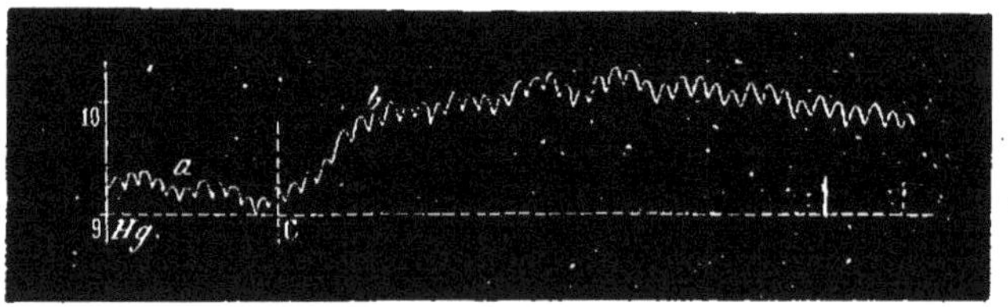

Fig. 197 Compression de l'aorte après l'empoisonnement par la belladone. — Conservation du rythme du cœur.

très faiblement, aux variations de la tension artérielle. La figure 197 montre que sur un lapin auquel on avait supprimé l'action des pneumogastriques au moyen de la belladone, la compression de l'aorte au niveau de la bifurcation des iliaques élève la tension artérielle sans changer le rythme du pouls.

Il reste cependant, après la section des nerfs vagues, et même sur les cœurs isolés, assez d'action nerveuse pour que des changements de rythme se produisent sous l'influence des variations de la tension artérielle. Sur des cœurs de tortues, détachés et soumis à la circulation artificielle, j'ai parfois obtenu un ralentissement notable en élevant la pression dans le tube qui corres-

1. On verra, à propos de l'action des poisons sur le cœur, que la belladone paralyse les éléments nerveux provenant du pneumogastrique.

pondait aux artères. Mais, souvent aussi, j'ai trouvé ces cœurs réfractaires aux changements de la pression, sans qu'il m'ait été possible, jusqu'ici, de déterminer la cause de ces différences.

Changements du rythme du cœur produits par les variations de la pression dans les carotides.

§ 227. — Ce n'est pas seulement par la résistance qu'elle oppose aux systoles ventriculaires que l'élévation de la pression du sang ralentit les mouvements du cœur. Von Bezold et d'autres physiologistes ont démontré que l'élévation de la pression du sang dans les vaisseaux *encéphaliques* ralentit le rythme du cœur, probablement en agissant sur les origines du nerf vague. L'abaissement de la pression dans les carotides produit, au contraire, l'accélération du cœur.

François-Franck[1] a vérifié ce rôle des changements de la pression intra-crânienne par des expériences variées; les plus concluantes sont celles où ce physiologiste avait soumis le cerveau à une circulation artificielle totalement indépendante de la circulation cardiaque et où des élévations de la pression dans les artères cérébrales arrêtaient le cœur ou en ralentissaient les mouvements.

C'est peut-être à la diminution de la pression intra-crânienne qu'est due l'augmentation considérable de la fréquence des battements du cœur qu'on provoque, chez le chien particulièrement, en comprimant les carotides. Cet effet, signalé par de nombreux physiologistes, a fait l'objet de recherches spéciales de la part de Schiff qui attribue l'accélération du rythme du cœur à l'anémie du cerveau.

§ 228. — *Influences indéterminées qui modifient la fréquence du pouls.* — Sous ce titre, nous rassemblerons un certain nombre d'influences dont le mode d'action reste obscur. Ainsi, l'influence de l'âge est très marquée : le pouls de l'enfant, à la naissance, est plus rapide que dans les années suivantes, il se ralentit encore dans l'âge adulte et ne reprend une certaine accélération que dans la vieillesse. On trouve dans les traités

1. François-Franck, *Trav. lab.*, III, 1877, p. 273.

classiques l'exposé de nombreux travaux statistiques entrepris à cet égard.

L'influence de la taille est également marquée : les grands animaux ont le pouls plus lent que les petits; les individus de haute stature l'ont plus lent que ceux de petite taille. C'est peut-être la même raison qui fait que le pouls de la femme est en général plus rapide que celui de l'homme[1].

§ 229. — *Des variations diurnes de la fréquence du pouls.* — En notant à intervalles réguliers le chiffre de leurs pulsations, plusieurs observateurs ont constaté qu'à certaines heures le pouls s'accélère, qu'à certaines autres il se ralentit. L'influence du repas est manifeste, elle accélère le pouls; le sommeil le ralentit. Il est très difficile de faire sur soi-même de semblables expériences: le fait d'observer de temps en temps la fréquence de son pouls pendant la nuit exclut ou atténue l'influence du sommeil. Il semble que la fréquence du pouls se rattache à des modifications générales de l'état circulatoire et de la température du corps. On observe le matin, au réveil, un ralentissement du pouls avec tous les caractères de la forte tension; le soir, au contraire, le pouls s'accélère et présente le caractère de la tension faible. Du reste, toutes sortes d'influences président à ces variations diurnes : la température ambiante, l'état de repos ou de fatigue du sujet observé, la nature et la quantité des aliments qu'il a pris suffisent pour modifier les variations horaires de la fréquence du pouls[2].

1. Consulter, pour l'exposé de ces différentes influences sur la fréquence du pouls, Milne Edwards : *Physiologie et anatomie comparées*, t. IV. p. 51 et suiv.

2. Le docteur Prompt a étudié sur lui-même les variations diurnes de la fréquence du pouls et les a traduites par une courbe. (*Arch. gén. de méd.*, n° oct. 1867 et suiv.) Le même auteur a traduit en courbe les chiffres donnés par Bärensprung pour les variations horaires de la fréquence de son pouls. Or, ces deux courbes ne se correspondent point. Peut-être faut-il attribuer ces écarts à la différence dans le genre de vie propre à des nations différentes.

CHAPITRE XXII.

CIRCULATION DANS LES VAISSEAUX CAPILLAIRES.

Limites du système capillaire au point de vue physiologique. — Aspect de la circulation capillaire vue au microscope. — La force du cœur agit seule dans la circulation capillaire. — Pression du sang dans les capillaires ; sa décroissance rapide. — Variations inverses de la pression du sang dans les capillaires artériels et veineux. Mesure de la pression du sang dans les capillaires. — Vitesse du sang dans les capillaires. — Variations du mouvement du sang dans les capillaires. — Signes extérieurs des variations de la circulation capillaire. — Changements de volume des organes sous l'influence des variations de la circulation capillaire. — Différences que présente le pouls des organes suivant l'état de la circulation capillaire.

Les artères se ramifient en branches de plus en plus petites; les plus fins de ces vaisseaux laissent à peine passer un globule de sang; puis, ces voies s'élargissent en convergeant de nouveau et donnent ainsi naissance aux radicules veineuses, aux veinules et aux veines proprement dites. Les petits vaisseaux intermédiaires aux artères et aux veines ont reçu le nom de capillaires.

Limites du système capillaire au point de vue physiologique.

§ 230.—Au point de vue physiologique, il est difficile de distinguer les capillaires des artérioles et des veinules; c'est arbitrairement que les anatomistes réservent le nom de capillaires à des vaisseaux dont le diamètre est inférieur à 0^{mm},120, car le diamètre des capillaires change d'un instant à l'autre; du reste, les mouvements du sang n'y diffèrent pas de ceux que l'on observe dans les artérioles qui leur donnent naissance ou dans les veinules qui les continuent. Une distinction basée sur la structure n'est pas plus légitime, car les plus petits vaisseaux, réduits à la tunique endothéliale transparente du système vasculaire, ne sont pas, comme on le croyait autrefois, dépourvus de la propriété contractile ; ils peuvent, comme les artérioles, régler, en modifiant leur calibre, la quantité de sang qui les traverse. Nous appellerons donc circulation capillaire le cours du sang dans les petits vaisseaux, tel qu'on l'observe en plaçant sous le microscope une membrane transparente et vasculaire. La membrane interdigitale, le poumon ou la langue de la grenouille, le mésentère des petits animaux, sont les tissus les plus favorables à l'examen de la circulation capillaire.

Aspect de la circulation capillaire vue au microscope.

§ 231.—La présence des globules du sang rend la circulation visible ; ces corpuscules, entraînés par le sérum sanguin, permettent de suivre le sens du courant et de reconnaître les capillaires artériels à ce que le mouvement s'y fait des troncs les plus volumineux vers des branches de plus en plus fines, et les capillaires veineux, à ce que le courant y va des rameaux aux branches et aux troncs.

Rien de plus varié que les dispositions qu'affectent les vaisseaux capillaires dans le parenchyme des organes : étirés en rameaux parallèles dans les muscles où ils occupent l'interstice des faisceaux[1], ils prennent ailleurs la forme d'anses, de réseaux polygonaux ; ils ont, dans le rein, des formes pelotonnées. Toutes ces dispositions sont en rapport avec la structure du tissu dans lequel les capillaires se distribuent, enveloppant les éléments anatomiques d'un réseau plus ou moins serré. Mais, indépendamment de ces voies terminales où le sang se trouve en intime contact avec les éléments organiques, il existe entre les artères et les veines des anastomoses plus larges décrites par Sucquet[2], voies de dérivation par lesquelles le sang trouve un passage assuré si les capillaires les plus ténus lui présentent un trop grand obstacle.

1. Au point de vue de la richesse de la circulation musculaire, il faut, avec Ranvier (*Comptes rendus de l'Acad. des sc.*, t. LXXVII, p. 1105), distinguer les muscles blancs des muscles rouges ; ces derniers présentent entre leurs vaisseaux de nombreuses anastomoses à renflements variqueux dans lesquels peut se loger une assez grande quantité de sang.

2. Sucquet, *D'une circulation dérivatrice dans les membres et dans la tête chez l'homme*. Paris, 1862.

Depuis Malpighi, bien des auteurs ont décrit avec complaisance les mouvements des globuies sanguins dans les petits vaisséaux où la circulation n'est pas trop rapide. On voit ces petits corps se suivre en files régulières, puis, arrivés aux branches d'une bifurcation, se porter, l'un à droite, l'autre à gauche; parfois, si deux globules de front encombrent le vaisseau, ceux qui viennent derrière s'arrêtent comme pour les laisser passer, puis, l'obstacle vaincu, tous reprennent leur marche. Vient-on à perforer la paroi d'un capillaire, tous les globules du voisinage se portent vers le point lésé : certains courants artériels s'accélèrent, d'autres s'arrêtent; les courants veineux prennent une direction rétrograde : tous les globules courent vers l'issue qui leur est ouverte.

Sur les tissus récemment séparés du corps et dans lesquels l'action du cœur ne saurait s'exercer, on voit cependant des mouvements du sang dans les vaisseaux : Haller[1] attribuait ces mouvements à une force mystérieuse; Bennet Dowler[2] s'étonnait également de les voir se produire. La cause en est bien connue aujourd'hui; la moindre inclinaison du porte-objet, une pression, même légère, sur la plaque de verre qui recouvre la préparation, le voisinage d'une source de chaleur, etc., produisent des courants de différents sens qui durent quelque temps, cessent et reparaissent sous quelque autre influence.

Tous ces mouvements, si faciles à comprendre quand on considère les globules du sang comme passifs et flottant dans le sérum qui les entraîne, ont été interprétés de la manière la plus singulière. Certains observateurs avides de merveilleux ont cru que les globules étaient doués d'une activité propre[3] en vertu de laquelle ils se portaient, ici ou là, suivant leur préférence, hésitant parfois entre deux chemins, puis se décidant pour l'un d'eux. Poiseuille[4] a fait justice de ces rêveries en montrant que dans les capillaires, comme dans les autres vaisseaux, le sang coule des points où la pression est forte vers ceux où elle est plus faible et que tous les mouvements des globules peuvent s'expliquer sans aucune supposition.

1. Haller, *Exp. sur la circulation*, p. 379 à 387.

2. Bennet Dowler, *Researches critical and experimental on the capillary Circulation*. New-Orléans, 1849. In. Br. Seq., I, p. 375.

3. Kaltenbrunner, *Journal du Progrès*, t. IX.

4. Poiseuille, *Du mouvement du sang dans les vaisseaux capillaires. Mém. des Savants étrangers*, 1834.

Poiseuille vit aussi qu'une pression uniformément répartie sur le corps d'un animal aquatique ne change pas les mouvements du sang dans les capillaires; il constata que la chaleur accélère le courant dans les petits vaisseaux et que le froid le ralentit; il signala même, sous ces influences, de notables changements dans le diamètre des capillaires, mais ne soupçonna pas que ces changements pussent tenir à une activité propre des parois de ces vaisseaux, à leur contractilité.

§ 232. — En effet, pour expliquer les variations de vitesse que présente la circulation, Poiseuille invoque la plus ou moins grande fluidité du sang; il montre par des expériences, fort remarquables du reste, que dans les tubes de petit calibre on rend l'écoulement d'un certain volume d'eau plus lent par une addition d'alcool, plus rapide par une dissolution d'azotate de potasse[1].

Ces influences sur la rapidité du courant, l'auteur les retrouve sur les vaisseaux d'organes isolés du corps, inaugurant ainsi la méthode des circulations artificielles si largement développée plus tard par Ludwig; il croit même les observer sur les capillaires vivants. On verra dans le chapitre prochain que c'est à la contractilité des capillaires que tiennent, presque exclusivement, les changements de la vitesse du sang dans ces vaisseaux.

Le point le plus remarquable des travaux de Poiseuille est celui où ce savant, analysant la nature des résistances que le sang éprouve dans les petits vaisseaux, montre que la couche de liquide qui en mouille la paroi interne peut être considérée comme adhérente à cette paroi; sur cette couche en glisse une autre plus mobile, puis d'autres dont la vitesse est d'autant plus grande qu'elles se trouvent plus près de l'axe du vaisseau. Ces couches excentriques, dont la vitesse est inférieure à celle du courant central, ne contiennent pas de globules rouges du sang et forment, sur les côtés du courant, deux zones transparentes qu'on pourrait prendre pour les parois diaphanes du vaisseau lui-même. C'est la vitesse des globules qui les empêche de pénétrer dans cette région que Poiseuille a nommée la couche immobile du sérum. Il suffit de ralentir ou de supprimer le cours du sang pour voir disparaître l'espace transparent, et les glo-

1. Poiseuille, *Recherches sur l'écoulement des liquides considéré dans les capillaires vivants.* (*C. rend. Acad. des sciences*, 9 janv. 1843.)

bules sanguins se répandre sur toute la largeur du vaisseau.

La figure 198 représente, d'après Poiseuille, l'aspect de la couche immobile du sérum. Des deux branches de la bifurcation A, l'une est libre, une flèche y indique la direction du courant sanguin, l'autre est comprimée par le poids d'un petit cylindre de platine C. Les globules du sang forment au centre du vaisseau libre une colonne cylindrique animée d'un mouvement rapide. La zone transparente qui s'étend de chaque côté du courant est formée de

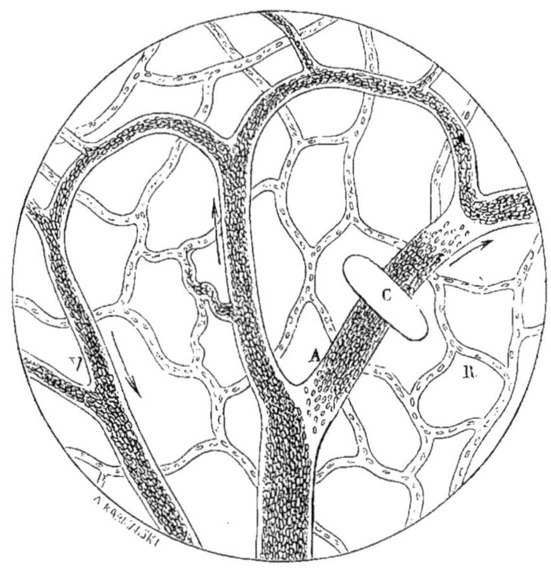

Fig. 198. Aspect de la circulation capillaire au microscope, d'après Poiseuille.

sérum; on en a la preuve chaque fois qu'un globule, comprimé par les autres, s'échappe du courant central : il s'engage alors en partie dans cette zone transparente et, trouvant dans ce liquide retardé une cause de ralentissement pour la portion engagée, tourne sur lui-même, car la partie qui regarde du côté de l'axe est entraînée par le courant central; dégagé par ce mouvement de rotation, rentre alors dans le courant. Quant aux globules blancs, leur moindre diamètre leur permet de s'engager parfois dans la couche immobile, ou pour mieux dire *retardée*, avec laquelle ils cheminent dix ou quinze fois plus lentement que les globules rouges qui suivent l'axe du vaisseau [1].

Le sens du courant indiqué par les flèches permet de voir les globules passer des artères aux veines ; ainsi, en V ce courant est veineux, car il retourne en sens contraire du courant artériel. On voit en R des vaisseaux plus petits, formant un réseau où les globules sont rares et suivent les directions les plus variables.

Pour prouver que la zone transparente qui s'étend de chaque côté du courant des globules est formée par du sérum, Poiseuille arrête le cours du sang par une compression au point C ; aussitôt la zone transparente disparaît, envahie par les globules qui occupent tout le diamètre du vaisseau.

En voyant s'élargir ainsi l'espace occupé par les globules sanguins, on pourrait penser que le vaisseau est distendu par le sang retenu en amont de l'obstacle, mais cette supposition est inadmissible pour la partie du vaisseau située en aval et dans laquelle cependant la zone transparente a disparu. On retrouve cette zone un peu plus loin, au niveau de la bifurcation secondaire; là un courant anastomotique se fait d'une branche à l'autre et se sépare, par une couche transparente de sérum, du tronc d'origine où la circulation est stagnante.

Ces phénomènes ont une grande importance ; ils font comprendre la véritable nature des résistances que le sang éprouve dans les

1. L'inégale vitesse des corpuscules blancs et rouges du sang a beaucoup préoccupé les physiologistes. C'est dans la circulation de la grenouille que ce phénomène a surtout été observé, à cause du grand nombre de globules blancs, qui chez elle sont aux rouges dans le rapport de 1 à 8, tandis que chez l'homme ils ne sont que dans le rapport de 1 à 357, d'après Moleschott*. La vitesse des globules blancs serait, pour Weber, dix fois moindre que celle des rouges. Donders** a attribué cette moindre vitesse aux différences de forme et de densité des deux sortes de globules : les rouges, elliptiques et plus denses, recevraient du courant sanguin une quantité de mouvements plus grande ; les blancs, sphériques, recevant plus d'impulsion par leur moitié qui est tournée du côté de l'axe, tourneraient sur eux-mêmes et perdraient dans leur mouvement rotatif une partie de la force impulsive qui leur est communiquée. Ce ralentissement de leur progression les chasserait de l'axe du courant et les plongerait dans des couches moins rapides. En outre, les chocs qu'ils éprouveraient contre les parois vasculaires contribueraient encore à ralentir leur marche. Quelques essais ont été faits par Gunning*** pour vérifier cette théorie, en faisant couler dans des tubes un liquide charriant des graines de plantes dont les volumes et les densités respectives seraient analogues à ceux des deux sortes de globules sanguins. Ces expériences ne semblent pas avoir donné de résultat décisif.

* Moleschott, in *Wiener medicinische Wochenschrift*, 1854, p. 117.

** Donders, *Nederlandsche Lancet*. 3 serie, Jahrgang. V, p. 130.

*** *Arch. für die Hollandischen Beiträge*. Utrecht, 1858.

vaisseaux où, comme dans les canaux et les rivières, la vitesse du courant décroît de l'axe vers les bords. Cela tient à l'adhérence du liquide aux parois du conduit et à celle que des couches concentriques de liquide éprouvent les unes par rapport aux autres.

Il est encore une cause de résistance au mouvement du sang, fort importante dans les capillaires de petit diamètre. Parmi ceux-ci, il y en a qui ne laissent passer les globules qu'avec une grande difficulté : ce sont les vaisseaux dont le diamètre est inférieur à 0 mm 007. Les globules engagés dans ces voies étroites se déforment, s'effilent et semblent passer avec de grands frottements. Bien qu'il soit impossible d'imaginer la valeur d'une pareille résistance, on comprend qu'elle doive être considérable, car elle se répète sur un nombre immense de globules ; elle doit constituer un des principaux obstacles que le sang éprouve à passer du système artériel dans le système veineux.

La force du cœur agit seule dans la circulation capillaire.

§ 233. — Une force unique pousse le sang dans les vaisseaux capillaires, c'est la force du cœur. Celle-ci, il est vrai, a perdu son caractère intermittent, parce que l'élasticité artérielle a transformé le mouvement saccadé du sang des artères en un mouvement continu. C'est peut-être cette transformation qui a fait méconnaître l'influence du cœur dans la circulation capillaire. On a cru que l'action cardiaque était épuisée dans ces petits vaisseaux et que ceux-ci intervenaient à leur tour, comme des cœurs périphériques, pour pousser le sang dans les veines. Nous verrons que la contractilité des capillaires ne saurait avoir ce rôle et qu'elle n'agit que pour régler les résistances au cours du sang dans les tissus, et modifier ainsi la rapidité de la circulation générale ou des circulations locales.

Pression du sang dans les capillaires ; sa décroissance rapide.

§ 234. — Il existe un écart énorme entre la pression du sang dans les artères et celle qu'on observe dans le système veineux. La pression artérielle présente parfois un excès de quinze à vingt centimètres de mercure sur celle du sang veineux qui est presque nulle. Un tel écart suppose que des résistances considérables ont gêné le cours du sang dans le système capillaire. Ces résistances, nous les connaissons; nous avons vu l'adhérence du sérum aux parois des vaisseaux immobiliser une partie de ce liquide et restreindre considérablement le champ libre où les globules peuvent passer.

Or, un obstacle placé sur le trajet d'un tube y produit un changement dans la répartition de la pression. On a vu qu'un tube également calibré présente, en vertu du mouvement du liquide, une décroissance de la pression, ou perte de charge, qui se fait régulièrement sur toute la longueur du tube; mais que si on pro-

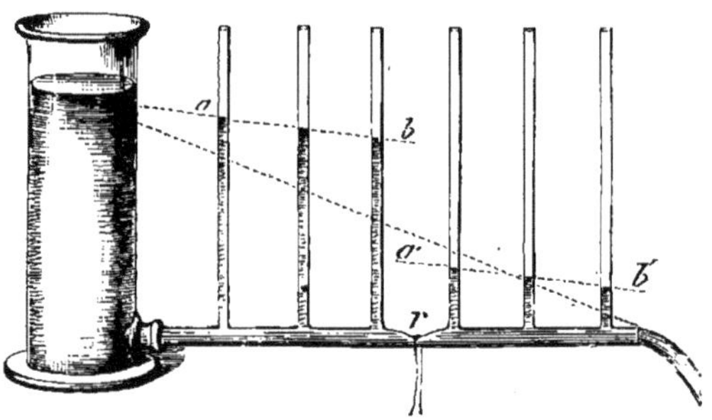

Fig. 199. Décroissance brusque de la pression dans un conduit au niveau d'un obstacle localisé en un point.

duit une constriction au milieu du tube, on voit soudainement la pression se modifier dans tous les piézomètres (fig. 199); ceux d'amont prennent un niveau élevé, ceux d'aval un niveau très bas.

Le même effet se produit dans la circulation du sang, en amont et en aval de l'obstacle que présentent les vaisseaux capillaires. La pression est forte dans les artères et n'y décroît que très lentement, du centre à la périphérie[1]; dans les veines, au contraire, la pression est très basse, car le sang qui y arrive avec peine s'en écoule très facilement pour revenir du côté du cœur.

Mais, tandis que dans l'expérience représentée figure 199, le siège de l'obstacle au cours du sang n'est qu'un étranglement local du tube où se fait l'écoulement, dans la circulation capillaire, la

1. La décroissance de la pression d'un bout à l'autre du système artériel est si faible, que Poiseuille a pu croire que toutes les artères avaient la même pression.

résistance au cours du sang se répartit sur une grande longueur de vaisseaux. De sorte que, pour figurer plus exactement les conditions hydrauliques du phénomène, il faudrait représenter, comme dans la figure 200, l'obstacle capillaire par un tube étroit C d'une

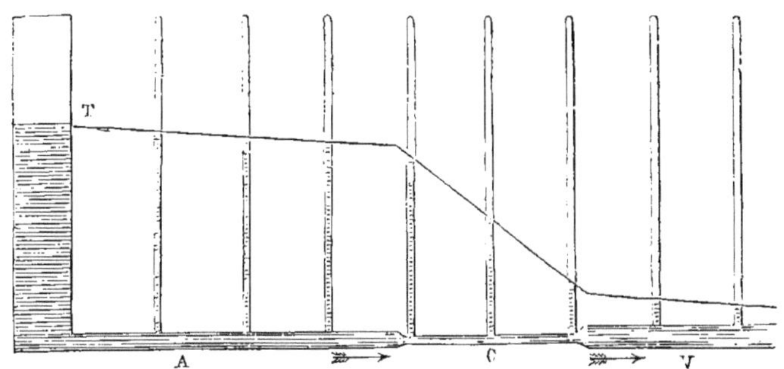

Fig. 200. Décroissance graduelle de la pression dans une partie étroite C, occupant une assez grande longueur d'un conduit.

certaine longueur, intermédiaire aux artères A et aux veines V. Dès lors, le niveau des piézomètres montrerait que, d'un bout à l'autre du système capillaire, la tension décroît plus brusquement que dans toutes les autres parties de l'arbre vasculaire.

Variations inverses de la pression du sang dans les capillaires artériels et veineux.

§ 235. — Comme le calibre des petits vaisseaux est susceptible de variations, la résistance au cours du sang change d'un moment à l'autre; il en résulte ce curieux phénomène, que la dilatation du système capillaire abaisse la pression dans les capillaires artériels, mais l'élève dans les capillaires veineux. La figure 201 montre, par une ligne ponctuée, les niveaux que prendraient les différents piézomètres si la partie capillaire C du tube venait à s'élargir. Inversement, un resserrement vasculaire aurait pour effet d'élever la pression dans les artères et les capillaires artériels, tandis qu'il la ferait baisser dans les veines et les capillaires veineux. En somme, de chaque côté de la partie moyenne du système capillaire s'observe déjà cet antagonisme qui est si prononcé entre la pression artérielle et la pression veineuse et qui résulte nécessairement de ce que toute rétention du sang dans les artères diminue la quantité de sang qui se trouve dans les veines[1].

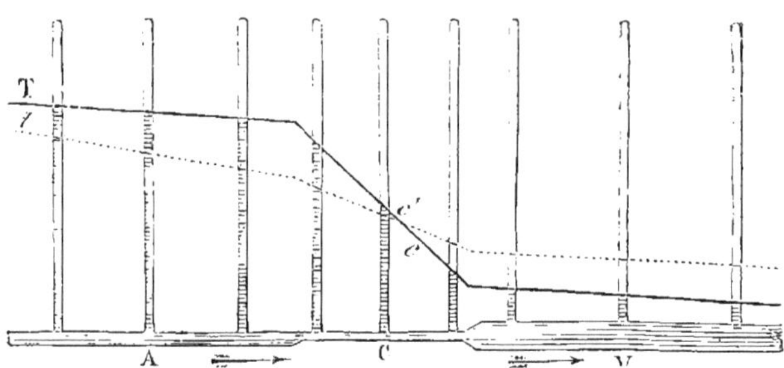

Fig. 201. Changements inverses de la pression dans les capillaires artériels et dans les capillaires veineux sous l'influence d'un resserrement ou d'une dilatation de ces vaisseaux.

Mesure de la pression du sang dans les vaisseaux capillaires.

§ 236. — Lorsqu'on appuie le doigt avec une certaine force sur un point de la peau, on provoque une pâleur locale qui s'efface bientôt, le sang rentrant dans les vaisseaux dès qu'on cesse de les comprimer. Cette pression extérieure a surmonté la pression intérieure du sang ; on conçoit donc que si on l'exerçait d'une manière graduelle, on arriverait à déterminer le degré de pression extérieure à partir duquel le sang est expulsé des petits vaisseaux. C'est ce qu'a fait Kries[2], au moyen d'une plaque de verre dont la

1. Deux causes différentes peuvent élever la pression dans les capillaires veineux. D'une part, un obstacle à l'écoulement du sang par les veines élève la pression dans ces vaisseaux jusqu'à ce qu'elle égale celle du sang dans les artères ; il y a alors équilibre de pression dans tous les vaisseaux en amont du point oblitéré. D'autre part, un relâchement des capillaires, amenant un accroissement de leur calibre, produit, comme nous venons de le dire, une élévation de la pression dans les capillaires veineux. Cela permet de comprendre comment l'œdème, c'est-à-dire l'exsudation du sérum sanguin à travers les parois des vaisseaux, peut se produire dans deux circonstances bien différentes : soit, après les compressions veineuses ; soit après le relâchement vasculaire qui se produit dans les tissus enflammés. De part et d'autre existe, en effet, une condition commune qui rend compte physiquement de ces exsudations, c'est la forte pression du sang contenu dans les capillaires veineux. Ces remarques trouveront leur application à propos des phénomènes pathologiques de la circulation.

2. Kries, *Ueber den Druck in den Blutcapillaren der menschlichen Haut.* (*Arbeiten aus den phys. Anstalt zu Leipzig*, 1875.)

transparence laissait voir la coloration de la peau sous-jacente. Kries chargeait de poids gradués la plaque comprimante, et dès qu'il voyait les téguments pâlir, arrêtait la compression. On pouvait alors considérer la contre-pression exercée sur la surface extérieure des vaisseaux comme légèrement supérieure à la pression du sang dans les capillaires. Connaissant la surface de la plaque de verre, soit un centimètre carré, on avait la valeur de la pression du sang dans les capillaires rapportée à l'unité de surface. Il est à peine nécessaire de faire ressortir les imperfections de cette méthode, dans laquelle on suppose que la plaque de verre n'éprouve d'autre résistance que la pression du sang à l'intérieur des vaisseaux.

Ch. Roy et Graham Brown[1], soumettant à une compression graduelle des membranes vasculaires placées dans le champ du microscope, ont vu que les plus petits capillaires devenaient exsangues les premiers et que les autres, ainsi que les artères afférentes, présentaient des pulsations et des saccades dans la progression du sang. Sous une pression plus forte, ces vaisseaux devenaient exsangues à leur tour. Ces résultats semblent prouver

1. Ch. Roy et Graham Brown (*Journ. of Physiology*, vol. II, n° 5, p. 323, juill. 1880) ont fait l'expérience dans les conditions suivantes : un cylindre métallique A (fig. 202) est fermé à sa partie inférieure par un disque de verre et à sa partie supérieure par une

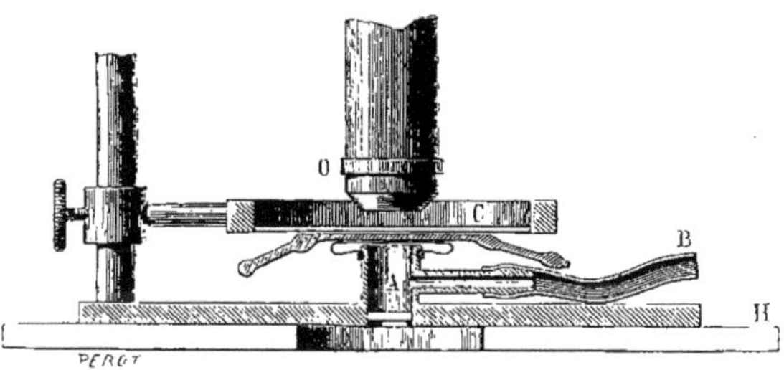

Fig. 202. Disposition adoptée par Roy et Graham Brown pour observer au microscope la circulation capillaire sous des pressions extérieures graduées.

membrane transparente recouverte d'une autre glace. Si on comprime de l'air dans le cylindre A au moyen de la tubulure B, la membrane se soulève et vient comprimer un tissu vasculaire qui repose à sa surface. Ce tissu s'applique contre une lame de verre C qui peut être placée à des niveaux différents, suivant l'épaisseur du tissu à examiner. On suit, grâce à l'objectif O, l'influence exercée sur le cours du sang dans les vaisseaux de la membrane soumise à une compression constante et on note à quelle pression la circulation disparaît successivement dans les capillaires, les veines et les artères.

qu'il est impossible d'assigner une valeur absolue à la pression du sang dans les capillaires, mais que la pression y varie suivant le volume des vaisseaux.

Vitesse du sang dans les capillaires.

§ 237. — Poiseuille[1] a déterminé, par de nombreuses expériences, les lois qui président à la vitesse du sang dans les capillaires et est arrivé à cette conclusion, que la vitesse y est proportionnelle à la pression du sang dans les artères. D'autres auteurs ont cherché à mesurer la valeur absolue de cette vitesse en observant la marche des globules dans les tissus placés sous le microscope.

Le courant des globules semble très rapide, mais il ne faut pas oublier que les espaces parcourus étant grandis en raison même du grossissement produit par l'instrument, la vitesse subit une amplification pareille. La valeur réelle de cette vitesse d'après Hales serait de 0mm28 par seconde, pour Weber de 0mm57, pour Valentin 0mm50. Mais ces valeurs ne correspondent qu'au mouvement de globules que l'on peut suivre isolément et qui, par conséquent, sont contenus dans les capillaires de petit calibre ; c'est donc à peu près la plus faible vitesse que le sang présente dans les

1. D'après Poiseuille (*Acad. des sc.*, *Mém. des Savants étrangers*, t. IX, 1846, p. 433), pour les tubes capillaires le débit en un temps donné est proportionnel à la pression. Cette loi n'est vraie que pour des tubes qui ont une certaine longueur. Or cette longueur n'est pas la même pour des tubes de différents diamètres. Si l'on diminue la longueur des tubes au-dessous de cette limite, les débits augmentent plus vite que la pression ; mais si l'on augmente la longueur des tubes, le débit diminue, il est vrai, mais reste toujours proportionnel à la pression. Quant à l'influence du diamètre des tubes, elle est telle, que les débits sont proportionnels à la quatrième puissance des diamètres. Ces lois ont été vérifiées par Arago, Babinet, Robert, Regnault.

Les lois du mouvement des liquides dans un tube unique ne sauraient être appliquées à la circulation du sang qu'en tenant compte de ce fait, que le système vasculaire se ramifie en même temps que ses branches diminuent de volume. Pour connaître les résistances que le sang éprouve à travers des capillaires de plus en plus fins, il faudrait donc savoir quel est le rapport des sections de deux branches émanant d'un tronc commun. Il n'est pas certain qu'une loi générale préside aux décroissances de section des ramifications vasculaires ; mais si les mesures prises sur les vaisseaux artériels pouvaient être transportées au système des artérioles et des capillaires, on devrait considérer que l'arbre vasculaire s'élargit beaucoup à mesure qu'il se ramifie. D'après Vierordt, l'aire d'une section faite au niveau des capillaires serait 800 fois plus large que celle de l'aorte, ce qui n'empêche pas, d'après les lois susdites, que la résistance à la circulation dans les capillaires soit beaucoup plus grande que dans l'aorte.

vaisseaux capillaires. Dans les capillaires de plus gros calibre, le torrent est si rapide que l'œil ne peut le suivre. Il n'y a donc pas, à proprement parler, de vitesse définie dans les vaisseaux capillaires, car le sang peut s'y mouvoir avec des rapidités très différentes.

Variations du mouvement du sang dans les capillaires.

§ 238. — A l'état normal, on observe au microscope que le mouvement du sang est sensiblement uniforme dans les petits vaisseaux; les saccades produites par l'impulsion du cœur s'éteignent avant d'arriver dans les capillaires. Cependant, quand le relâchement de leurs tuniques donne aux capillaires un diamètre plus grand, la pulsation du cœur s'y fait sentir, elle se retrouve même dans le système veineux où le phénomène du pouls a été observé. C'est ce que Cl. Bernard a constaté dans les vaisseaux des glandes sous-maxillaires dont on provoque la sécrétion en excitant la corde du tympan.

Des saccades et même des oscillations s'observent dans le mouvement des globules quand il existe un obstacle au cours du sang veineux. Hales et Spallanzani ont fort bien décrit ce genre de mouvements dont le mécanisme a été saisi mieux encore par Poiseuille. Un obstacle placé sur le trajet des veines retient dans ces vaisseaux le sang qui leur arrive par les capillaires et bientôt la tension veineuse s'élevant résiste à la pénétration de nouvelles quantités de sang. Aussi ne voit-on plus alors le sang progresser que pendant les systoles ventriculaires, d'où les saccades éprouvées par les globules. La tension veineuse croît toujours et bientôt elle est assez forte pour faire rétrograder les globules pendant les diastoles cardiaques; la rétrogradation est d'abord assez faible, les globules avancent à chaque systole plus qu'ils ne reculent à la diastole suivante, mais la progression s'atténue sans cesse et la rétrogradation s'accroît, si bien qu'à un moment donné les globules n'exécutent plus que des oscillations sur place, sans quitter le champ du microscope. Cela arrive quand la tension veineuse a acquis la même valeur que la tension moyenne des artères.

Lorsque, après un arrêt du cœur, la circulation se rétablit, le mouvement reparaît dans les petits vaisseaux en suivant en sens inverse la séric des phases qui vient d'être décrite. Dans les vaisseaux branchiaux de la salamandre, Poiseuille a vu que des oscillations se montrent d'abord, puis une progression saccadée, enfin il s'établit un courant continu et régulier.

La mort imminente, avec ralentissement du rythme du cœur, donne encore lieu au phénomène de la saccade dans le cours du sang à travers les capillaires. Ici, la cause est différente; c'est la rareté des systoles qui produit l'intermittence du mouvement. En effet, par suite du long intervalle qui sépare deux systoles consécutives, il se produit des variations très considérables dans la tension artérielle, § 118, et la marche des globules se ressent de ces variations.

Le cours du sang dans les capillaires présente parfois des *changements alternatifs de direction*. Cela s'observe dans les vaisseaux qui forment une communication entre deux artérioles ou entre deux veinules. Comme dans ces vaisseaux anastomotiques le sens du courant a lieu nécessairement de la pression la plus forte à la pression la plus faible, il est évident que toute influence qui modifiera la pression dans l'un des deux vaisseaux pourra changer le sens du mouvement dans le capillaire qui les fait communiquer entre eux.

Poiseuille a signalé encore des rétrogradations du sang lorsque le cœur s'arrête un instant : ainsi, lorsque la grenouille fait un effort pour se détacher de la plaque sur laquelle on l'a fixée avec des épingles. Ces rétrogradations se font sous l'influence de la réaction élastique des vaisseaux; elles indiquent que le sang trouve une autre issue plus facile à travers les capillaires d'autres régions.

Sauf de rares exceptions, la plupart des variations de la vitesse du sang que nous venons de passer en revue ont leur cause dans les changements de calibre des vaisseaux sous l'influence de la contractitité. Cette propriété des vaisseaux de petit calibre sera étudiée dans le chapitre prochain.

Signes extérieurs des variations de la circulation capillaire.

§ 239. — Les variations de la circulation capillaire sont très nombreuses. Suivant que les organes auxquels ils se distribuent fonctionnent ou sont en repos, ces vaisseaux se relâchent ou se resserrent; de là résultent des changements dans la quantité de sang contenue dans ces organes et dans la rapidité du courant. Pour les parties superficielles, la coloration des téguments renseigne à cet égard : la rougeur des tissus exprime que les capillaires y sont larges et que le sang y circule avec vitesse; la pâleur exprime un resserrement des vaisseaux et une circulation ralentie.

La température élevée des parties superficielles indique également une grande rapidité de leur circulation vasculaire; leur refroidissement annonce une circulation lente et des vaisseaux resserrés. Nous exposerons longuement ces rapports entre la température et l'état de la circulation qui fournissent au médecin des signes précieux. Mais comme un grand nombre de circonstances influent sur les changements de coloration et de température des tissus, on ne peut tirer de ces signes que des indications approximatives de l'état de la circulation capillaire; il est un autre caractère, plus important à cause de la précision avec laquelle on peut le mesurer, nous voulons parler des changements de volume que les organes éprouvent suivant le diamètre de leurs vaisseaux.

Changements de volume des organes sous l'influence des variations de la circulation capillaire.

§ 240. — Les injections anatomiques ont montré que la plus grande partie du parenchyme organique est formée de vaisseaux; on conçoit donc qu'un changement de calibre, même léger, de chacun des capillaires d'un organe amène un notable changement dans le volume total de celui-ci.

La perfection avec laquelle on mesure les changements de volume de tout organe susceptible d'être introduit dans un appareil à déplacement, § 127, donne une grande rigueur à l'estimation volumétrique des variations de la circulation capillaire. C'est ainsi qu'on apprécie le mieux les resserrements ou les relâchements qui succèdent à l'excitation des vaisseaux ou de leurs nerfs; aussi aurons-nous souvent à parler de l'emploi des appareils à déplacement à propos de la contractilité des capillaires et de l'action des nerfs vaso-moteurs.

C'est à Mosso[1] qu'on doit surtout l'emploi de la méthode volumétrique pour étudier l'état des petits vaisseaux. Ce physiologiste a placé dans un vase rempli d'huile des organes isolés, rein, foie, etc., qu'il soumettait à la circulation artificielle et a vu l'influence de la pression du sang, augmentée ou diminuée, produire des augmentations ou des diminutions de volume des organes immergés. Ces changements étaient appréciés par le déversement de l'huile hors du vase, quand l'organe se gonflait; par la rentrée de l'huile, quand l'organe diminuait de volume. Appliquant à

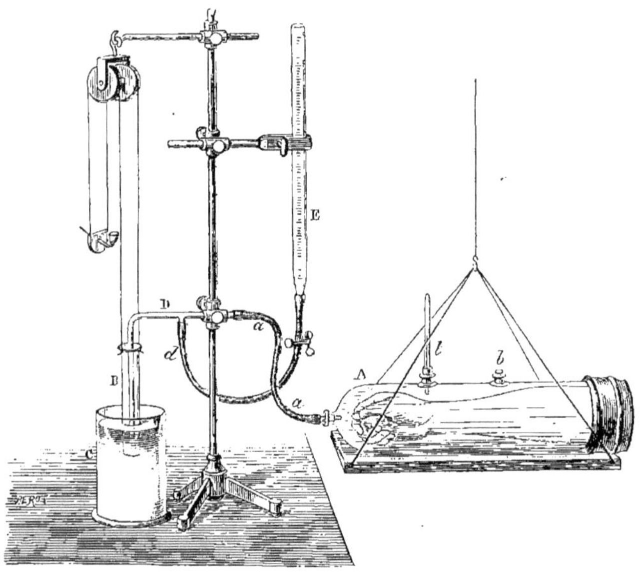

Fig. 203. Pléthysmographe de Mosso.

l'homme cette méthode, Mosso a construit, sous le nom de *pléthysmographe*[2], un instrument assez analogue à ceux de Buisson, de Chelius et de Fick, mais dont la destination était de mesurer les variations de volume, lentes et très prononcées, qui dépendent, soit des changements de la pression du sang dans les

1. *Sopra alcune nuove proprieta delle pareti dei vasi sanguigni.* (*Ricerche di fisiologia e farmacologia sperimentale.*) Torino, 1875.

2. A. Mosso. *Sopra un nuovo metodo per scrivere i movimenti dei vasi sanguigni nell'uomo.* (*Reale Acad. delle scienze di Torino*, vol. XI, 14 nov. 1875.)

vaisseaux, soit de l'état de contraction ou de relâchement de leurs parois.

Le pléthysmographe ne donnait pas l'indication des variations brusques de la pression du sang produites par l'action du cœur, mais il traduisait, avec leur valeur absolue, les variations du volume de sang contenu dans le membre immergé[1].

C'est avec raison que Mosso a combattu l'opinion de Basch[2] qui croyait pouvoir mesurer d'après le volume des organes la pression du sang dans les vaisseaux ; en effet, ce ne sont pas seulement des variations passives qu'éprouvent les vaisseaux : ils ne changent pas seulement de volume parce que la pression plus ou moins forte du sang les distend plus ou moins, mais ils changent aussi par leur activité propre : par le relâchement ou le resserrement de leurs parois, de sorte que les variations de volume des organes dépendent de ces deux sortes d'influences combinées.

Pouls des organes.

§ 241. — Au moyen de l'appareil imaginé par Buisson, modifié par François-Franck et Mosso, § 127, on inscrit, avons-nous dit, les variations de volume d'un membre sous l'influence de l'action cardiaque ; c'est ce que l'on pourrait appeler *le pouls des organes*. Or, ces variations renseignent parfois assez bien sur la

1. Le pléthysmographe de Mosso (fig. 203) est formé d'un manchon de verre où le bras est enfermé, comme dans les appareils précédemment décrits, § 127. L'eau qui est versée dans ce manchon communique avec un tube qui plonge dans une éprouvette de verre suspendue à deux fils réfléchis sur une poulie avec un contrepoids. L'éprouvette, plus lourde que le contrepoids, plonge en partie dans un réservoir de liquide et surnage par sa légèreté spécifique. Suivant que les changements de volume du bras font déverser de l'eau dans l'éprouvette, ou laissent l'eau rentrer dans le manchon, l'éprouvette plonge dans le liquide ou en émerge. Une plume adaptée au contrepoids trace les déplacements, c'est-à-dire les variations du volume du bras.

En graduant avec soin la densité du liquide dans lequel baigne l'éprouvette, Mosso rendait les indications de l'instrument proportionnelles au volume de l'eau déplacée.

Bowditch (*A new form of Plethysmograph.* (*Proceeding of the american Academy*, 14 may 1879.) a proposé une autre disposition dans laquelle l'éprouvette, suspendue par un long ressort-boudin, monterait ou descendrait, suivant le poids du liquide déversé qu'elle renfermerait.

Je crois qu'on pourrait avantageusement adapter au pléthysmographe la disposition que j'ai proposée pour mesurer les quantités de volume déversées. (*Méthode graph.*, p. 219. et *Trav lab.*, t. IV).

2. Basch. *Die volumetrische Bestimmung des Blutdruck am Menschen.* Wien. med. Jahrb. 1876, 4.

manière dont s'effectue la circulation capillaire. Les saccades et les oscillations qu'on observe au microscope dans la circulation capillaire, quand il existe un obstacle au retour du sang veineux, sont traduites par les changements de volume de l'organe immergé.

Supprimons par la compression des veines du bras le retour du sang, nous voyons (figure 204) que le membre augmente

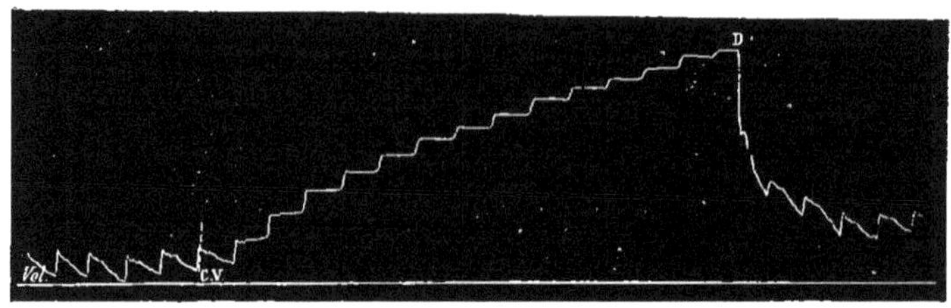

Fig. 204. Inscription des changements saccadés de volume d'un membre après la ligature veineuse, d'après François-Franck.

d'abord continuellement de volume, mais ce gonflement se fait par saccades, il a des renforcements systoliques, absolument comme le cours du sang dont il traduit fidèlement les phases. Quand on poursuit l'expérience, on voit que les changements de volume deviennent intermittents : ils n'ont lieu que pendant les systoles du cœur, après quoi le tracé présente une ligne horizontale exprimant qu'il ne pénètre plus de sang dans les vaisseaux. A une phase plus avancée, lorsque la main est arrivée à un degré de distension plus considérable, les changements de volume prennent un caractère oscillant; la main se gonfle et se dégonfle alternativement. Or, comme l'issue du sang par les veines est rendue impossible, c'est par les artères que s'échappe en rétrogradant le sang qui à chaque systole a pénétré dans les vaisseaux. Ce phénomène correspond à la phase où les capillaires présentent au microscope l'oscillation des globules, § 238.

Différences que présente le pouls des organes suivant l'état de la circulation capillaire.

§ 242. — Les tracés du pouls des organes que nous avons représentés ci-dessus (fig. 100, 101, 102) ressemblent à peu près parfaitement au pouls des artères; dans la plupart des cas, il serait très difficile de distinguer un tracé du pouls radial de celui que donne le changement de volume de l'avant-bras et de la main. Mais, d'autres fois, le pouls des organes a une forme différente de celui des artères afférentes. Mosso en a donné des types fort curieux. Pour lui, le pouls des organes présenterait parfois un rebondissement dans l'ascension (type anacrote des auteurs allemands); il donne à cette forme le nom de *tricuspidale*, parce que l'onde de dicrotisme arrive comme troisième inflexion de la courbe; ce type s'obtiendrait dans le cas de relâchement des vaisseaux, il disparaîtrait dès que les capillaires se resserrent.

La figure 205, empruntée au travail de Mosso[1], montre au commencement du tracé le pouls rebondissant dans l'ascension; les pulsations étaient amples alors, le niveau général en était élevé, ce qui correspondait à un volume assez grand de l'organe immergé.

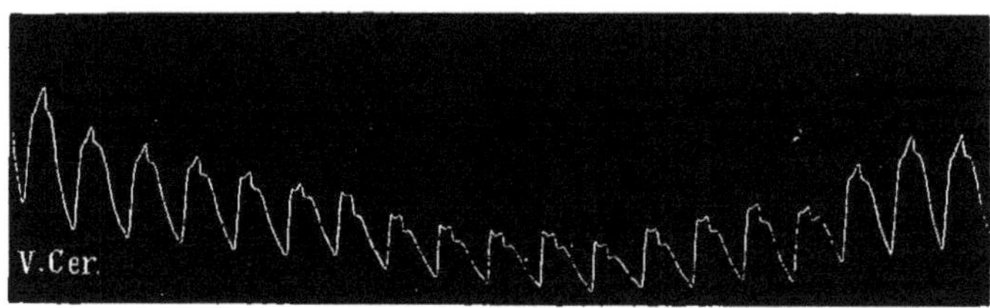

Fig. 205. Modification du pouls cérébral par une contraction des vaisseaux sanguins (d'après Mosso).

Au milieu du tracé, la ligne d'ensemble s'abaisse : l'organe est devenu plus petit; en même temps, le sommet du pouls passe au début de la pulsation et domine les ondulations; celles-ci se trouvent alors dans la phase de descente, comme dans le pouls normal. A la fin du tracé, un nouveau relâchement des vaisseaux rend au pouls sa forme tricuspidale.

Cette forme qu'on n'observait pas avec un sphygmographe appliqué sur l'artère afférente a fait penser à Mosso que le sphygmographe altérait la forme des tracés; mais il est très naturel que le pouls des organes diffère du pouls de leurs artères, il semble même facile d'expliquer la forme qu'il prend quand les capillaires sont relâchés.

En effet, si nous cherchons la signification du pouls *rebondissant dans l'ascension*, nous voyons qu'il signifie pénétration

1. Mosso, *Sulla circolazione del sangue nel cervello dell' uomo*, p. 18.

saccadée du sang. Quand on l'observe dans les artères, il tient à ce que la systole ventriculaire s'exerce facilement d'abord, puis lentement vers la fin, § 168. Dans les organes, le pouls saccadé semble exprimer qu'après la réplétion des artères il s'en produit une autre, celle des capillaires, plus tardive et plus lente, parce qu'il faut un certain temps pour que l'ondée sanguine remplisse et distende les petits vaisseaux relâchés.

La disparition de cette forme, quand les vaisseaux se resserrent, paraît signifier que les capillaires ne subissent plus sensiblement l'expansion due à la systole du cœur, et que le pouls de l'organe tient alors, à peu près exclusivement, aux pulsations de ses artères.

CHAPITRE XXIII.

CONTRACTILITÉ DES VAISSEAUX CAPILLAIRES.

Démonstration de la contractilité des capillaires au moyen du microscope. — Comparaison de la contraction des vaisseaux capillaires avec celle des muscles striés. — Contractions rythmiques des petits vaisseaux. — Signes extérieurs de la contraction et du relâchement des capillaires. — Tout changement provoqué du diamètre des vaisseaux crée une tendance au changement inverse. — De la contractilité vasculaire étudiée sur des organes isolés et soumis à la circulation artificielle.

L'ancienne médecine invoquait souvent la contractilité des capillaires pour expliquer les troubles locaux de la circulation; Bordeu et Cullen en admettent l'existence, mais en même temps lui attribuent à tort une action propulsive destinée à accélérer le mouvement du sang du côté des veines. Haller avait vu les vaisseaux se rétrécir sous l'influence du froid, mais c'était pour lui un effet physique du froid qui resserre tous les corps[1]. Hales[2], voyant que les injections d'eau chaude pénètrent dans les vaisseaux plus facilement que celles d'eau froide, explique ce fait en admettant un relâchement des vaisseaux par la chaleur et une contraction par le froid. Cet auteur a essayé l'action qu'exercent sur la contraction vasculaire différentes substances injectées par les artères; ainsi il a vu qu'une décoction de quinquina passait quatre fois plus lentement que l'eau pure. D'autre part, Ch. Bell fut dans l'impossibilité d'injecter les vaisseaux d'une tortue récemment tuée, tandis qu'il réussit facilement quelques heures plus tard. La contractilité vasculaire survit parfois assez longtemps à la mort de l'individu. Vulpian[3] l'a constatée, plus de vingt-quatre heures après la mort, sur le foie et le rein de différents animaux.

1. Haller, *Mémoire sur la circulation*, p. 148.
2. Hales, *Hémostatique*, p. 99.
3. A. Vulpian, *Recherches expérimentales sur la contractilité des vaisseaux du foie, des reins et des uretères, et sur la durée de la contractilité du cœur après la mort.* (Soc. de biol., 1858.)

La contraction des vaisseaux est en lutte avec la pression du sang, de sorte que, si les vaisseaux se relâchent, la pression les distendra. Il n'y a donc pas lieu d'admettre une force spéciale pour dilater les petits vaisseaux. Une telle force de dilatation serait aussi inexplicable qu'une diastole active pour les cavités du cœur.

Démonstration de la contractilité des capillaires au moyen du microscope.

§ 243. — Sur les membranes vasculaires, on voit souvent des changements de calibre des petits vaisseaux; certains agents chimiques provoquent le resserrement, d'autres la dilatation des capillaires. Ordinairement, on observe d'abord la contraction; le relâchement vient ensuite. Des excitants trop forts, par exemple, des solutions très concentrées des substances actives, semblent produire comme premier effet le relâchement. Henle pensait que la dilatation des vaisseaux est le résultat de leur paralysie par épuisement ou fatigue de la contractilité; cette théorie a eu beaucoup de retentissement et garde encore de la valeur, malgré la découverte des nerfs qui président au relâchement des vaisseaux.

En effet, lorsqu'on voit qu'une excitation faible produit le resserrement des vaisseaux, et que la même espèce d'excitation, si elle est plus forte ou plus prolongée, en amène le relâchement, il est difficile de ne pas rapprocher ce phénomène de l'épuisement ou de la fatigue. Henle a montré aussi qu'une même substance qui produit sur les capillaires les plus fins un relâchement primaire amène seulement la contraction de branches plus volumineuses.

§ 244. On a longtemps refusé aux capillaires du plus petit calibre la propriété de se contracter ; l'endothélium hyalin auquel se réduisent leurs parois ne semblait pas devoir jouir des propriétés des fibres-cellules qui constituent dans les vaisseaux de plus gros calibre l'élément contractile. Cependant on voyait les capillaires les plus fins changer de diamètre : tel d'entre eux, tout à l'heure invisible parce qu'il ne pouvait laisser passer un globule de sang, s'élargissait et livrait passage à une circulation rapide et abondante ; tel autre, où la circulation était visible, se resserrait et disparaissait en quelques instants. Pour expliquer ces changements de calibre sans accorder la contractilité aux plus fins capillaires, on disait que ces changements étaient passifs et provenaient de ce que les vaisseaux situés en amont et doués, eux, de contractilité, leur laissaient arriver le sang avec une pression moins forte.

Aujourd'hui on ne saurait refuser la contractilité même aux capillaires les plus ténus. Stricker[1] en Allemagne, Rouget en France[2], ont mis hors de doute l'existence de cette contractilité, en montrant que de véritables étranglements locaux peuvent se

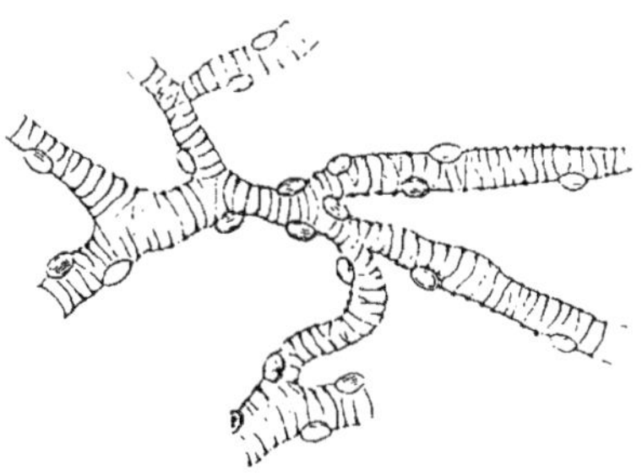

Fig. 206. Capillaires de la membrane capsulo-pupillaire d'un embryon de mouton, observés à l'état frais dans l'humeur vitrée, après une excitation mécanique des vaisseaux. Au niveau des parties contractées, les cellules font une saillie prononcée à la surface des vaisseaux (d'après Ch. Rouget).

produire sur le trajet des plus petits capillaires. A l'extérieur et à l'intérieur du vaisseau resserré (fig. 206) apparaissent des dentelures formées par le relief des cellules contractiles qui enveloppent de leur réseau le tube endothélial ; cette couche fait suite à la tunique contractile des artères[3].

Ainsi, la même propriété s'observe dans tous les petits vaisseaux, se continuant d'une part avec la contractilité que J. Hunter a le premier démontrée dans le système artériel et d'autre part avec la contractilité veineuse dont nous parlerons bientôt. Rien ne paraît différencier, au point de vue fonctionnel, les vaisseaux de différents calibres.

1. Stricker, *Sitz. d. K. Wiener Akad. d. Wissenschaft.* Bd. LI. 1865.
2. Rouget (*Comptes rendus de l'Acad. des sciences*, 5 mars 1879.)
3. Voir, pour l'historique de ces questions, François Franck (*Gaz. hebd.*, 1879).

Comparaison de la contraction des vaisseaux capillaires avec celle des muscles striés.

§ 245. — Henle, rassemblant les résultats d'expériences faites par différents physiologistes, a tracé les principaux caractères de la contractilité des capillaires. Leur contraction, pareille à celle des muscles de la vie organique animés par le grand sympathique, ne se produit qu'un certain temps après l'excitation et persiste longtemps après que l'excitation a cessé.

La différence entre la contractilité des vaisseaux et celle des muscles striés paraît, au premier abord, considérable; mais elle s'efface quand on considère que, suivant le tissu où on l'observe, la contractilité présente tous les degrés de brusquerie ou de lenteur. La période d'excitation latente présente aussi, dans sa durée, des variations correspondantes.

Déjà, à propos de l'action musculaire du cœur, j'ai essayé de prouver que chaque systole ventriculaire est une secousse trente ou quarante fois plus longue que celle d'un muscle strié, et précédée d'une période d'excitation latente fort longue également, § 13. La contraction vasculaire, et celle d'autres tissus, procéderaient par secousses plus longues encore que celles du cœur et précédées d'un temps perdu beaucoup plus long, puisqu'il dure souvent plusieurs secondes.

L'analogie de la contractilité vasculaire avec celle du cœur et des autres muscles se révèle encore par un autre caractère : la discontinuité. De sorte que les parois des vaisseaux exécuteraient des *secousses* successives produisant des alternatives de resserrement et de relâchement.

Contractions rythmiques des petits vaisseaux.

§ 246. — Spallanzani[1] a vu, après l'excision du cœur, des contractions rythmiques se produire dans les vaisseaux d'une salamandre ; Schiff[2] a signalé des alternatives de dilatation et de

1. Spallanzani, *Expériences sur la circulation*, p. 357.
2. Schiff, *Arch. f. physiol. Heilkunde*, 1854.

resserrement des artères dans l'oreille du lapin ; Callenfels[1] n'a pas observé de périodicité régulière dans ces mouvements qui durent une minute et même davantage ; Riegel[2] a vu des mouvements du même genre dans les vaisseaux du mésentère de la grenouille ; Wharton-Jones, dans ceux de l'aile de la chauve-souris.

Certains physiologistes ont attribué à ces mouvements un caractère de péristalticité qui leur donnerait une action propulsive sur le sang. C'est toujours la réapparition de cette idée maintes fois combattue : que le cœur ne suffit pas à pousser le sang à travers les capillaires. Donders, Milne Edwards[3] et beaucoup d'autres physiologistes ont montré que la contraction des capillaires ne peut avoir pour effet que de retarder le cours du sang.

§ 247. — *Contractions rythmiques des capillaires se traduisant par des oscillations de la pression artérielle.* — Traube, sur le chien et le chat, Mayer, sur le lapin[4], ont signalé des variations onduleuses

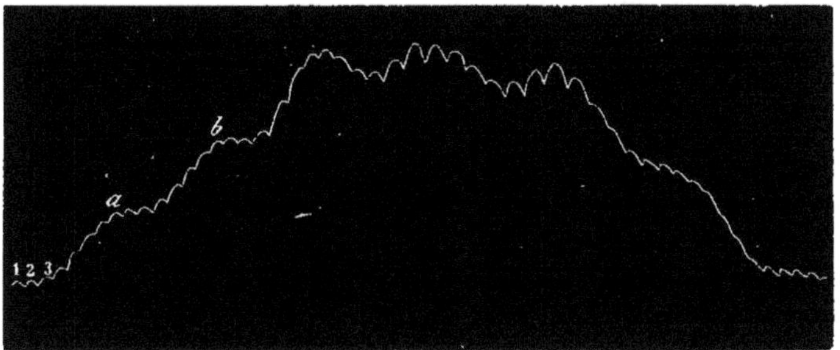

Fig. 207. Grande oscillation de la pression manométrique d'une artère d'un chat sous l'influence d'une contraction vasculaire suivie de relâchement. Avec cette large ondulation interfèrent les oscillations respiratoires de la pression *a*, *b*, etc, et les oscillations plus fréquentes encore dues à l'action du cœur, 1, 2, 3, etc.

de la pression artérielle, variations dont la périodicité est indépendante de la respiration et ne s'accompagne pas de changements de fréquence des pulsations du cœur. Ces oscillations (fig. 207) disparaîtraient quand on coupe la moelle, ce qui semble les rattacher à une action des centres nerveux sur les vaisseaux. Nusbaum[5] les a vues, au contraire, paraître après la destruction

1. Callenfels, *Zeitsch. f. rat. Med.*, 1855.
2. Riegel, *Pflüger's Arch.* t. IV, p. 350 et 428.
3. Milne Edwards, *Physiol. et Anat. comparées*, t. IV, p. 218.
4. Mayer, *Wiener Acad.*, t. XXIV. 1876.
5. Nusbaum, *Rev. des sc. méd.*, 1876, t. II, p. 2.

de la moelle et des centres nerveux, et Huizinga[1] les croit indépendantes de la moelle. La figure 208, empruntée à Mosso, montre des oscillations de la pression dans la carotide d'un chien, sous l'influence de contractions rythmiques des capillaires.

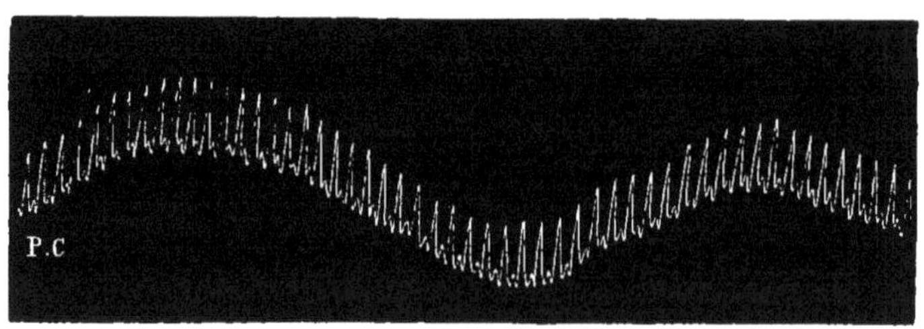

Fig. 208. Ondulations de la pression du sang dans l'artère carotide du chien.

Sans rechercher ici le rapport de ce rythme vasculaire avec les influences nerveuses, bornons-nous à noter la discontinuité de l'action des muscles des vaisseaux, caractère qui les rapproche du cœur et des autres muscles.

Signes extérieurs de la contraction et du relâchement des capillaires.

§ 248. — Nous avons signalé, dans le précédent chapitre, les renseignements que fournissent, sur la circulation capillaire, la rougeur et la paleur des parties superficielles, leur température élevée ou basse; le volume plus ou moins grand des organes. Ces différents signes permettent d'étudier sur l'animal et sur l'homme l'effet des différents agents qui font contracter ou relâcher les vaisseaux. Comme ces influences sont très importantes à connaître pour le physiologiste et pour le médecin, nous les exposerons avec les détails nécessaires.

§ 249.— *Influence de la chaleur et du froid.*— Appliquons sur une région de la peau un corps métallique chauffé à 50° ou 60° cent. et laissons le contact durer un instant; une tache rouge, occupant tous les points qui ont été soumis à l'échauffement, montrera que

1. Huizinga, *Pflüger's Arch.*, B. XI, s. 207.

les vaisseaux de cette région ont été relâchés par la chaleur. Refroidissons, au voisinage de zéro, le corps qui sera appliqué sur les téguments, une tache blanche occupant la surface refroidie révélera qu'il s'y est produit un resserrement vasculaire. L'action de la chaleur et du froid agit sans cesse pour modifier le cours du sang dans les petits vaisseaux, nous en montrerons plus loin les effets.

§ 250. — *Effets d'excitations traumatiques plus ou moins fortes sur la contractilité des vaisseaux capillaires*[1].

1° Une excitation modérée, portée sur un point des téguments, y produit la contraction des vaisseaux.

Expérience. — Si l'on opère sur le dos de la main, par exemple, et qu'on frotte un corps mousse sur la peau, au bout de vingt ou trente secondes, d'ordinaire, apparaît une ligne pâle sur le trajet de l'instrument. Cette ligne est due à la contraction des vaisseaux touchés qui, devenus moins perméables au sang, rendent la coloration des téguments plus pâle; elle persiste pendant un certain temps. Le retard de l'apparition de ce phénomène, sa persistance après que l'excitation a cessé, justifient l'opinion de Henle et le rattachent aux autres effets de la contractilité qui dépend du grand sympathique : à la contraction de l'intestin, par exemple.

2° Une excitation trop forte épuise la contractilité des vaisseaux et en amène le relâchement.

Expérience. — Dans les mêmes conditions que tout à l'heure, si l'instrument contondant a été appuyé avec plus de force, au lieu d'une ligne pâle, apparaît une ligne rouge qui semble due à la paralysie des vaisseaux; ceux-ci, ayant été trop excités, se laissent distendre par la pression du sang. Sur les côtés de la ligne rouge se voient deux lisérés blancs correspondant aux parties qui, situées en dehors du maximum d'action de l'instrument, n'ont été excitées que juste assez pour qu'elles puissent réagir. Ces faits confirment encore l'opinion de Henle et semblent démontrer l'épuisement de la contractilité par une sorte de fatigue des muscles vasculaires.

1. Marey, *Mémoire sur la contractilité vasculaire.* (*Ann. des sciences nat.*, 4e série, t. IX, cahier 2, 1858.)

3° L'*accoutumance* aux excitations rend la contractilité vasculaire plus difficile à épuiser.

Tout muscle habitué à un travail considérable acquiert une énergie plus grande. L'analogie conduit donc à supposer que, pour les vaisseaux aussi, la force contractile s'accroîtra si elle est souvent mise en jeu et que leur tissu contractile, devenu plus puissant, résistera davantage aux excitants et s'épuisera moins vite. On peut s'en convaincre en répétant comparativement les expériences précédentes sur deux tissus, dont l'un est soumis d'une manière habituelle aux agents traumatiques et dont l'autre est abrité contre ces agents.

Expérience. — Si l'on opère comparativement sur deux points des téguments, dont l'un (comme l'épigastre) est abrité par les vêtements contre les contacts extérieurs, et l'autre (comme la main) y est souvent exposé, on voit qu'en frottant dans les deux cas avec la même force, on obtient, à l'épigastre la ligne rouge, signe d'épuisement de la contractilité, et à la main la ligne pâle, c'est-à-dire la contraction mise en jeu. Cette différence d'effets prouve l'existence de l'accoutumance aux excitations traumatiques.

Cette interprétation s'applique à beaucoup d'autres faits du même genre. Ainsi, on peut expliquer par une plus grande puissance de la contractilité vasculaire, que le pied s'accoutume aux marches forcées, la main au maniement de durs outils, etc., tandis que ces organes, aux premières marches ou aux premiers travaux, se gonflaient, rougissaient et devenaient brûlants, signes évidents d'une circulation rapide liée au relâchement de leurs vaisseaux.

Tout changement provoqué du diamètre des vaisseaux crée une tendance au changement inverse.

§ 251. — Quand on provoque un resserrement des vaisseaux et que la cause de ce resserrement cesse d'agir, il se produit un relâchement vasculaire, et à la pâleur succède une rougeur du tissu. Le phénomène inverse s'observe également, quoique à un degré moindre, quand c'est la dilatation des vaisseaux qui s'est produite la première. Ces faits étaient déjà connus de J. Hunter qui avait trouvé que les vaisseaux dilatés sont plus sensibles que les autres aux agents de contraction.

D'après la théorie de Henle, il est assez naturel d'expliquer par l'épuisement des vaisseaux longtemps resserrés la dilatation secondaire; ainsi, après un bain froid, la rougeur qu'on a appelée *réaction* peut s'expliquer de cette manière. Mais quand la chaleur a provoqué un relâchement des vaisseaux, comment se produit-il un resserrement consécutif? Le fait est pourtant bien réel : les verriers, les fondeurs, les cuisiniers, quand ils ne sont plus exposés au rayonnement de leurs fourneaux, sont plus pâles que les autres hommes; les chapeliers qui plongent les bras dans des cuves d'eau très chaude ont ensuite les mains plus décolorées. Enfin, les médecins traitent par des fomentations chaudes certaines rougeurs chroniques de la peau.

§ 252. — Ce n'est pas seulement les changements de température qui donnent lieu à des effets consécutifs de sens inverse; les autres excitants se comportent de même, quoique à un degré moins prononcé peut-être. L'observation suivante, due à J. Lister, montre un cas de contraction secondaire des vaisseaux après une dilatation par cause traumatique.

Une suture serrée pratiquée sur la peau d'un opéré avait donné naissance à une rougeur qui persistait depuis trois jours; dès qu'on eut enlevé les épingles, la rougeur fit place à une pâleur de la peau.

Ce fait semble pouvoir s'expliquer de la manière suivante : les tissus traversés par les épingles et soumis à une cause d'épuisement traumatique de la contractilité des vaisseaux ont acquis, par *l'accoutumance*, une force contractile plus grande qu'à l'état normal; il en est résulté, au moment où l'influence traumatique a été supprimée, une contraction des vaisseaux plus forte qu'à l'état normal, d'où suivit la pâleur des téguments dans ces points. La cessation brusque de la cause de relâchement vasculaire est venue mettre en évidence l'accroissement de la force contractile des vaisseaux.

§ 253. — Si nous chassons le sang d'un organe, au moyen d'une pression extérieure, cet organe rougira fortement et se gonflera par un afflux considérable de sang dès que la compression aura cessé. Quand on plonge la main dans une cuve à mercure et qu'on l'y maintient pendant quelques minutes, au moment où on la retire, on la voit rougir et se gonfler d'une manière évidente[1].

L'expérience est plus concluante encore lorsqu'on l'exécute au moyen d'un appareil spécial que j'ai fait construire il y a une vingtaine d'années. C'est une caisse vitrée dans laquelle on introduit la main ou l'avant-bras, afin de les soumettre à l'action de l'air comprimé à différents degrés[2]. A mesure que s'élève la pression de l'air autour du membre, on voit celui-ci pâlir et diminuer de volume. Quand la pression atteint 15 à 20 centimètres de mercure, la main est pâle comme celle d'un cadavre; le patient y éprouve des fourmillements et des troubles de la sensibilité. Aussitôt que la pression est diminuée, et même avant qu'elle soit retombée à sa valeur normale, la main rougit subitement et le patient éprouve une forte sensation de chaleur au moment où le sang rentre dans les tissus décomprimés. La rougeur consécutive est d'autant plus intense que la compression a été plus forte et plus prolongée.

Pendant toute la durée de la compression, l'air, pressant élastiquement et dans tous les sens la surface des tissus, ne produisait aucune excitation traumatique. La neutralisation partielle de la pression du sang par une contre-pression extérieure semble la seule cause à invoquer pour expliquer l'affaiblissement de la contractilité vasculaire; celle-ci paraît s'être atténuée comme pour s'adapter à l'affaiblissement de la pression du sang qu'elle avait à soutenir.

Dans les conditions physiologiques, les vaisseaux des organes sont soumis à une certaine pression extérieure pour laquelle leur force contractile semble réglée. Ouvre-t-on l'abdomen d'un animal, aussitôt le sang afflue dans les vaisseaux de l'intestin, et la pression générale baisse notablement, comme par l'effet d'une ventouse qui détournerait de la circulation générale une grande quantité

1. Il faut, dans les temps froids, chauffer un peu le mercure de la cuve, sans quoi, la conductibilité fort grande de ce métal pour la chaleur amènerait bien vite un refroidissement intolérable, ou tout au moins compliquerait l'expérience des effets du froid sur la contractilité vasculaire.

2. Cette caisse métallique porte, en haut, une glace pour laisser voir ce qui se passe à l'intérieur. Une ouverture latérale laisse passer la main; elle est munie d'un manchon de caoutchouc doublé de taffetas qui forme une clôture autoclave autour du bras. Un point d'appui solide maintient le coude en arrière. Enfin, on comprime l'air dans la caisse au moyen d'une pompe foulante ou d'une trompe. (Pour les détails de l'instrument, voir *Trav. lab.*, t. II, p. 313.)

de sang. Cela tient à ce que, dans les vaisseaux intra-abdominaux, toujours soumis à une pression positive, la pression du sang est, à l'état normal, toujours partiellement contre-balancée par la pression extérieure.

La circulation des viscères s'adapte aux modifications graduelles que subit la pression dans les cavités splanchniques. Ainsi, des kystes volumineux ne semblent pas, dans leur développement lent, compromettre la circulation de ces organes. Vient-on à évacuer brusquement le contenu de ces kystes, des congestions violentes se produisent parfois dans les viscères, témoignant d'une force contractile insuffisante des vaisseaux de ces organes. Cette diminution de la contractilité vasculaire a été acquise par une adaptation lente des vaisseaux aux conditions de pression auxquelles ils étaient soumis.

§ 254. — Les changements de la pression du sang à l'intérieur des vaisseaux en modifient le diamètre; mais, dès que la pression reprend sa valeur normale, il se produit une variation de sens inverse dans le diamètre vasculaire.

On sait que la pesanteur produit dans les différentes parties du corps des variations de la pression du sang; la contraction des vaisseaux prend alors des valeurs inégales, pour compenser ces influences perturbatrices. La pesanteur élève la pression du sang dans les parties déclives et l'abaisse dans les parties élevées. Un homme de $1^{m},80$ de taille, se tenant debout, a dans les vaisseaux des pieds et dans ceux de la tête des pressions très différentes : l'écart entre ces pressions est égal au poids d'une colonne de sang de $1^{m},80$ de hauteur, soit 0,13 centimètres de mercure, ce qui constitue environ les deux tiers de la pression totale du sang artériel. Si les vaisseaux de la tête et ceux des pieds réagissaient avec la même force contre des pressions intérieures si inégales, on verrait la circulation de la tête très diminuée dans l'attitude verticale, les vaisseaux de cette région se resserrant et n'admettant à leur intérieur qu'une faible quantité de sang; d'autre part, les vaisseaux des pieds, trop faibles pour soutenir la forte pression qu'ils reçoivent, se dilateraient et seraient le siège d'une circulation exagérée. S'il n'en est point ainsi, c'est que les inégalités de pression auxquelles nos organes sont habituellement soumis sont neutralisées par une inégalité compensatrice de la force contractile de leurs vaisseaux.

Mais cette contractilité inégale n'est point répartie d'une manière définitive dans les vaisseaux de chacun de nos organes. Aucun d'eux n'ayant, en permanence, le même degré de déclivité, la force contractile de ses vaisseaux varie et s'adapte, au bout d'un temps variable, à la pression intérieure du sang.

Tous les médecins connaissent les troubles circulatoires qui se produisent sur les sujets qui sont restés au lit pendant longtemps lorsqu'on leur fait prendre, sans transition, l'attitude verticale. Chez ces sujets les jambes rougissent, se gonflent et deviennent très chaudes, tandis que la face pâlit et que l'anémie cérébrale peut aller jusqu'à la syncope. Cela tient à ce que la force contractile des vaisseaux s'est répartie d'une manière plus égale entre les vaisseaux de la tête et ceux des pieds lorsque, par suite de la position horizontale longtemps prolongée, il n'y avait plus d'inégalité dans la pression du sang de ces régions. Le malade se levant après cette modification subie, les influences de la pesanteur ne sont plus compensées par des forces contractiles inégales.

On voit des bateleurs se tenir, pendant un temps fort long, la tête directement au-dessous des pieds, sans que leur circulation soit sensiblement troublée, tandis qu'il suffit à un homme peu habitué aux exercices du corps de se baisser pour ramasser quelque objet, pour que le sang, comme on dit, se porte à la tête, et amène une rougeur notable de la face et même des troubles des sens.

Cette sorte d'adaptation de la contractilité vasculaire aux influences de la pesanteur n'exige pas un temps très long pour se produire ; il suffit de quelques heures de séjour au lit pour qu'elle soit sensible, et elle est très manifeste, chez la plupart des sujets, le matin, au lever. Dans les premiers instants de la station verticale, le visage pâlit, tandis que les pieds sont chauds et gonflés[1]. Il a donc suffi de sept à huit heures d'attitude horizontale pour que les vaisseaux aient perdu l'accroissement ou la diminution de force contractile que l'attitude verticale leur avait donnée pendant le jour précédent[2].

Dans une communication faite à l'Académie de médecine[3],

1. La tuméfaction des pieds est assez sensible pour qu'on ait peine à mettre le matin des chaussures étroites qu'on mettra aisément quelques heures après.

2. On trouvera le développement de ces observations sur la contractilité vasculaire et les applications qu'on peut en faire à la médecine, dans un mémoire que j'ai publié dans les *Annales des sciences naturelles*, 4ᵉ série, t. IX, 1858.

3. *Bulletin de l'Acad. de méd.*, séance du 18 juin 1878.

J. Lister cite des faits qui montrent que la contractilité vasculaire éprouve des modifications plus rapides encore lorsqu'à l'influence de l'attitude élevée se joint celle d'un obstacle mécanique à la circulation artérielle.

Expérience. On élève pendant quelques minutes le bras d'un homme, puis on applique une bande élastique à la racine du membre. On abaisse alors le bras et l'on constate que la circulation ne s'y rétablit pas. Replaçant enfin le bras dans la situation élevée, on enlève la bande et l'on voit le bras rougir; le sang y a pénétré en abondance, malgré l'influence défavorable de la pesanteur qui tout à l'heure le faisait pâlir.

Lister explique ces résultats en admettant « qu'après que les tissus du membre ont été dépourvus, pendant un certain temps, de toute circulation, il survient, pour ainsi dire, un *besoin* de circulation et que ce besoin de circulation opère comme un *stimulus*[1] qui détermine le relâchement des artères, en agissant sur le système vaso-moteur de la même manière que le fait la chaleur. »

En opérant sur des animaux, l'illustre chirurgien de Londres a vu que des veaux et des chevaux, étant couchés sur le dos pendant qu'on leur tenait une jambe dans l'élévation complète, présentaient des modifications circulatoires plus grandes encore que celle qui vient d'être signalée sur l'homme. Les artères diminuaient de calibre, au point d'être réduites au sixième de leur diamètre normal; l'artère métacarpienne ne donnait plus de sang quand on la divisait.

Si l'on considère que chez les quadrupèdes l'élévation des membres inférieurs est bien plus insolite encore que chez l'homme, on comprendra que les vaisseaux des membres inférieurs soient pourvus d'une contractilité énergique qui fasse un obstacle considérable au cours du sang lorsque, le corps étant déclive, un membre est tenu en élévation.

1. Cette explication rappelle celle de J. Hunter qui, pour rendre compte de l'abord du sang dans les parties lésées, invoque le *stimulus de nécessité*, c'est-à-dire le besoin de sang pour la réparation des tissus. Ces explications un peu téléologiques nous semblent inutiles, et nous préférerions nous borner à la constatation du fait, en disant que par la suppression complète de l'abord du sang la contractilité des artères a été affaiblie.

De la contractilité vasculaire étudiée sur des organes isolés et soumis à la circulation artificielle.

§ 255. — Ludwig a doté la physiologie d'une admirable méthode qui consiste à isoler du corps un organe et à faire circuler à travers ses vaisseaux du sang défibriné. On place ce sang dans un réservoir élevé, ou mieux dans un vase de Mariotte, afin d'avoir une source de pression constante, puis, par des tubes de caoutchouc munis d'ajutages appropriés, on fait arriver ce sang dans une ou plusieurs des artères afférentes de l'organe isolé. Le sang traverse le système capillaire et s'écoule par les veines que l'on peut, dans certains cas, munir de tubes efférents par lesquels s'écoule le sang veineux.

Dans ces conditions, si le diamètre des vaisseaux change sous une influence quelconque, le débit du sang par les veines permettra de le constater.

Si à la manière de Mosso, § 240, on étudie les changements de volume d'un organe soumis à la circulation artificielle, sous une charge constante, on a un moyen d'évaluer d'une manière rigoureuse la valeur des dilatations ou des resserrements que provoquent certaines influences. Ainsi, Mosso[1] a montré qu'en suspendant un instant le cours du sang dans un organe, on provoque dans les vaisseaux une atonie qui se traduit par une circulation plus abondante aussitôt que le cours du sang est rétabli.

Sur un rein soumis à cette expérience, chaque fois qu'on avait arrêté l'écoulement du sang pendant quelques minutes, Mosso observait, au moment de la reprise du courant, une plus grande rapidité de la circulation. Cet auteur attribue ce phénomène à une *dénutrition* des vaisseaux qui aurait lieu pendant l'arrêt circulatoire et leur enlèverait une partie de leur force élastique. Il semble plus naturel de rapprocher les expériences de Mossó de celles qui ont été citées précédemment et d'expliquer la circulation plus rapide qui se produit à la reprise du cours du sang par l'affaiblissement de la contractilité vasculaire adaptée à une faible pression à l'intérieur des vaisseaux.

1. Mosso, *Sopra alcune nuove proprieta delle pareti dei vasi sanguini*, Turin 1875. Traduction du mémoire *Von einigen neuen Eigenschaften der Gefasswand.* (*Ludwig's Arbeiten.* Leipzig, 1874.)

La figure 209 montre comment ont varié les débits du sang versé, de minute en minute, par les veines du rein. En réunissant par une ligne le sommet de toutes les ordonnées, on aurait la courbe de la vitesse moyenne du sang[1]. Or, au début de l'expérience, c'est-à-dire après un long arrêt de la circulation, puisque le rein était séparé du corps depuis plusieurs heures, on voit que la quantité du sang qui a coulé était considérable; c'est que les vaisseaux avaient peu de force contractile. Puis, à mesure que la circulation continue, on voit diminuer l'abondance de l'écoulement jusqu'en P, moment où l'on arrête la circulation. Après 20 minutes de suspension on recommence à faire couler le sang, et la vitesse

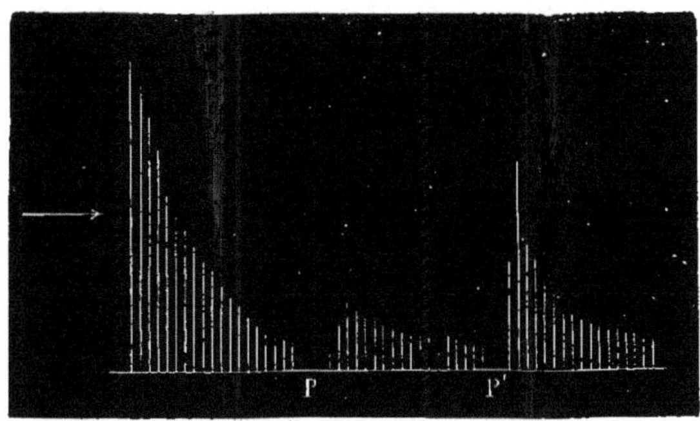

Fig. 209. Circulation artificielle dans le rein ; variations du débit suivant que la circulation a été plus ou moins longtemps suspendue (d'après Mosso).

de l'écoulement arrive à un degré plus élevé que celui qu'on observait à la fin de la première expérience, mais moindre qu'au début; puis elle décroît de nouveau. En P', nouvelle suspension de la circulation durant 48 minutes; quand le cours du sang est rétabli, la vitesse en est plus grande que dans la seconde expérience, puis elle décroit encore.

Il résulte de ces expériences que tout arrêt de la circulation laisse les vaisseaux atones, et que leur atonie est d'autant plus prononcée que l'arrêt de la circulation a duré plus longtemps. Le passage du sang rend aux vaisseaux leur tonicité normale, ce qui réduit beaucoup la quantité de sang qui traverse le rein.

1. Voir *Méth. graph.*, p. 29.

Effets des courants voltaïques sur la contractilité des capillaires.

§ 256. — Mosso fit agir sur le rein placé dans les conditions qui viennent d'être décrites des excitations électriques de différentes sortes ; il a trouvé que les courants induits étaient sans effet sur les vaisseaux du rein, tandis que les courants de pile provoquaient, à chaque fois qu'on les appliquait, un resserrement vasculaire. Ce resserrement se traduit dans la figure 210, par les dépressions R

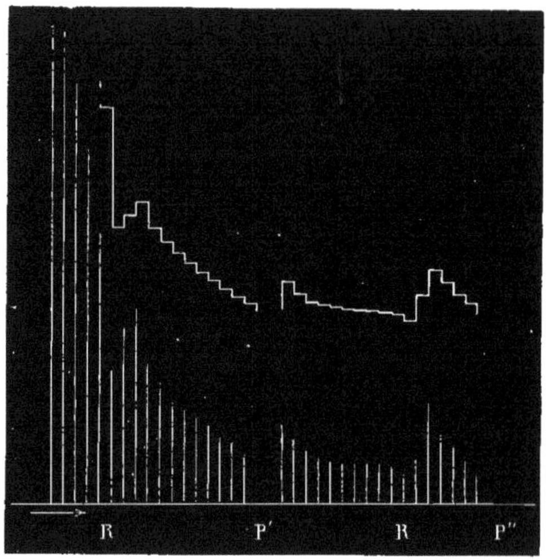

Fig. 210. Circulation artificielle dans un rein soumis à des excitations par des courants de pile. La ligne sinueuse du haut de la figure exprime les changements de volume. Les ordonnées verticales, de longueurs variables, expriment le débit du sang qui a traversé le rein à chaque minute. R R excitations électriques ; P' P'' ralentissements de la circulation et diminutions du volume du rein.

et R de la courbe des volumes et de celle des vitesses. En P', on a fait un arrêt de la circulation ; les vaisseaux se vidant en partie de leur contenu ont amené alors une diminution de volume du rein. Enfin, après les resserrements vasculaires produits par le courant de pile, comme après les arrêts de la circulation, on voit que les vaisseaux se sont relâchés et que l'organe s'est tuméfié, en même temps que l'écoulement du sang était plus abondant. Il semble que le relâchement vasculaire qui suit les excitations électriques puisse être attribué à la fatigue, suivant la théorie de Henle.

Action que les poisons mêlés au sang produisent sur le calibre des vaisseaux.

§ 257. — La méthode indiquée ci-dessus a montré à Mosso que la *nicotine* à faible dose, 1/10 000, mêlée au sang qui traverse le rein, provoque un resserrement passager des vaisseaux, tandis qu'à forte dose elle en produit le relâchement. Ces résultats concordent parfaitement avec ceux que les autres physiologistes ont obtenus en empoisonnant des animaux par la nicotine.

L'*atropine*, à dose de 1/100 000, resserre notablement les vaisseaux, mais cet effet disparaît promptement; à dose de 1/10 000, elle donne naissance, après un court resserrement, à une dilatation prononcée des vaisseaux.

L'*hydrate de chloral*, à dose de 1 à 2/100 accélère la circulation jusqu'à rendre le débit cinq à six fois plus grand; quand l'accélération est peu prononcée, les vaisseaux réagissent encore aux excitations électriques en se resserrant, mais plus tard, non seulement ils ne montrent plus de resserrement appréciable, mais, après l'excitation, ils deviennent plus larges qu'avant.

Ces remarquables expériences devraient être reprises et peut-être y aurait-il avantage à modifier les appareils, surtout ceux qui traduisent les changements de volume des organes. Mais les résultats que Mosso a obtenus montrent que la contractilité des vaisseaux capillaires peut être mesurée avec une grande précision. Ces mesures du diamètre des vaisseaux faites d'après les changements de volume des organes l'emportent de beaucoup, au point de vue de l'exactitude, sur les appréciations basées sur les changements de coloration des tissus et même sur l'examen des tissus vasculaires placés dans le champ du microscope[1].

On verra, dans le chapitre prochain, comment le système nerveux tient sous sa dépendance la contractilité des petits vaisseaux.

1. Toutefois, une ingénieuse méthode a été introduite par Holmes (*Études expérimentales sur le mode d'action du seigle ergoté*, thèse inaug., Paris, 1870) pour étudier au microscope les changements de calibre des vaisseaux sous l'influence du seigle ergoté. L'auteur dessine à la chambre claire le diamètre d'un vaisseau, et répétant ces mesures à des intervalles réguliers, recueille des figures sur lesquelles on suit, avec beaucoup de précision, les phases des changements de diamètre des vaisseaux. Il a vu ainsi que par l'effet de l'ergotine les capillaires se resserrent d'environ la moitié de leur diamètre, pendant que les battements du cœur se ralentissent et tombent de 60 à 40 et même à 20 par minute.

CHAPITRE XXIV.

NERFS VASO-MOTEURS.

Découverte de l'action vaso-motrice du grand sympathique. — Durée et phases de l'action vaso-motrice du grand sympathique. — Démonstration manométrique du resserrement vasculaire après l'excitation du grand sympathique. — Démonstration du resserrement vasculaire sur l'homme d'après le changement de volume des organes. — Constatation des changements de diamètre des vaisseaux par la double inscription des pressions artérielle et veineuse. — Tonus vasculaire. — Nerfs vaso-moteurs. — Multiplicité des nerfs vaso-dilatateurs. — Origines centrales des nerfs vaso-moteurs. — Comparaison des deux ordres de nerfs vaso-moteurs.

On trouve dans l'ancienne médecine une sorte de prévision de l'action que le système nerveux exerce sur les vaisseaux sanguins; mais Sénac[1], Haller et les autres auteurs qui croyaient à cette influence n'ont jamais constaté *de visu* le resserrement des vaisseaux. L'histologie, en montrant que les parois vasculaires sont pourvues d'une couche de fibres contractiles semblables à celles des muscles de la vie organique, fit admettre par Henle[2], à titre d'induction, que des nerfs animaient ces fibres et que le rôle de ces nerfs était analogue à celui des nerfs de l'intestin. Henle attribue le resserrement des vaisseaux à l'action des nerfs; il dit que, dans le cas de fatigue et d'épuisement du système nerveux, les vaisseaux se relâchent et qu'il en résulte les apparences de l'inflammation. Se fondant sur ce fait que le resserrement vasculaire ne se produit pas toujours dans la région qui a été excitée, ce savant suppose en outre que le resserrement des vaisseaux se fait d'une manière réflexe. Vers la même époque, Stilling[3] formula les

1. Sénac, *Traité de la structure du cœur*, Paris 1777, t. II, p. 193 et 194.
2. Henle, *Traité d'anatomie générale*, t. II, p. 22, 44, 67 (*Encyclopédie anatomique*, trad. française, 1843).
3. Stilling, *Recherches path. et médico-pratiques sur l'irritation spinale*, Leipzig, 1840.

mêmes idées et donna aux nerfs vasculaires un nom qui leur a été conservé, celui de *vaso-moteurs*.

Il manquait à ces conceptions une démonstration expérimentale. Valentin, il est vrai, avait annoncé que des vaisseaux lui avaient paru se resserrer sous l'influence de l'excitation des nerfs qui cheminaient avec eux; mais c'est à Cl. Bernard qu'il appartenait de démontrer que le calibre des vaisseaux est subordonné à l'action du système nerveux grand sympathique[1].

Découverte de l'action vaso-motrice du grand sympathique.

§ 258. — En coupant sur un cheval le nerf grand sympathique à la région du cou, Cl. Bernard (1851) vit que la moitié correspon-

1. On a contesté à Cl. Bernard l'honneur de cette découverte, et l'on a cité beaucoup d'auteurs qui, ayant avant lui coupé le grand sympathique, ont observé les changements de calibre que présentent alors les vaisseaux. Mais si l'on se reporte aux travaux de ces auteurs, on constate qu'en signalant la rougeur conjonctivale après la section du sympathique au cou, ils attribuaient cette rougeur à une inflammation consécutive à la lésion nerveuse. Pourfour-du-Petit[1], Cruikshank[2], Arnemann[3], John Reid[4], formulent cette opinion et ne voient pas, dans la dilatation vasculaire, la preuve d'une action physiologique du sympathique sur les vaisseaux. Dupuy (d'Alfort)[5] constate, il est vrai, l'échauffement de la base de l'oreille; Brachet[6] va plus loin et admet qu'après la section du sympathique, les vaisseaux ont perdu leur tonicité. Schiff[7] a revendiqué pour lui-même la démonstration du rôle des vaso-moteurs. Ces travaux, bien qu'antérieurs aux expériences de Bernard, n'avaient pas réussi à attirer l'attention des physiologistes et des médecins sur le rôle du grand sympathique comme agent de la contractilité vasculaire. Ce n'est certainement pas à ces sources bibliographiques que Bernard a puisé l'idée de sa célèbre expérience sur les effets de la section du sympathique. Bien que très discutable, l'interprétation même qu'il a donnée des changements que cette lésion amène dans la température animale montre que ce savant ne s'était inspiré des idées de personne. C'est lui qui a montré l'importance du rôle des nerfs ganglionnaires, qui a suscité sur ce sujet la controverse et qui, variant de mille façons les expériences sur la section du sympathique, a fourni les principaux éléments pour la théorie qui règne aujourd'hui. Cette gloire, du reste, est accordée à Bernard par l'historien le plus compétent sur la question, Vulpian. (*Leçons sur l'appareil vaso-moteur*, Paris, 1875.)

1. Pourfour-du-Petit, *Mémoire dans lequel il est démontré que les nerfs intercostaux fournissent des rameaux qui portent des esprits aux yeux*. (*Mém. de l'Acad. des sc.* 1727, p. 1 et suiv.)
2. W. Cruikshank, *Experiment on the Nerves, particulary on their Reproduction, and on the spinal Marrow of living Animals*. (*Phil. Trans.*, t. XVII, 1775. p. 512 et suiv.)
3. Arnemann, *Versuche über die Regeneration der Nerven*. Göttingen, 1797.
4. John Reid, *An experimental Investigation into the Functions of the eight Pair of Nerves, on the Glossopharyngeal, Pneumogastric, and spinal Accessory*. (*The Edinburg medical and surgical Journal*, t. XLIX, 1838, p. 132.)
5. Dupuy, *Observations et expériences sur l'enlèvement des ganglions gutturaux des nerfs trisplanchniques sur des chevaux*. (*Journ. de Méd.* de Leroux, 1816.)
6. Brachet, *Recherches expérimentales sur les fonctions du systeme nerveux ganglionnaire*, 2e édit., 1837, p. 431 et suiv.
7. Schiff, *De vi motoria baseos encephali*. Bockenhemii, 1845, et dans la thèse d'un de ses élèves, F. de Meyer : *Paralyseos nervi trigemini*, Francfort-sur-le-Mein, 1847.

dante de la tête s'échauffe, se couvre de sueur, et que les vaisseaux y deviennent plus larges. Frappé de l'échauffement que présentait la région opérée, phénomène que nul n'avait signalé avant lui, Cl. Bernard crut d'abord avoir découvert un nerf de calorification, mais bientôt Brown-Séquard et Waller émirent cette idée, que l'échauffement constaté par Cl. Bernard était dû au relâchement des vaisseaux qui, devenant plus larges, laissaient circuler dans la région correspondante une plus grande quantité de sang[1]. Ce phénomène de l'échauffement d'une région par la circulation plus rapide avait déjà été vu et compris par J. Hunter à propos de l'inflammation; nous aurons à l'étudier spécialement dans le chapitre xxx, consacré aux influences de la circulation du sang sur la chaleur animale.

Brown-Séquard[1] montra bientôt que la galvanisation du bout périphérique du sympathique coupé produit l'effet inverse de celui qui résulte de la section du cordon sympathique, c'est-à-dire que l'électrisation amène la pâleur et le refroidissement de la région dont les vaisseaux sont animés par ce nerf. Cette démonstration complétait l'analogie du grand sympathique avec les nerfs moteurs et prouvait que, si la section de ce nerf paralyse la tunique vasculaire et laisse les vaisseaux céder à la pression du sang, son excitation, semblable à celle d'un nerf moteur, fait contracter les muscles des vaisseaux et en diminue le calibre.

Ainsi, les nerfs émanés du grand sympathique et que l'on voit ramper sur les parois des artères, ces nerfs que le scalpel de Rudolphi avait suivis jusque dans la tunique moyenne ou musculaire des vaisseaux, sont des nerfs moteurs qui président au resserrement vasculaire et règlent les circulations locales, ainsi que l'avaient prévu Henle et Stilling[2].

1. *Philadelphia medical Examiner*, Aug. 1852.

2. L'ensemble des effets que produit la section du grand sympathique au cou est très complexe; à côté des phénomènes liés au relâchement des vaisseaux, il en est d'autres qui montrent que le cordon sympathique renferme des éléments nerveux de différentes natures. Ainsi, après la section de ce nerf, la moitié correspondante de la tête se couvre de sueur; d'autre part, la pupille se resserre sous l'influence de la section, se dilate par la galvanisation du sympathique. On crut d'abord que ces effets étaient liés à la modification vasculaire et produits par les changements de volume de l'iris lui-même, sous l'influence de congestion et d'anémie successives, opinion qui récemment encore trouvait des défenseurs[1]. Mais Cl. Bernard[2] émit l'opinion que ce ne sont pas des mêmes origines rachidiennes que viennent les nerfs de l'iris et ceux des vaisseaux; et Fran-

1. Mosso, *Sui movimenti idraulici dell' iride*, Turin, 1875.

2. Cl. Bernard et Ch. Rouget (Thèse d'agrégation de Chrétien, 1876).

Durée et phases de l'action vaso-motrice du grand sympathique.

§ 259. — Nous avons décrit au chapitre précédent, § 245, la durée considérable de la période d'excitation latente qui précède le resserrement des vaisseaux. A quoi tient ce retard du mouvement sur l'excitation? Est-ce à une transmission extrêmement lente de l'excitation dans les nerfs vaso-moteurs? ce retard est-il, au contraire, inhérent aux muscles vasculaires?

Certaines expériences de Chauveau paraissent prouver que la transmission nerveuse se fait dans les branches du grand sympathique avec une lenteur beaucoup plus grande que dans les nerfs encéphalo-rachidiens. Cette différence s'exprimerait par le rapport de 1 à 8 environ[1]. Mais le retard du resserrement vasculaire étant sensiblement le même quand on excite un faisceau nerveux vaso-moteur à une certaine distance du bouquet vasculaire innervé par ces nerfs et au voisinage immédiat des vaisseaux, il faut bien reconnaître que la cause du retard considérable de la réaction vasculaire ne réside point dans la lenteur de la transmission nerveuse. C'est vraisemblablement dans les muscles lisses des vaisseaux qu'il faut placer la cause de ce retard : on sait, en effet, avec quelle lenteur les muscles lisses réagissent aux excitations quand on les excite directement.

Enfin, il est nécessaire de rappeler que tous les organes musculaires (à fibres lisses ou striées) qui ne sont pas soumis à la

çois-Franck[1] a pu isoler, en divers points de leur trajet entre la moelle épinière et l'iris, les filets moteurs iriens et les filets vasculaires du sympathique cervical.

C'est encore à la paralysie de filets spéciaux que paraît due la rétraction du globe oculaire et l'enfoncement de l'œil[2], la sécrétion des glandes de Meibomius, le déploiement de la membrane nictitante[3], l'affaissement de la narine, etc.

Mais les autres phénomènes, rougeur de la peau, augmentation du diamètre des artères, accroissement d'énergie de leurs battements, § 182, élévation de la presssion dans les artères de petit calibre (coronaire labiale), élévation de la température locale, sont des effets plus ou moins directs du relâchement des vaisseaux et de la moindre résistance au cours du sang.

1. Chauveau, *Sur la vitesse de transmission des excitations dans les nerfs.* (*Comptes rendus*, t. LXXXVII, 1878, p. 95.)

1. François-Franck *Sur l'innervation de l'iris.* (*Trav. lab.*, t. IV.)

2. L'enfoncement de l'œil est dû à la paralysie des muscles de l'aponévrose musculaire de l'orbite (muscles de Müller).

3. La membrane nictitante se déplacerait d'elle-même et passivement, par suite de l'enfoncement de l'œil. (Cl. Bernard, *Syst. nerv.*, t. II, p. 219.)

volonté et *dont les nerfs moteurs sont pourvus d'appareils ganglionnaires terminaux* réagissent avec un retard considérable aux excitations appliquées à leurs nerfs[1].

Quand on étudie les phases du resserrement vasculaire provoqué par l'excitation des nerfs vaso-moteurs, en inscrivant la courbe de la pression dans le bout périphérique d'une artère (voy. § 260), on observe les faits suivants : à partir du moment où le resserrement des vaisseaux a débuté, le resserrement va croissant pendant un certain nombre de secondes qui varie suivant la durée de l'excitation ; mais il est remarquable que, même avec des excitations de courte durée (1/2 seconde, par exemple), les vaisseaux continuent à se resserrer presque aussi longtemps qu'avec une excitation vaso-motrice beaucoup plus longue.

Après cette période d'augment dans la constriction vasculaire, vient une période d'état en général peu prolongée ; puis le relâchement se produit graduellement, plus lentement que ne s'était produit le resserrement. De sorte que si l'on envisage l'ensemble de la courbe, on a sous les yeux un tracé tout à fait comparable, à la différence de durée près, à celui d'une secousse fournie par un muscle fatigué.

A la suite du resserrement, le relâchement vasculaire est d'autant plus profond que le resserrement a été plus énergique : les vaisseaux subissent alors une dilatation *secondaire*, souvent considérable, bien connue de tous les physiologistes et qui a pu, en certains cas, en imposer pour une *dilatation d'emblée*, quand on a laissé passer inaperçu le phénomène de resserrement initial.

Enfin, peu à peu les vaisseaux reprennent leur calibre moyen normal, mais il faut plusieurs minutes pour que cette restitution de l'état initial soit complète.

Démonstration manométrique du resserrement vasculaire après l'excitation du grand sympathique.

§ 260. — Dans les premières expériences faites pour déterminer l'action des nerfs vaso-moteurs, on jugeait de l'état de resserrement des vaisseaux par la coloration ou la température des tissus. Mais la coloration des tissus ne saurait être appréciée

1. Ranvier, *Leçons sur les appareils terminaux des nerfs dans les muscles de la vie organique.* (Cours de 1877-1878 publié en 1880.)

avec assez de rigueur pour qu'on en puisse tirer une indication précise des changements de calibre des vaisseaux. Si ces changements sont faibles, ou s'ils s'effectuent lentement, ils nous échappent : il en est ainsi de tous les mouvements que nous cherchons à apprécier par la vue.

D'autre part, la mesure des températures ne donne ses indications qu'avec un long retard : celui qui est nécessaire à la mise en équilibre du thermomètre avec la température des tissus. Ajoutons que cette méthode est infidèle, car certaines régions, celles qui, à l'état normal, ont la température du sang, ne s'é-

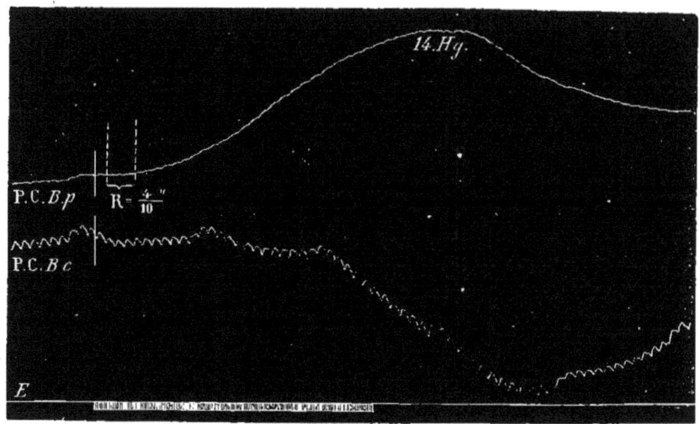

Fig. 211. Ligne supérieure, augmentation de la pression dans un manomètre appliqué au bout périphérique de la carotide. — Ligne moyenne, pression manométrique dans le bout central de la carotide. — Ligne inférieure, signal des excitations électriques E.
Le retard du resserrement vasculaire est ici de 4/10 de seconde. (Exp. de François-Franck.)

chauffent ni ne se refroidissent, quel que soit le changement de calibre de leurs vaisseaux, c'est-à-dire quelle que soit la lenteur ou la vitesse du sang qui les traverse (voir chap. xxx).

L'emploi du manomètre renseigne d'une manière très précise sur la dilatation ou le resserrement des vaisseaux d'une région quand, après avoir coupé l'artère afférente, on applique l'instrument au bout périphérique de ce vaisseau. Au moment d'un resserrement vasculaire, le sang reflue dans les branches de l'artère afférente et produit une élévation du manomètre. Dans cette manière d'opérer, on est à l'abri des effets qui pourraient dépendre d'un changement dans la pression générale, à la condition que le vaisseau exploré ne soit pas en rapport, par de larges anastomoses, avec les artères voisines restées libres.

La figure 211 représente en haut, P C B*p*, les changements de la pression du sang dans le bout périphérique de la carotide d'un animal, sous l'influence de l'excitation du ganglion cervical supérieur du grand sympathique. L'excitation du nerf est indiquée par les vibrations d'un signal électro-magnétique. En même temps on inscrivait, P C B*c*, la pression générale du sang au moyen d'un manomètre adapté au bout central de l'artère carotide. Cette expérience montre qu'après l'excitation du ganglion sympathique cervical, les vaisseaux émanés de la carotide se sont resserrés et ont fait refluer le sang vers leur tronc d'origine.

Si l'on se fût borné à mesurer la pression générale, cette constriction vasculaire n'eût produit que des effets inappréciables; elle eût même pu être entièrement masquée par un abaissement qui, par hasard, se produisit, au même instant, dans la pression générale sur le tracé de l'artère carotide (bout central).

L'exploration manométrique du bout périphérique des artères a été employée en Allemagne, depuis quelques années, précisément dans le but d'étudier l'état de la circulation périphérique sous l'influence des nerfs vaso-moteurs [1].

Un manomètre appliqué à l'une des veines principales d'une région traduirait également, par un abaissement de la pression, le resserrement des vaisseaux. Heidenhain, Alexander et Gottstein [2] ont exploré de cette manière la pression veineuse pour étudier l'action des vaso-moteurs des muscles; Dastre et Morat, pour ceux des membres inférieurs chez le cheval.

Il faut toutefois distinguer, dans ce cas, les effets immédiats du

1. En 1872, Cyon et Aladoff ont exploré la pression, alternativement dans le bout central et dans le bout périphérique des artères viscérales de l'abdomen, pour déterminer l'action de certains filets du ganglion premier thoracique. En 1874, Navalichin de Kazan (*Pflüger's Arch.*. VIII, p. 609) étudia par cette méthode l'innervation vaso-motrice de différentes branches de l'aorte. En 1878, François-Franck, étudiant la pression artérielle récurrente simultanément dans les bouts périphériques d'une carotide, d'une vertébrale et d'une artère des membres, a montré l'indépendance des circulations locales dans ces divers réseaux et a examiné les effets immédiats et consécutifs de l'excitation des nerfs vaso-moteurs et des nerfs sensibles (Soc. Biol., 1878). — Dastre et Morat, la même année et dans un plus récent travail, ont employé la même méthode (*Arch. phys.*, 1879). — Jolyet et Laffont y ont eu recours aussi, pour déterminer l'action vaso-dilatatrice des nerfs crâniens (Soc. Biol., 1879).

2. Heidenhain, Alexander et Gottstein. (*Jahresb.*, von Hoffmann und Schwalbe, 1878, p. 71.)

resserrement des vaisseaux de ses effets consécutifs. Au moment où les vaisseaux se resserrent, ils expulsent le sang des tissus et cela se traduit par une élévation de la pression manométrique dans les vaisseaux veineux qui reçoivent le sang subitement déplacé. Mais ce n'est là qu'un effet passager, et quand la circulation a pris son nouveau régime, la pression manométrique s'abaisse, en raison des obstacles que le sang éprouve dans les vaisseaux resserrés.

Démonstration du resserrement vasculaire sur l'homme, d'après le changement de volume des organes.

§ 261. — Le resserrement des vaisseaux se traduit par une diminution du volume des organes où il se produit. Ce changement de volume se mesure, avec une précision assez grande, au moyen des appareils ci-dessus décrits § 127. Si l'on introduit l'avant-bras et la main dans un de ces appareils et si l'on excite, à un mo-

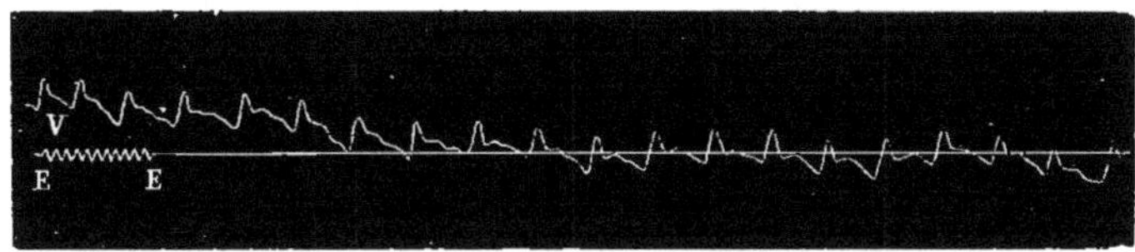

Fig. 212. Diminution de volume de la main V, exprimant qu'un resserrement des vaisseaux se produit après une excitation électrique portée sur le trajet de l'artère humérale en EE.

ment donné, au moyen de courants d'induction, les nerfs qui rampent sur l'artère humérale, on voit se produire un abaissement de la courbe. La figure 212 montre le tracé des changements de volume de la main après l'excitation des nerfs[1] de E en E. Entre le début de l'excitation et les premiers effets du resserrement vasculaire, il s'écoule environ une seconde et demie.

On constate également, dans cette figure, que les vaisseaux continuent à se resserrer après la cessation du courant électrique. C'est un nouveau caractère qui rapproche les muscles vasculaires des autres muscles à fibres lisses qu'anime le grand sympathique.

1. François Franck, *Du volume des organes dans ses rapports avec la circulation du sang.* (*Trav. lab.*, t. II, p. 50.)

Mais, dans l'expérience précitée, on ignore si le resserrement vasculaire est directement produit par l'excitation du système vaso-moteur, ou s'il est de nature réflexe. Dans ce cas, l'action nerveuse parcourrait peut-être un long trajet, centripète puis centrifuge, avant d'atteindre les muscles vasculaires. Aussi est-il préférable, pour estimer avec précision le retard du resserrement des vaisseaux sous l'influence d'un nerf, d'agir sur les animaux, comme on l'a vu § 260, en excitant le bout périphérique du nerf en même temps qu'on explore avec le manomètre la pression du sang dans le bout périphérique de l'artère correspondante.

Constatation des changements de diamètre des vaisseaux par la double inscription des pressions artérielle et veineuse.

§ 262. — En combinant l'inscription de la pression artérielle à celle de la pression veineuse, dans le département circulatoire correspondant au nerf excité, Dastre et Morat[1] ont obtenu, sous la direction de Chauveau, d'excellentes déterminations de l'état des vaisseaux. Pour cela, il faut adapter un sphygmoscope à l'une des artères afférentes de la région et un autre à une veine.

Une élévation de la pression artérielle, coïncidant avec un abaissement de la pression veineuse, prouve indubitablement qu'il s'est produit un resserrement des vaisseaux capillaires. Mais ces expériences ne peuvent être effectuées que sur de grands animaux; elles exigent aussi que la région sur laquelle on opère se prête à l'application des deux sphygmoscopes sans qu'il en résulte une entrave au cours du sang. Ces conditions sont réalisées dans les vaisseaux du pied des solipèdes.

Il y a une grande analogie entre cette méthode et celle qui consiste à inscrire à la fois la vitesse et la pression du sang dans l'artère de la région où l'on provoque une action vaso-motrice. Mais ces deux méthodes exigent l'emploi de grands animaux. De petits manomètres inscripteurs permettraient d'appliquer à des animaux de moyenne taille la méthode employée par Dastre et Morat.

1. Dastre, *Revue des sciences méd.*, t. XII, p. 319.

Tonus vasculaire.

§ 263. — Puisque la section du grand sympathique rend les vaisseaux plus larges qu'à l'état normal, et puisque, d'autre part, l'excitation de ce nerf les resserre jusqu'à l'effacement presque complet de leur calibre, il faut admettre qu'à l'état physiologique les vaisseaux sont dans un état de resserrement moyen ; on appelle cet état *tonus* vasculaire. C'est dans les centres cérébro-spinaux qu'on a cherché l'origine de l'action nerveuse qui tiendrait les vaisseaux dans un état permanent de contraction analogue à celle qu'on admet pour les muscles volontaires dont les nerfs sont intacts. Vulpian[1] pense que le tonus vasculaire a son origine dans la moelle épinière, car après avoir sectionné la moelle vers le milieu de la région dorsale, il a provoqué un resserrement réflexe des vaisseaux de l'un des membres postérieurs d'un animal, en excitant les nerfs sensitifs du côté opposé. C'est du moins ce que ce savant croit pouvoir conclure d'un abaissement de la température qu'il a observé dans cette expérience.

Quelques auteurs ont pensé que le tonus vasculaire était sous la dépendance de cellules ganglionnaires situées dans les parois mêmes des vaisseaux, au milieu des tubes nerveux, et formant avec eux ce qu'on a appelé les plexus ganglionnaires. En attribuant à ces ganglions le rôle de centres vaso-moteurs, on se fondait principalement sur une expérience de Cl. Bernard, aujourd'hui contestée, à savoir que des ganglions du sympathique peuvent être le siège d'actions réflexes.

Nerfs vaso-dilatateurs.

§ 264 — Certaines expériences de Schiff avaient fait penser à ce physiologiste que la paralysie vasculaire qui suit la section du grand sympathique ne produisait pas la dilatation complète des vaisseaux et que d'autres nerfs devaient exister pour provoquer une dilatation vasculaire encore plus prononcée. Ainsi, après avoir coupé le grand sympathique au cou d'un chien et pris la tempé-

1. Vulpian, *Leçons sur l'appareil vaso-moteur*, t. I, p. 287

rature de l'oreille, Schiff constatait que, s'il faisait courir l'animal, l'oreille s'échauffait encore plus. C'était pour lui la preuve d'un surcroit de dilatation vasculaire.

Nous verrons plus loin que les conclusions tirées des changements de la température d'une région, relativement à l'état de relâchement et de resserrement de ses vaisseaux, ne sont pas à l'abri de tout reproche; il n'en est pas moins vrai que les prévisions de Schiff devaient bientôt se vérifier. Ce fut encore Cl. Bernard qui démontra l'existence de nerfs *vaso-dilatateurs*.

En expérimentant sur la glande sous-maxillaire et en galvanisant la *corde du tympan* que Ludwig[1] avait signalée comme excitatrice de la secrétion salivaire, Cl. Bernard vit que la circulation de la glande était plus rapide, que les vaisseaux y étaient plus larges et que le sang veineux coulait rouge, jaillissant d'une manière saccadée par une plaie faite à la veine. Cl. Bernard rattacha tous ces effets à une dilatation vasculaire produite directement par l'excitation de la corde du tympan et pensa que la vitesse du sang expliquait pourquoi ce liquide revenait par les veines sans avoir eu le temps d'acquérir les caractères veineux et la coloration noire[2]. Cette dilatation des petits vaisseaux rendait compte également du pouls veineux qui s'observait en même temps.

Mais comment expliquer l'action d'un nerf pour augmenter le diamètre des vaisseaux? Certains auteurs, parmi lesquels Schiff paraît être le premier, n'hésitèrent pas à admettre l'existence de fibres musculaires dilatatrices qui, prenant leurs points d'appui en dehors des vaisseaux, rayonneraient vers les parois de ceux-ci et y prendraient leur attache mobile. Le raccourcissement de ces fibres devait produire naturellement la dilatation des vaisseaux; mais personne n'a vu ces fibres, et du reste leur existence ne saurait être admise dans certains tissus où cependant la dilatation vasculaire active s'observe, et où il n'existe pas de point fixe pouvant servir d'appui à cette action musculaire. Ainsi, dans les vaisseaux du mésentère et de l'intestin, la dilatation active se montre très prononcée, et pourtant ces vaisseaux n'ont en dehors de leurs parois molles que des tissus aussi mous qu'eux-mêmes.

1. Ludwig, *Zeitschrift für rationn. Med.*, 1851.

2. Cl. Bernard, *Comptes rendus de l'Acad. des sc.*, 25 janvier 1858, et *Journ. de la Physiol.* de Brown Séquard, I, p. 233, II, p. 245. — Bidder, *Exp. und anat. Untersuchungen über die Nerven von Gland. subm.* (Arch. Reichert et Du Bois-Reym., 1866 et 1867.)

Cl. Bernard pensa que l'action des nerfs vaso-dilatateurs contre-balançait celle des constricteurs, peut-être en agissant sur les plexus ganglionnaires situés dans les parois des vaisseaux. L'idée qu'il existe une dilatation active n'en est pas moins soutenable, car elle a pour elle des faits évidents. Mais l'interprétation en est fort vague : pour Brown-Séquard, il y aurait une sorte d'appel du sang par les tissus. Nous ne saurions admettre un rôle semblable de la part des vaisseaux à parois minces et dépressibles. Du reste, la plupart des physiologistes rejettent cette aspiration du sang, véritable équivalent de la diastole active du cœur.

Une expérience de Heidenhain, devenue classique, prouve bien qu'il n'y a pas attraction du sang par les organes en fonction. Heidenhain a montré que quand on a supprimé, au moyen de l'atropine, toute activité sécrétoire des glandes salivaires, l'excitation de la corde du tympan continue à produire les mêmes phénomènes de dilatation vasculaire[1].

Cl. Bernard, à défaut d'explication, se contentait, dans ces dernières années, d'employer une image : il disait que l'action de certains nerfs peut annuler celle de certains autres, de même qu'en optique la superposition de deux ondes lumineuses produit l'obscurité. C'est ce qu'on appelle la théorie de l'interférence.

Multiplicité des nerfs vaso-dilatateurs.

§ 265.— Le phénomène décrit par Cl. Bernard sur la glande salivaire resta longtemps isolé : certains physiologistes essayant de le nier et de répudier l'existence de nerfs vaso-dilatateurs, de même qu'on avait essayé de nier cette exception étrange par laquelle, en excitant le pneumogastrique, on produit l'arrêt en diastole ou du moins le ralentissement du rythme du cœur, § 37. Mais bientôt le nombre des nerfs vaso-dilatateurs se multiplia singulièrement : Eckhard[2] décrivit sous le nom de *nervi erigentes* des nerfs du plexus sacré qui se rendent aux corps caverneux et qui, lorsqu'on en excite le bout périphérique après les avoir divisés, provoquent la turgescence du gland, ainsi qu'une circulation

1. Heidenhain, *Pfluger's Arch.*, t. V, p. 309.

2. Eckhard, *Untersuchungen über die Erection des Penis beim Hunde* (*Beitr. zur Anat. und Phys.*, VII Abhand., Giessen, 1863).

plus rapide du sang veineux qui devient rouge. Loven[1] a confirmé ces faits et admet l'existence de petits ganglions nerveux sur le trajet des nerfs érecteurs. Goltz[2], après avoir coupé la moelle épinière d'un chien, et produit de cette manière un échauffement des membres postérieurs en paralysant les vaisseaux, dit qu'en faisant ensuite des sections du nerf sciatique, il a vu l'échauffement augmenter encore. A en juger par les élévations de température successivement obtenues, cet auteur croit avoir provoqué des dilatations vasculaires à chaque fois qu'il portait le scalpel sur le bout périphérique du sciatique coupé. Ces excisions successives agiraient, d'après Goltz, en excitant des filets vaso-dilatateurs contenus dans le sciatique.

Mais Putzeys et Tarchanoff[3], reprenant les mêmes expériences, ont vu que le premier effet de la section du sciatique est un resserrement des vaisseaux, la dilatation n'arrivant que d'une manière secondaire et comme par l'épuisement de la contractilité.

Dastre et Morat sont arrivés à des résultats analogues, en excitant le nerf sciatique pendant qu'ils exploraient à la fois la pression artérielle et la pression veineuse par la méthode indiquée ci-dessus, § 260.

Ces résultats contradictoires semblent prouver que le nerf sciatique est trop complexe pour servir à de telles expériences ; qu'il contiendrait en effet les nerfs vaso-moteurs de deux sortes et que, *suivant les circonstances*, les constricteurs ou les dilatateurs agiraient d'une façon prédominante[4].

1. Loven, *Uber die Erweiterung von Arterien in Folge einer Nerven Erregung*, Lab. Ludw., 1866.

2. Goltz, *Ueber gefässerweiterende Nerven* (*Pflüger's Arch.*, 1874).

3. Putzeys et Tarchanoff, *Ueber den Einfluss des Nerven syst. auf den Zustand der Gefässe*. Arch. de Reich. et Du Bois Reymond, 1874.

4. En étudiant les effets des excitations traumatiques sur la contractilité des vaisseaux cutanés § 250, j'ai maintes fois constaté que, pour provoquer un resserrement vasculaire évident, il faut agir sur la peau lorsqu'elle est chaude et fortement colorée. Lépine croit pouvoir établir comme un fait général que, suivant que les vaisseaux sont dilatés par la chaleur ou resserrés par le froid, l'excitation d'un même nerf produit des effets opposés. Ainsi, après avoir dilaté par la chaleur les vaisseaux de la patte d'un chien, ce physiologiste a vu l'excitation du bout périphérique du nerf sciatique provoquer un abaissement de température. Sur une patte refroidie, la même excitation produisit un échauffement notable. (Lépine. — Soc. de Biologie, 4 mars 1876.)

L'incertitude qui s'attache toujours aux expériences dans lesquelles on estime l'état des vaisseaux d'après la température, a engagé Lépine à reprendre ces expériences dans des conditions plus rigoureuses. Sur les conseils de Ludwig, il recourut à l'emploi d'une sorte de pléthysmographe. Or, bien que les résultats généraux de ces nouvelles expériences confirment ceux qu'il avait obtenus d'abord, Lépine a fait cette observation : que

D'autres nerfs vaso-dilatateurs ont encore été signalés : Vulpian[1], après avoir montré que l'action de la corde du tympan ne se borne pas à dilater les vaisseaux de la glande sous-maxillaire, mais qu'elle agit pareillement sur ceux de la pointe de la langue, a trouvé que le glosso-pharyngien était vaso-dilatateur pour la base de la langue et le pharynx.

Aujourd'hui, les expériences se multiplient de toutes parts; Jolyet et Laffont[2] viennent de constater une action vaso-dilatatrice dans les branches du nerf trijumeau excitées au delà du ganglion de Gasser. Les récents travaux de Laffont[3] sur la circulation de la mamelle ont fait voir que le diamètre des vaisseaux de cet organe et la sécrétion lactée sont sous la dépendance de nerfs dont la fonction est identique à celle de la corde du tympan par rapport à la glande sous-maxillaire. Or le nombre et la situation si variables des mamelles chez les différentes espèces d'animaux montrent que les nerfs dilatateurs peuvent provenir de régions très différentes de l'axe spinal.

Jusqu'ici, la multiplicité des éléments nerveux qui semblent concourir à la constitution des nerfs mixtes, l'inégale excitabilité de ces divers éléments selon la nature des excitants employés, les effets différents qu'on observe suivant l'état où se trouve l'animal, tout cela contribuait à faire du rôle des nerfs vaso-dilatateurs un des problèmes les plus obscurs de la physiologie.

Tout récemment, Dastre et Morat[4] ont communiqué à l'Académie des sciences un fait qui présente une importance incontestable. D'après ces physiologistes, le cordon cervical du grand sympathique, considéré depuis les expériences de Cl. Bernard et de Brown-Séquard comme le type des nerfs vaso-constricteurs, contiendrait en outre des filets vaso-dilatateurs. Les premiers se rendant aux téguments de la tête et à la langue, les autres aboutissant à la muqueuse des lèvres et des joues.

Cette influence, pour Dastre et Morat, serait *directe* et *immédiate*, c'est-à-dire indépendante de toute influence réflexe et se produisant sans constriction vasculaire préalable; elle a été mise

sur le membre échauffé l'excitation du sciatique produit un resserrement passager des vaisseaux avant de donner lieu à la dilatation vasculaire.

1. Vulpian, *Leçons sur l'appareil vaso moteur*, 1875, t. I, p. 156.
2. Jolyet et Laffont (Soc. Biol., 13 déc. 1879).
3. *Comptes rendus de l'Acad. des sciences*, 13 oct. 1879.
4. Dastre et Morat, *Comptes rend. Acad. des sc.*, 16 et 30 août 1880.

en doute par Laffont : une discussion s'est engagée à ce sujet devant la Société de Biologie et l'accord n'est point aujourd'hui établi entre ces différents expérimentateurs sur le fait essentiel, à savoir, sur l'existence d'une dilatation *primitive* produite par l'excitation du sympathique cervical.

Toutefois, l'expérience suivante semble être décisive : Dastre et Morat détruisent le bulbe d'un chien soumis à la respiration artificielle, puis ils excitent le bout périphérique du grand sympathique cervical. Ils voient alors se produire une dilatation des vaisseaux de la face interne de la lèvre et de la joue correspondantes. Cette dilatation n'est précédée d'aucun resserrement appréciable; en outre, elle semble bien dépendre exclusivement de l'excitation du sympathique, car la destruction du bulbe exclut l'intervention d'un réflexe vasculaire.

Les mêmes auteurs ont récemment annoncé qu'ils avaient découvert l'origine et le trajet des nerfs vaso-dilatateurs de l'oreille du lapin[1]. Leurs expériences tendraient à effacer la distinction topographique entre les filets constricteurs et les filets dilatateurs des nerfs vasculaires. Ces deux ordres de nerfs chemineraient ensemble dans les branches du grand sympathique; de sorte que si l'on observe dans les nerfs mixtes la propriété vaso-dilatatrice, c'est à des branches émanées du grand sympathique qu'ils l'auraient empruntée.

Enfin, les nerfs vaso-dilatateurs subiraient, en traversant les ganglions du sympathique, une modification encore indéterminée, mais qui ne permettrait plus de mettre en évidence, par des excitations directes, leur propriété de relâcher les vaisseaux.

Origines centrales des nerfs vaso-moteurs.

§ 266. — Presque aussitôt après que les expériences des physiologistes eurent montré le rôle des nerfs vaso-moteurs, les médecins constatèrent des troubles circulatoires à la suite des lésions des centres nerveux. Les résultats, toutefois, ne concordaient pas toujours; dans les hémiplégies, par exemple, on a signalé ordinairement un échauffement, quelquefois un refroidissement du membre paralysé, comme si la lésion intéressait, tantôt les ori-

1. Dastre et Morat, Soc. de Biol., mars 1881.

gines des vaso-constricteurs, tantôt celles des vaso-dilatateurs. Certaines lésions centrales semblent toutefois produire constamment un relâchement vasculaire. Ainsi, la section de la moelle épinière, au voisinage du bulbe, et la section du bulbe lui-même, produisent un échauffement de la surface du corps; le manomètre appliqué aux artères signale, dans ces cas, un abaissement notable de la tension artérielle avec accélération du rythme du cœur. Ce point des centres nerveux serait, pour ainsi dire, le confluent des nerfs vaso-constricteurs, et sa division intéresserait aussi bien les nerfs qui montent du côté de la tête que ceux qui descendent vers le reste du corps.

Pour démontrer l'existence de cette région centrale qui tient sous sa dépendance le système vaso-moteur tout entier, on applique

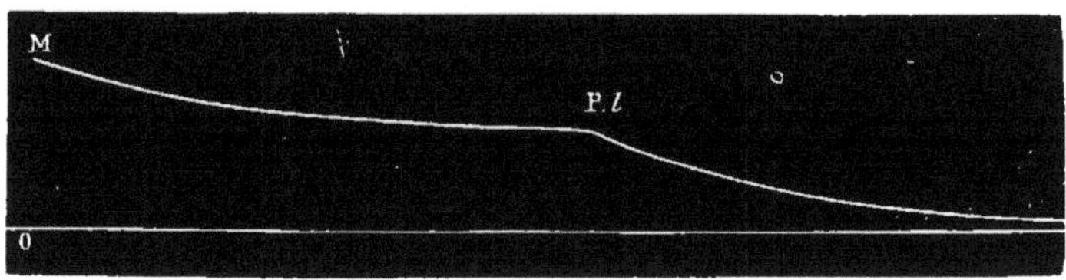

Fig. 213. Chute graduelle de la pression à partir du point M sur un animal qui vient de mourir par arrêt du cœur. Au point *Pl* on détruit le bulbe; chute plus rapide de la pression par le relâchement des vaisseaux.

un manomètre à une artère chez un animal curarisé et l'on excite le bulbe au moyen de l'électricité. Aussitôt une notable élévation de la pression artérielle accuse un resserrement énergique des petits vaisseaux.

Quand on détruit le bulbe, le premier effet du traumatisme est une excitation générale des vaso-constricteurs et une forte élévation de la pression artérielle; le relâchement des vaisseaux ne se produit qu'un instant après[1].

Lorsqu'un animal vient d'être tué par l'arrêt du cœur, la pression artérielle décroît, d'un mouvement diminué (fig. 213), jusqu'à ce qu'elle soit voisine de zéro. Si, à ce moment (à l'instant *Pl*) on détruit le bulbe, on observe une chute nouvelle de la pression qui

1. De là, l'habitude de pratiquer la piqûre du bulbe sur les animaux dont on veut vider aussi complètement que possible les vaisseaux. C'est ainsi qu'on procède, par exemple, dans le laboratoire de Ludwig, pour la préparation des tissus qui doivent être soumis à la circulation artificielle.

subitement tombe plus bas encore. Le peu de sang qui pouvait encore être retenu dans les artères passe dans les veines à travers les capillaires entièrement paralysés.

Comparaison des deux ordres de nerfs vaso-moteurs.

§ 267. — Il n'existe pas, au point de vue physiologique, un antagonisme parfait entre les nerfs vaso-constricteurs et les vaso-dilatateurs. Ainsi, tandis que la section des vaso-constricteurs paralyse les tuniques vasculaires et produit l'élargissement des vaisseaux avec échauffement des régions superficielles dont la circulation est accélérée, la section des nerfs vaso-dilatateurs ne produit pas d'effets appréciables sur le diamètre des vaisseaux ni sur la température des organes. C'est seulement la galvanisation du bout périphérique des deux sortes de vaso-moteurs qui donne lieu à des effets opposés suivant la nature du nerf que l'on excite.

On a cru pouvoir établir un parallèle entre les nerfs vasculaires et les nerfs cardiaques, et assimiler les nerfs vaso-constricteurs à ceux qui favorisent la systole des ventricules, les vaso-dilatateurs aux nerfs qui mettent le cœur en diastole. Dans ce parallèle, le grand sympathique aurait le même rôle dans tous les points de l'arbre vasculaire, puisqu'il favorise la systole ventriculaire, § 40, et qu'il provoque le resserrement des vaisseaux. Le nerf vague qui met le cœur en diastole ou en ralentit le rythme, serait l'analogue de certains vaso-dilatateurs, tels que la corde du tympan et les nerfs érecteurs ; comme eux, en effet, il tire directement son origine du centre cérébro-spinal. Ajoutons que les ganglions nerveux du cœur auraient leurs analogues dans les ganglions et les cellules nerveuses placés sur le trajet des nerfs vaso-moteurs. Mais cette théorie générale est tout au moins prématurée.

CHAPITRE XXV.

CIRCULATION VEINEUSE.

Direction centripète du cours du sang dans les veines. — Propriétés des vaisseaux veineux. — Fonction des valvules des veines. — De la principale force qui préside à la circulation veineuse. — De la pression veineuse. — Influence de l'action du cœur sur la circulation veineuse. — Du pouls veineux — Vitesse du sang veineux. — Courant veineux rémittent et pouls veineux des extrémités.

L'exposé de la circulation veineuse ne nous arrêtera pas longtemps ; en effet, le cours du sang veineux ne se traduit pas au dehors par des signes apparents : ce courant est uniforme, et si, parfois, la régularité en est troublée, cela tient moins à une activité propre des vaisseaux qu'à des influences extérieures dont nous parlerons plus loin. C'est pour cela que J. Hunter appelait les veines des vaisseaux passifs.

Direction centripète du cours du sang dans les veines.

§ 268. — Il suffit d'examiner au microscope une membrane vasculaire adhérant à un animal vivant pour assister au retour du sang qui, après avoir parcouru les fins réseaux des capillaires, se rend, par des branches convergentes, dans des troncs de plus en plus gros qui sont les racines du système veineux. Mais à l'époque d'Harvey[1], on n'avait pas ces preuves directes du retour du sang par les veines ; aussi l'immortel savant qui démontra la circulation du sang dut-il instituer un grand nombre d'expériences pour prouver que le sang, envoyé par les artères dans tous les organes, revient ensuite de la périphérie au cœur.

Harvey montra, sur les veines de l'avant-bras, comment les

1. Harvey, *La circulation du sang* (trad. de Ch. Richet, p. 140).

valvules s'ouvrent et laissent passer le sang dans la direction centripète, comment elles se ferment pour empêcher le cours du sang de s'effectuer en sens inverse. Chacun peut répéter sur soi-même ces expériences si démonstratives. Ainsi, quand on chasse le sang d'une des veines superficielles du dos de la main en la frottant avec le doigt, du poignet vers les phalanges, et qu'on laisse le doigt appuyé sur le vaisseau, on voit que la veine reste vide de sang. Mais vient-on à soulever le doigt, aussitôt le sang se précipite dans la veine, coulant de la périphérie vers le centre, et le vaisseau redevient apparent et gonflé comme avant. Ce phénomène exige pour se produire qu'on opère sur une portion de veine située en amont d'une valvule.

Propriétés des vaisseaux veineux.

§ 269. — *Capacité et extensibilité du système veineux.* — La plus grande partie du sang est contenue dans le système veineux qui possède une capacité beaucoup plus grande que celle des artères. Chacun des vaisseaux artériels est, le plus souvent, accompagné de deux veines dont chacune offre un calibre plus grand que celui de l'artère qu'elle accompagne; il y a, en outre, de larges réseaux veineux superficiels sous-cutanés qui communiquent avec les réseaux profonds. Enfin, on doit considérer comme faisant partie du système veineux les canaux et les sinus creusés dans l'épaisseur des os. Ajoutons que les vaisseaux veineux sont énormément extensibles[1] et se prêtent à recevoir de grandes quantités de sang sans que leur force élastique s'accroisse beaucoup; c'est, en effet, dans le système veineux que se loge temporairement la masse des liquides que nous empruntons à nos boissons, et qui parfois représente un volume considérable.

§ 270. — *Grande résistance des vaisseaux veineux.* — Malgré leur grande extensibilité, les vaisseaux veineux sont très résistants : ils supporteraient même sans se rompre une pression intérieure plus grande que les artères. Hales[2] a vu que la veine

1. W. Braune, *Beiträge zur Kentniss d. Venenelasticität* (*Beitr. z. An. u. Phys.*, 1875) et Bardeleben, *Ueber Venenelasticität* (*Ienaische Zeitschr. f. Naturw*, 1878).
2. Hales, *Hémostatique*, p. 136.

jugulaire supportait la pression d'une colonne de sang de 148 pieds de hauteur. Wintringham[1] a comprimé de l'air, à quatre atmosphères, dans la veine iliaque d'un bélier, et à six, dans un tronçon de la veine porte du même animal, tandis que l'aorte se rompait sous un effort moindre.

§ 271. — *Contractilité des veines.* — Les veines ne sont pas seulement élastiques ; elles sont douées d'une contractilité qui leur permet de s'adapter à la masse du sang qu'elles renferment. Cette contractilité est facile à constater sur soi-même. Gubler a montré que si les veines du dos de la main sont gonflées, il suffit de les percuter un peu vivement pour voir apparaître, au bout de quelques secondes, un étranglement sur le vaisseau qui a été frappé.

La lenteur avec laquelle se produit cette contraction veineuse, et la persistance du resserrement après que l'excitation traumatique a cessé, rappellent entièrement ce qu'on observe sur les artères et les capillaires. A la phase de constriction succède, comme dans les autres vaisseaux, une dilatation locale.

§ 272. — *Contractions rythmiques des veines.* — Certaines veines de la périphérie du corps présentent des contractions rythmiques : ainsi, Warthon Jones a vu que, dans les membranes alaires de la chauve-souris, les veines battent plusieurs fois par minute. Ces resserrements, grâce à la présence de valvules dans ces veines, peuvent contribuer efficacement à la propulsion du sang. Mais chez la plupart des animaux, les mouvements rythmiques ne s'observent pas dans les veines de la périphérie ; on ne les trouve qu'aux régions terminales du système veineux, dans le voisinage du cœur.

Dès 1660, Walœus[2] a signalé des contractions pulsatiles dans la portion de la veine cave qui avoisine le cœur. Ces contractions sont indépendantes de celles du cœur lui-même ; elles persistent quand on a séparé la veine cave de l'oreillette par une section complète. Lancisi[3] a vu, chez le cheval, ces contractions de la veine cave se répéter quatre à cinq fois, sans que l'oreillette entre en

1. Wintringham, *Experimental Inquiry on some Parts of the animal Structure*, 1840.

2. Walœus (Lettre à Bartholin. *In Bartholini Anat.* Ed. 1673, p. 738.

3. Lancisi, *De motu cordis et aneurysmatibus*, p. 211.

systole; Spallanzani fit les mêmes observations sur la rainette et le triton[1]. Colin[2] a décrit également les battements des veines caves sur les grands animaux. Enfin des contractions rythmiques ont été aussi observées dans les veines pulmonaires de la tortue et du chat. Il est peu probable que ces contractions aient, chez les animaux supérieurs du moins, une influence efficace sur le cours du sang; l'action de l'oreillette elle-même n'étant pas indispensable à l'intégrité de la circulation cardiaque[3].

Fonction des valvules des veines.

§ 273. — Les valvules furent découvertes par Fabricio d'Acquapendente; elles sont très nombreuses dans les veines de gros et de moyen calibre; elles font défaut dans la veine porte et dans les veines des reins, de l'utérus et du poumon; elles sont rares dans les veines de la tête et du cou. Ces valvules se ferment toutes les fois que le sang tend à rétrograder du côté des capillaires. Mais ce ne sont pas les contractions veineuses qui produisent ces clôtures valvulaires et contribuent à la propulsion du sang par un mécanisme analogue à celui du cœur. C'est à des influences extérieures que les veines empruntent la force motrice qui pousse le sang dans la direction que les valvules commandent. Ainsi, les veines qui rampent dans les interstices musculaires sont comprimées latéralement toutes les fois que les muscles voisins se gonflent en se contractant. Le sang contenu dans la portion de la veine ainsi comprimée ne peut s'échapper que dans la direction centripète, attendu que, dans le sens contraire, la clôture des valvules lui oppose un obstacle absolu. La veine se vide donc du côté du cœur, suivant la direction où les valvules livrent passage au sang; puis, la contraction musculaire terminée, le tronçon vei-

1. Spallanzani, *Expériences sur la circulation.* (Trad. de Tourdes, Paris, An. VIII).

2. Colin, *Comptes rendus de l'Acad. des sc.*, 1862 et 1874.

3. Milne Edwards suppose que les contractions veineuses ont pu entretenir la circulation chez des fœtus monstrueux qui étaient privés de cœur et qui n'eussent pu accomplir leur développement intra-utérin si le sang n'eût circulé dans leurs vaisseaux.

Les battements veineux ont été de nouveau étudiés avec soin dans ces dernières années. Ainsi Lauder Brunton et J. Fayrer (*Proced. of the Roy. Soc.*, XXV, p. 174, Londres, 1876) ont de nouveau insisté sur l'indépendance réciproque des pulsations de la veine cave supérieure, des veines pulmonaires, des auricules, etc. Ils ont vu persister ces battements dans les veines caves supérieure et inférieure, chez des animaux tués de diverses façons, jusqu'à 1 heure 50 min. après la mort.

neux comprimé et vide de sang se remplit facilement de nouveau par les radicules veineuses.

Les valvules situées sur le trajet des veines des membres inférieurs empêchent le poids de la colonne de sang représentée par la hauteur du membre de peser tout entier sur les radicules veineuses, ce qui gênerait l'arrivée de sang nouveau. Mais, pour que les valvules supportent ainsi la charge du sang veineux, il ne faut pas que les veines soient remplies complètement, mais que, grâce aux pressions qu'exercent de temps en temps les muscles du voisinage, certains tronçons veineux soient vidés. Dès lors, la colonne de sang est en quelque sorte fragmentée; des espaces, presque vides, placés sur le trajet des veines, permettent aux valvules de se fermer sous la charge des tronçons veineux remplis de sang situés au-dessus d'elles. Si les veines étaient totalement remplies de sang, comme cela arriverait dans le cas d'immobilité absolue de l'appareil musculaire, le rôle des valvules serait inefficace; elles ne formeraient plus que des diaphragmes flottant dans une colonne liquide dont elles n'interrompraient pas la continuité. C'est pour cela que, dans les professions où l'on se tient debout sans marcher, les veines se distendent, et à la fin deviennent variqueuses.

Les valvules permettent également au sang veineux de profiter, pour sa progression, des influences de la pesanteur. En effet, dans les mouvements alternatifs d'élévation et d'abaissement des bras, la pesanteur rend le cours du sang veineux très rapide au moment où le membre est élevé; puis, dans l'abaissement des bras, la colonne sanguine ne peut rétrograder, car les valvules se ferment derrière elle. Le bénéfice de l'attitude élevée n'est donc point perdu au moment où le membre est de nouveau placé dans la position déclive. L'action de la pesanteur dans les attitudes variées est même la seule influence qui fasse fonctionner les valvules des veines superficielles du bras et des mains, car ces vaisseaux, par leur position sous-cutanée, échappent à la pression des muscles qui favorise le cours du sang dans les veines profondes.

Dans certaines régions, les veines subissent des pressions extérieures intermittentes qui y favorisent le cours du sang. Ces pressions proviennent des gonflements rythmés que subissent les parties environnantes sous l'influence de l'expansion des artères. Toutes les fois qu'un organe est enfermé dans une enveloppe peu extensible, la turgescence des vaisseaux artériels entraîne l'issue du sang des veines. Celles-ci sont en quelque sorte exprimées et vidées de leur contenu par la pression extérieure qu'elles subissent. Nous montrerons que ces phénomènes se produisent dans le cerveau et dans l'œil, quand nous parlerons de la circulation de ces organes.

Les veines n'ont pas de valvules dans les points de l'économie où des pressions localisées et intermittentes n'agissent pas sur le cours du sang : aussi la veine porte est elle dépourvue de valvules comme la plupart des veines viscérales. Il existe, il est vrai, dans l'abdomen, des changements de pression, soit sous l'influence des efforts, soit sous celle de la respiration ; mais ces changements se produisent en même temps dans la cavité abdominale tout entière; ils seraient donc inefficaces à produire les interruptions dans la continuité de la colonne sanguine dont nous venons de parler à propos des veines des membres soumises à l'action musculaire; ces pressions, s'exerçant également sur toute la longueur des veines, n'auraient aucun effet pour la propulsion du sang.

De la principale force qui préside à la circulation veineuse.

§ 274. — *Vis a tergo.* — Puisqu'il est démontré que les vaisseaux capillaires n'ont aucune action impulsive sur le sang qui les traverse, il est clair que la circulation veineuse ne peut se faire que sous l'influence de l'impulsion du cœur, et que la force avec laquelle le sang pénètre dans le système veineux, force qu'on désignait autrefois sous le nom de *vis a tergo*, est la même qui a présidé au courant centrifuge du sang dans les artérioles et les capillaires. Plus les petits vaisseaux seront relâchés, plus le sang arrivera avec force dans le système veineux, § 235.

En poussant par les artères des injections de sang défibriné, on voit le liquide passer dans les veines et l'on peut ainsi juger de la pression nécessaire pour surmonter la résistance des petits vaisseaux. Les différents organes n'offrent pas tous, à cet égard, la même résistance : ainsi le rein semble être très facilement traversé par le sang ; les glandes à sécrétion intermittente livrent un passage facile au sang dans le moment où elles sécrètent, parce qu'alors leurs vaisseaux sont très relâchés ; pendant la suspension de leur fonction, elles présentent, au contraire, une résistance très grande au cours du sang.

Toutes choses égales du côté des résistances capillaires, la vitesse de la circulation veineuse est nécessairement proportionnelle à la pression du sang dans les artères[1]. Ainsi, Poiseuille[2] ayant fait une ouverture à une veine et noté le débit du sang que fournissait la plaie, vit qu'en pratiquant une blessure à l'artère afférente, de manière à y faire baisser la pression, l'écoulement veineux diminuait notablement.

A l'époque où l'on supposait que la force du cœur n'exerçait plus d'action sur le sang dans les capillaires, et que dans ces vaisseaux il recevait une impulsion nouvelle, on donnait comme preuve de cette assertion le fait suivant : quand on comprime l'artère d'un membre après avoir fait une plaie veineuse, le sang de la veine continue à couler quelque temps encore, bien que l'action du cœur ne puisse plus se faire sentir. Magendie[3] a montré que ce fait doit s'expliquer par le retrait élastique des artères. Mais ce retrait n'a lieu que parce que les artères avaient été préalablement dilatées par l'action du cœur; la tension artérielle, en effet, n'est que la force du cœur emmagasinée dans l'élasticité des artères comme dans un ressort, § 105.

De la pression veineuse.

§ 275. — La pression du sang dans les veines est très faible par rapport à la pression artérielle. Ce n'est que dans le cas où un obstacle s'oppose au passage du sang par une veine que la tension s'y élève, en amont de l'obstacle, jusqu'à ce qu'elle ait acquis la même valeur que dans les artères afférentes. Encore faut-il, pour que cette haute tension soit obtenue, que le sang ne puisse s'écouler par quelqu'une des anastomoses si nom-

1. Il faut toutefois tenir compte de la réserve que nous venons d'émettre relativement à l'état des vaisseaux capillaires, car dans les circonstances ordinaires c'est le resserrement des capillaires qui élève la pression artérielle; or, ce resserrement a pour effet de diminuer la quantité de sang qui arrive dans les veines. C'est pourquoi, d'une manière générale, le cours du sang veineux est d'autant plus lent que la tension artérielle est plus élevée. Ce n'est donc que dans les cas où, soit la tension artérielle, soit la force du cœur serait accrue, sans que rien fût changé à la perméabilité des capillaires, que la vitesse du courant veineux croîtrait avec la tension artérielle.

2. Poiseuille, *Recherches sur la cause du mouvement du sang dans les veines*. Extr. du *Journal universel et hebdomadaire de médecine*, 1830, t. I.

3. Magendie, *Mémoire sur l'action des artères dans la circulation* (*Journ. de médecine*, 1817).

breuses qui en assurent le retour, même quand un ou plusieurs troncs veineux importants sont oblitérés. Aussi, pour produire une stase veineuse absolue dans un membre, faut-il en oblitérer toutes les veines, par exemple, au moyen d'une constriction du membre tout entier, ne ménageant que les vaisseaux artériels.

Quand on a ainsi distendu le système veineux en y retenant le sang, les capillaires s'élargissent par l'accroissement de la pression intérieure qu'ils supportent ; il en résulte que les variations de la pression artérielle se font sentir jusque dans les veines. Magendie, ayant lié la veine fémorale d'un chien et fait une piqûre à cette veine, vit que le jet de sang se renforçait quand on comprimait le thorax, ce qui élevait la pression artérielle, ainsi qu'on le verra à propos des influences de la respiration sur la circulation. Dans l'opération de la saignée, le jet veineux est plus fort quand le patient fait un effort ou quand il souffle fortement. Ce sont là des effets d'une augmentation de la *vis a tergo*.

Dans l'état normal de la circulation, il est très difficile d'assigner une valeur quelconque à la pression du sang dans les veines. Quelques auteurs, toutefois, ont essayé de déterminer expérimentalement cette pression. Volkmann, appliquant un manomètre comparativement à des artères et à des veines sur un même animal, trouva des valeurs très différentes : 165 millimètres de mercure pour la carotide, 27 pour la jugulaire, 9 pour la veine métatarsienne. Cette valeur pour la jugulaire peut même être considérée comme trop élevée ; peut-être tenait-elle à un obstacle au cours du sang produit par l'application même de l'instrument. En effet, la pression dans la jugulaire peut même avoir une valeur négative, surtout si on l'explore à la base du cou. Nous verrons que l'aspiration thoracique due à la rétractilité du poumon se fait sentir dans cette région.

§ 276. — *Pression négative dans les veines intra-thoraciques et dans les veines voisines du thorax.* — Valsalva avait déjà signalé qu'au moment des inspirations, le sang veineux des jugulaires coule plus rapidement du côté de la poitrine ; il appartenait à Barry[1] de montrer qu'une aspiration s'exerce sur les veines voisines du thorax et de donner la mesure de cette force aspiratrice. On a vu, § 106, que Hales avait déterminé la hauteur à la-

1. Barry, *Recherches expérimentales sur les causes du mouvement du sang dans les veines*, Paris, 1825.

quelle le sang artériel s'élève dans un tube; Barry fit voir qu'en adaptant à la veine jugulaire un siphon dont l'extrémité inférieure plongeait dans un vase plein d'eau, l'eau s'élevait dans le tube qui pouvait humer, en quelque sorte, le contenu du vase. L'ascension du liquide du côté de la veine était plus grande dans les phases d'inspiration, moindre dans celles d'expiration. Mais si cette aspiration thoracique peut se transmettre à longue distance à travers un tube à parois rigides, il n'en saurait être de même si l'on employait un tube à parois flasques comme celles d'une veine. Ces parois s'appliqueraient l'une contre l'autre, sous l'influence de la pression atmosphérique, et leur accolement fermerait le vaisseau. Aussi, l'aspiration thoracique ne se propage-t-elle pas indéfiniment dans le système veineux.

Toutefois, certaines veines voisines du thorax et entourées, comme l'a fait remarquer P. Bérard[1], d'aponévroses qui les maintiennent béantes, sont le siége d'une aspiration qui fait entrer l'air dans ces vaisseaux quand on vient imprudemment à les ouvrir sans exercer une compression en aval du point incisé. Les chirurgiens ont bien étudié l'étendue de cette *zone dangereuse* où l'introduction de l'air dans les veines est à redouter. C'est en effet un des accidents les plus graves qui puissent survenir dans une opération, car il provoque souvent la mort presque instantanément[2].

La zone dangereuse s'étend en dehors de la région du cou; les chirurgiens ont signalé des cas d'introduction de l'air dans les veines à la suite de blessure de l'axillaire et même de la faciale près de l'angle de la mâchoire[3].

1. P. Bérard, *Mémoire sur un point d'anatomie et de physiologie du système veineux* (*Arch. de méd.*, 1830, t. XXIII, p. 169).

2. Mercier (*Gaz. méd.*, 1839) donna l'explication véritable de la mort à la suite de l'introduction de l'air dans les veines; il l'attribua à ce que le sang, mêlé à l'air et devenu spumeux, s'engageait dans les capillaires pulmonaires et les obstruait. Les physiciens savent, en effet, qu'un tube capillaire qui laisse aisément passer un courant d'air ou d'eau présente une résistance très grande pour un mélange d'air et d'eau; celui-ci produit une série de bulles séparées par de petits diaphragmes de liquide. Poiseuille (*Gaz. méd.*, 1839) a démontré, par une série d'expériences, que telle est, en effet, la cause de la mort, quand l'air mêlé au sang a oblitéré les capillaires du poumon; le cœur droit reste gorgé et ne peut plus se vider.

3. L'aspiration thoracique peut se faire sentir jusque dans les sinus veineux et dans les canaux des os du crâne. On a observé aussi la pénétration de l'air dans les canaux veineux du rachis. Cl. Bernard a souvent parlé de la production de ces accidents pendant les vivisections.

Un effet semblable se produit du côté de l'abdomen, à l'endroit où la veine cave traverse le diaphragme, et à l'embouchure des veines sus-hépatiques. En ces points, le sang comprimé par la pression positive qui existe toujours dans l'abdomen, trouve au-devant de lui la pression négative de la cavité thoracique et est aspiré vers cette cavité. L'introduction de l'air dans les veines serait donc également à craindre dans cette région si les opérations chirurgicales y étaient pratiquées. Méry[1] a vu, sur un chien, se produire l'introduction de l'air dans la veine cave inférieure qu'il avait piquée.

Cette aspiration des veines situées dans le voisinage du thorax tient à la pression négative que l'élasticité pulmonaire produit dans cette cavité. On sait que si l'on perfore les parois thoraciques, l'air s'introduit en sifflant dans la cavité de la plèvre, et que le poumon s'affaisse. C'est cette même force qui s'exerce sur le sang des vaisseaux et l'aspire du côté du thorax. Carson[2] et Donders[3] ont donné la mesure de la force élastique du poumon, c'est-à-dire de l'aspiration que cette force exerce ; elle est d'environ 6 à 8 millimètres de mercure pendant l'expiration, et s'élève à 30 ou 40 millimètres quand le poumon est déployé par une inspiration profonde. Il suit de là que, pendant les phases alternatives de la respiration, la force aspiratrice qui s'exerce sur le sang change de valeur; elle a ses maxima dans l'inspiration, ses minima dans l'expiration. Dans les expériences cardiographiques nous avons vu que, pendant les phases diastoliques, la pression est négative dans l'oreillette droite, § 75 ; or, sous l'influence des mouvements respiratoires, les variations de cette pression négative produisent des ondulations de la ligne d'ensemble du tracé.

§ 277. — Un effort, c'est-à-dire une tentative d'expiration forcée tandis que la glotte est fermée, non seulement supprime l'aspiration thoracique, mais, en comprimant l'air contenu dans le poumon, donne une valeur positive à la pression dans le thorax; aussi, pendant l'effort, le sang veineux serait-il refoulé dans les vaisseaux extra-thoraciques s'il ne trouvait un obstacle dans les valvules situées à leur origine. En tout cas, pendant toute la durée de l'effort, le sang est arrêté aux abords du thorax où il ne peut

1. Méry, *Questions de physique* (*Mém. de l'Acad. des sciences,* 1707, p. 167).
2. Carson, *Philos. Transact.*, 1820, vol. 1, p. 42.
3. J. Donders, *Physiologie des Menschen*, t. I, p. 417, 1859.

pénétrer ; de là résulte le gonflement si apparent des veines du cou et de la face.

§ 278. — Du côté de l'abdomen, la respiration fait varier la pression en sens inverse de ce qui a lieu dans le thorax. En effet, l'abaissement du diaphragme qui agrandit la cavité thoracique pendant l'inspiration, diminue en même temps la capacité de l'abdomen en comprimant les organes et les vaisseaux qui y sont contenus. Les veines subissent donc, aux différentes phases de la respiration, des changements de pression inverses dans le thorax et dans l'abdomen. Cet antagonisme a été démontré par différents auteurs.

Toutefois, l'influence de la pression thoracique se fait sentir

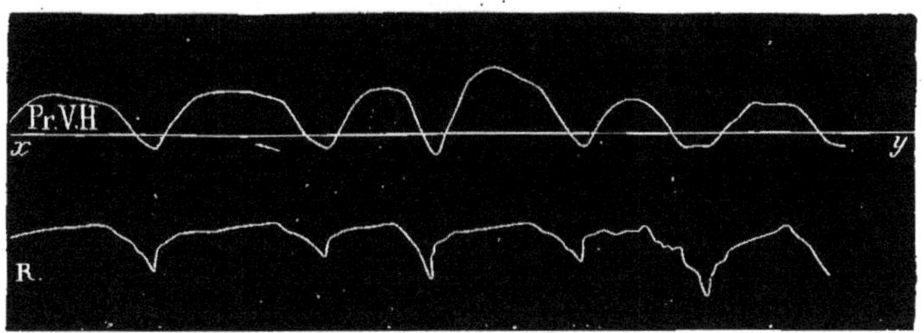

Fig. 214. Pression dans une veine sus-hépatique Pr.V.H — Tracé de la respiration recueilli avec le pneumographe R. Le sens des variations est le même dans les deux tracés.

dans la partie de la veine cave qui avoisine le diaphragme et dans les veines sus-hépatiques. Rosapelly[1] a déterminé le rapport des variations de la pression du sang dans les veines sus-hépatiques, avec les mouvements respiratoires ; il a constaté que l'inspiration fait baisser la pression dans ces veines et dans la région de la veine cave où elles débouchent, tandis qu'elle élève la pression dans les autres veines abdominales.

Ainsi, en inscrivant en même temps les mouvements respiratoires avec le pneumographe[2] et les changements de la pression dans une veine sus-hépatique avec un manomètre, Rosapelly a obtenu le tracé (fig. 214), où l'on voit que les deux courbes sont

1. Rosapelly, *Recherches théoriques et expérimentales sur les causes et le mécanisme de la circulation du foie*, thèse inaug., Paris, 1873.

2. Voir, pour la description de l'instrument et pour son application, *Méth. graph.*, p. 541.

concordantes, dans leur inflexion générale, c'est-à-dire que l'inspiration fait baisser la pression dans le thorax et dans les veines sus-hépatiques[1].

En inscrivant à la fois la pression dans la veine porte et les mouvements respiratoires, on obtient des courbes discordantes (fig. 215), montrant que l'inspiration, en même temps qu'elle fait baisser la pression thoracique, élève la pression abdominale.

Les influences de la respiration sur la pression dans les veines sus-hépatiques sont accrues lorsque le passage de l'air est gêné.

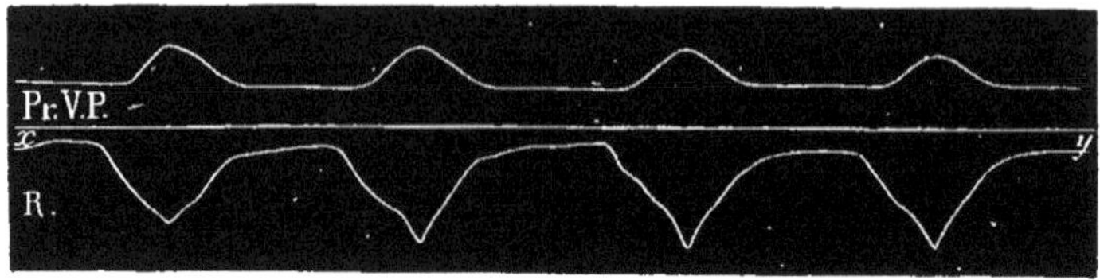

Fig. 215. Pression dans la veine porte Pr. V.P. — Respiration inscrite au pneumographe R. Les deux courbes varient en sens inverse l'une de l'autre.

En faisant obstacle à l'inspiration par un rétrécissement des voies aériennes, Rosapelly a noté que l'abaissement de la pression veineuse, à chaque inspiration, est beaucoup plus fort que dans la respiration calme. Les choses se passent donc, à l'orifice veineux du diaphragme, comme à l'entrée des veines jugulaires en haut du thorax.

§ 279. — *Répartition de la pression veineuse dans les cavités splanchniques.* — La théorie fait prévoir que les veines qui traversent les cavités splanchniques sont extérieurement soumises à des pressions très différentes. La pression est négative dans le thorax, ainsi qu'on l'a vu plus haut; elle est au contraire toujours positive dans l'abdomen. Ajoutons que l'écart entre ces deux pressions varie suivant les phases de la respiration, et varie en sens inverse pour le thorax et pour l'abdomen, puisque l'abaissement du diaphragme qui accroît le vide thoracique élève la pression dans l'abdomen.

Toutefois, l'antagonisme de ces deux variations n'est pas par-

1. Pour recueillir la pression dans les veines sus-hépatiques, Rosapelly glisse par la jugulaire une sonde mise en rapport avec un tambour à levier. La sonde traverse la veine cave supérieure, l'oreillette, la veine cave inférieure, l'anneau du diaphragme, et s'arrête presque toujours d'elle-même contre l'orifice d'une veine sus-hépatique.

fait. Luciani[1] a cherché à déterminer expérimentalement la valeur des pressions que subissent les veines, et pour cela, introduisit des espèces de sondes manométriques dans le thorax et dans l'abdomen[2].

Il a vu que les variations de la pression ne sont pas rigoureusement inverses dans le thorax et dans l'abdomen, comme cela arriverait si les mouvements respiratoires n'étaient produits que par l'action du diaphragme. L'expiration, chez certains chiens, s'accompagne d'une contraction des parois de l'abdomen qui accroît la pression dans cette cavité, tandis que le relâchement du diaphragme, s'il intervenait seul, aurait pour effet de diminuer cette pression. Si on paralyse les muscles abdominaux par l'écrasement de la moelle dorsale, aussitôt apparaît l'antagonisme parfait entre les variations thoraciques et les variations abdominales de la pression.

Quand on pratique la respiration artificielle, on observe un synchronisme parfait entre les variations thoraciques et abdominales, mais alors les variations sont de même sens dans les deux cavités.

En somme, les variations de pression dans l'intérieur des veines contenues dans les cavités splanchniques sont produites par des changements de la pression dans ces cavités elles-mêmes; de sorte que si, en se tenant loin du diaphragme, on explore à la fois la pression dans la veine cave inférieure et dans la cavité abdominale en dehors de la veine, les deux pressions varient de la même manière. Il en est de même pour la pression du sang dans la veine cave supérieure comparée à la pression dans la cavité de la plèvre.

Influence de l'action du cœur sur la circulation veineuse.

§ 280. — L'action du cœur produit, dans la circulation des veines caves, des temps d'arrêt et même des reflux ; elle y produit aussi

1. L. Luciani, *Delle oscillazioni della pressione intra-toracica e intra-addominale* (*Archiv. per le scienze mediche*, vol. II, fasc 2., 1877.)

2. Il n'est pas nécessaire de recourir à une mutilation pour l'application de ces sondes; en en introduisant une dans l'œsophage, et une autre dans le rectum, on a l'indication à peu près exacte des changements que la pression éprouve dans le thorax et dans l'abdomen. La seule cause d'erreur possible tient à ce que l'œsophage ou le rectum peuvent se contracter quelquefois et ajouter l'effort de leurs muscles à la pression qui existe dans la cavité explorée.

des accélérations. Pendant la systole des ventricules, les valvules auriculo-ventriculaires étant fermées, le sang stagne dans l'oreillette et la pression augmente dans celle-ci, puis, de proche en proche, jusque dans les veines. D'autre part, si le cœur s'arrête en diastole, comme cela arrive après l'excitation du pneumogastrique, le ventricule se remplit; mais quand sa réplétion est achevée, il ne reçoit plus rien de l'oreillette. Or, le sang veineux, continuellement versé par les veines caves, s'arrête et distend ces vaisseaux où il acquiert une pression assez forte.

Dans nos expériences de cardiographie exécutées avec Chauveau, nous avons constaté pendant l'arrêt du cœur cette énorme éléva-

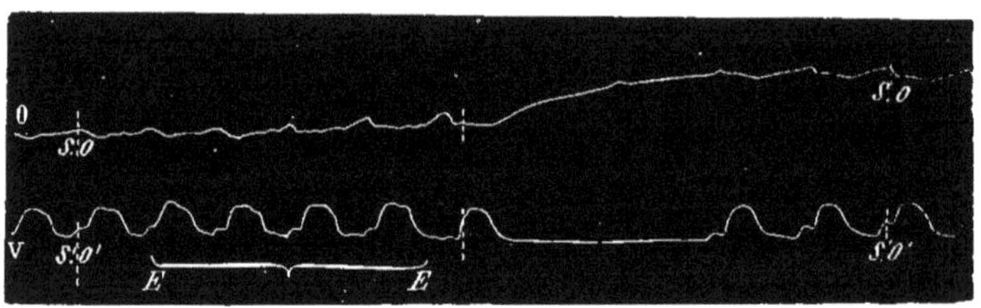

Fig. 216. O tracé des oreillettes, V tracé du ventricule de la grenouille (voir § 72), *so* systole de l'oreillette. Arrêt du cœur par une irritation abdominale EE; élévation de la pression veineuse dans l'oreillette pendant cet arrêt.

tion de la pression veineuse, tant dans les veines caves que dans les oreillettes.

On peut démontrer sur la grenouille l'élévation de la pression du sang dans l'oreillette pendant l'arrêt du cœur. En inscrivant à la fois la pulsation de l'oreillette et celle du ventricule, au moyen du double myographe représenté figure 41, on voit l'oreillette se gorger de sang quand le cœur est arrêté par la galvanisation du pneumogastrique.

La figure 216 montre ce phénomène. Les lignes O et V correspondent aux tracés de l'oreillette et du ventricule. On constate en S*o* la pulsation systolique de l'oreillette et son retentissement dans le tracé ventriculaire. En EE on irrite le péritoine, ce qui, au bout de quelque temps, provoque un arrêt du cœur. Pendant cet arrêt, l'oreillette continue à s'emplir par le retour du sang veineux et se gonfle graduellement[1]. Quelque temps après la reprise des

1. Un excès de la pression exercée par le levier du ventricule a empêché celui-ci de se remplir en l'absence des systoles de l'oreillette; sans cela, la courbe ventriculaire eût accusé également une élévation pendant l'arrêt diastolique du ventricule.

mouvements du cœur, on voit l'oreillette se dégorger peu à peu. Cette phase de l'expérience n'a pu être représentée dans le tracé.

Du pouls veineux.

§ 281. — Potain[1] étudiant dans les hôpitaux le pouls veineux normal, pour le comparer à celui qui accompagne l'insuffisance tricuspide et dont il sera question plus loin, a inscrit simultanément les pulsations veineuses, celles du cœur et celles des artères. Il a vu qu'au moment de la systole de l'oreillette, un grand soulèvement se produit dans le pouls des jugulaires, et qu'à ce soulèvement succède un affaissement correspondant à la diastole de l'oreillette dans laquelle les veines se vident brusquement. Plus tard, arrive un second affaissement que Potain attribue à la dia-

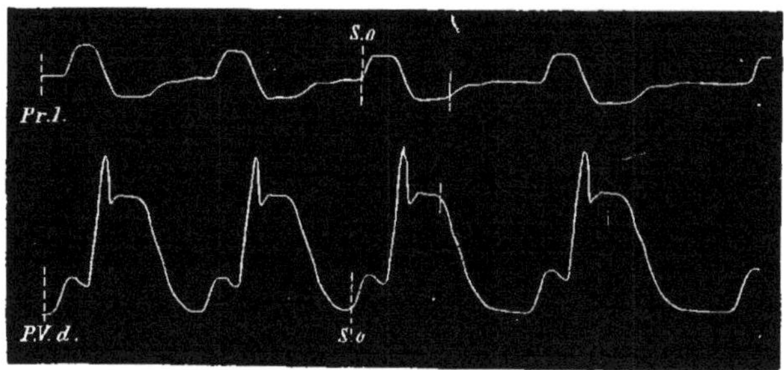

Fig. 217. Pr. J., pression latérale dans la jugulaire. — P. V. D., pulsation du ventricule droit. S. O., systole de l'oreillette.

stole du ventricule dans lequel l'oreillette et les veines se vident de proche en proche.

Les expériences faites sur les animaux confirment cette manière de voir, du moins en ce qui concerne le premier soulèvement veineux auquel fait suite un affaissement profond. La figure 217 est obtenue sur un chien dont on explore la pression latérale dans la jugulaire, à la base du cou, en même temps que la pulsation du ventricule droit.

1. Potain, *Des mouvements et des bruits qui se passent dans les veines.* (*Bull. et Mém. Soc. méd. des hôpitaux*, 1868, t. IV.)

Cette figure montre une parfaite coïncidence du principal soulèvement veineux avec la systole de l'oreillette (S. O.), tandis que l'affaissement veineux coïncidant avec la systole ventriculaire ne peut s'expliquer que par la diastole de l'oreillette.

Cet affaissement soudain implique une recrudescence dans la rapidité du courant sanguin du côté du thorax ; parfois, cette rapidité se traduit par des bruits de souffle dont le siège est dans les veines jugulaires.

§ 282. — Si la pression du sang dans les veines du thorax est négative, à l'état normal, c'est-à-dire le thorax étant intact, il n'en est plus ainsi quand on ouvre la poitrine d'un animal; l'aspiration y disparaît et les veines y sont soumises à la pression atmosphérique. On trouve alors, dans l'oreillette et dans les veines caves, une pression de quelques millimètres de mercure provenant probablement de ce que la circulation est gênée dans le poumon. François-Franck[1] a constaté qu'en insufflant le péricarde sous une pression de 1 centimètre de mercure la pression artérielle tombe très bas ; le cœur, en effet, cesse d'envoyer du sang, car il cesse de se remplir. Cela tient à ce que la pression veineuse étant inférieure à 1 centimètre de mercure, le sang est incapable de rentrer dans le cœur en surmontant la contre-pression qui agit sur l'oreillette. Dès lors, les actes musculaires du cœur s'exercent à vide, et sont sans effet sur le cours du sang.

Cet arrêt de la circulation par vacuité du cœur n'est que passager, même si l'on continue la contre-pression dans le péricarde. En effet, la pression veineuse s'élève, comme en arrière de tout obstacle, et dès qu'elle devient légèrement supérieure à un centimètre de mercure, le sang rentre dans l'oreillette et la circulation se rétablit. On conçoit, d'après cela, que des épanchements du péricarde soient compatibles avec la vie, même si le liquide présente dans la poche une assez forte pression; c'est qu'alors la pression veineuse s'élève assez haut pour surmonter la contre-pression que le cœur subit.

1. François-Franck, *Trav. lab.*, t. III, p. 113

Vitesse du sang veineux.

§ 283. — Comme la capacité des veines est plus grande que celle des artères, et que la même quantité de sang doit, à chaque instant, passer par tous les segments du circuit vasculaire, il s'ensuit que la vitesse du courant veineux est moindre que celle du courant artériel. Nous parlons, bien entendu, de la vitesse moyenne du sang, car certaines influences passagères peuvent rendre le cours du sang très rapide dans les veines.

On ne saurait, du reste, attribuer au sang veineux une vitesse absolue, puisque tant d'influences la font varier : quelques auteurs ont essayé cependant de mesurer cette vitesse. Volkmann[1], avec son hémodromomètre, a trouvé dans la veine jugulaire d'un chien, une vitesse de 225 millimètres par seconde. Mais ces recherches ont peu d'intérêt ; on jugerait plus exactement peut-être de la vitesse du courant veineux en mesurant expérimentalement celle du sang artériel, et en calculant, d'après le diamètre relatif des veines et des artères, quelle doit être la vitesse du sang veineux pour une vitesse artérielle déterminée.

C'est d'après ces considérations qu'on attribue au cours du sang dans les veines pulmonaires une plus grande vitesse qu'à celui des artères, attendu que les quatre veines pulmonaires, au moment où elles s'abouchent dans l'oreillette gauche, auraient, dans leur ensemble, une section moindre que celle de l'artère pulmonaire.

Courant veineux rémittent et pouls veineux des extrémités.

§ 284. — Le cours du sang dans les veinules est ordinairement continu comme celui des capillaires qui leur donnent naissance. Mais, ainsi qu'on l'a dit § 238, le courant peut être saccadé dans les capillaires ; ces saccades se font sentir assez loin dans le système veineux. On a pu voir, pendant l'opération de la saignée, des saccades se produire dans le jet de la veine, au point de faire croire que l'artère avait été blessée. Il est possible que, dans ces cas, le courant veineux ait été influencé par les alternatives de gonflement et de resserrement qu'éprouvaient les tissus voisins, et dont

1. Volkmann, *Hämodynamik*, p. 195.

les expériences de Piégu nous ont démontré l'existence, § 126. Mais cette origine ne saurait être attribuée aux saccades du jet sanguin que Cl. Bernard a observées sur les veines de la glande sous-maxillaire quand il irritait la corde du tympan. Il vit alors le sang s'échapper de la veine, rouge comme du sang artériel, et le jet en était saccadé comme celui d'un artère. C'est qu'en effet la rapidité du courant sanguin est tellement accrue par suite du relâchement des vaisseaux capillaires de la glande, que le sang n'a plus le temps de devenir veineux; en outre, les obstacles qui éteignent la saccade artérielle n'existant plus, le sang veineux conserve son intermittence.

§ 285. — Le pouls veineux des extrémités a la même origine que les saccades que nous venons de décrire. Boyer[1] a indiqué depuis longtemps les pulsations des veines superficielles. King[2] a très bien expliqué ce phénomène et a imaginé, pour le rendre plus visible, de l'amplifier au moyen d'un petit levier. Un fil de cire à cacheter, étiré à la lampe, était appliqué sur le vaisseau et y reposait par une de ses extrémités qu'on tenait fixée avec l'ongle. Le soulèvement que produisait la pulsation veineuse était amplifié par la longueur même du levier et devenait très visible. King a signalé certaines conditions comme favorables à la production du pouls veineux des extrémités; il suppose que chez certains sujets, une plus grande fluidité du sang est la cause de son passage plus rapide et de la conservation des saccades. Mais une cause moins hypothétique est le relâchement vasculaire : or, c'est après le repas, et dans cet état qu'on appelle la circulation excitée, que le pouls veineux se montre le plus souvent. Dans ces conditions, il y a relâchement des petits vaisseaux des téguments.

1. Boyer, *Journ. compl. des Sc. méd.*, XXI, p. 330.
2. King, *Guy's Hospital Reports*, 1837.

CHAPITRE XXVI.

CIRCULATION PULMONAIRE.

Pression du sang dans l'artère pulmonaire. — Vitesse de la circulation pulmonaire. — Influence de la respiration sur la perméabilité des vaisseaux pulmonaires. — Influence de la circulation pulmonaire sur la circulation générale. — Signes extérieurs de la circulation pulmonaire.

La circulation pulmonaire, ou petite circulation, a pour fonction de faire passer tout le sang veineux provenant des différents organes à travers le poumon où il redevient artériel. Au contact de l'air respiré, le sang veineux perd l'acide carbonique dont il était chargé, absorbe de l'oxygène, et de noir qu'il était avant d'entrer dans le poumon, devient, en en sortant, rouge comme celui qu'on voit jaillir d'une blessure artérielle. Le cours du sang dans la petite circulation s'effectue au moyen d'organes semblables à ceux de la circulation générale : le cœur droit, l'artère pulmonaire, les capillaires qui forment un riche réseau autour des vésicules des poumons, enfin les veines pulmonaires qui, au nombre de quatre, versent le sang hématosé dans l'oreillette gauche, forment les différentes parties constituantes de la petite circulation. On désignait autrefois l'artère pulmonaire sous le nom d'artère veineuse, à cause de la couleur du sang qu'elle renferme; les veines pulmonaires s'appelaient, pour la même raison, veines artérieuses. Ces désignations ont été abandonnées comme inutiles.

La circulation pulmonaire se trouve donc placée de telle sorte, que le sang qui revient des veines de la grande circulation entre dans l'oreillette droite, et que celui qui revient des veines de la petite circulation entre dans l'oreillette gauche.

Pression du sang dans l'artère pulmonaire.

§ 286. — La même série d'actes se produit dans la grande et dans la petite circulation. On sait que le cœur droit agit d'une manière synchrone avec le gauche ; nous n'aurons pas à décrire comment se forme la tension dans l'artère pulmonaire ni comment s'effectue le retour du sang veineux. Tout ce qui a été dit à propos de la grande circulation est applicable à la petite ; nous nous bornerons à faire observer que dans la petite circulation le sang éprouve beaucoup moins de résistance que dans la grande. Ainsi, en opérant sur la circulation pulmonaire, Sharpey[1] a constaté qu'il fallait deux fois moins de force pour imprimer au courant une certaine vitesse que si l'on agit sur les vaisseaux de la grande circulation. On va voir que c'est de ce passage plus facile que résultent toutes les différences que les expérimentateurs ont signalées entre la force des deux cœurs, et entre les pressions du sang dans l'aorte et dans l'artère pulmonaire.

Nous avons dit, § 77, que les sondes manométriques accusent des pressions très inégales dans les deux ventricules. Ainsi, la systole du ventricule gauche serait environ trois fois plus énergique que celle du ventricule droit. Or, nous savons que l'effort systolique d'un ventricule se mesure assez exactement à la résistance que lui oppose la pression du sang dans l'artère à laquelle il fournit; nous devons donc conclure que la pression dans l'artère pulmonaire doit être environ trois fois moindre que celle qui existe dans l'aorte[2]. Cette évaluation, déduite de la pression du sang dans le ventricule droit, est plus voisine de la vérité que ne le serait la mesure directe de la pression faite au moyen du manomètre appliqué à l'artère pulmonaire quand on a ouvert la poitrine et pratiqué la respiration artificielle. De telles mutilations troublent trop profondément la fonction circulatoire pour qu'on puisse attacher quelque valeur aux données qu'elles fournissent[3]. Au contraire, l'introduction d'une sonde manométrique dans les cavités droites du cœur, en passant par une veine jugulaire, ne trouble pas sensiblement le cours du sang, de sorte qu'on peut avoir toute confiance dans la mesure qu'elle donne de

1. Todd et Bowmann, *Physiological Anatomy and Physiology of Man*, 1856, t. II, p. 350.

2. Butner a trouvé dans l'artère pulmonaire des pressions de 13 à 19^{mm} de mercure, tandis que, dans l'aorte, la pression atteignait 71 et 115^{mm}.

3. Cependant Chauveau et Faivre (*Gaz. méd.*, Paris, 1856) ont réussi à explorer directement la pression dans l'artère pulmonaire en perforant la paroi thoracique avec un trocart : ils ont trouvé cette pression égale à 1/3 de la pression aortique.

la pression dans le ventricule droit et par suite dans l'artère pulmonaire. L'épaisseur des tuniques musculaires des deux ventricules révèle aussi l'inégalité des résistances que chacun d'eux surmonte habituellement ; les parois du ventricule gauche, chez l'adulte, sont, en effet, trois fois au moins plus épaisses que celles du ventricule droit[1].

Milne Edwards qui, en maintes occasions, a fait ressortir les harmonies qui existent entre les différentes fonctions de la vie, montre comment, par un enchaînement nécessaire, les capillaires du poumon doivent être fort minces pour permettre aux échanges gazeux de se produire entre l'air et le sang; comment de cette minceur résulte une résistance plus faible que celle des vaisseaux de la grande circulation, d'où cette nécessité d'une circulation à basse pression dans les vaisseaux pulmonaires.

Vitesse de la circulation pulmonaire.

§ 287. — La circulation pulmonaire doit avoir, en chacun de ses points, la même vitesse que la circulation générale. Une section pratiquée en un point quelconque du double circuit que traverse le sang doit toujours en laisser passer la même quantité, sans quoi il y aurait stagnation en ce point et accumulation de sang en amont de l'obstacle. Le débit des deux cœurs doit donc être le même, quelque inégale que puisse être la capacité que présentent les deux ventricules quand on les mesure en y faisant des injections. En outre, la section de l'artère pulmonaire étant la même que celle de l'aorte, il faut en conclure avec Hales[2] que la vitesse du sang est la même dans ces deux vaisseaux. Enfin, comme la quantité de sang que contient le poumon est de beaucoup inférieure à celle que renferme le corps tout entier, il s'ensuit que le renouvellement du sang se fera beaucoup plus vite dans le poumon que dans le reste du corps. Grâce au moindre parcours qu'elle devra accomplir, une molécule de sang qui entre dans l'artère

1. Chez le fœtus, le sang ne traverse pas le poumon et l'ondée qu'envoie le ventricule droit passe dans l'aorte par le canal artériel. Les deux cœurs concourent donc également à la circulation générale, les deux ventricules ressentent la même résistance et doivent déployer le même effort. Aussi, chez le fœtus les ventricules droit et gauche présentent-ils très sensiblement la même épaisseur. Nous avons vérifié ce fait sur du cœur de fœtus de chien.

2. Hales, *Hémastatique*, p. 62.

pulmonaire arrivera beaucoup plus vite à l'oreillette gauche qu'une molécule qui entre dans l'aorte n'arrivera à l'oreillette droite, § 3.

Influences de la respiration sur la perméabilité des vaisseaux pulmonaires.

§ 288. — On sait depuis longtemps que, chez les animaux asphyxiés, le cœur droit et l'artère pulmonaire sont gorgés de sang. Cette stase indique un obstacle au cours du sang à l'intérieur du poumon. Haller[1] l'attribuait à une cause toute mécanique; il supposait que dans l'expiration, en même temps que le poumon s'affaisse, il se produit des plissements, des espèces de coudes dans les vaisseaux pulmonaires, et que le sang était arrêté par ces coudes. David Williams[2] chercha à réfuter l'opinion de Haller en montrant que si on lie la trachée avant d'ouvrir la poitrine, le poumon ne peut s'affaisser, et pourtant l'asphyxie s'accompagne encore de stase du sang dans le cœur droit et dans l'artère pulmonaire. Alison[3] fit voir que la congestion des cavités droites se produit également quand un animal est placé dans un milieu irrespirable, dans l'azote par exemple, bien que les mouvements respiratoires continuent à s'exercer. Il semble donc que le seul fait de la suppression de l'hématose constitue un obstacle au cours du sang, comme si les vaisseaux pulmonaires se contractaient dans l'asphyxie.

Quincke et Pfeiffer[4] démontrèrent par des expériences que le poumon distendu comme dans l'inspiration normale, c'est-à-dire par dilatation de la cage thoracique, est plus perméable au sang que le poumon affaissé pendant l'expiration. Ils virent aussi que la respiration artificielle, celle qui consiste à dilater le poumon par insufflation, produit des effets inverses de ceux de la respiration normale, au point de vue de la circulation pulmonaire, c'est-à-dire que la circulation est gênée dans le poumon insufflé. Mais ces auteurs ont cru que, sur l'animal vivant, les effets favo-

1. Haller, *Elementa physiologiæ*, t. III, p. 243 et suiv.

2. D. Williams, *On the cause and the effects of an obstruction of the blood in the lungs* (*Edinburgh medical and surg. Journ.*, 1823, t. XIX, p. 524).

3. Alison. (Cité par Longet. *Phys.*, t. II, p. 258.)

4. Quincke et Pfeiffer, *Ueber den Blutstrom in den Lungen* (*Arch. von Reichert und Du Bois-Reymond*, 1871, § 90).

rables de l'inspiration devraient être compensés par l'action défavorable que le ventricule droit éprouverait dans son action. Pour eux, le vide thoracique ferait obstacle à la systole du ventricule droit et tendrait à le maintenir dilaté.

Plusieurs physiologistes ont fait, dans le laboratoire de Ludwig, des expériences sur le même sujet. Ceradini[1] chercha à déterminer la quantité de sang qui traverse le poumon, suivant que cet organe est distendu par l'inspiration ou affaissé par l'expiration. Ces expériences furent continuées par Héger[2]. Le poumon étant détaché soigneusement avec ses vaisseaux, et la trachée étant divisée à la base du cou[3], on plaçait le poumon dans une caisse de verre formée de deux moitiés lutées soigneusement l'une avec l'autre. Cette caisse, *Lungenkäste*, était munie de plusieurs tubulures: l'une recevait un tube afférent qui portait le sang aux artères pulmonaires, une autre laissait passer un tube efférent qui conduisait au dehors le sang des veines pulmonaires; une troisième livrait passage à la trachée; enfin, par une quatrième tubulure communiquant avec la cavité de la caisse, on pouvait y comprimer ou y raréfier l'air, de manière à produire des ampliations ou des resserrements du poumon imitant les mouvements respiratoires.

Le sang étant amené dans les artères du poumon sous charge constante, au moyen d'un vase de Mariotte, on constatait d'abord que le poumon affaissé laissait passer moins de sang, sous une même charge, que le poumon déployé par une aspiration exercée dans la caisse.

En exécutant des mouvements alternatifs, pour imiter les ampliations et les retraits des poumons dans la respiration, Héger vit que les accroissements et les diminutions de vitesse du sang ne correspondent pas exactement aux phases alternantes de l'ampliation et du resserrement pulmonaires. Le premier effet de l'ampliation du poumon est d'arrêter le courant veineux; le sang s'accumule dans les vaisseaux qui se dilatent en même temps

1. Les recherches de Ceradini avec l'appareil spécial destiné à établir la circulation artificielle dans le poumon isolé (la *Lungenkäste*) n'étaient point publiées à l'époque où Héger publia son travail (1873).

2. Héger, *De la circulation du sang dans les organes isolés*, Th. Bruxelles, 1873, et *Rapport sur les circulations artificielles*. — Congrès de Bruxelles, 1875.

3. Cette expérience qui demande à être faite avec de grands soins est décrite avec tous ses détails dans le travail de Héger.

que les vésicules pulmonaires; ce n'est qu'à la fin de l'inspiration que l'écoulement veineux reparaît. Si on maintient alors le poumon distendu, le sang le traverse en quantité plus grande que lorsqu'il était affaissé en permanence.

Au début de l'expiration, c'est-à-dire quand le poumon commence à revenir sur lui-même, le jet veineux s'accélère encore; le contenu des vaisseaux pulmonaires est en quelque sorte exprimé du poumon comme d'une éponge que l'on comprimerait, puis, à mesure que le poumon achève de se resserrer, le courant veineux diminue; il atteint enfin un régime lent qu'il conservera tant que le poumon ne subira pas une ampliation nouvelle.

D'autres auteurs reprirent ces expériences avec la préoccupation de se rapprocher davantage des conditions de la nature. Ainsi, dans le poumon, les artères pulmonaires et le cœur droit d'une part, les veines pulmonaires et le cœur gauche de l'autre, sont soumis à la pression alternativement accrue et diminuée qui existe dans le thorax pendant les mouvements respiratoires. Funke et Latschenberger[1], Bowditch et Garland[2] construisirent des appareils schématiques dans lesquels ils tinrent compte des variations de la pression extérieure sur le cœur et le sang.

§ 289. — Un point saillant qui ressort des expériences précédentes, c'est que si l'on fait des insufflations par la trachée, comme sur les animaux soumis à la respiration artificielle, on voit se renverser le sens des phénomènes, au point de vue du mouvement du sang. L'inspiration, c'est-à-dire l'insufflation pulmonaire, s'accompagne de ralentissement du cours du sang; l'expiration en accélère le mouvement. La cause de cette différence est très simple; on conçoit en effet qu'une insufflation d'air comprime les capillaires du poumon et retarde le courant sanguin.

Ces résultats s'accordent complètement avec ceux des expériences de Gréhant[3] qui a réussi à interrompre totalement la circulation pulmonaire sur un chien, en insufflant de l'air dans la trachée, sous une pression de 65 millimètres de mercure.

1. Funke et Latschenberger (*Archiv. f. d. gesammte Physiol.*, t. XV et XVII, 1876 et 1877).

2. Bowditch et Garland, *The Effect of respiratory Movements on the pulmonary Circulation.* (*The Journ. of Physiology*, vol. II, n° 2, 1879, p. 91.)

3. Gréhant, *Arrêt de la circulation par l'introduction d'air comprimé dans le poumon. Comptes rendus de l'Acad. des sciences*, t. LXXIII, p. 274.

Il ne faut pas perdre de vue cette opposition entre la respiration naturelle et la respiration artificielle, au point de vue de leur influence sur le cours du sang. Beaucoup d'expériences ont été entachées d'inexactitude parce qu'elles ont été faites sur des animaux curarisés que l'on faisait respirer artificiellement; il suffit d'être prévenu pour se tenir en garde contre de pareilles erreurs.

Dans la pratique médicale, il n'est pas non plus sans intérêt de chercher à imiter le mieux possible les mouvements de la respiration pour ramener à la vie les asphyxiés. Longtemps on s'est borné à faire l'insufflation bouche à bouche, ce qui est assurément le moyen le plus commode de faire pénétrer de l'air dans le poumon. Mais, si l'on songe que cette pénétration de l'air compromet la circulation pulmonaire, on comprendra toute l'importance que peut avoir l'emploi de procédés de respiration artificielle dans lesquels on fait varier la capacité thoracique.

Un de ces procédés, dû à Denis-Dumont, consiste à imprimer aux omoplates des mouvements par lesquels on élève les côtes et l'on produit une certaine ampliation du thorax, suffisante pour faire pénétrer un peu d'air dans les poumons. Un procédé plus efficace, mais qui exige l'emploi d'un appareil spécial, est celui qu'a imaginé le docteur Woillez. Le patient est introduit tout entier, sauf la tête, dans une caisse qui s'adapte exactement au pourtour du cou et dans laquelle, au moyen d'un soufflet, on raréfie et comprime l'air alternativement. On peut ainsi effectuer des mouvements respiratoires d'une grande étendue.

Influence de la circulation pulmonaire sur la circulation générale

§ 290. — Tout obstacle au cours du sang dans le poumon a pour effet de diminuer la quantité de sang qui rentre dans les cavités gauches du cœur. Les ondées qu'envoie le ventricule gauche diminuent de volume, la tension artérielle baisse et le pouls devient petit, fréquent et dicrote, puisque les conditions de l'oscillation des ondes sanguines sont réunies § 174.

Il y a plusieurs moyens de produire artificiellement un obstacle au passage du sang par la petite circulation. Les injections de poussières, ou mieux de graines de petit volume, suivant la méthode de Flourens, produisent des résistances considérables au cours du sang dans le poumon où elles oblitèrent un très grand nombre de vaisseaux. La figure 218 montre, d'après Holmes, les effets que produit, du côté de la tension artérielle, une injection de poudre de lycopode dans la veine jugulaire d'un chien. A mesure que la tension baisse, les oscillations du manomètre deviennent de plus en plus petites, ce qui tient à la diminution de volume des ondées ventriculaires gauches. Il est à noter également que le nombre des pulsations s'accroît sous l'influence de cet

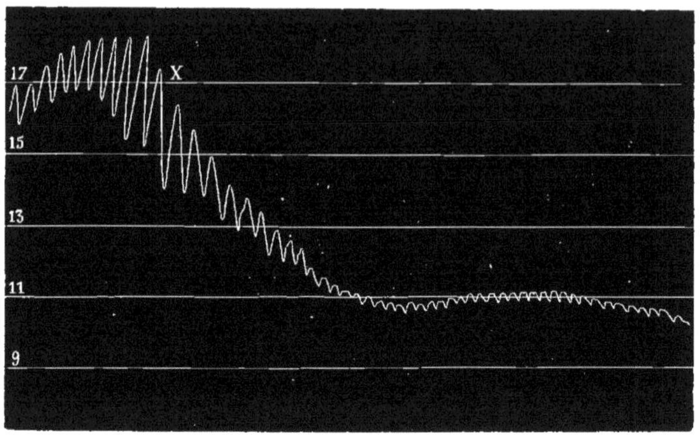

Fig. 218. Abaissement de la pression artérielle par suite d'un obstacle à la circulation pulmonaire (d'après Holmes).

abaissement de la tension artérielle[1] comme dans tous les cas où la tension artérielle est très faible.

On a vu, § 276, que l'introduction de l'air dans les veines produit des obstructions du même genre, et que les cavités droites du cœur, ainsi que l'artère pulmonaire et ses branches, sont remplies d'un sang spumeux qui ne peut traverser le poumon ; le manomètre appliqué aux artères donne alors les mêmes variations que dans l'expérience (fig. 218).

La contraction des capillaires du poumon est parfois assez grande pour produire un arrêt presque complet du cours du sang. Holmes[2] a réussi, en injectant une infusion de seigle ergoté

1. Il semble que les résistances variables qu'éprouve le cœur gauche règlent la fréquence du rythme cardiaque, le cœur droit, en effet, était, pendant ce temps, gorgé de sang et la pression relativement élevée dans l'artère pulmonaire.

2. Holmes, *Études expérimentales sur le mode d'action de l'ergot de seigle*, thèse inaug., Paris, 1870.

dans les veines, à produire une imperméabilité presque absolue des capillaires du poumon. Il est probable que dans le choléra et dans quelques autres maladies qui présentent un stade d'algidité, la circulation pulmonaire éprouve une résistance très grande, par suite de l'état de resserrement général des vaisseaux. Non seulement le sang n'arrive plus au contact de l'air pour y subir l'hématose, mais ce sang ne cède même plus à l'air une partie de sa chaleur, comme dans la respiration normale, de sorte que l'air expiré est presque à la température ambiante. Le pouls, dans ces maladies, est à la fois fréquent et petit comme dans la figure 219.

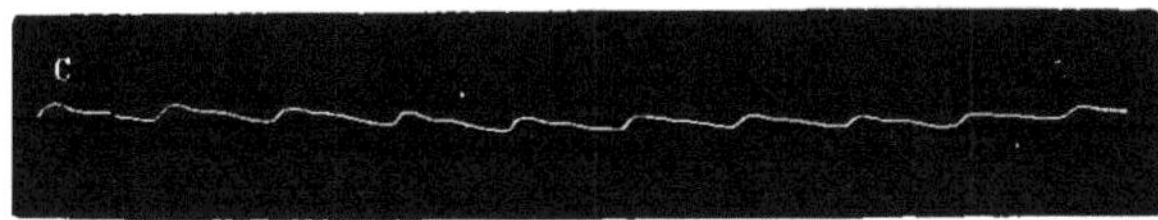

Fig. 219. Pouls faible et fréquent dans le choléra.

Signes extérieurs de la circulation pulmonaire.

§ 291. — *Pulsation du cœur droit.* — Le ventricule droit est tourné en avant et à droite, par suite d'une sorte de torsion du cœur sur son axe; aussi, la pulsation du cœur droit est-elle facilement accessible : on la trouve à coup sûr en appliquant l'explorateur un peu au-dessous et en dedans du mamelon gauche. La forme de cette pulsation, chez l'homme et chez les mammi-

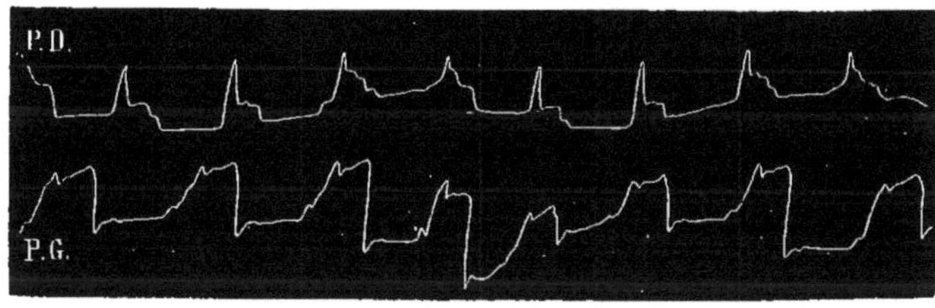

Fig. 220. Pulsation du cœur droit PD, et du cœur gauche PG, recueillies sur le même individu.

fères, est un peu différente de celle du ventricule gauche. La figure 220 représente les pulsations des ventricules gauche et droit, recueillies sur le même sujet, et permet de les comparer entre elles.

La courbe du ventricule droit présente un plateau descendant, plus ou moins incliné, exprimant une évacuation facile, à cause de la grande perméabilité du poumon; ce plateau est précédé d'un sommet élevé et plus ou moins aigu. La pulsation du cœur gauche présente un plateau ascendant indiquant un effort croissant du ventricule gauche, à mesure que le système artériel est plus tendu. Ces formes rappellent celles que donne la cardiographie sur les grands animaux, § 58.

§ 292. — *Caractères de la pulsation du cœur droit sous l'influence d'un obstacle à la circulation pulmonaire.* — Un moyen très facile

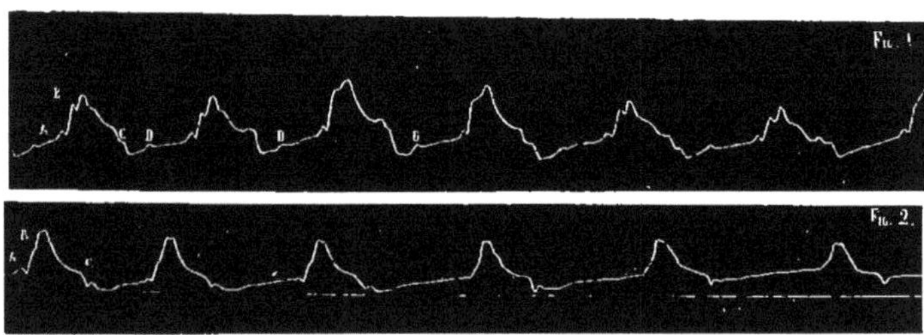

Fig. 221. Ligne supérieure : tracé normal de la pulsation du cœur droit. — Ligne inférieure : tracé pendant un arrêt de la respiration.

d'étudier sur soi-même la stase du sang dans le cœur droit, sous l'influence d'un obstacle à la circulation pulmonaire, consiste à arrêter sa respiration pendant qu'on inscrit les pulsations du cœur droit. On assiste alors à la transformation graduelle de la forme des tracés sur lesquels on lit clairement que le cœur se vide de moins en moins à mesure que se prolonge l'arrêt respiratoire. La figure 221 montre cette transformation des courbes.

Si l'on compare la ligne supérieure, qui correspond aux pulsations du cœur pendant la respiration normale, à la ligne inférieure obtenue pendant l'arrêt de la respiration, on constate que sur cette dernière les pulsations sont moins amples; que cette amplitude décroît constamment pendant la durée de l'arrêt respiratoire; enfin, que cette décroissance de l'amplitude tient à une élévation constante des minima des courbes, les maxima restant sur un même niveau.

Il n'est pas possible d'attribuer à un déplacement du cœur ces changements dans les caractères de la pulsation; en effet, l'arrêt de la respiration immobilisait le diaphragme pendant toute la durée de la ligne inférieure. Mais, si l'on examine la forme du sommet des systoles, on voit que la pente B. C. en est de moins en moins rapide. Cette pente, qui correspond à l'évacuation systolique du ventricule droit, § 65, exprime donc que celui-ci se vide de moins en moins abondamment. Le cœur doit donc rester de plus en plus gonflé, après des systoles de plus en plus incomplètes; cela explique l'élévation continuelle du niveau des minima. La même influence explique également la disparition du *flot* de l'oreillette, § 67; en effet, au début de chaque diastole, le ventricule droit, déjà rempli, ne peut permettre ce brusque afflux du sang veineux qui le gonfle soudainement dans la circulation normale (D D D, ligne supérieure). Enfin, la systole de l'oreillette A, visible encore au début de la seconde ligne, disparaît aussitôt que la distension du ventricule droit crée dans cette cavité une pression supérieure à celle que peut produire l'effort systolique de l'oreillette.

Tous ces signes concordants montrent que, dans l'arrêt de la respiration, la circulation pulmonaire est gênée. La pulsation du cœur revêt les mêmes caractères quand une autre influence agit pour entraver le cours du sang dans le poumon. Au contraire, une grande amplitude de la pulsation, une pente très inclinée du sommet systolique, des effets marqués de l'oreillette, exprimeront une circulation pulmonaire libre et rapide.

§ 293. — *Des pulsations que la circulation du sang imprime à l'air contenu dans le poumon.* — Quand on tient entre ses lèvres le tube à transmission d'un tambour à levier, et qu'on ferme l'ouverture des narines, on voit s'inscrire des pulsations de formes très variables suivant les circonstances. Buisson[1] qui a découvert ce phénomène distingue deux cas : celui où la glotte est fermée et celui où la glotte est ouverte.

Dans le premier cas, l'air de la bouche et des cavités naso-pharyngiennes est seul en communication avec l'air du tambour; il en résulte que ce sont les pulsations des vaisseaux des parois

1. Buisson, Thèse inaugurale. 1862.

buccales, nasales et pharyngiennes qui se transmettent au levier inscripteur. Les changements de volume de la langue, sous l'influence de la turgescence intermittente de ses vaisseaux, entrent probablement pour la plus grande part dans la production de ce phénomène qui dépend, en outre, du gonflement des vaisseaux contenus dans les parois de ces cavités. Le tracé obtenu est alors synchrone à celui du pouls artériel, et de même sens que lui : il ressemble, avec moins d'amplitude, à celui des changements de volume de la main, § 127.

Mais si la glotte est ouverte et met l'air du poumon en communication avec le tambour à levier, il se fait un mélange d'influences très complexes, dans lesquelles prédomine la variation de la pression de l'air, à l'intérieur du poumon. Or, cette variation est né-

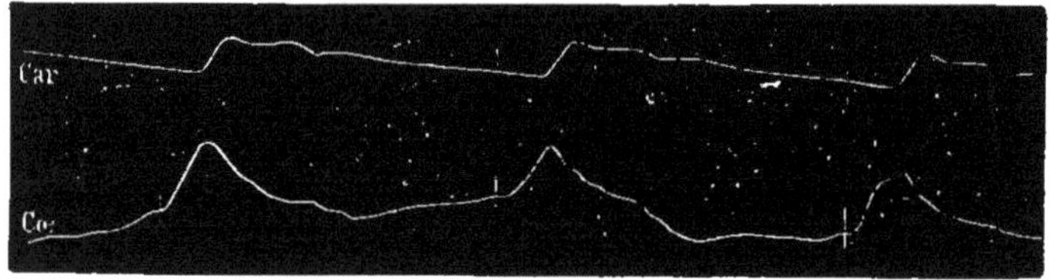

Fig. 222. Rapports normaux de succession entre la pulsation du cœur *Cœ* et le pouls carotidien *Car* quand la glotte est fermée. (Cylindre à rotation rapide.)

gative, elle résulte de la diminution de volume du cœur pendant la systole ventriculaire.

Buisson n'a fait qu'énoncer ces résultats sans publier les tracés de ses expériences. Plus tard, Voit et Lossen (1865), Terné van der Heul (1867), Ceradini (1869), Landois (1876), François-Franck[1] et Mosso[2] ont repris ces études; c'est au travail de Mosso que nous empruntons les figures ci-jointes, qui montrent bien les rapports de la pulsation buccale et de la pulsation pulmonaire avec la systole du cœur.

Mosso établit d'abord (fig. 222), les rapports de succession entre la pulsation du cœur et celle de la carotide : cette dernière retarde d'une petite quantité qu'on mesure au moyen de repères.

Il montre ensuite (fig. 223), que le pouls nasal, celui qu'on obtient quand la glotte est fermée, est sensiblement synchrone

1. François-Franck, *Trav. lab.*, t. III, 1877.
2. Mosso, *Sul Polso negativo, etc.* (*Arch. p. l. sc. méd.*, vol. II, 1878.)

avec celui de la carotide : il a donc la même origine et provient de l'expansion des vaisseaux artériels.

Enfin, dans la figure 224, l'auteur montre, comparativement, le pouls carotidien et le pouls nasal obtenus avec la glotte ouverte. Dans ces tracés, la direction inverse des deux ordres de courbes montre que le pouls nasal est devenu négatif; cela ne peut prove-

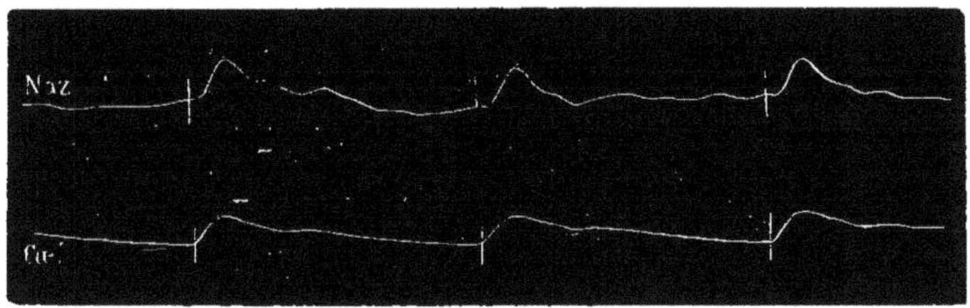

Fig. 223. Synchronisme du pouls nasal *Naz*, obtenu quand la glotte est fermée, avec le pouls carotidien *Car*.

nir que de l'aspiration causée sur l'air du poumon par le resserrement systolique du cœur, § 97.

Du reste, par sa forme, le tracé nasal (fig. 224) rappelle suffisamment celui de la pulsation du cœur pour qu'il soit facilement reconnaissable; on y retrouve les effets de la systole de l'oreillette; enfin, on observe qu'il précède la pulsation caroti-

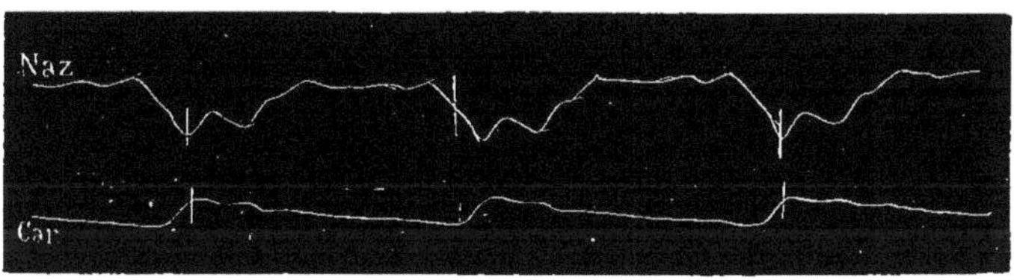

Fig. 224. Rapport inverse du pouls nasal *Naz* et du pouls carotidien *Car* quand la glotte est ouverte.

dienne de la même quantité qui dans la figure 222 sépare ces deux pulsations.

Cette manière dont se traduit au dehors la fonction du cœur sera peut-être utilisable dans le diagnostic de certains états pathologiques du poumon, c'est pourquoi nous l'avons signalée.

Ces phénomènes se reproduisent sur les animaux, et les pulsations nasale et pulmonaire y sont parfaitement isolables les unes des autres, car, au moyen de la trachéotomie, on empêche à coup sûr les pulsations pulmonaires de se mêler au pouls nasal, et on recueille plus pures les pulsations pulmonaires elles-mêmes, puisqu'elles sont dégagées de l'influence du pouls nasal qui est de sens inverse et par conséquent les atténue.

Dès que la poitrine est ouverte, les pulsations pulmonaires changent de signe et redeviennent positives; en effet, elles ne sont plus l'expression des changements de volume du cœur, mais traduisent seulement les turgescences des vaisseaux pulmonaires qui compriment l'air du poumon à chaque systole du ventricule droit.

CHAPITRE XXVII.

INFLUENCES DE LA PESANTEUR ET DES PRESSIONS EXTÉRIEURES SUR LA CIRCULATION.

Influence de la pesanteur sur la position du cœur. — Influence de la pesanteur sur la pression du sang dans les artères. — Modifications de la forme et de la force du pouls par l'attitude des membres. — Influence de la pesanteur sur les artérioles et les capillaires. — Influence de la pesanteur sur la circulation veineuse. — Influence de la pesanteur sur la circulation générale. — Rôle de la pesanteur dans la circulation cardiaque. — Influence des pressions extérieures sur la circulation. — Influence du vide de la plèvre sur la circulation. — Effets d'une pression localisée sur les artères et les veines.

La pesanteur exerce une action importante sur les phénomènes de la circulation; on a déjà vu quelques-uns de ses effets à propos de la circulation veineuse, il reste à indiquer son influence sur les circulations cardiaque, artérielle et capillaire.

Influence de la pesanteur sur la position du cœur.

§ 294. — Le cœur jouit, dans la cavité du péricarde, d'une grande mobilité; sa pointe se déplace en divers sens pendant chacune des révolutions cardiaques, et suivant que le corps s'incline en avant ou en arrière, à droite ou à gauche, l'extrémité ventriculaire se déplace sous l'influence de la pesanteur. En se penchant en avant, on établit un contact plus intime de la paroi du ventricule droit avec celle du thorax, et la pulsation se sent avec plus de force. Cette position est la plus convenable lorsqu'on veut inscrire la pulsation du ventricule droit, § 291. Si le sujet est couché sur le côté gauche, le ventricule gauche est en contact avec la paroi thoracique; c'est la position recommandée pour obtenir de bons tracés du ventricule gauche.

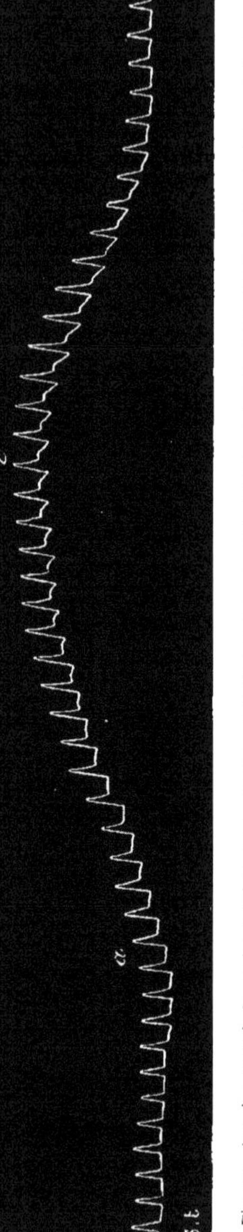

Fig. 225. Accroissement de la tension artérielle quand le bras est déclive, de *a* en *e*; diminution quand le bras est élevé (sphygmographe à transmission).

Inversement, le décubitus dorsal ou la position couchée sur le côté droit, sont défavorables à l'exploration des pulsations du cœur.

Influence de la pesanteur sur la pression du sang dans les artères.

§ 295. — Les lois de l'hydraulique faisaient prévoir et l'expérience confirme que, si un membre est placé dans une attitude élevée, puis dans une attitude basse, la pression du sang dans ses artères sera différente dans les deux cas. L'excès de pression qu'on observera dans l'artère du membre déclive, par rapport à la valeur de la pression dans l'attitude élevée, correspondra précisément au poids d'une colonne de sang dont la hauteur serait égale à la différence de niveau entre les deux positions extrêmes.

Si le manomètre est nécessaire pour vérifier l'exactitude numérique de cette loi, le sphygmographe suffit pour constater que la pression baisse dans les artères d'un membre qu'on élève, et s'élève dans les artères d'un membre qu'on abaisse.

L'expérience est facile à exécuter au moyen du sphygmographe à transmission, § 143. L'instrument étant appliqué au poignet, et la main élevée à la hauteur de la tête, on commence à inscrire le tracé du pouls (fig. 225). A l'instant *a* on abaisse le bras d'une manière graduelle; en *e* le poignet est descendu à la hauteur de l'épigastre. A partir de ce moment, on élève de nouveau le bras jusqu'à la hauteur de la tête.

Cette figure nous montre, par l'inflexion considérable de la ligne d'ensemble, que la différence entre le maximum et le minimum de pression, c'est-à-dire une différence de charge correspondant environ à 40 centimètres de hauteur de sang, ou à 3 centimètres de mercure, s'accuse dans le sphygmogramme par une dénivellation de deux centimètres et demi environ. L'amplitude des indications du sphygmographe est donc, dans le cas présent, très voisine de celle d'un manomètre à mercure. Le même effet s'observe sur toutes les artères quand on change l'attitude du corps.

Il faut toujours tenir compte des influences de la pesanteur quand on veut estimer la valeur absolue de la pression artérielle. Sur les grands animaux, par exemple, on trouve, à la carotide, une différence de pression énorme, suivant que l'animal est debout ou couché.

Modifications de la forme et de la force du pouls par l'attitude des membres.

§ 296. — La figure 225 montre de très grandes différences dans la forme du pouls, suivant que le membre est élevé ou abaissé. Dans l'élévation du poignet, le pouls se réduit à une impulsion brusque, correspondant au flot systolique du sang; les ondes secondaires n'arrivent plus à la radiale, et cette artère est affaissée pendant la phase diastolique du cœur. A mesure que le poignet s'abaisse, on voit que le tracé ne retombe plus sur une ligne horizontale après l'ascension brusque, mais descend plus lentement, tandis que le rebondissement (*dicrotisme*) s'accentue de plus en plus. Il y a dans cette observation une preuve nouvelle que l'onde secondaire qui produit le dicrotisme est de direction centrifuge.

La force du pouls change également sous l'influence des changements d'attitude des membres; nous avons dit, § 178, comment on utilise l'élévation du bras pour rendre plus sensibles certaines pulsations trop faibles du pouls radial.

§ 297. — L'action de la pesanteur retarde le cours du sang dans les membres tenus en élévation. Or, cet obstacle local retentit sur l'ensemble de la circulation dont tous les points sont, comme on le sait, solidaires les uns des autres. De même que si l'on comprime une artère volumineuse, la pression du sang s'élève instantanément dans toutes les autres, de même, si l'on élève un bras, l'obstacle au cours du sang dans ce membre équivaudra à un certain degré de compression de l'artère humérale et la pression s'élèvera dans les autres artères; entre autres dans celles du bras opposé.

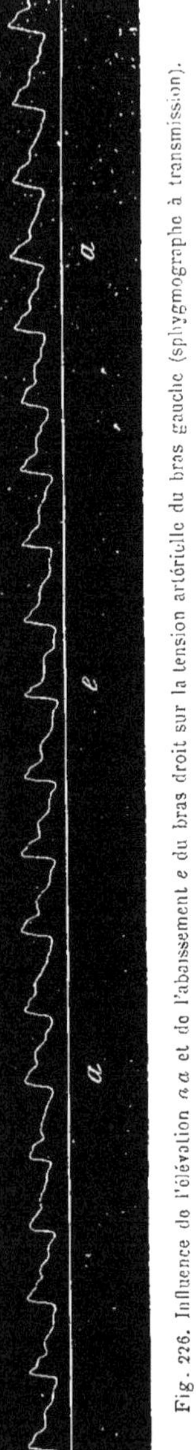

Fig. 226. Influence de l'élévation *a a* et de l'abaissement *e* du bras droit sur la tension artérielle du bras gauche (sphygmographe à transmission).

La démonstration de cette influence de la pesanteur peut encore se faire avec le sphygmographe à transmission. La figure 226 montre le tracé du pouls radial gauche : le poignet auquel est fixé l'instrument est immobile; mais, pendant la durée du tracé, on élève puis on abaisse le bras droit. L'effet est moindre que dans l'expérience précédente, car le changement de pression produit par l'élévation du bras droit est nécessairement très faible dans les autres artères entre lesquelles il doit se répartir. Mais cet effet est très visible, surtout au moyen de la ligne horizontale tracée sous le sphygmogramme.

Il faut noter que l'influence des changements d'attitude d'un membre sur les artères des autres régions du corps est entièrement opposée à celle qui se produit dans le membre qui a changé d'attitude. Ainsi, l'élévation du bras droit fait baisser la tension dans les artères de ce membre, mais elle produit dans toutes les autres artères du corps une élévation de pression.

Influence de la pesanteur sur les artérioles et les capillaires.

§ 298. — Dans les changements d'attitude des membres, c'est à l'extrémité de ceux-ci que se produisent les plus grandes dénivellations, et c'est en ces points, par conséquent, que les différences de pression artérielle atteignent leur maximum. Cela se traduit par une dilatation manifeste des petits vaisseaux dans les parties déclives : celles-ci rougissent parfois très fortement, tandis que l'élévation les fait pâlir.

Or, la dilatation des petits vaisseaux a comme conséquence un passage plus facile du sang à travers les capillaires terminaux des membres déclives, de sorte que la pesanteur agit, pour ainsi dire, de deux façons différentes sur la circulation : d'une part, en accroissant la force impulsive du sang dans les parties déclives, d'autre part en ouvrant les voies capillaires au-devant du sang et en diminuant les résistances. Inversement, l'attitude élevée des membres agit aussi de deux façons pour y ralentir la circulation.

Influence de la pesanteur sur la circulation veineuse.

§ 299. — On a considéré avec raison les vaisseaux d'un membre déclive comme constituant une sorte de siphon dans lequel la branche descendante serait constituée par les artères, et la branche ascendante par les veines. De là on a conclu que si la pesanteur est favorable au courant artériel dans le membre déclive, elle y est défavorable au courant veineux ; or, la valeur étant la même pour ces deux influences de signes contraires, elles doivent se neutraliser. Admettons l'exactitude de ce raisonnement, il reste, tout au moins, au membre déclive le bénéfice de la dilatation de ses capillaires terminaux sous la charge plus forte du sang qui pèse à leur intérieur, et de cette dilatation résultera une diminution dans les résistances au cours du sang[1]. Mais la théorie du siphon n'est vraie que pour les organes dont le système veineux est dépourvu de valvules ou dont les valvules ne fonctionnent pas actuellement, pour cause d'immobilité des muscles environnants. Dans les conditions normales, l'action des valvules, fractionnant, comme nous l'avons vu § 273, la colonne de sang contenue dans les veines, fait que l'équilibre des deux pressions antagonistes n'existe pas et que la compensation des deux pressions ne se fait plus comme dans les branches d'un siphon. Tel est le cas de la circulation dans les

1. Rameau a, dit-on, indiqué cette influence favorable de la pesanteur dans ses cours à la Faculté de Strasbourg.

membres inférieurs pendant la marche. La pesanteur y agit d'une manière très favorable au cours du sang.

Influence de la pesanteur sur la circulation générale.

§ 300. — Les différentes attitudes du corps ne sont pas également favorables au cours du sang, et d'après ce que nous avons vu ci-dessus, il est clair que la station verticale, dans laquelle les bras et les jambes ont leur circulation favorisée, sera celle qui diminuera le plus les résistances à la circulation, et fera le plus fortement baisser la tension artérielle.

De là résulte cette conséquence, que dans l'attitude verticale les mouvements du cœur s'accélèrent. Ce fait a été depuis longtemps constaté par les physiologistes et les médecins ; nous en avons donné l'explication § 221.

§ 301. — *Effets produits sur la circulation par les brusques déplacements de tout le corps.* — Il faut rattacher aux influences de la pesanteur ces mouvements de la colonne sanguine qui se produisent dans les brusques déplacements du corps. Ainsi, lorsqu'on est placé sur le pont d'un navire qui tangue fortement, pendant la phase descendante, toutes les parties du corps prennent une certaine vitesse et tendent à la conserver. Au moment où se produit la phase ascendante du tangage, le sang, continuant à se porter, par sa vitesse acquise, vers les extrémités inférieures du corps, il en résulte une anémie cérébrale et une congestion des extrémités inférieures. Ces changements ne durent, il est vrai, qu'un instant, mais se reproduisent périodiquement, alternant avec des phases inverses de congestion céphalique et d'anémie des extrémités inférieures. Il semble que ces effets entrent pour beaucoup dans la production du *mal de mer*, car on en diminue l'intensité en prenant la position horizontale.

Les mouvements de rotation du corps produisent aussi des troubles dans la répartition du sang ; ainsi, chez les derviches tourneurs, une sorte d'extase est provoquée par la rotation rapide avec extension des bras. Des animaux qu'on fait tourner rapidement, attachés à l'extrémité d'un bras de manège, ont des congestions dans les organes situés vers la circonférence du cercle qu'ils décrivent, des anémies dans les parties qui sont tournées vers le centre. On peut ainsi provoquer des ruptures de petits vaisseaux et des hémorrhagies interstitielles dans les régions où le sang se porte sous l'influence de la force centrifuge[1].

Rôle de la pesanteur dans la circulation cardiaque.

§ 302. — Dans l'attitude verticale, le sang qui revient des veines jugulaires et de la veine cave supérieure descend, par son poids, dans l'oreillette; la pesanteur est donc une force adjuvante de la circulation de retour dans ces vaisseaux. Mais, en revanche, le cours du sang est gêné par la pesanteur dans la veine cave inférieure. Une fois parvenu dans les oreillettes, le sang tombe, pour ainsi dire, de lui-même dans les ventricules situés au-dessous; non seulement cette influence favorable de la pesanteur existe chez l'homme, mais on la retrouve chez les quadrupèdes dont les ventricules pendent au-dessous des oreillettes et sont logés dans l'espace angulaire qui réunit les côtes au sternum.

Sur les animaux de grande taille, la colonne de sang qui pèse sur la face interne des ventricules est assez haute pour représenter une pression importante. On en juge en plongeant plus ou moins profondément une sonde cardiaque dans les cavités du cœur. On constate alors, que la pression du sang, pendant la diastole, est plus forte dans l'oreillette que dans la veine cave supérieure; plus forte dans le ventricule que dans l'oreillette, et enfin, qu'elle augmente de la base à la pointe du ventricule. Les mêmes effets s'obtiennent si l'on enfonce une sonde cardiaque à des profondeurs variables dans un vase plein de liquide. Cette influence de la pesanteur constitue un des facteurs de la diastole ventriculaire.

Influence des pressions extérieures sur la circulation.

§ 303. — La pression atmosphérique sous laquelle nous vivons est sans influence sur la circulation du sang, parce qu'elle s'exerce également sur tous les vaisseaux du corps. Le sang ne peut subir de déplacement que s'il est soumis, en un point de l'appareil circu-

1. V. Salathé, *Trav. lab.*, t.III, p. 265.

latoire, à une pression plus forte que dans les autres; ce principe est absolu et Spallanzani[1], Poiseuille[2], Cailletet[3] ont montré que des salamandres ou des poissons peuvent être soumis, dans l'eau, à des pressions énormes, sans que leur circulation en soit modifiée. Cailletet a porté la pression à 40 atmosphères, en opérant sur de petites anguilles placées dans des tubes de verre très résistants; le seul effet qu'il ait obtenu a été une légère décoloration de ces poissons.

Mais si l'on soustrait une partie du corps à la pression atmosphérique, ou simplement, si la pression de l'air diminue sur cette partie, on y voit affluer le sang; c'est le mécanisme de la ventouse. La succion, comme on dit, qui s'opère sous une ventouse et y attire le sang n'est, à proprement parler, que l'effet de la pression atmosphérique normale qui agit sur toutes les parties du corps, excepté sous la ventouse où le sang est poussé de toutes parts et produit une forte distension des vaisseaux. La seule limite à l'accumulation du sang dans les vaisseaux au-dessous d'une ventouse, c'est la force élastique des parois vasculaires qui, par l'effet de leur distension, devient assez grande pour faire équilibre à la pression atmosphérique augmentée de la pression du sang dans les artères. Cela suppose un vide absolu au-dessous de la ventouse, mais, dans les conditions ordinaires, on n'y produit qu'une légère raréfaction de l'air; aussi le sang n'afflue-t-il qu'avec une force modérée, incapable de rompre des vaisseaux de quelque importance.

On a varié de diverses façons le mécanisme de la ventouse. Ainsi, des cloches à air dans lesquelles on peut introduire un homme présentent un orifice par lequel un membre peut sortir au dehors. L'orifice par où passe le membre étant muni d'un manchon qui s'oppose à l'issue de l'air, on comprime celui-ci à l'intérieur de la cloche. Aussitôt on voit le membre placé au dehors se congestionner, comme s'il était placé dans une ventouse. Ce membre, en effet, n'est soumis qu'à la pression atmosphérique normale, tandis que tout le reste du corps est comprimé dans la

1. Spallanzani, *Expériences sur la circulation*. Trad. de Tourdes, p. 299.

2. Poiseuille, *Recherches sur les causes du mouvement du sang* (*Mém. Acad. sc.*, t. VII, p. 155).

3. Cailletet m'a rendu témoin de ses expériences en 1879. De jeunes anguilles introduites dans des tubes remplis d'eau étaient impunément comprimées; mais les poissons qui possèdent une vessie natatoire supportent moins bien la compression.

cloche à un degré supérieur; il y a donc là toutes les conditions requises pour produire une rupture d'équilibre entre les pressions qui agissent sur les différents vaisseaux, et le sang se porte vers la région la moins comprimée.

On peut renverser le mécanisme de la ventouse et soumettre certaines régions à une pression augmentée, soit en les plongeant dans un bain de mercure, soit en les introduisant dans l'appareil compresseur dont il a déjà été parlé § 253.

§ 304. — En disant que l'augmentation ou la diminution de la pression atmosphérique est sans effets sur la circulation, nous devons cependant poser quelques réserves. Beaucoup de personnes ont constaté que, sous une cloche à air comprimé, elles éprouvaient des effets d'anémie circulatoire passagère, analogues à ce qui arrive quand on détourne de la circulation une certaine quantité de sang, au moyen d'une grande ventouse : le pouls faiblit d'une manière notable dans les premiers instants.

Cet effet tient à ce que les parties contenues dans l'abdomen ne sont pas tout à fait indifférentes aux changements de la pression extérieure. Les gaz intestinaux sont, à l'état normal, soumis à une pression positive qui peut s'élever à 4 ou 5 centimètres de mercure; or, sous cette pression, ils n'en occupent pas moins un volume assez considérable parfois, pour distendre sensiblement les parois abdominales. Les vaisseaux sont donc plus comprimés à l'état normal dans l'abdomen que dans les autres parties du corps. Au moment où le sujet qui se trouvait dans ces conditions de tension élastique des gaz abdominaux est soumis à une pression extérieure augmentée, ces gaz diminuent de volume en se comprimant; ils occupent un moindre espace dans l'abdomen dont les parois se détendent et deviennent flasques; dès lors les vaisseaux des viscères abdominaux cessant d'être comprimés par la tension des gaz environnants admettent du sang en plus grande abondance. Il se fait alors, du côté de la circulation intestinale, une congestion, comme dans toute région brusquement soustraite à la pression accoutumée.

Dans les cloches à air comprimé, les sujets dont l'abdomen est normalement distendu par les gaz en constatent la diminution subite : leurs vêtements semblent devenus trop larges, à cause du moindre espace occupé par les gaz de l'intestin. On conçoit qu'un effet tout inverse se produise si l'on raréfie l'air de la cloche et qu'un gonflement abdominal, avec gêne de la circulation viscérale, s'ensuive, si l'intestin contenait des gaz en abondance au moment de la décompression[1].

Nous n'avons point à parler des phénomènes consécutifs au séjour prolongé de l'homme dans l'air comprimé, c'est-à-dire de la dissolution abondante de gaz dans le sang, gaz qui redeviendront en partie libres et à l'état bullaire, si la décompression est faite brusquement[2].

§ 305. — Quand un plongeur s'enfonce à une grande profondeur dans la mer, à 30 ou 40 mètres par exemple, toute la surface de son corps subit également cette pression augmentée. Il se produit pourtant parfois des accidents redoutables, des hémoptysies et des épistaxis principalement. C'est que le poumon et la cavité nasale où l'eau ne pénètre pas ne supportaient pas cette pression augmentée : la glotte, fermée pour empêcher l'introduction de l'eau dans les voies respiratoires, enferme dans le poumon de l'air à la pression normale. Aussi, quand une pression de trois ou quatre atmosphères viendra s'exercer sur toute la surface du corps, elle s'équilibrera partout, sauf dans le poumon ; cet organe recevra donc le sang des autres parties et s'en gorgera jusqu'à ce que la distension de ses vaisseaux ait réduit assez le volume

1. R. E. von Vivenot jun. (*Ueber die Veränderungen im arteriellen Stromgebiete unter dem Einflusse des verstärkten Luftdruckes* (*Virschow's Arch. fur Pathol. Anat. und Physiol. und für klinisch Med.* 1866) signale un changement des caractères du pouls dans l'air comprimé : les pulsations faiblissent et perdent leur dicrotisme. Cet auteur pense que c'est un effet direct de l'accroissement de la pression sur les artères et dit avoir obtenu de semblables effets sur un schéma soumis à une pression atmosphérique augmentée. Doutant de l'exactitude de ces observations, j'ai prié mon ami Chauveau de les vérifier dans les appareils pneumatiques du docteur Millet, à Lyon, en 1864. Chauveau obtint en effet une diminution de l'amplitude du pouls dans l'air comprimé. Inversement, dans l'ascension du mont Blanc, Chauveau et Lortet ont observé à 4000 m. d'altitude une forme du pouls extrêmement dicrote rappelant celui de la fièvre typhoïde. Mais la fatigue musculaire devait intervenir dans ces expériences : il serait plus concluant d'observer les modifications du pouls dans un appareil à air raréfié ou pendant une ascension en ballon. Plusieurs aéronautes ont appliqué sur eux le sphygmographe, mais, en général, à de faibles altitudes, et les tracés, recueillis par une main inexpérimentée, n'étaient pas suffisamment probants. Il semble qu'on doive, jusqu'ici, réserver l'interprétation des changements que présente le pouls sous l'influence des variations considérables de la pression atmosphérique.

2. Voir, pour la description de ces phénomènes, P. Bert, *Recherches expérimentales sur l'influence que les modifications dans la pression atmosphérique exercent sur les phénomènes de la vie*, Paris, 1874, p. 107.

de l'air pour qu'il possède la pression de trois ou quatre atmosphères et si cette compression de l'air intra-pulmonaire n'est pas atteinte, c'est la force élastique des vaisseaux du poumon qui devra supporter la différence entre ces pressions. Il est vrai que d'autres mécanismes concourent à comprimer l'air intra-pulmonaire; ainsi, le thorax se resserrera au maximum, le diaphragme se soulèvera de manière à réduire le volume du poumon. Mais ces adjuvants n'empêchent pas la congestion pulmonaire d'être portée à un haut degré dont témoignent les hémorrhagies consécutives.

Influence du vide de la plèvre sur la circulation.

§ 306. — On connaît le vide de la plèvre, c'est-à-dire la tendance qu'a l'air à rentrer dans la poitrine si les parois thoraciques ou le poumon lui-même présentent une ouverture. Ce vide est l'effet de la force rétractile du poumon, force qui tend à le faire revenir sur lui-même et l'affaisserait, en effet, si la pression atmosphérique ne s'exerçait à l'intérieur du poumon et n'insufflait pour ainsi dire cet organe malgré la résistance de sa force élastique[1]. C'est cette rétractilité du poumon qui produit l'aspiration du sang dans les grosses veines du cou et dans les veines caves inférieures, § 276.

Le cœur qui plonge dans ce milieu raréfié est soumis lui-même à une pression négative comme l'indiquent les expériences de cardiographie, § 75. Mais on aurait tort d'attribuer à cette diminution de la pression intra-cardiaque une influence aspiratrice sur le cœur, influence capable, par exemple, de diminuer le volume des ondées envoyées par les ventricules, et de retenir dans ces cavités une certaine quantité de sang en en écartant les parois.

La diminution de la pression dans le thorax se neutralise elle-même : l'oreillette gauche, par exemple, ne saurait aspirer le sang des veines pulmonaires, puisque ces veines sont soumises à la même pression diminuée; le ventricule droit ne saurait être gêné pour lancer dans l'artère pulmonaire le sang qu'il contient, puisque celle-ci est soumise à la même aspiration que lui. On en

1. On aurait le vide dans la plèvre si la pression atmosphérique tombait à une valeur telle, que la rétraction du poumon et la tension de la vapeur pour la température de la plèvre fissent équilibre à la pression intra-pulmonaire.

peut dire autant du ventricule gauche par rapport à l'aorte ; reste donc l'oreillette droite qui, recevant le sang de veines qui viennent de régions où la pression est plus élevée que dans le thorax, peut être considérée comme aspirant ce sang. Mais il faut remarquer qu'au moment où ces veines s'abouchent dans l'oreillette, le sang qu'elles renferment est déjà soumis à une pression diminuée. Le lieu véritable où l'aspiration se produit, c'est l'endroit où les veines pénètrent dans le thorax, soit au cou, soit à l'abdomen, et éprouvent, surtout en ce dernier point, un brusque passage d'une pression plus forte à une pression plus faible.

Toutefois, si l'on considère dans leur ensemble les organes intra-thoraciques au point de vue de la pression qu'ils supportent, il est certain que ces organes sont sous pression plus faible que les autres, et cela ne semble pas être étranger à la facilité avec laquelle s'y produisent les congestions et les inflammations.

Effets d'une pression localisée sur les artères et les veines.

§ 307. — Une pression localisée en un point du trajet d'une artère ou d'une veine oblitère le vaisseau, si elle est assez forte pour surmonter la pression intérieure.

Il n'est pas nécessaire de rappeler les effets que produit l'oblitération d'un tronc artériel ou veineux sur le cours de sang : nous en avons parlé § 127 ; mais il faut signaler le rôle des anastomoses qui rétablissent alors la circulation. Sur la carotide

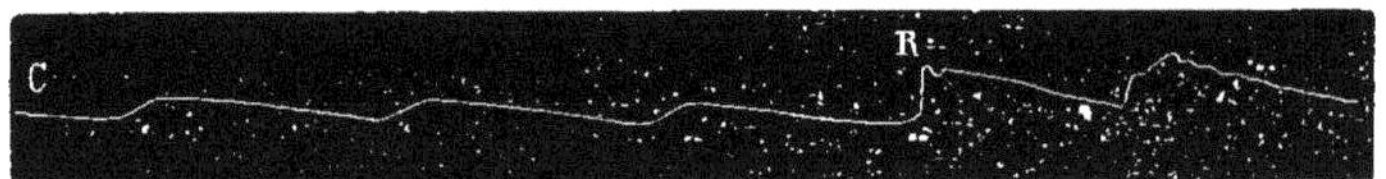

Fig. 227. Pouls récurrent de la carotide recueilli au-dessous du point comprimé. En R on cesse la compression.

d'un cheval appliquons un sphygmoscope, puis comprimons l'artère entre le cœur et le point d'application de l'instrument. Nous constaterons (fig. 227), que le pouls n'est pas supprimé, mais atténué seulement. La pulsation reprend ses caractères normaux en R quand on a relâché l'artère. Pendant la compression, la pulsation est plus lente dans son ascension, en même temps qu'elle a perdu de l'amplitude. Cette pulsation est transmise par l'intermédiaire des anastomoses qui réunissent la partie de la carotide située en aval du lieu comprimé avec des branches restées perméables. La pression dans la carotide s'équilibre avec celle qui existe dans les anastomoses elles-mêmes et participe à ses variations. Les impulsions du cœur y seront donc d'autant plus atténuées que les artères anastomotiques seront plus petites et appartiendront, par conséquent, à un ordre de vaisseaux où l'élasticité artérielle a plus complètement transformé l'impulsion saccadée du cœur, § 238. Mais, si la compression de l'artère se prolonge, les pulsations récurrentes prennent de la force, elles doublent parfois d'énergie en cinq ou six minutes, témoignant ainsi que les voies anastomotiques s'élargissent, en cédant à la pression augmentée qui existe à leur intérieur. Cette dilatation devient définitive à la longue, ainsi que l'ont prouvé les injections cadavériques pratiquées sur des membres dont l'artère principale était depuis longtemps oblitérée.

Le même rétablissement du cours du sang s'observe dans les vaisseaux veineux : ainsi, après l'oblitération d'un tronc principal, les anastomoses, graduellement dilatées, créent des voies nouvelles au retour du sang.

Ces rétablissements de la circulation ont une grande importance en médecine et en chirurgie. Pour les artères, on peut suivre au sphygmographe le retour de la circulation artérielle; nous en parlerons à propos des lésions des artères (chap. XXXVIII).

§ 308. — *Effets d'une augmentation de la pression extérieure sur un organe tout entier; modifications du pouls de cet organe.* — En cherchant à déterminer la valeur de la pression du sang dans les vaisseaux d'après la contre-pression extérieure nécessaire pour rendre les tissus exsangues, j'ai vu, sous l'influence d'une pression graduellement croissante, se produire de curieux phénomènes : ils consistaient en une exagération graduelle du pouls de la portion comprimée, puis en une décroissance des pulsations qui finissaient par s'éteindre.

Pour comprimer localement une région, c'est-à-dire pour produire sur elle l'effet inverse de celui de la ventouse, je me servais d'abord d'une caisse métallique percée d'un trou par lequel on engageait la main et l'avant-bras. Autour de cette ouverture, un manchon de caoutchouc, invaginé du côté de la caisse, s'appliquait à l'avant-bras avec d'autant plus de force que la pression intérieure était plus grande; il s'opposait ainsi à l'issue de l'air ou de l'eau par l'intermédiaire desquels on faisait la compression de la main avec une pompe foulante. Enfin, comme l'accroissement de la pression dans la caisse tendait à repousser au dehors l'avant-bras qui y était engagé, des courroies passant derrière le coude empêchaient ce recul de se produire[1].

J'ai donné à peu près la même disposition à l'appareil qui est représenté figure 228, et qui permet de n'agir que sur un doigt introduit dans un tube de verre M rempli d'eau. La pompe foulante est remplacée par une poche pleine d'eau C que l'on comprime avec une presse à vis; un manomètre à mercure mesure la pression développée.

Au début, lorsque le doigt est immergé dans l'appareil, mais n'est pas encore comprimé, la colonne manométrique oscille à peine; les changements de volume du doigt, à chaque systole du cœur, sont donc très faibles. Mais, à mesure que la pression s'élève, les pulsations apparaissent, de plus en plus visibles; elles atteignent ordinairement une amplitude d'un centimètre, puis, diminuent graduellement et finissent par disparaître.

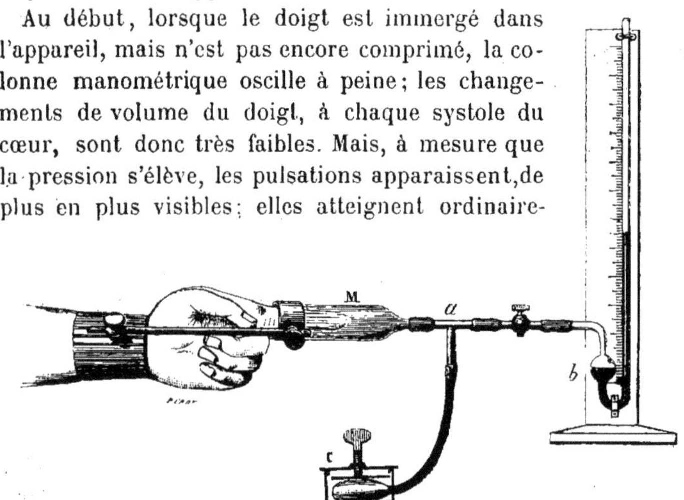

Fig. 228. Pulsations du doigt transmises à un manomètre à mercure sous différentes pressions.

Pendant les phases où les oscillations manométriques ont une grande amplitude, le patient a conscience des pulsations de ses artères, il les perçoit, sauf la douleur, comme dans un doigt atteint de panaris, tandis que s'il n'y a pas de pression exercée sur le doigt, il n'éprouve rien. L'explication de ces battements est la suivante : quand le doigt n'est soumis à

1. Pour la description de cet appareil, voir *Trav. lab.*, t. II, p. 313.

aucune pression extérieure, ses vaisseaux distendus sont arrivés à la limite de leur extensibilité et ne changent pas sensiblement de volume au moment des maxima de pression intérieure qui correspondent au pouls. Mais à mesure que s'élève la contre-pression extérieure, la force élastique des parois vasculaires, aidée de cette contre-pression, produit une diminution du calibre des vaisseaux qui chassent une partie du sang qu'ils renfermaient. Dès lors, la force élastique des vaisseaux diminue et ils deviennent plus extensibles au moment des maxima de la pression artérielle; c'est alors la colonne du manomètre qui supporte, en grande partie, l'effort du sang auquel ne résistent plus autant les parois vasculaires. Plus la contre-pression augmente, plus les vaisseaux détendus deviennent extensibles et plus le manomètre éprouve de variations. Mais, à un moment donné, les vaisseaux sont vides de sang dans l'intervalle des pulsations et n'en reçoivent plus que dans les instants où la pression s'élève à son maximum; plus tard encore, c'est à peine si le sang les pénètre pendant les maxima; encore un degré dans la contre-pression et il n'y a plus de pénétration du sang. Pendant cette dernière phase, les oscillations du manomètre ont été en décroissant et ont fini par s'éteindre.

Pour bien m'assurer que telle est en effet la cause de ces pulsations grandissantes puis décroissantes des organes comprimés, j'ai fait des expériences dans des conditions toutes physiques, et j'ai obtenu les mêmes résultats que sur les tissus vivants[1].

C'est encore à cette cause qu'il faut attribuer les battements qui surviennent dans les parties comprimées, ceux qu'on éprouve aux mains quand elles sont enfermées dans des gants trop étroits, aux pieds dans des chaussures trop serrées; elle donne aussi l'explication des battements qui se produisent dans les parties enflammées quand il y a *étranglement*, c'est-à-dire compression des tissus par la peau distendue ou par une gaîne aponévrotique. Dans ces cas, le relâchement des tuniques vasculaires rend le volume des tissus tellement grand qu'ils se trouvent comprimés par des enveloppes normalement assez larges pour les contenir.

Ces phénomènes doivent se rapprocher de ceux qui ont été signalés par Quincke[2] sous l'influence de la compression des

1. *Trav. lab.*, t. II, p. 309.
2. H. Quincke (*Berl. klin. Wochenschr.*, 1868, s. 34).

ongles. Quand cette compression pratiquée au voisinage de la matrice de l'ongle produit une large lunule décolorée, cette lunule se resserre à chaque pulsation du cœur, par la dilatation des vaisseaux du voisinage. Quincke donnait cette expérience comme un exemple du pouls des capillaires, mais il faut tenir compte de la pression exercée pour développer ces pulsations. Le pouls des capillaires apparaît aussi quelquefois sans compression des tissus. Certains sujets ont aux éminences thénar et hypothénar des dilatations vasculaires qui forment deux plaques vivement colorées; chez ces personnes, à chaque pulsation du cœur, il se produit un élargissement de ces taches et une augmentation de leur rougeur.

La compression fait naître des battements semblables dans les vaisseaux de l'œil; le cerveau présente aussi des phénomènes du même genre qui se traduisent par les mouvements des fontanelles : nous reviendrons sur ce sujet en signalant les particularités de la circulation dans ces organes.

CHAPITRE XXVIII.

INFLUENCES DE LA RESPIRATION SUR LA CIRCULATION DANS LE CŒUR ET DANS LES ARTÈRES.

Changements de position du cœur sous l'influence des mouvements respiratoires. — Influence de la respiration sur la tension artérielle et sur le pouls. — Conditions qui amènent une discordance entre les mouvements respiratoires et les ondulations de la pression. — Influences de la toux et du hoquet sur le tracé du pouls. — Influence de l'effort sur les caractères du pouls. — Modifications des caractères du pouls par un effort d'inspiration.

L'influence de la respiration sur le cours du sang veineux a été étudiée au chapitre XXV; il nous reste à parler des effets qu'elle produit sur la situation du cœur, sur la circulation dans ses cavités et sur la pression du sang dans les artères. La connaissance de ces influences a une importance capitale pour celui qui explore les pulsations du cœur et le pouls artériel.

Changements de position du cœur sous l'influence des mouvements respiratoires.

§ 309. — Le cœur repose sur la voûte convexe que forme le diaphragme à la base de la poitrine, et, glissant sur la courbure antérieure du diaphragme, se loge dans le sillon que forme celui-ci avec les parois thoraciques. Mais, pendant les mouvements respiratoires, la courbure du diaphragme change : l'angle où est logé le cœur s'ouvre dans l'inspiration et les ventricules s'abaissent; inversement, dans l'expiration, le cœur, pressé entre les parois thoraciques et le diaphragme qui devient plus convexe, s'élève, en s'échappant comme un corps glissant qu'on serre entre les doigts. De ces mouvements alternatifs d'ascension et de descente, il résulte que si l'on explore la pulsation du cœur au voisinage de la pointe, au 5e espace intercostal, cette pointe s'éloigne des parois thoraciques, en s'élevant au moment des expirations, puis revient au contact des parois à l'inspiration suivante. De là une sorte d'intermittence dans les pulsations, ou, tout au moins, une inégalité périodique dans leur force et dans leur forme.

Les déplacements du cœur par la respiration se produisent à un moindre degré du côté du ventricule gauche, surtout quand le patient est couché horizontalement sur le côté gauche.

Influences de la respiration sur la tension artérielle et sur le pouls.

§ 310. — Les physiologistes ont étudié avec soin les influences de la respiration sur la circulation artérielle; les uns, en se servant du manomètre inscripteur, les autres en employant le sphygmographe. Malgré toutes ces recherches, la question reste encore entourée de certaines obscurités.

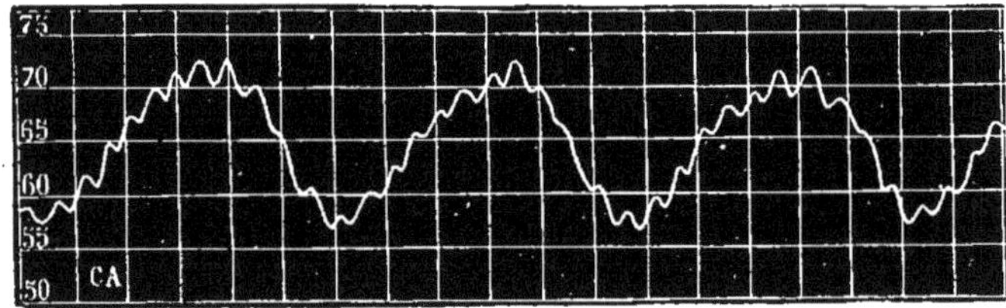

Fig. 229. Influence des mouvements respiratoires sur la pression du sang; la pression s'élève dans l'expiration, s'abaisse dans l'inspiration.

Lorsque, sur un animal, on adapte un manomètre à une artère voisine du thorax, on voit la colonne de mercure animée de deux sortes de mouvements : les uns, constitués par des oscillations petites et fréquentes, correspondent aux battements du cœur; les autres, formés par des oscillations plus grandes et plus rares, dépendent de la respiration[1].

Au moyen de son kymographion, Ludwig obtint un tracé où ces

1. Un troisième ordre d'oscillations à durée encore plus longue s'observe quelquefois; ces oscillations sont dues aux contractions rythmiques des vaisseaux. (V. § 247, fig. 207 et 208.)

deux sortes d'oscillations sont représentées. La figure 229 fait bien comprendre comment se combinent les deux influences du cœur et de la respiration sur la pression du sang[1]. L'explication que Ludwig donna de ce phénomène était la suivante : — Les mouvements respiratoires exercent sur le système artériel une influence analogue à celle qui a été signalée sur les veines ; de telle sorte que la tension dans les artères de la tête et des membres baisse par l'appel du sang qui se fait vers le thorax à chaque inspiration, et augmente, au contraire, quand l'expiration tend à pousser le sang artériel vers les vaisseaux de la périphérie.

En expérimentant avec son sphygmographe, Vierordt[2] arriva à la conclusion inverse : il admit que c'est dans l'inspiration que le sang est poussé le plus fortement vers la périphérie et que la tension artérielle s'élève.

Enfin, Einbrodt[3], dans ses expériences sur les animaux, trouva que si les mouvements respiratoires sont amples et prolongés, l'inspiration s'accompagne d'abord d'un abaissement de la tension artérielle, puis d'une élévation de cette tension, tandis que, dans l'expiration, la tension monte d'abord et s'abaisse à la fin.

On voit que les opinions émises relativement aux effets de la respiration sur la circulation artérielle se contredisent d'une manière à peu près complète. J'ai essayé à mon tour d'étudier l'influence de la respiration sur le pouls à l'aide du sphygmographe. Ce sujet méritait d'autant mieux l'attention que, dans un grand nombre de maladies où existe de la dyspnée, le tracé du pouls offre des caractères tout particuliers qui ont une grande importance pour le diagnostic.

La contradiction que nous venons de signaler entre les résultats obtenus par Ludwig et par Vierordt nous a paru s'expliquer facilement par ce fait, que les influences de la respiration thoracique sur le cours du sang sont inverses des influences de la respiration abdominale et que, suivant la manière dont nous respirons, tantôt l'une, tantôt l'autre de ces influences prédomine, ce qui donne lieu à des résultats opposés.

1. Ludwig, *Beiträge zur Kenntniss des Einflusses der Respirations Bewegungen auf der Blutlauf in Aortensystem.* — *Müller's Arch.*, 1847, p. 242, et *Lehrbuch der Physiol.*, 1861.

2. Vierordt, *Die Lehre von Arterienpuls.*

3. Einbrodt, *Ueber den Einfluss der Athembewegungen auf Herzschlag und Blutdruck, Moleschott's Untersuchungen*, Bd. VII, 1860, p. 314.

§ 311. — *Influence des mouvements respiratoires sur la ligne d'ensemble du sphygmogramme, c'est-à-dire sur la pression moyenne du sang artériel.* — Comme l'action aspirante et foulante que le thorax exerce sur le sang va toujours en s'éteignant à mesure qu'on observe des vaisseaux plus éloignés de la poitrine, il s'ensuit que la pression du sang dans l'artère radiale est presque entièrement soustraite aux influences de la respiration quand celles-ci n'ont qu'une intensité modérée. On peut s'en convaincre en examinant les sphygmogrammes dont nous avons déjà donné un grand nombre de types. Dans la plupart d'entre eux, la ligne d'ensemble est à peu près horizontale, ce qui prouve que la tension de l'artère radiale n'a pas sensiblement varié [1].

Mais si, au lieu de respirer paisiblement, on fait des mouvements d'inspiration ou d'expiration d'une grande amplitude, ou bien si l'on crée un obstacle au libre passage de l'air par les voies respiratoires, aussitôt la ligne d'ensemble du tracé devient onduleuse.

Si l'on cherche à quel moment la tension s'élève, si c'est à l'inspiration ou à l'expiration, la question devient plus complexe, car les choses se passent différemment suivant la manière dont on respire.

Quand on tient la bouche fermée et qu'on rétrécit l'ouverture des narines pour gêner le passage de l'air respiré, on voit *la*

1. Quand on inscrit les changements de volume des organes, les influences de la respiration sont plus sensibles que dans le tracé du pouls, de sorte que la ligne d'ensemble présente presque toujours des ondulations assez marquées. Cela tient à ce que les petits vaisseaux, fort résistants au passage du sang, obéissent mieux aux lentes variations de

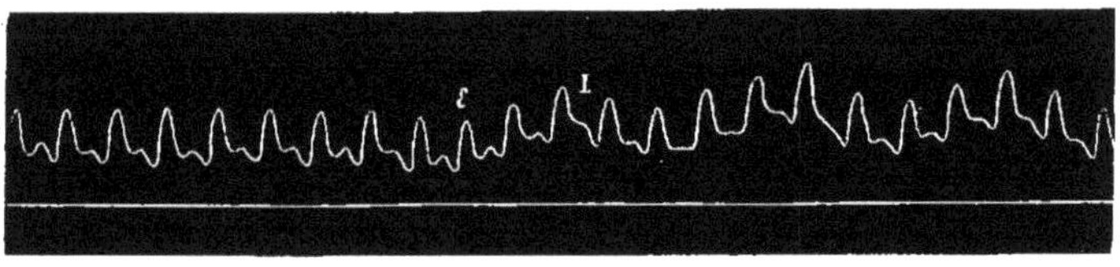

Fig. 230. Influence de la respiration sur les changements de volume de la main.

pression produites par les mouvements respiratoires qu'aux variations brèves produites par le cœur. La figure 230 montre ces influences à un haut degré dans la seconde moitié du tracé : à ce moment, le passage de l'air avait été gêné par l'occlusion d'une narine.

ligne d'ensemble du tracé s'abaisser dans l'inspiration et s'élever dans l'expiration (fig. 231). C'est le type indiqué par Ludwig.

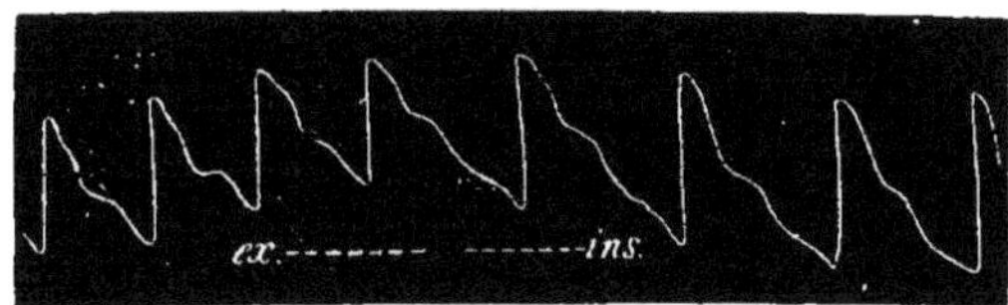

Fig. 231. Influence de la respiration sur le pouls lorsqu'on fait prédominer l'action thoracique.

Quand on respire largement, la bouche ouverte, de façon que l'air passe et repasse librement à travers les voies respiratoires, on a l'effet inverse : *la ligne d'ensemble s'élève dans l'inspiration et s'a-*

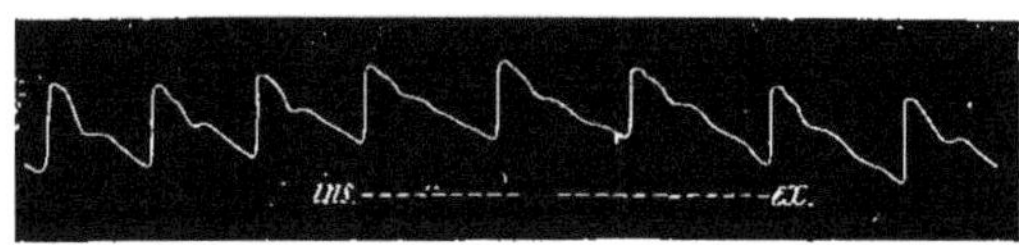

Fig. 232. Influence de la respiration sur le pouls lorsqu'on fait prédominer l'action abdominale.

baisse dans l'expiration, comme on le voit figure 232. C'est le type indiqué par Vierordt.

§ 312. — *C'est aux changements de la pression que supportent les régions intra-thoracique et intra-abdominale de l'aorte que sont dues les variations de la tension artérielle pendant les mouvements respiratoires.* — Quand une pression extérieure s'exerçant sur l'aorte s'ajoute à l'élasticité de ce vaisseau, le sang est refoulé dans les artères de la périphérie où il élève la pression. On peut se convaincre de la réalité de cet effet au moyen de l'expérience suivante :

Un sujet étant couché sur le dos, on lui applique le sphygmographe et pendant que le tracé s'inscrit, on comprime l'abdomen du patient. Aussitôt la ligne d'ensemble du tracé s'élève, ce qui montre que le sang de l'aorte abdominale a été refoulé dans les vaisseaux de la périphérie ; si l'on cesse la compression, le sang reflue dans l'aorte, et la ligne d'ensemble s'abaisse.

La même chose doit se passer lorsque les mouvements respiratoires augmentent ou diminuent la pression autour de l'aorte, soit dans la poitrine, soit dans l'abdomen. Mais les effets de la respiration dans le thorax sont exactement inverses de ceux qu'elle produit dans l'abdomen : quand la poitrine est le siège d'une aspiration, il y a compression dans la cavité abdominale. Or, on va voir que, suivant la prédominance des influences thoraciques ou des influences abdominales, la respiration agit sur le pouls de façon opposée.

§ 313. — *Effets de la respiration sur la pression dans le thorax.* — L'agrandissement de la poitrine au moment de l'inspiration crée dans le poumon un vide que l'air vient aussitôt combler en se précipitant dans les voies respiratoires. Si la pénétration de l'air est facile, la raréfaction dans le poumon est faible, parce que le vide est comblé, pour ainsi dire, à mesure qu'il se forme. Mais si la rentrée de l'air se fait difficilement, l'aspiration thoracique devient beaucoup plus intense ; c'est dans ces circonstances qu'on voit les espaces intercostaux s'affaisser, les creux sus-claviculaires se déprimer, annonçant l'énergie de l'aspiration intérieure. Dans ces conditions, le sang des artères de la périphérie reflue en partie dans l'aorte thoracique ; celle-ci est dilatée comme le sont des vaisseaux placés au-dessous d'une ventouse. Aussi devra-t-on voir baisser la tension dans les artères des membres ; c'est en effet ce qui a lieu. Dans l'expiration gênée, l'inverse se produit : l'air ne peut s'échapper assez vite sous l'influence de la rétractilité du poumon ; les muscles expirateurs viennent seconder l'élasticité pulmonaire pour expulser l'air au dehors. Alors, l'aorte thoracique, au lieu d'être sous une pression négative comme à l'ordinaire, se trouve comprimée à sa surface et chasse le sang dans les artères périphériques[1].

§ 314. — *Des effets de la respiration sur la pression dans l'abdomen.* — Pendant que ces phénomènes se produisent dans le thorax, voyons ce qui se passe dans l'abdomen. Lorsque, dans une inspiration, le diaphragme s'abaisse et agrandit la cage thoracique, il rétrécit au contraire la cavité abdominale. Le diaphragme, en s'abaissant, déprime les viscères et ceux-ci repoussent en tous

1. On conçoit que ces effets ne se produisent qu'à un faible degré quand la respiration est libre, car le vide pleural n'est alors soumis qu'aux variations de la force élastique du poumon plus ou moins distendu ; tandis que, dans le cas d'obstacle au libre passage de l'air, la pression intra-thoracique est influencée par la raréfaction et la condensation alternatives de l'air contenu dans le poumon.

sens les parois abdominales qui se tendent, durcissent et témoignent que la pression est augmentée dans le ventre. Dans l'expiration, au contraire, le diaphragme remonte et les parois abdominales sont moins tendues.

Ces alternatives de pression augmentée et diminuée, l'aorte abdominale les subit. Dans la respiration normale, ces influences ont peu d'intensité et comme elles s'exercent en sens inverse sur les parties intra-thoracique et intra-abdominale de l'aorte, leurs effets tendent à se neutraliser. Mais, si nous sortons des conditions physiologiques de la respiration, nous verrons l'une de ces actions prédominer sur l'autre, et suivant que c'est l'influence thoracique ou l'influence abdominale qui prédominera, des effets de sens inverse se feront sentir jusque dans les artères éloignées, comme la radiale.

Toute gêne au passage de l'air à travers les voies respiratoires augmente les influences thoraciques et produit, en conséquence, *l'ascension de la ligne d'ensemble du tracé pendant l'inspiration, sa descente pendant l'expiration* (type représenté figure 231). Cette forme est celle que Ludwig a signalée; on l'observe quand on respire par une seule narine.

Toute gêne à l'ampliation de l'abdomen pendant que les voies aériennes sont libres, produira l'effet inverse : l'influence abdominale exagérée se traduira par *l'ascension de la ligne d'ensemble du tracé pendant l'inspiration, par sa descente pendant l'expiration* (type représenté figure 232). — C'est l'effet signalé par Vierordt.

Enfin, la respiration artificielle qu'on emploie si souvent dans les laboratoires pour entretenir la vie des animaux curarisés produira du côté du thorax des effets absolument inverses de ceux de la respiration normale ; les mêmes variations de pression s'observeront dans le thorax et dans l'abdomen, § 279.

La connaissance des influences de la respiration sur le pouls est féconde en applications pour le diagnostic clinique. Ainsi, en inscrivant à la fois le pouls et la respiration[1], on peut reconnaître, dans un cas de dyspnée, s'il s'agit d'un obstacle au passage de l'air ou d'une gêne aux mouvements du diaphragme. Ces influences de la respiration sur la ligne d'ensemble des sphygmogrammes sont d'autant plus intenses que la tension artérielle est plus faible.

1. Pour la manière d'inscrire les mouvements respiratoires, voy. la *Méthode graphique*, p. 551.

Chez les malades, par exemple, c'est dans les cas d'anémie, que d'après Riegel[1] on les voit se produire au plus haut degré. C'est, du reste, dans les cas de faible tension artérielle que toutes les autres influences extérieures, les attitudes par exemple, produisent le plus de changements dans les tracés du pouls.

§ 315. — Si l'on veut suivre plus facilement qu'avec le sphygmographe les rapports de la respiration avec la circulation artérielle, il faut opérer sur un animal, et inscrire à la fois les variations manométriques de la pression dans les artères et les mouvements respiratoires. M. Gauthier[2] a fait, dans mon laboratoire, des expé-

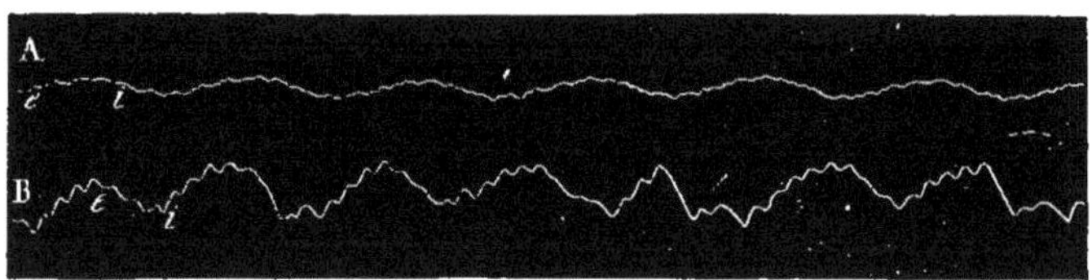

Fig. 233. Changement de sens des effets de la respiration sur la pression du sang chez un lapin, suivant que c'est l'action thoracique (ligne A) ou l'action abdominale (ligne B) qui prédomine. — Les lettres *e* (début de l'expiration) et *i* (début de l'inspiration) ont été placées d'après les indications d'un pneumographe.

riences très concluantes qui montrent bien les effets inverses des respirations thoracique et abdominale.

On applique un manomètre inscripteur à la fémorale d'un lapin, et en même temps on inscrit avec un pneumographe[3] les phases des mouvements respiratoires.

L'animal étant couché sur le ventre, on recueille le tracé manométrique A (fig. 233); les lettres *e* et *i* indiquent, dans cette figure, les débuts de l'inspiration et de l'expiration. On voit que cet animal présente des changements de la pression artérielle rythmés comme Ludwig l'avait indiqué d'après ses premières recherches.

On retourne l'animal et on le couche sur le dos. Aussitôt une forte respiration abdominale se produit et l'on obtient le tracé B (fig. 233), dans lequel la pression varie en sens inverse du type

1. Franz Riegel, *Ueber die Bedeutung der Pulsuntersuchungen*, Klin. Vorträge 144 et 145 (Innere Med 49).

2. Ch. Gauthier, *Influences mécaniques de la respiration sur la circulation artérielle*, thèse, Paris, 1876, p. 32.

3. Voir *Méth. graph.*, p. 541.

précédent, c'est-à-dire conformément aux observations de Vierordt.

Dans cette expérience on constate encore de notables changements dans la fréquence des pulsations aux différentes phases de la respiration ; nous aurons à parler de ce phénomène.

Conditions qui amènent une discordance entre les mouvements respiratoires et les ondulations de la pression.

§ 316. — Quand on opère sur certains animaux, principalement sur le chien, on voit se produire les désaccords signalés par Einbrodt, § 310, entre les variations de la pression du sang et les mouvements respiratoires. Plusieurs influences peuvent donner naissance à ce désaccord.

On constate d'abord que certains chiens, même soumis à une légère chloroformisation, font entendre, à l'expiration, une sorte de gémissement dans lequel les muscles abdominaux entrent en contraction. Chez ces animaux, l'expiration se fait de deux manières différentes : d'abord par le relâchement du diaphragme, c'est-à-dire avec agrandissement de la cavité abdominale, puis par les contractions des parois du ventre, c'est-à-dire avec resserrement de cette cavité. Il y a donc, avec ce type de mouvements respiratoires, diminution de la pression artérielle au commencement de l'inspiration, augmentation de cette pression à la fin. (On a déjà vu les effets de ce type respiratoire sur la pression veineuse, § 279.)

En second lieu, le ralentissement du rythme respiratoire peut, à lui seul, produire le désaccord qu'Einbrodt a signalé. En effet, l'influence d'une expiration pour élever la tension ne dure qu'un instant. S'il existe une pause avant que l'inspiration suivante se produise, la pression artérielle, un instant élevée, s'abaisse bientôt. De même, une inspiration n'abaisse la pression que pendant un temps très court, celle-ci se relève d'elle même, si l'expiration se fait attendre. Ce mécanisme se retrouvera plus marqué lorsque nous parlerons de l'*effort* et de ses effets sur la circulation artérielle.

En troisième lieu, il n'est point impossible que l'inégale perméabilité du poumon aux différentes phases de la respiration § 288, en laissant arriver au cœur gauche des quantités très inégales de sang, fasse varier d'un moment à l'autre le volume des ondées ventriculaires et consécutivement la pression artérielle. Si cet effet produit par l'inégale perméabilité du poumon est peu marqué dans la respiration normale, il est au contraire très prononcé dans la respiration artificielle, quand on insuffle l'air sous trop forte pression dans les poumons.

Enfin, chez le chien surtout, la respiration change tellement le rythme du cœur, que des variations notables de la tension artérielle résultent de ces changements de rythme. Sanderson[1] développa cette opinion, que la composition chimique du sang n'étant pas la même aux deux temps de la respiration, il en peut résulter une influence sur les centres nerveux, capable de changer le rythme du cœur. Dans son mémoire, cet auteur présente en

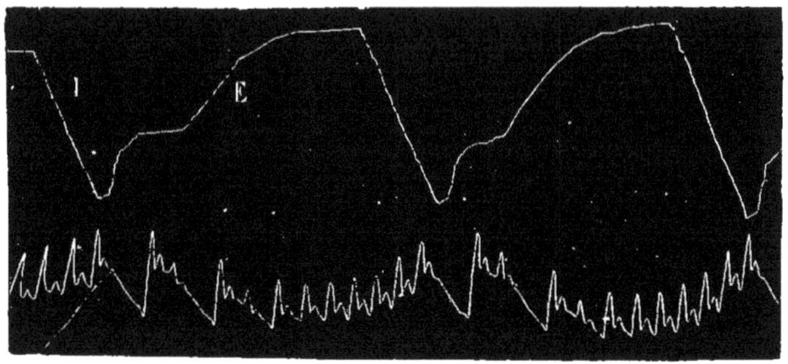

Fig. 234. Irrégularités du rythme du cœur liées à la respiration chez le chien.

effet un grand nombre de tracés où les variations du rythme cardiaque sont manifestes.

Cette théorie me semble bien hypothétique, et j'incline à rattacher les variations du rythme cardiaque à l'excitation mécanique éprouvée par les rameaux du nerf vague dans les inspirations profondes, influence que Brown-Séquard a signalée depuis longtemps[2]. En effet, c'est dans les inspirations très profondes, et vers la fin de celles-ci, que se produit un ralentissement consi-

1. J. Burdon Sanderson (*the Croonian Lecture*) *On the Influence exercised by the Movements of Respiration on the Circulation of the Blood*, 7 march 1867.

2. On a cité des cas d'arrêt complet du cœur sous l'influence de la volonté : cet arrêt se produisait, dit-on, par certains actes respiratoires. Le cas du colonel Townshend est connu de tout le monde ; il a été rattaché par les physiologistes à une influence nerveuse sur le cœur. Cette influence est définie, aujourd'hui que l'on connaît la propriété du pneumogastrique d'arrêter le cœur en diastole, § 35. Une inspiration profonde suffit, chez certains individus, pour arrêter le cœur pendant 4 ou 5 secondes. Chauveau peut à volonté produire sur lui ce phénomène.

dérable du rythme du cœur. Mosso a donné un excellent type de ce phénomène; nous le reproduisons figure 234. D'après le même auteur, une hémorrhagie abondante supprimerait l'influence de

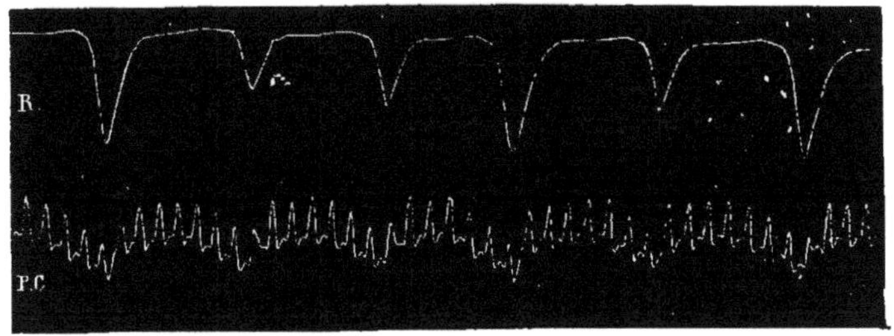

Fig. 235. Suppression des irrégularités du rythme du cœur après une saignée.

la respiration sur le rythme cardiaque. On en voit la preuve dans la figure 235.

Les changements de fréquence des mouvements du cœur s'observent, chez l'homme, dans les grands efforts d'inspiration. François-Franck en a publié un bon type recueilli sur lui-même (fig. 236).

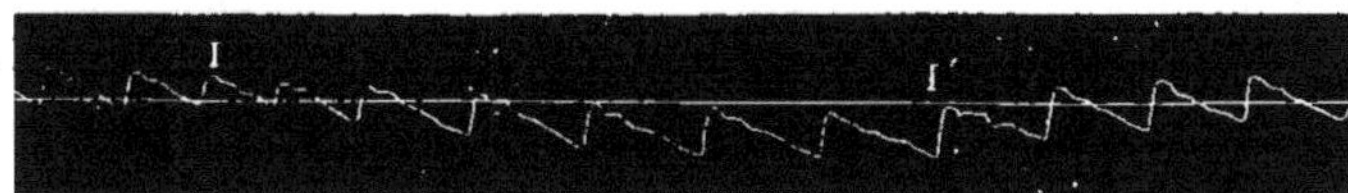

Fig. 236. Ralentissement des mouvements du cœur dans une inspiration profonde.

Chez certains sujets, dans la respiration normale, on voit se produire les changements de rythme ; la figure 115 en était un exemple.

Influences de la toux et du hoquet sur le tracé du pouls.

§ 317. — La toux est une expiration brusque précédée d'un effort avec occlusion de la glotte; elle comprime l'aorte dans le thorax

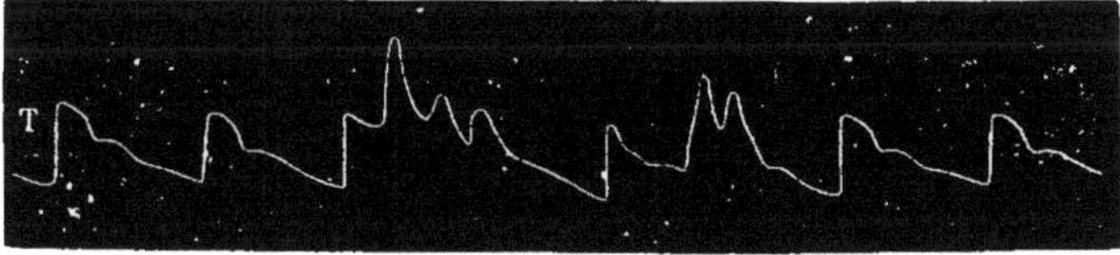

Fig. 237. Effets de la toux sur le pouls.

et dans l'abdomen, ce qui élève brusquement la pression artérielle (fig. 237).

Le hoquet est une inspiration convulsive; il fait brusquement baisser la tension dans les artères périphériques (fig. 238, quatrième pulsation).

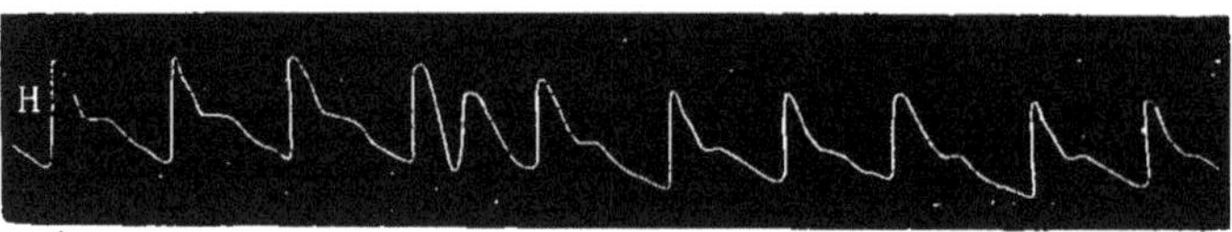

Fig. 238. Effets du hoquet sur le pouls.

Influence de l'effort sur les caractères du pouls.

§ 318. — L'*effort*, tel qu'on le comprend en physiologie, consiste en une tendance énergique à l'expiration, tandis que la glotte est fermée et empêche cette expiration de se produire. Dans l'effort, les parois de l'abdomen se tendent fortement et soulèvent le diaphragme; en même temps, les muscles expirateurs thoraciques se contractent avec force. Tout concourt donc à comprimer le cœur et les vaisseaux logés dans les cavités splanchniques. De là résultent des modifications de la circulation veineuse, § 277, et de la circulation artérielle; nous allons étudier ces dernières.

Expérience. — Qu'on ferme la glotte et qu'on fasse un violent effort, on voit aussitôt s'élever la ligne d'ensemble du sphygmogramme (fig. 239); cette ligne monte d'autant plus haut que l'effort est plus intense, puis le tracé s'abaisse au moment où l'effort est terminé; enfin, quand l'amplitude du pouls a atteint son minimum, on la voit se relever graduellement.

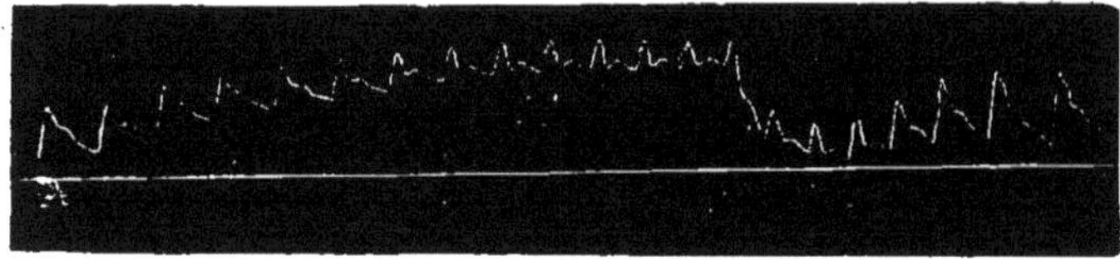

Fig. 239. Modifications du pouls pendant et après un effort.

Au lieu de fermer la glotte, on peut encore fermer les narines avec la main et adapter à la bouche un manomètre qui montre à quel degré s'élève la pression de l'air contenu dans le poumon pendant l'effort. De cette manière, on constate parfois une pression de 12 à 14 centimètres de mercure à l'intérieur des voies aériennes.

On voit que les effets de l'effort ne sont que l'exagération de ceux que produit une expiration quand l'issue de l'air est gênée. Ces effets s'expliquent donc par la théorie que nous avons donnée ci-dessus, § 312, et d'après laquelle la compression de l'aorte élève la pression moyenne (et par conséquent la ligne d'ensemble du tracé) dans les artères périphériques, tandis que, si l'on supprime cette compression, il se produit un reflux du sang vers les cavités splanchniques et un abaissement de la tension artérielle[1].

1. Voici l'explication plus détaillée de ce qui se passe du côté de la circulation artérielle pendant l'effort. Au moment où l'effort commence, le pouls qui s'écrivait sur une ligne horizontale *a b*, fig. 240, c'est-à-dire sans intervention des influences respiratoires, s'élève subitement de *b* en *c*. Arrivé à son summum, l'effort a comprimé l'aorte thoracique et l'aorte abdominale avec toute la force dont il était capable. Cette pression extérieure, secondée par l'élasticité aortique, a chassé vers les artères périphériques une certaine quantité de sang et y a élevé la tension jusqu'au niveau indiqué par le point *c*. Mais ces artères périphériques, contenant du sang sous une plus haute pression, donnent un débit plus rapide, de sorte que, sous l'influence de l'accroissement de la circulation péri-

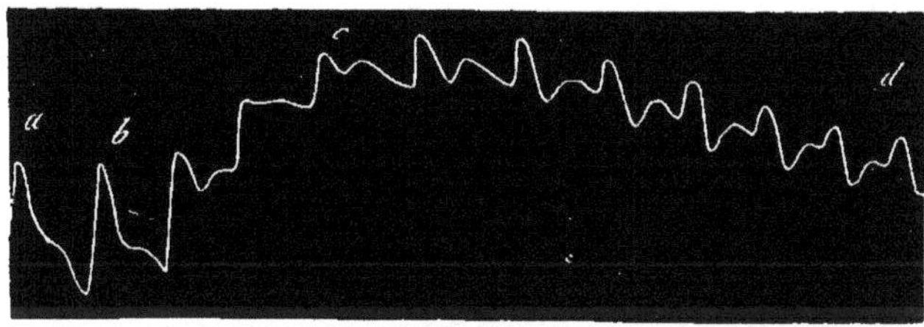

Fig. 240. Modifications du pouls pendant la durée de l'effort.

phérique, l'aorte se vide de plus en plus et diminue peu à peu de volume. En diminuant de volume, l'aorte perd de sa tension élastique, de telle sorte que la somme des forces qui poussent le sang vers la périphérie diminue graduellement. Le maximum de tension *c* ne se maintient donc pas dans les artères, mais décroît peu à peu, à mesure que décroît la force élastique de l'aorte, bien que l'effort se maintienne le même et que la pression de l'air dans les poumons garde le même degré, comme on peut s'en assurer au moyen du manomètre.

A cette cause de décroissance de la pression dans les artères, il faut ajouter la diminution graduelle du volume des ondées ventriculaires, car le sang veineux est retenu par l'effort en dehors des cavités splanchniques. Il s'ensuit une diminution du courant sanguin qui traverse le poumon et revient au cœur gauche. La figure 240 montre cette

Mais l'influence de l'effort sur le pouls ne se borne pas à faire varier la ligne d'ensemble du tracé, c'est-à-dire la pression moyenne du sang dans les artères; elle change aussi la forme et la fréquence du pouls.

Le pouls, au moment où l'effort a élevé la tension de la radiale, devient fortement dicrote; plus on maintient l'effort, plus le dicrotisme devient marqué. Deux causes concourent à produire ce dicrotisme si prononcé : d'abord la moindre réplétion de l'aorte qui devient plus extensible, ꝶ 101, et ensuite la diminution du volume des ondées ventriculaires, ꝶ 49. Ajoutons que la plus grande fréquence des pulsations donne au dicrotisme le caractère que nous avons déjà signalé ꝶ 172, et qui a été désigné en Allemagne sous le nom d'*anacrotisme*.

Cette diminution du volume des ondées par l'obstacle que l'effort apportait au retour du sang veineux persiste encore quelques instants après que l'effort a cessé. En effet, pour que le ventricule gauche reçoive du sang en abondance et puisse en envoyer des quantités considérables à chaque systole, il faut que le sang veineux qui rentre abondamment dans la poitrine au mo-

décroissance de la tension et fait voir qu'à partir du point c la ligne d'ensemble du tracé va toujours en s'abaissant.

Examinons maintenant la figure 241 qui montre avec détails la série des changements qui se produisent à partir du moment où l'effort qui durait depuis un certain temps cesse tout d'un coup. De *a* en *b* l'effort se continue, la tension est élevée dans la radiale, à cause de la compression de l'aorte. L'effort cesse au point *b*; aussitôt, le sang des ar-

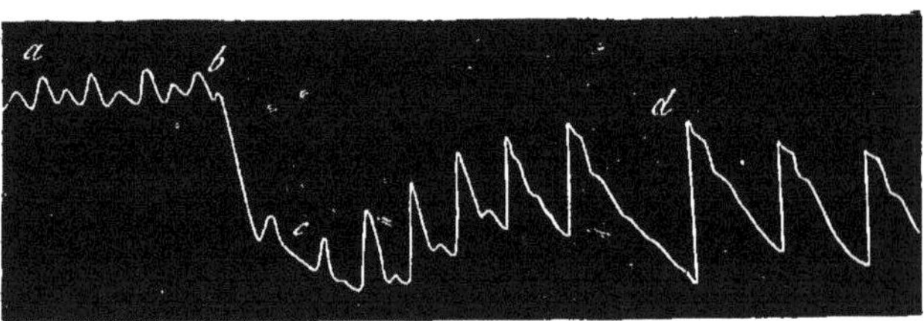

Fig. 241. Modifications du pouls après que l'effort a cessé.

tères périphériques où la tension est forte reflue dans l'aorte qui, vidée d'une partie de son contenu, se trouve pour ainsi dire trop large. Ce reflux subit fait baisser la pression dans les artères périphériques et par conséquent dans la radiale.

A partir de ce moment, le cœur continuant à battre rétablit peu à peu l'état primitif de la tension artérielle, et l'on voit la ligne d'ensemble du tracé, d'abord tombée en *c*, s'élever peu à peu et reprendre son niveau normal en *d*

ment où l'effort cesse ait le temps de traverser le cœur droit, le poumon, les veines pulmonaires, qu'il revienne enfin au cœur gauche et y pénètre assez abondamment pour fournir des ondées volumineuses. Il faut, en général, 6 à 7 secondes au sang pour accomplir ce parcours; mais alors, il est versé plus abondamment que de coutume, à cause de l'accumulation qui s'est faite dans les veines ; aussi, voit-on les pulsations devenir de plus en plus fortes et leur période systolique présenter plus de durée qu'à l'état normal.

§ 319. — *Changements de la fréquence du pouls pendant et après l'effort.* — Nous savons que dans les circonstances ordinaires la forte pression du sang dans les artères tient à un obstacle au cours du sang dans les petits vaisseaux et qu'elle s'accompagne d'un ralentissement des battements du cœur. Dans l'effort d'expiration, la pression est augmentée dans la radiale, comme l'indique la hauteur du tracé. Pourquoi n'y a-t-il pas diminution de la fréquence du pouls? Pourquoi cette fréquence est-elle, au contraire, augmentée? On va voir que cette exception apparente s'explique tout naturellement et fournit une confirmation nouvelle à la loi que nous avons exprimée § 217.

Dans l'effort, l'augmentation de pression qu'on observe dans les artères périphériques ne tient pas à un obstacle au cours du sang, mais provient d'une force nouvelle qui s'ajoute à celle du ventricule gauche pour pousser le sang vers les extrémités artérielles. Or, cette force ne se borne pas à comprimer les artères, elle agit aussi sur le cœur qui est placé dans le milieu comprimé. Si nous éliminons l'action de la pression commune qui agit à la fois sur le cœur et sur les artères logées dans les cavités splanchniques, il ne reste plus qu'un surcroît de rapidité du sang dans les vaisseaux de la périphérie qui ne supportent que la pression atmosphérique normale. Cet écoulement plus facile du sang entraîne comme conséquence un accroissement de la fréquence des battements du cœur. Du reste, si l'on examine ce qui se passe après que l'effort a cessé, on voit que pendant que la tension artérielle se répare, les pulsations deviennent de moins en moins fréquentes, chacune ayant une durée plus longue que celle qui la précède.

Enfin, les réflexions qui ont été faites au paragraphe précédent, sur la manière dont le cœur se remplit pendant l'effort, expliquent l'augmentation de fréquence des systoles quand chacune d'elles n'envoie qu'une petite ondée dans les artères. Cette accélération est une conséquence de la tendance du cœur à faire un travail uniforme, § 224. Après l'effort, au contraire, quand le sang retenu dans les veines rentre dans la circulation, le volume des ondées ventriculaires s'accroît, et chaque systole représentant un plus grand travail, le rythme de ces mouvements se ralentit.

Modifications des caractères du pouls par un effort d'inspiration.

§ 320. — Si, après avoir fermé la glotte comme dans les expériences précédentes, on fait un violent effort d'inspiration, la ligne d'ensemble du sphygmogramme s'abaisse (L, fig. 242); c'est le résultat naturel de l'aspiration thoracique exagérée. En outre, les mouvements du cœur se ralentissent, probablement sous l'influence du pneumogastrique, dont nous avons déjà vu les effets associés aux mouvements énergiques d'inspiration, § 316.

Deux causes concourent donc à produire l'abaissement de la

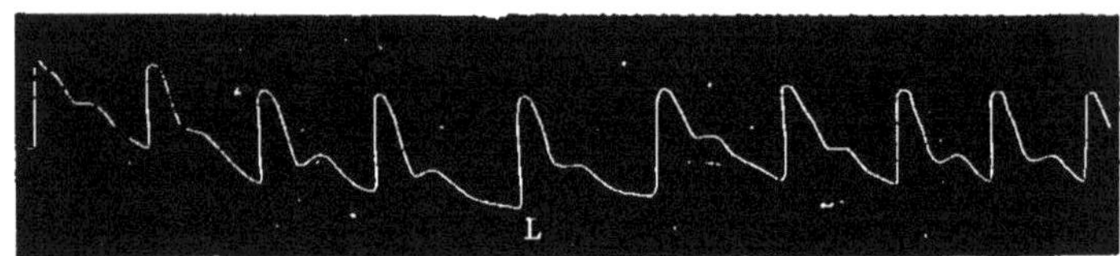

Fig. 242. Ralentissement du cœur et abaissement du niveau du pouls dans un effort en inspiration.

tension artérielle : d'une part la dilatation de l'aorte, d'autre part le ralentissement du rythme du cœur.

Et cependant l'abaissement de la tension par l'effort inspiratoire est bien plus faible que l'élévation de la tension pendant l'effort expiratoire. Cela tient, d'une part, à ce que les forces inspiratrices sont toujours moindres que les forces expiratrices; d'autre part, à ce que l'aorte, remplie et tendue, est très peu extensible et que, voisine de sa limite d'élasticité, elle cède très peu à l'aspiration thoracique.

CHAPITRE XXIX.

INFLUENCE DU SYSTÈME NERVEUX ET DES POISONS SUR LA CIRCULATION.

Réflexes cardiaques. — C'est par les pneumogastriques que se transmet au cœur l'action nerveuse réflexe qui en ralentit les mouvements. — Actions réflexes qui se produisent sur le système vaso-moteur. — Réflexes vasculaires qui suivent l'excitation du bout central du pneumogastrique. — Réflexes vasculaires qui paraissent avoir pour centres les ganglions nerveux. — Causes d'erreurs dans l'étude des influences du système nerveux sur la circulation. — Action des poisons sur la circulation; complexité de l'effet des poisons. — Différences des effets produits, suivant la dose à laquelle on administre un poison. — Des phases successives qui s'observent dans les effets des poisons sur la circulation. — Effets complexes des poisons. — Effets de certains poisons sur le cœur. — Action des poisons sur les vaisseaux.

Nous avons indiqué dans les chapitres IV et XXIV l'innervation du cœur et celle des vaisseaux. Dans ce court exposé, chacun des éléments nerveux, cardiaques ou vasculaires, a été considéré isolément, afin de chercher quelle en est l'action propre. Nous essayerons, dans le présent chapitre, de montrer comment ces actions nerveuses se combinent entre elles et dans quelles conditions elles se manifestent.

Quand une émotion fait rougir ou pâlir le visage, suspend ou accélère les battements du cœur, ou bien quand, sur un animal, le pincement d'une racine sensitive fait subitement baisser la tension artérielle, il est évident qu'il s'est produit une action nerveuse, soit sur le cœur, soit sur les vaisseaux, peut-être même sur le cœur et les vaisseaux à la fois.

Dans ces dernières années, les physiologistes ont beaucoup étudié ces phénomènes; un nombre considérable de travaux ont été publiés sur ce sujet, nous n'en pourrons donner qu'une idée très sommaire.

Réflexes cardiaques.

§ 321. — Lorsqu'on excite un nerf sensitif, ou l'une des racines rachidiennes postérieures, on observe ordinairement un abaissement passager de la pression ; Cl. Bernard[1] a signalé depuis longtemps cet effet. Si l'on s'est servi d'un manomètre inscripteur, on remarque, sur le tracé, que les oscillations cardiaques ont diminué de fréquence ; il est donc vraisemblable déjà que l'abaissement de la pression artérielle est l'effet du ralentissement des mouvements du cœur.

On obtient ce ralentissement en irritant, par exemple, les narines

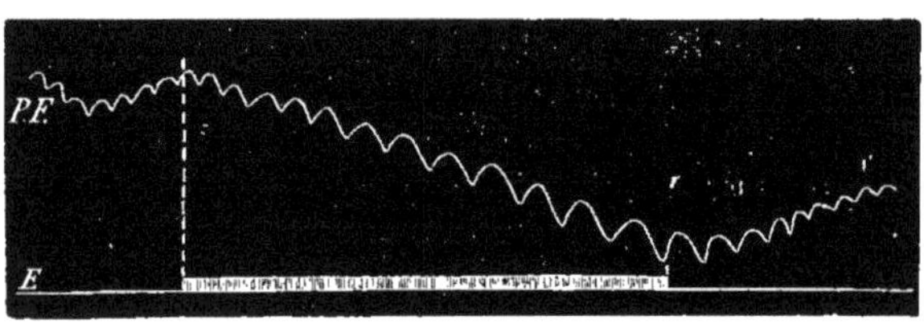

Fig. 243. Ralentissement du rythme du cœur et abaissement de la pression artérielle sous l'influence de l'excitation du bout périphérique du pneumogastrique.

d'un animal avec de l'ammoniaque caustique. Tous les mammifères ne présentent pas, à cet égard, la même sensibilité ; le lapin se prête très bien à ce genre d'expériences. L'effet produit sur le cœur est identique à celui qu'on obtient par l'excitation du bout périphérique d'un nerf pneumogastrique préalablement coupé (fig. 243). D'après François-Franck on obtient de semblables ralentissements du cœur en excitant d'autres branches sensitives, le laryngé supérieur, la muqueuse sous-glottique, etc.[2].

1. Cl. Bernard (*Syst. nerv.*, t. I, p. 270, 273, 286, 291, 295) avait en outre institué des expériences pour démontrer que la sensibilité récurrente des racines antérieures, quand elle est trop peu intense pour se manifester par des réactions *extérieures* appréciables, pouvait toujours être mise en évidence par les modifications réflexes produites sur le cœur. Il avait été, en cela, précédé par Magendie, qui avait, précisément dans le même but, appliqué le manomètre de Guettet à l'exploration de la pression chez les animaux.

2. Le fait du ralentissement réflexe du cœur sous l'influence des irritations nasales produites par des vapeurs ou des liquides irritants chez le lapin avait été constaté par Dogiel en 1866 (*Ueber d. Wirkung d. Chlorof. auf den Org. d. Thiere*). Depuis

Le même physiologiste a vu le ralentissement du cœur succéder à une irritation de la muqueuse pulmonaire. Un animal trachéotomisé auquel on fait respirer de l'air mélangé de vapeurs irritantes présente, quoique à un faible degré, le ralentissement du cœur.

C'est à ce genre d'influence que paraît se rattacher l'effet des inspirations profondes ; le déploiement exagéré du poumon agirait comme une excitation sur les branches terminales des pneumogastriques. Brown-Séquard a démontré que l'intégrité de ces nerfs est nécessaire pour que ce ralentissement se produise.

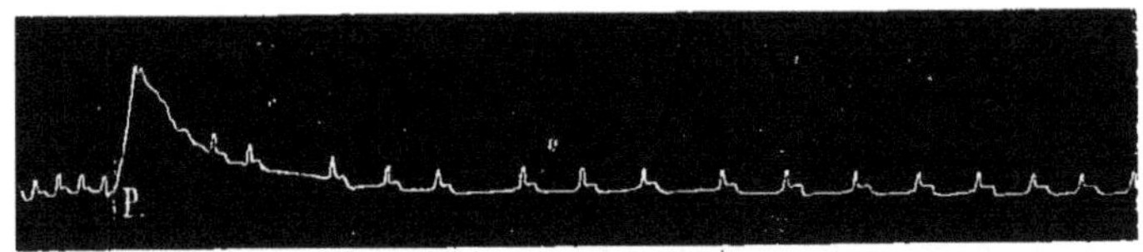

Fig. 244. Ralentissement réflexe des mouvements du cœur à la suite d'un attouchement du péritoine enflammé.

Biffi (de Milan) a obtenu sur la grenouille l'arrêt du cœur, au moyen d'une brusque percussion de l'abdomen. On l'observe à la suite d'un simple attouchement du péritoine, quand cette membrane a été quelque temps exposée à l'air et est devenue le siège d'une inflammation qui la rend plus sensible[1]. La figure 244

Dogiel, un grand nombre de physiologistes ont étudié ce phénomène : nous citerons particulièrement Hering et Kratschmer, Holmgren, Rutherford. L'historique détaillé de ces recherches a été rapporté par François-Franck dans son mémoire sur les effets des excitations des nerfs sensibles (*Trav. lab.*, IV, 1879.) — Le même auteur a repris récemment ces expériences en les étendant aux différentes branches sensibles afférentes au pneumogastrique (*Trav. lab.*, IV, 1878-79).

1. Les effets cardiaques des irritations des nerfs sensibles de l'abdomen ont été indiqués d'abord par Brown-Séquard (*Arch. de médecine*, 1856). Ce physiologiste avait observé l'arrêt réflexe du cœur sous l'influence de l'irritation traumatique des ganglions du plexus solaire. — Cl. Bernard (*Pathol. exp.*, p. 120) rapporte des cas de mort rapide chez les animaux auxquels il pratiquait « diverses expériences sur les ganglions ou nerfs abdominaux ». L'étude détaillée de ces effets cardiaques des irritations abdominales a été reprise en Allemagne par Goltz, Bernstein, etc.; de Tarchanoff (*Trav. lab.*, 1876) les a complétées en montrant que l'irritation abdominale produit d'autant plus facilement les arrêts réflexes du cœur que la surface irritée a été rendue plus sensible par une inflammation préalable. C'est dans la même catégorie d'actions nerveuses réflexes qu'on doit ranger les syncopes qui surviennent chez l'homme à la suite de l'ingestion rapide de grandes quantités de boissons glacées. De même, la contusion de l'épigastre, du testicule, la perforation intestinale dans la péritonite, la fièvre typhoïde, peuvent produire la mort subite par syncope, etc.

montre ce phénomène provoqué sur un lapin dont le péritoine était enflammé par une exposition prolongée à l'air.

L'expérience montre que l'intensité de l'action réflexe est proportionnelle à l'excitabilité des nerfs sensitifs ou à l'intensité de l'excitant employé. On provoque, en effet, des ralentissements plus ou moins marqués du rythme du cœur en graduant l'intensité de l'excitant. Ainsi, en passant sous le nez d'un lapin une éponge imbibée d'acide acétique, et en tenant cette éponge plus ou moins près des narines, François-Franck a produit des irritations graduellement croissantes de la muqueuse nasale. Les quatre tracés recueillis successivement, lignes 1,2,3,4, figure 245,

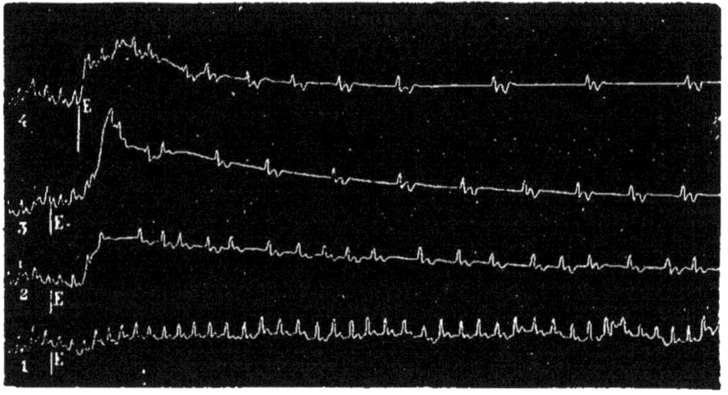

Fig. 245. Ralentissement réflexe du cœur à la suite d'une irritation de la muqueuse nasale par des vapeurs d'acide acétique. L'intensité de l'irritation croît, dans la série des expériences, de 1 à 4 (d'après François-Franck).

correspondent aux effets d'excitations de plus en plus intenses de la muqueuse nasale.

Dans tous ces tracés, l'excitation de la muqueuse nasale a eu lieu à l'instant E. Dans le tracé inférieur (ligne 1), où cette excitation était très faible, le cœur se ralentit à peine, et tardivement; en même temps, la respiration continue. Le tracé 2, montre un ralentissement immédiat du cœur, l'excitation était déjà plus forte; la respiration s'arrête complètement en inspiration. Les tracés 3 et 4, obtenus avec des excitations plus fortes encore, c'est-à-dire en plaçant l'éponge très près des narines, montrent à un degré plus élevé le ralentissement du cœur et l'arrêt de la respiration.

C'est par les pneumogastriques que se transmet au cœur l'action nerveuse réflexe qui en ralentit les mouvements.

§ 322. — Pour démontrer que les pneumogastriques sont la voie centrifuge par laquelle le cœur est influencé dans son rythme, on répète les expériences précédentes, après avoir coupé ces deux nerfs, et l'on constate que le cœur cesse d'être ralenti. Il suffit de laisser un pneumogastrique intact pour voir se conserver le ralentissement ou l'arrêt réflexe du cœur. Or, comme les pneumogastriques contiennent des fibres sensitives de provenances variées, si l'on coupe l'un de ces nerfs et si l'on en excite le bout central, on voit encore se produire le ralentissement du cœur, le nerf resté intact servant à la transmission de l'action réflexe. Vient-on à couper ce second nerf, l'excitation du bout central du premier reste sans action sur le cœur[1].

L'atropine a la propriété de supprimer l'action des pneumogastriques sur le cœur; elle fait disparaître les réflexes cardiaques dont nous venons de parler; ce poison est employé par les physiologistes comme un équivalent de la section des pneumogastriques.

Sur les animaux curarisés ou chloroformés, ces réflexes disparaissent également. Dans ce dernier cas, on pouvait croire que c'était exclusivement la suppression de l'acte sensitif qui supprimait l'action réflexe. Mais le chloroforme et la plupart des narcotiques agissent également sur le pneumogastrique en enlevant à ce nerf sa propriété d'arrêter le cœur, de sorte que, malgré des excitations directement portées sur le pneumogastrique, le cœur garde son rythme ou bien s'accélère sur les animaux profondément chloroformés ou soumis à une curarisation intense.

Actions réflexes qui se produisent sur le système vaso-moteur.

§ 323. — On a vu au chapitre XXIV qu'il semble y avoir deux sortes de nerfs vasculaires, les uns constricteurs, émanés du grand sym-

1. Les influences nerveuses dont nous venons de parler ne se bornent pas à ralentir les mouvements du cœur, elles suspendent ou ralentissent également les mouvements respiratoires. Cet effet s'observe dans les figures ci-dessus représentées : après l'excitation sensitive, en même temps que le cœur se ralentit, on voit s'atténuer ou disparaître les ondulations du tracé qui correspondent aux mouvements respiratoires.

pathique, les autres dilatateurs, dont les mieux connus, la corde du tympan par exemple, semblent provenir directement du système cérébro-spinal. Ces nerfs dont nous avons déjà vu les effets quand on les soumet à une excitation directe semblent agir également sous une influence réflexe. Brown-Séquard et Tolozan[1] ont montré que si l'on plonge une main dans l'eau glacée, l'autre main se refroidit; ces auteurs attribuent à un resserrement réflexe des vaisseaux le refroidissement de la main qui n'est pas dans l'eau. Il est, en effet, bien difficile d'admettre que le refroidissement du sang ait eu le temps de se faire, de sorte que la main non immergée ait reçu du sang refroidi. On peut, du reste, démontrer directement qu'un resserrement vasculaire s'est produit dans ces circonstances. François-Franck a répété, sous une forme plus pré-

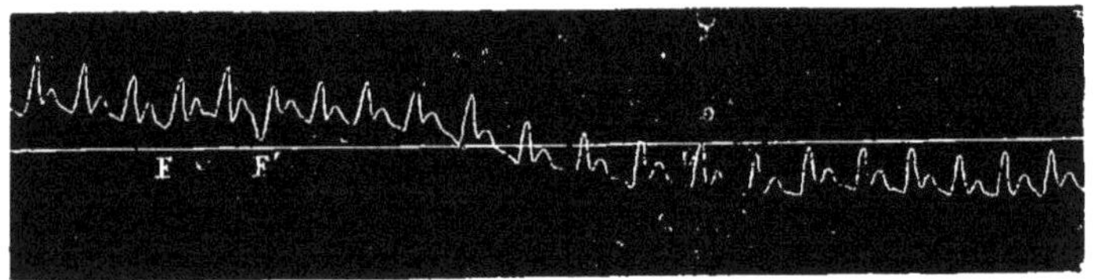

Fig. 246. Resserrement réflexe des vaisseaux de l'avant-bras et de la main, inscrit au moyen de l'appareil fig. 99. L'une des mains étant dans l'appareil, on saisit de l'autre un morceau de glace à l'instant FF' (d'après François-Franck).

cise, l'expérience de Brown-Séquard et Tolozan. En plaçant l'une de ses mains dans un appareil inscripteur des changements de volume, et en tenant dans l'autre main un morceau de glace, il a vu une diminution de volume notable de la main qui n'était pas soumise à l'action directe du froid. La figure 246 ne laisse aucun doute sur l'existence du resserrement vasculaire dont nous venons de parler.

Mosso a vu également, en plongeant le bras dans son pléthysmographe (§ 240), qu'une émotion amenait un changement de volume de la région immergée; d'autres fois, l'ingestion d'un médicament d'une saveur désagréable provoquait un resserrement immédiat des vaisseaux[2]; il a répété l'expérience sur différents sujets et sur différentes régions du corps, avec le même

1. Brown-Séquard et Tolozan, *Recherches expérimentales sur quelques effets du froid sur l'homme* (Soc. de Biol., 1851), et *Journ. de la Physiol.*, 1858, p. 497.

2. Mosso, *Circolazione nel cervello de l'Uomo*, p. 47.

résultat. Nous aurons à décrire quelques-unes de ces expériences à propos de la circulation cérébrale.

Ces resserrements vasculaires réflexes doivent amener des changements dans la pression du sang ; un manomètre appliqué à une artère annoncera donc une élévation de pression si les vaso-constricteurs se contractent à la suite d'une impression sensitive. C'est ce qui arrive en effet; mais comme dans la plupart des cas une excitation sensitive donne lieu en même temps à un ralentissement réflexe du cœur, cette dernière influence qui tend à faire baisser la tension masquera en partie celle de la constriction des vaisseaux ; elle pourra même prédominer, de sorte que malgré l'existence d'une constriction des vaisseaux la pression du sang baissera.

On voit déjà que le problème se complique par la coexistence de

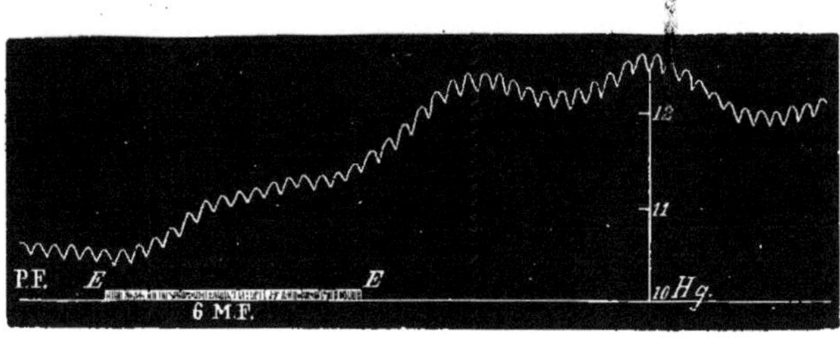

Fig. 247. Élévation de la pression chez un chat atropinisé, sous l'influence d'un resserrement vasculaire produit par l'excitation du bout central d'un récurrent.

deux actions de sens inverses. On peut toutefois, en général, séparer ces actions l'une de l'autre, en supprimant les réflexes cardiaques, soit par la section des deux pneumogastriques, soit par l'emploi de l'atropine.

Sur un chat atropinisé, on excite le bout supérieur du récurrent; un réflexe vasculaire constricteur se produit et élève la pression artérielle. La figure 247 montre l'élévation de la pression manométrique dans l'artère fémorale.

Si l'excitation employée est plus forte, le resserrement des vaisseaux est également plus fort. La figure 248 montre que la pression fémorale s'élève à 17 c. au moins. Au moment où la pression atteint son maximum dans l'artère, on remarque aussi un ralentissement des pulsations du cœur. Cet effet ne semble pas produit par une action des nerfs extrinsèques sur le cœur, car les deux pneumogastriques avaient été coupés. Ce ralentissement semble dû à l'accroissement de la pression du sang, comme nous en avons vu des exemples au chapitre XXI.

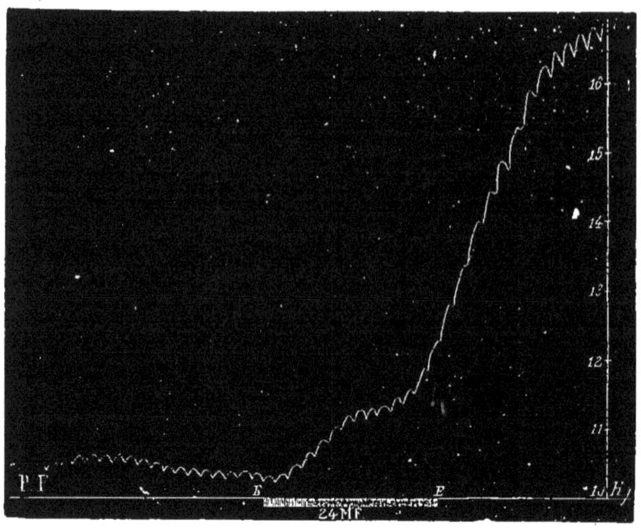

Fig. 248. Réflexe vaso-constricteur intense produit par une excitation très forte du bout central d'un pneumogastrique, l'autre pneumogastrique étant coupé.

Réflexes vasculaires qui suivent l'excitation du bout central du pneumogastrique.

§ 324. — Quand on excite le bout central du pneumogastrique, sur le lapin ou sur le chien, après s'être mis à l'abri des réflexes cardiaques, on observe également un resserrement des vaisseaux. François-Franck a mesuré le temps qui s'écoule entre le moment de l'excitation et celui de l'élévation de pression dans les artères; il a trouvé 6 à 7 dixièmes de seconde entre l'excitation et son effet réflexe vasculaire[1].

1. Ce retard du réflexe vaso-constricteur varie, du reste, dans plusieurs conditions. La durée la moins considérable étant, sur un animal donné, de six à sept dixièmes de seconde (exploration manométrique dans le bout périphérique d'une artère), si on refroidit l'animal, cette durée augmente notablement. Il en est de même, quand on administre un anesthésique, et notamment le chloroforme, qui, à un moment donné, supprime complètement le réflexe vaso-moteur. On peut ainsi assister à l'atténuation graduelle du resserrement réflexe, en même temps qu'à l'augmentation croissante du

Ce n'est pas toujours un resserrement vasculaire qui s'observe après l'excitation du bout central du pneumogastrique; chez le *chat*, c'est au contraire un relâchement des vaisseaux qu'on obtient et une chute de la pression. La figure 249 montre la chute de pression qui suit cette excitation pratiquée sur un chat dont

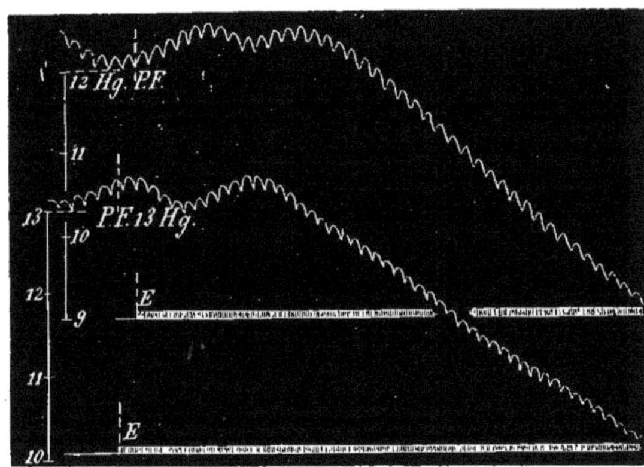

Fig. 249. Réflexe vaso-dilatateur obtenu sur le chat par l'excitation du bout central d'un des pneumogastriques coupés (ligne supérieure), et par l'excitation du bout central du dépresseur (ligne inférieure).

les deux pneumogastriques étaient coupés. Sous l'influence de l'excitation du bout central du pneumogastrique, on observe également l'arrêt de la respiration.

§ 325. — *Nerf dépresseur de Ludwig et Cyon.* — Sur le lapin, il existe, à la région du cou, un petit nerf dont les terminaisons se mêlent aux plexus sous-endocardiaques; ce petit filet remonte le long de la carotide, au voisinage du pneumogastrique; il a à peu près le volume du cordon cervical du grand sympathique. Arrivé un peu au-dessus du nerf laryngé supérieur, il se bifurque et envoie une branche au laryngé, tandis que l'autre va se jeter dans le nerf pneumogastrique; c'est le *nerf dépresseur*.

Lorsqu'on coupe ce filet nerveux, on constate que l'excitation de son bout inférieur ou cardiaque est sans effet sur les mouvements du cœur; mais si l'on en excite le bout supérieur, l'animal donne

retard qu'il présente sur l'excitation. C'est encore un cas comparable à celui des muscles dont le *temps perdu* varie en raison inverse de l'intensité de la contraction, § 16.

des signes de douleur, et la pression du sang dans les artères s'abaisse de 4 à 5 centimètres et même davantage (fig. 249, ligne inférieure). Ce phénomène a surtout frappé les physiologistes qui l'ont découvert; aussi ont-ils donné à ce filet nerveux le nom de *dépresseur*. Cette chute de pression ne s'accompagne pas d'arrêt respiratoire comme lorsqu'on excite le bout central du pneumogastrique.

Mais, d'après Ludwig et Cyon, en même temps que la pression du sang s'abaisse, les mouvements du cœur se ralentissent. Ce fait semblerait donc indiquer la production d'un réflexe cardiaque modérateur, et rendrait suspecte l'existence du relâchement vasculaire. Pour éliminer toute influence cardiaque primitive, Ludwig et Cyon ont cherché à détruire par la galvano-caustique tous les nerfs qui se rendent au cœur; ils ont vu alors persister le ralentissement du cœur et l'abaissement de la pression. Ces auteurs se sont crus autorisés à conclure que l'abaissement de la pression du sang entraîne le ralentissement du rythme cardiaque[1]. Quant au mécanisme de la dépression, il serait le suivant : une action réflexe s'exerce par les nerfs vaso-moteurs splanchniques, et produit le relâchement des vaisseaux de l'intestin; en conséquence, une large voie est ouverte au passage du sang des artères dans les veines et la pression s'abaisse.

Quelle est donc l'action vaso-motrice de ces nerfs splanchniques? Asp[2], qui l'a étudiée, dit que la section des nerfs splanchniques fait relâcher les vaisseaux de l'intestin et abaisse la tension artérielle; en même temps se produirait une accélération des mouvements du cœur. En excitant le bout périphérique de ces nerfs, on obtient un resserrement des vaisseaux.

Ce ne serait donc pas l'activité des nerfs vaso-moteurs splanchniques, mais la suspension réflexe de leur activité qui s'obtiendrait par l'excitation du nerf dépresseur. A moins qu'on n'admette, dans les nerfs splanchniques, deux ordres de vaso-moteurs, les uns dilatateurs, les autres constricteurs, et qu'on ne suppose que le réflexe provoqué porte principalement sur les nerfs dilatateurs.

1. Nous avons exposé dans le chapitre XXI les raisons qui nous semblent démontrer que l'abaissement de la pression artérielle produit, au contraire, l'accélération du rythme du cœur.

2. Asp, *Beobachtungen über Gefässnerven.* (*Arbeiten aus der phys. Anstalt zu Leipzig*, 1867.)

Réflexes vasculaires qui paraissent avoir pour centres les ganglions nerveux.

§ 326. — Cl. Bernard a attribué au ganglion sous-maxillaire le rôle de centre nerveux, par rapport à la glande dont les nerfs le traversent. En effet, après avoir coupé, au-dessus de ce ganglion, e lingual et la corde du tympan, il a vu une impression sapide provoquer encore l'issue de la salive par le conduit de Wharton. Cette sécrétion disparaissait par la destruction du ganglion, d'où cette conclusion, qu'il s'agissait d'un acte réflexe dont le ganglion sous-maxillaire était le centre.

Beaucoup d'auteurs ont pensé que des phénomènes du même genre se passaient dans le système nerveux vaso-moteur. On a vu, § 258, que cette idée a déjà été émise par Henle. Lister a cru pouvoir invoquer l'action de centres ganglionnaires pour expliquer certains phénomènes de la circulation qu'il observait dans la patte de la grenouille après la section du nerf sciatique; Vulpian[1] rapporte l'expérience suivante, à l'appui du rôle des ganglions sympathiques considérés comme des centres :

Sur une grenouille dont on arrache le ganglion cervical supérieur d'un côté, et à laquelle on pratique l'excision du cœur, on observe un resserrement général des vaisseaux, et une anémie des tissus, sauf dans les régions dont les nerfs vasculaires émanent du ganglion détruit. La langue conserve de ce côté un piqueté rouge qui contraste avec la pâleur générale de sa moitié opposée.

Je ne pousserai pas plus loin l'exposé des influences nerveuses qui modifient la circulation; des ouvrages étendus ont été écrits sur ce sujet, sans qu'on soit arrivé à trancher les questions, ni à mettre l'accord entre les différents auteurs. Qu'il me soit permis de faire quelques réflexions à cet égard.

Causes d'erreur dans l'étude des influences du système nerveux sur la circulation.

§ 327. — La difficulté des études sur le système nerveux cardio-vasculaire tient à des causes multiples : en premier lieu, au nom-

1. Vulpian, *Leçons sur l'appareil vaso-moteur*. Paris, 1875, p. 334.

bre considérable des influences qui peuvent être mises en jeu, et des combinaisons qu'elles peuvent affecter entre elles. Ainsi, pour transmettre l'impression centripète, les voies sont en grand nombre, tous les nerfs de sensibilité générale et plusieurs des nerfs de sensibilité spéciale peuvent servir à ce transport; il arrive même, parfois, que l'impression n'est point perçue et qu'on ne la reconnaît qu'à la réaction qu'elle produit.

Le physiologiste qui veut déterminer expérimentalement les propriétés de certain nerf doit se tenir en garde contre des causes d'erreurs sans nombre. Le nerf n'aura pas toujours les mêmes propriétés aux différents points de sa longueur, suivant qu'il sera exploré avant ou après l'émission de certaines branches, ou l'acquisition de certaines anastomoses. Excite-t-on le bout périphérique d'un nerf, on doit craindre les effets de la sensibilité récurrente. Opère-t-on sur des animaux différents, les résultats obtenus cessent d'être comparables, soit que des variations anatomiques existent, d'une espèce à une autre, soit qu'il y ait des différences dans les fonctions d'un même nerf. Enfin, les réactions produites peuvent changer de sens suivant les conditions du sujet en expérience.

§ 328. — La nature de l'excitant employé change les résultats ; or, c'est à l'agent électrique surtout que recourent les physiologistes, à cause de son application facile et de la possibilité qu'il donne de signaler avec précision le début et la fin de l'excitation. Mais ces avantages sont compensés par le danger de voir l'excitation se propager en dehors du point où l'on voulait la localiser, et par la difficulté de régler l'intensité des courants et de reproduire toujours la même excitation dans des conditions identiques. On évite, en partie, ces inconvénients en excitant les nerfs au moyen des décharges d'un condensateur d'une surface déterminée chargé avec un nombre connu d'éléments constants et de même nature. Mais comme cette méthode n'est pas généralement adoptée, il en résulte qu'il est presque impossible de comparer entre eux les résultats obtenus par des expérimentateurs différents, de sorte que souvent des désaccords existent dans les effets obtenus, quand les conditions des expériences semblaient être semblables.

Enfin, l'insuffisance des moyens dont nous disposons pour apprécier la véritable nature d'un trouble circulatoire donne lieu à de fausses interprétations des phénomènes observés.

Ainsi, l'augmentation du diamètre des petits vaisseaux se traduit par la rougeur des tissus; en d'autres cas, on l'apprécie d'après une élévation de la température ou une augmentation du volume d'un organe. Ces différentes manifestations correspondent à un même phénomène, l'élargissement des vaisseaux qui amène une circulation plus rapide.

Mais cet élargissement des vaisseaux, à quoi tient-il? Les tuniques vasculaires sont-elles relâchées, ou bien la force qui pousse le sang est-elle accrue? La réponse à ces questions ne peut être donnée, en général, que si l'on consulte à la fois plusieurs des phénomènes qui s'observent dans la région dont les vaisseaux sont dilatés. Ainsi, on a une notion complète de la cause d'une dilatation vasculaire si l'on mesure à la fois la pression et la vitesse du sang (§ 207), ou bien si l'on mesure la pression du sang et le volume de l'organe. Mais, bien souvent, l'expérimentateur qui s'attend à obtenir certains effets à la suite d'une excitation nerveuse se contente de la première manifestation qui se produit dans le sens qu'il avait prévu. Nous en citerons un exemple d'autant plus remarquable qu'il nous est fourni par un expérimentateur dont personne ne méconnaît l'autorité.

§ 329. — *Des prétendus effets croisés des actions vaso-motrices.* — Cl. Bernard, après avoir coupé le grand sympathique au cou d'un lapin, vit que l'oreille du côté correspondant à la lésion s'était échauffée, et de plus, que l'oreille opposée s'était refroidie. Pour expliquer ce refroidissement, Cl. Bernard[1] admit, du côté refroidi, une influence nerveuse inverse de celle qui avait échauffé l'autre oreille. Or, ces effets croisés semblent être entièrement indépendants du système nerveux : ils paraissent tenir à des conditions mécaniques fort simples.

Comme les deux carotides, chez le lapin et chez la plupart des quadrupèdes, naissent de l'aorte par un tronc commun, il est clair qu'une grande solidarité existera entre les deux bifurcations de cette artère commune et que, par conséquent, l'augmentation de la vitesse du courant dans l'une des branches amènera une diminution de la vitesse dans l'autre (§ 209). Ainsi, quand l'une des oreilles s'échauffera par l'effet d'une circulation plus rapide, on devra voir l'autre oreille se refroidir.

1. Cl. Bernard, *Leçons sur le système nerveux*. 1858, t. II, p. 502.

Pour justifier cette théorie j'ai fait l'expérience suivante. Appliquant deux thermomètres très sensibles aux deux oreilles d'un lapin, j'ai vu qu'il suffisait de comprimer l'une des carotides pour refroidir l'oreille correspondante et échauffer en même temps l'oreille opposée. La décompression de la carotide avait le double effet de rendre à l'oreille qui était exsangue sa couleur et sa température primitive et en même temps de refroidir l'oreille opposée[1].

Il semble que la même théorie doive s'appliquer à certains effets qu'on a considérés comme des phénomènes réflexes, ainsi, à certaines variations croisées de la température des membres inférieurs.

§ 330. — L'emploi du manomètre, si précieux dans les expériences physiologiques, a presque toujours besoin d'être contrôlé par d'autres moyens d'observation. J'ai longuement insisté dans le chapitre XX sur la nécessité de connaître à la fois la vitesse et la pression du sang dans une artère avant de décider si une élévation du manomètre tient à un accroissement de la force impulsive du cœur, ou à une diminution de la perméabilité des petits vaisseaux. Et pourtant, combien de fois n'a-t-on pas admis, d'après l'élévation du manomètre tout seul, que les vaisseaux se contractaient quand on voyait s'élever la colonne de mercure, ou qu'il se produisait un réflexe vaso-dilatateur quand on voyait cette colonne s'abaisser?

Il est vrai que le manomètre inscripteur, en même temps qu'il signale un abaissement ou une élévation de la pression artérielle, permet aussi de reconnaître l'augmentation ou la diminution de fréquence des mouvements du cœur, ce qui donne une présomption, tout au moins, relativement à la cause du changement de la pression. Mais, quand on s'attend à constater un réflexe dilatateur des vaisseaux, il est bien difficile de ne pas l'accepter dès qu'on voit baisser le manomètre. Et si cette chute de pression s'accompagne de ralentissement du rythme cardiaque, on en est quitte pour admettre que ce ralentissement est secondaire et que c'est la chute de pression qui l'a provoqué.

§ 331. — Les changements de volume des organes constituent encore une indication précieuse, mais peuvent tenir à différentes

1. Marey, *Soc. de Biologie*, 1860, p. 27.

influences : une pression plus forte du sang artériel peut les produire, mais ils peuvent aussi bien dépendre d'un relâchement des vaisseaux. Mosso a donc combattu avec raison les prétentions de Basch qui espérait évaluer la pression du sang dans les organes, d'après leur changement de volume.

Il faut nécessairement arriver à cette conclusion, que chacun des moyens que nous avons d'estimer les changements dans la circulation n'est bon qu'à la condition d'être contrôlé par un autre. La détermination simultanée de la vitesse et de la pression du sang dans une artère serait sans doute le meilleur moyen de reconnaître si l'on a affaire à un changement de la force impulsive du sang, ou à une variation de la résistance des petits vaisseaux. Mais l'application des instruments inscripteurs de la vitesse n'est possible que sur les grosses artères des grands animaux; exiger l'emploi de cette méthode serait restreindre beaucoup le champ des expériences possibles, ce serait interdire l'expérimentation à tous ceux qui ne disposent que des ressources des laboratoires ordinaires de physiologie.

Il semble qu'on puisse trouver un moyen d'égale valeur dans l'inscription simultanée des changements de volume d'un organe et des changements de la pression dans les artères afférentes. En effet, si une région se gonfle par suite du relâchement de ses vaisseaux, il en résultera une certaine diminution de la pression dans l'artère afférente. Si, au contraire, on voit s'élever la pression en même temps que s'accroît le volume, on devra rapporter cet effet à un accroissement de la force qui pousse le sang.

J'ai fait avec François-Franck quelques essais pour inscrire les changements de volume des membres chez les animaux. Mais la patte d'un chien ou celle d'un lapin se prêtent très mal à l'adaptation des appareils à déplacement, et nos essais n'ont pas réussi. Toutefois, en présence des perfectionnements que reçoit chaque jour cette méthode, il est à espérer qu'on pourra bientôt combiner l'emploi du manomètre à celui d'un inscripteur des changements de volume. Mosso a fait dans ce sens d'heureuses tentatives : ainsi, il a inscrit à la fois les changements de volume du cerveau et les changements de pression dans la carotide, ce qui remplit toutes les conditions requises pour une expérience rigoureuse[1].

1. Depuis la rédaction de ce chapitre, j'ai appris que MM. Ch. Roy et Conheim avaient fait construire toute une série d'appareils explorateurs des changements de volume

Dans l'étude du rythme du cœur, on attribue d'ordinaire à des influences nerveuses les troubles qui se produisent. Mais on a vu précédemment que ces modifications tiennent souvent à des variations primitives de la pression du sang dans les artères. Il est probable qu'elles tiennent, parfois aussi, à des changements dans la circulation pulmonaire. Quand le cœur gauche reçoit peu de sang, les battements s'accélèrent (§ 224). Il est donc possible que des actions nerveuses qui auraient pour effet de resserrer les capillaires du poumon produisent l'accélération des mouvements du cœur. Un expérimentateur non prévenu les attribuerait sans doute à une action accélératrice directe ou réflexe du cœur[1].

Il est probable qu'une étude plus approfondie réduira notablement le nombre des actions réellement subordonnées à des influences nerveuses réflexes, ou du moins diminuera beaucoup la complication de ces phénomènes.

ACTION DES POISONS SUR LA CIRCULATION.

Complexité de l'effet des poisons.

§ 332. — L'action des poisons sur la circulation se rattache intimement à celle du système nerveux ; en effet, un grand nombre de substances semblent agir en excitant ou en paralysant les nerfs cardiaques ou vasculaires.

On est habitué à considérer tout poison introduit dans l'organisme comme absorbé par le sang, comme intimement mélangé à ce liquide, et transporté avec lui dans tout le corps. Dès que le

des organes et des extrémités des membres. Les recherches de ces physiologistes ne sont pas encore publiées à l'heure où j'écris ces lignes.

1. Charpentier et Couty ont recherché l'influence de l'excitation des sens sur la fréquence des battements du cœur et sur la pression artérielle (*Comptes rendus de l'Acad. des sciences*, t. LXXXV, n° 3), et ont constaté que des excitations du goût, de l'odorat, de l'ouïe et de la vue modifient la fréquence des mouvements du cœur et font varier la pression du sang, tantôt dans un sens, tantôt dans l'autre.

Dogiel, *Ueber den Einfuss der Musik auf den Blutkreislauf* (*Arch. f. Anat. und Physiol.*, 1880, p. 416) a repris, sur les animaux et sur l'homme, les expériences relatives à l'influence des sons. Chez les animaux, ce savant constatait avec le kymographion les changements survenus dans la circulation ; dans ses expériences sur l'homme, il s'est servi de l'hydrosphygmographe. Des effets manifestes ont été produits par les sons musicaux : la fréquence des mouvements du cœur et la pression du sang artériel ont varié en sens divers ; les variations étaient accrues par la strychnine, atténuées par le chloral, l'éther éthylique et la morphine.

poison arrive au contact de l'organe ou du tissu sur lequel il exerce une action spéciale, on voit les accidents se produire. C'est ainsi qu'on peut introduire presque impunément du curare, de la strychnine, du venin de serpent dans le sang artériel d'un membre ; le poison reste sans effets généraux si une ligature serrée empêche le sang empoisonné de revenir par les veines et d'entrer dans la circulation ; mais dès qu'on le laisse se mêler à la masse du sang, on voit se produire des accidents particuliers suivant le cas : paralysie, convulsions, anesthésie, arrêt de la respiration, etc.

En quel point l'effet du poison s'est-il produit primitivement? Tel est le doute qui plane sur toutes les expériences de ce genre et les rend beaucoup plus obscures encore que celles où l'on agit sur un nerf isolé, et en un point déterminé de ce nerf[1].

Le mode d'administration d'un médicament ou d'un poison change la manière dont son action s'exerce ; la dose à laquelle on l'a employé modifie entièrement les effets obtenus ; enfin, dans le cours de l'empoisonnement, les manifestations qui se produisent présentent des phases successives, parfois inverses les unes des autres. Telle est la complexité extrême des questions qui se rattachent à l'action de toute substance toxique ou médicamenteuse.

§ 333. — *Différences des effets produits par une même dose d'un poison, suivant la manière dont elle est administrée.* — Cl. Bernard insistait avec raison sur les différences qui se produisent quand on administre un poison dans des conditions différentes, de telle sorte que tantôt cette substance pénètre lentement dans l'organisme et que tantôt elle y soit presque instantanément introduite. Un poison injecté dans la trachée, dans les cavités séreuses, ou dans le tissu cellulaire sous-cutané, s'absorbe avec une certaine lenteur, mais, si on l'injecte dans une veine, le sang fortement intoxiqué pourra exercer en un point de son parcours une action spéciale que, plus dilué, il n'eût pas produite. Ajoutons que, dans les absorptions lentes, l'élimination continuelle du poison l'em-

1. De récentes expériences de Brown-Séquard (*Société de Biol.*, 1880, et *Cours faits au Collège de France* (*Gaz. hebd.*, 17 juin 1881) tendent à faire penser que certains poisons, le chloroforme, par exemple, et l'acide cyanhydrique transmettent leur action, par l'intermédiaire des nerfs, de la périphérie du corps où ils sont appliqués jusqu'aux centres nerveux. Cette théorie rendrait compte de l'effet, en quelque sorte foudroyant, de l'acide cyanhydrique appliqué sur la conjonctive d'un animal. La rapidité de la mort exclut la supposition d'un transport du poison par la circulation jusqu'au système nerveux central.

pêche d'être jamais tout entier présent dans le sang ; une notable partie est déjà rejetée par l'organisme avant que le reste soit absorbé.

François-Franck et Troquart[1], reprenant avec détail des recherches de Vulpian, de Rokitansky, etc., ont fait des expériences sur les effets du chloral ; ils ont vu que cette substance, graduellement introduite dans le sang, ralentit les mouvements du cœur ; le ventricule se remplit largement pendant les longues diastoles et envoie de fortes ondées. Mais, peu à peu, les mouvements du cœur reprennent leur fréquence ; le pneumogastrique semble perdre graduellement sa propriété de tempérer le rythme cardiaque.

Mais si le chloral est injecté tout d'un coup dans la jugulaire d'un animal, l'effet produit est tout autre. Le cœur s'arrête au bout de 5 à 6 secondes, ainsi que la respiration. L'influence du poison s'est localisée sur le cœur lui-même, peut-être en irritant les nerfs sous-endocardiaques, peut-être en s'adressant directement à la fibre musculaire. Le système nerveux central n'a pas besoin d'intervenir pour provoquer l'arrêt du cœur ; on obtient, en effet, cet arrêt sur un cœur de tortue isolé et soumis à la circulation artificielle ; aussitôt que le sang mêlé de chloral pénètre dans les cavités du cœur, celui-ci se ralentit ou s'arrête.

§ 334. — *Différence des effets produits suivant la dose à laquelle on administre le poison.* — On observe parfois, avec un même poison, des effets entièrement opposés suivant qu'on l'a administré à forte ou à faible dose. Un exemple frappant est celui de la belladone ou de son alcaloïde, l'*atropine*. Meuriot[2] a rassemblé un grand nombre d'expériences desquelles il résulte que l'atropine, à faible dose, accélère le rythme du cœur et élève la tension artérielle ; qu'à forte dose elle ralentit le cœur et abaisse la pression artérielle.

D'après l'enchaînement des effets de l'atropine, il semble que l'action de ce poison s'exerce primitivement sur le cœur. C'est du moins ce qui ressort des études faites sur l'état des nerfs pneumogastriques dans l'empoisonnement par l'atropine. Une faible dose

1. R. Troquart, *Recherches sur les troubles cardiaques produits par les injections intra-veineuses d'hydrate de chloral* (*Trav. lab.*, t. III. p. 255, et Thèses de Paris, 1877).

2. Meuriot, *de la Méthode physiologique en thérapeutique et de ses applications à l'étude de la belladone.* (Thèses, Paris, 1868.)

de ce poison, lorsqu'elle produit l'accélération du cœur, semble agir en supprimant l'action des nerfs pneumogastriques, car ceux-ci deviennent incapables, quand on les excite, de produire le ralentissement ou l'arrêt du cœur. A forte dose, l'atropine agirait-elle sur d'autres éléments nerveux ou musculaires ? On est tenté de le croire en voyant le ralentissement du cœur survenir sans qu'il y ait retour des propriétés du pneumogastrique.

La *muscarine* (agaricus muscarius) aurait, d'après Dogiel, deux actions différentes suivant la dose à laquelle on l'administre. De petites doses ralentissent ou même arrêtent temporairement les battements du cœur ; en même temps la pression artérielle s'abaisse. A haute dose, la muscarine accélère le rythme du cœur et élève la pression du sang. Dans cette phase de l'empoisonnement, l'excitation du bout central du pneumogastrique produirait l'arrêt du cœur en *systole*. La pointe excisée des ventricules présenterait alors, pendant assez longtemps, des mouvements rythmés.

L'atropine et la muscarine sont considérées comme deux poisons antagonistes l'un de l'autre, leurs effets étant diamétralement opposés. Mais pour tous deux on observe ce caractère commun, qu'ils produisent des phénomènes inverses suivant la dose à laquelle on les emploie.

Des phases successives qui s'observent dans les effets des poisons sur la circulation.

§ 335. — Un des premiers travaux relatifs à l'action des substances toxiques sur la circulation est celui de Traube[1] sur les effets de l'acide carbonique. Cet auteur signale l'existence de stades successifs dans l'empoisonnement, et donne l'interprétation de chacun d'eux avec une hardiesse qu'on n'aurait plus aujourd'hui.

Traube constate d'abord que la fréquence des mouvements du cœur diminue ; c'est, dit-il, l'effet d'une irritation des nerfs d'arrêt du cœur. Plus tard, la fréquence du pouls augmente, il l'explique

1. L. Traube, *Ueber die Wirkungen des Kohloxydgazes auf den Respirations und Circulations Apparat.* (*Berliner Med. Gessellschaft*, Bd. I, 1866.)

par l'irritation du centre vaso-moteur. Plus tard encore la pression baisse; Traube conclut à un affaiblissement du muscle cardiaque.

Sans rien préjuger au sujet du mode d'action de certaines substances, on constate qu'un grand nombre d'entre elles ont des effets différents suivant le temps qui s'est écoulé depuis le moment où elles ont été administrées; ainsi, la digitaline dont l'action la plus connue est de ralentir le cœur ne produit pas immédiatement cet effet. Tout au moins dans les cas où elle est administrée à haute dose, cette substance accroît d'abord l'énergie du cœur et la fréquence de ses mouvements; la sédation du pouls ne se montre que plus tard.

Déjà, dans une expérience faite avec Chauveau, nous avions été frappés de l'énorme augmentation de force et de fréquence des systoles ventriculaires chez un cheval auquel nous avions injecté, dans la jugulaire, du sang chargé de digitaline. Mais bien que ce fût une sonde cardiaque introduite dans le ventricule gauche qui accusât l'augmentation de la force du cœur, il pouvait rester un doute sur la cause de ce phénomène : on a vu, en effet, que la systole proportionne son énergie aux résistances qu'elle doit surmonter (§ 80). Il était donc possible qu'un resserrement des petits vaisseaux eût élevé la pression du sang dans les artères et que l'accroissement de l'effort systolique fût secondaire. Toutefois, l'accélération simultanée du rythme du cœur rendait cette supposition improbable

Dans une expérience faite ultérieurement dans le laboratoire de Chauveau, on appliqua un hémodromomètre et un sphygmoscope aux artères d'un cheval soumis pareillement à une injection de digitaline dans les veines. On vit alors, deux minutes après l'injection, que la pression et la vitesse s'accroissaient toutes deux dans les artères; par conséquent, le cœur avait subi un accroissement d'énergie. Plus tard le cœur se ralentit, mais la pression et la vitesse continuèrent à rester accrues, indiquant ainsi une augmentation de la force impulsive du cœur.

Des poisons dont l'effet immédiat paraît se porter sur les vaisseaux offrent également deux stades dans leur action. Ainsi, l'*émétine* et le tartre *stibié*, après un resserrement passager, semblent donner lieu à un relâchement des vaisseaux.

Effets complexes des poisons.

§ 336. — L'action des poisons ne s'exerce pas en un seul point de l'appareil circulatoire. Si quelques-uns semblent agir primitivement sur le cœur, et quelques autres sur les vaisseaux, il n'est pas rare que ces deux sortes d'influences se combinent, soit pour concourir à un effet commun, soit pour se neutraliser plus ou moins l'une l'autre. De là une nouvelle complication qui, s'ajoutant à tant d'autres, rend très difficile l'analyse des influences toxiques et médicamenteuses.

Pour ne pas se livrer à des interprétations hasardées, il faut multiplier les moyens de contrôle, et ne pas se borner à l'emploi du manomètre ou du sphygmographe seul, l'emploi d'un instrument unique laissant toujours place au doute.

§ 337. — *Effets de l'atropine sur la circulation.* — Prenons pour exemple les effets de l'atropine sur la circulation. Le sphygmographe exprime nettement l'accroissement de fréquence du cœur

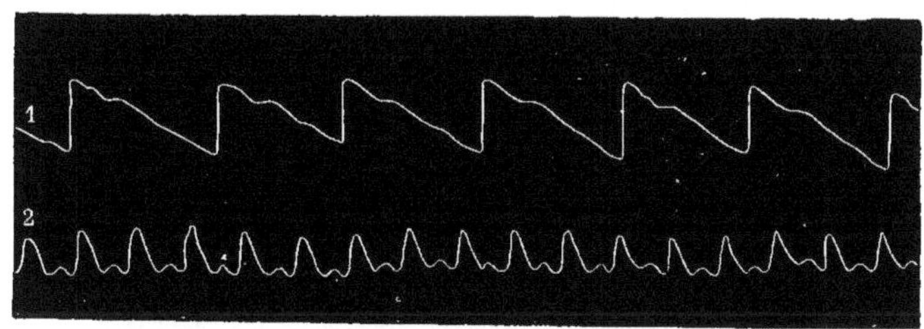

Fig. 250. Ligne 1, type normal du pouls d'un homme; ligne 2, sphygmogramme recueilli après une injection de sulfate d'atropine.

et la faible tension artérielle; on en voit des exemples frappants dans les figures suivantes empruntées à Meuriot.

Dans la figure 250, le tracé n° 1 pris avant l'injection d'atropine montre un pouls de tension assez forte, à systole longue, à dicrotisme faible; fréquence 65 à la minute. Après l'injection, (tracé 2) tension faible, dicrotisme très prononcé, fréquence 132.

Dans la figure 251, les modifications du pouls sont aussi frappantes; sa fréquence passe de 60 à 140. Faut-il voir dans cette énorme accélération du pouls un simple effet de la suppression de l'action des pneumogastriques par l'atropine? On sait qu'après la section de ces nerfs, en même temps que le pouls s'accélère, la tension artérielle s'accroît (§ 50). Or, sous l'influence de l'atropine, le pouls a pris les caractères de la faible tension; il est donc probable qu'une autre influence s'est produite dans les cas ci-

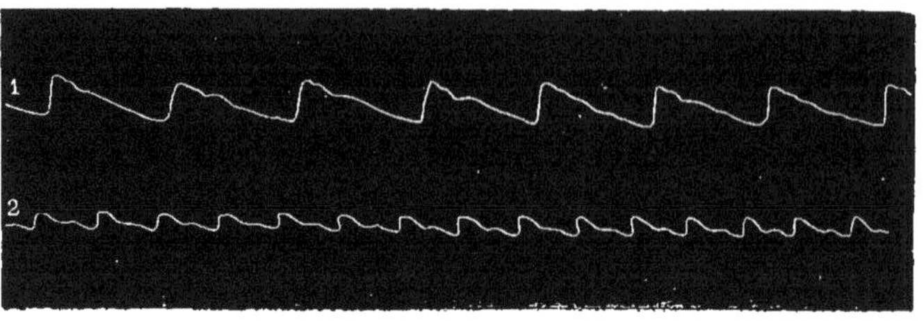

Fig. 251. Ligne 1, pouls normal; ligne 2, pouls après une injection d'atropine.

dessus représentés, et je serais porté à admettre l'existence de quelque resserrement des vaisseaux pulmonaires amenant la petitesse des ondées ventriculaires et expliquant la faible tension artérielle. On comprend sous quelles réserves je propose cette explication. Des faits de ce genre appellent de nouvelles études, et doivent attirer l'attention sur l'état des vaisseaux pulmonaires dans ce genre d'empoisonnement.

§ 338. — *Effets du nitrite d'amyle sur la circulation.* — L'influence

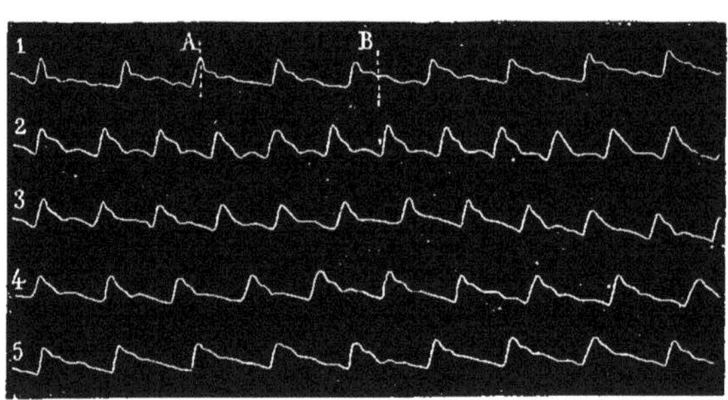

Fig 252. Modifications du pouls par une inhalation de nitrite d'amyle.

de cette substance sur les caractères du pouls n'est pas moins prononcée que celle de l'atropine, mais elle est toute différente, comme on va le voir par les tracé suivants :

Le pouls du sujet mis en expérience présentait normalement le type représenté figure 252, ligne 1. Après une inhalation faite de A en B, le pouls a pris la fréquence et la forme représentées dans les sphygmogrammes 2, 3, 4, 5 recueillis à un intervalle de 30 secondes les uns des autres. On y voit les caractères de la faible

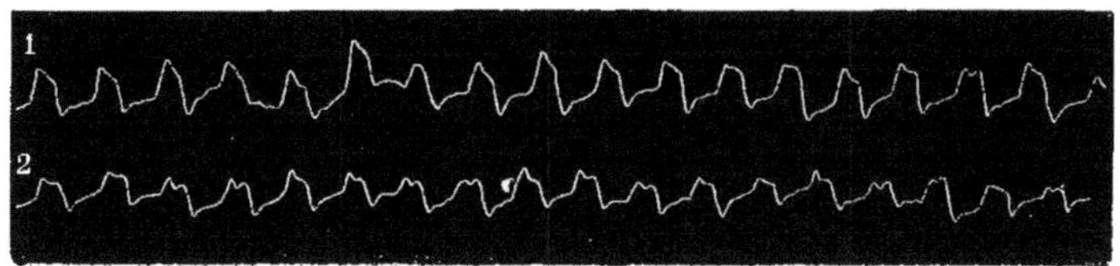

Fig. 253. Ligne 1, pulsation du cœur à l'état normal; ligne 2, pulsation après l'inhalation de nitrite d'amyle : le sommet est bifurqué.

tension : fréquence et dicrotisme ; puis, l'effet du poison s'atténue et le pouls tend, peu à peu, à revenir à son type normal.

Pendant ce temps la pulsation du cœur a changé de caractère, le cardiogramme 253 est recueilli après l'inhalation de nitrite d'amyle; on y voit la bifurcation du sommet de la pulsation du cœur, phénomène qui a été expliqué § 159 et attribué au retentissement d'ondes aortiques produites par la faible tension artérielle.

§ 339. — *Influence de l'ammoniaque sur la contraction des vaisseaux.* — Mosso a signalé une substance qui agit sur la

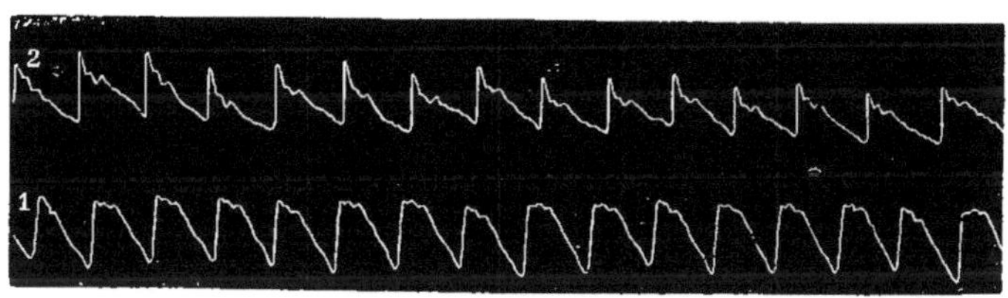

Fig. 254. Effets des inhalations d'ammoniaque. Ligne 1, pouls normal de la main; ligne 2, pouls après l'inhalation.

contractilité vasculaire : c'est l'ammoniaque introduite par inhalation pulmonaire. L'expérience a été faite en inscrivant les variations de volume de l'avant-bras au moyen d'un appareil analogue à celui qui a été décrit § 127; le pouls normal de la main et de l'avant-bras avait le type représenté figure 154, ligne 1.

Or, l'emploi de l'appareil à déplacement permet de constater que, sous l'influence de l'inhalation d'ammoniaque, l'avant-bras avait diminué de 16 centimètres cubes. Mosso se croit donc autorisé à conclure que les vaisseaux se sont resserrés sous l'influence de l'ammoniaque. Sans repousser cette conclusion, il faut se souvenir cependant que la diminution de volume d'un organe peut tenir, soit à un resserrement de ses vaisseaux, soit à un abaissement de la pression dû à un affaiblissement du cœur. Tous les doutes seraient levés si des expériences de ce genre étaient faites sur de grands animaux en inscrivant concurremment la vitesse et la pression du sang dans les artères.

Effets de certains poisons sur le cœur.

§ 340. — Malgré la multiplicité des effets que peut produire chaque poison, il est certains d'entre eux qui ont une action prédominante sur le cœur, et que l'on a souvent désignés sous le nom de *poisons du cœur*. Souvent, en détachant le cœur d'un animal et en l'humectant avec une solution toxique, on observe un trouble de son rythme, un ralentissement ou une accélération, et enfin un arrêt complet de ses battements. Il y a donc eu manifestement une action directe du poison sur le cœur, sans intervention du système nerveux central.

Sur un animal intact les mêmes poisons produisent les mêmes troubles de la fonction cardiaque, et, de plus, on constate que certains d'entre eux arrêtent le cœur en diastole et certains autres en systole. Cette différence d'action est extrêmement caractérisée; les poisons *diastoliques* laissent le cœur rouge et gorgé de sang; les poisons *systoliques* lui donnent l'apparence d'un petit cône pâle et complètement exsangue formé par le ventricule resserré, tandis que les oreillettes conservent un assez grand volume.

Parmi les poisons *diastoliques* se rangent l'aconitine, la muscarine (alcaloïde de l'agaricus muscarius), la pilocarpine (alcaloïde du jaborandi), la quinine, l'acide cyanhydrique, l'azotate de potasse, etc.

Parmi les poisons *systoliques* on cite : l'atropine, la digitaline, l'inée, la calabarine, l'antiar, la saponine, etc.

Toutefois il n'y a pas opposition absolue entre l'action que ces deux groupes de poisons exercent sur le cœur; deux d'entre eux seulement peuvent être considérés comme antagonistes l'un de l'autre, la *muscarine* et l'*atropine*.

La muscarine introduite dans l'organisme agit sur un grand nombre de fonctions : ainsi elle accroît la sécrétion de la plupart des glandes, fait resserrer la pupille, provoque des contractions de l'estomac et des intestins, trouble la respiration, et semble atteindre aussi la fonction musculaire. Quant au cœur, elle l'arrête en augmentant graduellement la durée des périodes diastoliques. Cet arrêt ne dépend pas d'une influence nerveuse centrifuge transmise par les pneumogastriques, car on l'obtient aussi après que ces nerfs ont été coupés. Lorsque tout mouvement du cœur a cessé, on trouve les ventricules en diastole, rouges et gonflés par le sang.

L'atropine produit, même à faible dose, des effets généraux marqués: elle tarit les sécrétions, dilate la pupille, relâche l'intestin, modifie la respiration. Quant au cœur, elle en accélère le rythme comme le fait la section des nerfs pneumogastriques; ceux-ci perdent leur propriété d'arrêter le cœur, et l'excitation du bout périphérique de l'un d'eux reste sans effet. En même temps qu'il accélère son rythme, le cœur se relâche de moins en moins, et quand il a cessé de battre, le ventricule revenu sur lui-même est complètement exsangue et décoloré.

Cette opposition des effets produits par ces deux poisons a inspiré à Schmiedeberg et Koppe [1] l'idée de les employer concurremment, pour voir s'ils ne se neutraliseraient pas l'un l'autre, et ces auteurs ont observé qu'une faible dose d'atropine supprime instantanément les effets généraux produits par la muscarine, en même temps que les troubles de la fonction cardiaque. J.-L. Prévost [2] a proposé l'emploi de l'atropine comme contre-poison de la muscarine et réciproquement. Il a vu, toutefois, qu'il existe entre ces poisons une différence notable d'énergie, et qu'il faut des doses élevées de muscarine pour supprimer momentanément les effets de l'atropine.

On a signalé également un certain degré d'antagonisme entre

1. Schmiedeberg et Koppe, *das Muskarin, das giftige Alcaloide des Fliegenpilzes*, Leipzig, 1869.

2. J.-L. Prévost, *Antagonisme physiologique* (Congrès international de Genève, 1877, p. 716).

des poisons du groupe diastolique et d'autres du groupe systolique; mais l'opposition de leurs effets est moins complète que celle de l'atropine et de la muscarine.

Action des poisons sur les vaisseaux.

§ 341. La plupart des substances chimiques ou médicamenteuses, introduites dans les vaisseaux, en modifient la contractilité; presque toujours, comme on l'a vu, le premier effet est un resserrement vasculaire auquel succède un relâchement. Il est toutefois certaines substances qui ont sur les vaisseaux une influence extrêmement prononcée : les unes pour les faire contracter, comme la nicotine, la digitaline, l'ergotine etc.; les autres pour les faire relâcher, comme le nitrite d'amyle, et, à des degrés moindres, l'inée, le chloroforme, les narcotiques, le curare, etc.

On a tenté de grouper les poisons qui ont une action vasculaire, en poisons constricteurs et en poisons dilatateurs, mais, d'une part, cette distinction est rendue illusoire par l'opposition complète des effets de tout poison, suivant la dose à laquelle il est employé : d'autre part, le rapprochement qu'on a voulu faire entre les poisons vaso-constricteurs et les poisons systoliques, entre les vaso-dilatateurs et les diastoliques, n'est pas justifié par les expériences instituées à cet égard.

En résumé, la question relative aux effets des poisons sur la circulation du sang est d'une complexité extrême, attendu qu'un poison introduit dans l'organisme porte son action sur un grand nombre d'appareils; que, dans la circulation, il peut intéresser à la fois le cœur et les vaisseaux, produisant sur l'un et sur les autres des effets qui tantôt s'ajoutent et tantôt se combattent; que non seulement les poisons modifient les influences nerveuses, mais aussi les propriétés du tissu musculaire lui-même, soit dans le cœur, soit dans les vaisseaux.

Cette extrême complexité doit inspirer une grande prudence à ceux qui veulent étudier l'action thérapeutique des différentes substances toxiques et médicamenteuses. Comme ces substances peuvent agir à la fois sur la grande et sur la petite circulation, sur le cœur et sur les vaisseaux, sur les nerfs et sur les tissus contractiles, il faut rechercher isolément chacun de ces modes d'action ; voir si la section de certains nerfs supprime les effets de l'empoisonnement ; observer, dans les conditions de la circulation artificielle, l'action du poison sur la contractilité vasculaire ou sur la fonction du cœur; enfin, faire concourir toutes ces notions à l'interprétation des troubles que présente la circulation dans son ensemble sur l'animal empoisonné.

CHAPITRE XXX.

INFLUENCES LOCALES ET GÉNÉRALES DE LA CIRCULATION SUR LA TEMPÉRATURE.

Influence de la circulation sur la température. — Causes de la déperdition de chaleur. — Interprétation des expériences dans lesquelles on modifie la température d'un organe en en modifiant la circulation. — De l'inégale répartition de la chaleur dans les différents organes. — La température des régions superficielles est un critérium de la vitesse du sang qui les traverse. — Des effets produits sur la température générale par la rapidité plus ou moins grande de la circulation du sang. — Alternance des variations de la température profonde et de la température superficielle dans le cas de relâchement vasculaire. — Alternance des températures superficielle et profonde dans le cas d'un resserrement vasculaire. — Inscription simultanée des températures en divers points de l'économie. — Thermographes. — La circulation est un obstacle à la propagation de la chaleur et du froid à travers les tissus vivants.

Influence de la circulation sur la température.

§ 342. — Nous avons vu au chapitre XXIV comment Cl. Bernard, après avoir coupé le grand sympathique au cou d'un lapin, a reconnu que la température s'élève dans la moitié correspondante de la tête et particulièrement dans le pavillon de l'oreille. Cet échauffement, Cl. Bernard le considéra comme produit directement par une influence nerveuse; mais la véritable signification de ce phénomène fut bientôt donnée par d'autres physiologistes qui l'attribuèrent à une circulation plus rapide dans la région où les vaisseaux étaient relâchés (§ 258). Brown-Séquard a montré, en effet, que l'excitation du bout périphérique du grand sympathique coupé fait au contraire resserrer les vaisseaux de l'oreille, la pâlit et la refroidit.

En effet, la température d'un organe dépend de plusieurs facteurs : une certaine quantité de chaleur se produit sur place, une autre est apportée par le sang; enfin, pour les parties superficielles, il se fait une perte de chaleur plus ou moins grande suivant la température extérieure. C'est en réparant cette perte que le relâchement des vaisseaux, au moyen de l'accélération du cours du sang qui en résulte, élève la température des organes.

Chez les animaux à sang chaud, la température du corps est presque toujours notablement supérieure à celle du milieu dans lequel ils vivent; ces animaux perdent donc sans cesse de la chaleur; ce n'est que par une production de chaleur continuelle qu'ils se maintiennent plus chauds que le milieu ambiant.

Nous n'avons pas à examiner dans ce chapitre quelles sont les sources de la chaleur animale, mais seulement à montrer comment la circulation répartit cette chaleur dans l'organisme, et réchauffe plus ou moins les parties qui tendent à se refroidir.

Causes de la déperdition de chaleur.

§ 343. — Supposons que la température du corps soit portée à un degré égal pour tous les points de l'économie; puis, qu'à partir de ce moment, les causes du refroidissement agissent seules, comme cela arriverait pour un cadavre qu'on aurait réchauffé dans un bain. Sous l'influence du refroidissement, il se fera une nouvelle répartition de la température, de telle sorte que les extrémités, mains, pieds, nez, oreilles, etc., deviendront plus froides que le reste du corps. En un mot, les parties qui ont beaucoup de surface et peu de volume se refroidiront vite, tandis que les organes profonds, beaucoup plus abrités contre les pertes de chaleur, conserveront longtemps leur température élevée[1].

La production constante d'une certaine quantité de chaleur dans tous les points de l'économie ne saurait empêcher une très grande inégalité entre la température des parties profondes du corps et celle des parties superficielles. Si la circulation ne produisait pas un mélange continuel du sang des différents organes, il arriverait nécessairement, d'une part, que les parties profondes, se

1. C'est ainsi qu'à la surface du globe, non seulement la chaleur va croissant à mesure qu'on descend vers la profondeur de la terre, mais cet accroissement n'est pas la même suivant qu'on le recherche dans la plaine ou sur les pics élevés. Les saillies du sol, rayonnant davantage, se refroidissent plus profondément: aussi, pour arriver à des couches isothermes faut-il creuser plus profondément en montagne qu'en plaine.

refroidissant très peu, accumuleraient en elles une grande quantité de chaleur; d'autre part, que les parties superficielles, même en recevant une certaine quantité de chaleur, en perdraient plus qu'elles n'en pourraient produire, et se refroidiraient en raison de l'abaissement de la température extérieure[1].

Interprétation des expériences dans lesquelles on modifie la température d'un organe en en modifiant la circulation.

§ 344. — La circulation tend à corriger l'inégalité de température entre les parties superficielles et les parties profondes. En effet, elle apporte sans cesse, à la surface du corps, du sang chaud qui vient des centres, et rapporte aux centres, du sang qui s'est refroidi à la superficie du corps. Le sang veineux part du cœur avec une température de 39° environ, il tend à donner à tous les organes uniformément cette température, tandis que les causes de refroidissement tendent continuellement à détruire l'équilibre. Ni l'une ni l'autre de ces influences antagonistes ne s'exerce d'une manière complète, de telle sorte que, d'un côté, l'inégalité de température entre les différents organes augmente avec le refroidissement du milieu extérieur; et de l'autre, le nivellement de la température des différents organes est d'autant plus parfait que la circulation est plus rapide et vient plus amplement réparer les pertes qui se font en certains points.

Ainsi, quand on se tient dans une chambre dont la température est de 20° par exemple, et qu'on cherche avec le thermomètre quelle est la température comparative de trois points du corps inégalement exposés au refroidissement, tels que la main, l'aisselle et l'urèthre, on trouve des températures différentes pour ces trois points : la main est plus froide, l'aisselle l'est beaucoup moins,

1. Les causes de refroidissement de la surface du corps sont nombreuses; elles ne se bornent pas au rayonnement proprement dit. Tous les corps qui nous entourent empruntent à nos tissus une quantité de chaleur d'autant plus grande qu'ils sont à une température plus basse et qu'ils conduisent mieux la chaleur. Le mouvement de l'air qui nous entoure est encore une cause de refroidissement d'autant plus grande que le courant d'air est plus rapide. De même, quand le corps est plongé dans un liquide à basse température, la vitesse du courant augmente le refroidissement. Enfin, l'évaporation qui se fait, soit par la surface des téguments, soit par le poumon, enlève à nos tissus une quantité de chaleur souvent très considérable. C'est par l'évaporation que nous perdons de la chaleur, même quand la température de l'air excède celle de notre corps.

enfin l'urèthre, à une grande profondeur, présente la température la plus haute, environ 38°.

Si l'on refroidit alors l'air de la chambre, on voit que c'est la main qui subit au plus haut degré l'influence de ce refroidissement; l'aisselle se refroidit beaucoup moins, l'urèthre ne subit pas de refroidissement notable.

Enfin si, à ce moment, on accélère la circulation, au moyen d'un peu de gymnastique par exemple, on voit se manifester une tendance au nivellement des températures; la main s'échauffe notablement, l'aisselle s'échauffe moins, enfin l'urèthre reste sensiblement au même degré qu'auparavant.

De l'inégale répartition de la chaleur dans les différents organes.

§ 345. Cl. Bernard et Walferdin ont constaté que le sang veineux qui revient des membres est plus froid que le sang des artères qui s'y rend, tandis que, pour les viscères splanchniques, c'est l'inverse qu'on observe.

Quand le sang veineux de toutes provenances se mélange dans le cœur droit, il y présente une température d'environ 39°. Après avoir traversé le poumon, le sang, dans le cœur gauche, a perdu d'ordinaire une certaine quantité de chaleur. Malgaigne, Berger, Hering, Cl. Bernard[1], ont constaté cet abaissement de température qui exclut la supposition que le poumon soit le lieu de production de la chaleur animale[2]. Le sang part du ventricule gauche avec une certaine température, mais ne la garde pas dans tout le système artériel: déjà dans les artères des membres il est sensiblement refroidi, et ce refroidissement est bien plus grand encore pour le sang veineux qui revient des membres. Cl. Bernard a observé, par des temps froids, un écart de 3° à 4° entre la température du sang de la carotide et celle du sang de la jugulaire.

Dans certains organes, le refroidissement n'a pas lieu; ainsi, tous les viscères abdominaux sont à peu près complètement pro-

1. Voir, pour l'historique de cette question, Cl. Bernard, *Leçons sur la chaleur animale*, p. 82, 1876.

2. Certains auteurs, Colin et Jacobson, entre autres, ont trouvé parfois une température un peu plus élevée dans le cœur gauche; mais cette légère différence est insuffisante pour faire supposer qu'une importante production de chaleur ait son siége dans le poumon.

tégés contre les causes de refroidissement et s'ils produisent de la chaleur, cette chaleur se retrouve dans le sang de leurs veines qui présente une température plus élevée que le sang artériel. Tel est le cas du foie, du cerveau, et probablement d'autres organes profonds. Le foie semble être l'organe qui produit le plus de chaleur, puisque le sang qu'il verse par les veines sus-hépatiques est, d'après Cl. Bernard, de 0°,2 à 0°,4 plus chaud que le sang qu'il reçoit par la veine porte.

La conclusion naturelle qui se déduit d'un excès de la température du sang des veines sur celle du sang des artères d'une région, est qu'une certaine quantité de chaleur s'y est produite.

La température des régions superficielles est un critérium de la vitesse du sang qui les traverse.

§ 346. — J'ai insisté précédemment sur la nécessité d'avoir plusieurs moyens de contrôler l'état de la circulation, le manomètre tout seul ne donnant le plus souvent que des indications insuffisantes § 206. La température des régions superficielles fournit des indications précieuses relativement à la vitesse de la circulation. L'échauffement de ces parties indique une circulation rapide ; leur refroidissement, une circulation lente. Il suit de là que si l'on applique un manomètre à une artère et si cet instrument marque un abaissement de la tension artérielle, la connaissance des variations que la température superficielle aura éprouvées, permettra de savoir si la chute de pression dépend d'un affaiblissement du cœur ou d'un relâchement des petits vaisseaux. En effet, dans le premier cas, la chute de pression s'accompagnera d'un refroidissement des parties superficielles; dans le second, d'une élévation de leur température.

Que l'on coupe la moelle épinière d'un animal, à la région du cou, la section intéressera les origines des nerfs vaso-constricteurs et amènera une chute de pression, par suite de la diminution de l'obstacle au cours du sang dans les capillaires; aussi verra-t-on se produire, dans les premiers instants un échauffement général des parties superficielles, sous l'influence de l'accélération du cours du sang.

Produisons, au contraire, une chute de pression en diminuant la quantité de sang que le cœur envoie dans les artères, par exemple, en créant un obstacle à la circulation pulmonaire § 290; l'abaissement de la pression coïncidera avec un refroidissement des parties superficielles, parce que celles-ci recevront moins de sang que de coutume.

On va voir que l'exploration simultanée des températures en différents points du corps donne des renseignements encore plus certains, et révèle un antagonisme entre les températures centrale et phériphérique quand il se produit un changement dans la vitesse du cours du sang, sous l'influence d'un changement de diamètre des petits vaisseaux.

Des effets produits sur la température générale par la rapidité plus ou moins grande de la circulation du sang.

§ 347. — Plus un organe superficiel est chaud, plus il perd de chaleur. Il suit de là qu'un animal dont les régions superficielles sont échauffées par une circulation rapide perdra beaucoup de chaleur par ces surfaces. Si cette perte due à l'accélération du cours du sang ne s'accompagne pas d'un accroissement proportionnel de la production de chaleur, il y aura tendance au refroidissement général, c'est-à-dire à l'abaissement de la température profonde. C'est pour cela qu'un animal qui a la moelle coupée et la circulation accélérée par la paralysie vasculaire, ne tarde pas à se refroidir profondément, s'il est placé dans une enceinte à basse température. Cl. Bernard a signalé ce refroidissement remarquable des animaux, à la suite d'une section de la moelle. Donders[1] a émis l'opinion, qu'à égale production de chaleur les animaux doivent se refroidir d'autant plus vite que leur circulation est plus rapide. Snellen[2] a vu que des lapins dont il avait coupé le grand sympathique au cou, mouraient si on les laissait longtemps séjourner dans une chambre froide.

Comme corollaire de la proposition qui précède, on doit conclure que le resserrement vasculaire, ayant pour effet de diminuer la quantité de sang qui va se refroidir aux surfaces, laissera la chaleur s'accumuler dans les centres, et que la température s'y élè-

1. Donders, Thèse de Callenfels, 1855.

2. Snellen, *Experimentelle Untersuchungen über den Einfluss der Nerven auf der Entzundungsprocess.*

vera. On aura donc ce contraste, d'un refroidissement des surfaces dont la circulation n'ira plus réparer les pertes, et d'un échauffement des centres dont la circulation n'emportera plus l'excès de chaleur pour le rejeter au dehors.

Alternance des variations de la température profonde et de la température superficielle dans le cas de relâchement vasculaire.

§ 348. — Pour constater l'antagonisme des températures superficielle et profonde quand il se produit un changement de vitesse de la circulation, il faut observer à la fois la température dans plusieurs régions du corps : dans le centre et à la surface.

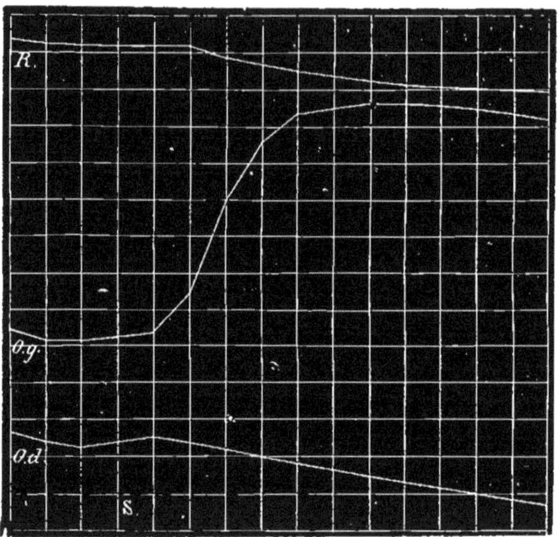

Fig. 255. Représentation graphique des variations de trois thermomètres appliqués en même temps sur un même animal pendant qu'on coupe le grand sympathique cervical.

J'ai repris, avec trois thermomètres à la fois, l'expérience classique de Cl. Bernard sur les effets de la section du grand sympathique au cou. L'un de ces instruments était placé dans l'oreille dont on devait couper le sympathique, l'autre dans l'oreille opposée, le troisième dans le rectum. La figure 255 montre les indications des trois instruments recueillies de minute en minute. L'oreille droite *od* était, au début de l'expérience, à 17° 1/2; la gauche à 20° 1/2, le rectum à 28° 1/2. (L'écart accidentel de 3 degrés entre la température des deux oreilles est à négliger). Constatons seulement que la température du rectum est notablement plus élevée que celle des oreilles, cela s'observe toujours puisque le rectum est sensiblement à l'abri des pertes de chaleur. Cette répartition de la température s'est maintenue sans variation notable jusqu'à l'instant S où l'on a coupé le cordon du grand sympathique au cou, du côté gauche. Presque aussitôt, le relâchement vasculaire fait monter la température de l'oreille gauche : celle-ci subit un échauffement de 7°. En même temps, l'oreille droite se refroidit, parce que le courant sanguin est, en grande partie, détourné vers le côté où les vaso-moteurs sont coupés § 329.

Mais un fait remarquable, c'est que le rectum se refroidit presque aussitôt, 5 minutes environ, après que la circulation s'est accélérée dans l'oreille droite. Ce refroidissement du rectum tient à ce que de la chaleur est enlevée à l'organisme par l'oreille échauffée qui perd d'autant plus de chaleur que la température extérieure est plus basse.

Chez le lapin, la grande surface du pavillon de l'oreille, la grande vascularité de cette région, la minceur de son tissu, constituent un ensemble de conditions favorables à la déperdition de chaleur. Et comme le reste du corps de l'animal est abrité par une épaisse fourrure, on peut supposer que la circulation de l'oreille règle, en grande partie, la déperdition générale de la chaleur.

Alternance des températures superficielle et profonde dans le cas d'un resserrement vasculaire.

§ 349. — Quand les vaisseaux se resserrent, et ralentissent le cours du sang, la chaleur ne se porte plus aux surfaces, mais s'accumule dans les centres. Deux expériences de Péchollier[1] sur les effets du tartre stibié et de l'ipécacuanha montrent clairement cette influence du resserrement vasculaire. Un lapin empoisonné par l'une ou l'autre de ces substances présente un refroidissement notable des oreilles et, en général, des parties exposées

1. Péchollier. *Recherches expérimentales sur l'action physiologique du tartre stibié.* (*Montpellier médical*, mai 1863). — Du même. *Recherches expérimentales sur l'action physiologique de l'ipécacuanha.* (*Ibid.*, nov. et déc. 1862).

au contact de l'air, tandis que sa température rectale s'élève de près d'un degré.

La théorie de cette influence des poisons vaso-constricteurs semble toute simple; je regrette toutefois de n'avoir pas encore eu l'occasion de la contrôler par l'emploi simultané du manomètre et du thermomètre. On doit en effet, sous l'influence des poisons vaso-constricteurs, constater, en même temps, l'abaissement de la température périphérique, l'élévation de la température centrale et l'accroissement de la pression du sang dans les artères[1].

Inscription simultanée des températures en divers points de l'économie. — Thermographes.

§ 350. — Il est très difficile de suivre à la fois, à de courts intervalles, les variations de deux ou trois thermomètres; aussi, pour les expériences du genre de celles qui précèdent, ai-je cherché à construire des appareils enregistreurs de la température.

J'ai indiqué ailleurs[2] la disposition de plusieurs instruments que je désigne sous le nom de *thermographes* et qui m'ont servi à cet usage. Un nouveau thermographe construit par M. Tatin m'a donné des résultats beaucoup plus satisfaisants; il est représenté figure 256.

Un réservoir de laiton A, d'un demi-centimètre de diamètre, sur 4 de longueur, est mis en communication par un tube capillaire en cuivre rouge avec un tube de Bourdon T. Le tout est exactement rempli d'huile et fermé hermétiquement. Si l'on échauffe le réservoir A, la dilatation de l'huile fait passer par le tube de cuivre une petite quantité de liquide dans le tube de Bourdon qui prend la nouvelle position T′ indiquée par une ligne ponctuée.

Un levier L articulé près de l'extrémité du tube T subit l'influence de ces changements de courbure et prend la position L′ exprimée par des lignes ponctuées, quand le réservoir A est échauffé. La sensibilité de l'instrument est telle, qu'un degré centigrade déplace d'un centimètre environ l'extrémité du levier L. En outre, la boule thermométrique A est assez petite pour s'in-

1. Ce qui semble indiquer une élévation de la pression artérielle sous l'influence de l'émétine et du tartre stibié, c'est l'abaissement considérable de la fréquence du pouls § 223, qui peut diminuer de plus d'un tiers de son chiffre normal.

2. Voir la *Méthode graphique*, p. 315.

troduire dans les cavités naturelles des petits animaux ou dans l'épaisseur de leurs tissus, sans nécessiter de trop grandes mutilations.

Plusieurs thermographes peuvent être montés sur un même support, et écrire à la fois sur un même cylindre, comme nous le faisons avec les tambours à levier. Avec trois thermographes j'ai obtenu dans les conditions de l'expérience § 348 une courbe à peu près identique à celle qui a été représentée figure 255. Seule-

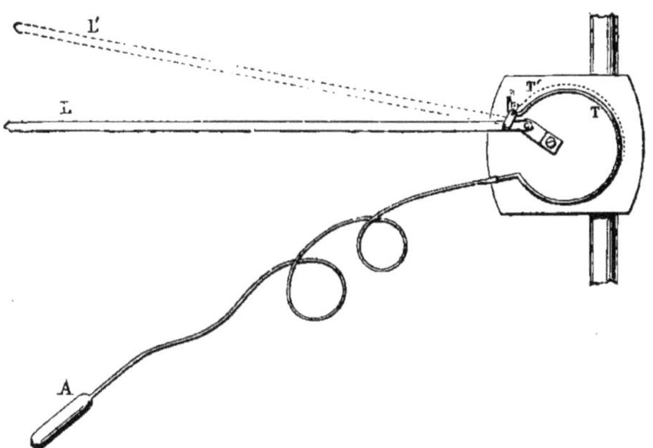

Fig. 256. Disposition du nouveau thermographe.

ment cette courbe avait une longueur trop grande pour être contenue dans les dimensions d'une page.

En opérant sur de grands animaux, on aurait beaucoup de facilité pour inscrire les variations de la température en plusieurs points; on pourrait, en effet, employer des thermographes de grandes dimensions, ce qui donnerait une sensibilité encore plus grande dans l'estimation des changements de température.

La circulation est un obstacle à la propagation de la chaleur et du froid à travers les tissus vivants.

§ 351. — Depuis l'introduction du thermomètre en clinique, certains médecins ont cru pouvoir reconnaître l'inflammation de certains organes profonds d'après l'élévation de la température de la peau au niveau de ces organes. Des inflammations du cerveau, des cavernes pulmonaires, des gastrites se seraient traduites par l'élévation du thermomètre appliqué sur la peau, en face de l'organe malade.

Les notions physiologiques actuelles ne permettent pas d'admettre la possibilité de pareils diagnostics, car l'élévation du thermomètre qui traduirait au dehors ces inflammations profondes serait tout à fait imperceptible, et rentrerait dans les limites des causes d'erreur inhérentes à l'emploi du thermomètre.

En effet, il est démontré que, dans les organes profonds, l'inflammation ne s'accompagne pas d'élévation notable de la température. Admettons même que ces régions profondes soient normalement d'un degré au-dessous de la température du sang et que l'inflammation les échauffe de ce degré ; cet excès de chaleur ne se transmettra pas librement à travers les tissus vasculaires qui recouvrent la région enflammée, car la circulation entraînera avec le sang la plus grande partie de la chaleur qui aurait pénétré à travers les tissus. On peut s'en assurer au moyen de l'expérience suivante.

Expérience. — On traverse les tissus d'un animal au moyen d'un tube de plomb, et dans ce tube on fait passer un courant d'eau dont la température est de deux ou trois degrés au-dessous ou au-dessus de celle du sang. Un thermomètre placé sur la peau, au niveau de la région traversée par le tube, n'accusera pas de variation sensible de la température, bien qu'une mince épaisseur de tissus vasculaires le sépare des parties échauffées ou refroidies. Ce n'est qu'avec des écarts très grands de la température de l'eau par rapport à celle du sang que l'on arrive à faire varier l'état thermométrique de la peau[1].

Nous ne pouvons insister plus longuement sur ce rôle qu'a la circulation, d'empêcher les changements de la température profonde de se traduire au dehors. Nous devons ajouter que la même influence s'oppose à ce que la chaleur et le froid extérieurs pénètrent profondément dans les tissus.

Parfois cependant, l'application locale de la chaleur ou du froid paraît propager ses effets à de grandes distances. Ce qui peut produire une illusion à cet égard, c'est que souvent des troubles

1. François-Franck, *Soc. de Biologie*, mai 1880.

vaso-moteurs surviennent dans les téguments au voisinage de la région sur laquelle on agit. Ainsi ce n'est pas la propagation de la chaleur profonde qu'on observe au niveau d'une région enflammée, c'est la chaleur apportée dans la peau elle-même par une circulation plus rapide. C'est ainsi que l'on constate un échauffement de la face, du côté où il y a un phlegmon dentaire, et parfois du côté où il existe une pneumonie.

CHAPITRE XXXI.

RÔLE DE LA CONTRACTILITÉ VASCULAIRE POUR MAINTENIR LA FIXITÉ DE LA TEMPÉRATURE CENTRALE.

Variations de la production de chaleur chez les animaux à sang froid. — Variations de la production de chaleur chez les animaux à sang chaud ; moyen de les mesurer. — Régulation de la température animale par le système nerveux vaso-moteur. — Action de la chaleur et du froid sur les vaisseaux. — Action de la température sur le cœur. — Du fonctionnement normal ou anormal du régulateur de la température chez les animaux. — Schéma imitant les variations de la température qui dépendent d'un changement dans la production ou dans la déperdition de la chaleur. — Du moyen d'apprécier la cause d'un changement survenu dans la température animale.

L'ancienne distinction d'animaux à sang chaud et d'animaux à sang froid a été l'objet de certaines critiques; on a proposé une désignation plus exacte, mais les expressions d'animaux à température constante et d'animaux à température variable n'ont pas supplanté les dénominations plus brèves auxquelles tout le monde était habitué.

On a caractérisé autrement la différence qui existe entre ces deux sortes d'animaux en disant, que les premiers subissent entièrement les influences du refroidissement, tandis que les seconds possèdent une fonction régulatrice de leur température. Nous allons essayer de mieux spécifier ces différences. Commençons par exposer en quelques mots ce qui est relatif à la production de chaleur chez les animaux à sang froid sur lesquels on n'a que peu de notions certaines.

Variations de la production de chaleur chez les animaux à sang froid.

§ 352. — Quand on prend la température d'un animal à sang froid, d'un poisson par exemple, on voit qu'elle s'élève légèrement au-dessus de celle du milieu dans laquelle vit l'animal; le poisson produit donc de la chaleur, et comme il est placé dans des conditions très favorables à la déperdition, il semble que ce léger excès de sa température ne puisse être obtenu que par une production de chaleur assez considérable. Aussi, ai-je été fort surpris, après avoir placé un poisson dans un calorimètre de d'Arsonval, de ne constater aucun dégagement appréciable de chaleur. Et pourtant des voyageurs dignes de foi disent avoir observé un excès notable de la température de certains poissons sur celle de l'eau. Davy[1], sur une bonite pêchée dans les mers tropicales, a trouvé une température supérieure de 10 degrés à celle de l'eau, qui était elle-même à 27°. Le même savant a signalé, sur des pélamides, une température de 6 à 7 degrés supérieure à celle de l'eau. Ces observations ont été faites dans des mers à températures élevées. Dans nos rivières, les poissons ne présentent, en général, qu'un excès de température très faible sur celle de l'eau. Il serait donc possible que les animaux à sang froid ne produisissent de la chaleur qu'en raison même de l'élévation de la température à laquelle ils sont soumis.

Cette supposition s'accorde avec un fait très important signalé par Hugo-Schultz[2]. Ce physiologiste a fait, sous la direction de Pflüger, des expériences comparatives sur la quantité d'acide carbonique exhalée par les animaux à sang chaud et par les animaux à sang froid soumis à des températures variables. Or, si l'on juge de l'intensité de la production de chaleur par la quantité d'acide carbonique éliminée en un temps donné, ces expériences montrent que les animaux à sang froid produiraient d'autant plus de chaleur qu'ils sont dans un milieu plus chaud, tandis que les animaux à sang chaud restreignent leur production de chaleur quand la température ambiante est élevée.

Ainsi, chez les animaux à sang froid, la température serait variable pour deux raisons : chez eux, quand la température extérieure est basse, d'une part la déperdition de chaleur est très grande, et d'autre part, la production de chaleur paraît diminuer.

Chez les animaux à sang chaud, la chaleur se produirait aussi

1. Voy. Gavarret, *la Chaleur produite par les êtres vivants*, 1855, p. 126.

2. Hugo-Schultz, *Ueber das Abhängigkeitsverhältniss zwischen Stoffwechsel und Korpertemperatur bei dem Amphibien.* (*Pflüger's Arch.*, 1876, t. XIV, p. 73.) — E. Pflüger, *Ueber der Einfluss der Temperatur auf die Respiration der Kaltbluter.* (*Ibid.*)

en quantités inégales, mais la variation dans sa production serait telle, qu'elle compenserait plus ou moins les influences du milieu, et tendrait à conserver la fixité de la température centrale.

Variations de la production de chaleur chez les animaux à sang chaud ; moyen de les mesurer.

§ 353. — Jusqu'à présent, il était fort difficile de soumettre les animaux à des mesures calorimétriques. Le calorimètre de glace employé par Dulong et Despretz met les animaux dans des conditions défavorables; il oblige, en effet, à les maintenir dans une enceinte à zéro. Les calorimètres dont la construction est basée sur la méthode des mélanges exigent, dans leur emploi, de nombreuses corrections. En outre, ces deux sortes d'appareils, s'ils indiquent la quantité de chaleur produite en un temps donné par un animal, ne permettent pas de suivre les variations qui surviennent dans cette production de chaleur.

Ces difficultés ont été levées, en grande partie, par d'Arsonval, au moyen de son nouveau calorimètre. J'ai cherché moi-même à faire de ce calorimètre un instrument inscripteur, *calorigraphe*[1], qui traduit par une courbe le nombre des calories fournies, à chaque instant, par l'animal sur lequel on expérimente.

Nous avons vérifié tous deux, au moyen de cet instrument, que la production de chaleur chez un animal d'une espèce quelconque s'accroît par l'alimentation et diminue par l'abstinence; qu'elle est plus grande à l'état de veille qu'à l'état de sommeil; qu'elle est, à poids égal, plus grande pour les animaux de petite taille que pour les grands; enfin, que les animaux chez lesquels une fourrure épaisse empêche les pertes de chaleur ont une production plus faible que les animaux moins bien vêtus.

Il est probable que le calorigraphe permettra de résoudre la plupart des questions relatives à la production de chaleur par les animaux et par l'homme. Une des premières expériences que nous nous proposons de faire au moyen de cet instrument sera de rechercher quelle est la production de chaleur dans les maladies fébriles.

1. Voir, pour la description de l'appareil et des principaux résultats qu'il fournit, la *Méthode graphique*, p. 649, et A. d'Arsonval, *Recherches sur la chaleur animale*, *Trav. lab.*, IV, p. 387.

Les résultats obtenus jusqu'ici montrent que la production de chaleur s'accroît à mesure que les causes de déperdition augmentent d'intensité. Ces résultats sont donc favorables à la théorie qui admet que la fixité presque parfaite de la chaleur centrale chez certains animaux tient, au moins en partie, à des changements dans la quantité de chaleur produite. On va voir qu'une autre influence contribue puissamment à maintenir la fixité de la température animale : c'est la régulation de la dépense de chaleur par le système nerveux vaso-moteur.

Régulation de la température animale par le système nerveux vaso-moteur.

§ 354. — Le système nerveux vaso-moteur, en tenant sous sa dépendance la vitesse du sang, règle la dépense de chaleur § 343. Il suit de là que, si la volonté commandait aux nerfs de la vie organique, nous pourrions, dès que notre production de chaleur est excessive, éliminer cet excès en relâchant nos vaisseaux ; inversement, dans le cas de production trop faible, nous pourrions restreindre la perte en resserrant nos vaisseaux ; laissant alors se refroidir les organes superficiels pour lesquels l'abaissement de la température est inoffensif, nous conserverions à nos organes intérieurs la chaleur qui leur est nécessaire.

Ce que notre volonté ne peut faire se produit automatiquement à chaque instant. La température se règle d'elle-même, en vertu de l'action que la chaleur et le froid exercent sur le cœur et sur les vaisseaux. En effet, la chaleur relâche les vaisseaux et accélère les mouvements du cœur ; le froid resserre les vaisseaux et ralentit le rythme cardiaque.

Action de la chaleur et du froid sur les vaisseaux.

§ 355. — Nous avons déjà vu, chapitre XXIII, § 249, que le froid appliqué sur les tissus vivants les fait pâlir en en resserrant les vaisseaux, et que la chaleur les fait rougir en les relâchant. Ces influences opposées ont été constatées par tous les physiologistes.

Quand on place dans le champ d'une forte loupe la membrane de l'aile d'une chauve-souris, on y voit une riche arborisation vasculaire. Si l'on applique un peu de glace sur un tronc artériel (reconnaissable à la direction centrifuge du sang qui le traverse), ce vaisseau se resserre, et de plus, les branches qui en émanent diminuent notablement de diamètre. Il semble que le sang, refroidi en passant sous le morceau de glace, agisse par sa température pour faire resserrer les vaisseaux dans lesquels il circule au delà du point refroidi. L'application de la chaleur sur un tronc artériel produit des effets inverses de ceux du froid.

On peut encore démontrer l'influence des changements de la température du sang sur la contractilité vasculaire en injectant dans les veines d'un animal une certaine quantité d'eau froide ou d'eau chaude. Magendie[1] a vu l'eau froide élever la tension artérielle, l'eau chaude la faire baisser. Ces effets sont dus principalement à l'influence de la température du sang sur la contractilité des vaisseaux. Ainsi, soit que le froid agisse à la surface extérieure des vaisseaux, soit qu'il agisse à leur intérieur, comme dans le cas où un sang refroidi les traverse, dans les deux cas un même effet se produit : le resserrement vasculaire et, consécutivement, la diminution de la perte de chaleur. Inversement, que la chaleur agisse au dehors ou au dedans, les vaisseaux se relâchent et tendent à augmenter la vitesse du sang ainsi que la déperdition de chaleur.

Enfin, le réchauffement du corps sous l'influence de vêtements épais amène le relâchement des vaisseaux, l'accroissement de fréquence des mouvements du cœur et les changements de la forme du pouls, signes qui correspondent à la faible tension artérielle. La figure 257 montre les modifications obtenues au moyen de vêtements de plus en plus chauds. La ligne 1 correspond à la tension forte ; le sujet avait froid. Dix minutes après avoir mis des vêtements épais, son pouls avait pris le type 2 ; dix autres minutes après, on obtenait le type 3 qui exprime une diminution de la tension par relâchement vasculaire.

Quel que soit le régime de la production de chaleur dans l'organisme, il faut, pour qu'il y ait fixité de la température centrale, que la déperdition soit constante. Mais si l'air se refroidit, la perte sera trop grande ; s'il s'échauffe, la perte sera trop faible. Or la

1. Magendie, *des Phénomènes physiques de la vie*, t. III, p. 221 et 239.

température extérieure, par l'influence qu'elle exerce sur la contractilité vasculaire, corrige d'elle-même ces inégalités de la déperdition, et tend à maintenir la température centrale à un degré constant.

Parfois, c'est à l'intérieur du corps que le refroidissement ou le réchauffement se produit. Prenons un breuvage glacé, ou une boisson très chaude; nous verrons survenir dans la circulation

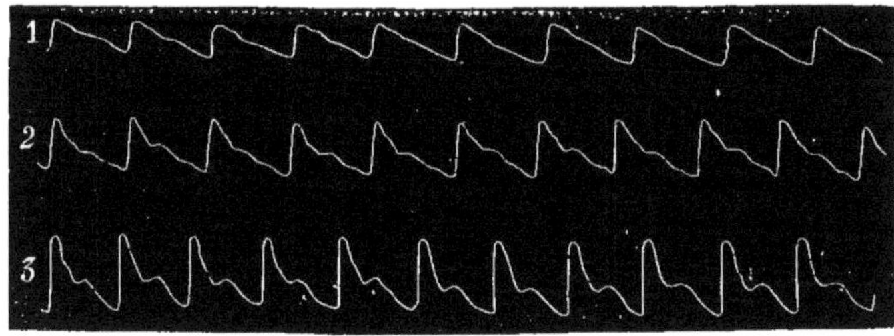

Fig. 257. Transformation du pouls par les vêtements chauds: relâchement des capillaires et abaissement de la tension artérielle.

périphérique des changements qui seront de nature à restreindre la perte de chaleur dans le premier cas, à l'exagérer dans le second. C'est alors un changement de la température du sang, ou bien une action directe de la température sur les centres vaso-moteurs, qui aura produit les modifications de la circulation périphérique.

Action de la température sur le cœur.

§ 356. — Chez les animaux à sang chaud, le cœur n'éprouve qu'à un faible degré les effets des changements de température, puisque, dans ces animaux, la chaleur centrale est sensiblement fixe. Toutefois, on a observé des écarts assez notables dans la température profonde de l'homme, suivant le climat dans lequel il vit. William Edwards dit qu'à Ceylan la température humaine s'élève de deux degrés[1]. Dans une traversée d'Europe en Amérique, Brown-Séquard a noté une élévation de 1 degré pour

1. W. Edwards, *Influence des agents physiques sur la vie*, Paris, 1824, p. 488.

la température prise sous la langue. Ces écarts ne sauraient être sans influence sur la fréquence des mouvements du cœur. On peut s'en convaincre d'après ce qui s'observe sur les animaux placés dans des étuves fortement chauffées : les mouvements de leur cœur s'accélèrent considérablement (§ 28). Inversement, on ralentit le rythme du cœur d'un animal en le plongeant dans un courant d'eau froide, ce qui abaisse graduellement sa température centrale.

Ces variations du rythme du cœur sous l'influence des changements de la température extérieure peuvent être, en partie, sous la dépendance du resserrement ou du relâchement des vaisseaux qui modifient la tension artérielle (§ 223). Mais nous savons que la température exerce sur le cœur une influence directe; que la chaleur en accélère le rythme, tandis que le froid le ralentit; il y a donc, nécessairement, une modification de ce rythme si la température du sang varie. Or l'influence que cette modification exerce sur le mouvement du sang tend, précisément, à augmenter la dépense de chaleur si le sang est trop chaud, à la diminuer s'il est trop froid.

Du fonctionnement normal ou anormal du régulateur de la température chez les animaux.

§ 357. — Les expériences sur la section et la galvanisation du grand sympathique ont révélé l'action de ce nerf sur la répartition de la température, et son influence pour augmenter ou diminuer la dépense de la chaleur animale. Mais ces expériences avaient précisément pour effet de troubler le jeu normal du régulateur de la température; elles nous montraient des animaux perdant de la chaleur en trop grande quantité et se refroidissant profondément (§ 348), d'autres conservant de la chaleur en excès, de manière à élever trop haut leur température centrale (§ 349). Or un grand nombre d'influences peuvent troubler la fonction du régulateur de la déperdition de chaleur : les émotions, la fatigue, l'ingestion de différentes substances, changent aussi la répartition de la température. Il faut savoir reconnaître les différents états, physiologiques ou pathologiques, où existe un trouble de l'appareil vaso-moteur, et les distinguer des cas où la modification a porté sur la production de la chaleur dans l'organisme.

Nous avons déjà rencontré un problème analogue; c'est celui où il s'agissait de décider si un changement observé dans la pression artérielle tenait à une modification de la force du cœur ou à une variation de la résistance des petits vaisseaux. On a vu que le manomètre tout seul est incapable de trancher cette question, et qu'il faut un autre élément de contrôle, la mesure de la vitesse du sang (§ 210). Dans la détermination des causes qui modifient la température animale, il suffira de comparer l'état de la température superficielle à celui de la température profonde pour être en mesure de décider s'il s'agit d'un changement dans la production de chaleur, ou d'un trouble de la fonction vaso-motrice.

Je crois nécessaire, pour l'intelligence du sujet, de réduire d'abord le problème aux conditions plus simples d'une expérience de physique.

Schéma imitant les variations de la température qui dépendent d'un changement soit dans la production, soit dans la déperdition de la chaleur.

§ 358. — La figure 258 montre la disposition d'un appareil qui rend très bien compte des différentes manières dont peut se produire un changement dans les températures superficielle et profonde du corps, suivant qu'il y a variation dans la production ou dans la répartition de la chaleur.

Le trajet circulaire du sang est représenté par un tube rempli d'eau et refermé sur lui-même, véritable thermo-syphon dans lequel le courant du liquide se fera toujours dans le même sens. Une partie du tube est engagée dans une caisse remplie d'eau qu'un bec de gaz, situé en dessous, échauffe constamment.

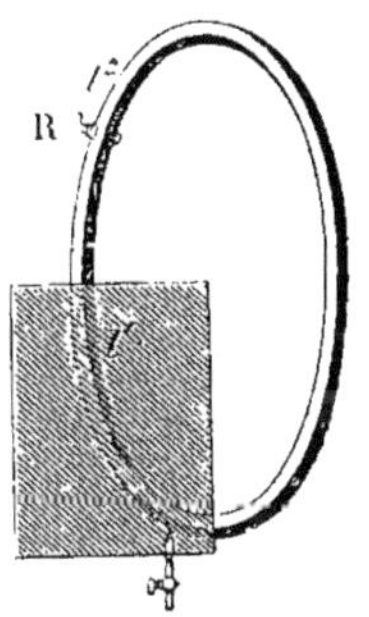

Fig. 258. Appareil schématique de la régulation de la température par la circulation du sang.

Un robinet R est placé sur le trajet du tube et présente une résistance variable au courant du liquide, suivant qu'il est plus ou moins fermé. Un autre robinet, placé sur le trajet de la prise de gaz, sert à régler la production de chaleur. Supposons le robinet R à demi ouvert et le bec de gaz allumé; le liquide de la caisse s'échauffera et la chaleur se communiquera à l'eau contenue dans le tube. Aussitôt un courant s'établira dans celui-ci ; les couches qui se seront échauffées dans la caisse s'élèveront, par leur légèreté spécifique, dans la branche munie du robinet, et elles iront perdre leur chaleur dans la partie du circuit soumise au refroidissement par l'air extérieur. En même temps, de l'eau froide rentrera dans la portion du tube qui est engagée dans la caisse. Au bout de quelque temps, le système aura acquis un certain équilibre mobile de température : l'eau de la caisse cessera de s'échauffer, car toute la chaleur dégagée par le bec de gaz se perdra par le refroidissement dans le tube où l'eau circule. Des thermomètres t^1 et t^2 indiqueront un certain excès de la température de la caisse sur la température du tube situé à l'air libre. A ce moment l'appareil représentera exactement la production, la dépense et la distribution de la chaleur dans un animal. En effet, il y aura : une température centrale élevée, une température périphérique moindre, enfin un équilibre entre la production et la dépense de chaleur.

Considérons maintenant la manière dont le jeu du robinet R pourra maintenir la fixité de la température centrale (c'est-à-dire celle de la caisse) malgré les variations de la température extérieure ou les changements dans la production de chaleur.

§ 359. — A. *Le régulateur de la circulation compense les influences de la température ambiante.* — Si l'air ambiant s'échauffe, la perte sera diminuée dans le tube; il faudra donc ouvrir davantage le robinet R, afin que le courant devienne plus rapide et amène plus de chaleur dans la partie du tube où elle se perd. Si l'air ambiant se refroidit, on devra fermer davantage le robinet R, pour ralentir le courant, et par conséquent diminuer la perte de chaleur.

Ce premier cas répond à ce qui se passe normalement chez les animaux, lorsque les changements de la température extérieure relâchent ou resserrent les vaisseaux, réglant ainsi la dépense de chaleur.

§ 360. — B. *Le régulateur de la circulation compense les effets d'une production inégale de chaleur.* — Si la production de chaleur varie, le jeu du robinet R pourra maintenir constante la température centrale. Donnons plus d'intensité à la flamme du gaz, en ouvrant le robinet qui en règle le jet; le liquide s'échauffera dans la caisse. Nous devons donc augmenter la perte en ouvrant le robinet R, et en rendant ainsi la circulation plus rapide. Inversement, si la flamme du gaz est moins intense, nous devons, pour empêcher le réservoir de se refroidir, fermer un peu plus le robinet R, et ralentir ainsi la circulation et par conséquent la dépense de chaleur.

C'est de la même manière que les vaso-moteurs agissent pour rétablir l'uniformité de la température centrale, malgré les écarts dans la production de chaleur[1].

§ 361. — C. *Le régulateur de la circulation fonctionne mal et amène des troubles dans la répartition des températures.* — Nous n'avons examiné, jusqu'ici, que les cas où les régulateurs de la température fonctionnent d'une manière normale; mais nous avons dit (§ 347) que des changements dans la répartition des températures peuvent se produire, chez les animaux, par le fonctionnement anormal de l'appareil vaso-moteur, troubles que l'on pourrait appeler des dérangements du régulateur de la dépense de chaleur. Voyons comment notre appareil imite ces perturbations.

Quand le régime régulier de la température est établi, et qu'un certain écart est signalé par les thermomètres t^1 et t^2, entre les températures centrale et superficielle, si l'on ferme un peu le robinet R, on verra s'élever trop haut la température de la caisse, pendant que s'abaissera celle de l'eau dans le tube extérieur. Cet état correspond à celui que nous avons signalé chez les animaux (§ 349) quand on provoque chez eux un resserrement vasculaire intempestif : ainsi, au moyen des poisons vaso-constricteurs qui produisent l'algidité.

Ouvrons largement le robinet R, nous verrons la chaleur s'échapper en abondance par l'augmentation de la déperdition dans l'air. C'est le cas des animaux dont on a paralysé les vaso-constricteurs par la section de la moelle, ou par certains poisons, et

1. On pourrait rendre automatique le jeu de robinet R ou celui du robinet du gaz; l'industrie emploie de nombreux appareils de ce genre : le régulateur de Bunsen, par exemple, servirait à faire varier la quantité de gaz brûlé et à compenser, par des changements dans la production, les influences de la température ambiante qui augmentent ou diminuent la perte de chaleur. En rendant, par un dispositif analogue, le robinet R automatique, et en le faisant obéir aux changements de la température de l'eau qui circule dans le tube, on imiterait assez bien le rôle des vaso-moteurs dans la régulation de la température animale.

chez lesquels la chaleur se perd sous l'influence d'une circulation trop rapide.

Du moyen d'apprécier la cause d'un changement survenu dans la température animale.

§ 362. — Continuons, pour plus de simplicité, à considérer ce qui se passe dans l'appareil schématique représenté ci-dessus. Imaginons que le jeu des robinets nous soit caché, et que nous soyons mis en demeure de deviner quel changement est survenu dans la production ou dans la dépense de la chaleur, en n'ayant d'autres renseignements que l'indication des thermomètres. Si nous n'avions à consulter qu'un des deux thermomètres t^1 ou t^2, nous ne pourrions nous prononcer sur la cause des changements qu'il exprimerait.

En effet, considérons le thermomètre t^2 qui traduit ce qu'on pourrait appeler la température périphérique de l'appareil ; si ce thermomètre monte, cela peut tenir à ce qu'on a ouvert davantage, soit le robinet R, soit celui du gaz, c'est-à-dire augmenté la vitesse de la circulation ou augmenté la production de chaleur. Inversement, un abaissement du thermomètre t^2 peut tenir à une clôture de l'un ou de l'autre robinet.

De même, si nous n'avions sous les yeux que le thermomètre t^1, nous ne saurions pas si l'élévation de la température centrale est due à un accroissement de la production ou à une diminution de la dépense de chaleur.

Mais consultons les deux thermomètres à la fois. S'ils s'élèvent tous deux, c'est que la production de chaleur augmente ; s'ils s'abaissent tous deux, c'est que la production diminue. Ainsi, *des variations de même sens dans les indications des deux thermomètres correspondent à un changement dans la production de chaleur*. Si les variations des deux thermomètres sont de sens contraire, c'est le robinet R qui a changé d'ouverture. En effet, dans le cas où l'on ferme un peu ce robinet qui règle la circulation du liquide, l'eau chaude se refroidit plus complètement dans le tube, mais celle qui est dans la caisse va moins abondamment emporter la chaleur au dehors ; la température devra donc s'élever dans les parties centrales.

Inversement, une ouverture plus large du robinet R enlèvera

plus de chaleur de la caisse pour la jeter à l'extérieur, et la température, s'abaissant dans les centres, s'élèvera à la périphérie. Ainsi, *une variation de sens inverse des températures centrale et périphérique exprime un trouble vaso-moteur.*

Ces indications sont très importantes au point de vue médical; en effet, depuis l'introduction du thermomètre en clinique, on discute pour savoir quel est le meilleur endroit pour appliquer cet instrument. La plupart des médecins préfèrent rechercher la température centrale, parce qu'elle est moins variable, tandis que d'autres conseillent de mesurer la température superficielle, précisément à cause de sa variabilité.

La vérité est que, si l'on se borne à explorer la température en une seule région du corps, aucun choix n'est bon, à cause de l'incertitude qui existe toujours sur les causes de la variation qu'on observe. Il faut explorer la température en deux endroits différents, dont l'un représente, autant que possible, la température centrale; l'autre, la température superficielle du corps.

Pour l'estimation de la température centrale, on peut introduire le thermomètre dans la bouche et le faire tenir sous la langue, la respiration se faisant par le nez. Le rectum, l'urèthre, donnent des températures qui correspondent assez bien à celle du sang dans les régions profondes. On peut encore plonger le thermomètre dans l'urine au moment de l'émission, comme l'ont fait Forel et Mosso dans leurs expériences. Mais l'aisselle est un mauvais endroit pour l'exploration de la température; nous en donnerons plus loin la raison.

Quant au lieu où l'on prendra la température des parties superficielles, la main paraît être le meilleur, puisqu'elle subit, à un haut degré, les influences de la température ambiante.

Il n'est pas nécessaire de rappeler les précautions à prendre dans l'exploration des températures; tous les médecins les connaissent. L'essentiel est de laisser assez longtemps en place le thermomètre qui doit marquer la température centrale, pour être sûr qu'il a atteint son équilibre et donne la vraie valeur de cette température, car c'est la plus importante à mesurer exactement.

Admettons le chiffre de 37°,5 pour la température rectale chez l'homme en santé; tout écart, en plus ou en moins, que présentera la température centrale en cette région, ne prendra sa véritable signification que si l'on observe, en même temps, la température de la main soumise aux causes extérieures de refroidissement. Ainsi, une élévation de la température rectale à 39°, 40°, 41°, si elle coïncide avec un échauffement de la main, signifiera qu'il y a augmentation de la production de chaleur; si elle coïncide avec un refroidissement de la main, exprimera qu'un resserrement vasculaire, ou quelque obstacle à la circulation du sang, empêche la chaleur d'aller se perdre à la surface du corps. Un abaissement de la température rectale au-dessous de 37°, s'il s'accompagne de chaleur de la main, exprimera un trouble des vaso-moteurs et une perte de chaleur par les surfaces; mais s'il coïncide avec un refroidissement de la main, il exprimera une diminution dans la production de chaleur. Nous reviendrons sur ce sujet à propos de la température dans les maladies.

CHAPITRE XXXII.

CARACTÈRES PARTICULIERS DE LA CIRCULATION DANS CERTAINS ORGANES.

Circulation du cœur. — Circulation des muscles. — Circulation dans les glandes. — Vitesse de la circulation veineuse du foie.

Bien que la circulation s'accomplisse partout sous l'influence de l'impulsion du cœur plus ou moins atténuée par la résistance des petits vaisseaux, il existe toutefois pour les divers organes des différences dans la manière dont s'effectue le mouvement du sang. Ces différences sont en relation intime avec l'état de repos ou d'action des organes, et révèlent une admirable harmonie entre les fonctions des êtres vivants.

Tout organe au repos présente une circulation plus lente que pendant son activité. Partout, en effet, le sang est nécessaire à l'accomplissement des fonctions : le cerveau, lorsqu'il pense avec intensité, la glande, lorsqu'elle sécrète, le muscle, lorsqu'il fait du travail, ont besoin d'une circulation plus rapide que pendant leur repos. En effet, ces fonctions ne s'accomplissent qu'en empruntant au sang des matériaux qui s'épuiseraient bien vite s'il ne s'en faisait un renouvellement continuel par une rapide circulation.

Aussi voit-on partout une relation intime entre l'activité fonctionnelle et la rapidité du cours du sang. Le rein, dont la sécrétion est continue, a continuellement une circulation rapide et verse par ses veines un sang rutilant qui n'a pas eu le temps de prendre les caractères veineux, tandis que les glandes salivaires ou les glandes gastriques ont une circulation lente pendant leur repos, et rapide pendant leur sécrétion. Dans certains organes, comme le poumon et le foie, dont le rôle est de modifier l'état du sang veineux, il y a deux espèces de circulations : l'une que l'on doit considérer comme propre à l'organe lui-même et destinée à sa nutrition, l'autre, hors de proportion par son abondance avec les besoins de l'organe, est destinée à modifier le sang qui le traverse. Ainsi, le poumon est nourri par les vaisseaux bronchiques, tandis que le sang veineux de l'artère pulmonaire traverse des voies spéciales où il subit, au contact de l'air, la transformation connue sous le nom d'hématose. De même, le foie, nourri par les vaisseaux émanés de l'artère hépatique, modifie le sang de la veine porte auquel il emprunte en grande partie les matériaux de la sécrétion biliaire.

La peau présente également deux sortes de circulations répondant à des besoins différents. Indépendamment des vaisseaux qui président à sa circulation propre, la peau en renferme d'autres qui permettent un passage rapide du sang des artères aux veines: ce sont les anastomoses de Sucquet (§ 231), qui forment de riches réseaux au voisinage des articulations et qui, lorsqu'elles se relâchent, deviennent le siège d'une circulation superficielle très rapide par laquelle s'échappe, en grande partie, la chaleur du sang si elle se trouve en excès.

Le cerveau, plongé dans un liquide incompressible, et renfermé avec lui dans une cavité osseuse, a une circulation assez différente de celle des organes dont l'expansion est libre. Si l'on fait une ouverture aux parois du crâne, on reproduit les conditions des expériences précédemment décrites où un organe, contenu dans un appareil rempli d'eau, traduit ses changements de volume par des déplacements de ce liquide. En effet, dans les cas où il existe une ouverture au crâne ou au rachis, les mouvements du liquide céphalo-rachidien expriment les changements de volume du cerveau qui sont liés à la dilatation ou au resserrement de ses vaisseaux.

Il faudrait des développements très étendus pour décrire les particularités de la circulation des différents organes, même en ne considérant que l'état adulte, et en laissant de côté les formes successives par lesquelles passe la circulation chez le fœtus. Ces phases si curieuses sont indiquées dans les traités classiques; nous y renverrons le lecteur et nous nous bornerons à étudier, chez l'adulte, quelques-uns des types les plus importants, tels que la circulation du cœur, celle des muscles, du cerveau, de l'œil et des glandes.

De la circulation dans le cœur.

§ 363. — Chez l'homme et chez les vertébrés supérieurs, le cœur possède des vaisseaux, de sorte qu'indépendamment du sang qui le traverse, et qui reçoit de lui son mouvement pour les besoins de la grande et de la petite circulation, cet organe possède une circulation propre. Mais celle-ci offre d'intéressantes particularités : elle est intermittente, ou du moins subit des alternatives d'accélérations et de ralentissements rythmées comme les mouvements du cœur lui-même.

Une erreur longtemps accréditée, puisqu'elle était déja discutée par Haller et par Sénac, consistait à admettre que les valvules sigmoïdes de l'aorte, soulevées violemment par le passage de l'ondée sanguine, ferment l'ouverture des artères coronaires pendant la systole des ventricules, de sorte que le cœur ne recevrait de sang que pendant l'abaissement de ces valvules, c'est-à-dire pendant la diastole ventriculaire. Brucke a soutenu récemment cette opinion et s'est trouvé, à cet égard, en lutte avec Hyrtl qui prétendait, au contraire, que l'orifice des artères coronaires est libre pendant la systole du ventricule.

Un argument décisif en faveur de cette dernière opinion est fourni par l'expérience de Chauveau que nous avons citée plus haut (§ 213), et dans laquelle ce savant a réussi à inscrire la vitesse du sang dans l'artère coronaire, en même temps que les pulsations de cette artère. On voit, sur les tracés, qu'une impulsion rapide est imprimée au sang des coronaires au moment où le ventricule entre en systole ; et de plus, que la compression exercée par les parois musculaires des ventricules sur les branches artérielles qui les traversent obstrue ces vaisseaux, et arrête presque complètement le cours du sang, pendant la dernière partie de la phase systolique.

La circulation du cœur est donc intermittente, non pas à cause de la discontinuité de l'afflux du sang, mais à cause de la variabilité des résistances que le sang éprouve à traverser les parois ventriculaires, suivant qu'elles sont en systole ou en diastole. Les artères du cœur, tantôt oblitérées à leurs branches terminales, tantôt redevenues subitement perméables, éprouvent des changements intermittents de diamètre que Brown-Séquard a pris pour des mouvements rythmiques de ces vaisseaux[1]; mais si ces variations de calibre des vaisseaux du cœur étaient dues à des contractions rythmiques de leurs parois, il n'y aurait aucune raison pour que le rythme de ces resserrements vasculaires coïncidât avec celui du cœur.

De la circulation dans les muscles.

§ 364. — La disposition anatomique des capillaires dans les faisceaux musculaires striés fait prévoir que certains de ces vaisseaux, logés dans l'interstice des fibres contractiles, doivent être comprimés quand ces fibres se gonflent en se raccourcissant; mais, d'autre part, l'existence d'anastomoses transversales semble assurer au passage du sang des voies toujours perméables. Il est donc difficile de prévoir, d'après la disposition anatomique des vaisseaux, comment la circulation du muscle sera modifiée suivant l'activité ou le repos de cet organe; aussi, les physiologistes ont-ils fait beaucoup d'expériences pour résoudre cette question.

Le fait bien connu que, dans l'opération de la saignée, on augmente l'écoulement du sang en faisant exécuter au patient des mouvements avec les doigts, montre péremptoirement que le mouvement augmente la vitesse de la circulation dans les muscles. Ce résultat n'est pas en contradiction avec ce que Chauveau a signalé, d'un ralentissement dans la circulation des artères coronaires pendant la systole des ventricules; en effet, après ce ralentissement systolique, on observe une accélération diastolique très marquée, et il est probable que ce second effet prédomine.

Quand un muscle se contracte d'une manière intermittente, les compressions et relâchements alternatifs de ses vaisseaux entravent et accélèrent, tour à tour, le cours du sang; cependant, l'influence accélératrice l'emporte, puisque les veines versent plus de sang pendant l'action que pendant le repos du muscle. Mais quand on contracte un muscle d'une manière permanente ou tétanique, on y ralentit considérablement le cours du sang. Il est probable que la compression permanente à la-

1. Brown-Séquard, *Mouvements rythmiques des artères coronaires* (*Soc. de Biologie*, 1881).

quelle sont alors soumis les vaisseaux intra-musculaires est la cause de ce ralentissement.

Ces influences inverses de la contraction intermittente et de la contraction permanente des muscles sur la circulation peuvent se démontrer par les changements opposés que ces deux modes de contraction amènent dans la tension artérielle. Nous avons déjà cité (§ 222) l'expérience qui prouve qu'une course rapide fait baisser la tension dans les artères d'un cheval, et que le repos ramène cette tension à son niveau primitif. Cela ne peut s'expliquer que par une perméabilité des vaisseaux des muscles plus grande pendant le mouvement que pendant le repos.

Pour prouver que la contraction permanente est un obstacle au cours du sang, on peut faire sur soi-même l'expérience suivante : on applique au poignet un sphygmographe à transmission, puis, pendant qu'on inscrit le tracé (fig. 259), on contracte énergi-

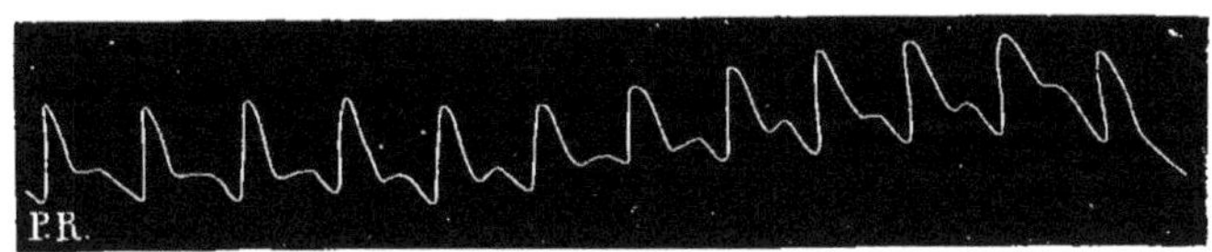

Fig. 259. Élévation de la tension artérielle par la contraction des membres inférieurs.

quement les muscles des jambes et des cuisses, de manière à tenir les membres inférieurs en état de rigidité permanente. Aussitôt la ligne d'ensemble du sphygmogramme s'élève, et reste élevée pendant la durée de la contraction, à peu près comme si l'on avait comprimé les artères fémorales[1].

§ 365. — *Expériences directes sur les variations de la circulation dans les muscles, suivant qu'ils sont en repos ou en action.* — Pour mieux saisir les modifications du cours du sang dans les muscles sous l'influence du mouvement ou du repos, Ludwig et Schmidt ont opéré sur des muscles soumis à la circulation artificielle. Faisant arriver par l'artère du sang défibriné, sous charge constante, ces auteurs recueillaient le sang qui s'échap-

1. Pour faire cette expérience, il faut quelque habitude ; on a d'abord une tendance à effectuer un *effort* quand on contracte énergiquement ses muscles ; dès lors, les effets respiratoires de l'effort avec occlusion de la glotte interviennent. Il faut, pour être sûr d'éviter cette cause d'erreur, parler pendant la durée de l'expérience ; on est bien sûr alors de n'avoir pas la glotte fermée et l'effort est rendu impossible.

pait par la veine, et en comparaient les débits dans les différents états du muscle. Ils ont observé que, si le muscle est soumis à des courants tétanisateurs, la circulation s'arrête, tandis que, si les courants qui l'excitent sont assez éloignés les uns des autres pour que le muscle passe par des alternatives de raccourcissement et de relâchement, le cours du sang est plus rapide que dans le muscle au repos [1]. Ces expériences ont été reprises en Angleterre par Gaskell qui a constaté également une influence favorable de la contraction des muscles sur la circulation du sang [2].

§ 366. — *Influence de la contraction des muscles sur le volume du sang qu'ils contiennent.* — Dans ses expériences faites au moyen du pléthysmographe, Mosso [3] a obtenu des résultats qui concordent entièrement avec ceux de Gaskell. En effet, la contraction musculaire ferait diminuer le volume de l'avant-bras et de la main d'où elle chasse le sang. Dès que la contraction cesse, le membre augmenterait de volume par le retour du sang, et garderait même quelque temps un volume plus grand qu'à l'état normal, ce qui prouve que les vaisseaux sont relâchés.

1. Pour appliquer à un muscle sa méthode des circulations artificielles, Ludwig (Ludwig et Schmidt, *Arbeiten aus d. Phys. Anst. zu Leipzig* 1869) s'adresse au *biceps femoris* du chien, dont la circulation peut être facilement isolée par des ligatures qui oblitèrent les vaisseaux artériels étrangers au biceps. On conserve l'hypogastrique et la poplitée pour recevoir des canules destinées à apporter au muscle du sang défibriné; deux autres canules sont appliquées aux veines pour recueillir le sang qui aura traversé le muscle.

2. La méthode qui a déja servi à apprécier l'action des nerfs vaso-moteurs d'après l'abondance plus ou moins grande de l'écoulement du sang qui revient d'une région a été employée avec beaucoup de talent par Gaskell (*Journ. of Physiology*, Cambridge, 1878) pour évaluer les effets de l'action des muscles sur la circulation dans leur intérieur. Ce physiologiste, recueillant, toutes les cinq secondes, le sang qui s'écoulait par la veine, construisit, pour chaque expérience, une courbe dans laquelle ce débit était porté en ordonnée. Les expériences de Gaskell montrent que la contraction et le relâchement des muscles ne produisent pas, à toutes leurs phases, les mêmes effets sur la circulation du sang. Ainsi, au début de la contraction permanente, le courant veineux augmente; en effet, les vaisseaux comprimés expulsent le sang qu'ils renferment, mais cet effet est passager, et si la contraction se maintient, l'écoulement du sang diminue et s'arrête même. Quand la contraction cesse, l'écoulement veineux diminue encore; en effet, il se loge d'abord une certaine quantité de sang dans les vaisseaux redevenus perméables, mais, au bout de quelques secondes, l'écoulement sanguin augmente et atteint son maximum, puis revient à la valeur moyenne qu'il présentait pendant le repos des muscles. Ces variations de la circulation aux différentes phases de l'action du muscle rappellent ce qui se passe dans la circulation pulmonaire aux différentes phases de la respiration (§ 288).

3. Mosso, *sulle Variazioni locale del polso nel l'antibraccio del' uomo.* (*Laboratorio di farmacologia sperimentale dell'Universita di Torino*, 1878).

Les changements rythmiques du volume du bras qui correspondent aux systoles du cœur et que nous avons précédemment décrits sous le nom de pouls des organes (§ 126) sont modifiés d'une manière assez singulière par la contraction permanente des muscles. Mosso, introduisant le bras d'un homme dans son hydro-sphygmographe, recueillit le tracé *ligne* 1, figure 260, puis, lui faisant contracter avec force les muscles de l'avant-bras et de la main, observa, pendant la contraction même, un accroissement de l'amplitude des pulsations, *ligne* 2. Enfin, après que la contraction eut cessé, il vit l'accroissement de l'amplitude du pouls se maintenir encore pendant plusieurs minutes, *ligne* 3.

On comprend facilement le troisième tracé qui s'explique par

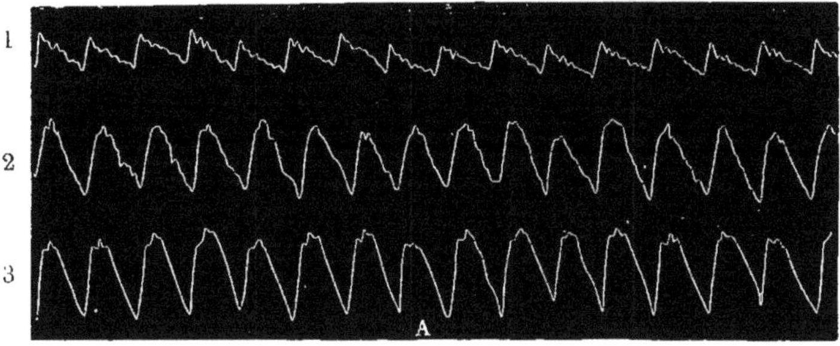

Fig. 260. Pulsations de la main. — Ligne 1, avant la contraction musculaire ; ligne 2, pendant la contraction ; ligne 3, après la contraction.

une plus grande laxité des vaisseaux après que la contraction est finie ; ce résultat concorde avec les mesures du volume général du muscle relâché et avec les expériences sur le débit veineux après la contraction. Mais comment expliquer la plus grande amplitude des variations cardiaques du volume du membre pendant la contraction elle-même, puisqu'il est prouvé qu'à ce moment le membre reçoit moins de sang? Il semble qu'on doive faire intervenir, pour expliquer ce phénomène, la compression que les muscles exercent sur les vaisseaux artériels et capillaires, compression qui diminue la force élastique de leurs parois et les fait céder plus facilement aux accroissements cardiaques de la pression (§ 308).

§ 367. — *Influence des nerfs vaso-moteurs sur la circulation mus-*

culaire. — Indépendamment des influences mécaniques qui modifient le cours du sang pendant l'activité des muscles, il peut s'exercer une action vaso-motrice capable d'agir sur la circulation de ces organes. Pour faire la part de cette influence, Ludwig et Häfiz[1] ont fait des expériences directes : ils ont opéré sur le biceps fémoral du chien. Dans ce muscle, les nerfs moteurs et les nerfs vasculaires ont des origines différentes et suivent des trajets différents, de sorte qu'il est possible d'étudier isolément l'action de chacun d'eux.

En abolissant l'influence des nerfs moteurs au moyen du curare, Ludwig et Häfiz ont vu s'accélérer le cours du sang dans les muscles sous l'influence d'excitations de la moelle épinière ; ils ont noté en outre que les vaisseaux des muscles sont très sensibles aux excitations traumatiques : celles-ci laissent après elles un relâchement persistant des vaisseaux dans les parties qui ont été irritées.

Cet épuisement plus facile de la contractilité dans les vaisseaux musculaires a été nié par Grützner et Heidenhain[2]. Il y aurait, pour ces auteurs, des vaso-dilatateurs des muscles contenus dans le tronc du sciatique. Heidenhain, Alexander et Gottstein[3], coupant le sciatique et le crural d'un chien, ont vu que la pression veineuse s'élève plus vite du côté paralysé quand une influence quelconque accroît la pression artérielle ; c'est un effet naturel du relâchement des capillaires.

De la circulation dans les glandes.

§ 368. — C'est sur la glande sous-maxillaire qu'ont été faites les expériences les plus complètes sur les relations qui existent entre l'état de la circulation et la sécrétion salivaire. Ludwig a découvert l'action remarquable de la corde du tympan, dont l'excitation provoque un écoulement abondant de salive par le conduit de Wharton. Cl. Bernard a vu, sous la même influence, la circulation s'accélérer beaucoup dans les vaisseaux de la glande. Au lieu d'un sang noir et peu abondant que ramenaient les veines pendant l'arrêt de la sécrétion, on voit,

1. Ludwig und Häfiz, *Arbeiten aus d. Phys. Anstalt zu Leipzig*, p. 93, 1870.
2. Analyse in *Jahresberichte*... Hoffmann et Schwalbe, p. 70, 1878.
3. Ibid., p. 71.

quand la glande fonctionne, les veines projeter un jet saccadé de sang rutilant. A ces signes on peut reconnaître qu'un relâchement s'est produit dans les vaisseaux de la glande.

A l'état physiologique, ces modifications vaso-motrices se produisent lorsqu'une impression sapide accompagne l'ingestion des aliments ; il survient alors un relâchement réflexe des vaisseaux de la glande, comme dans l'excitation de la corde du tympan. Pour Bernard, comme pour tous les physiologistes, le centre réflexe de ces phénomènes est *bulbaire*. Ce n'est que très accessoirement que Bernard lui-même a admis l'intervention du ganglion sous-maxillaire, et seulement lorsque les connexions de l'appareil nerveux de la glande avec les centres étaient complètement détruites.

§ 369.— *De la circulation dans la veine porte et dans le foie.* — La circulation de la veine porte mérite une mention spéciale à cause du double rôle que cette veine joue chez l'adulte. Ramenant le sang de l'intestin, à la façon d'une veine ordinaire, elle se subdivise, au niveau du hile du foie, à la façon d'une artère ; ses branches pénètrent dans cet organe, et s'y divisent en capillaires ténus qui donnent naissance à de nouvelles ramifications convergentes formant les origines des veines sus-hépatiques. C'est par ces dernières que le sang veineux venu de l'intestin et qui a traversé le foie se verse dans la veine cave inférieure. Rosapelly[1] a fort bien étudié le mécanisme de la circulation porte-hépatique dans les différents points de son trajet ; il a vu comment la veine porte présente, dans son parcours entre l'intestin et le foie, une pression positive qui augmente à chacune des inspirations que fait l'animal, tandis que les veines sus-hépatiques sont le siège d'une pression négative que les inspirations exagèrent, comme cela se passe pour toute veine voisine du thorax. Ainsi, dans l'arbre vasculaire qui traverse le foie et qui émane de la veine porte, le sang est doublement sollicité à suivre son cours : d'une part, la pression positive de la veine porte a une valeur de 7 à 20 millimètres de mercure ; d'autre part, l'aspiration thoracique du côté des veines sus-hépatiques peut atteindre 7 ou 8 millimètres. Ces deux valeurs s'ajoutent algébriquement pour constituer la force avec laquelle le sang traverse le foie.

1. Ch.-L. Rosapelly, *Recherches théoriques et expérimentales sur les causes et le mécanisme de la circulation du foie* (Thèse, Paris, 1873).

On voit, d'après cela, l'importance du rôle de la respiration pour faciliter la circulation hépatique, et l'on conçoit que les influences qui augmentent l'étendue des mouvements respiratoires, telles que l'habitude de l'exercice musculaire, activent la circulation hépatique, tandis que la vie sédentaire produit une stase dans le foie et par conséquent dans l'intestin.

Vitesse de la circulation veineuse du foie.

§ 370. — L'obstacle que le foie oppose au passage du sang de la veine porte paraît plus faible que celui des autres réseaux capillaires ; Rosapelly a vu, en pratiquant la circulation artificielle, que de l'eau traversait cet organe avec une grande facilité. Mais c'est surtout en recourant à la méthode de Hering qu'il a déterminé la vitesse de la circulation hépatique. La solution de cyanoferrure de potassium injectée dans la veine porte, au niveau du hile du foie, a mis de 6 à 12 secondes pour passer jusque dans les veines sus-hépatiques. Cette solution avait entièrement traversé le foie au bout d'une minute. Des calculs qu'il a faits sur la longueur du trajet vasculaire que le sang veineux doit parcourir au travers du foie, Rosapelly conclut que la vitesse du sang veineux dans le foie est d'environ 5 millimètres par seconde.

La circulation intestinale varie beaucoup suivant l'état d'abstinence ou de digestion ; dans ce dernier cas, le relâchement des capillaires intestinaux fait affluer le sang en abondance dans la veine porte ; et comme le foie ne se laisse pas traverser sans résistance, le sang s'accumule dans cette veine qu'il distend et où la pression s'élève, malgré la grande extensibilité de ses parois[1]. Il faut ajouter que pendant la période digestive il s'opère une absorption considérable de liquide par les radicules gastro-intestinales du système porte : d'où résulte une nouvelle cause d'augmentation de la pression dans ce système. Aussi est-ce dans l'état de digestion que Rosapelly a toujours trouvé le maximum de pression dans la veine porte.

1. L'extensibilité de la veine porte et de ses branches afférentes est si grande, que si l'on pratique la ligature de cette veine au-dessous du foie, et si l'on ouvre l'abdomen pour que la veine ne soit pas comprimée extérieurement, on la voit se remplir de sang jusqu'à ce que l'animal meure comme s'il avait subi la perte de tout son sang par hémorrhagie.

CHAPITRE XXXIII.

CARACTÈRES PARTICULIERS DE LA CIRCULATION DANS CERTAINS ORGANES (*suite*).

De la circulation cérébrale. — Des pulsations que présente la surface du cerveau ou des méninges dans le cas de perte de substance de la boîte osseuse. — Influence du liquide céphalo-rachidien sur la circulation cérébrale. — Des phénomènes vaso-moteurs qui se produisent dans le cerveau. — De la circulation rétinienne.

De la circulation cérébrale.

§ 371. — La circulation cérébrale se traduit au dehors par des phénomènes qui ont depuis longtemps attiré l'attention des observateurs : les battements des fontanelles chez les enfants, et les pulsations du cerveau quand il existe au crâne une perte de substance. Mais l'interprétation de ces battements a donné lieu à des théories nombreuses et à de longues discussions qui n'ont plus qu'un intérêt historique, maintenant qu'il est bien établi que les pulsations du cerveau sont le résultat des changements de volume de cet organe, sous la double influence des pulsations du cœur et des mouvements respiratoires[1].

Entourés du liquide céphalo-rachidien, et enveloppés dans la cavité osseuse du crâne et du rachis, le cerveau et la moelle épinière sont dans la même condition que la main introduite dans l'appareil à déplacement de liquide (§ 127). Si une ouverture est faite, soit au crâne, soit au canal rachidien, on pourra inscrire

1. Pour l'historique de ces questions, nous renverrons le lecteur à un important travail de Salathé (*C. r. Lab.*, II) et à un mémoire de François-Franck, *Recherches critiques et expérimentales sur les mouvements alternatifs d'expansion et de resserrement du cerveau dans leurs rapports avec la circulation et la respiration* (*Journ. de l'anat. et de la physiol.*, mai 1877.

Cette question a été reprise depuis lors par plusieurs physiologistes, et l'ensemble des travaux publiés jusqu'à 1880 a été résumé dans un article critique de M. Vaillard dans la *Revue mensuelle de médecine et de chirurgie*, août 1880.

les mouvements de ce liquide par les procédés précédemment indiqués pour constater les changements de volume des organes sous l'influence de la circulation et de la respiration. Sur les fontanelles des enfants, sur les fongus de la dure-mère, ou sur les cicatrices qui suivent les pertes de substance du crâne, il suffit d'appliquer un explorateur de la pulsation du cœur (§ 99), pour obtenir des tracés fidèles des changements de volume du cerveau. Nous n'aurons qu'à emprunter à différents auteurs les tracés recueillis dans leurs expériences, pour montrer la parfaite identité des changements de volume du cerveau avec ceux des autres organes, sous l'influence de la circulation du sang.

§ 372. — Les changements de volume du cerveau correspondent parfaitement aux changements de la pression du sang dans les artères. La preuve en est donnée par l'expérience suivante que nous empruntons à Salathé[1]. Sur un chien trépané, on a recueilli simultanément figure A le tracé de la pression du sang dans

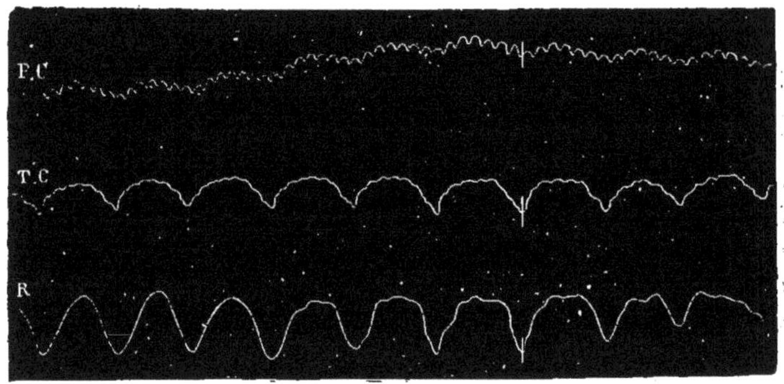

Fig. 261. Inscription simultanée de la pression carotidienne P.C, des mouvements du cerveau T.C, de la respiration R. — Cette figure montre que les changements de volume du cerveau sont liés aux variations cardiaques et respiratoires de la pression du sang.

la carotide P.C, celui des mouvements du liquide céphalo-rachidien T.C, et enfin celui de la respiration R inscrit au moyen d'un pneumographe. Des repères montrent l'exacte superposition des trois courbes, et permettent de constater l'identité parfaite des variations de volume du cerveau avec les variations de la tension artérielle.

1. Salathé, *Recherches sur le mécanisme de la circulation dans la cavité céphalo-rachidienne.* (*Trav. Lab.*, t. II, p. 346).

§ 373. — Un obstacle au retour du sang veineux produit dans le cerveau une augmentation de volume semblable à celle que nous avons indiquée dans les membres dont on comprime les veines (§ 127). Il en est de même quand la pesanteur retient le sang dans

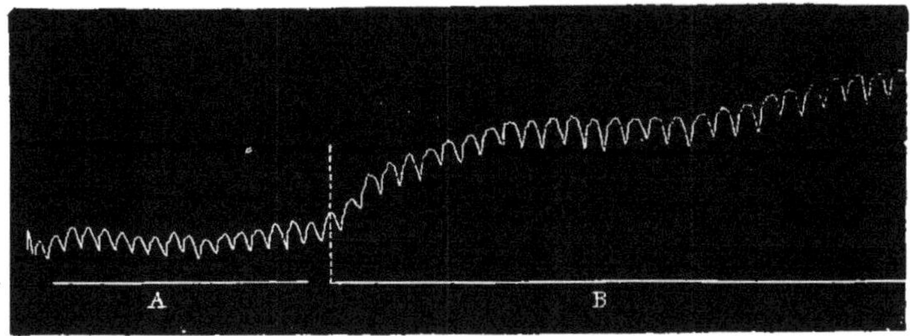

Fig. 262. Augmentation du volume du cerveau sous l'influence de l'abaissement de la tête.

le cerveau; cet organe se gonfle comme le ferait un membre placé dans une position déclive. La figure 262 empruntée à François-Franck montre l'augmentation de volume du cerveau chez un sujet qui inclinait la tête en bas.

§ 374. — La compression des carotides, restreignant l'abord du sang dans le cerveau à la quantité fournie par les artères vertébrales, produit une diminution du volume de cet organe et un

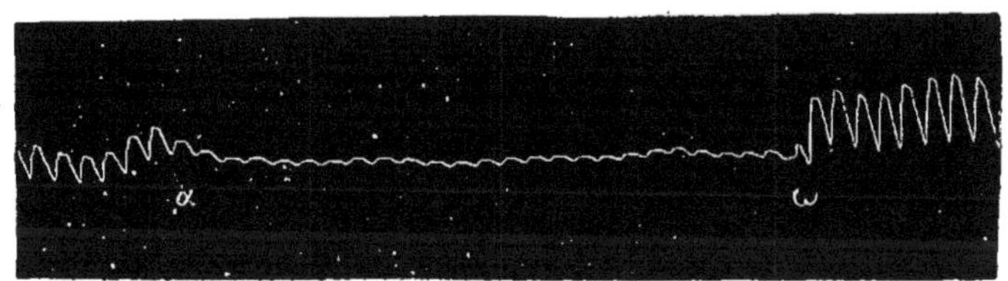

Fig. 263. Pulsations du cerveau.
En α on comprime les carotides; en ω les carotides cessent d'être comprimées.

affaiblissement de ses pulsations. Mosso [1] a recueilli le tracé figure 263 sur un homme affecté d'une large perte de substance des parois crâniennes. On voit que de α en ω, durée de la compression des carotides, le cerveau diminue de volume et n'a plus que des pulsations faibles; on voit aussi qu'à partir d'ω, lorsque

1. Mosso, *Sulla Circol. d. sangue nel cerv. dell' uomo* (Roma, 1880).

la compression a cessé, les vaisseaux du cerveau sont plus dilatés qu'à l'état normal, et que leurs pulsations sont plus fortes. Cet effet a déjà été signalé pour les autres organes; partout les vaisseaux se relâchent lorsqu'ils ont été un instant soustraits à la pression normale du sang (§ 251).

§ 375. — Un *effort* produit sur la circulation cérébrale les mêmes effets que sur la tension des artères. La figure 264 empruntée à François-Franck[1] montre comment, pendant un effort d'expiration, la glotte étant fermée, le cerveau augmente de volume; comment ses pulsations deviennent plus petites et offrent un dicrotisme très prononcé; comment enfin, après l'effort, la chute de la pression artérielle entraîne la diminution de volume du cerveau dont les pulsations revêtent les caractères déjà décrits à propos

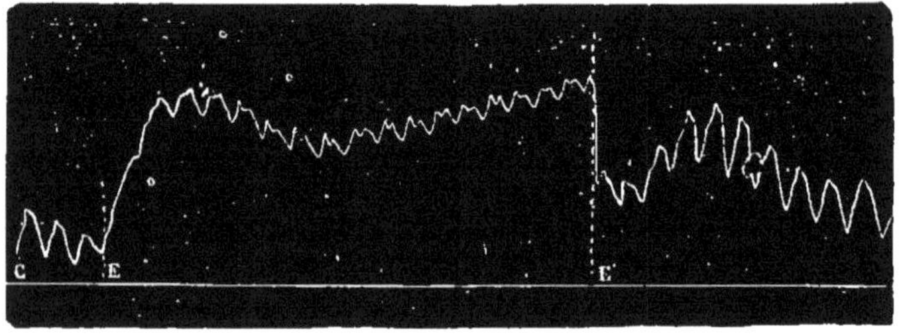

Fig. 264. Effets d'un effort sur les mouvements du cerveau.

des modifications du pouls (§ 317), et des changements de volume de la main (§ 318), sous la même influence.

Flemming[2] a constaté également que dans le cerveau, comme dans tous les autres organes, l'amplitude des pulsations augmente quand la fréquence des mouvements du cœur diminue. La toux aurait la même influence sur le volume du cerveau que sur celui des autres organes; pendant la compression des fémorales, le cerveau se gonfle; le repas, et surtout l'ingestion d'alcool, augmentent l'amplitude des battements du cerveau.

§ 376. — *Les changements de volume du cerveau se produisent*

1. François-Franck et Brissaud, *Mouvements du cerveau chez une femme atteinte d'une large perte de substance du pariétal* (*Trav. lab.*, III, p. 141).
2. Flemming, *The Motions of the Brain* (*Glasgow. Med. Journ.* July, 1877).

également dans le cas où la boîte cranienne est intacte. — Considérant comme inextensibles les parois du crâne et du canal rachidien, Monro et Kellie avaient admis que le cerveau ne saurait éprouver de variations de volume. Un grand nombre de physiologistes ont admis, d'après eux, que les mouvements du cerveau ou du liquide céphalo-rachidien n'existent pas à l'état normal et qu'ils exigent, pour se produire, une solution de continuité des parois osseuses du crâne ou du canal médullaire.

Richet[1] a démontré que l'enveloppe osseuse de l'axe cérébro-spinal ne doit pas être considérée comme rigide et de capacité invariable. L'extensibilité que le canal spinal présente au niveau des trous de conjugaison, et la dépressibilité des sinus veineux, permettent, dit-il, au liquide céphalo-rachidien de la cavité crânienne de se loger dans le canal vertébral, en tendant les ligaments intervertébraux, ou en déplaçant une partie du sang contenu dans les sinus rachidiens. Aussi Richet a-t-il considéré le canal vertébral comme servant de « tuyau d'échappement » au liquide céphalo-rachidien, chaque fois que le cerveau augmente de volume[2].

Or, ces changements supposent un passage alternatif du liquide rachidien, de la cavité du crâne

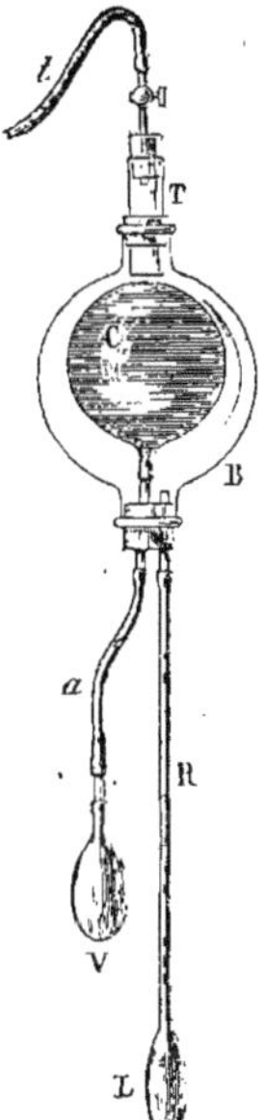

Fig. 265. Schéma de la disposition du cerveau et du rôle du liquide céphalo-rachidien.

1. Richet, *Traité d'anatomie chirurgicale.*

2. Pour figurer ce rôle du canal vertébral, Salathé a construit un petit appareil qui reproduit d'une manière fort simple les déplacements du liquide céphalo-rachidien. Soit (fig. 265) un ballon de caoutchouc C représentant le cerveau relié, par un tube *a*, à une ampoule de caoutchouc V qui répond au ventricule du cœur. Des compressions intermittentes de l'ampoule V produisent des gonflements intermittents de l'ampoule C. Or cette ampoule C est renfermée dans un ballon de verre B, plein d'eau, de même que le cerveau est renfermé dans la boîte crânienne remplie de liquide céphalo-rachidien. Le ballon B communique avec un tube R terminé lui-même par une ampoule de caoutchouc L. Ce tube, et cette ampoule, représentent le canal vertébral avec son élasticité; enfin, en haut du ballon, une large tubulure imite, lorsqu'elle est ouverte, les conditions d'une trépanation du crâne. Nous supposons cette tubulure fermée par un bouchon.

Si l'on exerce des compressions intermittentes sur la boule V, il se produit des changements de volume de l'ampoule cérébrale, visibles à travers les parois du ballon de verre; en même temps, on constate que l'ampoule L qui termine le tube rachidien se gonfle par le déplacement du liquide céphalo-rachidien. Vient-on à comprimer le tube R, l'ampoule cérébrale devient absolument inextensible.

dans celle du rachis, et réciproquement. Ce mouvement existe-t-il sur les animaux vivants?

Assurément, le passage est libre et suffisant pour permettre au liquide de passer aisément d'une cavité dans l'autre, mais les expériences instituées jusqu'ici pour montrer l'existence de ce mouvement ne sont pas concluantes. Il est possible que les changements de volume du cerveau s'opèrent en déplaçant le sang des veines cérébrales par un mécanisme semblable à celui que Richet a indiqué pour les veines du rachis.

Mosso a démontré, en effet, que chaque systole du cœur produit une expulsion saccadée du sang des veines du cerveau, et que des pulsations veineuses s'observent quand on introduit un manomètre dans les sinus du crâne, et même dans les veines jugulaires [1].

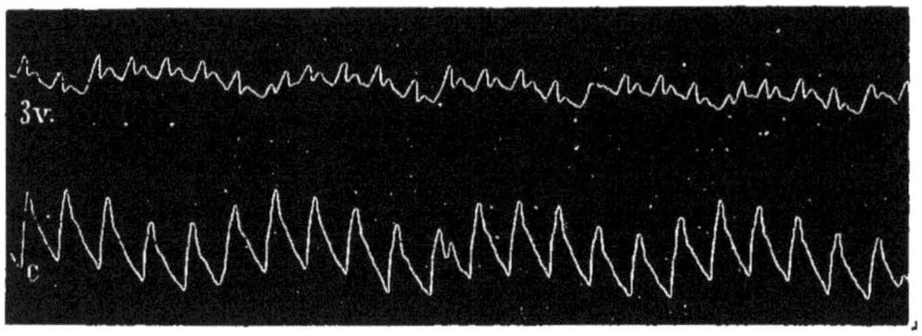

Fig. 266. Tracés simultanés de la pression dans le sinus longitudinal supérieur 3 V, et de la pression carotidienne C.

La figure 266 montre les pulsations du sinus sagittal d'un chien, inscrites en même temps que les changements de la pression du sang dans la carotide. On constate le synchronisme de ces deux sortes de pulsations, et l'on voit, dans les deux tracés, les influences de la respiration sur la pression du sang. Le déplacement du sang des sinus est sans doute exagéré par la trépanation nécessaire pour l'application du manomètre, mais on ne peut douter que, dans les conditions physiologiques, la pénétration du sang artériel dans le cerveau ne s'accompagne d'une sortie

1. Le déplacement du sang veineux par l'abord du sang dans le cerveau avait été vu et compris par plusieurs auteurs anciens, notamment par Carson (1819); plus tard, Berthold, rapprochant les modifications circulatoires intra-crâniennes de certains phénomènes analogues qui se produisent dans la circulation oculaire et dont nous parlerons tout à l'heure, a interprété dans le même sens les pulsations du bout céphalique des jugulaires (*Centralblatt*, 1869). — Pour l'historique de cette question, voyez un article de François-Franck sur la circulation cérébrale (*Gaz. hebdomadaire*, juillet 1881).

de sang veineux, lorsqu'on voit des pulsations isochrones au pouls se produire dans un manomètre adapté aux veines jugulaires.

Reste à savoir si ce déplacement du sang des veines crâniennes est suffisant pour loger tout le sang qui pénètre dans les artères du cerveau, ou si une partie du liquide céphalo-rachidien passe du crâne dans le canal vertébral, pour permettre l'expansion complète des artères du cerveau. La solution de cette question appelle de nouvelles expériences. Toutefois les recherches de Mosso[1] à cet égard sembleraient faire admettre que la circulation n'exige pas un passage du liquide intra-crânien dans le canal vertébral. Le synchronisme des mouvements du liquide céphalo-rachidien, au crâne et au canal vertébral, qu'on observe dans le cas d'une double trépanation, s'expliquerait par une turgescence simultanée des artères crâniennes et spinales, sous l'influence des systoles du cœur et des mouvements respiratoires.

Des pulsations que présente la surface du cerveau ou des méninges dans les cas de perte de substance de la boîte osseuse.

§ 377. — Nous n'avons considéré, jusqu'ici, que les mouvements du liquide céphalo-rachidien produits, sur un animal trépané, par les changements de volume des artères du cerveau. Mais, dans les lésions du crâne, c'est bien souvent le cerveau lui-même, ou les méninges, qui font hernie par l'ouverture osseuse, et présentent des pulsations isochrones au pouls. Ces pulsations n'expriment pas la turgescence propre de la région du cerveau qui fait saillie au niveau de la perforation; elles sont la résultante de l'expansion totale des vaisseaux cérébraux dont l'effet se concentre au niveau de l'ouverture du crâne. La substance du cerveau, molle et semi-fluide, obéit, à la manière d'un liquide, aux changements de pression qui se produisent à l'intérieur de la boîte crânienne. On attribuait autrefois ces déplacements de la portion herniée du cerveau à un soulèvement de la totalité de cet organe sous l'influence des pulsations artérielles de l'hexagone cérébral.

1. Mosso, *loc. cit.*, p. 124.

Influence du liquide céphalo-rachidien sur la circulation cérébrale.

§ 378. — Le liquide céphalo-rachidien constitue un admirable moyen de protection pour la substance délicate du cerveau qui, suspendu et également comprimé en tous sens dans un liquide de densité à peu près égale à la sienne, échappe aux chocs et aux ébranlements qui eussent été pour lui des causes de lésions graves. Il semble en outre que la présence de ce liquide s'oppose à la trop brusque expansion des artères cérébrales, et amortisse les chocs qui pourraient provenir de cette cause intérieure. Mais ce liquide me semble avoir en outre une influence que je n'ai vue signalée nulle part : celle d'atténuer les effets de la pesanteur sur la circulation cérébrale, et de l'a rendre moins inégale dans les différentes attitudes du corps.

Reportons-nous au schéma qui représente théoriquement la disposition du cerveau et du liquide céphalo-rachidien. Supposons que l'appareil soit tenu verticalement, comme le représente la figure 265; la colonne formée par le poids du liquide céphalo-rachidien renfermé dans l'axe spinal tend à produire, dans la cavité crânienne, un vide qui se manifestera par une rentrée d'air si nous ouvrons le robinet situé en haut de l'appareil. La même aspiration s'exerce dans le crâne d'un animal que nous placerions dans une attitude verticale. Si nous trépanons la colonne vertébrale, puis le crâne, dans cette attitude, au moment de la trépanation crânienne, nous verrons s'affaisser les méninges cérébrales et se gonfler les méninges rachidiennes, ce qui annonce une descente du liquide sous l'influence de la pesanteur.

Sur les sujets atteints d'une perte de substance du crâne, on constate que, dans l'attitude couchée, la membrane cicatricielle est convexe et molle, tandis que s'ils prennent l'attitude verticale, la cicatrice devient concave et tendue, parfois, au point de supprimer toute pulsation cérébrale.

Dans l'intégrité de la boîte crânienne, cette aspiration existe nécessairement, et si elle ne se traduit pas au dehors, nous devons admettre qu'elle produit, sur le cerveau lui-même, une aspiration analogue à celle d'une ventouse et tend à dilater les vaisseaux du cerveau. Or c'est précisément dans l'attitude verticale que le cours du sang artériel est entravé par la pesanteur, il semble donc que cette action défavorable au cours ascendant du sang soit compensée par l'influence aspiratrice dont nous venons de parler. Inversement, dans l'attitude couchée, l'aspiration du liquide céphalo-rachidien devient nulle ; dans la position verticale, la tête en bas, elle doit se transformer en une compression de la surface extérieure du cerveau, sous la charge de la colonne du liquide rachidien qui agit de haut en bas.

Il suit de là que les vaisseaux du cerveau éprouvent probablement, à un moindre degré que ceux de la face, les influences des changements d'attitude qui amènent de si grandes modifications dans la coloration du visage.

Des phénomènes vaso-moteurs qui se produisent dans le cerveau.

§ 379. — Outre les changements de volume qu'éprouvent les vaisseaux du cerveau sous l'influence du cœur, de la respiration et de la pesanteur, il en est d'autres, plus importants encore à connaître, qui dépendent de leur contractilité propre et de l'action des nerfs vaso-moteurs. La fonction cérébrale est liée intimement à l'état de la circulation : le cerveau se congestionne dans la pensée intense, tandis que ses vaisseaux se resserrent et ralentissent le cours du sang dans l'état de repos de l'esprit et en l'absence d'émotions.

Donders avait déjà recouru, pour constater la variabilité de la circulation cérébrale, à un ingénieux procédé qui consiste à trépaner le crâne d'un animal, et à protéger, par un disque de verre, le cerveau dénudé ; on observe l'état des vaisseaux à travers cette sorte de fenêtre.

L'inscription des changements de volume du cerveau, chez l'homme affecté de perforation crânienne, fournit un moyen bien plus précis de constater l'état de la circulation cérébrale. C'est par cette méthode que Mosso s'est attaché à déterminer les changements qui se produisent dans la circulation du cerveau sous diverses influences.

Sur différents sujets affectés de plaies du crâne, ce physiologiste a appliqué un appareil explorateur des pulsations relié à un tambour à levier, et il a recueilli des tracés qui démontrent que la circulation du cerveau subit des variations locales qui ne peuvent s'expliquer que par des contractions ou des relâchements des vais-

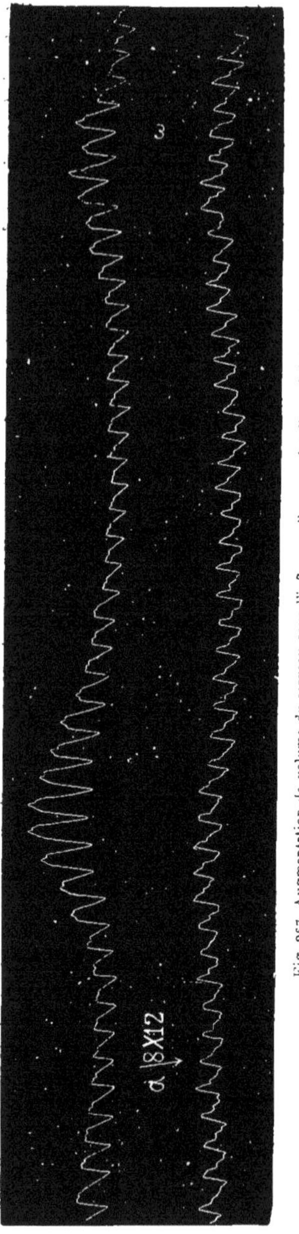

Fig. 267. Augmentation de volume du cerveau sous l'influence d'un acte intellectuel (d'après Mosso).

seaux du cerveau. Nous ne pouvons rapporter complètement ces intéressantes expériences, mais nous en citerons quelques résultats.

Dans le sommeil, le cerveau diminuerait de volume et présenterait des pulsations moins amples, ce qui est d'accord avec l'opinion de Donders qui considère le cerveau comme anémié pendant le sommeil. Au réveil, au contraire, Mosso a vu le cerveau se gonfler notablement et ses pulsations augmenter d'amplitude. Les mêmes effets se sont produits dans le sommeil naturel et dans le sommeil provoqué par le chloral.

§ 380. — La partie la plus curieuse du travail de Mosso est celle où ce physiologiste étudie les influences des émotions et de la *pensée* sur la circulation cérébrale. Les expériences furent faites sur un paysan atteint de perte de substance du crâne. Cet homme fut soumis à une double exploration, celle des changements de volume de l'avant-bras et celle des pulsations cérébrales ; on recueillit alors un double tracé. Or, chaque fois qu'on éveillait l'attention du patient, soit par un bruit, soit en l'appelant par son nom, on constatait des effets inverses au cerveau et à la main ; le cerveau augmentait de volume, tandis que les vaisseaux de la main se resserraient. Ce fait a son importance, et montre bien que les changements du volume du cerveau et de la main n'étaient point passifs et reliés à un changement de l'impulsion cardiaque, sans quoi ils eussent été tous deux de même sens.

Pour provoquer chez son malade un effort intellectuel, Mosso recourut au moyen suivant : il lui proposa la solution d'une multiplication de deux chiffres à effectuer mentalement, pendant que le tracé s'inscrivait. Il vit que peu de temps après le moment *a* (fig. 267) où le problème avait été posé, le cerveau augmentait de volume et présentait des pulsations plus fortes. C'était l'instant où le sujet en expérience effectuait sa multiplication ; puis, un nouveau gonflement du cerveau se produisit au moment où le patient allait exprimer de vive voix le résultat de son calcul. Pendant ce temps l'inscription des changements de volume de l'avant-bras ne traduisait aucune variation notable dans la circulation de ce membre.

Il semble donc que c'était bien à l'activité cérébrale qu'on devait attribuer les phénomènes vaso-moteurs qui se produisaient dans les vaisseaux du cerveau. On a objecté à Mosso que, sous l'influence d'une contention d'esprit, on ne respire pas comme à l'état normal, et que cette influence peut avoir retenti sur la circulation cérébrale, mais il ne paraît pas que ces objections aient de valeur réelle.

Ces études qui ne sont qu'à leur début promettent d'intéressants résultats; elles ouvrent un champ nouveau et plein d'intérêt aux expérimentations physiologiques.

De la circulation rétinienne.

§ 381. — C'est par l'axe du nerf optique que passent les artères et les veines de la rétine. Ces vaisseaux apparaissent à l'intérieur de l'œil au niveau de la papille, et se divisent en branches qu'on peut suivre longtemps et dont les divisions dichotomiques finissent par former des rameaux imperceptibles. Cette arborisation vasculaire constitue une circulation isolée, car on n'admet pas aujourd'hui l'existence d'anastomoses entre la circulation rétinienne et les vaisseaux ciliaires, au niveau de l'*ora serrata*.

L'appareil vasculaire qui rampe à la surface de la rétine est soumis à une certaine pression : la tension de la sclérotique comprime les milieux liquides de l'œil avec une force qui crée dans ces liquides une pression de 20 à 30mm de mercure. C'est donc sous cette pression que se fait normalement la circulation rétinienne ; à chaque pulsation du cœur, la turgescence des artères élève légèrement la pression intra-oculaire, on peut s'en assurer au moyen d'un manomètre à mercure à colonne très fine (§ 114) dont la canule serait piquée, à travers la sclérotique, jusque dans les humeurs de l'œil.

En comprimant le globe de l'œil avec le doigt pendant qu'on examine la rétine à l'ophthalmoscope, on voit pâlir cette membrane ; les vaisseaux les plus petits disparaissent d'abord, puis les veines et les artères s'effacent, le sang artériel ne pouvant plus pénétrer dans l'œil, et le sang veineux s'échappant au dehors. Sous l'influence de cette anémie, la rétine est frappée de cécité passagère. Tout se passe, dans la circulation rétinienne, comme dans celle d'un organe graduellement anémié par compression. Mais avant de produire cette anémie complète de la rétine, on assiste à de curieux phénomènes : je veux parler de battements vasculaires qui se succèdent dans l'ordre suivant.

Les veines rétiniennes se vident en partie de leur contenu sanguin et leurs branches d'origine deviennent invisibles; les troncs volumineux restent seuls apparents, et l'on voit le sang qu'ils renferment s'échapper du côté de la papille, pour refluer et s'échapper encore. Ces mouvements du sang, décrits sous le nom de pulsations veineuses, s'observent spontanément dans une maladie qui élève beaucoup la pression intra-oculaire, le *glaucome*.

A un degré plus prononcé de compression de l'œil, les veines sont vidées, et c'est dans les artères que les battements apparaissent. Comprimons l'œil plus fortement encore, nous verrons les artères ne recevoir de sang que dans les maxima de la pression artérielle, puis n'en plus recevoir du tout. Ainsi, du côté des artères, les choses se passent comme dans tous les organes soumis à une compression (§ 308). Le seul phénomène obscur consiste dans les pulsations veineuses que développe la compression de l'œil. On sait, en effet, que le pouls veineux des extrémités ne se produit que dans les cas de dilatation des vaisseaux capillaires et de passage facile du sang des artères aux veines (§ 284). Or, la compression de l'œil aurait précisément pour effet de rétrécir les capillaires et de faire obstacle au passage du sang ; ce n'est donc point par le mécanisme ordinaire que se produit le pouls des veines de la rétine.

Si l'on tâte le pouls d'une artère en même temps qu'on examine le fond de l'œil, on voit qu'une décoloration subite des veines correspond au pouls artériel. En effet, le gonflement des artères rétiniennes ne peut se faire sans un affaissement des veines. L'incompressibilité du contenu liquide de l'œil et l'inextensibilité de la sclérotique imposent cette alternance du calibre des vaisseaux artériels et veineux. Telle est la théorie proposée par Donders[1] pour expliquer les battements veineux qui s'observent dans un œil comprimé.

On pourrait s'étonner de voir le calibre des veines subir des variations si apparentes tandis que l'augmentation du diamètre des artères n'est pas appréciable. Mais il faut remarquer qu'il existe une grande différence entre l'état de ces deux sortes de vaisseaux à l'intérieur de l'œil. Les artères, lorsqu'elles sont remplies, sont de forme cylindrique et leurs changements de calibre sont très peu visibles. Mais les veines s'aplatissent sous la pression du liquide et, entre leurs parois presque adossées, s'étale, sur une assez grande largeur, une mince couche de sang. A la moindre compression, l'adossement des parois de la veine s'effectue et la lame sanguine s'échappe, amenant une décoloration subite.

Les pulsations des artères de la rétine n'apparaissent, avons-nous dit, que sous l'influence d'une compression de l'œil plus forte que celle qui provoque les battements veineux. Il y a cependant des cas où les artères de la rétine ont présenté spontanément des battements sans qu'on en ait vu dans les veines. Ainsi dans l'insuffisance aortique[2], où la pression du sang subit de très grands écarts entre ses maxima et ses minima. Les effets de cette lésion

1. Voir, pour l'historique de cette question, un mémoire récent de Helfreich (Würzbourg, 1881).

S'il manquait à cette théorie une démonstration, on la trouverait dans les expériences de Mosso sur la circulation cérébrale (§ 375) qui montrent que la dilatation artérielle s'accompagne d'impulsion simultanée du sang contenu dans les veines. S'il était possible de voir l'état de la circulation cérébrale, on constaterait sans doute dans les veines du cerveau des pulsations négatives pareilles à celles des veines de la rétine. Il y a certainement encore d'autres organes où la circulation s'effectue, pour ainsi dire, dans un appareil clos; le testicule et certaines glandes doivent offrir des conditions assez analogues. Mais c'est le cerveau, avons-nous vu, qui offre au plus haut degré cette particularité, de ne pouvoir recevoir du sang artériel qu'autant qu'une certaine quantité de sang veineux s'échappe pour lui faire place.

2. *Annales d'oculistique*, t. LXVII, p. 273.

valvulaire sur la circulation artérielle seront décrits plus loin (ils expliquent tout naturellement les battements qu'on a observés dans les artères de la rétine).

Dans la syncope, Wordsworth[1] a vu également battre les artères rétiniennes; mais dans ce même cas, la cause était toute différente, le cœur était très ralenti, et il est probable que la tension artérielle était trop faible pour que le sang pénétrât dans les vaisseaux rétiniens, sauf aux moments où les systoles cardiaques élevaient cette tension.

1. J. C. Wordsworth, *Ophthalmic Hospital Reports*, vol. IV, 1re partie, 1864.

CHAPITRE XXXIV.

DE LA CIRCULATION DU SANG DANS LES MALADIES.

Les lois physiologiques se retrouvent dans les troubles pathologiques de la circulation. — Troubles de la circulation capillaire dans les maladies. — Des forces qui président à la circulation. — Caractères extérieurs de la forte et de la faible tension artérielle. — Effets produits par une vitesse inégale dans la grande et la petite circulation. — Importance du contrôle réciproque des différents éléments de diagnostic : auscultation combinée avec la méthode graphique et avec la détermination des températures. — Caractères graphiques des altérations organiques de l'appareil circulatoire. — Importance de la précision du diagnostic dans les maladies du cœur. — Influence de la respiration sur la circulation dans les maladies du cœur et des vaisseaux. — Résultats empiriques fournis par les caractères du pouls et de la pulsation du cœur dans les maladies.

Les lois physiologiques se retrouvent dans les troubles pathologiques de la circulation.

§ 382. — En abordant l'étude pathologique de la circulation, nous n'entrons pas dans une voie nouvelle : la pathologie, en effet, n'est pas soumise à des lois spéciales, et les maladies n'amènent parfois qu'un trouble très léger dans l'harmonie des fonctions. Si la doctrine de Broussais, subissant le sort de tous les systèmes *a priori*, est aujourd'hui abandonnée, elle a laissé après elle une grande idée qui constitue toute une révolution médicale, c'est que la médecine est *physiologique*. C'est-à-dire que, dans la production des phénomènes morbides, il n'intervient pas de forces spéciales, mais seulement les forces qui président aux fonctions normales de la vie.

Lorsqu'un poison est introduit dans le sang, il exalte ou atténue les propriétés des tissus, excite ou paralyse certains nerfs, et entraîne ainsi des troubles de la circulation dont nous avons déjà cité quelques exemples (§ 332). Bien des causes morbifiques semblent agir de la même manière.

Les germes infectants qui pénètrent notre organisme et dans certaines maladies, s'y multiplient en quantités effroyables, ne paraissent pas troubler la circulation d'une manière directe et mécanique. Ces corpuscules sont, en général, trop ténus pour embarrasser le cours du sang dans les voies capillaires; mais, par leur développement même, ils font subir aux humeurs une altération que nous pouvons concevoir comme analogue aux changements qu'éprouvent certains liquides sous l'influence de la fermentation. Le sang, dès lors, est empoisonné et provoque dans la circulation des troubles de différentes sortes.

Troubles de la circulation capillaire dans les maladies.

§ 383. — Les maladies dont le caractère dominant est un trouble de la circulation vasculaire ont été rassemblées par les nosologistes dans des groupes voisins les uns des autres ; on y trouve des affections dont les unes sont généralisées dans l'économie tout entière, tandis que d'autres se localisent dans un ou plusieurs organes. Ainsi, la fièvre et l'algidité avec leurs différentes formes, les états congestifs et inflammatoires, les hémorrhagies spontanées, etc. Les découvertes modernes sont venues justifier un pareil groupement, et montrer que l'élément principal de ces états morbides semble consister en une altération du mouvement du sang.

La couleur, le volume et la température des organes varient, en effet, quand leur état circulatoire change. C'est principalement cet ordre de phénomènes qui a attiré l'attention des médecins et leur a fait saisir une ressemblance symptomatique entre des affections souvent très diverses par leurs effets ou par leurs causes. Mais si la médecine ancienne a compris l'analogie qui existe entre ces différentes maladies, elle a été moins bien inspirée quand elle a cherché à assigner une cause à chacune d'elles; privée de notions physiologiques, elle fut réduite, pour expliquer les symptômes, à des hypothèses trop souvent prises pour des réalités.

De tout temps, la chaleur animale a été considérée comme le phénomène vital par excellence; depuis les légendes les plus anciennes jusqu'aux théories médicales contemporaines, on trouve, sous différentes formes, la même idée: une combustion incessante produit de la chaleur chez les êtres vivants; à la mort, le foyer s'éteint et le cadavre se refroidit.

En voyant que, dans certaines parties du corps, la température s'élève ou s'abaisse, on a conclu que dans ces parties la force vitale s'accroissait ou diminuait, de sorte que, peu à peu, la pathologie tout entière se réduisit à des accroissements ou à des diminutions de force, à des états *sthéniques* ou *asthéniques*, à des manifestations d'*activité* ou de *passivité*. Les noms changeaient, mais l'idée générale restait la même : partout on retrouvait ce dualisme fait de deux *entités*, la force et la faiblesse, déguisées sous des noms différents.

En ce qui concerne les changements qui se manifestent dans la température animale et qui constituent le phénomène le plus apparent dans certaines maladies, la physiologie nous apprend à distinguer les changements dans la production de chaleur, de ceux qui ne consistent qu'en une répartition anormale de cette chaleur dans l'économie.

On a vu (§ 362) que la production de chaleur en excès se traduit par une élévation de la température dans les centres et dans les parties périphériques tout à la fois, tandis qu'un trouble vasomoteur, s'il échauffe les régions superficielles, ne le fait qu'en refroidissant les parties profondes. On distinguera de la même manière le refroidissement qui tient à la production de la chaleur de celui qui dépend d'un obstacle à la circulation.

Des forces qui président à la circulation.

§ 384. — Dans les chapitres qui précèdent, on a montré que la circulation présente des variations locales qui accélèrent ou ralentissent le cours du sang dans chaque organe, et des variations générales qui modifient la vitesse du courant sanguin dans l'organisme entier. Pour obtenir ces effets, il semble que la nature n'ait besoin que d'une seule force, la contractilité du cœur et des petits vaisseaux. Cette force, augmentée ou diminuée, soit dans une région circonscrite, soit dans une grande étendue du système vasculaire, rend compte de tous les changements de la circulation.

Des faits nombreux portent à admettre que le cœur accomplit un travail sensiblement uniforme et que, s'il accélère son rythme, les ondées qu'il envoie dans les artères sont moins volumineuses, ou rencontrent moins de résistance; s'il ralentit ses mouvements, c'est qu'il envoie des ondées plus abondantes, ou qu'il éprouve plus de résistance à se vider.

La pénétration plus ou moins abondante du sang dans le système artériel, ou dans une artère en particulier, donne naissance à des phénomènes très bien connus aujourd'hui, mais qu'il était impossible de comprendre autrefois. Et cependant, même avant la découverte de la circulation du sang, on cherchait déjà à leur assigner une cause. C'était toujours en imaginant des forces ou des propriétés particulières du cœur et des vaisseaux qu'on faisait face à toutes les exigences. Ces hypothèses ont été trop facilement acceptées par les générations suivantes, plus portées au respect des anciens qu'à la recherche toujours pénible de la vérité.

De nos jours encore, certains médecins sentant, au voisinage d'une partie enflammée, les artères battre avec une force insolite, attribuent ces pulsations exagérées à un surcroît de l'action des vaisseaux. Ne rétrogradent-ils pas, sans s'en douter, jusqu'à l'enfance de la médecine? N'invoquent-ils pas cette *force pulsifique* des artères que la découverte de Harvey eût dû pour jamais ensevelir dans l'oubli?

Suivant l'état de contraction ou de relâchement des petits vaisseaux, la circulation présente, dans les maladies, deux types opposés : celui de la *forte tension* artérielle et celui de la *faible tension.*

Caractères extérieurs de la forte et de la faible tension artérielle.

§ 385. — L'uniformité du travail du cœur implique cette conséquence, que les variations de la circulation tiennent, presque exclusivement, à des changements de calibre des petits vaisseaux sous l'influence du système nerveux vaso-moteur. Quand le relâchement se produit dans les vaisseaux d'une grande partie de l'organisme, il en résulte un abaissement de la tension artérielle; quand c'est le resserrement des vaisseaux qui prédomine, les artères ont une forte tension. Ces deux états opposés de la circulation, à tension forte ou à tension faible, se traduisent par un ensemble de signes qui permettent de les distinguer chez l'homme, et d'apprécier l'état de la tension artérielle, presque aussi sûrement qu'on le fait chez les animaux au moyen du manomètre. Ces signes sont empruntés aux caractères de la pulsation du cœur et des artères, ainsi qu'à la répartition de la température.

La *forte tension artérielle* s'accompagne ordinairement de pulsations rares (§ 217) ; le cœur se vide difficilement, la pénétration du sang dans les artères est lente (§ 181) et ne provoque pas ces brusques *coups de bélier* qui impriment aux vaisseaux une forte et brusque dilatation ; le dicrotisme n'a que peu d'amplitude, mais, en revanche, les rebondissements du pouls peuvent être multiples, à cause du long intervalle qui leur donne le temps de se produire (§ 175). La pulsation du cœur présente, au niveau du ventricule gauche, une phase systolique ascendante indiquant un effort croissant du ventricule pendant toute la durée de la systole (§ 169). En même temps, le resserrement des petits vaisseaux, cause primitive de cette tension élevée des artères, se traduit par la diminution du volume des extrémités (§ 250), par la moindre coloration des téguments, par l'abaissement de la température périphérique (§ 342) ; le sang, logé en grande partie dans le système artériel, remplit moins les vaisseaux veineux dont le calibre paraît presque effacé ; il existe, en effet, un antagonisme constant entre la tension artérielle et la tension veineuse.

La *faible tension artérielle* se traduit par les phénomènes opposés à ceux qui viennent d'être décrits; il n'est pas nécessaire de les énumérer spécialement.

Tels sont les caractères qui révèlent l'élévation ou l'abaissement de la tension artérielle, quand ces états dépendent du relâchement ou de la contraction des petits vaisseaux ; il en est autrement quand les changements de la tension dépendent d'un défaut d'harmonie entre la circulation pulmonaire et la circulation générale (§ 290).

Effets produits par une vitesse inégale dans la grande et la petite circulation.

§ 386. — Nous avons vu qu'une même quantité de sang doit, à chaque instant, traverser chacune des portions de l'appareil circulatoire. Une coupe idéale faite au niveau du cœur droit ou du cœur gauche, au niveau de l'aorte ou de l'artère pulmonaire, des capillaires généraux ou des capillaires du poumon, doit présenter, en tous ces points, le même débit; sans cela, le sang s'accumulerait en amont du point où la circulation est ralentie.

Cette uniformité de la circulation dans tous les segments du parcours du sang est incessamment troublée. Une compression exercée sur une veine suffit pour accumuler une notable quantité de sang derrière le point comprimé et pour enlever, pendant un certain temps, à la circulation, le sang qui est retenu dans les veines distendues. Une stase bien plus importante, car elle retentit sur la circulation veineuse tout entière, est celle qui se produit dans le cœur droit et dans les artères pulmonaires, quand les vaisseaux du poumon ne laissent point passer une quantité de sang égale à celle qui traverse la grande circulation.

Cette stase pulmonaire, on en connaît les effets d'après les résultats de l'expérimentation physiologique (§ 290) : on sait qu'elle empêche le cœur gauche de se remplir assez pour envoyer aux artères une quantité suffisante de sang. Il y aura donc, dans

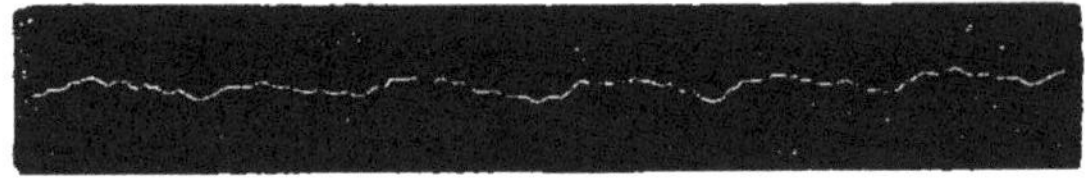

Fig. 268. Pouls de l'agonie dans un cas de stase pulmonaire avec cyanose.

le cas d'obstacle à la circulation pulmonaire, un ralentissement de la circulation artérielle et un refroidissement des extrémités, comme dans le cas d'une contraction exagérée des petits vaisseaux de la grande circulation. Mais une différence fondamentale distinguera ces deux états : tandis que dans le resserrement des capillaires généraux la tension artérielle est forte, le pouls rare et peu rebondissant, dans le cas de stase pulmonaire (fig. 268) la tension artérielle est faible, le pouls est fréquent, dicrote, et présente ordinairement des influences respiratoires très marquées.

C'est surtout la fréquence du pouls qui, en l'absence d'indications manométriques, permet de distinguer sur l'homme les effets de la stase pulmonaire de ceux de la contraction des capillaires généraux. Encore, ce signe n'est-il pas infaillible : dans la péritonite, par exemple, l'accumulation d'une grande quantité de sang dans les veines abdominales, en détournant de la circulation une grande partie de la masse du sang, produira des effets très analogues à ceux d'une stase dans les vaisseaux du poumon.

Quelle que soit la précision des moyens dont on dispose pour reconnaître la nature des troubles circulatoires, la sagacité du médecin aura toujours une grande part lorsqu'il s'agira de discerner la cause de deux effets identiques. C'est en faisant concourir un grand nombre de moyens différents pour le diagnostic d'une maladie ou d'une lésion de l'appareil circulatoire, que l'on arrivera à en déterminer la nature avec certitude.

Importance du contrôle réciproque des différents éléments de diagnostic : auscultation combinée avec la méthode graphique et avec la détermination des températures.

§ 387. — A l'époque où fut publiée la *Physiologie médicale de la circulation du sang*, je n'avais encore appliqué sur l'homme que le sphygmographe, et cependant je pouvais déjà montrer que certains types du pouls donnent des renseignements de haute valeur pour le diagnostic des maladies du cœur et des vaisseaux. Mais j'insistais sur la nécessité de ne recourir à l'emploi exclusif d'aucun moyen de diagnostic, et de contrôler toujours par l'auscultation les signes fournis par les tracés du pouls. Aujourd'hui qu'un nouvel élément, la cardiographie, s'ajoute à ceux sur lesquels on pouvait baser le diagnostic des maladies du cœur, la détermination des lésions de cet organe deviendra plus précise encore, mais à la condition que l'on fasse concourir au diagnostic tous les moyens dont on peut disposer.

La cardiographie et la sphygmographie combinées se prêtent un mutuel appui ; on comprend mieux le mécanisme de la circulation cardio-vasculaire quand on peut saisir à la fois comment le sang est chassé par le ventricule, et comment il est reçu par les artères. Dans les maladies du cœur surtout, la cardiographie s'annonce comme un précieux élément de diagnostic ; elle révèle en effet des actes dont l'existence échappe à tout autre moyen d'observation, tels que la réplétion des ventricules, l'action plus ou moins énergique des oreillettes, la vacuité plus ou moins grande qui suit la systole ventriculaire, etc.

Si l'auscultation traduit quelquefois par des bruits anormaux des lésions valvulaires très légères, d'autres fois elle ne donne que des signes peu prononcés pour des lésions importantes qui compromettent beaucoup la fonction du cœur. En somme, l'intensité des bruits révélés par l'auscultation n'est pas en raison du trouble de la circulation cardiaque. L'inscription de la pulsation du cœur, traduisant au contraire le trouble fonctionnel, supplée à ce que l'auscultation a d'insuffisant.

Nous consacrerons un chapitre spécial aux bruits anormaux qui se produisent dans le cœur et dans le système vasculaire. On a généralement considéré ces bruits comme résultant du passage du sang par un orifice rétréci, et en vertu de cette théorie générale on a admis, sans preuves suffisantes, des spasmes siégeant aux orifices du cœur ou sur le trajet des vaisseaux. Nous ferons voir qu'un simple abaissement de la tension artérielle, tel qu'il s'en produit après une course rapide, après une hémorrhagie, ou pendant la fièvre, suffit pour faire naître un bruit de souffle aux orifices artériels du cœur; tandis qu'une élévation de la pression artérielle atténue ou supprime les bruits qui se produiduisent à ces orifices, même quand il existe une lésion organique du cœur ou des vaisseaux.

La théorie des bruits de souffle relève entièrement de la physique, ainsi que Chauveau l'a fait voir par de remarquables expériences que nous aurons à exposer, en nous écartant parfois, sur certains points, de la théorie de ce physiologiste.

Caractères graphiques des altérations organiques de l'appareil circulatoire.

§ 388. — Tandis que les troubles fonctionnels de la circulation se traduisent par un nombre assez restreint de types du pouls exprimant des changements dans la contraction des capillaires, et peut-être dans la force du cœur, les altérations organiques du cœur et des vaisseaux donnent naissance à un nombre presque infini de variétés du pouls et de la pulsation cardiaque. Cela tient à ce que les lésions portent, en général, sur plusieurs points de l'appareil circulatoire. Une lésion simple et n'atteignant qu'un seul orifice du cœur est chose rare, car presque toujours la lésion d'un orifice consiste en un rétrécissement avec insuffisance des valvules; le plus souvent plusieurs orifices sont altérés à la fois, et ces lésions se compliquent, dans certains cas, d'athérome de l'aorte et des gros vaisseaux.

Toutes ces altérations modifient le cours du sang, chacune à sa manière, de sorte que la combinaison de lésions de sièges différents, d'intensités inégales, engendre une variété extrême de troubles dans la circulation cardio-vasculaire.

On se perdrait dans cette complication, si l'on n'avait de précieux moyens d'analyser la signification des tracés pathologiques du cœur ou des vaisseaux. Ces moyens consistent, d'une part dans les expériences de pathologie, au moyen desquelles on crée sur un animal telle ou telle lésion du cœur ou des artères; d'autre part, dans l'emploi de l'appareil artificiel ou schéma de la circulation. Sur cet appareil, ainsi que nous l'avons déjà dit, on gouverne à son gré la force impulsive du cœur, le volume des systoles, la réplétion des cavités et la résistance des petits vaisseaux; on change l'élasticité de l'aorte ou des artères; on rétrécit les orifices du cœur; on en rend les valvules insuffisantes; enfin on pratique des rétrécissements des artères, ou bien on adapte à ces vaisseaux des poches élastiques, imitant les différentes sortes d'anévrysmes.

Depuis que l'inscription des pulsations du cœur est devenue applicable à la clinique, elle a apporté de nombreux renseignements sur la nature des lésions du cœur ou des vaisseaux. D'autre part, cette inscription combinée à celle du pouls ou de la respiration fait saisir d'importantes relations qui échapperaient le plus souvent à nos sens.

Les cardiogrammes et les sphygmogrammes recueillis simultanément donnent la mesure du temps qui s'écoule entre la pulsation du cœur et celle d'une artère. Cette mesure, que l'emploi du *chronographe* permet d'obtenir avec une exactitude extrême, traduit le plus ou moins de facilité que le cœur éprouve à se vider, car les valvules sigmoïdes de l'aorte se soulèvent plus ou moins tôt, suivant la charge exercée sur elles par la pression du sang (§ 79).

Mais c'est surtout pour apprécier le retard différent du pouls de deux artères que l'inscription simultanée des deux pulsations a de l'importance. On peut ainsi mesurer avec exactitude le défaut de synchronisme des pulsations dans deux artères homologues, phénomène que les médecins connaissent sous le nom de *pouls différent*, et auquel ils attachent, avec raison, une grande importance pour le diagnostic du siège des anévrysmes. Or, le défaut de synchronisme du pouls de deux artères homologues n'est perceptible au toucher que dans des cas fort rares, lorsque l'intervalle entre les deux battements est très grand; dans les tracés, au contraire, on apprécie facilement un défaut de synchronisme d'un vingtième ou d'un trentième de seconde.

Quand le pouls est irrégulier, il est indispensable d'inscrire à la fois les pulsations du cœur et celles des artères, si l'on veut connaître la véritable nature du rythme anormal des pulsations. Il existe, en effet, des types variés d'irrégularités du pouls. Parfois le nombre des battements du cœur excède celui des pulsations artérielles, parce que certaines systoles ventriculaires sont trop faibles pour soulever les valvules sigmoïdes et pour faire pénétrer le sang dans les artères. Cela se produit quelquefois par suite d'inégalités dans la force des systoles, mais plus souvent encore par suite d'un reflux du sang à travers la valvule mitrale insuffisante. Or ces reflux s'accompagnent de caractères particuliers de la pulsation du cœur inscrite au cardiographe.

Importance de la précision du diagnostic dans les maladies du cœur.

§ 389. — Le concours de tous les éléments dont on dispose aujourd'hui donne une précision très grande au diagnostic des lésions cardiaques. On a fait, il est vrai, à notre école organicienne le reproche de pousser déjà trop loin cette précision. Cela ne conduit, disait-on, qu'à la constatation de désordres tellement graves qu'ils sont au-dessus des ressources de la thérapeutique. Lorsque Bouillaud a affirmé que le diagnostic d'une maladie du cœur était devenu, grâce à l'auscultation, aussi certain que celui de n'importe quelle maladie chirurgicale, à côté de ses admirateurs il s'est trouvé des indifférents qui considéraient toute cette perfection comme stérile et rappelaient la célèbre épigraphe que Corvisart écrivit en tête de son livre sur les maladies du cœur : *Hæret lateri lethalis arundo.*

Dût-on admettre l'exactitude de l'assertion de Corvisart et considérer les lésions du cœur comme incurables, il n'en est pas moins vrai que ces maladies peuvent persister pendant bien des années sans compromettre la vie. Souvent ces lésions ne causent la mort qu'indirectement, quand elles se compliquent de maladies pulmonaires ou d'accidents cérébraux. Mais l'incurabilité des lésions organiques du cœur n'est rien moins que démontrée ; chez les jeunes sujets principalement, on constate souvent la disparition de tous les signes d'une lésion valvulaire ; on est alors en droit d'admettre que cette lésion elle-même a disparu. J'ai vu, pour mon compte, des exemples de guérison totale d'insuffisances aortiques très caractérisées.

Du reste, la parfaite connaissance de la nature d'une lésion du cœur permet seule d'instituer ce que l'on peut appeler l'hygiène spéciale du malade, et de prescrire des moyens destinés, tantôt à faciliter la circulation générale ou la circulation pulmonaire, tantôt à produire un resserrement des vaisseaux de la grande ou de la petite circulation.

L'étude graphique de la fonction du cœur et des vaisseaux est un excellent moyen de suivre les effets d'un traitement, et de saisir l'action des médicaments d'après la comparaison des types recueillis à différents intervalles après leur administration. C'est ainsi que Lorain, et après lui beaucoup d'éminents praticiens, ont étudié sur les malades les effets de la digitale, de l'opium, de la quinine, etc. La thérapeutique chirurgicale elle-même s'éclaire de cette méthode quand elle veut observer la marche de certaines guérisons, soit qu'il s'agisse de constater le retour graduel de la circulation d'un membre après une ligature d'artère, soit qu'il faille suivre, jour par jour, heure par heure, l'oblitération graduelle d'un anévrysme ou celle des vaisseaux d'une tumeur pulsatile.

Influences de la respiration sur la circulation dans les maladies du cœur et des vaisseaux.

§ 390. — Dans la circulation normale, on aperçoit à peine sur le sphygmogramme les influences de la respiration ; mais, dans

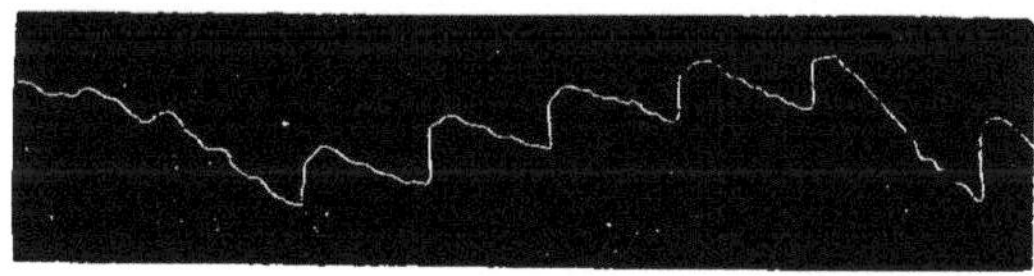

Fig. 269. Influences exagérées de la respiration sur les caractères du pouls dans l'asthme.

les maladies, cette influence est parfois très marquée, soit que les mouvements respiratoires agissent avec plus d'énergie, comme dans l'asthme (fig. 269), ou dans les cas d'obstacles au passage de l'air par les voies respiratoires ; soit que le cœur ou les vaisseaux se trouvent dans un état qui les rende plus sensibles aux influences de la respiration. Un anévrysme de l'aorte, par exemple, rend parfois les influences respiratoires sensibles jusque dans des artères très éloignées du cœur; d'autre part, certaines lésions du cœur, telles que la persistance du canal artériel, se traduisent par des inflexions du sphygmogramme qui correspondent aux phases de la respiration. Il est bien entendu que ces signes échappent entièrement au tact le plus exercé.

Les irrégularités du pouls sont quelquefois rythmées avec la respiration. Or, bien que le rôle de la respiration soit, dans ces cas, encore assez obscur, on arrivera bientôt peut-être à le comprendre. En effet, l'influence de la respiration modifie le rythme du cœur chez certains animaux, chez le chien par exemple (§ 100). Cette modification s'observe surtout, paraît-il, quand la tension artérielle est élevée. Il y a là des rapprochements à faire, et des expériences à instituer; nous les signalons à l'attention des physiologistes et des médecins.

Résultats empiriques fournis par les caractères du pouls et de la pulsation du cœur dans les maladies.

§ 391. — Il arrive quelquefois de rencontrer, dans certaines maladies, des formes du pouls ou de la pulsation du cœur qui se reproduisent à peu près constamment avec des types identiques,

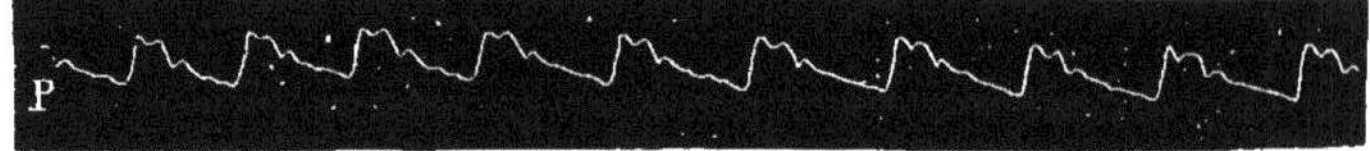

Fig. 270. Caractères du pouls dans la colique de plomb.

sans qu'il soit possible d'assigner une cause à la production de ces formes. Dans ces cas, il est important de ne pas hasarder une théorie. Pourquoi le pouls de la colique de plomb et, en général, de l'intoxication saturnine, a-t-il des dicrotismes multiples et une ascension verticale (fig. 270)? Pourquoi l'insuffisance mitrale produit-elle, plus que toute autre lésion du cœur, l'irrégularité du pouls? Pourquoi les fièvres éruptives présentent-elles, souvent à leur début, un pouls fréquent, mais dépourvu des caractères de la faible tension artérielle, etc.? Toute réponse actuelle à ces questions aurait l'inconvénient d'empêcher des recherches nouvelles; et pourtant on entrevoit déjà la cause probable de ces caractères du pouls.

La colique de plomb paraît s'accompagner d'un surcroît d'énergie de la systole du cœur. L'insuffisance mitrale, en produisant un reflux de sang du ventricule dans l'oreillette gauche, constitue une diminution du travail de la systole qui est ainsi avortée; cela permet au cœur d'exécuter, après une courte pause, une systole nouvelle (§ 217). Mais ces interprétations, nous le répétons, seraient prématurées; des expériences spéciales, souvent répétées et variées de diverses manières, donneront seules une réponse satisfaisante à ces questions.

§ 392. — *De l'association des différents éléments de diagnostic.* — La percussion, la palpation et l'auscultation sont les trois précieux moyens qui ont porté le diagnostic des affections du cœur à un haut degré de précision. Il n'y a rien à ajouter à ce qu'on trouve dans les traités classiques sur l'application qui peut en être faite, ni sur la préférence qui doit être accordée à chacun de ces moyens, suivant les cas particuliers; mais il est utile de montrer comment l'inscription de la pulsation du cœur s'associe aux autres méthodes, et de faire ressortir les avantages de cette association.

La percussion du cœur et la palpation renseignent sur la position et sur le volume de l'organe central de la circulation; elles déterminent le lieu où l'on doit rechercher la pulsation de chacun des ventricules; elles indiquent parfois un déplacement ou une augmentation de volume du cœur, par suite desquels la pulsation doit être explorée ailleurs qu'en son siège ordinaire. L'auscultation suffit bien souvent pour faire le diagnostic du siège de la lésion à laquelle on a affaire, de sorte que l'exploration graphique a surtout pour rôle de déterminer la nature des troubles que la lésion apporte dans la fonction du cœur.

Il y a toutefois des cas où l'auscultation gagne à être intimement combinée à l'exploration graphique. Ainsi, dans certaines lésions dont nous parlerons plus loin, le battement que la palpation perçoit n'est pas la pulsation véritable du cœur, c'est-à-dire qu'il ne correspond pas au début de la systole des ventricules. Or, en se servant d'un stéthoscope particulier, on peut inscrire la pulsation cardiaque en même temps qu'on ausculte les bruits du cœur. Au moment où se produit un souffle, on suit des yeux la courbe qui s'inscrit; et dans cette forme, riche en détails, où se marquent à la fois les systoles et les diastoles des cavités du cœur, on trouve, relativement au moment de la production des bruits, des renseignements bien plus complets et bien plus certains que ceux que donne le battement passager qui traduit à nos sens la systole des ventricules.

Jusqu'ici le stéthoscope qui se prête le mieux à cette double exploration est celui que Constantin Paul[1] a imaginé. Cet instrument est formé d'un pavillon étroit qui communique avec deux ou plusieurs tubes flexibles que les observateurs s'introduisent dans les oreilles. Autour du pavillon du stéthoscope est un espace annulaire creux dans lequel on raréfie l'air au moyen d'une ventouse en caoutchouc. Ce vide fait adhérer le pavillon du stéthoscope aux parois thoraciques et maintient l'instrument dans une position fixe; en outre, le stéthoscope ainsi appliqué n'éprouve pas, sous l'influence des mouvements respiratoires, les degrés inégaux de pression contre la poitrine qui s'observent toujours quand l'instrument est maintenu avec la main.

Supposons qu'un des tubes du stéthoscope soit introduit dans le conduit auditif et que l'autre soit mis en rapport avec le tambour à levier d'un polygraphe; en même temps qu'on entendra les bruits du cœur, on verra les pulsations s'inscrire, et en lisant sur ces dernières l'instant où se produit chacun des actes qui constituent une révolution du cœur, on sera renseigné sur l'instant précis auquel correspond le bruit que l'auscultation révèle.

Cet appareil semble susceptible de modifications qui le rendront plus apte à cette double exploration; mais, tel qu'il est, il rend déjà les plus grands services au diagnostic des lésions organiques du cœur.

En passant en revue les signes extérieurs de différentes maladies qui intéressent spécialement la fonction circulatoire, nous commencerons par les troubles vaso-moteurs, et nous conserverons pour la fin l'étude des lésions organiques du cœur et des vaisseaux.

1. Constantin Paul (*Bull. de l'Acad. de méd*, 1881).

CHAPITRE XXXV.

DE LA FIÈVRE ET DE L'ALGIDITÉ.

De la fièvre : Chaleur des téguments dans la fièvre. — Phénomènes qui se passent du côté du cœur et des artères dans la fièvre. — De l'algidité : De la pâleur des téguments dans l'algidité. — De l'amaigrissement subit qui se produit sous l'influence de l'algidité. — Diminution de la force et de la fréquence du pouls dans l'algidité. — Des différentes sortes d'algidité. — Ordre de succession de ces deux stades dans les maladies qui présentent l'algidité et la fièvre.

DE LA FIÈVRE.

§ 393. — Le nom de fièvre qui vient du latin *fervere*[1], celui de pyrexie qui vient du grec πῦρ, montrent que c'est l'élévation de température qui, aux premiers âges de la médecine, a été considérée comme le phénomène caractéristique de l'état fébrile. Mais les nosologistes modernes, attachant plus d'importance à l'entité morbide qu'à la corrélation des phénomènes, ont cru devoir prendre pour type de la fièvre l'affection paludéenne. Dans cette maladie, la cause est toujours la même, mais on observe, à titre de stades successifs, des états tout à fait contraires, à en juger du moins par l'opposition qui existe entre les symptômes. L'accès de fièvre intermittente qui, dans la pathologie moderne, représenterait la fièvre franche, se compose de trois stades que les auteurs divisent ainsi[2] :

« 1° *Stade de froid.* — Faiblesse, courbature, malaise général, céphalalgie, inaptitude au mouvement, pâleur de la face et des

1. Quelques auteurs de l'école vitaliste ont fait dériver le nom de fièvre du latin (*sabin*) *februo*, qui veut dire purifier ; pour eux, en effet, la fièvre est un effort de la nature pour chasser les *humeurs peccantes*. (Fizes, de Montpellier. *Traité des fièvres*, 1759.) Van Swieten émet des idées semblables.

2. *Compendium de médecine pratique.*

extrémités, froid très vif, tremblement, pouls petit, fréquent, irrégulier; la respiration offre les mêmes caractères; soif, anorexie, parfois nausées et vomissements;

« 2° *Stade de chaleur.* — Bientôt, au froid succèdent des bouffées de chaleur; la peau se colore, s'injecte; sa température paraît s'élever; cependant la peau reste chaude et sèche; le mouvement de rétraction qui s'était produit dans les tissus et semblait avoir diminué le volume des parties, est remplacé par une turgescence et un mouvement inverse; le pouls devient plus régulier, dur et plein ; la respiration est accélérée et plus large ;

« 3° *Stade de sueur.* — Enfin, une légère moiteur, qui se change bientôt en une sueur abondante, se répand sur toute la surface du corps, puis se dissipe, et la peau reprend sa température naturelle; en même temps, le pouls perd de sa fréquence, et les autres fonctions reviennent à l'état normal. »

Une pareille définition de la fièvre ne saurait se prêter à une analyse physiologique, puisqu'elle renferme trois états presque entièrement opposés entre eux. Chacun de ces stades devra donc être étudié à part, sauf à reconstituer plus tard l'accès fébrile avec ses trois phases, afin d'en rechercher le lien physiologique.

Nous reviendrons donc aux définitions anciennes de la fièvre avec augmentation de chaleur. S'il est vrai que, dans l'accès de fièvre palustre, cet état ne soit qu'un stade, on le trouve souvent isolé dans d'autres maladies fébriles; lui seul constitue la manifestation vraiment constante de la fièvre, telle que la comprenaient les anciens. Disons donc avec Galien : *Febris est innati caloris declinatio ad statum qui præter naturam sit, pulsibus quoque vehementioribus ac crebrioribus redditis.*

Si nous empruntons à l'ancienne médecine sa définition de la fièvre, c'est parce que cette définition n'exprime que l'ensemble des faits observés et qu'elle est dégagée de toute interprétation théorique; nous trouverons dans la physiologie l'explication des phénomènes que la clinique a constatés.

Le rôle de la contractilité vasculaire relativement à la répartition de la température a été précédemment exposé (§ 342). On a vu aussi comment cette contractilité, réglant le cours du sang, modifie la tension artérielle (§ 223), et par suite la force du pouls (§ 185), et même la fréquence des mouvements du cœur. On ne s'étonnera donc pas si nous rapportons au relâchement vasculaire les phénomènes qui révèlent l'existence de la fièvre, et que nous allons rapidement passer en revue, en les partageant en deux groupes :

1° Phènomènes qui se passent du côté des tissus : *chaleur, rougeur, gonflement.*

2° Phénomènes qui ont pour siège les artères et le cœur : *Force plus grande du pouls, modifications de sa forme, accélération des mouvements du cœur.*

Chaleur des téguments dans la fièvre.

§ 394. — Lorsqu'on touche la main d'un fébricitant, on la trouve brûlante et l'on n'hésiterait pas, d'après le témoignage des sens, à déclarer que le malade a beaucoup plus chaud qu'un homme en santé. Mais si, pour plus de rigueur dans l'observation, on emploie le thermomètre pour apprécier l'élévation de la température, l'instrument ne signale ordinairement que dans quelques régions une température au-dessus de la normale. Dans les fièvres les plus intenses, on trouve seulement 3 ou 4 degrés centigrades d'augmentation de la température de la bouche ou du rectum.

Cette discordance entre les renseignements fournis par le toucher et les indications du thermomètre tient, en grande partie, à ce que la main et l'instrument ne sont pas appliqués aux mêmes parties du corps pour y explorer la température. Le toucher s'adresse aux parties superficielles, à la main, aux téguments des membres ou de la face du malade, tandis qu'on applique le thermomètre, tantôt dans l'aisselle, tantôt dans les cavités naturelles où la température est toujours plus élevée.

L'élévation de la température que le toucher constate dans la fièvre consiste bien plutôt en un nivellement de la température des différentes parties du corps qu'en un échauffement absolu. Il se produit, sous l'influence de la fièvre, un effet analogue à celui qu'on observe dans un organe, après la section du grand sympathique § 258, ou dans le corps tout entier, après la section du bulbe et la division des origines de tous les nerfs vaso-constricteurs.

Mais nous venons de dire que le thermomètre, lorsqu'on le

plonge dans les parties profondes, accuse une élévation réelle de température; cet échauffement de l'intérieur du corps dans les fièvres s'accompagnant d'une circulation très rapide exprime nécessairement un accroissement de la production de chaleur, § 362[1]. Toutefois, on ne l'observe pas toujours. Ainsi, dans le stade de chaleur du choléra, stade qu'on a appelé *réaction* et qui est franchement fébrile, à en juger par tous les symptômes généraux, la chaleur intérieure est moindre que dans le stade précédent, ou d'*algidité*, pendant lequel les extrémités du corps étaient froides.

§ 395. — *De la rougeur des téguments dans la fièvre.* — La coloration rouge des téguments étant due à la plus grande quantité de sang qu'ils renferment, et cette quantité de sang étant sous la dépendance du calibre des petits vaisseaux, il était tout naturel de rattacher au relâchement vasculaire la rougeur de la peau qui accompagne la fièvre. C'est encore, sous une forme généralisée, la coloration rouge des tissus dont on a coupé le grand sympathique.

Toutes les affections fébriles ne présentent cependant pas une rougeur marquée des téguments; il semble que le relâchement vasculaire puisse porter sur les parties profondes sans intéresser la circulation cutanée. L'indépendance des circulations locales permet de comprendre cette inégale répartition du relâchement vasculaire.

Enfin, la teinte rutilante des téguments dans la fièvre montre bien que la rougeur n'est pas due à une stase du sang, mais à une circulation plus rapide. Dans les veines d'un fébricitant, comme dans celles d'une glande en fonction § 264, le sang n'a pour ainsi dire pas le temps de devenir veineux; aussi, lorsqu'on saigne un de ces malades, trouve-t-on, en général, le sang fort rouge et

1. Dans la *Physiologie médicale de la circulation du sang*, frappé surtout du phénomène nivellement de la température, je n'ai pas tenu suffisamment compte de l'élément production de chaleur et j'ai attribué au relâchement vasculaire le rôle primitif dans les phénomènes fébriles. Il y a, en réalité, deux sortes de fièvres, ou du moins d'états fébriles : celui où le trouble vaso-moteur est primitif, et celui où ce trouble est consécutif à un accroissement de la production de chaleur. Du reste, la théorie de la fièvre que j'ai donnée a eu cette mauvaise fortune que ceux qui l'ont acceptée l'ont attribuée à Traube, qui l'a reproduite en effet (*Die Fieberlehre*, *Med. Centralzeitung*, 1863 et 1864), tandis que ceux qui l'ont rejetée m'ont vivement reproché d'avoir trop négligé l'accroissement de la production de chaleur.

quelquefois presque artériel. La rougeur qui tient à une stase sanguine se caractérise, au contraire, par une coloration bleuâtre des téguments, ainsi que par une teinte très foncée du sang veineux.

§ 396. — *Gonflement des extrémités dans la fièvre.* — Le gonflement des organes dont les vaisseaux sont relâchés a déjà été décrit à propos des influences vaso-motrices ; il est naturel de le rencontrer dans la fièvre. Mais, en supposant que dans cet état morbide tous les vaisseaux soient relâchés, il est évident que le gonflement ne portera pas sur tous les organes, car il faudrait pour cela que la masse de sang fût augmentée. Le gonflement sera donc partiel, et c'est à la périphérie du corps qu'il se localisera. Le sang, en effet, se logera de préférence dans les vaisseaux les plus dilatables. Or, ce sont précisément les vaisseaux superficiels qui offrent le moins de résistance, car, dans les régions profondes du corps, le sang qui tend à dilater les vaisseaux, ne rencontre pas seulement comme obstacle la force contractile de leurs parois, mais encore la compression qu'exercent sur eux les tissus environnants. Pour un égal relâchement des tuniques contractiles, les vaisseaux superficiels devront donc se laisser dilater plus facilement que les vaisseaux profonds, de sorte que le fébricitant aura les extrémités et la face gonflées. La *fausse bonne mine* qui en résulte, et qu'on observe pendant la période aiguë de la fièvre typhoïde, par exemple, fait place subitement à l'amaigrissement des traits et à l'émaciation des extrémités, aussitôt que la fièvre a disparu et que les vaisseaux ont repris leur calibre normal.

Phénomènes qui se passent du côté du cœur et des artères dans la fièvre.

§ 397. — *Fréquence plus grande des mouvements du cœur dans la fièvre.* — On a vu § 217 que, suivant que la tension artérielle s'abaisse ou s'élève, les battements du cœur s'accélèrent ou se ralentissent. Les phénomènes vaso-moteurs de la fièvre doivent donc entraîner une accélération des mouvements du cœur.

Les médecins ont reconnu que le chiffre du pouls s'élève ou s'abaisse, en général, avec la température ; aussi, la plupart d'entre eux se sont-ils longtemps bornés à compter le pouls pour estimer l'intensité de la fièvre. Boerhaave a dit, *quidquid de febre novit medicus id vero omne velocitate pulsuum sola cognoscitur*. On ne pourrait plus accepter aujourd'hui cet aphorisme comme l'expression d'une loi générale. Dans certains cas, le pouls est très fréquent sans que la température superficielle soit élevée. Ces désaccords entre la température et la fréquence du pouls sont très importants à connaitre; ils correspondent d'ordinaire à une stase du sang dans quelque point de l'économie, ainsi que nous l'avons déjà dit ≷ 386. Nous indiquerons des exemples de ce désaccord à propos de certaines maladies : choléra, péritonite, etc.

≷ 398. — *De la force du pouls dans la fièvre.* L'augmentation de la force du pouls est aussi habituelle dans la fièvre que l'augmentation de fréquence des pulsations; tous les auteurs l'ont expressément indiquée dans la définition de cette maladie. Or, la physiologie montre que deux conditions capables d'augmenter la force du pouls existent chez le fébricitant : d'une part, l'abaissement de la tension artérielle ≷ 185 [1], d'autre part l'augmentation du volume des artères, ≷ 182. Il est facile de constater par le toucher cette augmentation du volume des artères chez les sujets qui ne sont pas très gras et chez qui l'on sent, à travers la peau, le cordon formé par l'artère radiale au poignet. La dilatation des artères est un effet du relâchement de leurs parois, comparable à celui qui se produit après la section du grand sympathique.

Ainsi, tous les traits saillants par lesquels les médecins ont caractérisé l'état fébrile avec chaleur peuvent rigoureusement être rattachés à une modification de la contractilité des vaisseaux. Un relâchement vasculaire, lorsqu'il se produit dans l'organisme tout entier, suffit pour entraîner à sa suite tout le cortège des symptômes fébriles.

Il est vrai que plusieurs de ces effets pourraient être également produits par un accroissement de l'action du cœur. Cette cause de la fièvre a été admise sans preuve par beaucoup d'auteurs; Boerhaave [2] dit : « La fièvre consiste en une contraction plus ra-

1. La plupart des chevaux qui sont abattus dans les écoles vétérinaires sont atteints de lésions du pied. Quelquefois ces affections sont aiguës et accompagnées de fièvre. Dans les expériences que j'ai faites avec Chauveau, nous avons plusieurs fois onstaté, avec le manomètre, que les chevaux qui avaient la fièvre présentaient une ension artérielle plus faible qu'à l'état normal.

2. Boerhaave, *Aphor.* 574, t. II, in-4°. Paris, 1771.

« pide du cœur irrité par une cause morbifique. » Assurément cette hypothèse est celle qui vient la première à l'esprit, en présence d'un ensemble de symptômes qui annoncent un mouvement plus rapide du sang, mais les expériences sont contraires à cette supposition. N'avons-nous pas vu que, sous l'influence d'une course rapide, on fait naître, chez un animal, tous les phénomènes circulatoires qui se rencontrent dans la fièvre, § 218? Cet échauffement du corps, cette augmentation de force et de fréquence du pouls chez l'animal qui vient de courir ont été également interprétés par un surcroît de l'activité du cœur, et pourtant, le manomètre appliqué aux artères montre que la pression du sang y est plus faible que pendant le repos.

Il sera curieux cependant de provoquer chez les animaux différentes espèces de fièvres, soit par traumatisme, soit par inoculation de virus septiques, et de chercher au moyen du manomètre si, dans tous ces cas, la pression est plus faible qu'à l'état normal, ou si, dans quelques-uns, il n'y a pas augmentation de l'action du cœur. La différence des caractères du pouls des fièvres éruptives avec celui des autres fièvres tendrait à faire admettre qu'il peut en être ainsi.

§ 399. — *De la forme du pouls dans la fièvre.* — A défaut de mesures manométriques impossibles à obtenir sur l'homme, on peut,

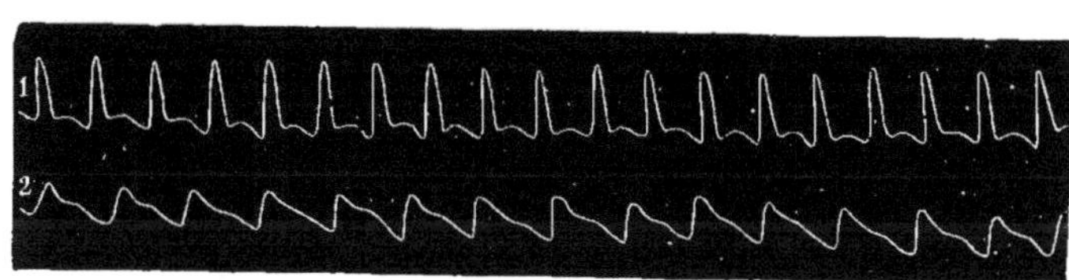

Fig. 271. Ligne 1, pouls dans la fièvre ; ligne 2, pouls dans l'apyrexie. — Sphygmogrammes recueillis sur un même malade.

d'après la forme graphique du pouls, conclure à l'état de la tension artérielle dans la fièvre. Cette forme est en général celle de la faible tension § 385 ; elle rappelle celle qu'on obtient après un exercice musculaire violent, c'est-à-dire dans des conditions où l'existence d'une tension faible est démontrée.

La figure 271 montre le pouls d'un malade qui, sous l'influence d'une coxalgie, avait tous les soirs un accès de fièvre avec chaleur.

La ligne supérieure est le pouls recueilli pendant la fièvre, l'inférieure est le pouls recueilli pendant l'apyrexie. Si l'on rapproche de cette figure celle qui montre la forme du pouls au repos et

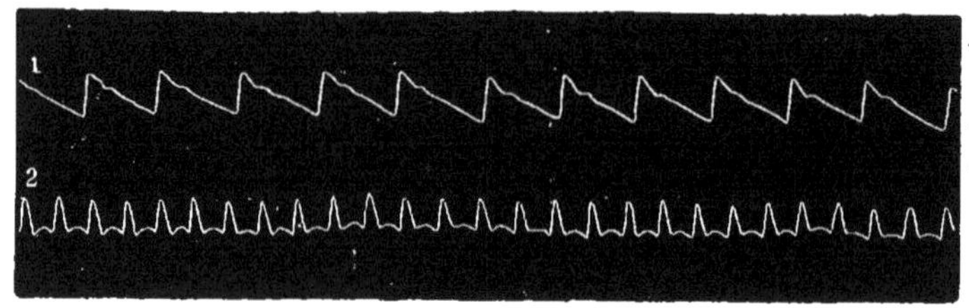

Fig. 272. Ligne 1, Pouls d'un individu au repos; ligne 2, pouls du même sujet après un exercice musculaire.

après un exercice musculaire violent (fig. 272), on voit entre elles des analogies frappantes qui plaident en faveur de l'existence d'une faible tension artérielle dans la fièvre[1].

§ 400.— *Caractères du pouls dans les différentes espèces de fièvre.*— Si l'on quitte le point de vue physiologique pour s'attacher à l'observation clinique des différentes espèces de fièvre, on trouve, dans la forme du pouls, un des éléments les plus importants de la séméiologie ; l'emploi du sphygmographe permet d'apprécier, à cet égard, des nuances délicates qui échapperaient au toucher.

Pour que cette étude fournisse d'utiles renseignements sur la marche de la maladie, il faut que, dans chacune des affections fébriles dont on voudra suivre les phases, le pouls soit recueilli au moins une fois chaque jour. Le tracé se modifie d'une manière très caractéristique suivant que la maladie tend vers la guérison ou vers la mort ; il varie aussi sous l'influence de ces changements dans l'état général auxquels on a donné le nom de *crises* ; enfin, l'action de la plupart des médicaments se marque, du côté du pouls, par des effets qui souvent peuvent servir à guider la thérapeutique.

Dans mes premières publications, n'ayant pour étudier les modi-

1. Chez le malade dont il vient d'être question, il n'y avait pas apyrexie complète le matin, mais l'état fébrile était bien moins prononcé que le soir, quoique la fréquence du pouls excédât le chiffre normal. Dans les fièvres intermittentes, l'état d'apyrexie semble, au contraire, s'accompagner de tension artérielle plus forte qu'à l'état normal ; le pouls est en même temps plus rare qu'à l'état sain.

fications du pouls dans les maladies que les types que j'avais pu recueillir moi-même, j'appelais de tous mes vœux le concours d'autres médecins qui, mieux placés que moi pour suivre, jour par jour, les phases des maladies, pouvaient rassembler des séries de tracés correspondant à l'état d'un même malade observé quotidiennement. Un grand nombre de médecins ont répondu à mon appel, et je pourrais aujourd'hui, si cela n'excédait l'étendue de ce chapitre, présenter de nombreux sphygmogrammes sur lesquels on suit, avec une admirable clarté, les transformations de l'état circulatoire dans les maladies. Les lecteurs qui voudraient se convaincre de l'importance des modifications du pouls aux différentes phases des maladies n'ont qu'à se reporter aux remarquables travaux de mon regretté collègue et ami Lorain[1].

§ 401. — *Caractères du pouls dans l'état typhoïde.* — Il ne faudrait pas croire que la maladie spéciale qui a reçu le nom de

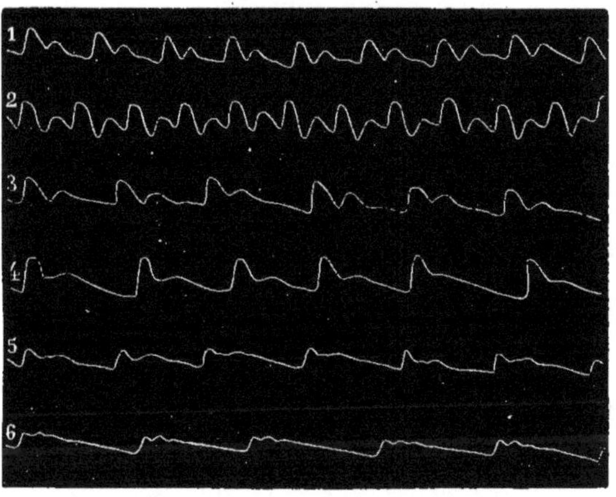

Fig. 273. Série de sphygmogrammes recueillis, à des jours successifs, dans une fièvre typhoïde.

fièvre typhoïde présente une forme du pouls qui lui soit exclusive. A côté de cette maladie qui se caractérise anatomiquement par l'ulcération des plaques de Peyer, les pathologistes ont groupé

1. Lorain, *le Pouls, études de médecine clinique.* Paris, 1870. — *Le Choléra observé à l'hôpital Saint-Antoine.* Paris, 1868. — *De la température du corps humain et de ses variations dans les différentes maladies.* Paris, 1877.

d'autres affections qui, sous le nom *d'états typhoïdes*, présentent

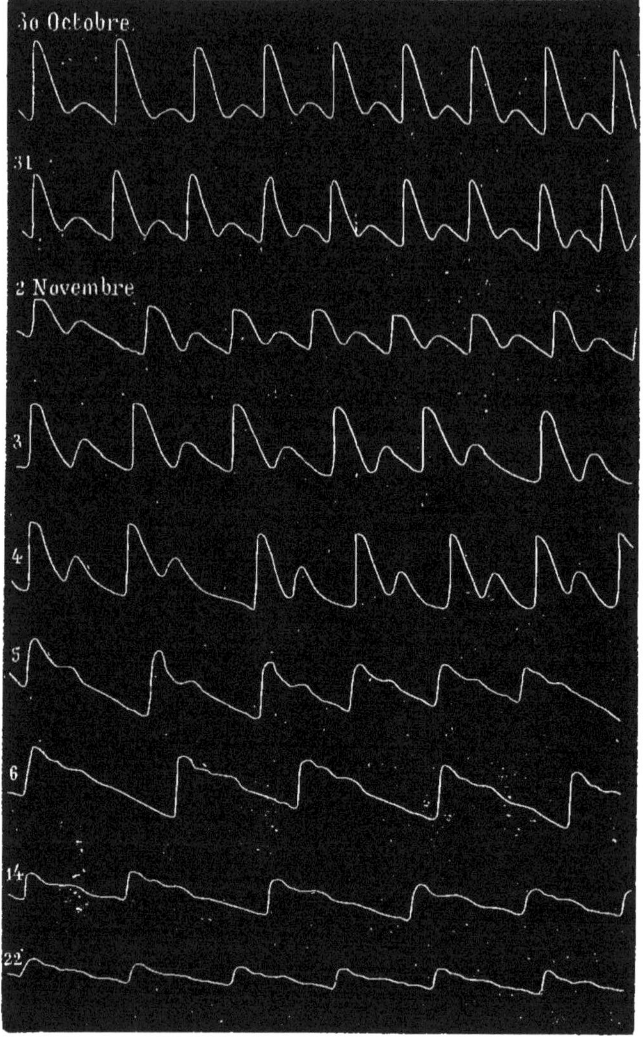

Fig. 274. Série de sphygmogrammes recueillis à intervalles successifs dans la fièvre typhoïde, par P. Lorain.

des phénomènes généraux assez analogues à ceux de la fièvre typhoïde proprement dite. Certaines pneumonies, les érysipèles graves, la septicémie (autrefois *infection purulente*), certaines formes de la fièvre puerpérale, etc., présentent le *facies*, l'abattement des forces musculaires, le délire qu'on observe dans la fièvre typhoïde; la similitude s'étend aux caractères de la circulation du sang dans ces différentes affections, comme on en pourra juger d'après quelques tracés.

La figure 273 représente une série de tracés recueillis, à des jours successifs, sur un même malade atteint de fièvre typhoïde. On y voit le pouls prendre un dicrotisme de plus en plus prononcé pendant la phase d'augment (tracés 1 et 2), puis présenter un espace plus grand entre les deux ondes (tracés 3, 4); dans cet intervalle se glisse une troisième onde qui s'accentue de plus en plus (5 et 6); c'est la fin du plateau systolique, § 72, qui apparaît.

Les mêmes caractères s'observeront dans la figure 274 empruntée à l'ouvrage de Lorain (1). Ces derniers tracés ont été obtenus avec un sphygmographe qui grandissait les courbes environ deux fois plus que dans la figure 273.

L'apparition du triple rebondissement est un caractère important de l'approche de la convalescence; nous le rencontrerons à la fin des autres maladies fébriles. Au moment de la convalescence, le pouls présente parfois aussi un peu d'irrégularité.

Le caractère le plus marqué du pouls, dans la fièvre typhoïde, est assurément l'existence d'un dicrotisme très prononcé; ce phénomène semble tenir à la laxité extrême des parois artérielles, § 174, et à la grande perméabilité des capillaires. On retrouve le dicrotisme, à peu près au même degré, dans les autres états typhoïdes, dans certaines pneumonies et érysipèles graves, ainsi que dans la septicémie. Certains agents, l'alcool, par exemple, mettent la circulation dans un état analogue à celui de la fièvre typhoïde : le pouls de l'ivresse, à moins qu'elle ne soit accompagnée de troubles gastriques, présente à nn haut degré le dicrotisme.

§ 402. — *Du pouls dans la pneumonie à forme typhoïde.* — J'emprunte encore à l'ouvrage de Lorain les sphygmogrammes représentés fig. 275; ils sont fournis par un malade qui, au cours d'une pneumonie, présenta les caractères de l'état typhoïde; le dicrotisme, très prononcé lorsqu'on examina le malade pour la pre-

1. Lorain. *De la température humaine*, t. II.

mière fois (le 20 avril), fit bientôt place (le 24) au pouls de la con-

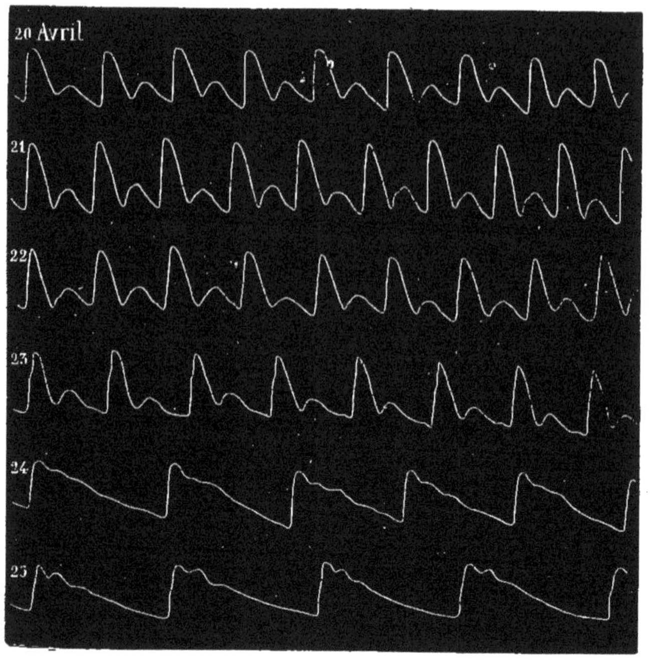

Fig. 275. Série de sphygmogrammes recueillis dans une pneumonie à forme typhoïde. (P. Lorain.)

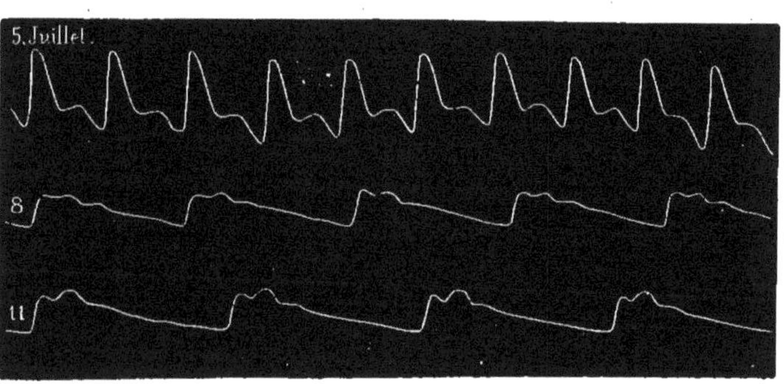

Fig. 276. Série de sphygmogrammes recueillis dans une pneumonie franche. (P. Lorain.)

valescence; l'apparition de la fin du plateau systolique y est évidente. On pouvait déjà prévoir la convalescence le 23, d'après le changement qui s'était produit dans la forme du pouls : *tricrotisme.*

Si l'on compare cette figure à celle qui correspond à une pneumonie franche 276, on voit que dans cette dernière, même à la période aigue (5 juillet), le dicrotisme est moins prononcé et que les caractères de la convalescence s'accusent plus fortement dans les sphygmogrammes (du 8 et du 11 juillet).

§ 403. — *Caractère du pouls dans la septicémie et la fièvre puerpérale* . — Les pathologistes tendent à considérer aujourd'hui ces

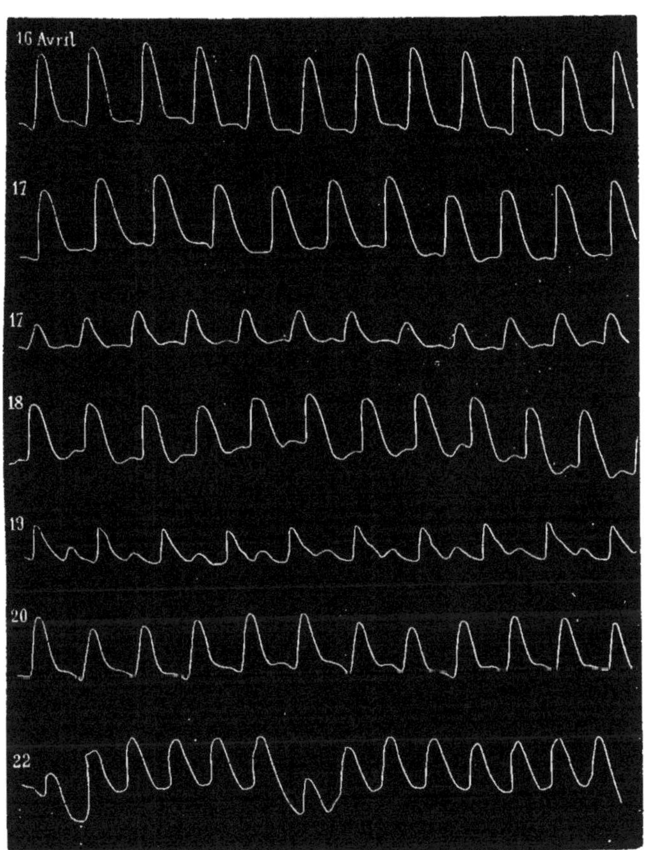

Fig. 277. Série de sphygmogrammes recueillis dans la septicémie. (P. Lorain.)

deux affections comme identiques dans leur essence : de part et d'autre, c'est l'introduction dans le sang d'un ferment qui s'y multiplie et en altère les propriétés. Une accouchée et un amputé livrent tous deux aux germes atmosphériques une plaie qui leur ouvre passage.

Sans entrer dans l'étude de ces maladies, il suffit de rappeler qu'un frisson en signale le début et que la fièvre prend, presque immédiatement, une intensité extrême. Le pouls acquiert, dans la première période, une amplitude énorme et un dicrotisme très prononcé ; la fréquence des battements du cœur devient bientôt trop grande pour que le dicrotisme ait le temps de se produire complètement : il est tronqué par l'arrivée de la pulsation suivante, comme dans la période la plus aiguë de la fièvre typhoïde ; plus tard, la première onde se voit seule (*monocrotisme*), par suite de l'extrême accélération du pouls. La figure 277 est un exemple de fièvre puerpérale suivie de mort.

§ 404. — *Caractères du pouls dans les fièvres éruptives.* — Il existe, en général, une différence très grande entre le pouls des fièvres

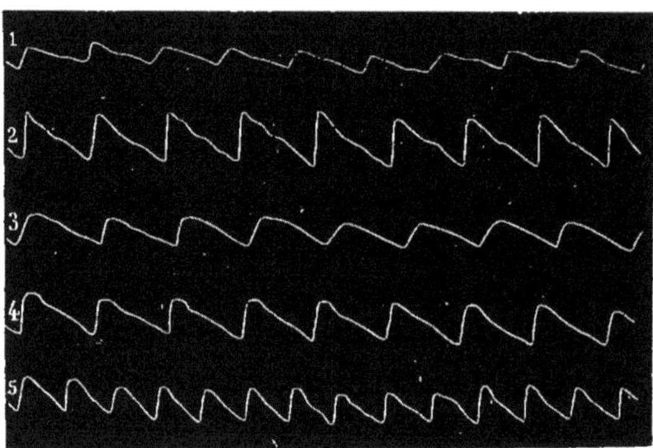

Fig. 278. Types des formes du pouls dans les fièvres éruptives.
1 scarlatine ; 2 rougeole ; 3 variole confluente ; 4 varioloïde ; 5 variole confluente.

éruptives, à leur début, et celui qu'on observe dans les autres maladies fébriles ; c'est du moins ce que j'ai constaté dans un grand nombre de cas. Cependant il n'est pas fait mention de cette différence dans le travail de Lorain. Les types précédents, figure 278, correspondent à des fièvres éruptives de natures différentes ; on voit que les caractères de la faible tension artérielle manquent presque entièrement: le dicrotisme y est moins prononcé qu'à l'état normal, quoique la fréquence corresponde, dans plusieurs de ces cas, à un état fébrile intense. Le pouls était à 140 pulsations chez le malade qui a fourni le tracé n° 5 ; la peau était chaude et colorée. On pourrait supposer que, dans ces cas, l'activité du cœur était augmentée et que la fréquence des battements de cet organe était due, comme disaient les anciens, à une excitation directe du cœur. Il serait important d'étudier, au moyen d'expériences sur les animaux, les caractères de la tension artérielle, après avoir provoqué chez eux, par inoculation, quelque fièvre éruptive.

§ 405. — *Caractères du pouls dans la fièvre jaune.* — Fusier a publié une relation des épidémies de *fièvre jaune* qu'il a observées à la Vera-Cruz[1]; on trouve dans son travail, des sphygmogrammes nombreux ; nous en reproduisons quelques-uns. Une particularité

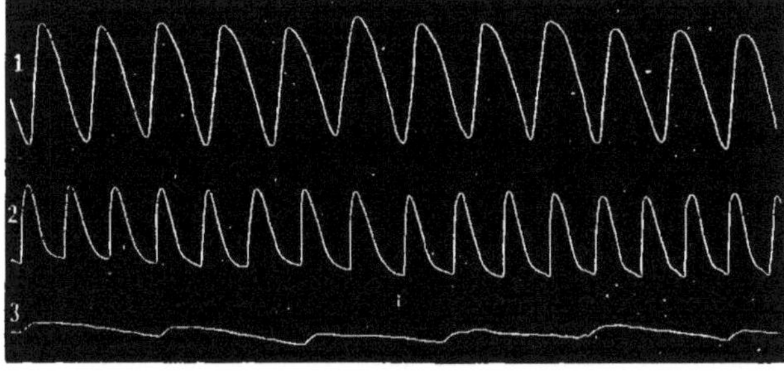

Fig. 279. Formes du pouls dans la fièvre jaune. (Fusier.)

notée par cet auteur, c'est que le stade de chaleur arriverait dès le début de la maladie, à l'inverse de ce qui se passe dans le choléra. Le pouls, dès les premiers instants, prend une amplitude énorme, ligne 1 fig. 279 ; il ne présente pas de dicrotisme; sa fréquence devient extrême, puis, si la guérison doit arriver, l'amplitude du pouls tombe au-dessous de la normale et le malade entre dans la période de convalescence; ensuite, pendant très longtemps, son pouls est faible et rare avec rebondissements multiples.

1. Fusier, *Résumé d'études sur la fièvre jaune observée à la Vera-Cruz de* 1862 *à* 1867. (Extrait du *Spectateur militaire*. Paris, 1877.)

Fusier considérait cet état comme une sorte d'algidité succédant à la fièvre.

Dans les cas où la maladie se prolonge et ne tend pas à la gué-

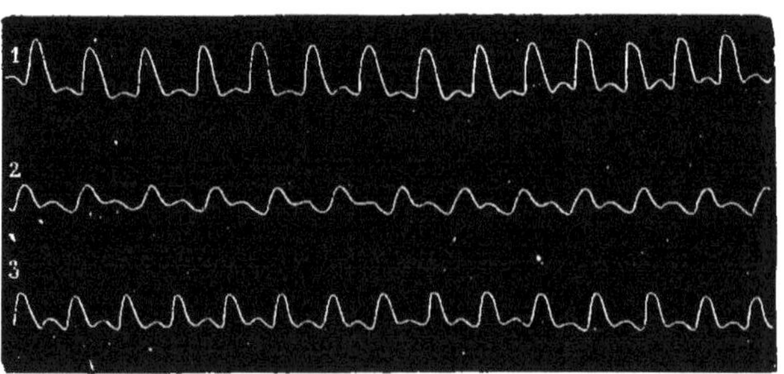

Fig. 280. Formes du pouls dans la fièvre jaune, dernière periode. (Fusier.)

rison, le pouls prend les caractères typhoïdes comme on le voit sur les sphygmogrammes de la figure 280.

Nous ne pouvons pousser plus loin l'examen des caractères du pouls dans les fièvres ; un traité spécial permettrait seul d'exposer ce sujet d'une manière suffisante pour guider le praticien dans la recherche des caractères graphiques du pouls. Nous avons voulu seulement montrer qu'une ressemblance frappante existe entre les formes du pouls appartenant à des états morbides que les nosologistes ont dès longtemps groupés dans une même famille. Nous avons également essayé de faire voir quelle importance il y avait à comparer, les uns aux autres, les tracés recueillis à intervalles successifs, pour y saisir la tendance de la maladie vers une issue favorable ou funeste. Nous compléterons l'étude de la fièvre en cherchant l'interprétation physiologique de l'état opposé au stade de chaleur, c'est-à-dire de *l'algidité;* enfin nous rechercherons quel lien préside à la succession de ces deux états dans les maladies à deux stades, et comment se comporte la température dans les différents états fébriles.

DE L'ALGIDITÉ.

§ 406. — Le mot *algidité* (de *algidus*, froid) s'applique à un ensemble de symptômes opposés à ceux de la fièvre : les extrémités sont froides, la peau décolorée, les traits amaigris, la face grippée comme celle d'un cadavre. Les doigts sont quelquefois si effilés, que les bagues tombent d'elles-mêmes. Le pouls est petit, parfois irrégulier, la fréquence en est tantôt plus grande qu'à l'état normal, et tantôt diminuée.

Dans cette description classique de l'état algide, sauf la fréquence du pouls qui peut être plus grande qu'à l'état normal, on trouve des symptômes à peu près complètement opposés à ceux de la fièvre, qui s'accompagne de chaleur. Nous montrerons plus tard que ce qu'il y a de contradictoire dans cette fréquence du pouls, tantôt augmentée et tantôt diminuée, peut s'expliquer par la différence des causes qui paraissent donner naissance à l'état algide. Cette même différence dans la cause de l'algidité produit encore des modifications dans la répartition de la température. Il est donc indispensable d'étudier isolément les différentes variétés de cet état morbide.

Nous commencerons par un type bien défini : l'algidité qu'on observe dans les fièvres pernicieuses. « Dans cet état, le pouls se « ralentit, les lèvres et la langue pâlissent et se décolorent. L'a« baissement de la température s'effectue des extrémités au « centre : les pieds, les mains, la face, se refroidissent ; la peau « est aussi froide que le marbre ; la langue est pâle, blanche, « humide, froide, ainsi que l'air chassé de la poitrine. La chaleur « se réfugie dans l'abdomen et ne s'y dissipe qu'en dernier lieu ; « le pouls se ralentit, devient rare, fuit sous le doigt et dispa« raît[1]. »

L'ensemble des symptômes est ici l'inverse de ceux de la fièvre ; or la physiologie va nous montrer qu'une cause tout opposée, c'est-à-dire un resserrement vasculaire, produit les phénomènes que nous venons d'énumérer.

1. *Compendium de médecine.*

De la pâleur des téguments dans l'algidité.

§ 407. — Cette pâleur est une conséquence de la moindre quantité de sang contenue dans les vaisseaux; elle correspond à la pâleur des tissus dont on galvanise le grand sympathique. Ajoutons que, dans la plupart des cas, elle s'accompagne d'une légère teinte bleuâtre des tissus. Le ralentissement du cours du sang dans les veines, par suite du resserrement des capillaires artériels, paraît être la cause de cette coloration; en effet, le sang qui passe lentement des artères dans les veines doit prendre à un haut degré le caractère et la couleur du sang veineux. Il se produit ici l'inverse de ce qui arrive dans la fièvre : on sait que dans celle-ci le sang conserve, jusque dans les veines, sa teinte rutilante.

De l'amaigrissement subit qui se produit sous l'influence de l'algidité.

§ 408. — Il est inutile d'insister longuement sur ce phénomène dont la cause est évidente. Puisque les vaisseaux relâchés outre mesure produisent, dans la fièvre, la turgescence des tissus, le spasme vasculaire devait nécessairement produire l'effet inverse. C'est alors que le globe oculaire s'enfonce dans l'orbite, parce qu'il n'est plus soutenu par la turgescence du lacis de vaisseaux qui occupe le fond de la cavité orbitaire; alors aussi, la peau des mains, des pieds et de la face devient trop large pour les parties qu'elle contient; on y peut former des plis qui ne s'effacent que lentement: c'est ce qu'on a appelé *perte d'élasticité de la peau.*

Nous allons faire l'examen des phénomènes qui se passent du côté des artères et du cœur.

Diminution de la force et de la fréquence du pouls dans l'algidité.

§ 409. — Une tension artérielle plus forte que de coutume est la conséquence nécessaire du spasme des vaisseaux. Or, cette tension suffit pour diminuer la force du pouls, § 185. Ajoutons que les artères elles-mêmes participent à la contraction, et nous aurons une raison de plus pour expliquer l'affaiblissement du pouls. C'est pour cela que, dans l'état algide très prononcé, le pouls devient le plus souvent insensible à la radiale, et qu'il faut, pour le sentir, explorer un vaisseau d'un plus gros volume. La diminution de la fréquence des pulsations est encore un effet secondaire de la tension augmentée, § 223. L'ensemble des phénomènes circulatoires est donc bien complètement inverse,

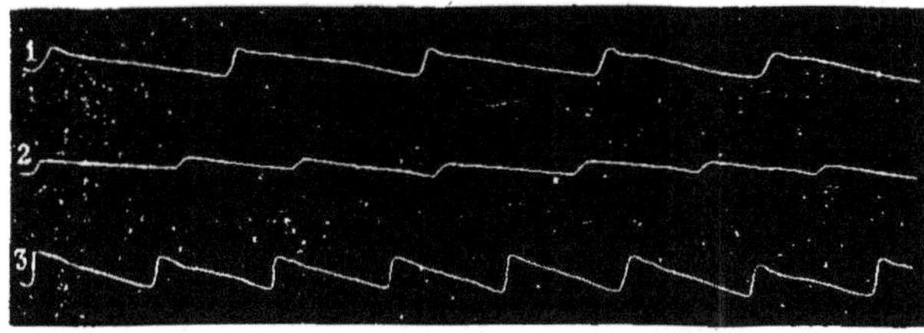

Fig. 281. Trois types du pouls dans l'algidité.
Ligne 1, mal de mer; ligne 2, nausées; ligne 3, après un vomissement.

dans l'état de fièvre et dans celui d'algidité. Ainsi, un pouls rare, faible, presque entièrement dépourvu de dicrotisme s'observe dans l'état algide. La figure 281 en montre trois types recueillis dans des algidités de causes différentes : le n° 1 est le pouls du mal de mer ; le n° 2 a été pris sur un sujet qui avait des nausées ; le n° 3 a été recueilli sur le même sujet, immédiatement après le vomissement[1].

1. Le vomissement amène l'algidité. On peut dire que cet effet est constant, car tout individu qui, sous une influence quelconque, est pris de nausées, pâlit subitement ; il a les mains froides, le pouls ralenti et plus faible que de coutume ; il présente, en un mot, tous les signes de la contraction vasculaire. Mais, dans cet état de la circulation, il peut exister des degrés très variés. En général, plus la durée et l'intensité de l'état nauséeux sont considérables, plus l'algidité est prononcée. L'ingestion de certaines substances, et particulièrement celle du tartre stibié, peut produire une algidité aussi complète que celle du choléra, ce qui a fait donner à cette intoxication le nom de *choléra stibié*. Certaines plantes de la famille des solanées possèdent la propriété nauséeuse et amènent également l'état algide. Enfin, le mal de mer, en même temps qu'il cause des vomissements et des nausées, produit l'état algide avec tous les caractères que nous connaissons.

Quelquefois, pendant les efforts du vomissement, il survient, dans l'état de la circulation, des changements qui sont les conséquences mécaniques de l'effort et ne durent pas plus que lui. Ainsi la face se congestionne parfois sous l'influence de la stase du

Dans ces cas, l'algidité se montre, pour ainsi dire, isolément; il est vrai qu'après cette période de froid la circulation s'accélère légèrement; mais ni la force, ni la fréquence du pouls, ni l'élévation de la température superficielle, n'excèdent beaucoup le degré normal. Dans les maladies à deux stades, l'algidité est, au contraire, suivie d'un état fébrile très prononcé. Le pouls, de

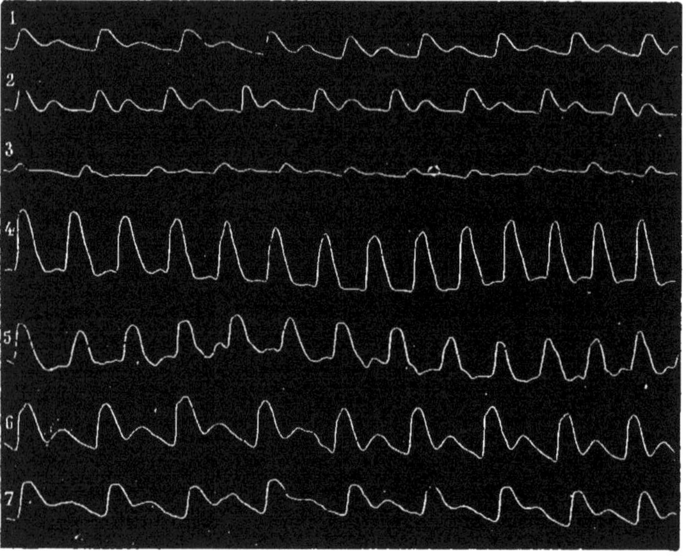

Fig. 282. Série de sphygmogrammes recueillis aux différents stades d'une fièvre intermittente. (Dr Imans.)

faible et rare, devient fort et fréquent; et si l'on suit, à courts intervalles, les modifications que présentent les sphygmogrammes, on assiste à toutes les phases de la transformation de l'état circulatoire.

Voici quelques exemples de cette transformation du pouls. La figure 282 montre les caractères du pouls dans les stades de froid, de

sang veineux; les battements du cœur se précipitent pendant ces mêmes efforts, mais, bientôt après, ils reprennent la lenteur qui est le caractère ordinaire de l'algidité.

J. Hunter (*loc. cit.*, liv. III, p. 377) avait été frappé de cette coïncidence de l'abaissement de la température avec le vomissement. Il en avait tiré cette conclusion que le siège de la calorification réside probablement dans l'estomac. Aujourd'hui que l'action du grand sympathique est connue, on comprend qu'une même influence de ce nerf s'exerce à la fois sur l'estomac, sur l'intestin et sur les vaisseaux.

chaleur et de sueur d'un accès de fièvre intermittente. Cette figure est extraite d'une série des sphygmogrammes qui m'a été adressée en 1863, par le Dr Imans, d'Utrecht. Les nos 1 et 2 correspondent à des jours d'apyrexie; le n° 3 est recueilli pendant un stade de froid, à 6 heures et demie du soir. A 9 heures, le malade était dans le stade de chaleur (ligne 4), à 11 heures, dans le stade de sueur (ligne 5). On administra du sulfate de quinine et le lende-

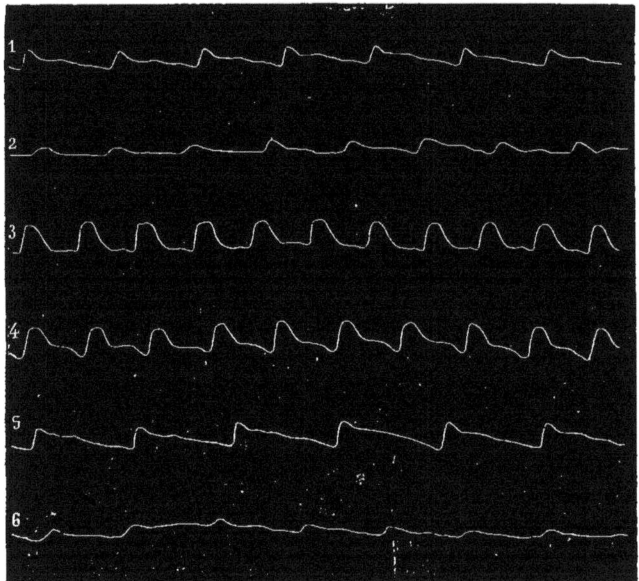

Fig. 283. Série de sphygmogrammes recueillis aux différentes phases d'une fièvre intermittente. (P. Lorain.)

main le pouls avait repris les caractères de l'apyrexie (lignes 6 et 7).

La figure 283, empruntée à Lorain, montre (ligne 1) le pouls dans l'apyrexie; (ligne 2), un stade de froid; (ligne 3 et 4), chaleur et sueur; (ligne 5), apyrexie; (ligne 6), nouveau stade de froid.

Enfin, la figure 284 correspond aux changements du pouls chez un cholérique dans les stades d'algidité et de *réaction* fébrile de la maladie.

En comparant entre eux les différents types du pouls qui viennent d'être représentés, on aperçoit certaines différences. Ainsi, à égale faiblesse des pulsations, on n'observe pas toujours une égale diminution de leur nombre : c'est que l'état algide peut tenir à des causes diverses qui n'ont de caractère essentiel que la diminution de la circulation périphérique.

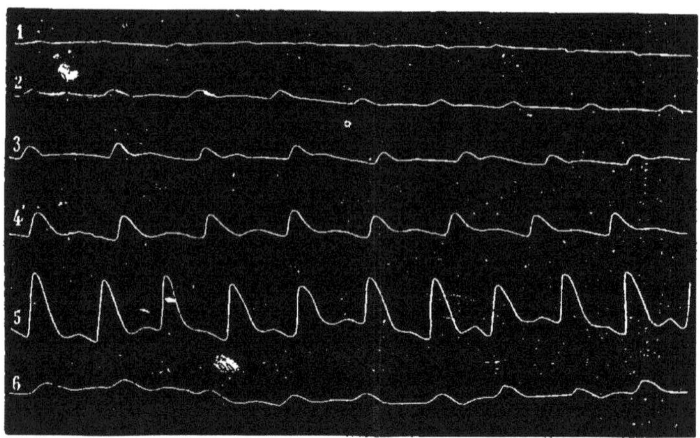

Fig. 284. Série de sphygmogrammes recueillis aux différents stades du choléra. Algidité extrême, ligne 1 ; l'algidité décroît peu à peu, lignes 2, 3 et 4 ; la réaction fébrile se voit ligne 5 ; nouvelle algidité, ligne 6. (P. Lorain.)

Des différentes sortes d'algidité.

§ 410. — Dans le corps tout entier, comme dans un organe isolé, la circulation peut être ralentie par deux causes : par la contraction excessive des petits vaisseaux, ou par la diminution de l'afflux du sang. Les mêmes effets se produisent sur la circulation d'un membre, soit qu'on galvanise les branches du grand sympathique qui s'y rendent, soit que l'on comprime l'artère afférente, car dans les deux cas la pression du sang est trop faible pour lutter contre le resserrement des vaisseaux. De même, l'algidité pourra se produire dans deux conditions opposées : soit qu'un spasme vasculaire généralisé entrave la circulation, soit que la quantité de sang que contiennent les artères soit insuffisante à les remplir. Une hémorrhagie abondante donnerait naissance à cette dernière sorte d'algidité, mais alors, indépendamment de la cause évidente de cet état algide, certains signes objectifs permettraient de le distinguer de celui qui dépend d'un spasme vasculaire. Sur un animal soumis à d'abondantes pertes de sang, l'abaissement de la tension artérielle, l'accroissement de la fréquence du pouls, montreraient qu'il ne s'agit pas d'un obstacle produit primitivement par le resserrement des petits vaisseaux. Sur l'homme, en l'absence d'un moyen direct de mesurer la tension artérielle, on sera renseigné par la fréquence du pouls qui est augmentée après une hémorrhagie, tandis qu'elle est diminuée dans l'algidité provenant d'un resserrement vasculaire, comme celle du mal de mer ou de quelques empoisonnements.

Dans certaines maladies, l'algidité semble avoir une cause complexe. Ainsi, dans le choléra, l'existence d'un spasme vasculaire paraît incontestable, mais il s'y joint une notable diminution de la masse du sang. C'est avec raison qu'on a appelé hémorrhagie séreuse la perte considérable de liquide par les déjections intestinales des cholériques. La diminution de la masse du sang qui en résulte doit compenser les effets du resserrement vasculaire, et maintenir une pression assez basse dans les artères[1]. On s'explique ainsi que le pouls garde souvent une assez grande fréquence dans la période algide du choléra.

Enfin, il est encore une autre cause qui tend à ralentir la circulation générale, c'est l'existence d'un obstacle à la circulation pulmonaire. On a vu § 290 que si l'on oblitère les vaisseaux du poumon, soit par l'introduction de matières pulvérulentes dans les artères pulmonaires, soit par l'injection de certaines substances comme l'ergotine, soit par l'augmentation de la pression de l'air à l'intérieur du poumon § 289, le cours du sang se ralentit dans la petite circulation, et le cœur gauche, ne recevant plus qu'une quantité trop faible de sang, n'envoie dans les artères que des ondées insuffisantes.

Dans bien des cas, un obstacle à la circulation pulmonaire s'ajoute aux autres influences qui produisent l'algidité, de telle sorte que les causes de cet état sont extrêmement complexes, et qu'il est difficile de faire la part de chacune d'elles. Le choléra, par exemple, présente parfois, à un haut degré, cette gêne de la circulation pulmonaire. Outre la constatation qu'on a faite maintes fois, à l'autopsie des cholériques morts en algidité, d'une réplétion

1. Cet abaissement de la pression du sang dans les artères a été du reste constaté directement par Magendie sur un cholérique.

énorme des cavités droites du cœur et des artères pulmonaires, certains signes décélaient, pendant la vie, que le sang traversait insuffisamment le poumon : ainsi, la dyspnée accusée par les malades, la cyanose et le refroidissement de l'haleine. (Ce dernier phénomène paraît tenir à ce que l'air ne rencontre pas dans les vaisseaux du poumon un sang suffisamment renouvelé.)

Beaucoup d'autres états algides, ceux des fièvres pernicieuses en particulier, sont visiblement accompagnés d'une gêne de la circulation pulmonaire. Les troubles de la circulation générale sont donc insuffisants pour indiquer avec certitude la cause principale d'un état algide. On verra, dans le chapitre prochain, comment la comparaison des températures superficielle et profonde renseigne sur la cause principale de l'algidité.

Ordre de succession des deux stades dans les maladies qui présentent l'algidité et la fièvre.

§ 411. — C'est une des lois physiologiques les mieux établies, qu'un resserrement excessif des petits vaisseaux est suivi d'un relâchement exagéré. On a vu des exemples nombreux de ces alternances, lorsqu'il a été question de la contractilité vasculaire. Mais on ne saurait admettre que la réciproque se produise au même degré, et qu'un relâchement vasculaire soit suivi d'un resserrement. S'il est vrai que cet effet existe dans un grand nombre de cas, il est plus lent à se produire, et beaucoup moins prononcé que le relâchement après la contraction. Or, dans les maladies à deux stades, on voit apparaître d'abord le resserrement des vaisseaux, tandis que la dilatation ne vient qu'en second lieu. Le stade de froid précède donc celui de chaleur.

Cet ordre constant montre bien que, dans les maladies, il n'y a pas renversement des lois physiologiques; il tend aussi à modifier la manière dont on doit concevoir la nature des différents états morbides. On donnait autrefois le nom de *sthénique* à l'état fébrile; on le considérait en effet comme produit par un excès de force; inversement on appelait *asthénique* l'état d'algidité.

Ces désignations ne sauraient être conservées, car, du moment où l'on admet que c'est le calibre des vaisseaux qui règle le cours du sang, il faut conclure que l'excès de force contractile de ces vaisseaux correspond justement à l'état algide, et leur atonie à la fièvre. Ainsi, la succession des deux stades semble justifier l'opinion de Henle qui, le premier, a admis qu'un resserrement vasculaire énergique est suivi d'un relâchement produit par épuisement de la contractilité. La découverte de deux sortes de nerfs vaso-moteurs, dont les uns provoquent le resserrement, et les autres le relâchement des vaisseaux, modifie seulement la manière dont on devra exprimer la succession des deux stades : peut-être faudrait-il dire que dans la plupart des maladies les nerfs vaso-constricteurs sont atteints les premiers, et que les vaso-dilatateurs le sont plus tardivement. Il n'est pas certain que la fièvre jaune, § 405, constitue une exception à cet égard.

CHAPITRE XXXVI.

MODIFICATIONS DE LA TEMPÉRATURE GÉNÉRALE DANS LES MALADIES.

De la calorimétrie clinique. — De la thermométrie clinique. — Lieux d'application du thermomètre. — Des maladies où la déperdition de chaleur est modifiée par un trouble de la circulation. — Des maladies qui s'accompagnent d'un changement dans la production de chaleur. — Courbes simultanées des températures centrale et périphérique dans les maladies. — Rapports entre la température centrale et la fréquence du pouls. — Des sensations de chaleur et de froid chez les malades. — Des changements de la température après la mort.

Dans les chapitres XXX et XXXI nous avons dit comment la chaleur modifie la circulation du sang et comment, à son tour, la circulation change la répartition de la chaleur dans les différents points de l'organisme. Ces théories physiologiques jettent une vive lumière sur la nature des maladies qui se caractérisent par un changement dans la température du corps. La pathologie présente des exemples de toutes les modifications de la température animale que les physiologistes savent produire dans leurs laboratoires. Certaines maladies semblent avoir pour caractère dominant une production exagérée de chaleur, certaines autres une diminution de cette production ; ailleurs c'est une circulation trop rapide qui échauffe la surface du corps; d'autres fois la circulation ralentie produit une algidité dans laquelle un refroidissement extrême de la surface du corps coïncide avec une température centrale plus élevée qu'en santé. Ces différents états sont faciles à confondre entre eux ; nous essayerons d'indiquer les moyens de les distinguer les uns des autres.

L'évaluation des changements dans la production de chaleur est du ressort de la calorimétrie. Mais, comme cette méthode n'est pas encore applicable à la clinique, il faut chercher les moyens d'y suppléer par la comparaison des températures superficielle et profonde chez les malades. On va voir que cette comparaison fournit d'importantes notions sur la production de chaleur dans les différentes maladies. Toutefois, comme certaines tentatives de calorimétrie clinique ont été faites à différentes époques, il y a lieu de les rappeler en quelques mots.

De la calorimétrie clinique.

§ 412. — On doit rattacher à la calorimétrie certaines expériences dans lesquelles on a mesuré la quantité de chaleur qu'un malade cède, en un temps donné, à l'eau d'un bain. La première détermination de ce genre a été faite par Marteau[1]. Il s'agissait d'un homme qui, dans un espace de 8 à 10 minutes, avait échauffé d'un degré l'eau d'un bain froid où il était plongé; en calculant le poids de l'eau échauffée, on estima que le corps du malade avait cédé au bain environ 250 calories.

Liebermeister et son élève Kernig[2] ont basé sur ce principe une méthode de calorimétrie clinique. Ces auteurs ont cru pouvoir conclure de leurs expériences que, chez certains malades, la production de chaleur est double ou triple de sa valeur normale. Mais, comme la température du bain, suivant qu'elle est plus ou moins élevée, semble, à elle seule, faire varier la production de chaleur, et comme, d'autre part, la mesure des quantités de chaleur cédées par l'organisme est entourée de causes d'erreur malgré les précautions les plus minutieuses, il semble encore presque impossible d'arriver, par cette méthode, à des évaluations précises.

On peut prévoir le moment où de vastes calorimètres[3] recevront des malades et permettront d'établir sur des mesures rigoureuses la distinction nosologique des maladies où la production de chaleur est augmentée et de celles où elle est diminuée. En attendant, on peut déjà savoir si, chez un malade, la production de chaleur est élevée ou abaissée. Ces indications, bien que purement relatives, sont d'une haute importance; elles sont fournies par le thermomètre.

1. Marteau, *Lettres sur la chaleur*, in-8°, 1748. (V. Lorain, *de la Température humaine*, t. I, p. 203.)
2. Kernig, *Experimentelle Beiträge zur Kenntniss der Warmeregulierung beim Menschen*. Thèse Dorpat, 1864.
3. Voir, pour l'exposé de la calorigraphie, la *Méthode graphique*, p. 357 et 587.

De la thermométrie clinique.

§ 413. — La thermométrie ne donne de notions importantes sur la chaleur animale qu'autant que l'on compare la température centrale à la température périphérique du corps. En effet, de simples changements dans la vitesse de la circulation, suivant qu'ils sont produits par un relâchement ou par un resserrement vasculaire, se traduisent par des variations de sens inverse des températures superficielle et profonde. Au contraire, tout changement dans la production de chaleur amènera des effets de même sens dans les différentes régions du corps : il y aura dès lors

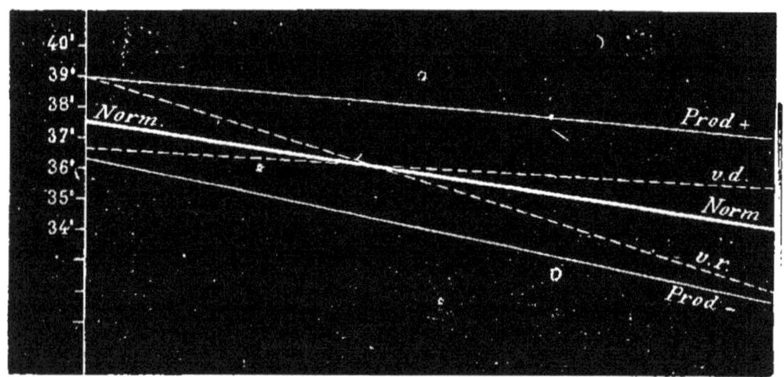

Fig. 285. Schéma des répartitions de la température, suivant qu'il s'agit d'un changement dans la production de chaleur, ou d'un trouble circulatoire.

élévation simultanée, ou abaissement simultané des températures superficielle et profonde. Une figure schématique rendra ces lois faciles à comprendre.

Supposons que, sur un sujet sain, nous ayons mesuré la température intérieure du corps et la température superficielle ; cette dernière sera toujours la plus basse, de sorte qu'on pourra exprimer la différence des deux températures par une ligne inclinée *Norm.*, fig. 285, dans laquelle l'extrémité gauche exprime la température centrale (environ 37°,5 cent.), et l'extrémité droite la température superficielle, soit 32°.

Nous avons dit qu'un trouble vaso-moteur quelconque aura des effets inverses sur les températures superficielle et profonde ; ainsi, un relâchement des vaisseaux, en accélérant le cours du sang, répartira les températures suivant la ligne ponctuée V*d*, élevant la température superficielle, mais abaissant la température profonde, § 361.

D'autre part, un resserrement vasculaire répartira les températures suivant V*r*, refroidissant la superficie et échauffant le centre.

Supposons, au contraire, que la production de chaleur soit modifiée. S'il s'agit d'un accroissement de cette production, tout s'échauffera à la fois, car l'excès de chaleur fera relâcher les vaisseaux, et la répartition des températures se fera suivant la ligne supérieure *Prod*+. Si la production de chaleur est moindre, la répartition des températures se fera suivant la ligne *Prod*—.

Assurément, la valeur absolue des indications thermométriques varie beaucoup suivant la température ambiante, surtout pour les régions superficielles qui sont particulièrement exposées aux influences extérieures, mais le sens des variations sera celui qui vient d'être indiqué. Ce renseignement permettra donc de distinguer la nature des troubles que la maladie a amenés dans la température.

Cette méthode de thermométrie comparative suppose qu'au préalable on s'entende bien sur les lieux où devra être appliqué le thermomètre pour évaluer la température profonde et la température superficielle.

Lieux d'application du thermomètre.

§ 414. — De tous les points accessibles au thermomètre, le rectum est celui qui donne la température la plus approchée de celle des régions centrales; c'est donc celui qu'on doit préférer[1]. Il n'y a pas de difficulté à explorer la température rectale dans la

1. H. Kronecker vient d'imaginer, pour déterminer avec précision la température centrale dans les maladies, de petits thermomètres à déversement dont le volume est à peu près celui d'un noyau d'olive. Ces thermomètres peuvent être avalés impunément, et quand le malade les a rejetés, on constate un vide dans leur boule. En plongeant l'instrument dans de l'eau dont on élève graduellement la température, on fait dilater le mercure, et le vide disparaît à un moment donné. Quand le déversement du mercure est sur le point de se produire, on lit sur un thermomètre gradué la température de l'eau où les deux instruments sont plongés. Ce degré correspond exactement à la plus haute température à laquelle le thermomètre a été soumis dans l'intérieur du corps.

pratique des hôpitaux, mais dans la clientèle privée, beaucoup de médecins prennent la température dans la bouche. Ce choix est encore admissible, car la température buccale, bien que plus basse que celle du rectum, suit à peu près les variations de cette dernière. Mais une très mauvaise méthode consiste à appliquer le thermomètre dans l'aisselle; en effet, la température de cette région offre des changements qui sont parfois en désaccord complet avec ceux de la température du rectum et de la bouche.

La figure 286 montre cette singulière variation de la température de l'aisselle; elle est formée de trois courbes qui correspondent aux variations que subit la température de trois points différents

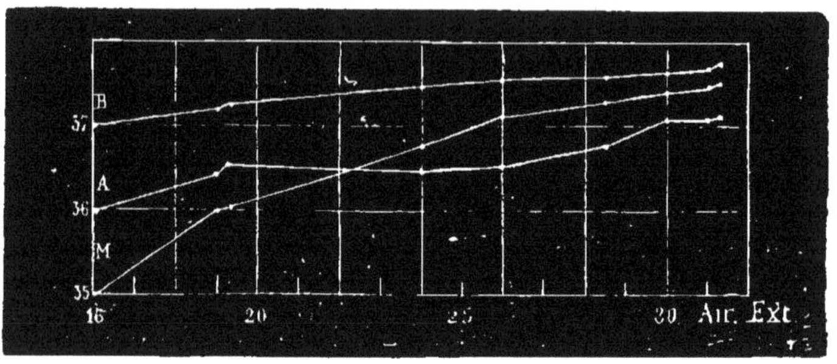

Fig. 286. Courbes des variations de la température de la main M, de la bouche B, de l'aisselle A, sous l'influence de changements dans la température de l'air extérieur.

du corps, la main, l'aisselle et la bouche, quand l'air ambiant est de plus en plus froid[1].

Quand l'air était frais (16° cent.), la température de la main et celle de la bouche présentaient un écart de 3°; cet écart diminuait à mesure que l'air ambiant s'échauffait davantage. Par une chaleur de 31°, il n'y avait plus qu'un demi-degré d'écart entre les températures de la bouche et de la main. Ce premier résultat con-

1. Les valeurs de la température ambiante se lisent sur la ligne des abscisses; cette température a varié de 16° à 31° centigrades, aux différents jours où l'on a expérimenté. Sur l'axe des ordonnées est l'échelle des températures observées en chaque partie du corps; c'est à cette échelle que se rapportent les hauteurs des trois courbes : M, température de la main; A, température de l'aisselle; B, température de la bouche, le thermomètre étant placé sous la langue, et la respiration se faisant par le nez.

J'ai recueilli ces températures sur moi-même, pendant l'été de 1858, ayant soin d'expérimenter toujours à la même heure, d'être toujours vêtu de la même façon (pantalon et veste de toile), et de ne commencer la détermination des trois températures qu'après être resté en repos et assis pendant une heure.

corde avec ce que nous savons du nivellement des températures superficielle et profonde dans une étuve chauffée.

Mais si nous considérons la courbe A, elle nous montre une singulière variation de la température de l'aisselle. Tant que la température ambiante a été inférieure à 20°, l'aisselle a été plus chaude que la main; dès que l'air ambiant s'est échauffé au-dessus de 20°, l'aisselle est devenue plus froide que la main. Cette variation inverse ressort du croisement des courbes A et M, croisement qui s'observe à partir du moment où la température de l'air a atteint 22° environ.

Ainsi, à l'inverse des régions profondes qui sont toujours plus chaudes que les régions superficielles, l'aisselle, pour des raisons encore difficiles à saisir, est plus chaude que la main si la température ambiante est basse, plus froide, si la température ambiante est élevée. Il ne faut donc pas chercher en cet endroit la température profonde du corps; la température buccale serait moins défectueuse. Mais c'est dans le rectum, dans le vagin, dans l'urèthre exploré le plus profondément possible, dans le jet d'urine au moment de la miction, qu'on trouvera la température la plus élevée et par conséquent la plus rapprochée de celle des régions profondes.

Lorsqu'on a déterminé la température centrale, il faut, par une seconde opération, mesurer la température superficielle. La bouche étant plus exposée que le rectum au refroidissement peut, dans certains cas, servir à cette seconde détermination; mais la main est préférable, car elle se prête mieux à faire ressortir l'écart entre les deux températures. On doit, préalablement, tenir le bras hors du lit pendant quelques minutes; puis, le patient saisit la boule du thermomètre et la garde dans la main pendant un temps toujours le même.

§ 415. — Étant admis que la température rectale doive être de 37°,5, à l'état normal, si un malade présente un excès d'un demi-degré dans la température profonde, cela peut tenir, soit à une production de chaleur exagérée, soit à la rétention de la chaleur dans les centres, par suite d'un ralentissement de la circulation qui diminue la déperdition. Dans le premier cas, on devra voir la température centrale et la température périphérique plus élevées toutes deux qu'à l'état normal (*Prod.* +, fig. 285); dans le second, l'élévation de la température centrale coïncidera avec l'abaissement de la température périphérique (*Vr.* fig. 285). Les relations, directes ou inverses, des deux températures permettront également de distinguer l'algidité profonde, tenant à la moindre production de chaleur, de l'algidité superficielle où la surface du corps est seule refroidie, tandis que l'intérieur est échauffé[1].

Des maladies où la déperdition de chaleur est modifiée par un trouble de la circulation.

§ 416. — Les expériences de Pécholier sur les effets du tartre stibié et de l'émétine § 349 m'avaient paru prouver que, dans ces deux empoisonnements, c'est un resserrement des vaisseaux qui fait monter la température centrale et baisser la température périphérique. Aussi ai-je considéré comme probable que dans l'algidité du choléra, où les vaisseaux superficiels sont exsangues, la chaleur devait s'accumuler dans les régions centrales[2]. Ces vues théoriques ont été vérifiées par les cliniciens : Zimmermann[3] a trouvé dans l'algidité cholérique la température rectale à 39°,2; Charcot[4] a constaté aussi dans le choléra que l'abaissement de la température superficielle est accompagné d'une notable élévation de la température rectale; le même antagonisme a été signalé dans le stade d'algidité des fièvres pernicieuses.

L'état opposé à l'algidité s'observe dans le stade de chaleur du choléra, ce qu'on a appelé la *réaction;* alors les vaisseaux sont relâchés, et la circulation prend une grande vitesse. Dans cet état, la théorie fait prévoir que l'échauffement des parties superficielles du corps amènera un abaissement de la température profonde. Les observations de Charcot ont encore vérifié cette prévision.

Certains agents toxiques, par exemple l'alcool pris à haute dose, produisent les mêmes effets[5]. On connaît cette pratique vulgaire des paysans qui consiste, par les hivers rigoureux, à en-

1. Il faut nécessairement tenir compte de la température ambiante dans l'appréciation des écarts entre les températures superficielle et profonde; mais la valeur absolue de ces écarts importe moins que le sens de la variation qui se produit au cours d'une maladie.

2. Marey, *Physiologie pathologique du choléra.* (*Gaz. hebd.*, 1865, p. 743 et 763.)

3. Zimmermann, *Deutsche Klinik*, 1855.

4. Charcot, *Sur la température du rectum dans le choléra asiatique. Mém. de la Soc. de Biologie*, 1865, p. 202.

5. Lorain, *de la Température humaine*, t. I, p. 499.

fouir les ivrognes dans du fumier, afin de les empêcher de se refroidir. C'est qu'en effet l'alcool accélère beaucoup la circulation, et abaisse ainsi la température centrale.[1] Beaucoup d'expériences faites sur les animaux ont montré que l'alcool produit un abaissement de la température centrale.

Il est probable que, si les médecins appliquent à différents états morbides la double détermination des températures, ils en trouveront un certain nombre où la circulation rapide et l'échauffement de la superficie du corps s'accompagnent d'un abaissement de la température profonde.

En résumé, toute maladie dans laquelle un changement de la circulation modifie la déperdition de chaleur devra se caractériser par une *variation inverse des températures superficielle et profonde.*

Des maladies qui s'accompagnent d'un changement dans la production de chaleur.

§ 417. — L'inanition, qu'elle soit produite par l'impossibilité d'ingérer les aliments, par leur quantité insuffisante, ou par un défaut d'absorption, produit constamment, mais à des degrés différents, l'abaissement de la température centrale.

Les expériences de Chossat [2], confirmées par un grand nombre de physiologistes, ont rendu ce fait évident. Les cliniciens ont souvent noté l'abaissement de la température centrale, soit chez des sujets dont un cancer du pylore empêchait l'alimentation [3], soit sur des aliénés qui refusaient toute nourriture. Mais c'est surtout chez les enfants qu'on observe le refroidissement par alimentation insuffisante. Tantôt il se produit un simple dépérissement que Parrot a nommé *athrepsie*, tantôt l'état désigné

1. Une observation curieuse due à Bourneville se rapporte à un cas d'ivresse comateuse à la suite d'ingestion d'alcool : la température centrale était tombée à 36°. (Voir Hadouan, *de l'Algidité centrale*. Thèse, Paris, 1873, p. 78.)

2. Chossat, *Recherches expérimentales sur l'inanition* (*Journ.* de Magendie de 1828), a montré que la température centrale s'abaisse graduellement chez les animaux privés de nourriture, puis, qu'elle baisse plus brusquement aux approches de la mort. A ce moment, la température rectale descend parfois jusqu'à 16°. En même temps, la température superficielle s'abaisse également; tous les auteurs ont signalé ce fait. De sorte que l'inanition, qui diminue la production de chaleur, agit dans le même sens sur les températures centrale et périphérique.

3. Joffroy (*Comptes rendus de la Soc. de Biol.*, 3 juillet 1869) a vu la température du rectum tomber à 34° chez une femme qui succombait à un cancer de l'estomac.

sous le nom de *sclérème infantile*. La température centrale s'abaisse beaucoup, elle tombe à 35° environ, aux approches de la mort; Parrot l'a vue descendre à 21° dans le rectum d'un enfant atteint de sclérème.

Dans certains empoisonnements, dans l'urémie, après la morsure des serpents venimeux, dans ces états encore mal définis qu'on nomme *adynamiques*, on a observé un abaissement considérable de la température centrale. La température superficielle s'abaisse parallèlement dans les différentes circonstances que nous venons d'énumérer.

§ 418. — La production de chaleur semble augmenter, au contraire, dans les fièvres infectieuses, les fièvres éruptives, la pneumonie, les érysipèles, etc. Dans ces différents états, non seulement la peau du malade est chaude, mais le thermomètre accuse une élévation de la température profonde. De sorte que, malgré l'accélération du cours du sang et la déperdition plus grande de la chaleur, l'excès de la production se traduit par un échauffement général du corps.

Ainsi, les maladies dans lesquelles la production de chaleur est changée se traduisent par la *variation dans le même sens des températures superficielle et profonde.*

Comme l'intérêt véritable de la thermométrie clinique est de suivre les variations de la température en deux régions différentes, il est important de représenter sous forme de courbes la marche de ces deux températures. Nous allons donner quelques spécimens de ces courbes thermométriques, afin de montrer quelle clarté elles jettent sur la marche et sur le pronostic des maladies.

Courbes simultanées des températures centrale et périphérique dans les maladies.

Lorain[1] avait adopté l'emploi des courbes pour représenter d'une manière saisissante les changements qu'il constatait chaque jour dans l'observation de ses malades; il avait étendu cette méthode, non seulement aux variations des températures centrale

1. Lorain, *le Choléra observé à l'hôpital Saint-Antoine*, Paris, 1868, et *de la Température humaine*. Œuvre posthume publiée par P. Brouardel, 1877.

et périphérique, mais à celles du chiffre du pouls et de la respiration, aux changements du poids des malades, à la quantité de l'urine excrétée, etc. Brouardel a recouru également à cette manière de représenter la marche de différentes maladies avec les crises intercurrentes. C'est aux publications de Lorain que nous empruntons les courbes ci-contre.

§ 419. — *Courbes des variations des températures dans le choléra.* — Dans la figure 287, la courbe supérieure ponctuée correspond

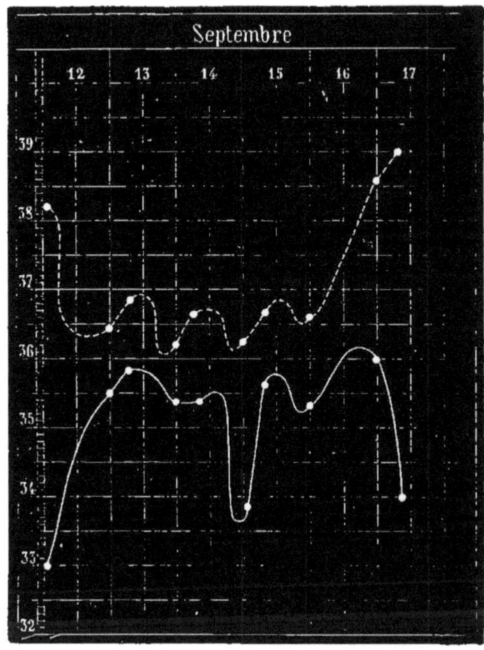

Fig. 207. Courbes des températures dans le choléra.

à la température centrale prise dans le rectum; la courbe inférieure, formée d'un trait plein, représente la température de la bouche qui, dans cette observation, correspond à la température périphérique[1].

1. Le rectum étant moins soumis que la bouche aux causes de déperdition de chaleur, la température variera, dans ces deux points, suivant les rapports indiqués entre les

Le malade entre à l'hôpital en état d'*algidité*, la bouche est plus froide qu'à l'état normal, le rectum plus chaud d'un degré et demi que chez un sujet sain. Une *réaction* incomplète se produisit pendant les quatre jours qui suivirent : les courbes convergèrent, la température centrale s'abaissant, et la température périphérique s'élevant. Enfin les accidents *algides* reparurent ; les deux courbes divergèrent de nouveau et la mort vint le cinquième jour. A ce moment la température centrale s'était élevée à 39°, celle de la bouche était tombée à 34°.

L'inspection de ces courbes montre que, chez ce malade, l'élément dominant consistait en un trouble de la circulation, avec changements dans la répartition et dans la déperdition de la chaleur. Mais quelles erreurs n'eût-on pas commises si l'on se fût borné à suivre la marche de la température en un point unique, dans la bouche par exemple. A la date du 12, en voyant la température buccale s'abaisser, on eût pu croire à une diminution dans la production de chaleur; cette supposition est exclue par l'élévation de la température profonde à cette même date. D'autre part, en voyant la bouche se réchauffer, les 13, 14 et 15 septembre, on eût pu croire que la production de chaleur augmentait, si l'on n'eût eu, pour rectifier cette erreur, l'abaissement de la température rectale.

On remarque dans la figure ci-dessus que *la divergence des courbes correspond à l'algidité, leur convergence à la réaction fébrile.* Ajoutons que la divergence finale qui s'observe dans ces courbes est un pronostic des plus graves ; elle annonce une récidive d'algidité; celle-ci, dans les observations de Lorain, a toujours été suivie de mort.

§ 420. — *Courbes des températures dans le choléra à forme adynamique.* — La figure 288 diffère notablement de celle que nous venons de voir, elle correspond à une autre forme très grave du choléra. Le malade présente à son entrée à l'hôpital l'état d'algidité : on le reconnaît à la divergence des deux courbes. Le lendemain, et pendant les quatre jours suivants, les deux courbes ont convergé ; il y avait une réaction franche.

températures superficielle et profonde ; seulement la valeur des écarts observés sera beaucoup moindre que si l'on prenait, comme lieu d'observation de la température périphérique, une région plus exposée que la bouche aux causes de déperdition de chaleur, la main par exemple.

A partir du sixième jour, les deux courbes s'abaissent et éprouvent une chute parallèle ; enfin, quand la mort arrive, la température rectale est tombée au-dessous de 33°. Sans expliquer la nature de l'état adynamique signalé dans cette dernière période,

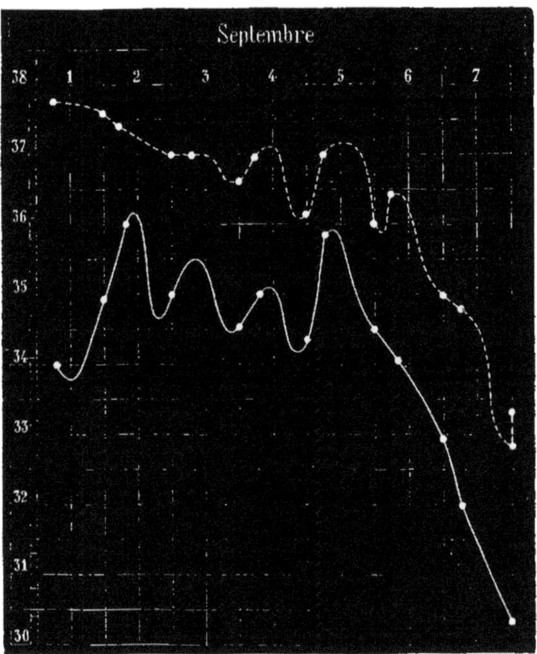

Fig. 288. Courbes des températures dans le choléra à forme adynamique [1].

on peut toutefois affirmer que cet état se caractérisait par une diminution de la production de chaleur.

§ 421. — *Courbes de la température dans la fièvre intermittente franche.* — Dans la figure 289, les températures de la bouche et du rectum suivent des oscillations parallèles. La fièvre ayant le type tierce s'accuse tous les deux jours par une grande augmen-

1. Dans cette figure et dans celle qui précède, les courbes de températures ont été recueillies par un procédé particulier. Au lieu de joindre simplement par des lignes droites les points d'observation successifs, on a tracé la *courbe probable* de la température, en tenant compte des variations horaires qui s'observent sur les malades. (Voir *Méth. graph.*, p. 44.)

tion de chaleur à la bouche et au rectum (40° à 41°) tandis que, dans les jours intercalaires, les deux températures tombent au-dessous de la normale, à 36°.

Ces courbes n'ont pas besoin d'être commentées : leur seule inspection révèle plus clairement la marche de la température que ne pourrait faire le langage.

Nous ne quitterons pas ce sujet sans montrer encore la marche des températures dans une autre forme de la fièvre intermittente, dans la forme algide.

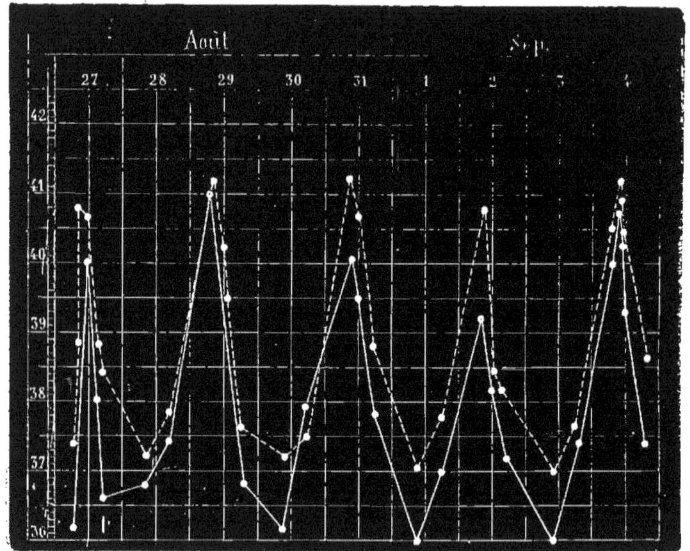

Fig. 289. Courbes des températures dans la fièvre intermittente franche.

§ 422. — *Tableau de la distribution des températures dans la fièvre algide* (type tierce). — Les trois premiers accès ont montré une divergence des courbes (fig. 290) rappelant ce qui s'observe dans la période algide du choléra. Or, l'observation du malade relate expressément qu'il y avait alors un état d'*algidité* : le visage était cyanosé et les extrémités froides[1]. Dans l'intervalle des accès algides, les courbes convergeaient. On a noté dans l'observation de ce malade que, pendant le réchauffement de la surface du corps, la fréquence du pouls diminuait beaucoup. L'algidité, au contraire,

1. Lorain, *loc. cit.*, t. II, p. 31.

coïncidait avec un pouls extrêmement rapide; cela s'observe souvent aussi dans le choléra. Cette accélération du rythme cardiaque semble liée à l'élévation de la température centrale. La chaleur, en effet, accélère les mouvements du cœur, § 29.

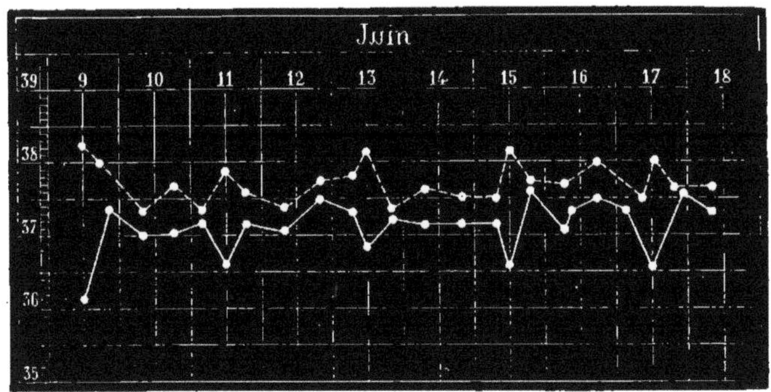

Fig. 290. Courbes des températures dans la fièvre algide pernicieuse.

Rapports entre la température centrale et la fréquence du pouls.

§ 423. — Depuis que l'usage du thermomètre s'est répandu en clinique, on a souvent constaté que la fréquence du pouls augmente et diminue avec la température. Quelques médecins ont même pensé que l'emploi du thermomètre dispensait de compter le pouls, mais d'autres ont signalé des contradictions marquées entre la fréquence du pouls et la température; ce désaccord a été observé principalement dans les états algides.

La contradiction en effet est formelle, si l'on considère comme ayant une température basse tous les malades qui ont la peau froide. Mais si l'on tient compte des deux états opposés dans lesquels la surface des téguments se refroidit, et si l'on distingue l'algidité profonde de l'algidité superficielle, on verra disparaître en partie la contradiction apparente entre la fréquence du pouls et la température. On trouvera le pouls rare dans les cas où la production de chaleur diminuée refroidira le corps jusque dans sa profondeur : il en est ainsi dans l'inanition[1] et dans les em-

1. Chez un Arabe qui mourait d'inanition dans la dernière famine d'Algérie, la température axillaire étant tombée à 36°, le pouls ne battait plus que 58 fois par minute. (Hutinel, *les Températures basses centrales.* Thèse agrég., Paris, 1880, p. 35.)

poisonnements dont il a été question au § 417. Le pouls sera fréquent, au contraire, quand le froid superficiel sera accompagné d'élévation de la température profonde.

Ce qui a été dit au chapitre XXI, relativement aux causes qui modifient la fréquence du pouls, montre la complexité de ce problème où interviennent l'état de la tension artérielle, celui de la circulation pulmonaire, et la température à laquelle le cœur est soumis.

Des sensations de chaleur et de froid chez les malades.

§ 424. — Une autre contradiction a frappé les médecins : c'est que les malades accusent souvent une sensation de froid tandis qu'on leur trouve la peau très chaude, et qu'ils se plaignent d'une chaleur ardente tandis qu'ils ont la peau glacée. Hufeland a dit que *souvent le frisson gît plutôt dans la sensation qu'il ne tient à un abaissement réel de la température*. Souvent, en effet, quand un malade éprouve un frisson et accumule sur lui les couvertures, si nous touchons sa peau nous la trouvons brûlante. Mais il est d'autres cas où les malades semblent avoir conscience d'une production excessive de chaleur dans leurs organes : on en voit qui s'exposent nus à l'air extérieur ou se jettent dans l'eau pour enlever à leur corps cet excès de chaleur dont ils souffrent.

A quoi tiennent ces différentes appréciations faites par le malade ? La sensation de frisson se produirait-elle au moment où la chaleur, arrivée à un très haut degré, commence à s'éliminer par une circulation plus rapide? Cette sensation accuserait-elle une prédominance de la perte sur la production de chaleur? On obtiendra peut-être la solution de ces questions en déterminant avec deux thermographes les variations des températures superficielle et profonde chez les malades.

Les malades qui ont la peau chaude accusent tantôt un froid intérieur et tantôt une chaleur profonde. Cela doit tenir à des différences réelles dans leur température centrale. En effet, nous avons déjà vu, § 419, que les malades dont la peau est froide sont parfaitement renseignés, par leurs sensations, sur l'état de leur température intérieure. En effet, le cholérique algide qui nous semble froid a parfaitement conscience de la température élevée qui règne à l'intérieur de son corps et que le thermomètre y révèle.

Ce malade repousse les boissons chaudes par lesquelles on prétend le réchauffer et se montre avide de breuvages glacés.

Dans l'alimentation insuffisante, au contraire, le malade a également la peau froide, mais il a en même temps conscience d'un refroidissement intérieur; il devient frileux et recherche les moyens de se garantir contre les pertes de chaleur. Ces moyens, en effet, d'après les expériences faites sur les animaux soumis à l'inanition, semblent prolonger l'existence.

Nous signalons au contrôle des expérimentateurs cette théorie dans laquelle la sensation de froid et de chaud qu'éprouvent les malades correspondrait à la perte ou à l'accroissement de la chaleur centrale. Cette sensation serait en contradiction avec la température superficielle dans les cas où se produirait un changement dans la déperdition de la chaleur; elle concorderait au contraire avec l'état de la température superficielle du corps, dans les cas où il s'agirait d'un changement dans la production de chaleur.

Des changements de la température au moment de la mort.

§ 425. — La mort amène un refroidissement graduel d'autant plus rapide que l'air extérieur est plus froid. Mais si l'on suit attentivement les phases des variations de la température *post mortem*, on observe souvent des ralentissements dans la marche de ce refroidissement, des réchauffements même, qui peuvent tenir à plusieurs causes.

Huppert [1] attribue à la formation de la rigidité cadavérique un dégagement notable de chaleur. A. Valentin [2] a multiplié les expériences sur les changements de la température *post mortem*. En observant la température centrale d'animaux tués de différentes façons, cet auteur a vu la température s'élever toujours un peu au moment où le cœur s'arrêtait; cela tiendrait à ce que les pertes produites par la circulation sont supprimées, tandis que les phénomènes chimiques par lesquels se produit la chaleur animale continuent encore.

1. Huppert, *Ueber die Ursache der Postmortalem Temperatursteigerung.* (*Arch der Heilkunde*, 1867, t. VIII, p. 321.)
2. A. Valentin, *Thèse inaug.*, Berne, 1869.

Certains genres de mort donnent naissance à un réchauffement très marqué. On a signalé ce phénomène principalement sur les cadavres des cholériques. Doyère [1] a pensé que l'échauffement se produit pendant l'agonie, mais Lorain [2] a reconnu un véritable échauffement *post mortem*. La température rectale s'élevait parfois de deux degrés. Cela s'observe aussi dans d'autres genres de mort.

§ 426. — *Indications thérapeutiques basées sur la température du corps.* — Les expériences de Delaroche et Berger, ainsi que celles de Blagden, ont prouvé que l'homme peut résister à de très hautes températures extérieures : mais c'est à la condition de ne pas s'échauffer lui même au delà de quarante-deux ou quarante-trois degrés. Les travaux de W. Edwards montrent que c'est principalement par l'évaporation cutanée et pulmonaire que les animaux résistent à la chaleur et que, par conséquent, c'est la chaleur sèche qui est le mieux supportée. Mais, si la température du corps d'un animal est portée à 45° environ, le cœur s'arrête et perd sa contractilité, comme tous les autres muscles; les nerfs sensitifs et moteurs perdent aussi leurs fonctions. Les cas de mort que l'on observe sur les soldats en marche par un soleil ardent semblent se produire de cette manière. Il est donc logique d'admettre que certaines maladies où l'on voit la température s'élever au delà de 44° amènent la mort par l'excès même de la température. De là cette indication toute naturelle, d'enlever la chaleur en excès dans les maladies où le thermomètre accuse une élévation très grande de la température centrale.

Les boissons froides et les bains froids ont été dès l'antiquité préconisés dans les affections fébriles; plus tard, lorsque la fièvre fut réputée un effort salutaire de la nature, cette pratique fut abandonnée, mais elle reprit faveur à une époque plus moderne. Elle eut en Angleterre une vogue très grande au siècle dernier, sous l'impulsion de J. Currie; elle a été de nos jours remise en honneur par les médecins allemands qu'entraînaient les succès de Brandt de Stettin. Cette thérapeutique a été l'objet d'études approfondies de la part de Liebermeister qui a formulé d'utiles préceptes pour l'application du froid aux malades. Cet auteur

1. Doyère, *C. r. Acad. des sc.*, 31 déc. 1853.
2. Lorain, *le Choléra*, p. 117-128.

pense que chez le fébricitant la chaleur se règle pour maintenir la température centrale à un degré supérieur à celui de la santé. D'après cela, on aurait donc beaucoup de difficulté à refroidir profondément les fébricitants : la chaleur qu'on leur enlève stimulerait pour ainsi dire l'organisme à en produire de nouvelle. Ces importantes questions ne pourront être entièrement résolues que par l'introduction en clinique d'une méthode précise de calorimétrie.

La soustraction de chaleur par l'immersion dans l'eau froide, pas plus que le réchauffement du corps dans un bain chaud prolongé, ne doivent être confondus avec l'action de l'hydrothérapie : celle-ci, agit par impression brusque et violente sur la contractilité des vaisseaux. Les limites de notre cadre ne nous permettent pas d'aborder les questions physiologiques relatives aux effets de l'hydrothérapie sur la contractilité vasculaire et sur l'appareil vaso-moteur.

CHAPITRE XXXVII

DES TROUBLES LOCAUX DE LA CIRCULATION DANS LES MALADIES.

Modifications de la circulation dans les parties paralysées. — De la congestion ou hypérémie. — De l'anémie locale. — De l'inflammation. — Explication des principaux phénomènes de l'inflammation par l'état de relâchement des vaisseaux. — De l'œdème.

Dans un grand nombre de maladies, on observe des troubles locaux de la circulation. Parfois la cause de ces troubles réside dans une influence mécanique facile à saisir; ainsi quand un obstacle empêche le sang artériel de pénétrer dans un organe ou y retient le sang veineux, il se produit des anémies ou des hypérémies *passives*, c'est-à-dire à la production desquelles les vaissaux de l'organe malade n'ont aucune part directe.

D'autres fois la cause des troubles vasculaires est une altération de la force contractile des vaisseaux qui, resserrés ou relâchés outre mesure, produisent dans le premier cas l'algidité ou anémie locale, dans le second, l'hypérémie ou l'inflammation. On appelle *actives* ces modifications de l'état circulatoire qui dépendent d'un relâchement ou d'un resserrement des vaisseaux. Ces troubles fonctionnels peuvent être classés en deux séries divergentes qui, toutes deux, aboutissent à l'altération des tissus. Le resserrement vasculaire excessif et trop prolongé peut amener la gangrène ou mortification des tissus; le relâchement vasculaire, quand il a dépassé l'état congestif, donne naissance à une inflammation qui amène des exsudations interstitielles, des formations de tissus nouveaux, en un mot, des altérations très variées des organes qui en sont atteints.

Nous avons vu précédemment que les anciens auteurs supposaient, pour expliquer les changements locaux de la circulation, des forces imaginaires en vertu desquelles le sang se portait vers les organes ou y était appelé, tandis que d'autres ois il abandonnait ces organes ou en était repoussé.

Il n'y a qu'à transporter à la médecine les notions données par l'expérimentation physiologique relativement à la contractilité vasculaire et au rôle des nerfs vaso-moteurs; ces notions rendront compte de la plupart des troubles de la circulation qui s'observent dans les maladies. Je n'entreprendrai donc pas d'énumérer les applications que l'on peut faire de la physiologie à la médecine; le lecteur les fera de lui-même.

A une époque où ces idées étaient neuves et où la plupart des médecins s'y montraient rebelles, j'ai longuement insisté sur le rôle de la contractilité vasculaire dans les congestions et les inflammations [1]; j'ai même combattu la théorie de l'accroissement de force locale dans les parties congestionnées ou enflammées avec une ardeur qui n'est plus nécessaire aujourd'hui. Car les découvertes de Cl. Bernard et de ses successeurs, soumises à vingt années de contrôle, rectifiées dans leur interprétation, complétées par d'importantes acquisitions de la physiologie, sont acceptées par la plupart des médecins avec confiance, par quelques-uns avec hardiesse.

Modifications de la circulation dans les parties paralysées.

§ 427. — Du temps où régnait la théorie qui attribue à un excès de force la rougeur et la chaleur des organes, on ne doutait pas que les régions paralysées ne fussent le siège d'un refroidissement; on professait même, sur la foi des doctrines, qu'il en était ainsi. Il paraît du reste que le refroidissement s'observe dans certains cas. Mais depuis que l'emploi du thermomètre s'est beaucoup répandu en médecine, on a comparé, sur un grand nombre de sujets présentant des hémiplégies, la température du côté sain à celle du côté paralysé, et l'on a vu que le plus souvent dans les hémiplégies de cause cérébrale ou spinale, la température est plus élevée du côté paralysé. La théorie physiologique d'un accroissement local de la température, sous l'influence d'une circulation plus rapide, trouve son application dans ces cas pathologiques.

1. Marey, *Recherches sur la circulation du sang à l'état physiologique et dans les maladies*; thèse, Paris, 1859, et *Physiologie médicale de la circulation du sang*, Paris, 1863.

Une région paralysée est assimilable à un organe dont on a coupé les nerfs vaso-moteurs. La similitude est tellement complète que, dans les parties paralysées, comme dans celles dont le grand sympathique a été coupé, l'échauffement s'observe surtout dans les régions exposées aux causes de refroidissement. Ainsi, quand on compare les températures des deux mains d'un hémiplégique, on trouve un écart de 3° ou 4°, mais l'écart est nul ou à peine sensible entre les températures des deux aisselles. Follet[1] a rassemblé de nombreuses observations qui montrent que certaines paralysies présentent manifestement l'ensemble des symptômes qui suivent la section du grand sympathique. Quand les paralysies sont anciennes, les changements de la température semblent diminuer, comme cela s'observe sur les animaux dont le sympathique est coupé depuis longtemps.

Mais à côté de ces cas, il en est d'autres où le côté paralysé présente un abaissement de température; ces derniers sont beaucoup plus rares et, d'après les cliniciens qui les ont observés, paraissent correspondre à la phase atrophique qui succède à la paralysie. D'autres fois, quand la paralysie tient à une lésion des nerfs, on observe également un refroidissement du côté paralysé.

Peut-être les effets inverses que produit une lésion des vaso-moteurs, suivant le point où elle existe, § 265, rendront-ils compte de ces différences, mais il serait prématuré de proposer dès maintenant cette explication.

De la congestion ou hypérémie.

§ 428. — Un relâchement vasculaire explique tous les phénomènes qui caractérisent l'hypérémie ou congestion sanguine. Ces caractères en effet ne sont autres que la rougeur, la chaleur et l'augmentation de volume des régions hypérémiées. Les artères afférentes battent ordinairement avec plus de force; ce phénomène, qui avait attiré l'attention des plus anciens observateurs, leur semblait impliquer l'existence d'un accroissement des forces locales dans les parties congestionnées. Mais nous avons vu, § 182, que ces battements plus forts sont une conséquence naturelle du

1. Follet, *Étude sur la température des parties paralysées* (*Gaz. hebd. de méd. et de chirurg.* Paris, 1867).

plus gros calibre des artères auxquelles s'étend le relâchement.

Si l'on demande à la physiologie d'expliquer les conditions si diverses dans lesquelles l'hypérémie se produit, on tire encore quelques lumières du rapprochement des observations cliniques et des résultats de l'expérimentation physiologique. En effet, tandis que dans certaines hypérémies il semble que la contractilité vasculaire ait été épuisée sur place, comme cela arrive par l'action d'une chaleur excessive ou par des excitations traumatiques trop fortes ou trop longtemps répétées, on voit d'autres fois l'hypérémie se produire d'une manière réflexe, pour ainsi dire. Il semble, comme le supposait Henle, qu'une impression sensitive amène un relâchement réflexe des vaisseaux. Beaucoup d'hypérémies physiologiques ont cette origine : c'est ainsi que se produit la dilatation des vaisseaux de la glande sous-maxillaire, à la suite d'une impression sapide s'exerçant sur la muqueuse de la langue ; le même mécanisme s'observe pour la plupart des glandes.

Les hypérémies pathologiques paraissent reconnaître quelquefois une pareille origine. Ayant observé que si l'on plante un clou dans la patte d'un chien, ce traumatisme amène une violente congestion suivie d'inflammation de la partie blessée, et parfois d'une fièvre intense, Cl. Bernard répéta la même expérience après avoir coupé les racines nerveuses sensitives du membre, et vit qu'il ne se produisait plus ni congestion, ni inflammation, au voisinage de la blessure. Des injections de sable dans l'artère crurale provoquent une inflammation violente et quelquefois la gangrène du membre ; après la section des nerfs, elles ne donnent lieu qu'à des accidents faibles et limités. J'ai moi-même observé des effets de ce genre. Après avoir coupé sur un lapin le nerf sciatique et le crural d'un seul côté, je fis aux deux pattes des injections d'ammoniaque. Le lendemain, la patte dont les nerfs avaient été coupés ne présentait pas de réaction inflammatoire, tandis que sur celle dont les nerfs étaient intacts un phlegmon volumineux s'était développé.

D'après Chalvet[1], cette donnée physiologique aurait été appliquée en médecine vétérinaire. Dans les inflammations du pied qui se produisent souvent chez le cheval, la section des nerfs abolirait la douleur que provoque la marche, et de plus amènerait la guérison rapide des inflammations, si elles se sont déjà produites.

1. Chalvet, *Physiologie pathologique de l'inflammation*. Paris, 1869.

Que de fois n'observe-t-on pas chez l'homme que la douleur causée par la présence d'une épine dans les tissus provoque une hypérémie qui s'étend plus ou moins loin autour du point lésé; l'extraction du corps étranger fait disparaître à la fois la douleur et les troubles circulatoires qui l'accompagnaient. Bien plus, nous avons vu, § 252, comment, après l'ablation de la cause irritante, les tissus traduisent par leur pâleur qu'un resserrement vasculaire a succédé au relâchement.

Quand l'irritation est intense et persiste longtemps, elle peut amener un relâchement vasculaire beaucoup plus généralisé, la fièvre traumatique. La section des nerfs sensibles empêcherait également la production de cette fièvre.

De l'anémie locale.

§ 429. — Si la pathologie offre des exemples de relâchement vasculaire local accompagné de tous les phénomènes circulatoires qui suivent la section du grand sympathique, elle en offre aussi de tout contraires. Il y a des cas de resserrement vasculaire plus ou moins localisé, amenant dans la partie qui en est le siège tous les effets que provoque la galvanisation du grand sympathique.

L'anémie ou l'*asphyxie locale*, pour employer une expression introduite par Boyer, consiste en un resserrement des vaisseaux qui porte ordinairement sur une région restreinte, sur les doigts ou les orteils principalement.

Parfois, le resserrement vasculaire s'étend jusqu'aux artères afférentes qui cessent alors de battre. La région atteinte par cette anémie locale est pâle, exsangue, froide, insensible aux attouchements et même aux piqûres. Dans certains cas, il semble que le resserrement ne porte que sur les vaisseaux artériels; les veines sont alors gorgées d'un sang noir et donnent aux tissus l'apparence d'une cyanose locale. Raynaud[1], qui a rassemblé un certain nombre d'observations de ce trouble circulatoire, en montre l'analogie avec le resserrement vasculaire que produit l'action du froid. En effet,

1. M. Raynaud, *de l'Asphyxie locale et de la gangrène symétrique des extrémités*, thèse, Paris 1862, et *Nouvelles recherches sur la nature et le traitement de l'asphyxie locale des extrémités* (*Arch. gén. de méd.*, janv. 1874).

la glace ou un mélange réfrigérant dans lequel on plonge un doigt le mettent dans un état semblable, et quand l'impression du froid a cessé, la circulation se rétablit avec une intensité exagérée : le doigt devient chaud, rouge, gonflé ; il est le siège d'une sensation de fourmillement brûlant et douloureux que tout le monde connaît, c'est l'*onglée*.

La moindre impression du froid produit sur les sujets qui y sont prédisposés ce resserrement vasculaire que l'on appelle vulgairement les *doigts morts ;* cet état dure un certain temps et fait place, comme dans l'onglée, à un gonflement douloureux et à une vive chaleur du doigt. Il semble que cette affection ne dépende parfois que d'une sensibilité exagérée des vaisseaux au froid. Chez d'autres sujets, cet état succède à une contusion d'un nerf ; ailleurs il paraît lié à une infection paludéenne, mais dans tous les cas la série des phénomènes est la même, sauf des différences d'intensité et de durée. Enfin, au degré le plus grave de ce trouble vasculaire, on voit arriver une gangrène qui est la conséquence naturelle de l'arrêt prolongé de la circulation. Cette anémie locale, et la gangrène qui lui succède, frappent souvent des parties symétriques, un ou plusieurs doigts de chaque main, un ou plusieurs orteils de chaque pied.

Il serait assez embarrassant de définir plus complètement les deux états vasculaires opposés dont nous venons de parler, chacun d'eux pouvant tenir au trouble fonctionnel de deux sortes de nerfs : une congestion, par exemple, peut dépendre de la paralysie des vaso-constricteurs ou de l'excès d'action des vaso-dilatateurs.

Pour combattre chacun de ces troubles circulatoires, la thérapeutique peut s'inspirer d'une loi physiologique dont nous avons parlé précédemment, à savoir, que si l'on provoque un certain état des vaisseaux, soit la contraction, soit le relâchement, on prédispose ces vaisseaux à l'état opposé, § 251.

Ainsi, l'exposition habituelle des tissus à une forte chaleur qui les congestionne agit de deux façons : d'une part, elle habitue ces tissus à l'impression du chaud et les y rend moins sensibles ; d'autre part, elle les prédispose au resserrement, de manière que l'anémie locale se produit dès que l'action de la chaleur a cessé. Inversement, des parties habituellement soumises au froid y acquièrent une résistance plus grande et ont une circulation plus rapide quand l'action du froid a disparu. C'est donc ici le cas d'appliquer l'axiome *similia similibus curantur* qui, ridiculement travesti par l'homœopathie, n'en est pas moins appliqué, dans certains cas, par les praticiens les plus éclairés. Les ophthalmologistes emploient avec grand succès les fomentations chaudes contre les congestions oculaires ; les rougeurs chroniques de la peau cèdent souvent à la même méthode de traitement. L'hydrothérapie, en produisant sur les tissus une impression de froid, forte mais de courte durée, leur fait acquérir une plus grande résistance aux influences du refroidissement.

De l'inflammation.

§ 430. — Le nom *d'inflammation* a été créé sous l'empire des idées dont nous avons parlé précédemment et qui consistaient à admettre, dans certaines affections, une vitalité en excès et une production exagérée de chaleur. Ce nom, aujourd'hui suranné, mais qui restera longtemps encore dans le langage médical, désigne un état complexe qu'il ne faut pas confondre avec l'hypérémie ou congestion. L'inflammation est un état congestif avec quelque chose de plus : la coagulation du sang, la stase de ce liquide dans certains vaisseaux de la région malade, l'exsudation de produits plastiques en dehors des vaisseaux, la migration des globules blancs, etc.

Les recherches histologiques modernes ont attiré spécialement l'attention sur les altérations que subissent les tissus enflammés. Virchow[1] a représenté l'inflammation comme essentiellement produite par une altération des cellules qui constituent la trame organique, et a relégué au second plan les troubles de la circulation. Cependant, si l'on se reporte aux anciennes définitions, on voit que les changements de la circulation avaient été considérés par les médecins d'autrefois comme le phénomène important dans l'inflammation. Les caractères objectifs attribués à cet état morbide étaient *la rougeur, la chaleur et le gonflement*, c'est-à-dire ce qui caractérise l'état congestif. Il nous paraît aussi qu'on doit conserver à l'état circulatoire le rôle prédominant dans l'inflammation. Cette manière de voir semble ressortir naturellement de la nature des influences qui causent l'inflammation ou la favorisent, ainsi que des moyens qui servent à la combattre.

1. Virchow, *Pathologie cellulaire.*

Ainsi, le traumatisme, l'action de la chaleur, celle des substances chimiques, peuvent, suivant l'intensité de leur action, provoquer la congestion simple ou l'inflammation. D'autre part, les moyens thérapeutiques dont l'effet est de diminuer la congestion sont précisément ceux que la médecine emploie pour combattre l'inflammation. Si l'on pouvait régler à son gré l'action des substances ou des agents physiques qui font resserrer les vaisseaux, on aurait probablement, comme le pensait J. Hunter, le véritable spécifique de l'inflammation[1].

C'est en détournant peu à peu le mot inflammation de son sens primitif qu'on est arrivé à désigner comme inflammatoires des altérations d'organes où l'on ne découvre pas de vaisseaux. Cette généralisation abusive nous a dotés d'une pathologie dans laquelle tout organe malade serait enflammé, toute lésion cadavérique serait le résultat d'une inflammation aiguë ou chronique. Heureusement, la plupart des médecins ont résisté à ce courant; ils admettent que, dans une série de phases successives qui s'enchaînent comme le font la congestion simple, les stases vasculaires, les exsudations, la diapédèse des globules, les altérations cellulaires etc., il y a fusion de chacun de ces états avec le suivant, sans transition brusque, de sorte que toute limite tranchée serait artificielle. Mais le phénomène primitif, celui qui domine tous les autres, c'est le trouble circulatoire dont la cause réside dans un relâchement vasculaire.

Explication des principaux phénomènes de l'inflammation par l'état de relâchement des vaisseaux.

§ 431. — Outre les caractères objectifs de l'inflammation, rougeur, chaleur et gonflement des tissus, qui s'expliquent d'eux-mêmes, un signe très important est la *douleur* qu'on observe

1. La thérapeutique des inflammations emploie deux méthodes opposées : l'une consiste à exagérer temporairement les effets congestifs, pour profiter ensuite de la *réaction* opposée qui se produira du côté des vaisseaux et dont les effets semblent très durables; l'autre combat directement l'hypérémie par une influence anémiante. C'est de cette seconde manière qu'agit l'élévation de la main dans le traitement du panaris; cette méthode donne l'avantage d'un soulagement immédiat, mais prolonge ordinairement la durée de la maladie. En outre, si l'on cesse un instant l'action anémiante, on expose la région malade à un surcroît de congestion. La réfrigération locale et la compression agissent aussi de la même façon.

presque partout où l'inflammation existe. Cette douleur est si bien liée à l'état circulatoire qu'elle affecte, en général, le caractère pulsatile et redouble à chaque fois qu'une ondée sanguine, envoyée par le cœur, élève la pression artérielle. C'est qu'alors le gonflement des vaisseaux tiraille et comprime les extrémités nerveuses. La douleur pulsatile s'observe surtout dans les organes comprimés par une gaine aponévrotique ou par la peau violemment tendue; on a vu, § 308, comment une pression extérieure fait naître des pulsations exagérées des artères. La douleur est diminuée par les influences qui diminuent l'arrivée du sang artériel, telle que l'élévation du membre, la compression de l'artère afférente, l'action du froid, une saignée locale, etc.

§ 432. — *L'étranglement* des parties enflammées est la conséquence de l'inextensibilité de l'enveloppe qui les renferme : que ce soit une gaine aponévrotique, ou un appareil contentif trop serré, le gonflement des vaisseaux artériels comprime nécessairement les vaisseaux veineux où la pression est très faible, et ferme au sang la voie du retour. L'arrêt de la circulation peut amener la gangrène. Cette interprétation toute mécanique de l'étranglement inflammatoire est justifiée par la nature des moyens thérapeutiques les plus efficaces pour le combattre, c'est-à-dire l'incision de la gaine aponévrotique trop étroite, ou l'enlèvement de l'appareil trop serré qui produisait les accidents.

§ 433. — La tendance des phlegmons à se propager en se frayant un chemin à travers les tissus les plus lâches, à fuser entre les vaisseaux, les tendons ou les nerfs, dans les mailles du tissu conjonctif et à s'ouvrir enfin à l'extérieur; tout cela s'explique par la moindre résistance que les vaisseaux éprouvent, dans certaines directions, à se dilater sous la pression du sang.

Pour expliquer la tendance des abcès à s'ouvrir à l'extérieur, on n'hésitait pas, autrefois, à créer une force spéciale attirant l'inflammation vers la surface du corps, comme la plumule des végétaux est attirée vers la terre. En quoi avait-on rendu le phénomène plus intelligible? Mais quand on considère la congestion et l'inflammation comme produites sous l'influence de la pression excentrique du sang qui dilate des vaisseaux relâchés, on comprend que la contre-pression plus ou moins forte exercée par les tissus environnants influe beaucoup sur l'intensité de l'inflammation. Celle-ci se développera donc plus facilement du côté où la pression extérieure sera la moins forte. Dans un membre, par exemple, les tissus sous-cutanés ne sont comprimés que par l'élasticité de la peau; les tissus plus profondément situés sont soumis, en outre, à la compression des couches aponévrotiques; plus profondément encore, à ces causes de compression s'ajoute celle qui dépend des masses musculaires. Lors donc qu'un foyer phlegmoneux occupera l'épaisseur d'un membre, comme c'est du côté de la surface cutanée que la résistance est la moindre, c'est de ce côté que les vaisseaux céderont le plus aisément à la pression intérieure du sang.

La même cause explique pourquoi les corps étrangers, les balles par exemple, en cheminant dans nos tissus, n'y produisent d'inflammation vive qu'en arrivant près de la surface cutanée, c'est-à-dire dans des points où la pression excentrique du sang n'est plus contre-balancée par celle de nombreuses couches de tissus environnants.

§ 434. — Il n'y a pas à revenir sur les particularités que présente l'inflammation au point de vue de la chaleur qu'elle provoque dans les différentes régions du corps. Nous avons vu, § 435, que l'inflammation et la congestion n'échauffent que les parties susceptibles de se refroidir, tandis qu'elle ne modifie pas la température de celles qui ont la chaleur du sang. Dans le rectum ou dans le vagin, le toucher ne révélera donc pas l'existence d'une inflammation par une élévation de la température. Mais la loi que nous avons indiquée à cet égard fournit une application fort simple pour déceler l'inflammation dans ces régions; il suffit de chercher à les refroidir d'une manière artificielle pour rendre apparent l'échauffement qui dépend d'une circulation plus rapide. Qu'on cherche à refroidir, au moyen d'une injection par exemple, la cavité du vagin; on y réussira à un certain degré sur une femme saine; mais si l'utérus ou le vagin sont envahis par une inflammation violente, ils résisteront plus ou moins complètement aux effets de l'eau froide et seront presque aussi chauds après qu'avant l'injection.

§ 435. — La tendance des inflammations à se terminer par *résolution* ou délitescence est encore explicable par les propriétés physiologiques des vaisseaux. Nous avons vu en effet, § 251, que la prolongation d'un certain état de la circulation crée une tendance des vaisseaux à prendre l'état opposé. Cet effet se rapproche beaucoup de ceux qui ont été désignés précédemment sous les noms d'*accoutumance*, § 254, ou d'*adaptation*, § 250, des tissus à une influence extérieure. Les vaisseaux finissent par acquérir une résistance plus grande aux agents qui leur sont appliqués, et bientôt ils n'en sont plus affectés.

Assurément on n'explique pas encore comment se produisent l'accoutumance et l'adaptation des vaisseaux aux différentes influences qui tendent à les faire relâcher ou resserrer, mais si l'on montre l'extrême analogie de cette propriété physiologique avec celle qui tend à produire la résolution spontanée des inflammations, on diminue le nombre des hypothèses, et l'on resserre plus étroitement les liens qui attachent les phénomènes pathologiques aux lois de la physiologie.

§ 436. — Depuis quelques années, la question de l'inflammation a pris un caractère tout nouveau. Il semble certain que, dans les opérations chirurgicales, l'inflammation et la suppuration sont des accidents qui peuvent être évités, si l'on met la plaie à l'abri des causes variées de contamination qui peuvent l'infecter.

On doit revenir à l'opinion de J. Hunter au sujet de la réunion des plaies *par première intention*, et dire avec cet illustre chirurgien, que pour que cette réunion se produise « il faut que l'inflammation ne survienne pas ». Mais, si les progrès de la chirurgie semblent nous ramener en arrière en nous imposant une formule déjà vieille d'un siècle, ces progrès en réalité nous ont fait faire un grand pas, car nous avons la connaissance des causes dont J. Hunter n'avait fait que constater empiriquement les effets. Nous savons que les poussières atmosphériques contiennent les germes d'un nombre énorme de maladies infectieuses, dont la pourriture d'hôpital, l'érysipèle, la gangrène, la septicémie, etc., sont des manifestations redoutables.

Ce serait sortir de mon sujet, que d'aborder cette théorie nouvelle des inflammations septiques qui explique à peu près toutes les complications graves des blessures, et relègue dans les erreurs du passé les théories de la phlébite et de la résorption purulente.

De l'œdème.

§ 437. — L'œdème, ou infiltration séreuse du tissu conjonctif, est souvent lié à des troubles circulatoires dont il paraît être un effet mécanique. Bouillaud[1] a démontré qu'un obstacle à la circulation veineuse peut, à lui seul, produire l'œdème. Il semble que le mécanisme de cet accident soit assez simple. La pression du sang s'élève dans les veines en amont de l'obstacle, et sous l'influence de cette pression intérieure excessive les veines laissent exsuder au dehors une partie de la sérosité du sang. Dès que l'obstacle est enlevé, ces mêmes veines, devenant le siège d'un phénomène osmotique de sens inverse, résorbent la sérosité épanchée.

Des expériences nombreuses de Ranvier,[2] de Boddaert[3] et de plusieurs auteurs allemands ont montré que la ligature d'une veine ne suffit pas toujours pour amener un œdème dans la région où la stase sanguine se produit, tandis que, si l'on combine avec cette ligature la section des nerfs vaso-constricteurs, on voit l'œdème apparaître. Ainsi, le relâchement des vaisseaux est une condition pathogénique de l'œdème; du reste, cela s'accorde avec ce que l'observation clinique revèle, à savoir que les tissus voisins d'un phlegmon sont presque toujours envahis par un œdème plus ou moins prononcé.

§ 438. — Le relâchement vasculaire semble devoir être rapproché de l'obstacle à la circulation veineuse, au point de vue des effets mécaniques qui en résultent. De part et d'autre, les petites veines et les capillaires veineux sont le siège d'une élévation de la pression du sang et, par conséquent, se trouvent dans les conditions favorables à une exosmose de sérosité.

Au chapitre XXII, § 235, où ont été indiquées les variations de la pression du sang dans les vaisseaux capillaires, on a vu que, selon que ces petits vaisseaux sont resserrés ou relâchés, la pression

1. Bouillaud, *de l'Oblitération des veines et de son influence sur le développement des hydropisies partielles* (Arch. de Méd., 1823).

2. Ranvier, *Recherches expérimentales sur la production de l'œdème* (*Comptes rendus de l'Académie des sciences*, 1869).

3. Boddaert, *Note sur la pathogénie du goître exophthalmique*. Gand, 1869.

s'abaisse ou s'élève du côté veineux, suivant en cela une variation tout inverse de celle qui se produit du côté artériel. Ainsi, un relâchement vasculaire (fig. 201) élève la pression dans les capillaires veineux et dans les veines. Il se produit donc un effet commun sous l'influence de deux états qui semblent d'ailleurs totalement opposés : un obstacle veineux qui ralentit le cours du sang, et un relâchement capillaire qui accélère ce cours. Cet effet commun, ce serait l'élévation de la pression dans les radicules veineuses; c'est sous l'influence de cette élévation de la pression du sang que la sérosité tendrait à s'épancher dans le tissu conjonctif.

Outre ces causes, l'œdème en reconnaît un grand nombre d'autres; ainsi, un obstacle à la circulation lymphatique, une altération du sang comme dans l'albuminurie, parfois même un obstacle à la circulation artérielle. Les maladies du cœur, principalement dans leur phase dite *asystolique*, amènent l'œdème. Serait-ce, comme on l'a supposé, par une exagération de la pression veineuse? Cette augmentation de pression est réelle, mais semble trop peu prononcée pour amener l'œdème à elle seule. Il y a donc lieu de faire des réserves au sujet des différentes formes de l'œdème, et de ne pas discréditer, en la généralisant présentement, la théorie de l'accroissement de la pression dans les veines.

CHAPITRE XXXVIII.

TROUBLES DE LA CIRCULATION ARTÉRIELLE; ALTÉRATION SÉNILE ET OBLITÉRATION DES ARTÈRES.

Altération sénile des artères. — L'altération sénile des artères amène l'hypertrophie du ventricule gauche du cœur. — L'altération sénile des artères s'accompagne de dilatation de ces vaisseaux. — Troubles fonctionnels produits par l'altération sénile des artères. — Diagnostic de l'altération sénile des artères d'après les caractères du pouls. — Caractères de la pulsation du cœur dans l'altération sénile des artères. — Oblitération des artères. — Dilatation des collatérales après l'oblitération d'une artère. — Influences qui déterminent la direction nouvelle du courant sanguin après la ligature d'une artère. — Des modifications qu'éprouve le pouls au-dessous d'une oblitération artérielle.

Altération sénile des artères.

§ 439. — Les artères des vieillards sont normalement peu élastiques et incrustées parfois de dépôts calcaires qui les transforment presque en des tubes rigides. Cette altération qu'on a appelée artérite, artério-sclérose, etc., produit des troubles de la circulation. Elle amène l'hypertrophie du cœur et expose à des maladies graves, à l'embolie, à l'hémorrhagie et au ramollissement cérébral. L'enchaînement par lequel l'altération des artères se relie aux maladies qui viennent d'être énumérées s'explique très bien par les lois de la physiologie; nous allons essayer de le montrer.

Cette altération, facile à reconnaître dans les cas extrêmes, quand les artères superficielles donnent au doigt la sensation d'un cordon dur et incompressible, était au contraire extrêmement difficile à diagnostiquer en l'absence de ce signe. Or, grâce aux caractères spéciaux qu'elle imprime au tracé du pouls, il est très facile aujourd'hui de reconnaître la perte d'élasticité des artères. On la diagnostique parfois aussi chez de jeunes sujets, et l'on peut prédire chez eux l'imminence des maladies que nous venons d'énumérer et qui ne sont des causes ordinaires de mort que chez les vieillards.

L'altération sénile des artères amène l'hypertrophie du ventricule gauche du cœur.

§ 440. — On a vu, § 103, que l'élasticité des artères favorise l'action du cœur en diminuant les résistances que cet organe doit surmonter. Or, comme l'altération sénile des artères consiste surtout en une perte d'élasticité de ces vaisseaux, il est naturel de conclure que la perte plus ou moins complète de l'élasticité des artères crée un obstacle au-devant du cœur et en rend les systoles plus pénibles.

En vertu d'une loi pathogénique bien connue, le cœur devra s'hypertrophier quand les artères seront indurées, absolument comme il s'hypertrophie chez les sujets qui présentent un rétrécissement aortique. Aussi, presque tous les vieillards ont-ils le ventricule gauche hypertrophié. La coïncidence de l'hypertrophie du cœur avec l'ossification artérielle avait déjà été constatée par quelques auteurs, mais on ne saisissait aucun lien de cause à effet entre ces deux états du cœur et des artères. Andral[1], en signalant cette coïncidence, laisse sans la résoudre la question de savoir si c'est l'hypertrophie du cœur qui a fait dégénérer les artères, ou si c'est l'altération des artères qui a entraîné l'hypertrophie du cœur. Herpin[2] admet que l'ossification artérielle est primitive, et cherche à l'expliquer en disant que « l'élasticité arté-« rielle, *cause d'impulsion* du sang, étant supprimée, le cœur doit « y suppléer, et cela, en vertu d'une *solidarité* entre les différents « points du système circulatoire. » Ainsi, Herpin comprenait qu'une liaison existe entre les deux lésions, mais en interprétait mal l'enchaînement.

J'ai expliqué l'hypertrophie du cœur par la *résistance* que la perte d'élasticité des artères oppose au mouvement du sang; cette explication découlait naturellement des expériences que j'avais faites sur le rôle de l'élasticité artérielle et qui ont été exposées dans le chapitre XI[3].

1. Andral, *Clinique médicale*, t. I, p. 62.
2. Herpin, *Bulletin de la Soc. anat.*, t. XII, p. 49.
3. Marey, *Gazette médicale de Paris*, 1858, et *Thèse inaug.*, Paris, 1859, p. 49.

Si l'on cherche, dans les *Bulletins de la Société anatomique*, quel était l'état du cœur dans l'altération sénile des artères, et quel était l'état des artères dans les hypertrophies du cœur qui ne dépendaient pas d'une lésion des orifices, on trouve un certain nombre d'observations où la coïncidence de l'ossification artérielle avec l'hypertrophie du ventricule gauche est signalée.

Mais, depuis que mon attention a été attirée sur cette liaison nécessaire de l'ossification artérielle avec l'hypertrophie du ventricule gauche, j'ai souvent cherché l'occasion d'en vérifier l'existence dans les autopsies, et ne l'ai jamais vue manquer, ni sur les vieillards, ni sur les jeunes sujets atteints prématurément d'ossification artérielle.

L'altération sénile des artères s'accompagne de dilatation de ces vaisseaux.

§ 441. — Tout le monde sait que les artères sont ordinairement volumineuses chez les vieillards; elles forment de gros cordons que l'on sent rouler sous le doigt à travers les parties molles. En outre, les artères s'allongent et deviennent flexueuses à mesure qu'elles perdent leur élasticité. La dilatation des artères périphériques est encore surpassée par celle que l'aorte présente, surtout au niveau de sa crosse, au point d'où émergent le tronc brachio-céphalique et la carotide gauche.

Il est vraisemblable que l'hypertrophie du cœur contribue fortement à cette dilatation aortique, de sorte que les deux lésions organiques s'influenceraient réciproquement. Ce qui prouve que la pression du sang est la cause immédiate de cette dilatation, c'est que les points les plus dilatés sont précisément ceux contre lesquels le sang fait le plus grand effort. Ainsi, la crosse de l'aorte se gonfle en ampoule du côté de sa convexité, c'est-à-dire dans le sens du courant sanguin produit par la systole ventriculaire. Cette ampoule acquiert souvent un développement très grand et peut se rompre comme un anévrysme; c'est toujours du côté de la convexité que la rupture se produit. La direction du courant sanguin explique aussi pourquoi les carotides et les sous-clavières sont ordinairement très dilatées, tandis que les iliaques le sont très peu. Enfin, des raisons physiques font que cette dilatation tend toujours à s'accroître, car plus un vaisseau est large, plus est grand l'effort que doit supporter sa paroi, § 45 (note).

Troubles fonctionnels produits par l'altération sénile des artères.

§ 442. — Tous les avantages de l'élasticité des artères, §§ 102 et 103, disparaissent peu à peu par l'ossification sénile de ces vaisseaux; la régularisation du cours du sang devient de moins en moins parfaite, ce qui se traduit chez les vieillards par des pulsations artérielles plus fortes. Ces écarts plus grands entre les maxima et les minima de tension sont encore augmentés à mesure que l'hypertrophie ventriculaire gauche s'accentue davantage; et comme, d'autre part, les artères ainsi altérées ont moins de résistance à la rupture, on conçoit qu'il en résulte une prédisposition aux hémorrhagies.

Diagnostic de l'altération sénile des artères d'après les caractères du pouls.

§ 443. — La gravité des accidents auxquels expose cette altération des artères en rend le diagnostic très important. Le signe caractéristique, la dureté et la rugosité des artères superficielles, manque souvent; à son défaut, la force et la brusquerie du pouls ont une certaine valeur, mais sa forme sphygmographique toute

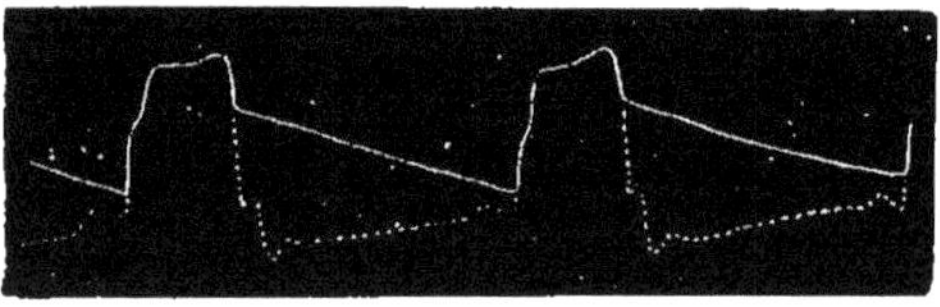

Fig. 291. Schéma pour montrer l'analogie du pouls sénile avec la pulsation cardiaque.

particulière mérite une mention spéciale : c'est à coup sûr le caractère le plus important. Cette forme rappelle beaucoup celle de la pulsation du cœur lui-même, pour des raisons que nous allons exposer.

Plus les artères sont élastiques, plus elles transforment le mouvement imprimé au sang par la systole ventriculaire, et plus la forme du pouls s'éloigne de celle de la pulsation du cœur. Lorsque, au contraire, l'élasticité artérielle disparaît, le pouls doit conserver davantage la forme de la systole du cœur. La figure 291 va rendre sensible l'analogie qui existe alors entre la pulsation du cœur et celle des artères.

On reconnaît dans le tracé formé par un trait plein deux pulsations artérielles avec leurs éléments : l'*ascension* qui présente une saccade, *le sommet* formé d'un plateau horizontal, et la *descente* qui, après une chute brusque, suit une pente oblique sans dicrotisme.

A la place de cette dernière partie de la descente, si l'on substitue la courbe formée d'une ligne ponctuée, on obtient exactement les tracés de deux systoles du ventricule gauche tels que les

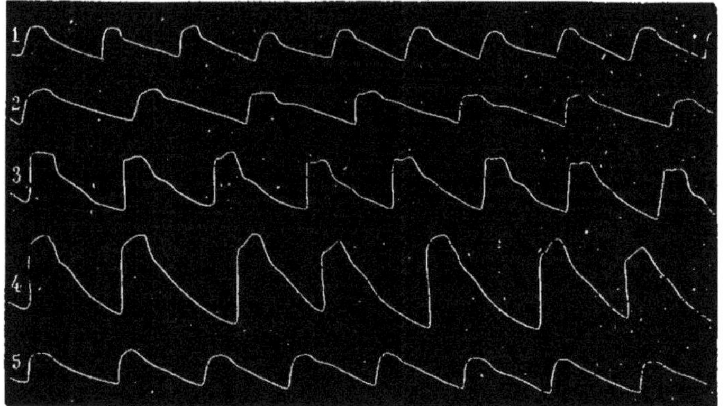

Fig. 292. Série de sphygmogrammes recueillis sur des vieillards (hommes). (N° 1, 76 ans. — n° 2, 82 ans, — n° 3, 84 ans, — n° 4, 85 ans, — n° 5, 87 ans.)

expériences cardiographiques les ont donnés, § 80. Or on a vu, à propos du pouls de l'aorte, que le tracé de ce pouls ne pouvant encore être modifié par l'élasticité des artères, présente de grandes ressemblances avec celui de la pression intra-ventriculaire. Ces ressemblances ne peuvent exister que pendant la systole des ventricules, c'est-à-dire pendant le moment où le cœur et les artères sont en communication ; mais, au moment où cesse la systole et où les valvules sigmoïdes sont fermées, la pression se comporte différemment dans le cœur et dans les vaisseaux : elle baisse brusquement dans le ventricule où elle tombe à peu près à zéro, tandis que, dans les artères, elle ne descend que graduellement par l'effet de l'écoulement du sang à travers les vaisseaux capillaires.

§ 444. — Le pouls sénile présente les caractères que nous avons indiqués en les exagérant un peu dans la figure 291. On retrouve chez les vieillards, jusque dans l'artère radiale, les éléments de la systole ventriculaire, caractères qui chez les sujets sains n'existent que pour le pouls aortique recueilli très près du ventricule gauche, et qui disparaissent peu à peu, sous l'influence de l'élasticité artérielle, à mesure qu'on s'éloigne du cœur.

J'ai groupé dans les figures 292 et 293 des sphygmogrammes recueillis sur des vieillards des deux sexes. Chez ces sujets, les artères présentaient des signes manifestes d'ossification; le cœur ne donnait, à l'auscultation, aucun signe de lésion valvulaire, de sorte que la forme spéciale du pouls doit être exclusivement attri-

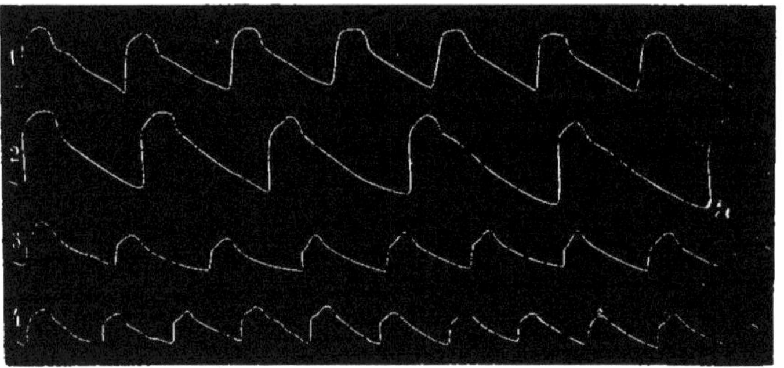

Fig. 293. Série de sphygmogrammes recueillis sur des vieillards (femmes). (N° 1, 85 ans, — n° 2, 90 ans, — n° 3, 94 ans, — n° 4, 96 ans.)

buée à l'altération des vaisseaux, et à l'hypertrophie ventriculaire consécutive. L'examen de ces sphygmogrammes montre que le pouls sénile a les caractères suivants :

1° *Ce pouls a une grande amplitude*, ce qui s'explique par plusieurs raisons : par l'hypertrophie ventriculaire, par le gros volume des artères, par la transformation moindre de l'impulsion du cœur quand les artères ont moins d'élasticité.

2° *L'ascension est brusque, quelquefois saccadée*; c'est-à-dire qu'il y a ressemblance du début de la pulsation artérielle avec celui de la pulsation du cœur.

3° *Le sommet de la pulsation est formé par un plateau.* — C'est un nouveau trait de ressemblance avec la forme de la pulsation du cœur. Le plateau du pouls est ordinairement horizontal, souvent il est légèrement ascendant; c'est alors qu'existe le rebondissement dans l'ascension du pouls. Cette forme indique une élévation croissante de la pression artérielle pendant toute la durée de la systole.

4° *La courbe tombe brusquement après le plateau systolique.* — Ce caractère n'est pas constant, mais quand il existe il a une grande valeur, car il prouve que le reflux qui précède la clôture des valvules sigmoïdes suffit pour faire baisser la tension que l'élasticité des artères ne maintient plus suffisamment.

5° *La ligne de descente est, en général, dépourvue de dicrotisme.* — C'est encore un caractère important de la perte d'élasticité des artères, car on a vu, § 155, que l'élasticité des vaisseaux est une condition indispensable pour que le dicrotisme se produise.

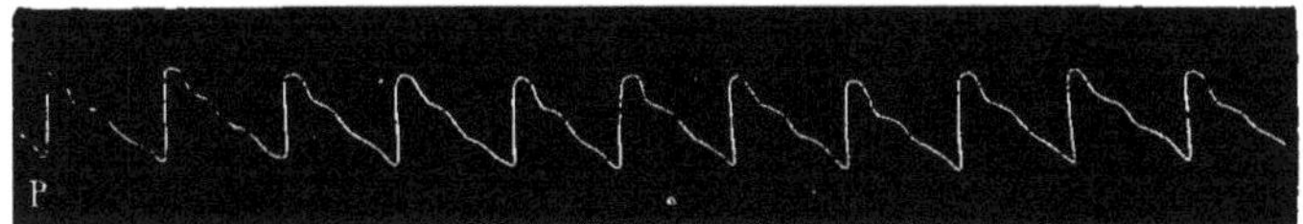

Fig. 294. Pouls d'un homme de 52 ans atteint d'ossification des artères.

On reconnaît dans la figure 294 les caractères de la perte d'élasticité des artères. C'est le pouls d'un homme qui n'avait que cinquante-deux ans et qui succomba à une hémorrhagie cérébrale. A l'autopsie on trouva l'aorte ossifiée à un haut degré; les carotides et les artères cérébrales étaient incrustées de dépôts calcaires.

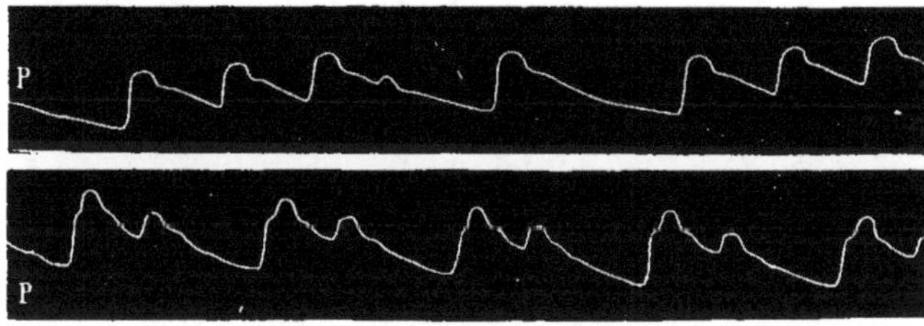

Fig. 295. Pouls sénile à irrégularités périodiques.

Chez les vieillards, on rencontre quelquefois des irrégularités dans le rythme des battements du cœur, sans que l'auscultation puisse faire supposer l'existence d'une lésion valvulaire. Ces irrégularités se produisent souvent d'une manière périodique.

Le sphygmogramme, figure 295, ligne supérieure, a été recueilli sur un vieillard qui présentait le rythme suivant : une suspension des battements du cœur était suivie de trois pulsations ordinaires, puis d'une petite pulsation après laquelle revenait un battement normal ; une nouvelle suspension arrivait, et ainsi de suite indéfiniment. Le sphygmogramme ligne inférieure avait une irrégularité à très courte période, c'est le type que Lorain a appelé géminé : il est formé d'une pulsation forte suivie d'une autre plus faible. La période de ces irrégularités change souvent plusieurs fois dans une journée ; nous en parlerons à propos des irrégularités du pouls.

Wolff[1] a décrit la forme sénile du pouls comme appartenant à l'aliénation mentale. Cela paraît devoir s'expliquer par cette circonstance, que l'altération des artères entraîne souvent après elle des désordres des fonctions cérébrales. J'en ai vu de frappants exemples[2].

Caractères de la pulsation du cœur dans l'altération sénile des artères.

§ 445. — La pulsation du cœur recueillie au niveau du ventri-

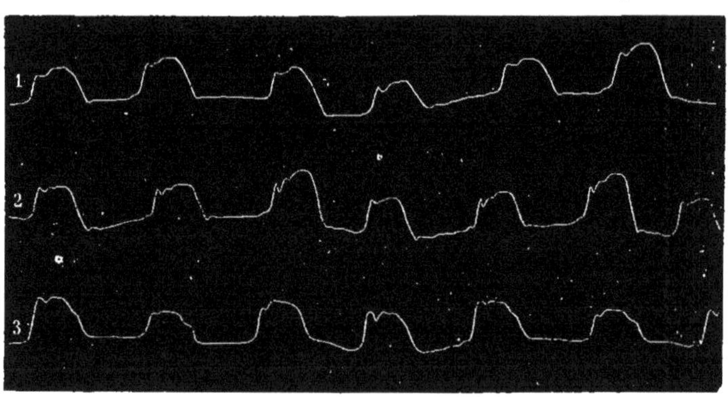

Fig. 296. Pulsation du ventricule gauche chez les vieillards. (N° 1, 76 ans, — n° 2, 89 ans, — n° 3, 88 ans.

1. Wolff, *Charakteristik von Arterienpuls*, Leipzig, 1865.

2. Parfois le pouls de jeunes sujets présente un plateau systolique, mais cette forme n'existe guère que le matin au réveil, et sous l'influence du froid ; elle est essentiellement passagère, et ne saurait être confondue avec les caractères permanents du pouls sénile.

cule gauche présente, dans l'altération sénile des artères, des caractères particuliers. La figure 296 est formée de trois cardiogrammes obtenus sur des vieillards : ligne 1, 76 ans; ligne 2, 89 ans; ligne 3, 88 ans. Dans tous ces tracés, la systole ventriculaire débute par une brusque ascension suivie d'une chute légère qui précède un sommet arrondi. Il semble que, dans l'énergique soulèvement de la pulsation du cœur à son début, on puisse reconnaître l'effet de l'hypertrophie du ventricule gauche; mais il faut attendre, pour se prononcer sur la valeur de ce caractère, que les observateurs aient rassemblé de plus nombreux documents sur la forme sénile de la pulsation du cœur.

Oblitération des artères.

§ 446. — Lorsqu'une artère est oblitérée par un caillot qui la remplit, par une ligature, ou par une compression qui y arrête le cours du sang, la portion du vaisseau située au-dessous de l'obstacle revient sur elle-même, en vertu de son élasticité, et se vide en partie du sang qu'elle renfermait. Le doigt, en explorant cette région de l'artère, n'y perçoit pas de battements; cependant, au-dessous de l'obstacle, le vaisseau contient encore du sang, car si on l'ouvre, un courant rétrograde s'établit et produit une hémorrhagie; de légères saccades dans le jet du sang qui s'écoule prouvent qu'il doit rester en ce point un vestige de la pulsation. C'est par les anastomoses collatérales que le sang arrive dans le tronçon inférieur de l'artère; plus ces voies sont étroites, plus la pression est basse au-dessous de l'obstacle, et plus les pulsations y sont éteintes.

Au bout d'un certain temps la circulation se rétablit dans l'artère et celle-ci reçoit, par ses anastomoses avec les vaisseaux voisins, assez de sang pour fournir à la circulation des organes auxquels elle se distribue. Le pouls reparaît alors et si des troubles fonctionnels s'étaient produits, immédiatement après l'oblitération du vaisseau, on les voit disparaître. Ces troubles consistent d'ordinaire en pâleur, refroidissement et quelquefois paralysie de la sensibilité et du mouvement dans les parties où la circulation était insuffisante

Si nous cherchons comment le sang est arrivé à se frayer des voies nouvelles, nous voyons que les lois physiques rendent compte de ce qui s'est passé. Une augmentation de la pression du sang s'est produite dans les artères collatérales, et sous cette pression plus forte, ces vaisseaux se sont dilatés.

Dilatation des collatérales après l'oblitération d'une artère.

§ 447. — Toutes les fois qu'un vaisseau donne naissance à plusieurs branches, si l'on ferme l'une d'elles, la pression augmente dans les autres, § 121. C'est cette pression intérieure plus forte qui dilate peu à peu les branches restées perméables, de sorte que si l'on injecte au bout de quelque temps un membre dont l'artère principale a été liée, on voit que des branches de second ou de troisième ordre sont devenues des artères volumineuses, à

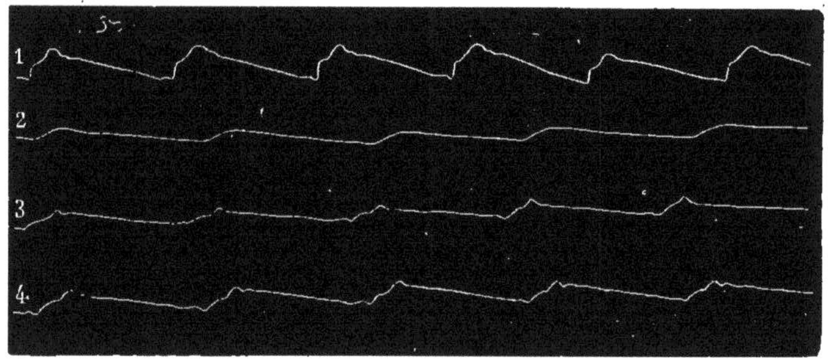

Fig. 297. Réparation graduelle de la pression artérielle dans le bout supérieur d'une carotide de cheval après ligature. — Ligne 1, pouls avant la ligature; lignes 2, 3, 4, pouls du tronçon périphérique recueilli dans une série d'instants successifs après la ligature.

travers lesquelles la circulation s'est rétablie. Cette dilatation des branches collatérales tend à se produire à partir du moment où le tronc principal a été oblitéré.

Or, à travers ces voies élargies les pulsations se transmettent dans le bout inférieur de l'artère; leur force augmente à mesure que les collatérales se dilatent, de sorte que si l'on dispose d'un moyen délicat d'apprécier les pulsations artérielles, on pourra suivre les progrès de la réparation du cours du sang, d'après la forme et l'amplitude du pouls qui réapparait au-dessous de l'obstacle. Cette réparation est extrêmement rapide dans certains cas.

Expérience. — On adapte un sphygmoscope à la carotide d'un cheval; l'instrument donne le tracé normal du pouls, ligne 1 (fig. 297). On lie la carotide en amont de l'instrument; la pulsation n'est plus sensible au toucher, mais se traduit cependant dans le tracé par une inflexion légère (ligne 2). Cinq minutes après, on prend un nouveau sphygmogramme, et on le trouve notablement plus marqué (ligne 3). Après cinq autres minutes, on obtient le tracé (ligne 4), beaucoup plus rapproché du type normal du pouls.

En expérimentant sur un cheval, j'ai pu avec Chauveau constater directement la dilatation des collatérales après la ligature des carotides. Vingt-quatre heures après cette ligature, nous voulûmes pratiquer la trachéotomie sur cet animal; mais une hémorrhagie abondante se fit par les artères situées entre les anneaux de la trachée. Ces vaisseaux s'étaient dilatés à tel point qu'il fallut appliquer sur chacun d'eux une ligature, tandis que, d'ordinaire, on n'a pas à s'occuper de l'écoulement de sang qu'ils donnent.

Influences qui déterminent la direction nouvelle du courant sanguin après la ligature d'une artère.

§ 448. — Lorsque le cours du sang se rétablit par les collatérales après la ligature d'une artère, c'est par le plus court chemin possible que se rétablit le courant. Si c'est à la racine d'un membre qu'une ligature a été faite, des artères qui ont normalement un petit calibre se dilatent graduellement, de sorte qu'on sent bientôt des pulsations dans des endroits où il n'en existait pas auparavant. Si plus tard on a l'occasion de faire l'autopsie du sujet opéré, on trouve des collatérales importantes qui ramènent le sang dans l'artère oblitérée; ces collatérales sont voisines du point où la ligature a été faite.

On peut expliquer facilement la nouvelle direction que le sang a suivie. Soit T (fig. 298) un tronc artériel qui se divise en deux branches ; celles-ci communiquent par plusieurs anastomoses : les collatérales *c* et *c'*, puis, par des anastomoses terminales de moindre volume.

Lorsque la circulation se fait librement par les deux branches, le courant du sang est de direction variable dans les collatérales c et c' : il obéit aux légères variations de pression qui peuvent se produire dans les deux branches et, dès qu'une de ces inégalités arrive, le courant, en c ou en c', se dirige de la branche où la pression est plus forte vers celle où elle est plus faible. Mais si l'on applique une ligature sur l'une des deux branches, au point *l* par exemple, le mouvement du sang éprouvera certaines variations faciles à prévoir :

1° La pression s'élèvera dans la branche restée libre et s'abaissera dans l'autre au-dessous de la ligature ;

2° Les collatérales *c*, *c'* et les anastomoses terminales seront le siège d'un courant à direction constante qui ira de la pression la plus forte à la pression la plus faible ;

3° L'intensité du courant sera plus grande dans les branches

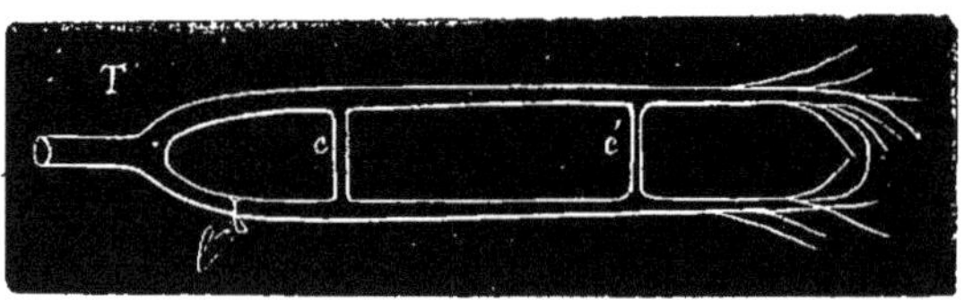

Fig. 298. Schéma de la dilatation graduelle des anastomoses au-dessous d'une oblitération artérielle.

anastomotiques les plus voisines du point où siège l'oblitération artérielle. En effet, la pression du sang dans les artères va en décroissant du centre à la périphérie, § 9; elle sera donc plus grande dans la branche restée perméable, au niveau de l'émergence de la collatérale *c* qu'à l'endroit d'où se détache la collatérale *c'*; elle sera plus faible encore au niveau des branches terminales. Il suit de là que, parmi les différentes branches anastomotiques, celle qui, à égal calibre, aura la pression la plus forte sera l'anastomose *c*, la plus rapprochée du siège de la ligature; c'est donc cette branche qui se dilatera davantage et sera le siège du courant le plus rapide.

Aussitôt que la collatérale *c* aura augmenté de calibre, une partie du sang de la branche perméable passant par cette première collatérale, la pression baissera de plus en plus dans les branches anastomotiques dont l'émergence se fait plus bas. La tendance à la dilatation de ces dernières branches ira donc toujours en diminuant, tandis que pour la collatérale *c*, elle ira en augmentant avec le calibre même de cette artère, § 45.

Enfin, les changements de calibre des vaisseaux anastomotiques s'arrêteront quand leurs diamètres seront devenus suffisants pour laisser passer le courant sanguin sans créer, au-devant de lui, plus d'obstacles qu'il n'en existait avant la ligature d'une des branches.

Des modifications qu'éprouve le pouls au-dessous d'une oblitération artérielle.

§ 449. — Le pouls ne disparaît dans une artère oblitérée qu'en raison de la difficulté que le sang éprouve à revenir par les collatérales en aval de l'obstacle. A mesure que les voies anastomotiques s'élargissent, la pulsation réapparaît et prend une intensité croissante. Le sphygmographe, plus sensible que le doigt à ces pulsations, en indique l'amplitude graduellement croissante, et permet ainsi de suivre pas à pas les progrès du rétablissement de la circulation.

On a vu § 447, que ce rétablissement se fait avec une grande rapidité dans la carotide du cheval puisque, dix minutes après la ligature, les pulsations inscrites au sphygmoscope avaient repris une amplitude assez grande et commençaient à présenter dans leur forme les détails normaux de la pulsation carotidienne.

Mais il ne faudrait pas s'attendre à trouver sur toutes les artères liées un retour aussi rapide de la pulsation. Chez le cheval, en effet, les deux carotides communiquent, sous la base du crâne, par un riche plexus anastomotique à travers lequel le sang passe facilement d'un côté à l'autre. Mais lorsqu'on lie sur l'homme un tronc artériel volumineux, ou bien lorsque ce tronc est oblitéré par un caillot qui le ferme entièrement, il arrive souvent que les anastomoses sont insuffisantes pour rétablir la circulation; le malade est alors exposé à une gangrène des parties où le sang n'arrive plus en quantité suffisante. Aussi dans ces circonstances les médecins explorent-ils anxieusement le vaisseau oblitéré, cherchant chaque jour si quelque pulsation légère ne leur annoncera pas que le cours du sang se rétablit.

La faiblesse et la forme particulière des pulsations récurrentes font qu'elles échappent au toucher pendant longtemps, et que parfois on ne les sent pas encore lorsque déjà le retour de la chaleur et de la coloration de la peau annoncent que le danger d'une gangrène est conjuré. Le sphygmographe perçoit, longtemps avant le doigt, le retour de ces pulsations récurrentes dont la période d'expansion souvent extrêmement lente n'éveille aucune sensation tactile, § 179.

Ainsi, le sphygmogramme 299 est pris sur la radiale droite d'un homme qui, à la suite d'une lésion de la valvule mitrale, avait eu

Fig. 299. Modifications du pouls au-dessous de l'embolie de l'artère humérale. (Pouls insensible au doigt.)

une embolie de l'artère humérale; l'embolie datait d'un mois, et il y avait eu des menaces sérieuses de gangrène du membre. La radiale gauche donnait un pouls d'un tout autre caractère et très sensible au toucher, tandis que le pouls du côté droit n'était pas perceptible au doigt. L'amplitude était cependant plus grande pour la pulsation qui ne se sentait pas; nous avons dit, § 179, que c'est la

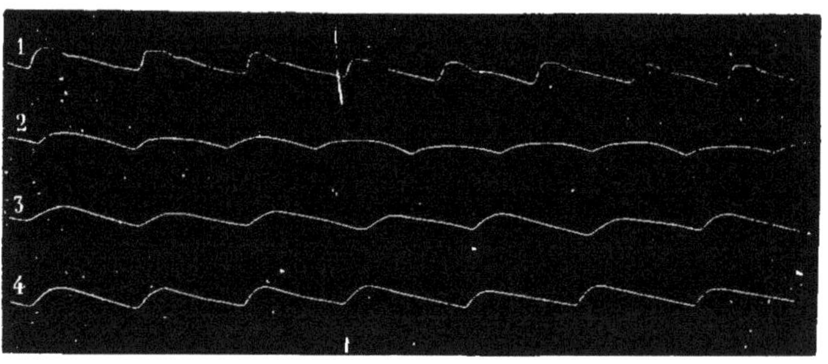

Fig. 300. Retour graduel du pouls radial après une ligature de l'humérale. (1, côté sain, — 2, côté opéré, huit jours après la ligature, — 3, onze jours après, — 4, dix-sept jours après).

forme de la pulsation caractérisée par une période d'expansion lente qui la rend insensible au tact.

Sur un malade à qui l'on avait pratiqué la ligature de l'artère humérale à cause d'un anévrysme, je pus assister à toutes les phases de la dilatation des branches anastomotiques et au rétablissement de la circulation.

Le premier examen ne fut fait que dix jours après la ligature de l'artère; la radiale du côté sain donnait le tracé n° 1 (fig. 300), celle du côté de la ligature donnait le tracé n° 2 : le pouls de ce côté était absolument insensible au toucher. — Onze jours après la ligature, le pouls avait pris plus d'amplitude (n° 3); dix-sept jours après il était plus ample encore (n° 4).

§ 450. — Si les anastomoses sont larges, entre l'artère qui a été liée et une autre artère voisine, le pouls est sensible, même au doigt, immédiatement après la ligature. Ainsi, quand on lie l'artère radiale au poignet, le cours du sang se rétablit si rapidement par les arcades palmaires, que le pouls reste sensible au toucher au-dessous de la ligature. On reproduit ce phénomène en compri-

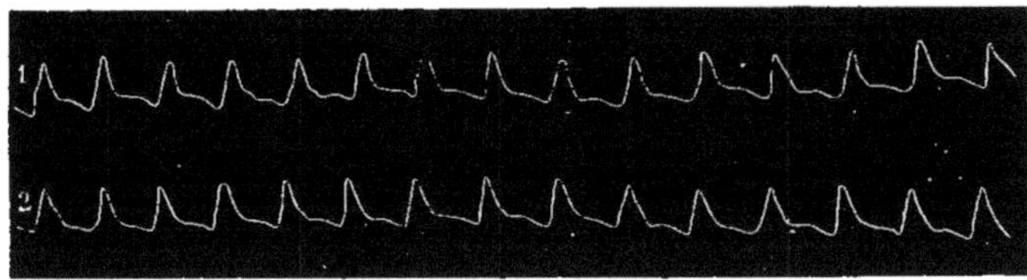

Fig. 301. Identité du pouls aux deux radiales 1 et 2, après la ligature de l'une des radiales au pli du coude.

mant l'artère radiale au poignet; au-dessous de la compression on sent le pouls récurrent avec une grande force.

Sur un malade qui avait subi la ligature de l'artère radiale à l'avant-bras, j'ai recueilli après l'opération le pouls radial aux deux poignets : les tracés 1 et 2 (fig. 301) sont identiques et montrent que la pulsation récurrente, du côté de la ligature, était semblable à la pulsation directe du côté sain. Il est vrai que le malade n'a pu être examiné que trois semaines environ après l'opération, mais toute autre ligature n'eût pas été suivie d'un rétablissement aussi prompt du cours du sang; il est probable que le pouls radial du côté opéré avait repris promptement son caractère normal, grâce à la largeur des voies anastomotiques qui existent entre les artères cubitale et radiale.

CHAPITRE XXXIX.

MODIFICATIONS DU COURS DU SANG PRODUITES PAR LES ANÉVRYSMES.

Des anévrysmes des artères. — Imitation des effets qu'un anévrysme produit sur le pouls en aval de la tumeur. — Retard du pouls au-dessous d'un anévrysme. — De la pulsation des tumeurs anévrysmales. — Modifications du pouls d'une artère en amont d'un anévrysme. — Diagnostic des anévrysmes. — Caractères du pouls dans les cas d'anévrysme de l'aorte. — Des anévrysmes cirsoïdes et des tumeurs érectiles. — Évolution et traitement des anévrysmes.

Des anévrysmes des artères.

§ 451. — « Un anévrysme est une tumeur circonscrite, pleine de sang liquide ou concrété, communiquant directement avec le canal d'une artère, et limitée par une membrane qui porte le nom de sac. » Telle est, d'après Broca [1], la définition générale de l'anévrysme. Les traités de chirurgie distinguent de nombreuses variétés d'anévrysmes suivant la position de la tumeur, la nature de ses parois, et les conditions dans lesquelles la maladie s'est développée. Ces distinctions ont, dans la pratique, une grande importance au point de vue du pronostic ou du mode de traitement que nécessite chaque espèce d'anévrysme.

Il n'est pas douteux qu'on n'arrive à diagnostiquer ces différentes formes avec une grande précision, d'après les modifications que l'anévrysme imprime au mouvement du sang dans l'artère qui en est atteinte. Ces modifications ne sont pas les mêmes pour toutes les espèces d'anévrysmes : le volume de la poche, la largeur de l'ouverture qui la fait communiquer avec l'artère, le degré d'extensibilité qu'elle présente, telles sont les conditions qui ont le plus d'influence sur le mouvement du sang.

1. Broca, *des Anévrysmes et de leur traitement*. Paris, 1856.

L'inscription du pouls au-dessous de l'anévrysme et celle des mouvements d'expansion dont la tumeur elle-même est le siège fournissent d'importants éléments de diagnostic. D'autres signes sont tirés des bruits que l'auscultation fait entendre dans les différentes espèces d'anévrysmes ; nous en renvoyons l'étude au chapitre prochain où il sera question des bruits anormaux qui se produisent dans l'appareil circulatoire.

§ 452.— *Modifications du pouls au-dessous d'un anévrysme.* — Les médecins ont depuis longtemps signalé certains changements que le pouls éprouve au-dessous d'une tumeur anévrysmale : Harvey [1] a observé un *affaiblissement* de la pulsation artérielle : Hodgson [2] a fait la même remarque, et tous les chirurgiens admettent aujourd'hui que cet affaiblissement du pouls est un caractère habituel de la présence d'un anévrysme. Mais, jusqu'à Broca, on n'avait pas compris la cause de cet affaiblissement ; la plupart des auteurs l'attribuaient à la présence de caillots dans la poche, et à une gêne que le sang y éprouverait. Broca supposa que l'affaiblissement du pouls était un effet de l'expansion de la tumeur. Les expériences que j'ai faites à cet égard confirment cette opinion, et expliquent clairement l'affaiblissement du pouls.

On a signalé en outre un *accroissement du retard* du pouls au-dessous des anévrysmes. Suivant Valleix[3] ce signe serait assez inconstant, car on ne l'aurait observé que trois fois sur onze cas ; mais on comprend que le tact le plus exercé ne puisse pas toujours saisir un retard qui souvent est inférieur à 6/100 de seconde. En réalité, ce retard ne manque jamais ; les appareils inscripteurs permettent de le signaler très facilement. C'est encore à des caillots sanguins situés dans l'intérieur de la poche anévrysmale, et y faisant obstacle au cours du sang, que les auteurs ont attribué le retard du pouls au-dessous des anévrysmes [4] ;

1. Harvey, *Dissert, de circulatione sanguinis*, t. II, p. 215.

2. Hodgson, *Maladies des artères et des veines*, trad. de Breschet, t. I, p. 105. Paris, 1819.

3. Valleix, *Guide du médecin praticien*, t. II, p. 59.

4. E. H. Weber (*De pulsu, resorptione et tactu*, Dissert. inaug.) explique en ces termes le retard du pouls produit par les anévrysmes « Hinc causa repetenda est ob quam pul- « sus nonnunquam in arteria tumore anevrysmatico intercepta cum pulsu cordis alia- « rumve arteriarum haud synchronicum deprehenditur. Coagulum nempe in sacco ane- « vrysmatico, aut spatium sacci anevrysmatici non omni ea parte a sanguine reple- « tum impedimenta propagationi pulsuum esse possunt. »

mais en réalité ce retard est, comme l'affaiblissement du pouls, un effet de l'élasticité de la poche.

Enfin, *la forme* du pouls au-dessous de la tumeur révèle des changements importants de la circulation artérielle, de sorte que l'emploi du sphygmographe est un précieux moyen pour diagnostiquer l'existence des anévrysmes, pour en déterminer le siège et pour en suivre le traitement.

Le meilleur moyen de bien faire comprendre la manière dont un anévrysme modifie le cours du sang est de reproduire artificiellement ce mécanisme, comme nous l'avons déjà fait pour un grand nombre de phénomènes de la circulation.

Reproduction des effets qu'un anévrysme produit sur le pouls en aval de la tumeur.

§ 453. — Si c'est par son élasticité qu'un anévrysme agit pour modifier le cours du sang, la meilleure démonstration qu'on en

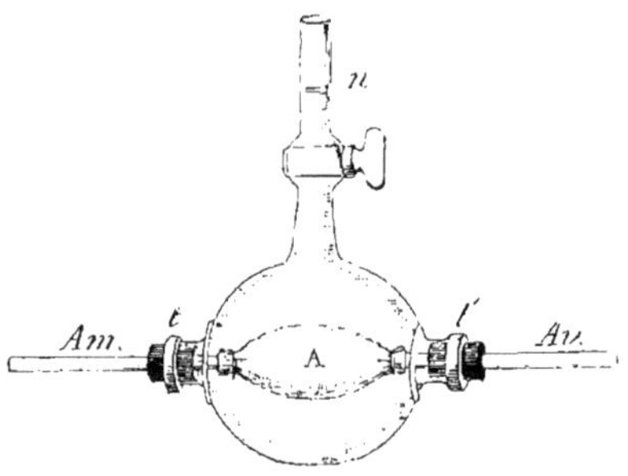

Fig. 302. Disposition adoptée pour l'étude des modifications circulatoires produites par un anévrysme artériel.

puisse donner, c'est de placer, sur le trajet d'une artère du schéma, une ampoule qu'on rende tour à tour élastique et non élastique. Le pouls sera modifié dans le premier cas, et non dans le second : voici la disposition que j'ai adoptée.

Soit (fig. 302) une ampoule de caoutchouc A munie, à ses extrémités, de deux tubes de verre *Am* et *Av* que l'on place sur le trajet d'une artère du schéma, de manière à imiter un anévrysme. Cette ampoule est logée dans un ballon de verre plein d'eau qui porte à sa partie supérieure une tubulure verticale munie d'un large robinet. Quand ce robinet est ouvert, l'ampoule A peut changer de volume et obéir aux variations de la pression à son intérieur, car, suivant que cette ampoule se gonflera ou se resserrera, l'eau montera ou descendra dans la tubulure n. Mais quand le robinet est fermé, l'ampoule A ne peut changer de volume; elle est fixée, dans sa forme et sa capacité, par l'incompressibilité de l'eau qui l'environne.

On applique le sphygmographe sur le tube-artère, en aval de

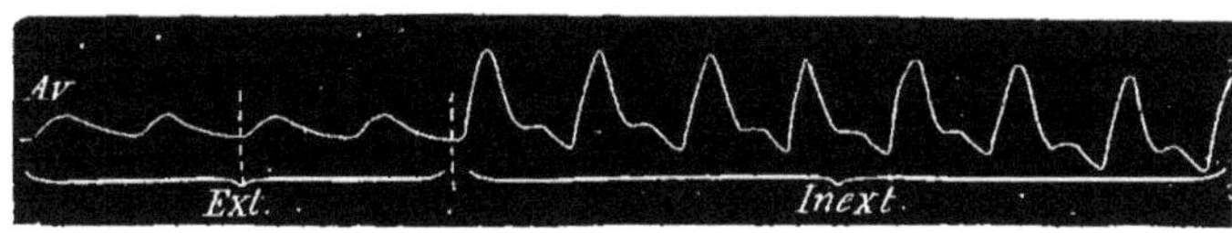

Fig. 303. Formes différentes du pouls artériel au-dessous d'un anévrysme artificiel, suivant que la poche est extensible (*Ext.*), ou rendue inextensible (*Inext.*).

l'anévrysme, en laissant ouvert le robinet supérieur. Le pouls prend les caractères représentés (fig. 303) au commencement du sphygmogramme. Les pulsations sont faibles, la phase ascendante en est très inclinée, le sommet arrondi. Au bout de quatre pulsations on ferme le robinet. Aussitôt le pouls reprend ses caractères normaux : son amplitude plus grande, son sommet plus aigu et son dicrotisme.

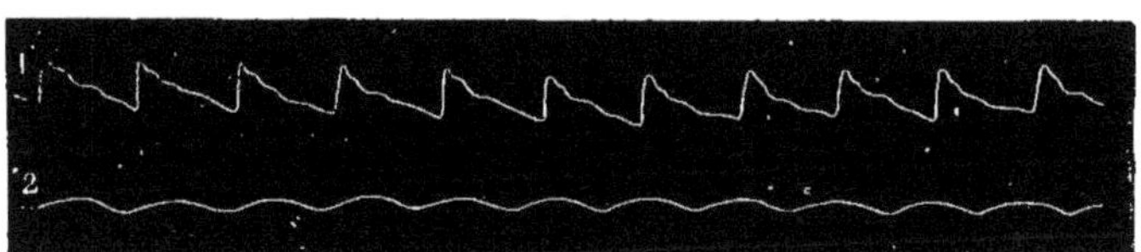

Fig. 304. Formes différentes du pouls radial exploré au-dessous d'un anévrysme (ligne 2) et du côté sain (ligne 1).

La même transformation du pouls s'observe sur l'homme au-dessous d'une poche anévrysmale; elle est même souvent plus prononcée encore que celle dont le schéma vient de montrer un exemple. Ainsi (fig. 304) la ligne 2 est le pouls radial modifié chez un homme qui portait un volumineux anévrysme de l'artère humérale au voisinage du pli du coude. La ligne 1 est le pouls radial recueilli du côté sain, afin de montrer la différence des deux formes.

En somme, l'élasticité d'une poche anévrysmale agit sur le mouvement du sang comme l'élasticité de l'arbre artériel tout entier agit elle-même pour transformer l'impulsion saccadée du cœur en un mouvement de plus en plus uniforme. La poche anévrysmale régularise prématurément le mouvement du sang, et fait que, dans une artère volumineuse, la pression et la vitesse du sang présentent l'uniformité qui ne s'observe, à l'état normal, que dans les dernières ramifications artérielles.

L'extinction des saccades dans la progression du sang implique cette conclusion, que la pression, à l'intérieur d'un anévrysme, sera moyenne entre les maxima et les minima de la pression artérielle. On peut s'en assurer en adaptant à la poche anévrysmale un manomètre compensateur, § 106; les deux colonnes de l'instrument seront sensiblement immobiles et fixées à la valeur moyenne de la pression du sang dans les artères [1].

Retard du pouls au-dessous d'un anévrysme.

§ 454. — La forme nouvelle que prend le pouls au-dessous d'un anévrysme consiste en une ampliation très lente de l'artère, au lieu de l'expansion brusque qui s'observe normalement. Supposons qu'un anévrysme existe sur l'une des artères humérales et que nous tâtions en même temps le pouls aux deux radiales; l'expansion plus brusque de l'artère saine donnera la sensation d'une anticipation du pouls du côté sain par rapport au côté de l'anévrysme.

Mais le retard apparent qui tient à la lente expansion du pouls au-dessous d'un anévrysme ne fait que s'ajouter à un retard réel que les médecins avaient déjà constaté, et que l'on peut démontrer en inscrivant en même temps le pouls des deux radiales, au moyen de deux sphygmographes à transmission [2] et d'un polygraphe. François-Franck [3] a déterminé, dans un assez grand nombre de cas

1. Cela n'est vrai que pour les cas de très grande extensibilité de la poche et de suppression complète du pouls au-dessous d'elle. En employant, comme anévrysmes artificiels, des poches de caoutchouc de plus en plus minces, on arrive, par transitions graduelles, de la simple atténuation du pouls à son extinction complète.

2. Dans la *Physiologie médicale de la circulation*, je n'avais pu démontrer sur l'homme l'existence de ce retard réel, car je n'avais encore, pour étudier les caractères du pouls, que le sphygmographe simple qui ne permet la comparaison du pouls de deux artères qu'au moyen de deux inscriptions successives.

3. François-Franck, *Recherches cliniques et expérimentales sur la valeur comparée*

d'anévrysmes des membres, le retard du pouls du côté de la lésion sur celui du côté sain. Il a trouvé ce retard constant; la valeur en était variable, suivant les cas, de 5 à 7 centièmes de seconde[1]. Pour ce physiologiste, le retard du pouls aurait même, dans le diagnostic des anévrysmes, plus de valeur que son changement d'amplitude, car le retard seul s'observe d'une manière constante. En effet, certains anévrysmes du tronc brachio-céphalique intéressent, dans leur développement, le ganglion cervical inférieur, et paraissent amener une véritable paralysie vaso-motrice dans le membre correspondant. Il en résulte une augmentation du volume de la radiale, et, de ce chef, un accroissement de l'amplitude du pouls, § 182, qui fait plus que compenser l'influence par laquelle l'élasticité de la tumeur tend à diminuer l'intensité de la pulsation.

De la pulsation des tumeurs anévrysmales.

§ 455.— Les tumeurs anévrysmales sont le siège d'un mouvement d'expansion très fort qui contraste avec la faiblesse du pouls artériel. Cette force de soulèvement de la tumeur tient à la large surface que ses parois présentent à la pression du sang. C'est un effet comparable au mécanisme de la presse hydraulique de Pascal dont on a déjà vu l'application quand il s'est agi d'expliquer l'augmentation de force des pulsations dans les artères relâchées. Dans l'anévrysme cet effet est tellement intense que si la

des signes fournis par l'examen du pouls radial dans les anévrysmes du tronc brachio-céphalique, de l'aorte et de l'artère sous-clavière. Importance du retard du pouls (*Journ. de l'anat. et de la physiol.*, t. XIV, 1878).

1. Quand on ne dispose pas de deux sphygmographes à transmission, on peut encore déterminer le retard inégal du pouls de deux artères homologues, au moyen de l'artifice suivant. Supposons que l'anévrysme siège sur l'une des artères humérales, et qu'on veuille constater le retard du pouls de la radiale correspondante sur celle du côté sain. On inscrit à la fois le pouls du côté malade et la pulsation du cœur, et on mesure l'intervalle qui sépare ces deux pulsations, soit 21/100 de seconde. Puis, on inscrit le pouls de la radiale avec la pulsation du cœur, et l'on trouve un autre intervalle, par exemple 14/100 de seconde. Retranchant cette seconde durée de la première, on trouve une différence de 7/100 de seconde qui représente l'excès du retard du pouls sur la pulsation du cœur du côté de l'anévrysme. Il est clair que cette méthode indirecte, qui consiste à comparer deux pulsations à un troisième phénomène qui sert de point de repère, équivaut à la comparaison des deux pulsations artérielles l'une à l'autre. Au lieu de la pulsation du cœur, on pourrait également bien prendre le pouls carotidien comme point de repère; le résultat serait le même.

tumeur est volumineuse, elle peut soulever à chaque battement un poids de plusieurs kilogrammes [1]. Le plus souvent, les pulsations des anévrysmes sont si fortes que, pour en recueillir le tracé, il faut explorer une région située à la limite de la tumeur, en un lieu où le mouvement d'expansion ne présente pas son maximum, sans quoi l'excursion du levier dépasserait l'étendue du papier qui doit recevoir le tracé. C'est là qu'il faut appliquer le ressort du sphygmographe ou le bouton de l'explorateur à tambour.

Dans un cas d'anévrysme du tronc brachio-céphalique, en recueillant comparativement le pouls radial droit, le pouls radial

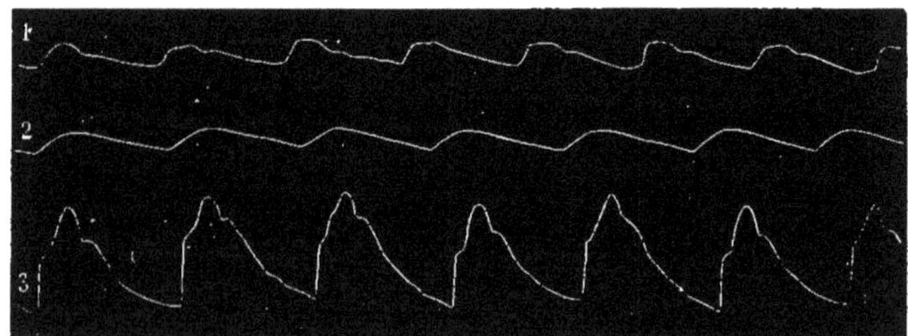

Fig. 305. Formes différentes des pulsations recueillies dans un cas d'anévrysme du tronc brachio-céphalique. — Ligne 1, pouls radial gauche; ligne 2, pouls radial droit; ligne 3, pouls de la tumeur.

gauche, et la pulsation de la tumeur, j'ai obtenu la figure 305 dans laquelle on peut comparer les caractères des différentes pulsations. Le pouls de la tumeur, bien que recueilli dans un point où il ne présentait pas son maximum, se reconnaît encore à son amplitude extrême. Il présente aussi dans sa forme des caractères qu'il est important de faire remarquer.

§ 456. — *Forme de la pulsation des tumeurs anévrysmales.* — Le pouls des tumeurs anévrysmales, surtout lorsqu'elles sont situées sur des artères voisines du cœur, présente un mouvement d'expan-

1. On se rend très bien compte de cette force expansive en opérant sur des anévrysmes artificiels adaptés aux artères du schéma. Quand on les saisit dans les mains pour lutter contre leur force de dilatation, il est à peu près impossible, en déployant toute sa force, d'empêcher le gonflement de la poche, si elle est grosse comme une orange. On comprend ainsi facilement les effets puissants que produisent les anévrysmes : ceux-ci peuvent courber les os, rompre les articulations, perforer les surfaces osseuses, par la pression énergique et constante qu'ils exercent.

sion saccadé; la pénétration du sang dans la poche se fait en deux temps : brusquement d'abord, sous l'influence de l'impulsion soudaine que produit le début de la systole du cœur, puis plus lentement, pendant toute la durée de la phase systolique du ventricule. Cette forme rappelle singulièrement celle du pouls aortique dont on a vu des spécimens (fig. 50, 52, 54).

Ce caractère est facilement explicable quand l'anévrysme est situé sur une artère très voisine de l'aorte, et communique largement avec ce vaisseau; mais il s'observe aussi sur des tumeurs dont le siège est assez éloigné de l'aorte.

Voici comment on peut concevoir ce caractère particulier de la pulsation des anévrysmes. Tandis qu'une artère saine atteint presque instantanément son expansion maxima, sous l'influence de la brusque pénétration du sang, dès le premier instant de la systole ventriculaire, la poche anévrysmale au contraire n'éprouve, à ce moment, qu'un certain degré d'ampliation. Il faut beaucoup plus de temps pour que la poche s'emplisse de manière que la tension de ses parois fasse équilibre à la pression du sang dans l'artère afférente; aussi, la tumeur prendra-t-elle une dureté croissante pendant toute la systole ventriculaire. Cette explication se rattache à celle qui a été donnée § 242 à propos de la différence qui existe entre le pouls d'un organe dont les vaisseaux sont relâchés, et le pouls de ses artères afférentes. Nous disions alors qu'après la brusque expansion de l'organe qui correspond à la réplétion de ses artères il y a une autre expansion, plus lente mais parfois très prononcée, qui tient à la réplétion de ses artérioles et de ses capillaires. La capacité totale de ces petits vaisseaux dépasse beaucoup celle des artères afférentes; ils constituent, dans leur ensemble, une sorte d'anévrysme cirsoïde dont le gonflement total s'accuse dans le tracé par un second soulèvement (fig. 205). La comparaison de cette forme avec celle des pulsations anévrysmales est très démonstrative.

Modifications du pouls d'une artère en amont d'un anévrysme.

§ 457. — Les chirurgiens ont décrit dans la partie de l'artère située au-dessus, ou en amont, des tumeurs anévrysmales, des modifications anatomiques fort curieuses : elles consistent en une dilatation du vaisseau avec amincissement de ses parois. Or, comme l'état de la circulation modifie profondément la structure des vaisseaux, il est intéressant de rechercher quels peuvent être les changements qu'éprouve le cours du sang dans une artère, en amont d'un anévrysme.

Les expériences sur des anévrysmes artificiels montrent qu'en effet le pouls, en amont d'un anévrysme, subit de curieuses modifications. Reportons-nous à la figure 302 qui représente une poche anévrysmale qu'on rend à volonté élastique ou inextensible. Si nous recueillons le pouls de l'artère afférente, pendant que la poche est extensible, nous lui trouvons (fig. 306, *Ext.*) la forme représentée dans les quatre premières pulsations (impulsion brève suivie d'une chute brusque et d'un dicrotisme très prononcé). Dès que l'anévrysme est rendu inextensible (même figure, *Inext.*), le pouls reprend ses caractères normaux, comme cela se voit dans la seconde partie du tracé.

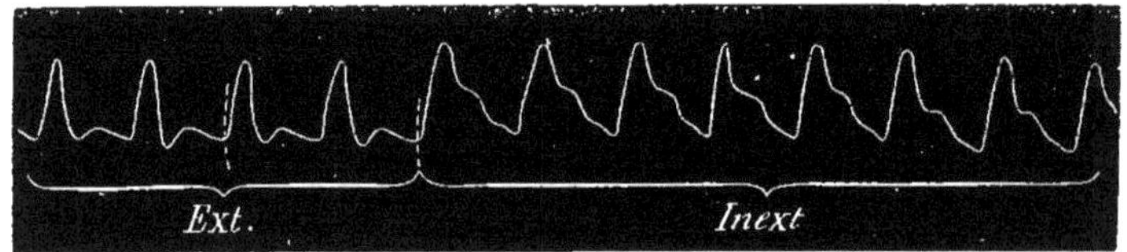

Fig. 306. Forme du pouls en amont d'une tumeur anévrysmale, suivant que la poche est extensible (*Ext.*) ou rendue inextensible (*Inext.*).

Il est facile d'expliquer cette modification du pouls. La tumeur anévrysmale, avons-nous dit, est le siège d'une pression qui varie beaucoup moins que celle de l'artère afférente, et qui tend à se rapprocher de la moyenne entre les maxima et les minima de la pression artérielle. Il suit de là que, pendant la phase systolique du pouls § 168, à peine l'expansion brusque de l'artère est-elle produite par l'arrivée de l'onde, que le sang trouve une issue facile dans la poche anévrysmale où la pression est basse. Ainsi, tandis qu'une artère saine, après sa réplétion par l'arrivée de l'onde cardiaque, conserve encore un certain degré de pression et ne se vide que lentement par l'écoulement du sang à travers les capillaires, l'artère anévrysmatique, au contraire, se vide presque subitement dans la poche, comme elle le ferait par une blessure pratiquée à ses parois en aval du lieu où l'on explore le pouls. L'onde sanguine traverse rapidement l'artère anévrysmatique pour se jeter dans la tumeur, tandis que, dans les conditions physiologiques, cette onde se heurte aux résistances finales que lui oppose l'étroitesse des petits vaisseaux.

La forme du pouls artériel, en aval d'un anévrysme, rappelle parfaitement celle que nous avons décrite et représentée précédemment comme appartenant à la fièvre. Que l'on compare (fig. 307) les premières pulsations (série F) qui correspondent à un état fébrile à celles de la fin du tracé (série A) qui sont obtenues en amont d'un anévrysme, et l'on verra que les types sont à peu près identiques. C'est qu'en effet les conditions sont à peu près semblables

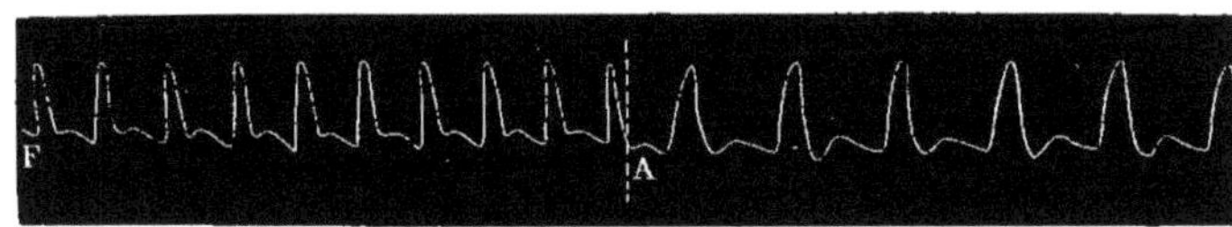

Fig. 307. Comparaison de la forme du pouls sous l'influence de la fièvre (série F) et en aval d'une tumeur anévrysmale (série A).

de part et d'autre. Dans la fièvre, le relâchement notable des vaisseaux offre une issue facile au sang qui vient d'être lancé dans l'artère; celle-ci, une fois arrivée à son expansion complète, ne reste pas pleine, mais s'affaisse subitement, en se vidant par les capillaires largement ouverts.

Diagnostic des anévrysmes.

§ 458. — On trouve dans les traités classiques l'exposé complet des différents éléments qui servent à asseoir le diagnostic des anévrysmes, à les distinguer d'autres affections qui peuvent les simuler, à déterminer le siège de la tumeur, son volume, sa constitution etc. Je ne puis qu'indiquer sommairement les renseignements que donne la sphygmographie pour le diagnostic des anévrysmes; ces renseignements sont nombreux et importants.

Et d'abord, si le chirurgien hésitait entre l'existence d'un anévrysme profond, que la main ne pût suffisamment embrasser pour en mesurer l'expansion, et celle d'une tumeur recevant d'une artère un mouvement de soulèvement, l'emploi du sphygmographe lèverait les doutes; en effet, sur l'anévrysme seul on obtient des pulsations d'une ampleur extrême, à cause de la grande surface sur laquelle agit le sang; dans le cas de tumeur solide soulevée, il ne peut y avoir que diminution de la force de la pulsation artérielle.

Si l'on explore le pouls au-dessous de la tumeur, on peut trouver certaines analogies dans la forme du tracé, dans le cas d'un anévrysme et dans celui d'une tumeur qui comprime une artère; l'oblitération d'une artère transforme, en effet, la pulsation dans le même sens que l'anévrysme (§ 449, fig. 300). Mais que l'on comprime la tumeur, aussitôt le doute sera levé; car, s'il s'agit d'une tumeur solide, elle ne pourra que presser plus fortement sur l'artère et affaiblir encore l'intensité du pouls; un anévrysme, au contraire, se videra en partie du sang qu'il renferme et élèvera la pression dans l'artère explorée. Inversement quand on cessera la compression, la tumeur solide laissera reparaître le pouls avec plus de force; l'anévrysme, au contraire, éteindra plus complètement les pulsations, en absorbant pendant quelque temps les ondées ventriculaires pour se remplir de nouveau.

Le diagnostic du siège des anévrysmes n'est embarrassant que dans un petit nombre de cas; particulièrement quand une tumeur anévrysmale siégeant à la partie supérieure du thorax, derrière le sternum ou les clavicules, peut être également attribuée à la crosse aortique ou aux artères qui en émanent. Les changements imprimés à la force et à la forme du pouls, les différences que le pouls présente aux deux radiales, au point de vue de sa forme et de son retard sur la pulsation du cœur, donnent des renseignements importants pour le diagnostic.

Caractères du pouls dans le cas d'anévrysme de l'aorte.

§ 459. — On a cité des cas d'anévrysme de l'origine de l'aorte à la suite desquels le pouls avait disparu dans toutes les artères du corps [1], mais ces cas sont tout à fait exceptionnels. En général, un anévrysme de l'aorte diminue peu la force du pouls des artères situées au-dessous de lui. Cela tient, d'une part, à ce que la poche anévrysmale est rarement formée par une dilatation ampullaire de l'aorte, mais, plus souvent, par une poche latérale communiquant plus ou moins largement avec l'aorte, et que la totalité du sang n'est point obligée de traverser. En outre, si gros que puisse

1. *Moniteur des hôpitaux*, 1857, n° 1. 74, p. 388.

être un anévrysme aortique, son volume est faible proportionnellement à celui de l'aorte.

Pour ces raisons, les poches anévrysmales ne détournent, en général, qu'une petite quantité de sang, par rapport à celle qui suit sa direction ordinaire ; l'atténuation du pouls doit donc être moindre que dans les anévrysmes des membres.

§ 460. — *Forme du pouls dans les anévrysmes de l'aorte.* — Suivant le volume, l'élasticité et le siège de la tumeur, l'anévrysme aortique modifie le pouls de façons fort différentes. Dans certains cas, la présence de l'anévrysme exagère beaucoup la production

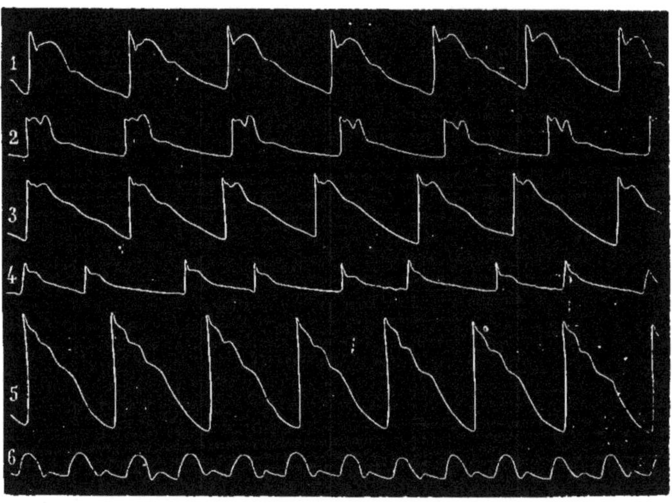

Fig. 308. Série de sphygmogrammes montrant les modifications imprimées au pouls artériel par des anévrysmes aortiques ; dans plusieurs de ces types, les parois de la poche réagissent pendant la phase diastolique du ventricule.

des ondes aortiques. Une partie du sang est projetée sans entrer dans la tumeur quand celle-ci siège près de l'origine de l'aorte ; mais, au moment de la clôture des valvules sigmoïdes, le reflux se fait dans la poche anévrysmale qui réagit à son tour et envoie une onde de dicrotisme beaucoup plus forte que celle qui s'observe à l'état normal.

La figure 308 montre une série de sphygmogrammes ainsi déformés par la présence d'anévrysmes aortiques. L'interprétation qui vient d'être proposée semble justifiée par les expériences faites sur le schéma de la circulation.

Expérience. — Sur l'origine de l'aorte du schéma, j'ai adapté au moyen d'un large branchement latéral une poche élastique que l'on pouvait, à certains moments, mettre en communication avec l'aorte, et, à certains autres, séparer de l'aorte, en fermant la communication. J'inscrivis le pouls radial, l'anévrysme étant fermé, j'obtins le tracé 1 (fig. 309); j'ouvris la communication et j'obtins le sphygmogramme 2. Il semble donc que l'anévrysme ait d'abord créé une forte dérivation au cours du sang pendant le début de la systole ventriculaire, puis, qu'il ait à son tour envoyé une ondée dans l'aorte, après la clôture des valvules sigmoïdes.

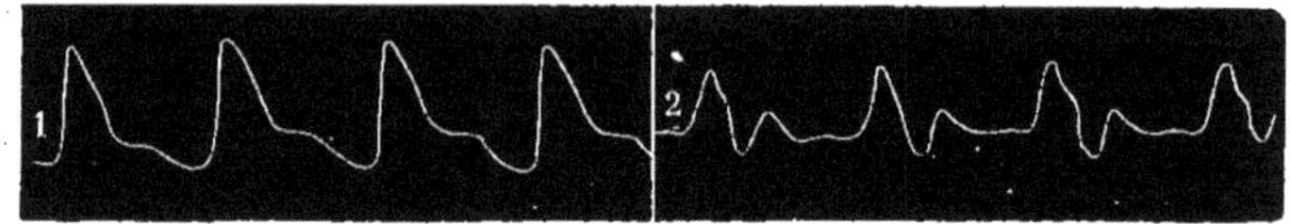

Fig. 309. 1, pouls du schéma à l'état normal; 2, pouls du schéma avec un anévrysme aortique.

Il sera très intéressant de reprendre ces études relatives aux effets de l'anévrysme aortique sur le pouls artériel; ceux-ci doivent varier suivant le volume, l'élasticité et la situation de la poche. Il serait très facile d'instituer ces expériences en donnant à l'anévrysme la disposition représentée figure 302, disposition qui permet d'en supprimer ou d'en faire renaître, à volonté, l'influence. Le temps m'a manqué pour entreprendre sur ce sujet des expériences qui devront éclairer beaucoup le diagnostic du siège des anévrysmes de l'aorte. Je les signale à l'attention des expérimentateurs.

§ 461. — *Du pouls différent dans les anévrysmes de l'aorte.* — Il arrive souvent que dans les anévrysmes de l'aorte le pouls présente, aux deux radiales, des différences de force et de forme, ainsi que des retards inégaux. Ces signes peuvent éclairer sur la position de l'anévrysme. On conçoit en effet que si la tumeur siège à la convexité de l'aorte, entre le tronc brachio-céphalique et l'origine de la carotide gauche, le pouls radial droit sera moins modifié que le gauche et retardera moins sur la pulsation du cœur.

Il en sera autrement si l'anévrysme siège en deçà de l'origine du tronc brachio-céphalique, ce qui influencera également le pouls de toutes les artères et en exagérera le retard. Les anévrysmes de l'aorte descendante, s'ils s'ouvrent au-dessous de l'origine de la sous-clavière gauche, n'accroîtront pas le retard du pouls des radiales ni des carotides, mais seulement celui des artères des membres inférieurs. On entrevoit le nombre considérable des variétés qui peuvent se produire suivant le siège, le volume et l'élasticité des tumeurs anévrysmales, suivant que le développement de ces tumeurs intéresse l'origine de certaines artères, ou en comprime certaines autres. L'expérience seule permettra d'établir les éléments du diagnostic de ces différentes formes d'anévrysmes; il appartient aux cliniciens de réunir les documents nécessaires à cet égard [1].

§ 462.—*Influences exagérées de la respiration sur le pouls, dans les cas d'anévrysme de l'aorte.* — La théorie des influences de la respiration sur le pouls faisait prévoir que si l'aorte porte une poche ané-

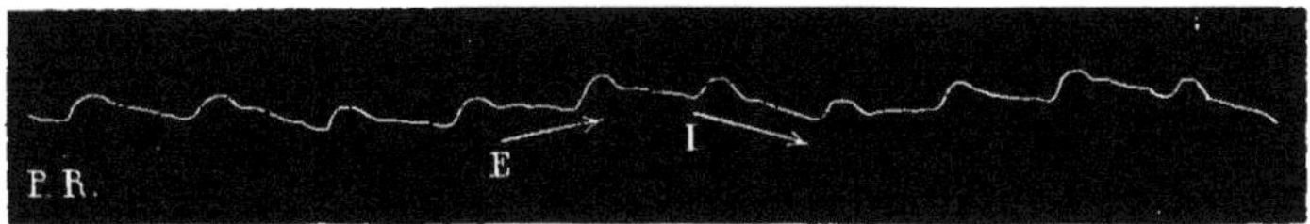

Fig. 310. Influences exagérées de la respiration sur le pouls radial dans un cas d'anevrysme volumineux de l'origine de l'aorte. (I, inspiration; E, expiration.)

vrysmale volumineuse, les alternatives de pression accrue ou diminuée autour de cette poche, aux différentes phases de la respiration, se traduiront, du côté du pouls, par une ondulation de la ligne d'ensemble du sphygmogramme, ondulation beaucoup plus prononcée que celle qu'on observe à l'état normal. L'expérience a vérifié ces prévisions ; on voit (fig. 310) un sphygmogramme obtenu dans un cas d'anévrysme de l'aorte.

La théorie indique également qu'un anévrysme de l'aorte abdominale devra présenter, sous l'influence de la respiration, des

1. Des essais dans cette direction ont été faits par François-Franck avec le concours de plusieurs médecins des hôpitaux de Paris. Deux mémoires de cet auteur ont été publiés : *Recherches cliniques et expérimentales sur la valeur comparée des signes fournis par l'examen du pouls radial, etc.* (*Journ. de l'anat. et de la physiol.*, t. XIV), et *Recherches sur le diagnostic du siège des anévrysmes de l'aorte* (*ibid.*, t. XV, 1879).

effets inverses de ceux de l'anévrysme aortique. C'est-à-dire que l'inspiration élèvera la ligne d'ensemble, et que l'expiration la fera baisser. Je n'ai pas eu l'occasion de vérifier la réalité de cette supposition, mais il ne me semble pas douteux qu'il n'en soit ainsi. L'expérience devra se faire en inscrivant à la fois le pouls avec le sphygmographe, et la respiration avec le pneumographe.

L'effort produirait, dans le cas d'anévrysme aortique inclus dans la cavité thoracique, des effets plus prononcés qu'à l'état normal, et ces effets seraient les mêmes, quel que soit le siège de la tumeur. Mais il pourrait être dangereux pour le malade de chercher à vérifier cette prévision.

Des anévrysmes cirsoïdes et des tumeurs érectiles.

§ 463. — On appelle ainsi des tumeurs formées par des artérioles devenues assez volumineuses pour être le siège de mouvements d'expansion isochrones au pouls des artères. Dans ces tumeurs, le mouvement d'expansion total peut être très considérable, car il

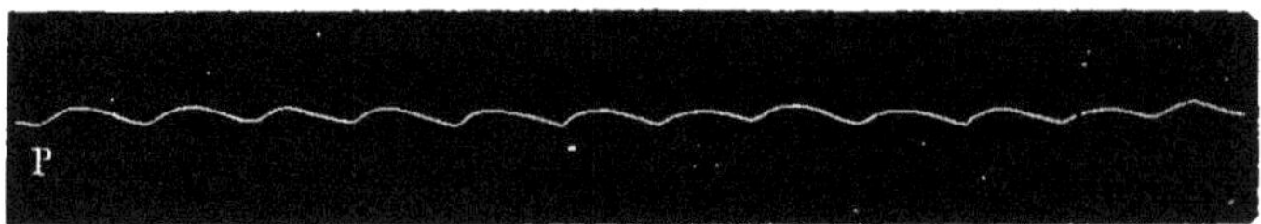

Fig. 311. Pulsations totalisées des petits vaisseaux recueillies à la surface d'un fongus hématode du tibia.

résulte de la somme des expansions d'un grand nombre de vaisseaux qui, non seulement relâchés, mais définitivement élargis, éprouvent des variations de pression semblables à celle des artères. La figure 311 montre les pulsations d'une tumeur qui présente des effets analogues à ceux des cirsoïdes ; il s'agissait d'un fongus hématode du tibia. Les caractères de la transformation du pouls par l'anévrysme s'observent dans ce tracé.

Plus les vaisseaux qui forment la tumeur seront volumineux, plus les pulsations présenteront le caractère du pouls normal ; l'étroitesse des vaisseaux éteindra, au contraire, les variations de pression, et donnera à chacune des inflexions de la courbe la forme d'un arc de cercle dont le rayon sera d'autant plus grand que les vaisseaux seront moins larges. Les bruits de souffle qui se produisent dans ces tumeurs lorsqu'elles offrent de larges communications entre les vaisseaux artériels et les vaisseaux veineux sont un élément important de diagnostic ; nous en parlerons au chapitre prochain.

Évolution et traitement des anévrysmes.

§ 464. — Si une tumeur anévrysmale n'acquérait pas une résistance de plus en plus grande, elle tendrait à s'accroître rapidement et à se rompre à bref délai. En effet, par cela seul que la tumeur présente un diamètre plus grand que l'artère d'où elle émane, ses parois supporteront un effort dilatant plus grand, § 45. La valeur de cet effort est proportionnelle au rayon de la tumeur, de sorte que, par le fait qu'elle est volumineuse, une poche anévrysmale tend à grossir encore. Mais, dans les anévrysmes des membres, les tissus environnants, refoulés et condensés par le développement de l'anévrysme, ajoutent leur propre résistance à celle des parois du sac, et cela limite souvent le développement de la tumeur. Il n'en est point ainsi, ordinairement, des anévrysmes de l'aorte qui se développent jusqu'à leur rupture, soit au dehors, soit à l'intérieur des cavités splanchniques.

Puisque c'est la pression du sang de l'artère afférente qui, multipliée par l'étendue de la poche, constitue l'effort tendant à dilater l'anévrysme, il est évident que si l'on diminuait la pression sous laquelle le sang pénètre dans la tumeur, celle-ci trouverait dans la force élastique de ses parois le moyen de revenir sur elle-même. En vertu de ce retrait, ses parois s'épaissiraient et prendraient plus de résistance. De là résulterait une tendance régressive, conduisant peu à peu l'anévrysme à la guérison. C'est ainsi que s'expliquent les remarquables résultats de la *compression indirecte* dans le traitement des anévrysmes dont l'artère afférente est accessible. On comprime l'artère en amont de la tumeur, le plus complètement et le plus fréquemment possible, et l'on obtient une réduction graduelle du volume de l'anévrysme; souvent la guérison arrive en peu de temps. Or, à mesure que la tumeur diminue de volume et gagne en épaisseur, les changements qu'elle imprime au pouls deviennent de moins en moins prononcés, de sorte qu'on peut suivre les progrès de la guérison, d'après le retour du pouls à son type normal[1]. Ce moyen d'estimer les progrès obtenus semble précieux pour soutenir la patience du malade et la persévérance du chirurgien.

1. Segay, *du Sphygmographe dans la cure des anévrysmes*, Bordeaux (*Bulletin de l'Association française pour l'avancement des sciences*. 1872).

CHAPITRE XL.

DES BRUITS DE SOUFFLE.

Des conditions dans lesquelles se produisent les bruits de souffle.— Des vibrations qui produisent les bruits de souffle. — Des bruits de souffle qu'on provoque en comprimant une artère sur un point de son trajet. — L'abaissement de la tension artérielle générale produit un souffle à l'orifice aortique. — Bruits de souffle dans les anévrysmes artériels — Bruits de souffle dans les anévrysmes artério-veineux. — Des bruits de souffle veineux. — Des bruits de souffle dans les maladies du cœur. — Classification théorique des bruits de souffle tenant aux lésions des orifices du cœur.

Lorsque le sang est animé d'un mouvement rapide en quelque point de l'appareil circulatoire, il se produit un bruit d'un caractère particulier qu'on nomme *bruit de souffle*, à cause de sa ressemblance avec celui qu'on obtient en soufflant à travers un tube ouvert. Ce bruit peut siéger au cœur ou dans les vaisseaux artériels ou veineux; il existe dans les différentes sortes d'anévrysmes; enfin il revêt différents caractères de continuité ou d'intermittence, d'acuité ou de gravité, de douceur ou de rudesse, suivant les conditions qui lui donnent naissance. Les bruits que révèle l'auscultation du cœur ou des vaisseaux ont longtemps constitué le plus important élément de diagnostic dans les maladies qui troublent la circulation du sang. Leur importance s'accroît encore lorsqu'on ajoute aux renseignements qu'ils donnent ceux qui résultent de l'inscription des pulsations du cœur et des vaisseaux. Mais, pour tirer de l'auscultation tout le parti possible, il faut être exactement fixé sur la cause des bruits de souffle, ou tout au moins sur les conditions qui les font naître et qui leur impriment différents caractères.

Des conditions dans lesquelles se produisent les bruits de souffle.

§ 465.—Je ne rappellerai pas les nombreuses hypothèses émises en médecine sur la cause des bruits de souffle. C'est dans l'expérimentation seule qu'il faut chercher l'explication de ces phénomènes[1]. En effet, on peut faire naître des bruits de souffle identiques à ceux du cœur et des vaisseaux en se servant d'appareils hydrauliques où des courants de liquide traversent des tubes élastiques.

Un bruit de souffle est à proprement parler un *son*, car il est produit par des vibrations quelquefois très fréquentes. Si le nombre des vibrations est trop faible pour produire un son, il donne une sensation discontinue comme le bruit d'une râpe ou d'une scie, et le toucher perçoit une sensation de frémissement qu'on appelle *thrill*. L'intensité ou l'amplitude de ce frémissement est, en général, d'autant plus grande que le nombre des vibrations est plus faible.

Une expérience fondamentale, due à Chauveau, montre qu'on peut faire naître un bruit de souffle dans une artère que l'on étreint au moyen d'un fil, de manière à y produire un rétrécissement. L'auteur attribue ce bruit à la vibration d'une *veine liquide* qui passe d'une partie rétrécie dans une partie plus large du vaisseau. L'existence d'un changement de calibre du vaisseau, et le passage du sang d'une partie étroite dans une plus large, semblent à Chauveau la condition nécessaire à la production du bruit de souffle; ce physiologiste croit la trouver partout où ces bruits s'entendent ainsi, sur une artère comprimée, aux orifices du cœur, à l'endroit où le sang pénètre dans une poche anévrysmale, etc.

Pour moi, le changement de calibre des voies que le sang parcourt n'est qu'une cause indirecte du bruit de souffle; il n'agit, pour le produire, qu'en créant un brusque changement de pression, § 8, et un rapide courant sanguin à l'endroit où le changement a lieu.

On peut comparer le mouvement du liquide qui donne naissance à un bruit de souffle dans les vaisseaux aux cascades qui se produisent dans les cours d'eau. Celles-ci sont la conséquence nécessaire d'un brusque changement du niveau de l'eau; de

1. Une opinion presque généralement admise était que les bruits de souffle dépendent des frottements du sang contre les parois des vaisseaux ou des orifices du cœur. Les expériences de Poiseuille, § 232, ont montré qu'une couche de sang adhère aux parois des vaisseaux, ce qui exclut la possibilité d'un tel frottement. D'autre part, Chauveau (*Gaz. méd.*, Paris, 1858) a prouvé par des expériences directes que la présence de rugosités à l'intérieur d'un tube ne fait naître aucun bruit quand un courant le traverse.

même, le bruit de souffle est la conséquence nécessaire du brusque changement de pression dans le tube où il se produit.

Quant à la cause immédiate du bruit, elle se rattache au mécanisme des vibrations en général; certaines expériences hydrauliques dans lesquelles on inscrit les vibrations qui accompagnent ce bruit permettent d'en bien comprendre la nature.

Des vibrations qui produisent les bruits de souffle.

§ 466. — La masse du liquide en mouvement et l'élasticité des conduits où il circule sont les conditions nécessaires et suffisantes pour faire naître des vibrations. Toutes les fois qu'un liquide se meut dans ces conditions, le courant tend à prendre des variations périodiques.

Cette périodicité est particulièrement facile à produire sur un tube élastique en un point duquel on exerce une compression graduelle; à un moment donné, le doigt perçoit une vibration, l'oreille entend un bruit de souffle; ces signes annoncent que la périodicité est établie.

Pour comprendre la cause de ce phénomène, inscrivons simultanément les changements de la pression dans le liquide, en amont et en aval du point comprimé. Nous verrons se produire en ces points des variations isochrones, mais de sens inverse, de telle sorte que la pression s'élève en amont de l'obstacle lorsqu'elle s'abaisse en aval, et réciproquement.

Voici comment on peut expliquer ce mouvement vibratoire. La présence d'un obstacle sur le trajet du courant a pour premier effet d'élever la pression en amont et de l'abaisser en aval; or, par suite de l'accroissement de la pression en amont, le liquide acquiert bientôt la force de vaincre la résistance et de forcer l'étroitesse du tube au point comprimé. Une accélération se produit alors dans le courant et l'on voit la pression baisser en amont de l'obstacle et s'élever en aval. Dans cette phase, comme dans la précédente, les variations de pression entre ces deux points sont de sens inverse.

Le liquide courant dans le tube avec vitesse élèvera trop haut la pression d'aval et fera trop baisser celle d'amont; aussi la compression extérieure se trouvera-t-elle suffisante pour produire de nouveau le rétrécissement du tube, ce qui ralentira le courant;

à partir de ce moment, il y aura une nouvelle augmentation de pression en amont avec nouvel abaissement en aval, et la première phase qui vient d'être décrite se répétera de nouveau.

Cette série d'actes se reproduira indéfiniment avec une période d'autant plus courte que la force élastique du tube sera plus grande. Il faut noter que les variations de pression ont plus d'intensité en aval qu'en amont du point comprimé; cela correspond à la moindre intensité du souffle dans ce dernier point, phénomène qu'on appelle aussi propagation des bruits de souffle dans le sens du courant.

Ces expériences doivent être reprises dans toutes les conditions où un bruit de souffle se produit; elles semblent destinées à donner l'interprétation mécanique de ces différents mouvements vibratoires, analogues, sauf leur périodicité plus rapide, à ceux que nous avons décrits à propos des ondes liquides à l'intérieur de tubes élastiques.

Des bruits de souffle qu'on provoque en comprimant une artère sur un point de son trajet.

§ 467. — Lorsqu'on applique le stéthoscope sur une grosse artère, sur la fémorale par exemple, en comprimant jusqu'à oblitérer entièrement ce vaisseau, si, au bout d'un instant, on diminue la compression, de façon à livrer un étroit passage au sang, un bruit de souffle intense se produit aussitôt. Ce bruit, d'abord continu avec renforcements, devient ensuite intermittent et ne s'entend plus qu'au moment des pulsations artérielles.

Si, au lieu du stéthoscope, on se sert du doigt pour comprimer l'artère, on sent le liquide s'échapper en frémissant dès que la pression du doigt devient moins forte. Tous ceux qui ont pratiqué la compression des artères dans les opérations chirurgicales ont senti ce frémissement du sang qui survient dès que l'artère n'est plus suffisamment comprimée. Dans ce cas, le doigt perçoit, sous forme de vibrations, ce qui se traduisait par un bruit à l'oreille placée sur le stéthoscope.

Voici ce qui s'est passé. Pendant que l'artère était complètement oblitérée, la pression a beaucoup baissé en aval du point comprimé; le sang de cette partie de l'artère et de ses branches s'est écoulé dans les veines à travers les vaisseaux capillaires. Au moment où l'on crée un étroit passage en décomprimant le vaisseau, le sang se précipite avec vitesse dans la partie inférieure de l'artère où il trouve une pression très faible et par conséquent une faible résistance; de là résulte la vibration sonore ou bruit de souffle. Mais, par suite de cette arrivée du sang dans le vaisseau qui était presque vide, la tension y augmente et le bruit ne se produit plus que dans les moments où la systole ventriculaire élève beaucoup la pression du sang en amont de l'obstacle. Les souffles seront donc synchrones au pouls artériel. Enfin, bientôt on n'entend plus le bruit, même au moment du pouls artériel, parce que la pression s'est élevée assez haut en aval du rétrécissement pour qu'il n'y ait jamais l'inégalité nécessaire à la production du souffle.

Tous les sujets ne se prêtent pas également bien au développement de bruits de souffle par la compression des artères: nous allons voir qu'il faut, pour que le souffle se produise avec une faible compression du vaisseau, que la circulation capillaire soit facile.

§ 468. — *Influence du relâchement des capillaires pour la production des bruits de souffle dans les artères comprimées.* — Une condition favorable à la naissance des souffles dans une artère que l'on comprime, c'est la facile perméabilité des petits vaisseaux qui émanent de cette artère; cette condition amène une faible tension en aval du point comprimé. L'expérience suivante montre comment sur un vaisseau que l'on comprime le bruit de souffle paraît ou disparaît suivant que les résistances à l'écoulement du liquide en aval diminuent ou augmentent.

Expérience. — On adapte à une artère du schéma un tube *a* (fig. 312) muni d'un ajutage d'écoulement qui verse le liquide dans un entonnoir d'où il rentre dans l'oreillette. Cet ajutage représente, par les résistances qu'il oppose au courant, l'obstacle que le sang rencontre en traversant les capillaires. On étreint le tube *a* au moyen d'une pince de bois dont on rapproche les mors avec une vis pour produire un rétrécissement, et l'on colle cette pince contre le pavillon d'un stéthoscope. L'oreille appliquée sur cet instrument perçoit un bruit de souffle intermittent, rythmé comme les impulsions du liquide par la pompe cardiaque.

Sans rien changer à la pression de la pince, rétrécissons l'orifice d'écoulement : aussitôt le bruit change, devient plus faible, plus bref, et disparaît tout à fait si l'orifice d'écoulement est suffisamment rétréci. Agrandissons au contraire l'orifice d'écoulement, le bruit deviendra plus fort, plus prolongé, et finira par présenter le type *continu à renforcements rythmiques*.

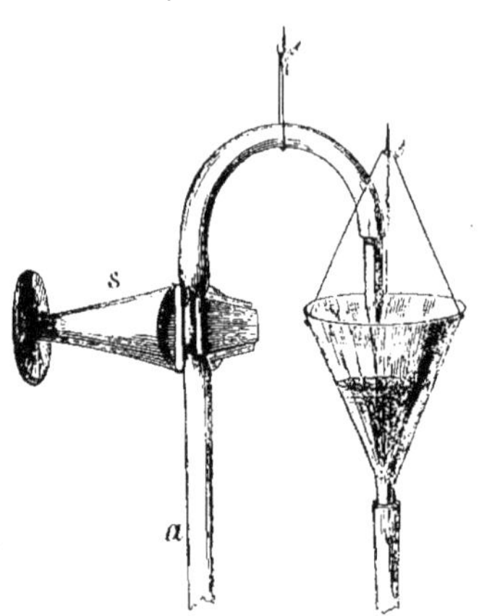

Fig. 312. Disposition schématique pour reproduire artificiellement les bruits de souffle sur le schéma. — *a*, tube-artère ; *s*, stéthoscope appliqué sur une pince à compression.

Or, tous ces changements dans la force et la durée des bruits se sont produits sans qu'il y ait rien de changé dans l'étroitesse du tube au point où le bruit avait lieu. C'est toujours le même rétrécissement causé par la pression des mors de la pince ; mais ce qui a varié, c'est l'état de la tension au-dessous de cet obstacle. Quand cette tension s'élevait, la vitesse diminuait au point rétréci et le bruit disparaissait. C'est ainsi que, dans une rivière, s'il se trouve un torrent ou une cascade, on supprime ce mouvement rapide et bruyant de l'eau quand, par un obstacle, on relève le niveau de la rivière en aval.

Une compression convenablement réglée pourrait produire sur une artère tous les types possibles des bruits de souffle, depuis le souffle léger, intermittent et bref, jusqu'au souffle continu à renforcements[1]. Les renforcements qui correspondent à la systole ventriculaire peuvent avoir eux-mêmes deux types différents : tantôt ils sont simples et tantôt redoublés. En cela, ils offrent exactement les caractères du pouls. Le souffle double correspond au pouls dicrote, il coïncide avec lui et tient à la même cause, § 162.

Certaines maladies favorisent la production du bruit de souffle dans les artères comprimées, ce sont toutes celles qui abaissent la tension artérielle en facilitant l'écoulement du sang à travers les vaisseaux capillaires. La fièvre agit de cette façon.

1. Il était nécessaire d'insister sur ce point, parce que certains auteurs ont admis que le bruit continu ne peut exister dans les artères ; on a même considéré cette sorte de bruit comme caractéristique de l'anévrysme artério-veineux. Ce caractère est très bon dans la pratique ; en effet, il n'est guère admissible qu'une artère se trouve comprimée avec le degré exactement nécessaire pour faire naître un souffle continu.

L'abaissement de la tension artérielle générale produit un souffle à l'orifice aortique.

§ 469. — Quand un animal a perdu par hémorrhagie une grande quantité de sang et que le manomètre accuse une faible tension artérielle, si l'on ausculte le cœur, on entend un souffle à l'orifice aortique, et ce bruit coïncide avec la systole ventriculaire. Dans ces cas on a supposé l'existence d'un spasme de l'orifice aortique. Cette supposition était logique pour ceux qui admettent un rétrécissement partout où il y a bruit de souffle. Mais on conçoit que, l'orifice aortique gardant son calibre normal, un bruit puisse s'y produire si l'abaissement de la tension artérielle diminue la résistance que le ventricule doit vaincre, car cela donne lieu à une pénétration brusque du sang dans les artères, § 80.

Si l'hémorrhagie fait naître un bruit de souffle au cœur par le seul fait de l'abaissement de la tension artérielle, toute autre influence qui fera baisser la tension devra également amener un souffle semblable; c'est ce qui arrive en effet. La fièvre produit souvent des souffles à l'orifice aortique; un exercice musculaire violent, qui fait aussi baisser la tension artérielle, § 222, provoque parfois des bruits de souffle à l'orifice aortique chez des sujets qui n'en présentent pas quand ils sont au repos, et en tout cas augmente l'intensité du souffle s'il en existait un auparavant. Enfin quand le relâchement vasculaire tient à l'action d'un poison, il fait naître également un souffle aortique; je n'en ai jamais entendu de plus fort que sur un homme qui mourait empoisonné par l'opium. Quelques instants avant la mort, le souffle était à son maximum d'intensité et en même temps existaient tous les signes de la faible tension artérielle, § 385 : rougeur générale et chaleur des téguments; force et fréquence du pouls, volume extrême et mollesse des artères. Des souffles semblables peuvent exister à l'orifice de l'artère pulmonaire; ils seraient même, d'après Constantin Paul[1], plus fréquents que les souffles de l'orifice aortique.

1. C. Paul, *Sur le souffle anémo-spasmodique de l'artère pulmonaire* (*Soc. méd. des hôpitaux*, janvier 1878).

Bruits de souffle dans les anévrysmes artériels.

§ 470. — Une chute brusque de pression se rencontre également à l'endroit où une artère débouche dans une poche anévrysmale. En effet, nous avons vu, § 457, que la pression reste sensiblement fixe dans la tumeur où elle a pour valeur la moyenne entre les maxima et les minima. Toutes les fois qu'une ondée sanguine lancée par le ventricule élèvera la pression dans l'artère, le sang de ce vaisseau se précipitera avec rapidité dans l'anévrysme où existe une pression plus faible. Mais quand la pression artérielle sera à son minimum, celle de l'anévrysme lui sera supérieure et il n'y aura plus de pénétration du sang dans la poche. C'est pour cela que le souffle des anévrysmes artériels est *toujours intermittent.*

Certains anévrysmes présentent, à chaque révolution du cœur, un double bruit; cela prouve que le sang pénètre à deux reprises dans le sac anévrysmal. En expérimentant sur le schéma de la circulation, on obtient ces doubles souffles de l'anévrysme; or, le redoublement du bruit coïncide toujours avec le redoublement de la pulsation artérielle. C'est pour ainsi dire un *souffle dicrote* que l'on entend au niveau de la tumeur.

Sur les anévrysmes de l'aorte ou des grosses artères qui en émanent, le bruit est double également; mais cela paraît tenir, le plus souvent, à ce que le sang pénètre en deux temps dans l'anévrysme, comme il pénètre en deux temps dans l'aorte elle-même. La forme du pouls aortique (fig. 50) rend compte de ce mouvement saccadé qui a lieu pendant la systole du ventricule. Mais, d'autres fois, les anévrysmes de l'aorte sont le siège de deux pénétrations de sang moins rapprochées l'une de l'autre; l'une en effet est systolique, et l'autre diastolique. Cela s'observe quand la tumeur siège très près de l'origine de l'aorte. Le malade qui a donné le tracé radial n° 6 (fig. 308) présentait deux bruits de souffle à l'origine de l'aorte; un des bruits était systolique, l'autre diastolique; ce dernier arrivait précisément au moment de la clôture des valvules sigmoïdes : il existait chez ce sujet un anévrysme aortique disséquant ouvert dans le cul-de-sac d'une des valvules sigmoïdes.

C'est en auscultant les tumeurs anévrysmales en même temps qu'on en inscrit le mouvement expansif que l'on peut se faire une idée précise de l'instant où se produisent les souffles. A cet effet on peut employer deux méthodes : l'une, qui consiste à suivre des yeux le tracé de la pulsation anévrysmale, tandis que l'oreille apprécie l'instant de la production des bruits ; l'autre, qui consiste à disposer, à côté du levier destiné à inscrire les pulsations de l'anévrysme, un autre levier au moyen duquel on pointe les instants où les bruits se produisent. Ces deux manières de procéder doivent se contrôler l'une par l'autre. Nous aurons à en parler à propos des souffles qui accompagnent les lésions des orifices du cœur.

Bruits de souffle dans les anévrysmes artério-veineux.

§ 471. — On distingue, en chirurgie, la communication simple d'une artère avec une veine (phlébartérie) et l'anévrysme artério-veineux dans lequel une tumeur est interposée aux deux vaisseaux. Mais ces deux lésions se ressemblent au point de vue des bruits qu'elles engendrent ; de part et d'autre le souffle est continu. La raison en est la suivante :

La pression du sang dans les artères excède beaucoup celle du

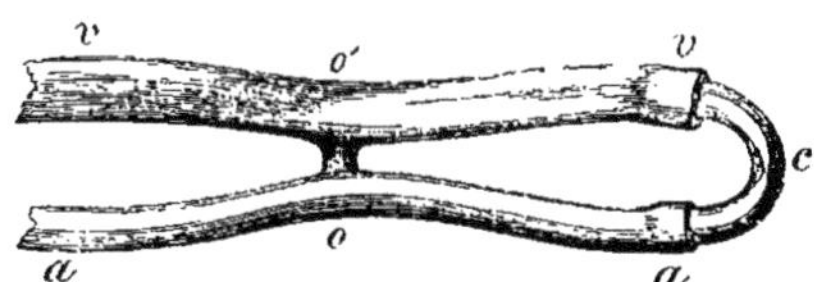

Fig. 313. Disposition schématique employée pour reproduire les phénomènes de la phlébartérie. *a a*, tube-artère ; — *v v*, tube-veine ; — *c*, capillaire ; — *o o'*, tube de communication.

sang dans les veines, de sorte que toute communication immédiate entre ces deux ordres de vaisseaux présente la chute de pression qui a été indiquée ci-dessus comme condition déterminante du bruit de souffle. Le sang de l'artère passe dans la veine avec une grande vitesse, soit directement, soit par l'intermédiaire d'une poche anévrysmale. Ce passage rapide n'aura pas lieu seulement au moment des systoles du cœur, ce qui donnerait naissance à un bruit de souffle intermittent, mais, comme il y a toujours un grand excès de la pression artérielle sur la pression veineuse, le souffle sera continu à renforcements synchrones avec le pouls.

On imite sur le schéma le souffle continu de la phlébartérie en créant une communication artificielle entre un tube-artère et un tube-veine. La figure 313 montre la disposition qui m'a fait entendre un souffle continu avec renforcements synchrones au pouls. Le rapide courant de liquide qui se faisait de l'artère à la veine s'accompagnait d'un *thrill* extrêmement prononcé, ainsi que cela s'observe dans les communications artério-veineuses dont ce frémissement serait le signe pathognomonique.

§ 472. — L'anévrysme artério-veineux proprement dit, c'est-à-dire avec tumeur interposée à l'artère et à la veine, participe des effets de l'anévrysme artériel et de ceux de la phlébartérie. D'une part, il modifie le pouls artériel au-dessous de la tumeur de la même manière que les anévrysmes artériels; la figure 314 montre la différence de forme du pouls des deux artères tibiales posté-

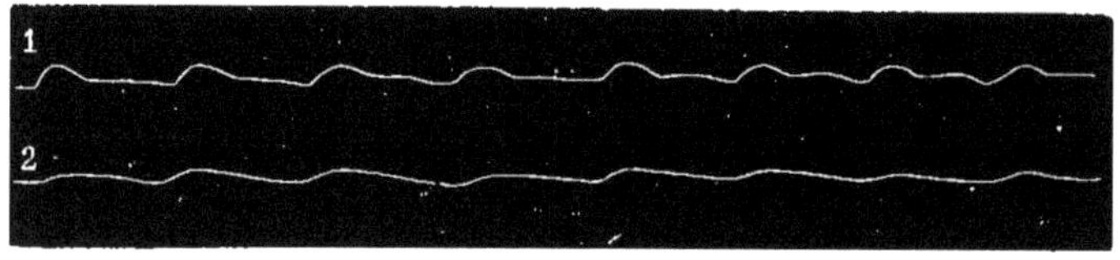

Fig. 314. Modifications du pouls produites par un anévrysme artério-veineux poplité.
1. Pouls de la tibiale postérieure du côté sain. — 2. Pouls de la même artère du côté malade.

rieures dans un cas d'anévrysme poplité artério-veineux. D'autre part, l'anévrysme artério-veineux donne comme la phlébartérie un bruit de souffle continu; ce souffle présente des renforcements synchrones au pouls.

On doit considérer les souffles de l'anévrysme artério-veineux comme formés de deux éléments distincts : le bruit qui se produit au moment de la pénétration du sang artériel dans la tumeur, il est intermittent, simple ou redoublé (dicrote); le bruit qui correspond au passage du sang de la tumeur dans la veine et qui est continu. Le *thrill* s'observe avec son maximum d'intensité au lieu où le sang passe de la poche dans la veine.

Enfin, si l'on exerce une pression sur le point où se fait le passage du sang de l'anévrysme dans la veine, on ferme ce passage et la tumeur se trouve, pendant tout ce temps, transformée en anévrysme artériel simple. Aussitôt les signes d'auscultation se mettent d'accord avec la nouvelle nature de l'anévrysme, le thrill disparaît et le souffle devient intermittent[1].

Pour justifier l'interprétation qui vient d'être donnée du mécanisme des souffles dans l'anévrysme artério-veineux, on recourt utilement à l'emploi du schéma. La figure 315 montre la disposition à laquelle j'ai recouru avec succès.

Un tube artère *a a* se continue par un capillaire étroit *c* avec un tube veine *v v*. Entre ces deux tubes est une ampoule de caoutchouc qui communique par un petit orifice *o o'* avec chacun d'eux. Lorsque la circulation s'effectue dans l'appareil, on constate sur l'anévrysme les phénomènes suivants :

Le bruit continu avec renforcements qui s'entend sur la tumeur

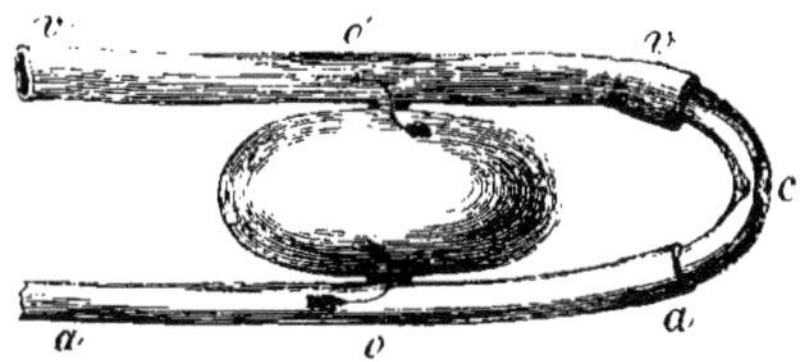

Fig. 315. Disposition schématique employée pour imiter les phénomènes de l'anévrysme artério-veineux.

peut se dissocier en un bruit intermittent dont le siège est au point *o*, au niveau duquel pénètre le sang artériel, et un bruit continu avec thrill au point *o'*, c'est-à-dire à l'orifice veineux. Le bruit intermittent semble plus prolongé que dans un anévrysme artériel, ce qui s'explique par ce fait, que la tension dans la tumeur met plus de temps à s'élever à cause de la quantité de sang qui s'échappe constamment par l'ouverture veineuse.

Si l'on comprime la veine au point *o*, on supprime le thrill et le souffle continu, l'anévrysme devenant exclusivement artériel.

1. La même transformation des bruits de l'anévrysme artério-veineux s'observe aussi quand la tumeur siège à un membre et que ce membre est tenu en élévation. Nélaton (*de l'Influence de la position dans les maladies chirurgicales*, thèse de concours, Paris, 1851, p. 40) a signalé cet effet de l'attitude élevée. On l'explique aisément, maintenant que l'on connaît les changements qu'éprouve la circulation dans les parties élevées. D'une part le sang n'arrive que difficilement dans l'anévrysme et n'y pénètre avec vitesse que dans les instants correspondant à l'arrivée de l'onde (voir la forme du pouls dans l'artère d'un membre en élévation, fig. 142); d'autre part, la tumeur moins remplie n'a plus sur le sang veineux l'excès permanent de pression qui est la condition d'un souffle continu.

L'élévation de la poche anévrysmale rend le souffle intermittent comme cela s'observe sur les anévrysmes artério-veineux véritables.

§ 473.— Les *tumeurs cirsoïdes*, quand elles sont formées de larges communications entre les artères et les veines, donnent naissance à des souffles continus avec renforcements plus ou moins prononcés suivant le volume des artères qui entrent dans leur formation. La continuité du souffle s'explique, dans cet anévrysme comme dans les deux formes précédentes, par la rapidité du courant sanguin qui passe, par de larges anastomoses, de la forte pression artérielle à la faible pression veineuse. Dans certains cas, la tumeur consiste principalement en dilatation des artérioles, et les communications avec les veines ne sont pas largement établies. C'est à ce type que correspondent probablement les cas où manque le thrill et où le souffle est intermittent comme dans un anévrysme artériel.

Le *souffle utérin* a été attribué à des causes très différentes par les médecins qui l'ont étudié ; mais deux théories seulement sont soutenables : l'une qui attribue ce souffle à la compression de l'aorte par le globe utérin, l'autre qui assimile le souffle à celui d'une tumeur vasculaire.

Contre l'hypothèse d'une compression de l'artère on peut invoquer la persistance du souffle utérin dans les attitudes où cette compression serait difficile à admettre. En outre il est des cas où le souffle est continu avec renforcements ; un tel caractère n'appartient qu'aux bruits qui résultent d'une large communication entre les artères et les veines, § 468.

Ajoutons que le maximum d'intensité du souffle paraît être sur les parties latérale de l'utérus, c'est-à-dire au lieu où les artères utérines se réunissent en pénétrant dans l'organe. P. Dubois, à qui l'on doit cette théorie du souffle utérin, dit avoir constaté, par des injections cadavériques, de larges communications artério-veineuses dans les parois de la matrice.

Des bruits de souffle veineux.

§ 474. — Dans mes premières études sur les bruits de souffle [1],

1. *Physiologie médicale de la circulation du sang*, 1863, p. 466 à 496.

j'ai complétement méconnu ceux qui se passent dans les veines du cou. En effet, en explorant cette région, on entend souvent des bruits artériels, ceux qui naissent dans les artères sous la compression du sthétoscope ou ceux qui, produits à l'orifice aortique, se propagent dans les carotides, en suivant la direction du courant sanguin. Mais il est d'autres bruits qui se passent réellement dans les veines, comme l'avait pensé Ward[1]. Les cliniciens français Aran, Barth et Roger, Monneret, Béhier et Hardy se sont rangés à cette opinion. Chauveau[2] l'a appuyée par des expériences faites sur les animaux. Enfin Potain[3], en combinant l'auscultation avec l'inscription du soulèvement des jugulaires, a expliqué les différents types que peuvent revêtir les souffles veineux.

Et d'abord, on peut constater chez certains sujets que si l'on ausculte la région du cou au niveau de la jugulaire, on perçoit un souffle continu. Le doigt appliqué sur la veine sent parfois un frémissement léger. Le souffle s'exagère dans les inspirations; enfin quand il présente des renforcements, ces derniers, au nombre de deux, sont rythmés avec les mouvements du cœur; leur maximum d'intensité coïncide avec la diastole de l'oreillette et avec celle des ventricules. Tout bruit cesse quand on comprime la veine en amont du sthétoscope.

Si le bruit dont il est question se produisait dans les artères, il serait intermittent et synchrone aux systoles ventriculaires; l'inspiration, au lieu de l'exagérer, en diminuerait plutôt l'intensité.

La production d'un souffle aux jugulaires trouve sa condition dans le brusque changement de pression qui existe à la limite de la région où se fait sentir l'aspiration thoracique. Un courant rapide s'ensuit et fait vibrer les parois de la veine. On crée ces conditions en un point quelconque des jugulaires, soit par la pression du doigt, soit par celle du stéthoscope.

Quant à la raison qui produit les maxima d'intensité du souffle veineux au moment de la diastole de l'oreillette, nous l'avons précédemment indiquée, § 281, à propos du pouls veineux des jugulaires. Ce pouls consiste en un affaissement de la veine qui se vide dans l'oreillette aussitôt que celle-ci entre en relâchement.

1. Ward, *On the Bruit de diable* (*London Med. Gaz.*, t. XX, 1837).

2. Chauveau, *Mécanisme et théorie générale des murmures ou bruits de souffle* (*Comptes rendus de l'Acad. des sciences*, t. XLVI, p. 859 à 933).

3. Potain, *Bulletin* et *Mémoires de la Soc. méd. des hôpitaux*, 1867, t. IV, 2ᵉ série, p. 3.

Après la systole ventriculaire (2, fig. 316), un nouvel affaissement veineux se produit quelquefois par la pénétration du sang dans le ventricule, ce qui retentit de proche en proche jusqu'aux jugulaires.

Potain a représenté par la figure 316 les deux affaissements successifs du pouls de la jugulaire dans le cas où le souffle redoublé se produit dans cette veine; on y voit deux chutes successives de la pression veineuse correspondant aux diastoles successives de l'oreillette et du ventricule.

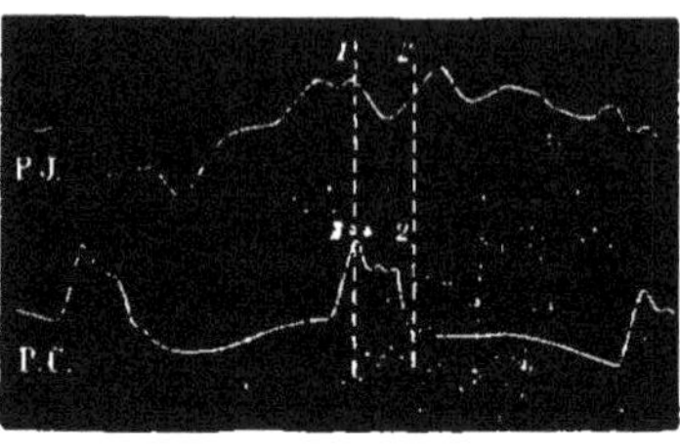

Fig. 316. P.J. Pouls jugulaire sans insuffisance tricuspidienne. On voit que le premier affaissement 1 coïncide avec le début de la systole ventriculaire (P. C., pulsation du cœur), c'est-à-dire avec le relâchement brusque de l'oreillette.

Des bruits de souffle dans les maladies du cœur.

§ 475. — C'est aux lésions valvulaires que se rattache le plus souvent l'existence des bruits de souffle cardiaque; parfois aussi ces bruits tiennent à la communication anormale des deux ventricules[1], à la persistance du canal artériel, etc. Dans tous ces cas, il se fait un courant sanguin rapide, en tout semblable à ceux dont il a été question précédemment. Le sang, fortement pressé en un point, s'échappe par un orifice plus ou moins étroit, et s'élance, sous forme de jet, dans une cavité où la pression est moindre. Ces conditions existent toujours lorsqu'un bruit de souffle se produit.

Ainsi, pendant la systole des ventricules, deux causes pourront

1. Cette communication constitue une des affections congénitales du cœur qui se rencontrent le plus fréquemment. Elle consiste en une interruption de la cloison au-dessous des orifices artériels aortique et pulmonaire; le sang des deux ventricules se mélange en ce point et il en résulte une cyanose assez prononcée. Mais un caractère important de cette affection consiste dans une déformation des doigts et des orteils qui présentent un gonflement *en spatule* très prononcé.

donner naissance à un bruit de souffle. Si un orifice auriculo-ventriculaire est déformé par une lésion quelconque et cesse de fermer hermétiquement, la systole ventriculaire produira un jet de sang rétrograde qui rentrera dans l'oreillette où la pression est plus faible. Si l'orifice aortique rétréci fait obstacle au libre passage du sang dans l'aorte, la pression ventriculaire s'élèvera derrière cet obstacle, et le sang s'échappera par un jet plus rapide que de coutume pour s'élancer avec bruit dans l'aorte.

Pendant la diastole des ventricules, il peut encore y avoir des bruits de souffle, soit que l'aorte, après avoir reçu l'ondée ventriculaire, laisse le sang refluer dans le ventricule à travers les valvules sigmoïdes insuffisamment closes, soit que, dans un rétrécissement auriculo-ventriculaire, l'oreillette s'engorge de sang en amont de l'obstacle, et que sous l'influence de la forte tension qu'elle acquiert un jet rapide de sang s'élance dans le ventricule aussitôt que celui-ci entre en relâchement.

Lorsque les deux ventricules communiquent entre eux, l'inégalité de leurs systoles donne naissance à un courant rapide qui va du ventricule gauche au ventricule droit, si ces deux cavités ont conservé l'inégalité de force qu'elles présentent normalement.

On a attribué à la persistance du trou de Botal la production de bruits de souffle, mais cette lésion n'en saurait produire, car les deux oreillettes, ayant sensiblement la même force et développant la même pression à chaque systole, § 77, le sang n'éprouve pas de tendance à passer d'une oreillette dans l'autre.

Enfin, la persistance du canal artériel donne naissance à un bruit de souffle qui tient au passage du sang de l'aorte à l'artère pulmonaire, c'est-à-dire de la pression forte à la pression faible.

Classification théorique des bruits de souffle tenant aux lésions des orifices du cœur.

§ 476. — De même que les bruits normaux du cœur doivent être rapportés à la systole ou à la diastole des ventricules, § 88, de même les bruits de souffle peuvent se distinguer en *systoliques* et en *diastoliques*, suivant l'instant de la révolution ventriculaire où ils se produisent.

D'après ce que nous venons de dire des causes qui peuvent donner naissance à ces bruits, on conçoit que les bruits systoliques peuvent tenir à deux causes différentes, par exemple, à un rétrécissement aortique ou à une insuffisance auriculo-ventriculaire.

Les bruits diastoliques peuvent tenir, soit à un rétrécissement auriculo-ventriculaire, soit à une insuffisance aortique. Enfin, la combinaison des deux espèces de lésions de chacun de ces orifices donne naissance à des souffles doubles[1].

§ 477. — *Détermination de l'instant où se produit un souffle cardiaque.* — Pour diagnostiquer le siège et la nature des différentes

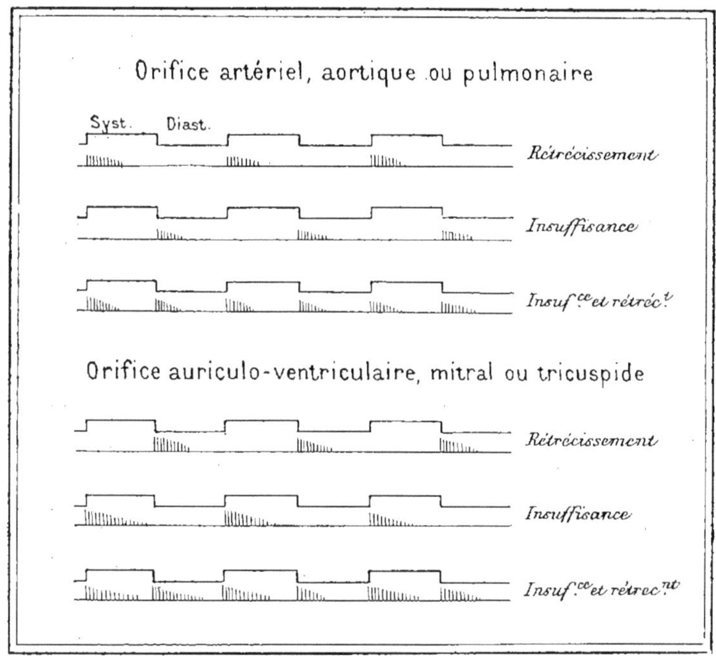

Fig. 317. Tableau montrant à quel instant se produit le bruit de souffle dans chaque espèce de lésion des orifices du cœur.

sortes de bruits de souffle, il faut d'abord être bien fixé sur l'instant de leur production. Nous avons indiqué, à propos des bruits

1. On admet, depuis les travaux de Fauvel et d'Hérard, que certains souffles arrivent au moment de la systole de l'oreillette, quand il existe un rétrécissement auriculo-ventriculaire. L'instant où se produit le souffle précéderait donc légèrement la systole ventriculaire (*bruit présystolique*). Nous reviendrons sur la signification de ce souffle.

normaux du cœur le rôle de la pulsation considérée comme point de repère pour l'auscultation. Le tableau (fig. 317) montre les relations de synchronisme des souffles cardiaques avec la pulsation ; celle-ci est représentée, avec sa durée, par la période de soulèvement d'une ligne sinueuse dont les abaissements correspondent à la diastole ventriculaire.

On voit, à l'inspection de ce tableau, que par ce simple fait qu'un bruit est systolique ou qu'il est diastolique, on n'a pas encore une connaissance précise de sa cause, car il peut tenir soit à l'insuffisance d'une valvule, soit au rétrécissement d'un orifice. Pour compléter le diagnostic, il faut déterminer le siège de la lésion.

§ 478. — *Détermination du siège d'un souffle cardiaque.* — Pour savoir à quelle sorte d'orifice un bruit de souffle se produit, on a recours à la détermination du siège de ce bruit, absolument comme on le fait pour les bruits normaux du cœur, § 83. Bien que les souffles cardiaques se propagent parfois assez loin de leur lieu de production, ils offrent toutefois un maximum d'intensité variable pour chacun d'eux. Ainsi, les souffles de l'orifice aortique ou de l'artère pulmonaire ont leur maximum à la base du cœur, au niveau même des orifices artériels. Les souffles qui se produisent aux orifices auriculo-ventriculaires ont leur maximum à la pointe du cœur, c'est-à-dire dans le lieu où les ventricules sont en contact plus intime avec les parois thoraciques[1].

Enfin, les bruits de souffle qui naissent à l'orifice aortique se propagent ordinairement dans les carotides : c'est un précieux caractère pour les distinguer des souffles de l'artère pulmonaire, dont le siège est très voisin de l'orifice aortique.

Les souffles de l'orifice de l'artère pulmonaire seraient, d'après Constantin Paul, plus fréquents qu'on ne l'aurait cru jusqu'ici.

§ 479. — *Caractères tirés du timbre et de l'intensité des bruits de*

1. Ces distinctions relatives au siège du maximum d'intensité de chacun des bruits du cœur sont généralement admises. Mais les cliniciens savent qu'il ne faut pas être absolu à cet égard et que souvent on se tromperait sur le siège véritable d'une lésion, si l'on ne considérait que la position du maximum d'intensité d'un bruit de souffle. Dans le rétrécissement aortique, outre le maximum que l'on entend à la base du cœur, il y en a souvent un autre à la pointe. Ce dernier s'explique du reste très bien par ce qu'on sait du retentissement des vibrations liquides en amont du lieu où elles prennent naissance, § 466.

souffle cardiaque. — Les bruits systoliques sont, en général, forts et rudes à cause de l'énergie de la systole ventriculaire qui leur donne naissance. Les bruits diastoliques sont plus doux; cependant le rétrécissement mitral donne parfois naissance à un bruit roulant assez fort, mais qui n'atteint pas en général l'intensité des souffles systoliques.

Tout bruit de souffle présente, du commencement à la fin, une décroissance d'intensité, car la différence de pression qui donne naissance au souffle est à son maximum au début et tend à diminuer de plus en plus.

§ 480. — *Distinction des souffles cardiaques, suivant qu'ils sont produits dans les cavités droites ou dans les cavités gauches du cœur.* — Les souffles se produisent beaucoup plus rarement à l'orifice auriculo-ventriculaire droit qu'à l'orifice mitral, de sorte que les probabilités seules suffiraient presque pour affirmer qu'un souffle auriculo-ventriculaire provient d'une lésion mitrale. Mais d'autres signes accompagnent les affections du cœur droit : de ce nombre est le pouls veineux de forme spéciale qui s'observe aux jugulaires dans l'insuffisance tricuspide. D'autre part, quand un souffle formé à un orifice artériel ne se propage pas dans les carotides, il y a présomption pour que ce souffle provienne de l'orifice de l'artère pulmonaire.

Les présomptions augmentent encore quand ce souffle est influencé par les suspensions et les reprises de la respiration.

Enfin, on a décrit sous le nom de souffles extra-cardiaques des bruits qui se passeraient dans le poumon au moment où la systole des ventricules crée autour du cœur un vide, § 97, dans lequel l'air se précipite en remplissant bruyamment les cellules pulmonaires. Ces bruits attirent beaucoup l'attention des cliniciens et paraissent expliquer bien des erreurs de diagnostic porté d'après la seule auscultation du cœur.

Nous allons indiquer les caractères que présentent le pouls et la pulsation cardiaque dans les différentes affections des orifices. Ces caractères complètent avantageusement les renseignements fournis par l'auscultation.

CHAPITRE XLI.

LÉSIONS ORGANIQUES DES ORIFICES ARTÉRIELS DU CŒUR.

Du rétrécissement aortique. — Signes d'auscultation dans le rétrécissement aortique. — Des bruits qui se passent à l'orifice de l'artère pulmonaire. — Caractères distinctifs des bruits aortiques ou pulmonaires. — De l'insuffisance aortique. — Insuffisance de l'artère pulmonaire.

Les orifices par lesquels les ventricules s'ouvrent dans les artères sont situés tous deux l'un au-devant de l'autre, à la base du cœur. L'orifice pulmonaire est en avant de celui de l'aorte, et l'artère pulmonaire est en ce point tellement superficielle que, chez certains sujets, on la sent battre sous le doigt. Cette disposition est extrêmement favorable à l'inscription des pulsations de l'artère pulmonaire, mais la rareté des lésions de ce vaisseau fait que les médecins ont rarement intérêt à en étudier les pulsations.

Les lésions de l'orifice aortique intéressent seules directement la circulation générale, de manière à donner au pouls une forme caractéristique ; celles de l'orifice pulmonaire ne se révèlent guère que par les bruits de souffle qu'elles produisent. Or, la synergie d'action des deux ventricules fait que les bruits qui se passent aux orifices artériels sont absolument synchrones ; il ne faut donc pas espérer les distinguer les uns des autres d'après l'instant où ils se produisent, mais seulement d'après le siège du maximum d'intensité de chacun d'eux, d'après le sens dans lequel ils se propagent et d'après les influences qui les font paraître ou disparaître.

Du rétrécissement aortique.

§ 481. — Les causes les plus variées peuvent donner lieu au rétrécissement de l'orifice aortique : tantôt ce sont des végétations polypeuses qui flottent à l'entrée de l'aorte, tantôt les valvules sont indurées et s'ouvrent incomplètement. Il est souvent difficile de distinguer ces cas les uns des autres, mais l'essentiel est de déterminer qu'il existe un obstacle à la libre pénétration du sang dans l'aorte. Quand le rétrécissement se fait d'une manière graduelle, il entraîne peu de désordres; le cœur s'hypertrophie peu à peu et maintient la circulation dans un état suffisant. La lésion toutefois donne naissance à un bruit de souffle, souvent très prononcé, qui se renouvelle à chaque systole ventriculaire et se propage plus ou moins loin dans l'aorte et dans les artères du cou. L'intensité de ce bruit contraste parfois avec l'absence de tout désordre apparent dans la circulation.

Dans certains cas, cependant, on peut constater un changement dans la manière dont le sang pénètre dans le système artériel : l'ondée sanguine franchit péniblement et lentement l'étroit orifice qui lui donne passage, cela se traduit dans le tracé du pouls par une ascension lente de la courbe. Celle-ci, au lieu de s'élever brusquement, s'arrondit en un arc dont la convexité est tournée vers le haut.

§ 482. — En expérimentant sur le schéma, on reproduit les signes physiques du rétrécissement aortique, soit en pinçant le tube-

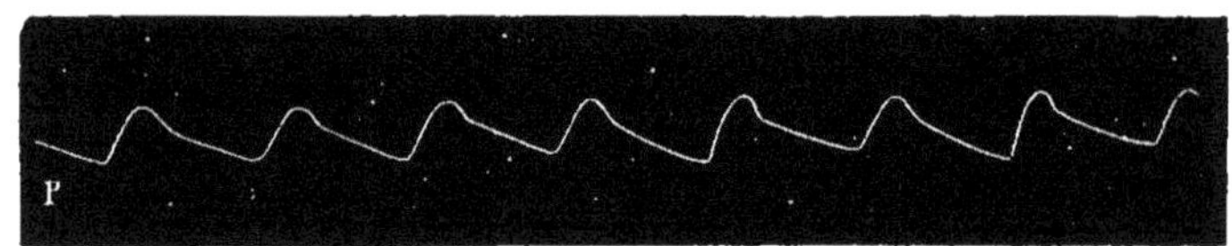

Fig. 318. Forme du pouls dans le rétrécissement aortique (schéma).

aorte, soit en obstruant au moyen d'un corps quelconque une partie de l'orifice aortique.

On obtient alors, à l'auscultation, un souffle systolique dont l'apparition coïncide avec le moment précis où commence la systole ventriculaire; ce bruit va en s'éteignant, mais se prolonge d'autant plus que le rétrécissement est plus prononcé; il peut occuper, dans les cas extrêmes, toute la durée de la systole ventriculaire.

En même temps, le sphygmographe appliqué à une artère du schéma donne la forme représentée figure 318 et qui exprime la pénétration lente du liquide; l'absence de dicrotisme est une preuve de plus en faveur de cette lente pénétration.

§ 483. — *Caractères graphiques du rétrécissement aortique.* — On ne rencontre pas fréquemment sur les malades cette forme du pouls que la théorie faisait prévoir. En effet, tels rétrécissements de l'aorte qui donnent naissance à un bruit de souffle marqué sont cependant assez peu prononcés; ils le sont beaucoup moins, à coup sûr, que les rétrécissements que l'on crée sur le schéma pour obtenir la forme du pouls caractéristique. Toutefois, on observe sur certains malades une forme à peu près identique à celle que la théorie faisait prévoir. Ainsi la figure 319 montre les tracés du pouls obtenus dans trois cas de rétrécissement aortique.

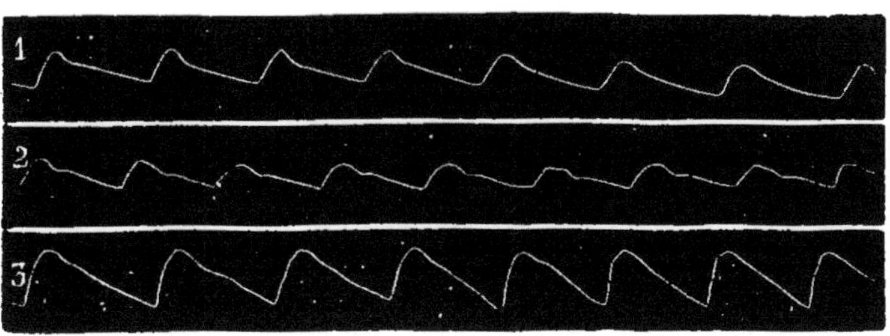

Fig. 319. Sphygmogrammes recueillis sur des malades atteints de rétrécissement aortique.

La *lenteur* du pouls et l'absence de dicrotisme y sont très marquées; mais, le plus souvent, le pouls est fort et assez brusque malgré le rétrécissement de l'aorte; cela tient peut-être à l'existence d'une hypertrophie du ventricule gauche.

§ 484. — La *pulsation du cœur* doit, théoriquement, présenter plus de force qu'à l'état normal, et la pente systolique doit en être moins inclinée. Les occasions m'ont manqué pour vérifier cette supposition; du reste, ces occasions sont rares, car on ne trouve pas souvent à l'autopsie un rétrécissement aortique franchement dépourvu de toute complication.

Keyt (de Cincinnati) a donné comme caractère du rétrécissement aortique la longue durée de la systole ventriculaire. Cette longue durée se remarque en effet dans la figure 320 que nous empruntons au mémoire publié par ce médecin[1].

Sur le tracé de Keyt, on voit également que le retard du pouls

1. Keyt, *the Sphygmographic Indications of heart disease* (*The Cincinnati Lancet and Clinic*, 19 april 1879).

n'a rien d'exagéré; enfin, que la systole de l'oreillette a des effets très prononcés dans la pulsation du cœur et retentirait même légèrement dans le tracé du pouls radial.

Dans quelques expériences faites avec Chauveau sur des chevaux, nous avons essayé de reproduire des rétrécissements aortiques, afin d'étudier les caractères que ces lésions imprimeraient au pouls artériel. Mais nous opérions sur des animaux dont la poitrine était ouverte, ce qui altérait la régularité des mouvements du cœur; or on observe chez les malades, que le rétrécissement aortique ne donne pas naissance à des irrégularités du rythme cardiaque. Nous avons également observé que les rétrécissements aortiques provoqués sur un animal ralentissaient en général le

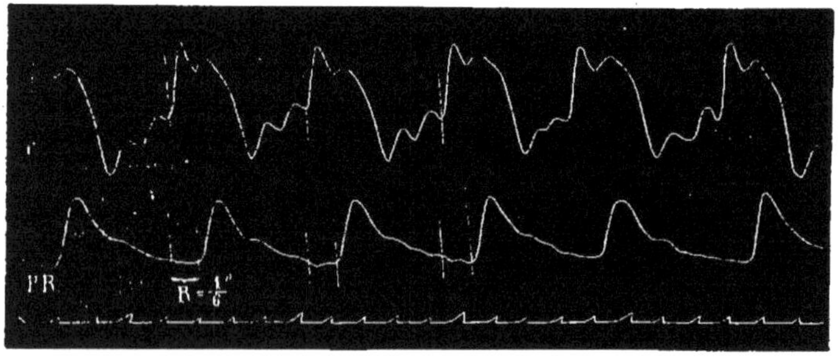

Fig. 320. Pulsation du cœur (C) et pouls radial (P. R.) dans un cas de rétrécissement aortique (d'après Keyt)[1]. — S tracé chronographique de 1/5 de seconde. Le retard R du pouls radial est de 1/6 de seconde.

rythme du cœur; chez les malades, au contraire, ce ralentissement ne paraît pas exister; cela tient peut-être à l'hypertrophie ventriculaire qui succède au rétrécissement et en *compense* en partie les effets. L'hypertrophie, en donnant au ventricule gauche un surcroît de force, permet au cœur d'exécuter, malgré les résistances, des systoles plus fréquentes que ne le ferait un cœur sain au-devant duquel un rétrécissement semblable serait subitement créé[2]. L'exagération de la force des pulsations du cœur a été donnée par différents auteurs comme un caractère habituel du rétrécissement aortique.

1. La forme un peu insolite des tracés tient à ce que l'auteur emploie un appareil dans lequel la transmission des mouvements du cœur au levier qui les inscrit se fait au moyen d'eau et non pas par des tubes à air.

2. Ce fait doit être rapproché de celui qui a été cité par Graves. Cet auteur a remar-

Signes d'auscultation dans le rétrécissement aortique.

§ 485. — Le souffle du rétrecissement aortique a son maximum d'intensité à la base du cœur, mais parfois présente aussi un second foyer d'intensité au niveau de la pointe. Cela tient à ce que le bruit se propage en arrière, c'est-à-dire dans le ventricule, par continuité du liquide[1]; or, comme la pointe du cœur est la partie du ventricule qui se trouve le plus immédiatement en contact avec la paroi thoracique, la transmission du bruit à l'oreille se fait mieux en ce point qu'en tout autre. Si l'on n'était prévenu de ce fait, on pourrait, dans les cas où l'on rencontre ces deux maxima, supposer qu'il existe à la fois un rétrécissement de l'orifice aortique et une insuffisance de la valvule mitrale; cette dernière lésion, en effet, a pour signe d'auscultation un souffle systolique dont le maximum est à la pointe du cœur.

Le souffle produit par un rétrécissement aortique est facile à confondre avec les souffles anémiques ou fébriles dont la production est liée à l'abaissement de la tension artérielle; mais dans ces derniers cas les caractères du pouls présentent une réelle importance. Dans l'anémie, dans la fièvre, après les hémorrhagies, dans tous les cas, en un mot, où la tension artérielle est devenue assez faible pour donner naissance à un bruit systolique siégeant à la base du cœur, il y a pénétration rapide du sang dans l'aorte : le pouls est ample, en général, le dicrotisme y est très prononcé, et les ondes traversent brusquement les artères en laissant après elles un affaissement profond du vaisseau, comme dans les types représentés figure 507 : c'est le *pouls vide* des anciens auteurs.

qué, dans les cas d'hypertrophie du cœur, que les influences des attitudes du corps modifient peu la fréquence du pouls. Si l'on applique à ce résultat d'expériences la théorie émise ci-dessus, § 217, on comprend que, devant une énergie ventriculaire accrue par l'hypertrophie, les changements de résistance que l'on produit par les différentes attitudes soient à peu près insignifiants.

1. On peut démontrer la propagation rétrograde du souffle en employant une ampoule membraneuse qui se vide dans un tube par un orifice rétréci. Si l'on presse cette ampoule et qu'on l'ausculte en même temps, on entend le bruit de souffle presque aussi nettement que si l'oreille était appliquée au niveau du rétrécissement lui-même.

Des bruits qui se passent à l'orifice de l'artère pulmonaire.

§ 486. — Constantin Paul a attiré l'attention des cliniciens sur des bruits de souffle qui se passent à l'orifice de l'artère pulmonaire et que l'on prend bien souvent pour des bruits de l'orifice aortique[1]. La situation même de l'artère pulmonaire, plus superficielle que celle de l'aorte, est très favorable à la perception facile des bruits qui se produisent dans ce vaisseau. Or, tout semble indiquer que des souffles doivent naître au moins aussi souvent à l'orifice pulmonaire qu'à l'orifice aortique; car la même quantité de sang doit s'échapper, à chaque systole, par les deux orifices du cœur, et de plus, les expériences faites sur les animaux montrent que la systole du ventricule droit est, à son début du moins, plus brusque que celle du gauche.

Caractères distinctifs des bruits aortique ou pulmonaire.

§ 487. — Un excellent signe pour distinguer, dans les cas douteux, le siège véritable des bruits anormaux du cœur, c'est de chercher quelles sont les influences qui accroissent ou qui diminuent l'intensité de ces bruits. A cet égard, qu'il me soit permis d'exposer certaines considérations théoriques dont je n'ai pu suffisamment vérifier l'exactitude sur les malades, mais que je soumets au contrôle des cliniciens.

Quand un bruit, quelle qu'en soit la nature, siège à l'orifice aortique, il diminuera d'intensité si l'on fait augmenter la tension artérielle; il s'exagérera au contraire si l'on fait baisser la tension. Or il y a certains moyens mécaniques fort simples de faire varier, pour un instant du moins, la tension artérielle; ils doivent donc modifier l'intensité d'un bruit aortique, mais ne sauraient avoir d'influence sur un bruit qui aurait pour siège l'orifice de l'artère pulmonaire.

Ainsi, supposons qu'un malade présente à la base du cœur un

1. Constantin Paul, *sur le Bruit de souffle anémo-spasmodique de l'artère pulmonaire*, etc. (*Société médicale des hôpitaux de Paris*, 11 janvier 1878).

Nous laissons de côté l'interprétation clinique de ces bruits que l'auteur appelle *anémo-spasmodiques*, et nous préoccuperons seulement de rechercher à les distinguer des bruits qui se passent à l'orifice aortique.

souffle systolique. Comprimons à la fois les artères humérales et les deux iliaques, la pression aortique s'élèvera tout à coup ; le bruit devra alors diminuer d'intensité ou disparaître si le siége en est à l'orifice de l'aorte, car alors il n'y aura plus la même inégalité entre les pressions ventriculaire et aortique, et le courant sanguin sera moins rapide, § 80. Si le bruit siégeait à l'orifice pulmonaire, la compression artérielle serait sans effet immédiat sur lui.

Après avoir comprimé les artères, faisons-les relâcher tout à coup : la pression baissera beaucoup dans l'aorte pendant quelques instants et si le souffle est de siège aortique, il devra reparaître ou prendre plus d'intensité. Rien de pareil ne s'observera si le souffle se produit à l'orifice de l'artère pulmonaire. Ces expériences sont particulièrement faciles à exécuter dans les hôpitaux où les aides sont nombreux; l'emploi du stéthoscope à tube flexible s'y prêterait parfaitement.

Quand un souffle siège à l'orifice pulmonaire, on trouverait un excellent moyen de le diagnostiquer si l'on voyait ce souffle disparaître pendant l'arrêt de la respiration, car cela crée un obstacle au cours du sang dans le poumon, et élève beaucoup la tension, dans l'artère pulmonaire, § 288. Le souffle devrait au contraire reparaître pendant et après une profonde inspiration[1].

Cette recherche des conditions qui font naître ou disparaître les bruits de souffle du cœur est susceptible d'une grande extension; je ne puis qu'en donner un aperçu rapide, en disant que tous les bruits qui siègent au cœur gauche doivent être modifiés d'une manière caractéristique par les changements de pression qu'on provoque dans l'aorte, et que tous les bruits qui siègent au cœur droit doivent être modifiés par les changements de tension que l'on provoque dans l'artère pulmonaire[2].

1. Constantin Paul (*loc. cit.*) annonce que les bruits de l'orifice de l'artère pulmonaire s'arrêtent pendant un effort; mais il suffit d'une suspension de la respiration pour les atténuer beaucoup ainsi que nous avons pu nous en convaincre sur les malades de son service.

2. Il est d'observation quotidienne que la marche augmente certains bruits du cœur, et parfois en fait naître lorsqu'il n'en existait pas pendant le repos; j'ajoute que la marche fait disparaître certains bruits du cœur ou les atténue. Or, ces modifications paraissent dépendre des changements que produit l'action musculaire sur la tension artérielle. Mais ces changements, produits par la marche, ne se bornent probablement pas à la pression du sang dans la grande circulation; le cours du sang se modifie peut-être aussi dans le poumon, sous l'influence de cette association fonctionnelle dont nous avons parlé déjà. Il est donc préférable de recourir à la compression ou au relâ-

Pour grouper dans leur ensemble les caractères tirés des modifications que l'on produira dans les souffles cardiaques en faisant varier la pression artérielle ou la pulmonaire, voici ce que la théorie fait prévoir :

1° Au cœur gauche. *Un rétrécissement aortique* aura son souffle diminué par la compression des artères, et augmenté au moment du relâchement.

Dans l'*insuffisance aortique* ces changements produiront des effets contraires, car la compression des artères, en élevant la tension aortique, augmentera la force qui préside au reflux du sang dans le ventricule gauche. La cessation brusque de la compression artérielle en diminuant la pression aortique devra également diminuer le bruit.

Une *insuffisance mitrale* qui donne un bruit systolique, devra le donner avec plus de force quand on comprimera les artères, car alors, en élevant la pression aortique et en gênant l'issue normale du sang du ventricule, on augmentera le reflux vers l'oreillette et par conséquent l'intensité du bruit.

Dans le *rétrécissement mitral*, le pouls semble devoir être peu influencé.

2° Enfin, en appliquant aux lésions du cœur droit la même série de raisonnements, on conclura, avec grande probabilité de ne pas se tromper, qu'un arrêt de la respiration diminuerait le bruit d'un rétrécissement de l'artère pulmonaire et augmenterait celui d'une insuffisance tricuspide. Mais je m'arrête et ne me crois pas le droit d'insister sur des hypothèses, quelque vraisemblables qu'elles soient. J'ai cru utile de signaler ces idées à l'attention des médecins, et particulièrement à propos du diagnostic si embarrassant parfois des lésions qui portent sur les orifices artériels du cœur.

De l'insuffisance aortique.

§ 488. — L'*insuffisance aortique* (occlusion imparfaite des valvules sigmoïdes de l'aorte) agit sur le cours du sang d'une manière mécanique; elle est entièrement assimilable à la détérioration ou à la rupture d'une soupape dans un appareil hydraulique. Les expé-

chement des artères, dans les expériences destinées à déterminer le siége des bruits de souffle du cœur.

riences dans lesquelles on reproduit sur le schéma l'altération des valvules sigmoïdes imitent parfaitement les effets mécaniques de cette lésion sur le cours du sang; on reproduit le bruit de souffle diastolique avec ses différentes variétés, en même temps qu'on imprime au pouls artériel et à la pulsation du cœur leurs formes caractéristiques.

Quand les valvules sigmoïdes ne se ferment pas hermétiquement, le sang de l'aorte reflue dans le ventricule pendant que celui-ci est en diastole. La réplétion du ventricule se fait à la fois par le sang qui descend de l'oreillette et par celui qui reflue de l'aorte, aussi est-elle beaucoup plus brusque et plus complète qu'à l'état normal; sous cette influence le ventricule gauche se dilate graduellement, comme on le constate ordinairement à l'autopsie.

Les signes qui permettent le diagnostic de cette lésion sont de différents ordres; presque tous sont très caractéristiques : ainsi, il existe un souffle diastolique siégeant à la base du cœur; en outre, les pulsations du cœur et le pouls des artères ont une forme spéciale; enfin, le pouls présente parfois sur la pulsation du cœur un retard apparent qu'il est important de signaler.

§ 489. — *Du bruit de souffle dans l'insuffisance aortique.* — Ce bruit s'entend dès le début de la diastole du ventricule; il est produit par le reflux rapide du sang à travers le passage plus ou moins étroit que laissent entre elles les valvules sigmoïdes mal fermées. Le maximum d'intensité du souffle est au début de la diastole, au moment où une forte pression existe dans l'aorte et où le ventricule relâché est le siège d'une très faible pression. Le souffle va en diminuant pendant la durée de la diastole, car l'inégalité de pression entre l'aorte et le ventricule diminue sans cesse; il est doux, en général, et dépourvu de ces vibrations ou thrill qui s'observent souvent dans les lésions de l'orifice mitral.

L'intensité du souffle dans l'insuffisance aortique n'est pas toujours proportionnelle à celle de la lésion qui lui donne naissance. Faible dans les cas d'insuffisance légère, le souffle s'accroît avec l'importance du reflux sanguin, jusqu'à un certain degré. Mais si l'insuffisance est plus prononcée et si le reflux est plus abondant, le souffle diminue, car alors le sang artériel n'éprouve presque plus d'obstacle à rentrer dans le ventricule.

Les modifications de la pulsation cardiaque et du pouls artériel ont une grande valeur lorsqu'il s'agit d'apprécier l'étendue des désordres que la lésion valvulaire amène dans la circulation. En effet, ces caractères graphiques traduisent fidèlement la valeur de la réplétion anormale du ventricule et la brusquerie de l'impulsion du sang dans les artères.

§ 490. — *Production expérimentale de l'insuffisance aortique chez les animaux.* — J'ai réussi avec Chauveau à rompre sur le cheval les valvules sigmoïdes de l'aorte, et à produire ainsi une insuffisance aortique avec tous les signes qui s'observent dans les cas où cette lésion se développe sur l'homme. Cette expérience se fait sans autre instrument que la sonde cardiaque gauche dont la description a été donnée précédemment, § 50. On introduit cette sonde par la carotide, et on la plonge dans le ventricule gauche; cela donne le tracé de la pression dans l'état normal de la circulation cardiaque (*A*, fig. 321[1]).

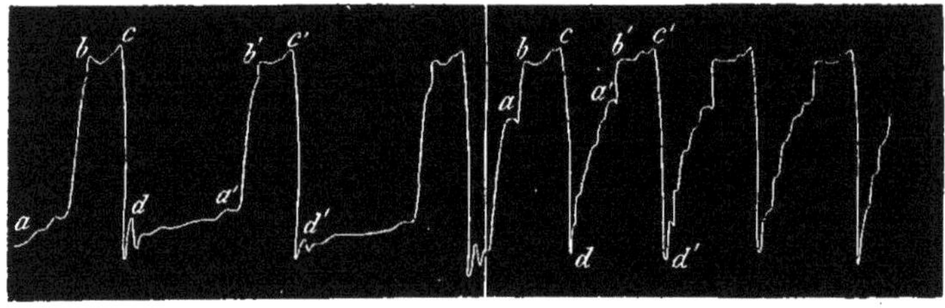

Fig. 321. Pression ventriculaire chez le cheval avant et après la production d'une insuffisance aortique. — On voit la réplétion diastolique *a* présenter des caractères complètement différents dans la première moitié (valvules sigmoïdes intactes) et dans la seconde moitié du tracé (après la production de l'insuffisance).

On retire alors la sonde, du ventricule dans l'aorte, puis on l'enfonce brusquement, en choisissant un instant où les valvules sigmoïdes sont fermées; le bec de la sonde s'engage nécessairement dans le cul-de-sac d'une des valvules sigmoïdes et, si la pression est assez forte, la valvule est largement perforée, de sorte que la sonde pénètre de nouveau dans le ventricule.

Aussitôt on reconnaît que le tracé est profondément modifié (seconde moitié de la figure 321). Les chutes de pressions *c d* et *c' d'* qui suivent la systole des ventricules gardent leur amplitude

1. Cette figure rappelle celles qui ont été analysées en détail au chapitre VI. Les systoles ventriculaires sont un peu plus condensées parce qu'on les a recueillies sur un papier à marche lente. *a b* et *a' b'* correspondent à la variation de pression qui accompagne le début de la systole ventriculaire; *c d* et *c' d'* représentent la chute de pression à la fin de ces systoles.

première, mais elles sont suivies d'une élévation de pression brusque et saccadée *d a'* qui traduit la réplétion des ventricules par le reflux aortique. Lorsque cette réplétion est accomplie, la systole ventriculaire n'a plus à créer que l'effort supplémentaire *a b*, *a' b'*, pour envoyer le sang dans l'aorte, de sorte que l'effort systolique n'élève la pression intra-ventriculaire que faiblement, en comparaison de l'élévation qui dépend du reflux par la valvule perforée. On remarque en outre, dans cette figure, que la fréquence des mouvements du cœur est augmentée.

Quelquefois les changements de pression dans le ventricule ont plus d'amplitude qu'à l'état sain, cela tient à une chute plus profonde après la systole ventriculaire. La figure théorique 322 rend compte de cette transformation; elle est formée d'un trait ponc-

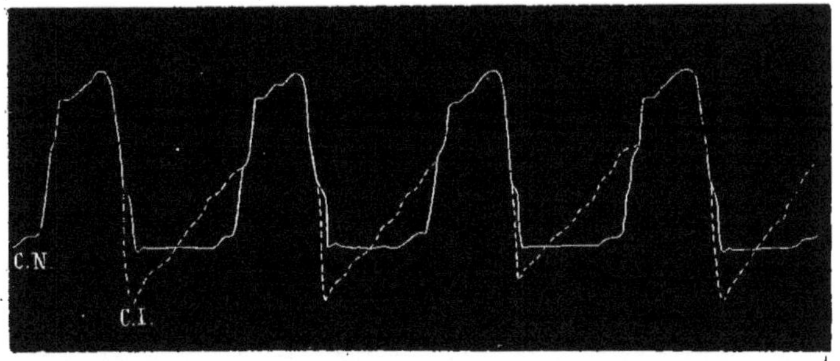

Fig. 322. Figure théorique montrant (ligne ponctuée C.I.) les modifications que l'insuffisance aortique apporte à la courbe normale (C.N.) de la pression ventriculaire.

tué pour représenter les parties où le tracé de l'insuffisance aortique s'écarte du type normal.

En même temps que ces phénomènes se passent dans le ventricule, on observe des changements notables dans la circulation artérielle. Le sang pénètre brusquement dans l'aorte parce que la pression s'y trouve diminuée par le reflux même du sang; il s'ensuit que le pouls aortique présente à son début une brusquerie insolite.

L'ondée ventriculaire pénètre dans l'aorte en deux temps : brusquement d'abord, à cause de la faible tension dans ce vaisseau, puis d'une manière plus lente quand l'aorte, déjà plus remplie, résiste davantage à la pénétration du sang.

La figure 323 montre, dans sa première moitié, la pression intra-ventriculaire explorée avec la sonde cardiaque, après la production de l'insuffisance aortique. Au milieu du tracé, on a retiré la sonde

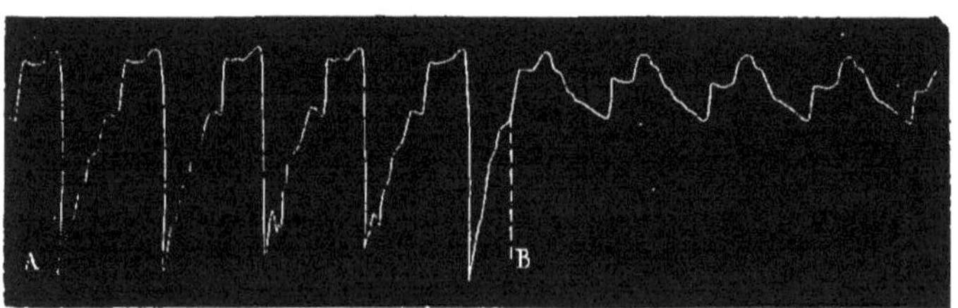

Fig. 323. Pression dans le ventricule gauche A, et dans l'aorte B d'un cheval, après la production d'une insuffisance aortique.

dans l'aorte et l'on y peut constater le caractère saccadé de la pé-

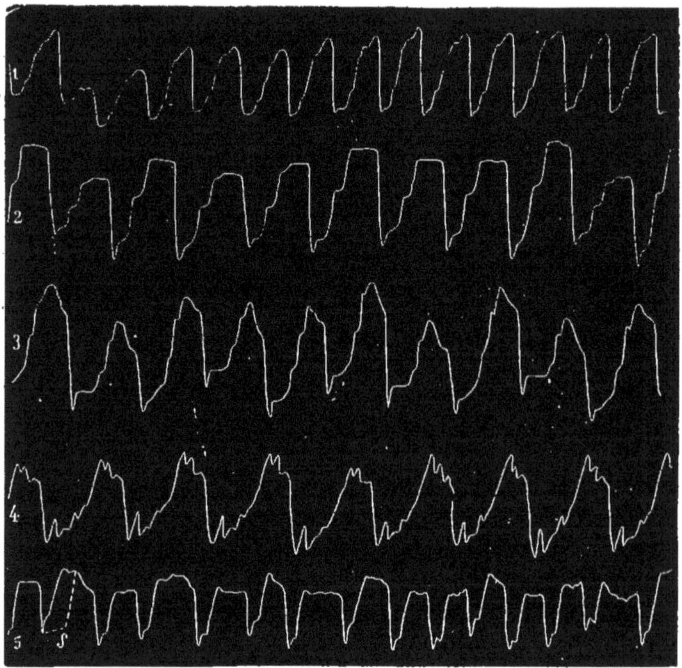

Fig. 324. — Série de cardiogrammes recueillis sur l'homme dans plusieurs cas d'insuffisance aortique. (Le tracé 4 est emprunté à Rosenstein.)

nétration du sang, caractère qui se conserve parfois dans le pouls des artères les plus éloignées du cœur : cela s'observe, par exemple, dans le cas où l'ossification sénile complique une insuffisance aortique.

La forme que nous venons de montrer dans le tracé de la pression intra-ventriculaire doit se retrouver dans celui de la pulsation du cœur. On le reconnaîtra dans les cardiogrammes que nous représentons (fig. 324), et qui tous correspondent à des cas bien déterminés d'insuffisance aortique chez l'homme.

§ 491. — *Modifications du pouls artériel par l'insuffisance aortique.* — L'un des caractères les plus importants de l'insuffisance aortique est le pouls brusque et violent que Corrigan et Hope ont signalé dans cette lésion et qui permet souvent de la diagnostiquer à distance : les battements des carotides sont visibles chez la plupart des sujets atteints de cette maladie. On attribue, en général, ce pouls violent à un surcroît de force acquis par le cœur hypertrophié, et ce qui contribue à répandre cette opinion, c'est

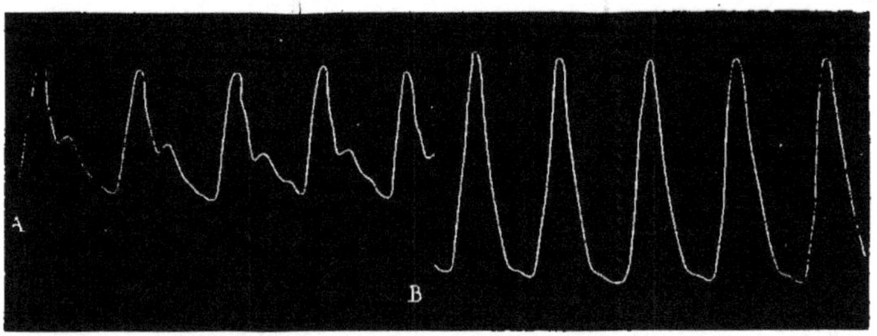

Fig. 325. Modifications du pouls artériel par l'insuffisance aortique. (Artère faciale du cheval. A avant, B après la production de l'insuffisance.)

que le ventricule gauche s'hypertrophie et se dilate en effet à la suite de l'insuffisance aortique. Mais cette hypertrophie n'est pas nécessaire à la production du pouls dit de Corrigan ; ce pouls est l'effet mécanique de l'insuffisance aortique elle-même, il apparaît aussitôt que cette lésion est produite sur un animal.

Dans les expériences mentionnées ci-dessus, nous avons inscrit avec Chauveau les pulsations d'une artère, la faciale, sur un cheval sain : le tracé est celui qui occupe la première partie A de la fig. 325 ; on y reconnaît les caractères normaux du pouls de cette artère, § 165 (fig. 139). A peine l'insuffisance aortique était-elle produite, que le pouls prenait les caractères représentés dans la moitié B : l'amplitude est devenue énorme et, chose à remarquer, cette modification dépend presque exclusivement de l'abaissement des minima de la pression. Il se produit, sous l'influence du reflux du sang artériel dans le ventricule, une chute profonde de la pression du sang dans les artères[1].

Le pouls radial de l'homme présente, dans l'insuffisance aortique, une brusquerie et une amplitude très grandes, même dans les cas où la lésion n'est pas très prononcée. La figure 326 offre des exemples de cette brusquerie du pouls. La période d'ascension est tel-

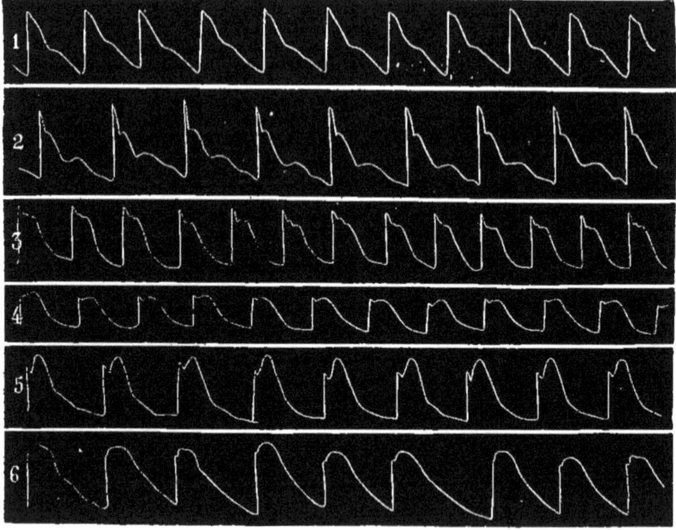

Fig. 326. Série de types du pouls chez l'homme dans l'insuffisance aortique.

lement rapide que le trait qui l'exprime est presque vertical et se termine par une pointe aiguë ou par un crochet suivant la forme ultérieure de la pulsation[2].

En outre, l'insuffisance aortique diminue l'intensité du dicro-

1. C'est encore par l'abaissement des minima de la pression que se fait l'augmentation d'amplitude du pouls quand un relâchement vasculaire diminue la tension artérielle, § 185.

2. La brusquerie est un peu atténuée dans ces pulsations par la nature même de l'appareil employé pour les recueillir; le sphygmoscope n'obéit pas aussi instantanément aux élévations de la pression du sang que le levier du sphygmographe. Cette pointe tient à une légère vibration du levier trop brusquement soulevé; elle est très atténuée dans les tracés obtenus avec le nouveau sphygmographe modifié dans la disposition § 137; mais ce signe reste encore très reconnaissable.

tisme, l'onde secondaire, § 163, n'a plus de point d'appui pour s'élancer dans l'aorte quand les valvules sont mal closes, de sorte que, plus l'insuffisance est prononcée, plus le dicrotisme est diminué : il est déjà éteint dans le n° 3 de la figure 326.

§ 492. — *Retentissement de la systole de l'oreillette dans le tracé du pouls artériel, dans les cas de large insuffisance aortique.* — A l'époque où le professeur J. Renaut (de Lyon) était chef de clinique à la Charité, il m'apporta un sphygmogramme recueilli sur la carotide d'un malade atteint d'insuffisance aortique. On y voyait, avant le début de chaque pulsation, une ondulation très prononcée qu'il supposait produite par un retentissement de la systole de l'oreillette sur la pression artérielle. En effet, dans l'insuffisance aortique, au moment où la systole de l'oreillette se produit, rien

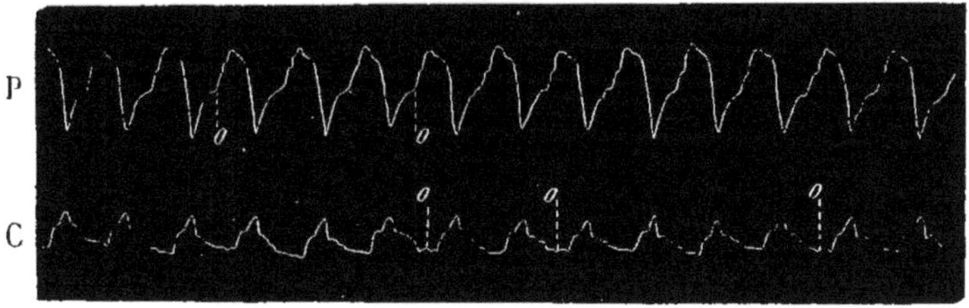

Fig. 327. Pulsation du cœur (ligne supérieure) et pouls carotidien (ligne inférieure) dans un cas de large insuffisance aortique. (On voit en *o o*, sur le tracé carotidien, le retentissement de la systole de l'oreillette.)

n'empêche le mouvement de se transmettre aux artères, puisque celles-ci communiquent avec le ventricule, de telle sorte que si l'oreillette a assez de force pour envoyer du sang dans le ventricule, elle doit élever aussi la pression dans l'arbre artériel. Le cas observé par Renaut ne resta pas longtemps isolé; François-Franck en rencontra d'autres, moins nets, il est vrai, mais très concluants[1].

L'un de ces cas est consigné dans une thèse de doctorat soutenue en 1878 par Debord : nous le reproduisons (fig. 327). Il est évident que la production de ce signe correspond aux plus hauts degrés

1. Du reste on reproduit sur le schéma cette forme du pouls lorsqu'on a créé une insuffisance aortique. Il faut toutefois donner à la systole de l'oreillette plus de force qu'à l'état normal, ce qui semble prouver qu'une hypertrophie de l'oreillette doit exister quand on observe sur le vivant le retentissement de son action sur le pouls.

de l'insuffisance aortique; elle suppose en effet que le ventricule s'est mis en équilibre de tension avec les artères au moment de la systole de l'oreillette. Dans les perforations très larges des valvules sigmoïdes, l'action du ventricule serait presque réduite à imprimer au sang des mouvements oscillatoires; l'oreillette semble avoir alors un rôle important dans la circulation cardiaque : si elle acquiert un surcroît de force par l'hypertrophie de ses parois, elle compense en partie l'inefficacité des systoles ventriculaires.

§ 493. — *Augmentation apparente du retard du pouls sur la pulsation du cœur dans l'insuffisance aortique.* — Les cliniciens ont signalé dans l'insuffisance aortique l'existence d'un retard exagéré du pouls carotidien sur la pulsation du cœur. Un mémoire de Tripier[1] relate un grand nombre de cas où l'auteur a observé ce retard exagéré. Mais François-Franck[2] a donné la véritable explication de ce phénomène qui ne consiste qu'en une illusion du tact dans l'exploration de la pulsation du cœur. Il est bien certain que le tact, même très exercé, ne révèle pas les détails de la pulsation cardiaque et qu'il ne sent qu'un battement plus ou moins brusque, un *choc*, suivant l'expression longtemps consacrée. Ce choc, à l'état sain, arrive au moment où le ventricule augmente brusquement de consistance; or dans l'insuffisance aortique le brusque changement de consistance se trouve au début de la diastole, c'est-à-dire au moment du reflux du sang aortique dans le ventricule.

Qu'on se reporte à la figure 324, moitié A, on verra que la systole véritable ne consiste plus qu'en une augmentation très légère de la pression dans le ventricule et par conséquent en un très léger durcissement de cette cavité. Pour le tact, le choc se fera donc au début de la diastole ; aussi ne faut-il pas s'étonner que le pouls artériel paraisse subir un grand retard, puisque toute la durée de la diastole doit s'accomplir avant que la systole fasse naître une pulsation dans les artères.

Le retard réel du pouls, bien loin d'être exagéré, serait plutôt diminué par l'insuffisance aortique, le passage du sang dans l'aorte se faisant alors dès le début de la systole ventriculaire à cause de la faible pression artérielle.

1. B. Tripier, *Revue mensuelle de médecine et de chirurgie* (janvier 1877).
2. François-Franck, *Société de Biologie*, 16 mars 1878.

Insuffisance de l'artère pulmonaire.

§ 494. — Cette lésion est l'une des plus rares que l'on puisse rencontrer; beaucoup de médecins qui s'occupent spécialement des madies du cœur n'en ont jamais observé.

Je crois en avoir rencontré un cas, mais n'en ai pas vérifié l'exactitude par l'autopsie. Le diagnostic était exclusivement basé sur les signes stéthoscopiques et sur l'absence des modifications que présente le pouls dans l'insuffisance aortique. Ainsi, tandis que

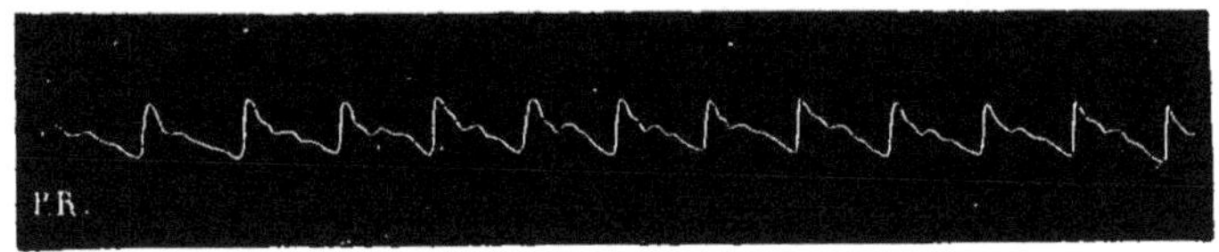

Fig. 328. Pouls radial dans un cas d'insuffisance de l'artère pulmonaire.

l'oreille percevait un souffle diastolique à la base du cœur, au niveau même de l'orifice de l'artère pulmonaire, le pouls ne présentait aucun des caractères de l'insuffisance aortique. On en peut juger par le sphygmogramme (fig.328). A cette époque je n'avais pas encore réalisé l'inscription de la pulsation du cœur chez l'homme ; il est probable qu'en recueillant la pulsation du ventricule droit, on y trouverait les caractères précédemment indiqués pour l'insuffisance aortique.

CHAPITRE XLII.

LÉSIONS DES ORIFICES AURICULO-VENTRICULAIRES DU CŒUR.

Signes physiques de l'insuffisance mitrale. — Du rétrécissement mitral. — Lésions de l'orifice tricuspide. — Du pouls artériel dans l'insuffisance tricuspide. — Lésions simultanées de plusieurs orifices du cœur.

Les lésions des orifices auriculo-ventriculaires sont, de toutes les maladies du cœur, celles dont le diagnostic a été le plus controversé. A l'époque où régnaient des théories diverses sur la succession des mouvements du cœur et sur l'instant où se produit le choc ou pulsation, chaque médecin interprétait, d'après la théorie qu'il avait acceptée, les bruits que l'auscultation du cœur lui faisait percevoir. De là résultaient de nombreux désaccords sur la nature d'une même lésion que tel médecin considérait comme un rétrécissement, tel autre comme une insuffisance d'un orifice auriculo-ventriculaire. A l'autopsie même du malade le désaccord ne cessait pas toujours, car, dans la plupart des cas, un orifice auriculo-ventriculaire est à la fois rétréci et insuffisant.

Comme la force du ventricule est beaucoup plus grande que celle de l'oreillette, c'est presque toujours à l'insuffisance qu'est dû le bruit du souffle des lésions auriculo-ventriculaires quand il n'existe qu'un seul bruit. En outre, comme c'est le cœur gauche qui est le siège ordinaire des lésions organiques, c'est à l'orifice mitral que ces bruits du souffle s'observent le plus souvent.

Du reste, des signes spéciaux fournis par des troubles de la circulation veineuse servent, en général, à caractériser l'insuffisance de la valvule tricuspide.

Les caractères graphiques de la pulsation du cœur et du pouls artériel ont une grande importance dans le diagnostic de ces lésions valvulaires; ils rectifient, dans bien des cas, les erreurs que l'auscultation seule laisserait commettre; ils suppléent à l'auscultation quand la lésion ne donne naissance à aucun bruit perceptible, ou quand des bruits extra-cardiaques ne permettent pas de percevoir ceux qui dépendent de l'altération valvulaire.

Toutefois, comme c'est à l'auscultation du cœur qu'on doit demander les premiers renseignements sur la nature d'une lésion organique, nous commencerons par rappeler la signification des bruits qui se passent aux orifices auriculo-ventriculaires insuffisants ou rétrécis, en prenant pour base de cette étude la théorie des mouvements du cœur telle qu'elle a été établie par les expériences graphiques faites sur les animaux. Cette théorie s'accorde du reste avec les idées les plus généralement répandues parmi les médecins.

§ 495. — *Des bruits de souffle qui se produisent dans les altérations de l'orifice mitral.* — L'orifice mitral, quand il est altéré, peut être le siège de deux courants sanguins de directions contraires. L'un se fait pendant la diastole ventriculaire, c'est le courant normal : il va de l'oreillette au ventricule ; l'autre, d'une direction anormale, consiste en un reflux du sang du ventricule dans l'oreillette à travers l'orifice valvulaire mal fermé : il a lieu pendant la systole ventriculaire. Chacun de ces courants peut, dans certaines conditions, donner naissance à un bruit de souffle : il y aura donc, suivant le cas, un souffle systolique ou un souffle diastolique ; parfois même on entendra ces deux souffles l'un après l'autre.

Pour qu'un souffle se produise il faut, avons-nous dit, que le courant sanguin ait une grande vitesse. Cette condition se rencontre presque toujours quand il se fait un reflux dans l'oreillette à travers la valvule mitrale insuffisante ; il faudrait, pour qu'il en fût autrement, que la tension fût très élevée dans l'oreillette et fît presque équilibre à celle qui existe dans le ventricule en systole.

Le courant qui suit la direction normale, et va de l'oreillette au ventricule, n'a pour se produire qu'une force d'impulsion beaucoup plus faible, celle qui résulte de la tension des parois de l'oreillette. Il est vrai que, pendant les premiers instants de sa diastole, le ventricule ne présente à son intérieur qu'une pression nulle ou même négative, § 75 ; mais cela ne suffirait probablement pas pour produire un courant rapide et un bruit de souffle si l'oreillette n'avait que la tension normale. Mais quand un rétrécissement mitral est assez étroit pour retenir dans l'oreillette gauche le sang des veines pulmonaires, la tension auriculaire peut s'élever assez pour qu'un bruit de souffle se produise au moment de la diastole du ventricule. Ce bruit offre des caractères spéciaux : il est souvent roulant et s'accompagne parfois d'un frémissement sensible au toucher; il diminue d'intensité du commencement à la fin de la diastole ventriculaire.

A la fin de la réplétion du ventricule, au moment où l'oreillette entre en systole, il doit se produire un renforcement de la vitesse du courant sanguin qui descend dans le ventricule; les conditions du bruit de souffle existeraient alors, et en effet un souffle se produit parfois un instant avant que le ventricule entre en systole. Ce bruit, qu'on a appelé *présystolique*, précède d'un intervalle très court la pulsation qui traduit le début de la systole ventriculaire; Fauvel et Hérard en ont démontré l'existence et l'ont considéré comme l'expression d'un rétrécissement mitral. Nous verrons que les caractères graphiques de la pulsation du cœur sont de nature à imposer quelques réserves à cet égard.

En somme, dans une lésion de l'orifice mitral, l'auscultation peut faire entendre plusieurs sortes de bruits de souffle. Un *souffle systolique* dans l'insuffisance, et un souffle *diastolique* ou *présystolique*, suivant le cas, dans le rétrécissement.

Signes physiques de l'insuffisance mitrale.

L'insuffisance de la valvule mitrale se caractérise par les signes que donne l'auscultation, par une modification spéciale du tracé cardiographique et par des caractères particuliers du pouls. L'ensemble de ces éléments donne au diagnostic une grande précision et permet de déterminer, non seulement le siège et la nature de la lésion, mais le degré de trouble qu'éprouve la fonction du cœur. C'est ici le lieu de répéter que l'auscultation toute seule ne permettrait pas toujours d'apprécier la gravité de la lésion, car des souffles très forts s'accompagnent parfois de très peu de désordres, tandis que les lésions qui altèrent profondément la fonction du cœur sont parfois presque silencieuses.

§ 496. — *Des bruits de souffle dans l'insuffisance mitrale.* — Ces bruits se distinguent par leur siège de ceux qui se passent à l'orifice aortique : distinction fort utile, car, d'après l'instant où il se produit, le souffle d'un rétrécissement aortique se confondrait aisément avec celui d'une insuffisance mitrale. Ces deux bruits apparaissent au début de la systole ventriculaire et s'atténuent graduellement pendant la durée de la phase systolique. Mais, tandis que le souffle du rétrécissement aortique s'entend principalement à la base du cœur et se propage dans les artères du cou, celui de l'insuffisance mitrale a son maximum à la pointe du cœur et ne se prolonge pas dans les artères. Il n'y a pas lieu d'insister sur les caractères de force et de rudesse qui s'observent souvent dans le souffle qui provient d'une insuffisance mitrale ; cette rudesse manque trop souvent pour qu'on doive lui attribuer beaucoup d'importance, on s'exposerait ainsi à méconnaître les cas où une insuffisance très prononcée s'accompagne d'un souffle très faible.

§ 497. — *De la forme graphique de la pulsation du cœur dans l'insuffisance mitrale.* — Un de mes élèves, E. Tridon[1], a le premier

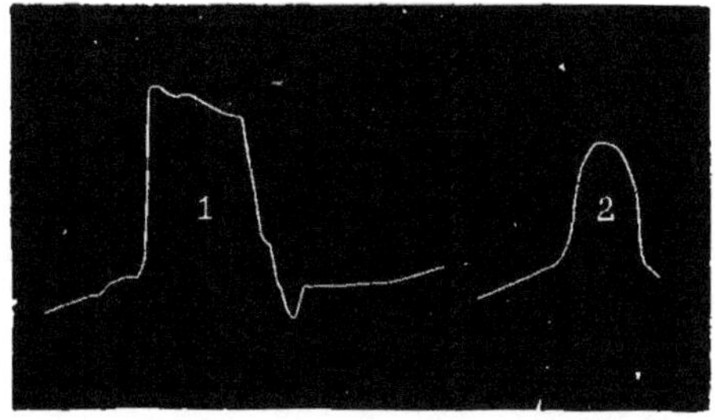

Fig. 329. 1. Forme de la pulsation cardiaque normale; — 2. Forme de la pulsation cardiaque modifiée par l'insuffisance mitrale.

signalé une forme spéciale de la pulsation du cœur dans l'insuffisance mitrale. Cette forme consiste en un sommet arrondi de la pulsation qui en même temps perd de son amplitude. La fig. théorique 329 représente une pulsation normale 1 comparée à une pulsation modifiée par l'insuffisance aortique 2. Tridon a donné un grand nombre de types de cette pulsation cardiaque modifiée : la fig. 330 est un de ces types. Mais l'intérêt véritable est d'inscrire à la fois la pulsation du cœur et celle des artères, afin de saisir

1. E. Tridon, *Essai sur les signes du diagnostic de l'insuffisance mitrale.* Thèse Paris, 1875.

les modifications simultanées qui se produisent chaque fois qu'un reflux a lieu du ventricule dans l'oreillette. Si l'on se reporte à la figure 117, on y trouve un type remarquable de cette double inscription qui montre que des pulsations radiales avortées correspondent à des pulsations ventriculaires diminuées elles-mêmes de

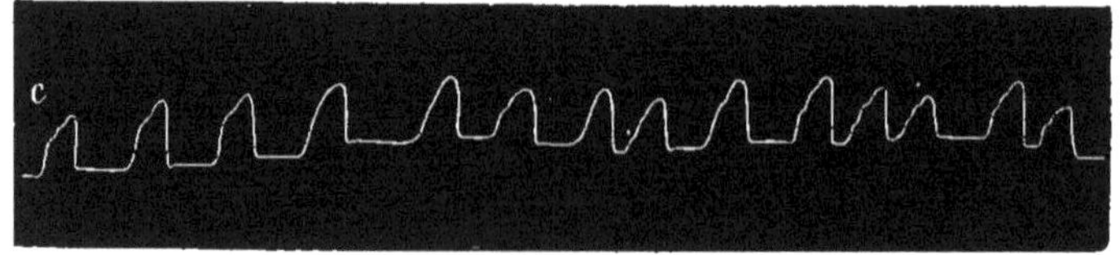

Fig. 330. Modifications de la pulsation cardiaque dans l'insuffisance mitrale (d'après Tridon).

force par le reflux mitral. Mais comme ce cas était compliqué d'altérations séniles des artères et de troubles de la circulation pulmonaire, nous préférons reproduire le double tracé figure 331, recueilli par François-Franck dans le service de Potain.

On reconnaît dans cette figure les deux types de pulsations du cœur représentés figure 329, les unes presque normales, à ascen-

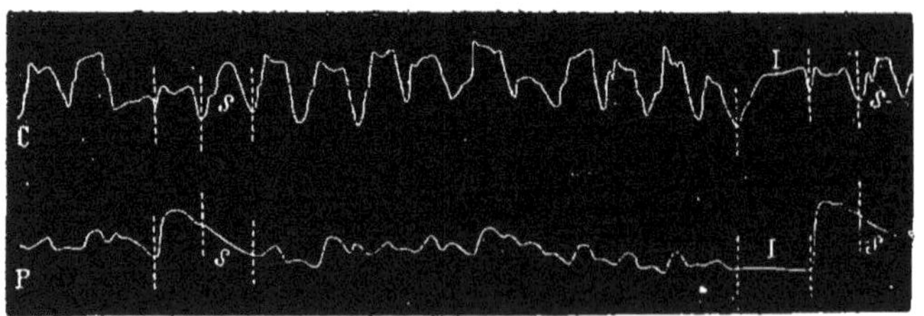

Fig. 331. P, pouls radial; — C, pulsation du cœur dans l'insuffisance mitrale.

sion brusque, à sommet en plateau, à amplitude assez grande, s'accompagnent de pulsations artérielles assez fortes; les autres, SS, avortées, à sommet arrondi, correspondent à des reflux du sang dans l'oreillette[1].

On observe, dans certains cas, une sorte de redoublement de la

1. Quand on ausculte le malade en même temps qu'on recueille le tracé des pulsations du cœur, on constate ordinairement un souffle plus intense au moment des pulsations les plus faibles, c'est-à-dire de celles dont le reflux est plus prononcé. Il serait important de répéter, plus que je n'ai pu le faire, ce double emploi de l'auscultation et de la méthode graphique.

pulsation du cœur avortée; il semble que le sang de l'oreillette rentre soudainement dans le ventricule aussitôt que la systole est finie; l'exagération du *flot de l'oreillette* donnerait lieu à la seconde pulsation. La figure 332 est un exemple de cette forme redoublée de

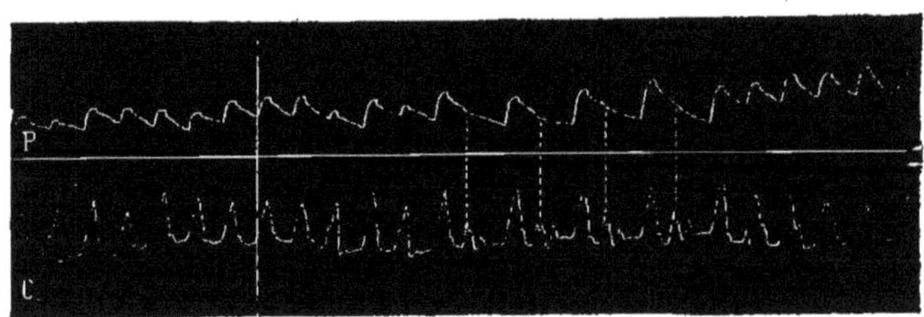

Fig. 332. C, pulsation du cœur; — P, pouls radial dans un cas d'insuffisance mitrale. (Tracé recueilli dans le service du docteur Magnan.)

la pulsation du cœur. Le pouls artériel était à peu près nul chaque fois que se faisait un reflux très prononcé à travers la valvule mitrale.

Il est prudent de réserver l'interprétation des différentes formes que revêt la pulsation du cœur, suivant le degré de l'insuffisance mitrale et suivant les conditions dans lesquelles elle se produit.

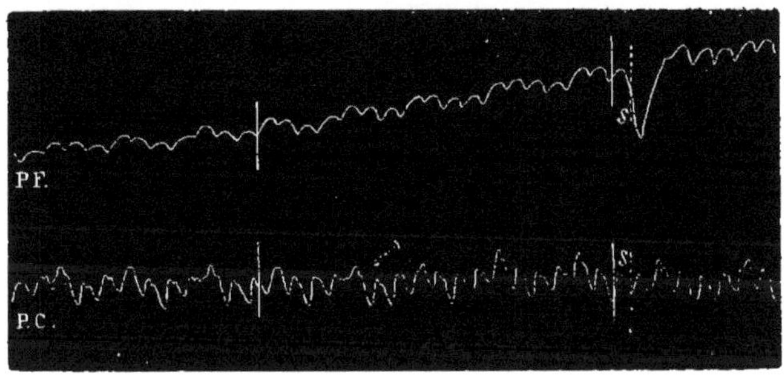

Fig. 333. P. C., pulsation du cœur d'un chien; — P. F., pression dans l'artère fémorale (manomètre élastique). Au point S, un reflux se fait par la valvule mitrale.

C'est aux cliniciens de recueillir peu à peu les documents qui permettront ces distinctions dont l'importance sera fort grande.

Toutefois, la pathologie expérimentale est d'un grand secours pour éclaircir ces questions[1]. Elle montre que, dans un grand

1. On verra dans le chapitre XLIII, consacré à la technique, l'importance des expé-

nombre de cas, c'est la résistance que le cœur éprouve à se vider dans une aorte trop tendue qui provoque le reflux du sang dans l'oreillette. Ces insuffisances ont été bien comprises par les médecins; elles peuvent se produire probablement sans lésions valvulaires, on les observe parfois chez des animaux dont le cœur est parfaitement sain.

La figure 333 a été obtenue sur un chien; on y voit la pression artérielle s'élever graduellement du commencement à la fin du tracé et, au moment où elle a acquis une force extrême, un reflux mitral se produit, amenant une pulsation ventriculaire plus faible que les autres, et pendant laquelle il ne passe point ou très peu

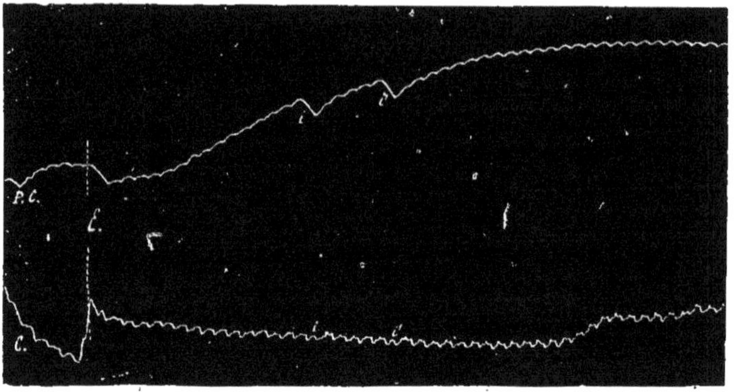

Fig. 334. P. C., pression carotidienne du lapin et pulsations du cœur. Aux points *i i*, se produisent des reflux par la valvule mitrale.

de sang dans l'aorte, car la pression artérielle s'abaisse beaucoup pendant cette pulsation avortée.

Un phénomène semblable s'observe dans la fig. 334, que nous rappelons pour montrer l'effet produit du côté de la tension artérielle par ces reflux à travers la valvule mitrale. C'est sur un lapin que cette figure a été recueillie, en combinant l'emploi du manomètre métallique, § 113, à celui de l'explorateur de la pulsation, § 99.

Il est vrai que l'insuffisance mitrale n'est pas absolument nécessaire pour produire ces pulsations du cœur avortées et ces systoles inefficaces; François-Franck[1] pense qu'il suffit d'un

riences faites sur le schéma pour éclairer le mécanisme de l'insuffisance mitrale par excès de pression aortique.

1. François-Franck, *Recherches sur les intermittences du pouls et sur les troubles cardiaques qui les déterminent*, *Trav. du lab.*, t. III, p. 64.

trouble du rythme du cœur pour amener ces chutes de la pression artérielle et ces pulsations avortées; pour lui, des *systoles anticipées*, c'est-à-dire arrivant quand le ventricule n'est pas encore complètement rempli, donneraient naissance aux phénomènes dont nous venons de parler. Il semble, en effet, que dans les deux précédentes figures la pulsation ventriculaire avortée arrive prématurément. Pour ne conserver aucun doute sur la réalité du reflux mitral, il faudrait, dans les expériences faites sur les animaux, inscrire en même temps l'état de la pression dans l'oreillette gauche, ce qui présente de grandes difficultés quand le thorax est fermé.

§ 498.— *Du pouls artériel dans l'insuffisance mitrale.* — Le pouls de l'insuffisance mitrale est irrégulier, non seulement au point

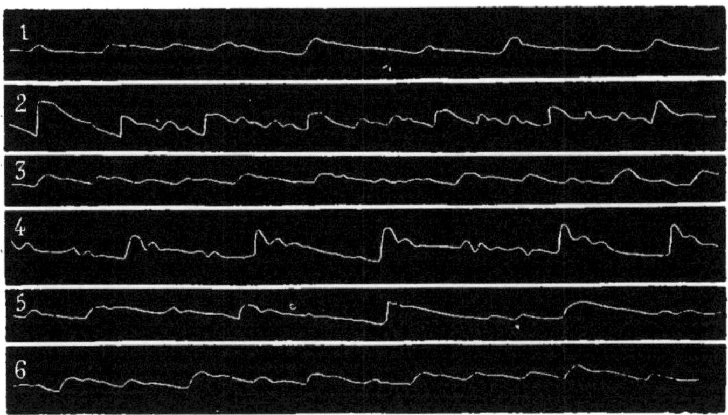

Fig. 335. Sphygmogrammes recueillis dans l'insuffisance mitrale.

de vue des intervalles qui séparent les pulsations, mais aussi au point de vue de la forme de chacune d'elles. La figure 335 montre une série de sphygmogrammes recueillis sur des malades atteints d'insuffisance mitrale et chez deux desquels l'existence de cette lésion a été confirmée ultérieurement par l'autopsie; on y trouve partout l'irrégularité caractéristique. Je ne veux pas dire que l'irrégularité existe toujours dans l'insuffisance mitrale : à un faible degré, cette lésion ne paraît pas troubler sensiblement le rythme du cœur ; mais je n'ai jamais recueilli un sphygmogramme ayant le type irrégulier dont on vient de voir les formes, sans que l'auscultation ait donné à des degrés divers un souffle systolique; et chaque fois que l'autopsie du malade a pu être faite, l'existence de l'insuffisance mitrale a été confirmée.

La forme des pulsations diffère suivant le degré de reflux du sang; un dicrotisme très prononcé s'observe quand le reflux est très fort, car alors l'ondée sanguine envoyée par le ventricule dans les artères est très petite, ce qui est une condition favorable à la production du dicrotisme, § 174.

A quoi tient l'irrégularité du rythme cardiaque? est-elle liée à l'insuffisance même, en ce sens que, par suite du reflux vers l'oreillette, la résistance manque pour ainsi dire à la systole ventriculaire? Le cœur, n'ayant alors fait que très peu de travail, pourrait effectuer bientôt une nouvelle systole. Ce serait le cas d'appliquer à ces systoles sans point d'appui l'expression imagée de *faux pas du cœur* qui a été employée par Bouillaud.

Faut-il admettre que, dans certains cas, les indurations ossiformes que renferment les ventricules agissent comme des corps étrangers, et que le cœur en reçoive des excitations mécaniques à chaque fois qu'il se resserre en les comprimant? L'effet serait analogue à celui que l'introduction des sondes cardiaques produit parfois sur le rythme du ventricule, et dont la figure 54 est un remarquable exemple.

Je ne tenterai pas d'expliquer les irrégularités si fréquentes du rythme cardiaque dans l'insuffisance mitrale. L'irrégularité m'a paru très rare, au contraire, dans le rétrécissement du même orifice. Un éminent clinicien rejette l'existence de cette différence « parce qu'on n'en comprend pas la raison »; je ne comprends pas, il est vrai, la cause de cette différence et craindrais, en essayant de la chercher, de me laisser entraîner dans le champ des hypothèses.

§ 499. — *Du souffle présystolique dans l'insuffisance mitrale.* — Nous avons vu que la théorie du souffle présystolique attribue ce bruit à la brusque pénétration du sang dans le ventricule au moment de la systole de l'oreillette. Cette opinion est combattue par Constantin Paul[1] au moyen d'arguments qui semblent très fondés. Pour ce médecin, le souffle présystolique serait un bruit du début de la systole, et s'il paraît précéder la pulsation du cœur, c'est

1. Constantin Paul, Communication orale.

que cette pulsation n'est sensible qu'à une phase tardive de la systole ventriculaire. En un mot, il y aurait une illusion du tact analogue à celle qui a été signalée § 492 à propos de l'insuffisance aortique et qui aurait pour effet de nous tromper sur l'instant véritable du début de la systole ventriculaire.

Pour se rendre compte de cette illusion des sens, qu'on regarde la figure 336, on y verra un souffle systolique *s*, représenté, comme nous l'avons fait précédemment, au moyen de hachures, souffle occupant le début de la systole ventriculaire, comme on en peu juger par le tracé de la pulsation. Or, la forme de la pulsation montre que la poussée du ventricule contre les parois thoraciques au lieu d'être, comme à l'ordinaire, brusque et presque instan-

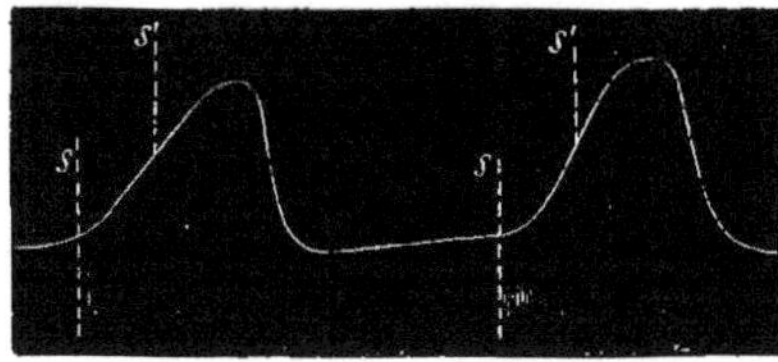

Fig. 336. Théorie du souffle présystolique dans l'insuffisance mitrale.

tanée, est au contraire graduelle; il est donc possible que la pulsation ne soit perçue qu'à une période *s'* plus ou moins avancée de la systole, quand déjà le bruit de souffle dure depuis quelques instants. Nous émettons cette interprétation sous toutes réserves, n'ayant, à cet égard, aucune opinion personnelle; mais cette théorie s'accorde avec ce que l'on vient de voir de la forme particulière des pulsations du cœur dans l'insuffisance mitrale, et elle ne nécessite pas, pour produire le souffle dit présystolique, une hypertrophie des parois de l'oreillette gauche, lésion secondaire dont l'existence n'a pas toujours été démontrée.

Du rétrécissement mitral.

§ 500. — Le rétrécissement mitral ne peut se caractériser à l'auscultation que par un bruit de souffle diastolique; Hérard[1], qui a

1. En soutenant que le rétrécissement mitral, lorsqu'il existe seul, peut, dans certains cas, donner lieu à un souffle systolique, Hérard s'appuie sur des autopsies dans lesquelles on aurait trouvé des valvules qui ne laissaient point passer l'eau qu'on ver-

beaucoup insisté sur l'existence du souffle diastolique mitral, admet cependant, par une concession regrettable, que l'insuffisance peut donner en certains cas naissance à un souffle diastolique. Ce qui rend possible cette confusion relativement à l'instant où se produisent les bruits de souffle, c'est que le rétrécissement est presque toujours combiné à un certain degré d'insuffisance, de sorte que chacun tend à attribuer la prédominance à la lésion qui s'accorde le mieux avec ses théories. Nous avons dit au paragraphe précédent que les doutes règnent aujourd'hui sur la véritable interprétation du souffle présystolique.

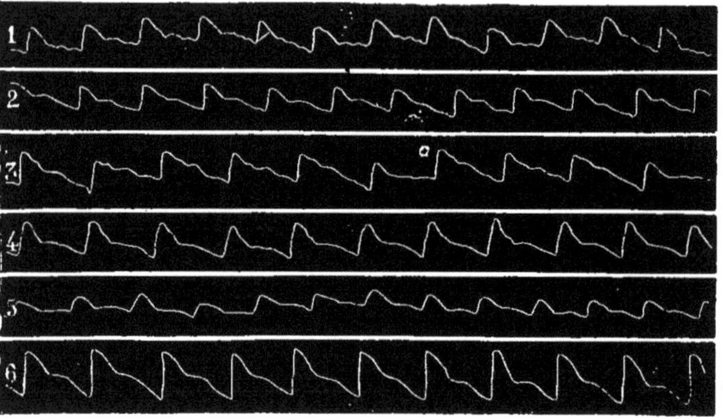

Fig. 337. Sphygmogrammes recueillis dans des cas de rétrécissement mitral.

On ne connaît pas encore les modifications que le rétrécissement mitral peut imprimer à la pulsation du cœur. Il semble que la phase de réplétion diastolique devra être plus longue, que le *flot de l'oreillette* devra être supprimé et que le ventricule, moins rempli que de coutume, devra envoyer dans les artères une plus

sait par la pointe du cœur. Que fût-il arrivé si l'on eût poussé l'eau dans le ventricule avec la force que déploie la systole de cet organe? Et même dans ce cas, s'il ne se fût pas produit de reflux, on eût pu objecter que la valvule mitrale d'un cœur en flaccidité peut se fermer hermétiquement, tandis que, pendant la vie, la contraction des colonnes charnues qui s'insèrent à ses bords eût pu la rendre insuffisante. Si nous nous élevons formellement contre cette opinion éclectique, c'est que rien ne nous semble plus inadmissible que l'existence d'un courant allant de l'oreillette au ventricule pendant la systole de celui-ci. En présence d'une impossibilité physique, il faut nécessairement admettre qu'une erreur se sera glissée dans l'observation du malade ou dans l'examen cadavérique.

petite ondée[1]. Toutes ces suppositions sont à vérifier au lit du malade.

Les caractères du pouls artériel dans le rétrécissement mitral sont pour ainsi dire négatifs. En effet, le pouls est régulier et la forme en est peu altérée si l'on en juge par la figure 337 qui représente une série de sphygmogrammes recueillis sur des malades atteints de rétrécissement mitral. Le souffle était exclusivement diastolique. Sur deux de ces malades, n°s 2 et 3, on a pu reconnaître à l'autopsie l'existence d'un rétrécissement mitral bien caractérisé et sans insuffisance appréciable.

Il m'a semblé que le rétrécissement, quand il venait s'ajouter à l'insuffisance mitrale, tendait à faire disparaître l'irrégularité du pouls; mais ces observations ont été faites à une époque où la cardiographie au lit du malade n'était pas encore réalisée. Il y a donc lieu de soumettre des cas de ce genre à ce nouveau moyen de contrôle.

Lésions de l'orifice tricuspide.

§ 501. — *Signes physiques de l'insuffisance tricuspide.* — Un souffle systolique dont le maximum est à la pointe du cœur est le signe commun des insuffisances mitrale et tricuspide; mais dans cette dernière lésion le reflux qui se fait du côté de l'oreillette retentit

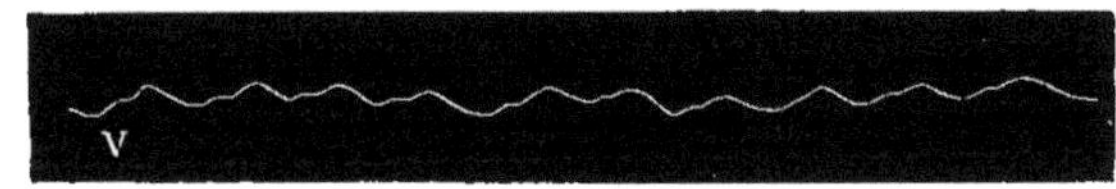

Fig. 338. Pouls des veines de la jambe dans un cas d'insuffisance tricuspide avec rupture des valvules veineuses.

d'ordinaire assez loin dans le système veineux pour qu'on puisse tout au moins le percevoir nettement dans le pouls des jugulaires.

L'œil pourrait aisément confondre les pulsations veineuses de l'insuffisance tricuspide avec ces battements qu'on observe aux jugulaires chaque fois qu'il y a une gêne de la circulation dans les poumons avec accumulation du sang dans les cavités droites du cœur. Le pouls veineux de la circulation gênée consiste en affais-

1. Voir, chap. XLIII, le résultat des expériences faites sur le schema pour éclairer cette question.

sement des veines au moment des diastoles des oreillettes et des ventricules. Celui de l'insuffisance tricuspide consiste en gonflements synchrones aux systoles de ces cavités du cœur. La pulsation des veines se fait en deux temps : un léger soulèvement du tracé répond à la systole de l'oreillette ; un soulèvement plus fort arrive au moment de la systole du ventricule.

La figure 338 représente le premier tracé du pouls veineux d'insuffisance tricuspide que j'aie eu l'occasion de recueillir. La lésion était très avancée, et les reflux veineux qu'elle provoquait depuis longtemps avaient rompu des valvules des veines; aussi des pulsations se faisaient-elles sentir, non seulement aux veines jugulaires, mais jusque dans les veines de la cuisse gauche, de la jambe et du pied qui étaient variqueuses. Mes collègues Verneuil et Gubler, qui me fournirent l'occasion d'examiner ce cas remarquable d'insuffisance tricuspide, avaient noté que ces pulsations veineuses étaient produites par un reflux, attendu qu'on les supprimait en comprimant les veines à la racine du membre. La forme du pouls veineux inscrit avec le sphygmographe direct (fig. 338) éclaira plus complètement la nature de ces reflux en montrant que chacun d'eux était double, ce qui s'expliquait par les influences successives de la systole de l'oreillette et de celle du ventricule droit.

Friedreich[1], appliquant le sphygmographe sur les veines jugulaires dans le cas d'insuffisance tricuspide, a obtenu des tracés qui montrent un reflux énergique du sang à chaque systole du cœur. Dans ces courbes on distingue parfois les influences successives de l'oreillette et du ventricule. Mais le sphygmographe direct se prête mal à l'inscription de ces battements veineux, et M. Raynaud[2] suppose avec raison qu'on risque de cette façon de recueillir à la fois les pulsations veineuses et celles de la carotide qui se trouve ainsi comprimée.

Potain a rassemblé un grand nombre de tracés du pouls veineux de l'insuffisance tricuspidienne, tracés recueillis au moyen du polygraphe et enregistrés simultanément avec la pulsation du cœur et avec le pouls artériel. Cette méthode est la seule qui permette d'interpréter avec certitude la cause des ondulations du pouls

1. Friedreich, *Deutsch. Arch. f. Klin. med.*, 1865-1866, et antérieurement *Die Krankh. d. Herzens*, 1861.

2. M. Raynaud, art. CŒUR. *Dictionnaire de méd. et chir. pratiques*, 1868.

veineux d'après l'instant de la révolution du cœur auquel elles correspondent. La figure 339 qui m'a été communiquée par Potain est un exemple du pouls veineux des jugulaires recueilli en même temps que le pouls artériel. Des repères nombreux montrent

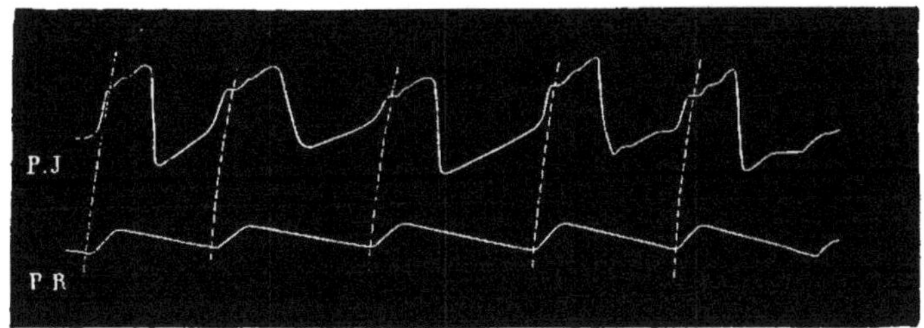

Fig. 339. P. J. reflux veineux jugulaire, et P. R. pouls radial, recueillis simultanément dans un cas d'insuffisance tricuspide. (Potain.)

que des deux soulèvements veineux, l'un précède d'un instant la pulsation artérielle, c'est le reflux qui correspond à la systole de l'oreillette; l'autre arrive à peu près en même temps que le pouls radial et correspond à la systole du ventricule droit.

Il faut du reste faire remarquer la ressemblance de ce tracé du *pouls veineux vrai, par reflux*, avec la courbe des pressions intra-

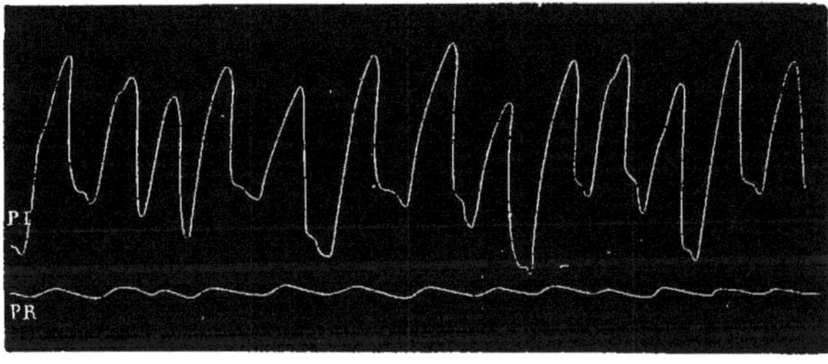

Fig. 340. Pulsation du foie et pouls radial dans un cas d'insuffisance tricuspide (d'après Mahot).

ventriculaires déjà étudiées ; cette ressemblance s'explique facilement en raison même du mode de production du pouls veineux.

Mahot[1] a recueilli dans le service de Potain plusieurs observations du pouls veineux du foie dans l'insuffisance tricuspide. Déjà

1. Mahot, *des Battements du foie dans l'insuffisance tricuspide*, Th., Paris, 1869.

le pouls veineux hépatique était connu de Sénac, de Kreysig[1], de Knabe[2]; il avait été étudié par Friedreich[3]; mais c'est Potain et son élève qui les premiers ont inscrit ces mouvements en même temps que les pulsations du cœur ou des artères.

La figure 341 est un double tracé des battements du foie et du pouls radial; elle est empruntée à la thèse de Mahot[4].

Du pouls artériel dans l'insuffisance tricuspide.

§ 502. — Le pouls radial ne m'a pas paru présenter en général d'irrégularités dans l'insuffisance tricuspide, ses caractères sont ceux qui correspondent à la projection d'une petite ondée par le ventricule gauche. En effet, la stase qui résulte du mauvais fonctionnement des cavités droites du cœur a pour effet de diminuer la proportion du sang qui traverse le poumon, et par conséquent celle qui se rend au cœur gauche. Les pulsations radiales inscrites sur la figure 341 montrent que le pouls radial était très faible chez le malade qui a fourni ces tracés.

Le rétrécissement de l'orifice tricuspide semble être fort rare; on lui attribue, un peu théoriquement, des signes d'auscultation semblables à ceux du rétrécissement mitral. Il semble que l'insuffisance tricuspide existe le plus souvent seule; en effet, elle n'est pas produite ordinairement par une déformation de la valvule analogue à celle que l'endocardite imprime à la valvule mitrale, mais résulte ordinairement d'une dilatation excessive du ventricule droit à la suite d'un obstacle à la circulation pulmonaire. Gendrin a bien établi cette étiologie de l'insuffisance tricuspide et montré qu'elle consiste en une dilatation de l'orifice auriculo-ventriculaire que les valvules ne peuvent plus fermer complètement.

1. Kreysig, *Die Krankheit. d. Herzens.* Berlin, 1814-1815.
2. Knabe, *Die physik. Unters. d. Herzens.* Berlin, 1853.
3. Friedreich, *Lehrb. d. Herzkrankheiten.* Erlangen, 1861, et *Deutsch. Arch.*, I Bd.
4. La question des battements veineux des jugulaires dans l'insuffisance tricuspide, et celle des pulsations diverses qui s'observent dans ces veines sous la simple influence d'une stase de la circulation, a été fort étudiée dans ces dernières années; nous renvoyons le lecteur aux travaux de Potain et aux excellents articles de Raynaud et de Rendu dans les dictionnaires de médecine; on y trouvera tous les développements que comporte cette intéressante question que nous ne pouvons traiter ici que d'une façon très sommaire et seulement pour montrer le rôle de l'inscription des mouvements du sang dans le diagnostic des affections du cœur.

Les recherches de Parrot confirment cette étiologie et montrent que ce genre d'insuffisance disparaît avec la dilatation ventriculaire quand la circulation pulmonaire se rétablit.

Lésions simultanées de plusieurs orifices du cœur.

§ 503. — Nous avons jusqu'ici considéré chacune des lésions du cœur comme pure et dégagée de toute complication ; mais rien n'est plus rare en pathologie que cette simplicité. Le plus souvent chaque orifice du cœur est à la fois rétréci et insuffisant, de sorte qu'il donne lieu à deux bruits de souffle successifs. A une phase avancée des maladies du cœur qui succèdent à l'endocardite, ce n'est plus seulement un orifice qui est atteint, mais les deux orifices du cœur gauche le sont souvent à la fois ; l'hypertrophie ou la dilatation du cœur s'ajoute à ces désordres ; des troubles de la cir-

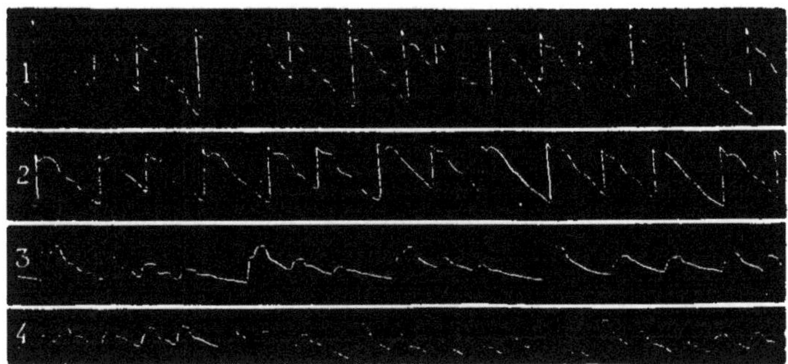

Fig. 341. Pouls radial chez des malades atteints de lésions complexes de plusieurs orifices du cœur.

culation pulmonaire font naître des râles thoraciques qui couvrent les signes d'auscultation. Au milieu du tumulte de tous ces bruits divers qui se passent dans la poitrine, le médecin désorienté ne peut porter un diagnostic précis ; il donne à la maladie la vague désignation de lésion organique du cœur, et si les troubles circulatoires sont extrêmes, il les caractérise sous le nom d'*asystolie*.

Que l'on explore le pouls au sphygmographe on verra que, dans ce désordre, l'instrument fait la part des différents éléments de la lésion complexe du cœur. On a rassemblé (fig. 341) quatre sphygmogrammes obtenus sur des malades atteints de lésions complexes des orifices aortique et mitral. Chez les deux premiers, l'insuffisance aortique prédominait et l'affection mitrale était peu avancée[1].

Chez les n°s 3 et 4 l'insuffisance mitrale était extrêmement prononcée, et chez le n° 3 la double lésion se compliquait d'une ossification de l'aorte et des gros vaisseaux. Cette complication existait à un degré beaucoup moindre chez le n° 4.

On voit que l'inscription du pouls révèle bien des détails dans ces mouvements tumultueux qui échappent au toucher. N'en sera-t-il pas de même de l'inscription des pulsations cardiaques, et, mieux encore, de la combinaison de plusieurs inscriptions à la fois? Presque tout est à explorer dans ce vaste champ d'études.

J'aurais pu citer beaucoup d'autres malades qui impriment à la pulsation du cœur ou au pouls des artères des formes intéressantes à étudier : ainsi, la dilatation des cavités droites du cœur, la péricardite, les épanchements du péricarde, la communication congénitale des deux ventricules, la persistance du canal artériel, etc. Mais je ne possède relativement à ces différentes maladies qu'un nombre insuffisant d'observations ou d'expériences. On trouvera, relativement à certains points qui n'ont pas été traités dans cet ouvrage, quelques renseignements dans les travaux de mon laboratoire, mais la plupart des tracés que j'ai recueillis ou qui m'ont été communiqués attendent, dans mes registres, le moment où la réunion d'un nombre suffisant de documents du même genre permette à quelqu'un de les utiliser.

Je borne donc ici l'exposé des applications de la méthode graphique à la pathologie, et souhaite que ces études servent bientôt de point de départ à de nombreux travaux.

1. Le n° 2 avait à l'orifice aortique un souffle systolique d'après lequel on admettait l'existence d'un rétrécissement, mais il ne faut pas attacher à ces souffles systoliques dans l'insuffisance aortique une signification particulière, ils semblent résulter de la faible tension artérielle, § 485, qui tient elle-même au reflux du sang dans le ventricule. On fait naître un double souffle à l'orifice aortique des animaux par la simple rupture des valvules sigmoïdes de l'aorte, et pourtant il est bien certain que cette esion n'a pas amené un rétrécissement de cet orifice.

CHAPITRE XLIII.

DESCRIPTION TECHNIQUE DES APPAREILS.

Forme définitive des appareils inscripteurs. — Du sphygmographe direct. — Sphygmographes où la disposition mécanique a seule été modifiée. — Appareils qui transforment la pulsation artérielle en une sensation visuelle ou auditive. — Des sphygmographes à transmission. — Nouveau polygraphe. — Polygraphe à tracés microscopiques. — Nouveau schéma pour imiter les phénomènes normaux ou pathologiques de la circulation. — Imitation des troubles mécaniques de la circulation dans les lésions des orifices du cœur. — Reproduction de certaines irrégularités périodiques du pouls sur le schéma.

Forme définitive des appareils inscripteurs.

§ 504. — Dans l'exposé des expériences de cardiographie sur les grands animaux, on a vu la description des appareils primitifs qui ont servi à déterminer la succession des divers mouvements d'une révolution cardiaque. Ces mêmes expériences pourraient être reprises dans des conditions beaucoup plus parfaites au moyen des polygraphes perfectionnés et des nouveaux tambours à levier dont il va être question. Mais j'ai cru préférable de décrire, avec ces anciennes expériences, les appareils mêmes qui avaient servi à les exécuter.

Pour la même raison j'ai décrit et figuré, à propos de la cardiographie humaine, les premiers explorateurs du cœur qui m'ont servi. Mais, tout en faisant grâce au lecteur de mes tâtonnements successifs pour obtenir des appareils plus parfaits, je crois nécessaire de décrire les types d'instruments auxquels je me suis arrêté, les croyant préférables pour leur précision, leur légèreté et la facilité de leur emploi. Ces dernières considérations sont surtout importantes quand il s'agit d'appliquer à la clinique les appareils inscripteurs du cœur, du pouls et de la respiration.

Du sphygmographe direct.

La disposition que j'ai adoptée dans la construction du sphygmographe direct a pour but d'altérer le moins possible la forme des pulsations. A cet égard, il n'y a rien à ajouter à ce qui a été dit au § 136 sur le principe qui a présidé à la construction de cet instrument. Bien des auteurs ont proposé d'apporter au sphygmographe certaines modifications : le nombre des essais faits à cet égard est très grand et certainement je ne les connais pas tous ; j'essayerai toutefois d'en faire une énumération rapide en les groupant d'après le principe qui a présidé à la construction de chacun d'eux.

§ 505. — *Sphygmographes avec graduation de la pression du ressort.* — Balthazar Foster[1] et Béhier[2] se sont rencontrés dans la modification qu'ils ont apportée à la construction du sphygmographe : ils ont voulu, au moyen d'une vis de réglage munie d'un cadran divisé, rendre mesurable la pression exercée par le ressort sur le vaisseau. On a vu que cette prétention est illusoire et que, fût-elle réelle, le degré de pression développé sur l'artère ne renseigne nullement sur la pression du sang dans les vaisseaux.

§ 506. — *Sphygmographes basés sur le principe du sphygmomètre d'Hérisson.* — Le sphygmomètre d'Hérisson a servi de point de départ à certains auteurs pour construire de nouveaux sphygmographes. Ozanam a photographié les oscillations de la colonne de cet instrument sur un papier sensibilisé qui tournait, d'un mouvement uniforme, à l'intérieur d'une chambre noire ; les tracés ainsi obtenus ressemblent à peu près à ceux du sphygmographe ordinaire, autant que leurs contours vagues permettent d'en juger.

Le docteur A. T. Keyt[3] a publié, en 1875, la description d'un nouveau sphygmographe présentant l'avantage d'une application facile sur différentes artères et même sur la pointe du cœur.

1. Balthazar Foster, *British and Foreign Med. Chir. Review.* July 1867.

2. Béhier, *Description de modifications apportées au sphygmographe.* (*Bull. de l'Acad. de méd.*, 11 août 1868, t. XXXIII, p. 176.)

3. A. T. Keyt, M. D. Cincinnati. *The New Sphygmograph ; or Instrumen adapted as a Sphygmograph, Sphygmometer, Cardiograph, Cardiometer, and to other Uses.*

Cet instrument est basé sur le principe du sphygmomètre d'Hérisson ; seulement, dans l'appareil américain, le réservoir qui repose sur le vaisseau est de forme carrée et correspond à deux tubes dans lesquels pénètre le liquide du réservoir, et dont l'un se rend à une échelle manométrique, tandis que l'autre se termine par une membrane élastique qui soulève le levier d'un sphygmographe; celui-ci écrit à la manière ordinaire, sur un verre enfumé.

L'auteur publie une intéressante série de tracés comparatifs obtenus sur les mêmes sujets avec son instrument et avec le mien. On y voit que les tracés de l'instrument américain ont des ondulations un peu plus fortes, celles-ci toutefois n'altèrent pas sensiblement la forme des tracés dont elles semblent exagérer les sinuosités sans y introduire de vibrations accidentelles.

Les cardiogrammes donnés par le docteur Keyt sont peut-être plus déformés par l'instrument; cela semble tenir à l'emploi de l'eau comme moyen de transmission du mouvement du cœur ou des artères au levier qui doit les inscrire. J'ai dit, § 53, les raisons qui m'ont fait préférer la transmission par l'air à la transmission par l'eau que j'avais d'abord employée.

En somme, l'instrument de Keyt m'a paru donner des indications meilleures que celles d'un autre instrument américain dont j'ai pu étudier le fonctionnement[1], celui de Pound.

Sphygmographes où la disposition mécanique a seule été modifiée.

§ 507. — *Sphygmographe de Longuet*[2]. — Les leviers ne constituent pas le seul moyen d'amplification d'un mouvement; on sait que des rouages de différents rayons qui s'engrènent entre eux, produisent des amplifications semblables. C'est sur l'emploi des engrenages qu'est basée la construction du sphygmographe de Longuet. Les tracés fournis par cet instrument m'ont paru à peu près semblables à ceux que donne mon sphygmographe.

1. Un sphygmographe du docteur Holden, de Cincinnati (Ohio), est cité par le docteur Keyt qui le considère comme défectueux. Je n'ai eu l'occasion de voir ni cet instrument ni les tracés qu'il donne.

2. Longuet, *Gaz. méd.*, Paris. 1871.

§ 508. — *Sphygmographe de Pound*[1]. — C'est un instrument à double levier amplificateur, d'une construction fort élégante, mais dans lequel les pièces articulées ne sont point liées d'une manière inflexible, de sorte que le style inscripteur subit une forte projection quand les pulsations sont brusques. Les sphygmogrammes sont recueillis sur une plaque de cuivre, ce que l'auteur considère comme un sérieux avantage, attendu que ces plaques constituent de véritables clichés photographiques pour la reproduction des figures.

§ 509. — *Sphygmographes inscrivant par la photographie.* — Stein[2] et Winternitz[3] ont substitué l'emploi de la photographie à l'inscription mécanique du levier sur une plaque enfumée. Cette modification semble destinée à supprimer les résistances de frottement, mais elle ne donne pas des traits aussi purs que ceux qu'on obtient par la méthode ordinaire. On en peut juger par les spécimens publiés par Stein.

A l'extrémité du levier de mon sphygmographe, Stein place un disque en papier percé d'un trou. Ce papier forme écran au-devant d'un faisceau de lumière, mais le petit trou laisse passer un filet lumineux qui tombe sur une plaque sensibilisée. Le translation de la plaque se fait comme celle du sphygmographe ordinaire, le rayon lumineux suit tous les mouvements du levier, et le tracé obtenu est pareil aux sphygmogrammes ordinaires, mais le trait en est moins net.

§ 510. — *Sphygmographes à poids.* — Le sphymographe de Vierordt agissait sur l'artère en la comprimant au moyen d'un poids; on a vu, § 135, les inconvénients de cette disposition. La forme des courbes en était profondément modifiée, et les tracés ne renfermaient pas les détails délicats que donne le sphygmographe à ressort dont le levier obéit aux moindres variations de la pression artérielle.

Une disposition moins défectueuse du poids est celle qui a été introduite par Sommerbrodt[4]. Dans la disposition adoptée par cet

1. Pound, *The Detroit Lancet, a Monthly Journal of Medicin and Surgery.* (Prospectus sans date.)

2. Stein, *Das Licht*, Leipzig, 1877, p. 319.

3. Winternitz and Robert Ultzmann aus Wien, *Ueber eine new Methode der Sphygmographie.*

4. Julius Sommerbrodt, *Ein neuer Sphygmograph und neue Beobachtungen an den Pulsenvellen der Radialarterie.* (In-8, Breslaw; 1876.)

auteur, le poids, au lieu d'agir à l'extrémité d'un bras de levier, ce qui lui eût imprimé une vitesse nuisible, est placé verticalement au-dessus de l'artère, à l'endroit où elle est explorée, de sorte qu'il ne reçoit qu'une vitesse très faible. Un levier en roseau, équilibré par un contrepoids, porte la plume écrivante. La nécessité d'un contrepoids semble prouver que le roseau n'est pas d'une légèreté très grande, ce qui constitue une condition défavorable; toutefois les tracés donnés par l'auteur ne semblent pas différer beaucoup de ceux qu'on obtient avec le sphygmographe à ressort. Mais ce qui rend généralement ces tracés défectueux, c'est la nature du style employé pour les inscrire.

Préoccupé sans doute du désir de faire disparaître l'arc de cercle qui, dans un sphygmogramme, correspond aux élévations et aux descentes alternatives du levier, Sommerbrodt fait agir celui-ci, non point tangentiellement au plan du papier sur lequel s'écrit le tracé, mais perpendiculairement à ce plan. A cet effet, la plaque du sphygmographe reçoit une translation de gauche à droite, et pendant ce temps, une tige articulée à l'extrémité du levier du roseau pend contre la plaque et la frotte par son extrémité. Or, le glissement de cette tige n'est jamais parfait, de sorte qu'elle reçoit des vibrations latérales qui se traduisent par des inflexions bizarres des tracés.

§ 511. — *Sphygmographe de Brondel.* — Un nouveau sphygmographe à levier pesant vient d'être proposé par Brondel[1]; l'auteur a fait subir à l'instrument diverses modifications, les unes portant sur la construction, les autres sur le principe même du sphygmographe. Brondel trouvant que la plaque sur laquelle est reçu le tracé n'a pas une longueur suffisante et ne chemine pas assez régulièrement à cause de son poids qui crée parfois des résistances de frottement inégales, a modifié le rouage d'horlogerie, l'a couché sur le flanc et, lui faisant entraîner une bande de papier laminée entre deux cylindres, a obtenu des tracés plus longs et, paraît-il, d'une marche assez régulière.

A la plume d'acier qui trace les courbes du pouls, Brondel en substitue une autre en or, moins oxydable.

Ces différents changements peuvent être avantageux, mais je ne crois pas qu'ils permettent d'obtenir, au point de vue de la durée

1. Brondel, *Note sur un nouveau perfectionnement apporté au sphygmographe de Marey* (*Arch.. de méd. nav.*, t. XXXI février 1879).

de l'expérience et de la régularité du mouvement du papier, des résultats meilleurs que ceux que donne le sphygmographe à transmission inscrivant sur un polygraphe.

Une autre modification que Brondel semble signaler accessoirement, c'est la substitution, au levier léger de l'instrument, d'un levier de cuivre assez pesant pour remplacer le ressort de pression qui agit sur la base du levier dans l'ancienne disposition de mon sphygmographe. Au besoin, l'auteur place un poids curseur plus ou moins éloigné du centre de mouvement du levier.

Cette dernière modification détruit entièrement les qualités que j'avais cherché à donner au sphygmographe, c'est-à-dire la parfaite mobilité du levier et son obéissance aux mouvements que lui imprime le pouls. Ces effets, je les avais obtenus en réduisant autant que possible la masse du levier, et en rendant celui-ci solidaire des mouvements du ressort qui presse sur l'artère.

Appareils qui transforment la pulsation artérielle en sensation visuelle ou auditive.

§ 512. — Czermack[1], doutant peut-être de la parfaite mobilité du levier de mon sphygmographe, a appliqué sur l'artère un petit miroir qui, soulevé par les pulsations artérielles, changeait d'inclinaison à chaque changement de pression du sang dans le vaisseau. Ce miroir recevait d'une source lumineuse un faisceau de rayons parallèles qu'il projetait sur un écran, et dont on voyait l'image exécuter les mouvements complexes que traduit l'extrémité du levier d'un sphygmographe. Il paraît que l'auteur a réussi à photographier les mouvements de ces images lumineuses.

Landois[2] a transmis les mouvements du pouls aux flammes manométriques de Kœnig.

Stein[3] a décrit, sous le nom de *Sphygmophon*, une sorte de microphone qui traduit le pouls et sa forme par des bruits à renforcements. Boudet de Pâris[4] a construit un appareil du même

1. Czermack, *Grundriss d. Phys. d. Menschen*, 1878.

2. Landois, *Das Sphygmoskop. Lehrb. d. Phys. d. Menschen*, I, p. 133. Wien, 1879.

3. Stein, *Das Sphygmophon ein neuer electro-telephonischer Apparat zur Diagnose der Hertz und Pulsbewegung.* (Beschrieben in der *Berliner klinischen Wochenschrift*, n° 49, 1878).

4. Boudet de Pâris, *Comptes rend. Soc. Biologie.* (*Gaz. med.*, Paris, 1880.)

genre. Il semble, en auscultant le pouls avec cet instrument, qu'on entende le grincement d'une plume qui tracerait sur le papier les pulsations artérielles avec leur dicrotisme.

Des sphygmographes à transmission.

§ 513. — La première tentative pour transmettre le pouls à distance est due à Buisson ; elle date de 1858 et n'a pas été publiée. Ce physiologiste, appliquant sur sa radiale un sphygmographe à ressort analogue au mien, faisait agir les mouvements du levier sur une capsule à air reliée à un tambour à levier. En Hollande, Brondgeest[1] proposa d'appliquer sur la radiale une sorte de tambour assez semblable à celui qui sert à l'exploration des pulsations du cœur, § 99 ; il a désigné cet instrument sous le nom de *Pansphygmographe.* Meurisse et Mathieu[2] ont proposé une disposition très analogue à celle de mon sphygmographe à transmission, dont je n'avais pas, du reste, donné la description à cette époque, mais qui me servait depuis longtemps. Toutefois, dans l'appareil de Meurisse et Mathieu, il n'y avait pas d'adhérence entre le ressort qui pressait sur le pouls et la capsule à air mise en communication avec le tambour à levier; il en résultait, dans certains cas, un défaut de contact qui produisait des intermittences dans les indications de l'instrument.

Enfin, on peut rattacher au sphygmographe à transmission l'appareil inscripteur des changements de volume des organes qui a été décrit § 127 et auquel Mosso donne le nom d'*Hydrosphygmographe.*

La disposition à laquelle je me suis arrêté pour le sphygmographe à transmission est celle qui est décrite § 143 (fig. 114).

Nouveau polygraphe.

§ 514. — La nécessité d'inscrire à la fois plusieurs phénomènes, et particulièrement les pulsations artérielles avec celles du cœur, m'a fait construire un grand nombre d'instruments[3] que j'ai abandonnés pour le polygraphe dont la description va être donnée.

1. P. G. Brondgeest, *De Pansphygmograaph*, Utrecht, 1873.
2. Meurisse et Mathieu, *C. r. Soc. de Biologie*, 1874, p. 365.
3 Ce fut d'abord une pièce annexée au sphygmographe ordinaire, et au moyen de

Le polygraphe dont la figure 342 représente l'ensemble, à l'échelle de 1/5, est contenu dans une petite boîte à deux tiroirs dont l'un, celui d'en bas, contient le polygraphe lui-même, et dont l'autre renferme les différents explorateurs des mouvements que l'on veut

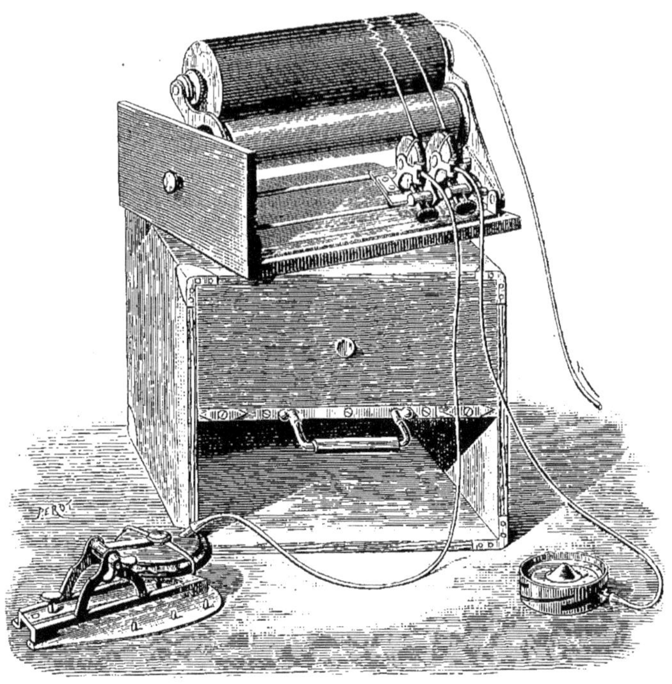

Fig. 342. Nouveau polygraphe préparé pour l'inscription simultanée du pouls et de la pulsation du cœur.

écrire successivement ou à la fois. Un sphygmographe à transmissions § 143, un explorateur des pulsations du cœur ou des artères,

laquelle un tambour à levier relié à un explorateur du cœur écrivait au-dessus du levier du sphygmographe et sur la même feuille de papier. Potain a fait au moyen de cet instrument peu commode d'importantes études sur les rapports de forme et de succession du pouls et de la pulsation du cœur.

En Angleterre, A. Garrod (*on Cardiograph. tracing from the human Chest-Wall; Journal of Anatomy and Physiology*, vol. IV) a imaginé une disposition analogue, mais où la pulsation du cœur était directement transmise au levier inscripteur. L'application de cet instrument paraît être assez difficile, toutefois l'auteur a obtenu en l'employant un assez grand nombre de types de la pulsation du cœur, et les figures qu'il en a données semblent très fidèles.

§ 99, un pneumographe pour recueillir les courbes des mouvements respiratoires; enfin un chronographe pour apprécier exactement les durées et les intervalles de succession des phénomènes qu'on a inscrits. Quelques-uns de ces instruments devront recevoir une description spéciale.

Le polygraphe est représenté sorti de sa boîte avec le tiroir qui le renferme et dont trois des côtés sont supprimés pour faciliter le maniement de l'instrument. Le cylindre qui reçoit le tracé contient à son intérieur le rouage d'horlogerie qui le fait tourner; c'est une disposition qui m'a paru très avantageuse, au point de vue de l'économie de place et de la protection du mouvement d'horlogerie lui-même.

Pour mettre le mouvement en marche, et pour l'arrêter, j'emploie un système qui fonctionne au moyen d'un tube à air dont on tient l'extrémité dans la bouche[1]. On a ainsi les deux mains libres, et l'on peut, sans le secours d'un aide, recueillir plusieurs tracés à la fois.

Le papier qui sert à recevoir le tracé est taillé d'avance à la mesure du cylindre, et gommé sur un de ses bords qu'il suffit d'humecter légèrement à la façon d'un timbre-poste pour avoir toute facilité à le coller autour du cylindre. Un rouleau, formé d'un grand nombre de feuilles maintenues par un lien de caoutchouc, se loge dans un tube parallèle au cylindre et dont la fonction est en outre de donner une grande solidité à l'instrument.

Quand on veut se servir du polygraphe, il faut élever le cylindre qui repose sur le fond du tiroir; un encliquetage maintient ce cylindre à une hauteur suffisante pour qu'on puisse aisément appliquer le papier, et surtout noircir celui-ci en glissant au-dessous une bougie allumée.

Dans l'opération du noircissage, il faut que le cylindre ait une rotation d'au moins un tour à la seconde, c'est-à-dire beaucoup plus rapide que celle que lui imprime le rouage d'horlogerie et qui est de 1 centimètre et demi par seconde. C'est avec la main qu'on fait tourner le cylindre pendant le noircissage; pour cela, il suffit de rendre le cylindre indépendant du rouage, en tournant à gauche un bouton moleté placé sur l'axe lui-même. Quand on tourne ensuite ce bouton vers la droite, le cylindre est de nouveau

1. Pour des raisons d'hygiène, il est important d'adapter au tube à air un embout mobile. Chacun ne se servira que de l'embout qui est spécialement destiné à son usage.

relié au rouage d'horlogerie et n'obéit plus qu'au mouvement de celui-ci.

Deux tambours à levier sont placés sur un chariot commun qui glisse le long du cylindre, de manière à changer la position des plumes par rapport au papier quand on doit recueillir des tracés successifs.

§ 515. — Les tambours ont reçu une modification qui les rend hermétiques, facilite le changement de la membrane, et enfin prévient une cause fréquente de détérioration de l'instrument : la perforation de la membrane sur les bords de la capsule. On établit le contact des leviers avec le papier en faisant pivoter chacun des tambours sur son axe; on supprime le contact par le mouvement inverse. Une vis de réglage sert à établir, une fois pour toutes, un contact satisfaisant entre la pointe du levier et la surface du cylindre. Cette pointe, du reste, est d'une flexibilité très grande, ce qui est indispensable pour réduire au minimum les résistances de frottement.

On voit enfin dans la figure 342 deux explorateurs mis en communication, chacun par un tube, avec un des tambours à levier du polygraphe. L'un de ces explorateurs est un sphygmographe à transmission semblable à celui qui a été décrit ci-dessus § 143; l'autre est un tambour explorateur du cœur.

Ce dernier instrument a reçu une modification qui le rend beaucoup plus commode. L'ancien modèle § 99 (fig. 65) était assez haut et terminé par une vis de réglage qui en portait la hauteur totale à 5 ou 6 centimètres; le nouveau tambour n'a que 2 centimètres de haut. Sa forme plate permet de l'engager sous une ceinture élastique destinée à l'appliquer en permanence contre les parois thoraciques. Pour faire varier la saillie du bouton explorateur qui repose sur la membrane, il suffit de tourner à gauche ou à droite le tube qui sort de ce tambour; des fentes inclinées que parcourent des guides impriment un mouvement d'hélice à l'appareil et font varier la saillie du bouton.

Quand un double tracé doit être recueilli, on fait inscrire, en même temps que les leviers du cœur et du pouls par exemple, un troisième petit levier relié à un chronographe mécanique donnant le dixième de seconde[1].

1. J'ai emprunté l'idée de l'annexion d'un chronographe mécanique à l'appareil de Keyt dont cette disposition constitue un important avantage.

§ 516. — *Nouveau pneumographe.* Le nouveau pneumographe représenté (fig. 343) est d'une application très facile. On commence par se le suspendre au cou à l'aide d'un cordon, comme on ferait d'une montre; puis, dans cette position où l'instrument est fixé à une hauteur constante sur le thorax, on n'a plus qu'à l'adapter par un lien qu'on passe autour du corps et qui réunit l'une à l'autre les deux oreilles de l'instrument. La figure 343 montre le pneumographe de profil; il est appliqué par sa face plane contre

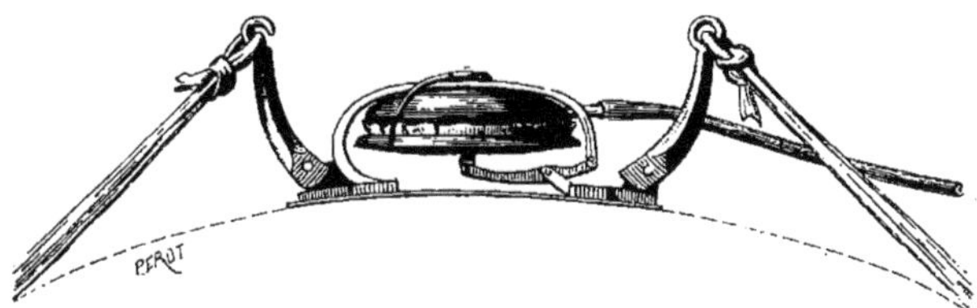

Fig. 343. Nouveau pneumographe.

la paroi thoracique dont une ligne ponctuée, courbée en arc à convexité supérieure, exprime la coupe horizontale. Cet instrument n'a pas, comme l'ancien, de tendance à se déplacer; les indications en sont du reste identiques à celle du pneumographe primitif dont j'ai donné ailleurs la description[1].

Enfin, dans le tiroir supérieur du polygraphe se loge une gouttière dans laquelle on verse du vernis pour fixer les tracés en y trempant les feuilles. On y place également un flacon de vernis, des plumes de rechange, en un mot tous les objets accessoires dont on peut prévoir l'emploi.

Polygraphe à tracés microscopiques.

§ 517. — J'ai récemment présenté à l'Académie des sciences un polygraphe d'un très petit volume, facile à mettre dans la poche, et dont les tracés sont l'expression très peu amplifiée des mouvements recueillis. Cet instrument avait surtout pour but de vérifier l'exactitude des tracés obtenus avec le polygraphe ci-dessus décrit. Il s'agissait de s'assurer que cet instrument est incapable de déformer les tracés par l'inertie de ses leviers inscrip-

1. Voir *Méth. graph.*, p. 542.

teurs. Or, les tracés du grand polygraphe sont identiques à ceux du petit qui sont entièrement à l'abri de toute cause de déformation, car l'extrême réduction de leur amplitude rend négligeable la vitesse du levier qui les inscrit. On peut donc avoir toute confiance dans l'exactitude des tracés du grand polygraphe.

Le polygraphe à tracés microscopiques paraît devoir présenter des avantages pour l'inscription de mouvements très rapides auxquels n'obéirait pas un levier ordinaire. Il m'a permis, par exemple, d'inscrire les vibrations de la voix à des tonalités fort élevées. L'emploi de cet instrument est donc capable d'étendre le champ de la méthode graphique en augmentant le nombre des phénomènes inscriptibles.

Nouveau schéma pour imiter les phénomènes normaux ou pathologiques de la circulation.

§ 518. — J'ai longtemps essayé de reproduire les différents phénomènes mécaniques de la circulation, en me servant pour chacun d'eux d'un appareil spécial. J'ai dit, § 90, comment on peut imiter les bruits normaux du cœur ; quant aux bruits anormaux, on les imite, soit en perforant une des valvules, ce qui donne lieu à une insuffisance, soit en rétrécissant l'un des orifices du cœur artificiel par l'introduction d'un corps étranger. Les pulsations artérielles s'imitent aisément sur un tube élastique quelconque dans lequel on fait passer un courant de liquide au moyen des afflux intermittents d'une pompe. L'action des anévrysmes peut également être simulée dans des conditions aussi simples, § 453.

Mais pour reproduire la forme de la pulsation du cœur et les variétés qu'elle présente, suivant l'état de la tension artérielle ou veineuse, suivant la force du cœur, l'amplitude de ses mouvements, l'état de ses orifices ou de ses valvules, il faut recourir à une construction compliquée dont la figure 344 donne l'aspect d'ensemble[1]. En construisant cet appareil après des tâtonnements sans

1. **Description de l'appareil artificiel imitant la fonction de la double circulation du sang.**

La figure 344 montre, dans son ensemble, le schéma de la circulation dont on a déjà vu la construction générale (chap. I, fig. 7). La disposition des cavités du cœur et des vaisseaux artériels et veineux est celle qui est adoptée dans les traités classiques de physiologie pour exprimer théoriquement le double trajet du sang. O et V sont

nombre, je n'ai pas cédé à la puérile préoccupation de faire une

l'oreillette et le ventricule gauches ; *a a*, l'aorte : *cg* représentent les capillaires généraux d'où naissent les veines; celles-ci se réunissent en *vc*, veine cave inférieure, qui revient à l'oreillette droite. Les cavités droites du cœur, peu visibles dans la figure 344. sont placées à côté des cavités gauches; l'artère pulmonaire *ap* se ramifie en branches *cp*, capillaires pulmonaires; enfin, de ceux-ci naissent les branches de la veine pulmonaire *vp* qui débouche dans l'oreillette gauche.

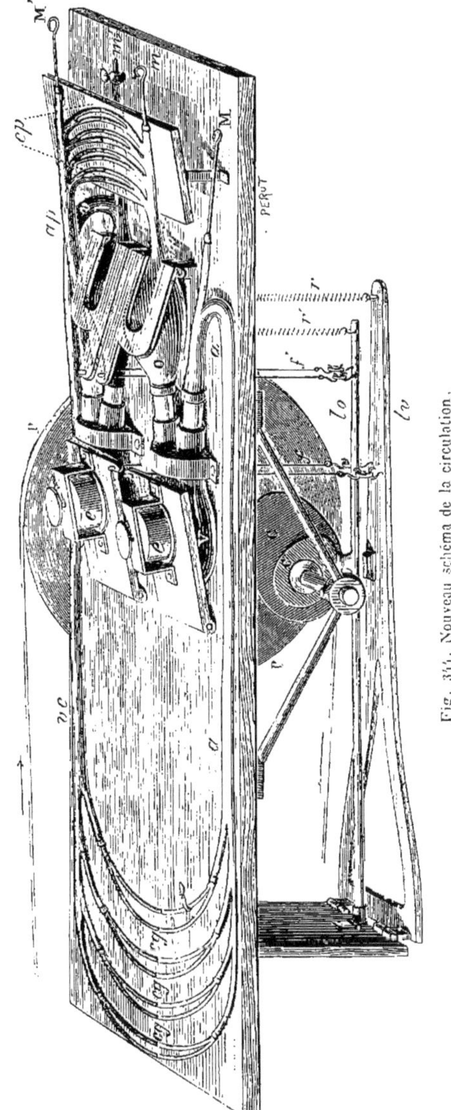

Fig. 344. Nouveau schéma de la circulation.

Les *compresseurs* qui recouvrent en partie les quatre cavités du cœur sont représentés dans une position inclinée ; des cordes de traction les réunissent à deux forts leviers de bois *lo* et *lv* situés au-dessous de la table qui supporte l'appareil tout entier. Ces leviers sont rappelés sans cesse contre la face inférieure de la table, au moyen de ressorts-boudins *rr'* placés à leurs extrémités, tandis que des charnières situées à l'extrémité opposée de chacun des leviers leur servent de centres de mouvement. Vers leur partie moyenne, ces leviers reposent sur deux cames *c* et *c'* qui tournent toutes deux ensemble, entraînées avec leur axe commun par une grande poulie P P qu'une courroie sans fin met en mouvement sous l'influence d'un petit moteur hydraulique.

La forme des cames est calculée de telle sorte qu'elles impriment aux leviers *lo* et *lv* des mouvements d'abaissement dont les phases correspondent à celles de l'acte systolique dont elles doivent imiter les effets. Pour cela, du levier *lo* se détachent deux sorte d'automate; j'ai pensé que la connaissance de la circulation

cordons f' qui se rendent, par des trous percés dans la table, aux angles des deux compresseurs des oreillettes. L'abaissement du levier *lo* sous l'influence de la came *c* produira donc une compression des oreillettes et une expulsion partielle de leur contenu; ce sera la systole auriculaire. De même, l'abaissement du levier *lv* produira, par l'intermédiaire du cordon *f*, une compression des ventricules imitant la systole de ces cavités *.

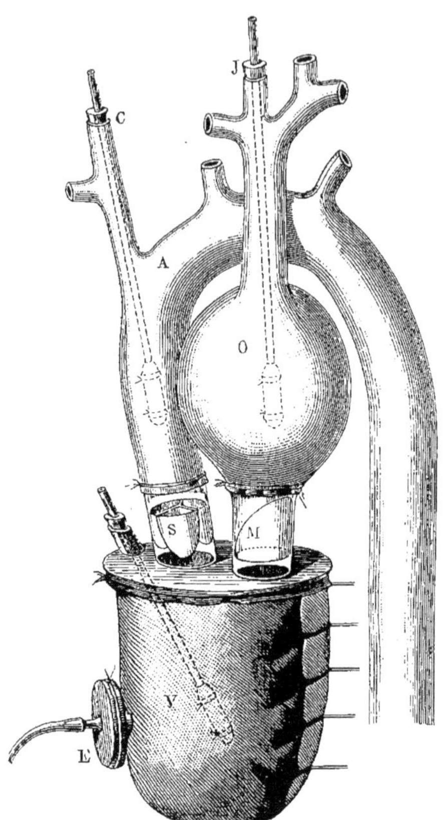

Fig. 345, montrant la disposition des valvules dans le schéma du cœur.

Comme la traction exercée par des cordons rigides sous l'action d'un moteur puissant excéderait beaucoup la force déployée par les ventricules du cœur, on a placé sur le trajet des cordons *f* un morceau de caoutchouc dont la force élastique limite la valeur de la traction exercée **. En présence d'une résistance excessive, ce caoutchouc s'allonge, et l'abaissement du compresseur est moins étendu. C'est ainsi qu'en présence de résistances trop fortes à la sortie du sang, les ventricules envoient des ondées moins volumineuses et se vident moins complètement, § 48.

La succession des systoles des oreillettes et des ventricules est obtenue en calant les deux cames sur leur axe commun, de façon qu'elles forment entre elles un petit angle, et que le levier *lo* de l'oreillette s'abaisse un peu avant celui du ventricule *lv*. Cette succession des mouvements est faite de manière à obtenir entre les systoles auriculaire et ventriculaire l'intervalle qui a été constaté dans les expériences cardiographiques faites sur les animaux.

Quant aux synchronisme des deux cœurs, il est obtenu par ce fait, qu'un même

* Sur chacun des ventricules est adapté un explorateur de la pulsation *e e'*, pareil à ceux dont on se sert pour la pulsation du cœur de l'homme. Chacun de ces explorateurs recueille, à travers un trou percé dans le compresseur, la pulsation du ventricule correspondant, et l'envoie à un tambour à levier inscripteur au moyen d'un tube à transmission qui n'est pas représenté dans la figure.

** Pour la description et la figure de cette partie élastique du cordon f', voy. *Trav. lab.*, t. I, p. 68.

gagnerait en clarté par ce contrôle expérimental, et que certaines prévisions en pourraient naître, relativement aux effets mécaniques des lésions du cœur. Mon attente n'a pas été trompée, car j'ai trouvé dans l'emploi du schéma la confirmation de bien des interprétations des formes graphiques du cœur et du pouls, et même la prévision de certains phénomènes dont j'ai pu vérifier la réalité. En somme, pour bien comprendre la nature de chacune de ces inflexions des tracés dont nous avons vu déjà tant d'exemples, le meilleur moyen est de montrer qu'on la fait apparaître ou qu'on la supprime, selon qu'on fait intervenir ou non certaine condition mécanique.

Nous trouverons d'abord, dans l'emploi du schéma, un contrôle de l'interprétation physiologique des cardiogrammes recueillis sur les grands animaux.

§ 519. — *Reproduction artificielle des phénomènes constatés par la cardiographie sur les grands animaux.* — Il s'agit de légitimer

levier *lv* agit à la fois sur les deux ventricules, et que les oreillettes sont toutes deux également actionnées par un même levier, *lo*.

Les orifices auriculo-ventriculaires et artériels sont munis de valvules dont la disposition se voit mieux dans la figure 345, empruntée à la description d'un schéma du même genre*. Dans le tube qui fait communiquer l'oreillette avec le ventricule est la valvule mitrale M, formée d'un petit sac de taffetas gommé adhérant par ses bords aux parois du tube de verre, et s'ouvrant du côté du ventricule. Le passage du sang est libre de O en V, c'est-à-dire de l'oreillette au ventricule; mais, quand le liquide du ventricule tend à refluer, le sac M se déploie et ses bords s'appliquent exactement aux parois du tube qui le renferme. En même temps, les parois du sac se tendent avec bruit. La disposition de cette valvule est la même pour les deux orifices auriculo-ventriculaires. Les valvules sigmoïdes S (fig. 345) sont formées, comme dans la nature, de trois petits sacs dont les bords s'accolent exactement quand la pression artérielle les a abaissées.

Pour explorer la pression dans les différentes cavités du cœur, je me sers de sondes manométriques pareilles à celles qu'on introduit dans les cavités du cœur des grands animaux pour les expériences cardiographiques, § 54. Dans la figure 345 on voit trois de ces sondes, l'une dans l'oreillette O, l'autre dans l'aorte A, la troisième dans la cavité du ventricule V. Les sondes de l'aorte et du ventricule ont été introduites chacune par un des tubes-vaisseaux divisés, sur lequel on a lié un bouchon de caoutchouc que traverse le tube de la sonde. La sonde manométrique du ventricule y a été introduite pendant la construction de l'appareil et y reste à demeure. (Dans le grand schéma de la figure 344, au lieu de mettre une sonde à l'intérieur du ventricule, on a établi à la base de celui-ci une prise de pression à laquelle s'adapte un sphygmoscope.)

On a vu plus haut que la pulsation ventriculaire s'obtient au moyen des explorateurs qui adhèrent aux compresseurs, les accompagnent dans leurs mouvements et sont toujours en contact avec la paroi des ventricules.

* *Trav. lab.*, t. I, p. 71.

les interprétations qui ont été données dans le chapitre VII, sur la signification des courbes qui traduisaient les changements de pression dans l'oreillette et dans le ventricule, combinées avec l'inscription de la pulsation du cœur.

Il faudra donc imiter artificiellement les ondulations produites par la systole de l'oreillette, montrer qu'elles tiennent réellement à cette systole, et que c'est bien elles qu'on retrouve dans les tracés de la pression intra-ventriculaire et même dans ceux de la pulsation du cœur.

La systole ventriculaire, analysée à son tour, devra être étudiée dans ses effets du côté de l'oreillette et du côté de la pulsation du cœur. On procédera de même à l'égard du vide post-systolique, de la réplétion diastolique, etc.; en un mot, tout ce qui a été *affirmé* à propos de l'analyse des tracés recueillis sur les animaux devra être *prouvé* par l'analyse du tracé que l'on recueille sur le schéma.

§ 520.— *Relations des trois courbes (oreillette, ventricule, pulsation), dans le tracé du schéma du cœur.* — L'inscription simultanée des

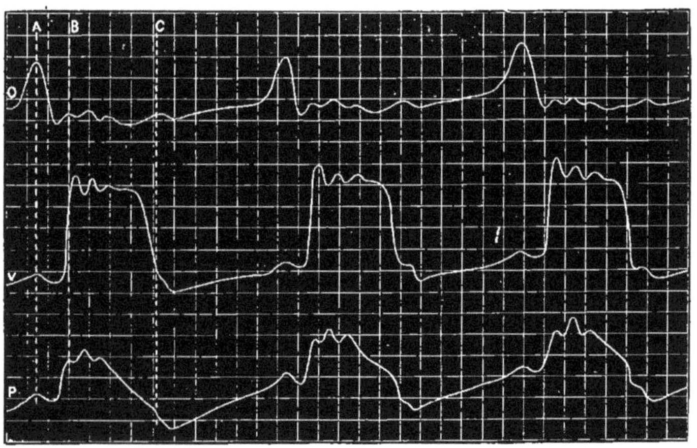

Fig. 346. Tracés simultanés de la pression du sang dans l'oreillette et dans le ventricule droit, ainsi que de la pulsation du cœur, chez le cheval.

changements de la pression dans l'oreillette et dans le ventricule avec la pulsation ventriculaire, sur le schéma, donne les tracés (fig. 347), qui renferment tous les éléments de ceux qu'on obtient sur les grands animaux. Pour faciliter la comparaison des deux tracés, nous les avons ramenés tous deux à la même échelle et mis l'un près de l'autre; la figure 346 est le tracé du cœur d'un cheval, la figure 347 est celui du schéma. La superposition des inflexions homologues permettra, mieux que toute autre méthode, de saisir le sens de chacune d'elles.

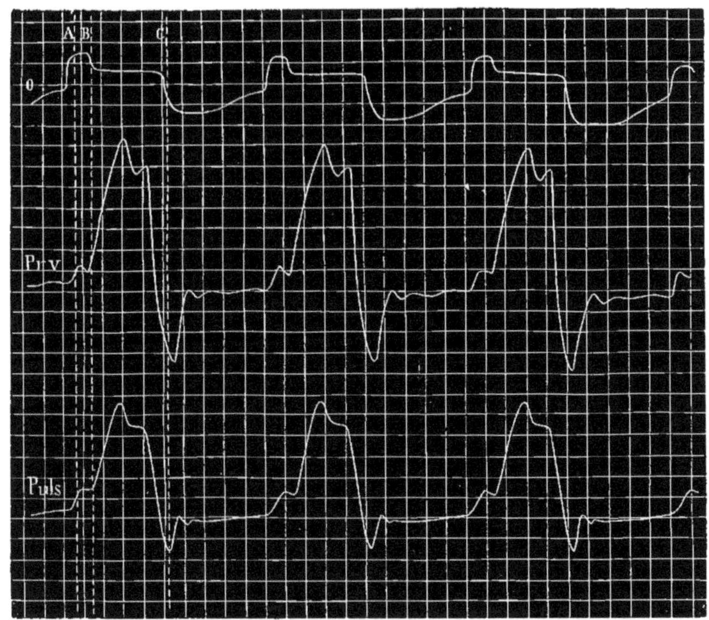

Fig. 347. Tracés simultanés de la pression dans l'oreillette et dans le ventricule, ainsi que de la pulsation du cœur, sur le schéma.

§ 521. — *Tracé de l'action de l'oreillette.* — La ligne verticale ponctuée A, dans chacune des figures, correspond au début de la systole de l'oreillette; c'est de part et d'autre un mouvement brusque[1]. C'est bien l'action de l'oreillette qui produit ce mouvement, car si l'on délie les cordons de traction qui transmettent au compresseur l'action de la came de l'oreillette, l'ondulation A disparaît. En outre, cette ondulation ne disparaît pas seulement dans le tracé de l'oreillette, mais dans les courbes V et P (pression ventri-

1. La forme, il aut l'avouer, est assez mal imitée pour la courbe de l'oreillette dans le tracé du schéma, toutefois on verra qu'elle n'en est peut-être que plus instructive.

culaire et pulsation), ce qui légitime l'interprétation de ces ondulations faite dans l'analyse des tracés cardiographiques, §§ 62 et 67; nous les avons alors attribuées au retentissement de la systole auriculaire dans la pression du sang à l'intérieur du ventricule et dans la pulsation cardiaque.

L'intensité des effets de l'oreillette dans la courbe du ventricule et dans la pulsation du cœur ne dépend pas seulement de la force avec laquelle s'effectue la systole de cette cavité; elle tient aussi, pour une grande part, à l'état de réplétion plus ou moins grande les cavités du cœur, § 72. A côté des preuves physiologiques que l'on peut donner, sur l'animal vivant, de la réalité de cette influence, on peut en fournir sur le schéma une démonstration mécanique (fig. 348).

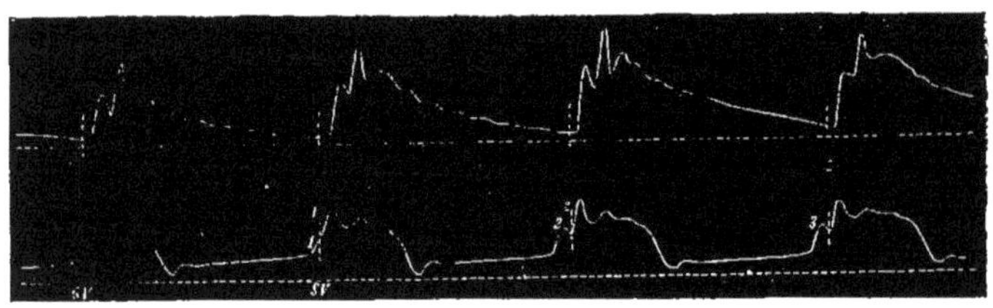

Fig. 348. Pouls aortique et pulsation du cœur sur le schéma; retentissement des effets de l'oreillette 1, 2, 3, dans la pulsation du cœur, quand les cavités sont très remplies.

En faisant un léger obstacle à l'abord du sang veineux dans l'oreillette, on diminue la plénitude des cavités du cœur; aussitôt diminue l'intensité des ondulations qui, dans le ventricule et dans la pulsation du cœur, correspondent aux effets de la systole de l'oreillette [1]. Quand on cesse la compression veineuse, aussitôt le cœur se remplit davantage et les effets de la systole auriculaire apparaissent avec une intensité croissante.

§ 522. — *Effets de la systole ventriculaire.* — Dans le tracé de la pression intra-ventriculaire Pr. V., et dans celui de la pulsation du cœur *Puls.*, les effets de la systole s'accusent par une élévation brusque au point B (fig. 346 et 347), puis un sommet plus ou

1. Il semble que le défaut de réplétion de l'oreillette empêche les parois d'arriver à une parfaite tension pendant leur systole; de sorte que la pression n'est pas sensiblement augmentée à cet instant dans le liquide contenu dans ces cavités.

moins aplati couronne cette élévation systolique. De part et d'autre s'observe donc une période d'état dans cette élévation systolique de la pression ; elle tient à ce que les valvules sigmoïdes, s'ouvrant comme une soupape de sûreté, laissent échapper le liquide à mesure que le ventricule continue à se resserrer. Enfin, dans les deux tracés, une chute se produit quand la systole cesse.

§ 523. — Le retentissement de la systole du ventricule dans l'oreillette est manifeste dans la figure 347, mais il ne se traduit pas de la même manière dans le tracé naturel et dans le tracé factice. Dans le premier, la valvule auriculo-ventriculaire oscille, avons-nous dit § 56, un certain nombre de fois ; ces oscillations, liées à des changements dans la pression intra-ventriculaire, retentissent sur la courbe de l'oreillette et sur celle de la pulsation. Dans le schéma, rien de pareil : les valvules auriculo-ventriculaires, formées d'un tissu inextensible, se ferment et restent fixes pendant toute la durée de la systole, constituant un obstacle au passage du sang. Pendant cette occlusion, la pression se maintient élevée dans l'oreillette. A peine le ventricule a-t-il fini sa systole, que cet obstacle cessant, l'oreillette se vide et que la pression baisse dans cette cavité, en C.

Du côté de la pulsation, la systole ventriculaire s'accuse, comme dans le tracé d'un cœur vivant, par un plateau qui dure tout le temps de la systole, mais qui s'incline graduellement, au lieu de rester horizontal comme celui de la pression intra-ventriculaire. Nous savons déjà que cette différence tient à la diminution de volume du ventricule, du commencement à la fin de sa systole, § 65.

§ 524. — *La vacuité post-systolique et le flot de l'oreillette* s'observent très nettement dans les tracés de la figure 347 ; ils sont aussi bien marqués que dans les tracés obtenus sur le vivant. On démontre aisément que l'encoche profonde qui, dans la courbe de pression Pr.V, succède à la systole ventriculaire, correspond bien réellement à la *vacuité post-systolique* ; pour cela, on empêche cette vacuité de se produire, ou l'on en diminue l'intensité. Ainsi, quand on serre entre les doigts le tube aortique, ce qui empêche le ventricule de se vider aussi complètement, on voit que l'encoche qui traduit la vacuité post-systolique tend à disparaître.

Quant au *flot de l'oreillette*, il est proportionnel à la vacuité qui s'est produite ; très faible, par conséquent, dans les cas où l'on a empêché le ventricule de se vider. Ce flot est très faible également, et exprime une grande lenteur de pénétration du liquide, quand on crée un obstacle au courant descendant qui va de l'oreillette dans le ventricule[1].

Après les actes qui viennent d'être décrits, arrive la phase passive de la révolution cardiaque; tout est en relâchement, et le sang coule peu à peu des veines dans l'oreillette, et de celle-ci dans le ventricule ; la pression s'élève graduellement dans ces deux cavités, tandis que, du côté de la pulsation, un gonflement graduel se traduit par une courbe parallèle aux deux autres. Puis tout recommence dans le même ordre, par une nouvelle systole de l'oreillette inaugurant une nouvelle révolution du cœur.

§ 525. — *Rapports des pressions maxima dans le ventricule et dans l'aorte; démonstration sur le schéma.* — L'expérience par laquelle on mesure comparativement la pression du sang dans le ventri-

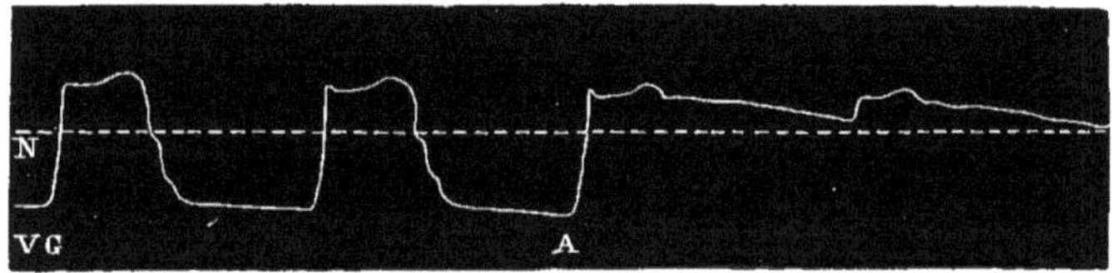

Fig. 349. Rapports de la pression dans le ventricule et dans l'aorte, sur le cheval.

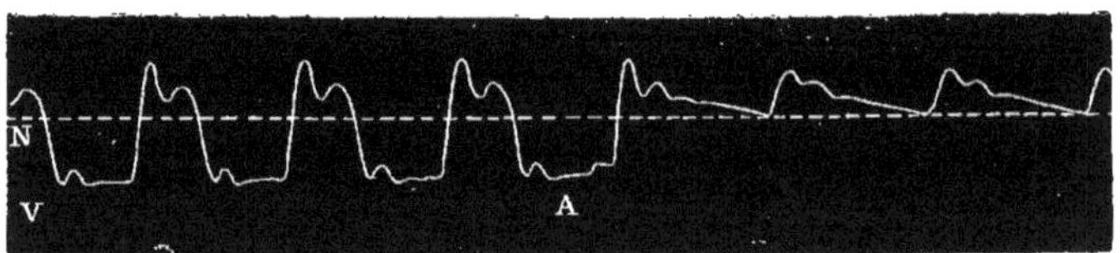

Fig. 350. Rapports de la pression dans le ventricule et dans l'aorte, sur le schéma.

cule gauche et dans l'aorte d'un cheval est très simple : il suffit, § 80, de faire passer la sonde du ventricule dans l'aorte, au moyen d'une traction légère. Sur le schéma, la même méthode n'est pas possible, car ce sont deux sondes différentes qui plongent dans ces deux cavités. J'ai employé un moyen détourné pour transmettre alternativement à un même manomètre inscripteur la pres-

1. Voyez, pour les détails de l'expérience, *Trav. lab.*, t. I, p. 80.

sion intra-ventriculaire et la pression intra-aortique[1]. Le tracé ainsi obtenu (fig. 350) est tout à fait comparable à celui qu'avait donné l'expérience sur le cheval.

La théorie faisait prévoir que plus la vitesse avec laquelle le sang passe du ventricule dans l'aorte est grande, plus cela implique d'inégalité entre les deux pressions, et de supériorité de celle du cœur sur celle des artères. Le schéma confirme de tous points cette supposition qui se vérifie également dans les expériences faites sur les grands animaux.

Imitation des troubles mécaniques de la circulation dans les lésions des orifices du cœur.

§ 526. — Pour altérer le jeu des valvules, ou pour rétrécir les orifices auriculo-ventriculaires, ou artériels, j'emploie de petits appareils de formes variées qui, introduits comme les sondes manométriques par un des tubes-vaisseaux, glissent à frottement dans le tube qui leur a livré passage et peuvent s'enfoncer jusque dans les orifices du cœur. La figure 351 monte un de ces petits appareils destinés à empêcher la clôture des valvules sig-

1. Je disposai sur le schéma un tube qui, partant de l'intérieur du ventricule, amenait au dehors la pression du liquide intra-ventriculaire ; puis, réunissant ce tube avec l'un de ceux qui correspondent aux artères, je les fis aboutir tous deux, à la manière des branches d'un Y, à un troisième conduit qui aboutissait à un sphygmoscope ou à un manomètre élastique. Je pris soin de donner le moins de longueur possible à ces conduits, afin d'éviter les résistances à la propagation de la pression, et les effets de la vitesse acquise d'une longue colonne de liquide. Enfin, saisissant entre les doigts les deux branches du tube bifurqué, je comprimai tour à tour chacune d'elles, de telle sorte que le manomètre recevait exclusivement, tantôt la pression ventriculaire, tantôt la pression artérielle. On devait obtenir ainsi des effets identiques à ceux qui s'observaient sur le cheval, quand la sonde exploratrice de la pression passait alternativement du ventricule dans l'aorte, ou de l'aorte dans le ventricule.

L'expérience confirma ces prévisions et les tracés obtenus sur le schéma avec les tubes alternativement ouverts ou fermés sont tout à fait comparables à ceux que l'on obtient sur l'animal vivant. La seule différence consiste en une ondulation légère que présentent les courbes du schéma à l'instant où l'on pince un des tubes en même temps qu'on relâche l'autre.

Au point A, dans les deux figures 349 et 350, la courbe change de caractère, ses minima ne tombent plus aussi bas ; c'est le moment où le tracé aortique succède au tracé ventriculaire. Or, à ce moment, les maxima de la pression aortique sont un peu moins élevés que ceux de la pression intra-ventriculaire. Cette légère différence de pression est la conséquence naturelle du sens dans lequel se fait le courant sanguin celui-ci ne peut aller que d'une pression plus forte à une pression plus faible, § 80.

moïdes de l'aorte. L'instrument est formé d'une petite carcasse de fil de fer analogue à celle qui, dans les sondes manométriques, soutient la membrane élastique. Cette pièce est portée par une tige qui passe à travers un tube-artère C, représentant une carotide par exemple; ce tube est lié sur la tige pour empêcher l'issue du liquide, tout en permettant les glissements destinés à conduire l'instrument à travers les valvules sigmoïdes. Une fois introduite dans un orifice du cœur, cette pièce empêche l'occlusion des valvules, et produit des insuffisances plus ou moins prononcées suivant qu'on l'engage plus ou moins profondément entre les lèvres des valvules.

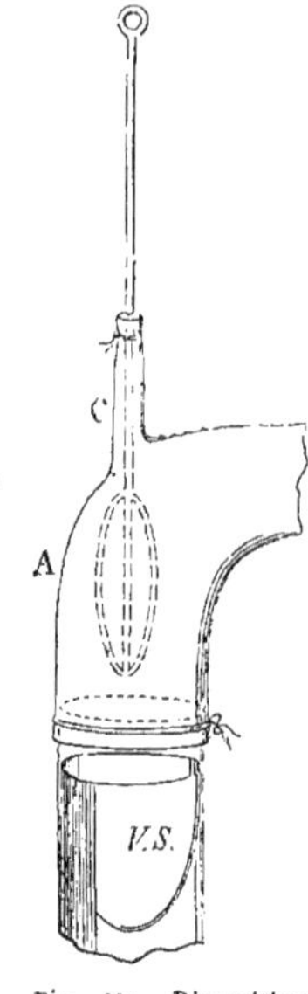

Fig. 351. Disposition employée pour produire une insuffisance aortique sur le schéma.

Pour obtenir le rétrécissement des orifices artériels du cœur, il suffit de pincer les tubes qui représentent l'aorte ou l'artère pulmonaire; on crée ainsi, à volonté, un rétrécissement plus ou moins complet de ces vaisseaux. Le rétrécissement des orifices auriculo-ventriculaires s'obtient en invaginant avec le doigt la paroi de l'oreillette, de manière à obturer plus ou moins l'orifice; l'insuffisance auriculo-ventriculaire, en introduisant un instrument pareil à celui de la figure 351, mais dont la tige traverse l'oreillette pour sortir au dehors, d'où l'on peut l'engager dans les valvules ou la retirer[1].

1. La contraction ou le relâchement des capillaires sont imités au moyen de pinces à compression placées sur les tubes étroits *cg* et *cp* qui réunissent les artères aux veines dans les circuits de la grande et de la petite circulation. On augmentera à sa guise l'étroitesse du passage du sang en comprimant un nombre variable de tubes. Quand on veut produire subitement un resserrement ou un relâchement des capillaires généraux ou pulmonaires, on emploie une tige de bois flexible dont les deux extrémités, serrées au moyen de vis de rappel contre la table de l'appareil, étreignent plus ou moins tous les tubes capillaires. Il est aisé d'effectuer ainsi, d'un seul coup, le resserrement ou le relâchement général des capillaires.

Les changements de l'élasticité de l'aorte s'imitent en enveloppant le tube aortique avec des bandelettes d'une étoffe inextensible. Ces bandelettes, enroulées en spirale autour de l'aorte, peuvent laisser découverte une étendue plus ou moins grande de la paroi élastique, ou la recouvrir complètement si les tours de spire sont d'un plus petit pas. Dans ce dernier cas, l'aorte est à peu près complètement inextensible.

La fréquence des mouvements du cœur se règle par la vitesse du moteur hydraulique au moyen duquel le schéma est mis en mouvement. C'est un moteur du système Schmidt, ou parfois un moteur électrique. L'irrégularité des mouvements du cœur ne

J'ai publié l'an dernier[1] les résultats que m'a donnés le schéma de la circulation quand il s'est agi d'imiter les effets mécaniques des altérations valvulaires du cœur. Je me bornerai seulement à montrer les effets produits sur le cœur et sur le pouls par deux des

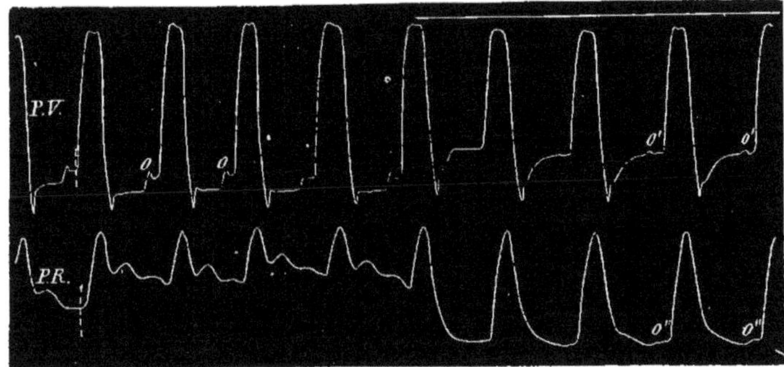

Fig. 352. Reproduction de l'insuffisance aortique sur le schéma. Tracés de la pulsation du cœur PV et du pouls artériel PR. L'insuffisance a été produite dans la deuxième moitié du tracé.

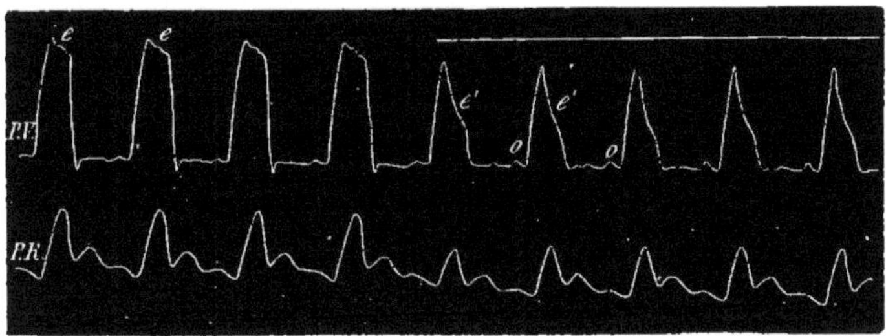

Fig. 353. Insuffisance mitrale sur le schéma. Tracés de la pulsation du cœur PV, et du pouls artériel PR. L'insuffisance a été produite dans la deuxième moitié du tracé.

lésions les plus communes des orifices du cœur : l'insuffisance aortique (fig. 352) et l'insuffisance mitrale (fig. 353). Il est à peine néces-

saurait être imitée avec ces appareils. Les anévrysmes de l'aorte ou des artères, avec les différentes formes qu'ils présentent, peuvent être imités au moyen de poches de caoutchouc d'élasticité, de forme, de capacité variables. Ces poches communiquent avec les vaisseaux artériels ou veineux par des orifices diversement disposés, de manière à réaliser la disposition qu'une tumeur présente avec les vaisseaux dans les différentes formes d'anévrysmes.

Les rétrécissements vasculaires localisés s'obtiennent par des appareils compresseurs. Des sthétoscopes appliqués sur ces rétrécissements, comme dans la figure 313, d'autres fois sur les orifices du cœur ou sur les anévrysmes, permettent de saisir les caractères des bruits de souffle qui se produisent dans ces différents cas.

1. *Trav. lab.*, t. IV, p. 234.

saire de faire ressortir les analogies frappantes de ces tracés avec ceux qu'on obtient dans les lésions similaires d'un cœur véritable.

§ 527. — L'*insuffisance aortique* était à peine produite (fig. 352), que la chute de pression artérielle se manifestait avec les grandes pulsations du pouls de Corrigan. En même temps, le ventricule présentait une réplétion plus forte et plus rapide pendant sa diastole, ce qui est le caractère dominant de la pulsation du cœur dans l'insuffisance aortique, § 490. Enfin le signe que Renaut a constaté, et qui consiste, § 492, en une apparition des effets de l'oreillette dans le tracé du pouls, s'observe en *o' o'* et *o'' o''*.

§ 528. — L'*insuffisance mitrale* a été imitée (fig. 353). Le pouls a faibli subitement; la tension moindre de l'artère tenait au volume moindre des ondées ventriculaires. Le dicrotisme n'a cependant pas augmenté; il était du reste très fort avant la production de la lésion valvulaire.

Du côté de la pulsation du cœur, sommet aigu décrit par Tridon; ascension plus lente de la courbe de la pulsation. L'évacuation trop facile du ventricule du côté de l'oreillette produit l'inclinaison du plateau systolique *e' e*. Il faut noter également que les effets de l'oreillette *o o* sont exagérés dans le tracé ventriculaire, caractère qui s'explique bien par ce que l'on a dit § 348, mais dont l'existence est à vérifier sur le vivant.

Reproduction de certaines irrégularités périodiques du pouls sur le schéma.

§ 529. — Recueillant un jour des tracés du pouls sur le schéma, tandis que je faisais varier la tension artérielle, je m'aperçus qu'il se produisait dans le sphygmogramme des irrégularités périodiques. Toutes les trois pulsations, il y en avait une plus faible, au cœur et aux artères. La tension artérielle était forte par suite de la clôture presque complète du passage intermédiaire aux artères et aux veines, passage qui représente le système capillaire. Pensant que ces irrégularités étaient produites par un reflux du liquide à travers la valvule mitrale de l'appareil sous l'influence d'une tension artérielle trop forte, je fis baisser peu à peu cette tension en ouvrant graduellement les capillaires.

Alors le rythme de l'irrégularité changea; la période en devint plus longue : au lieu de deux pulsations entre chacun des reflux, il y en eut trois, puis quatre, puis cinq et six; enfin il n'y en eut plus du tout et les mouvements reprirent leur égalité ordinaire[1].

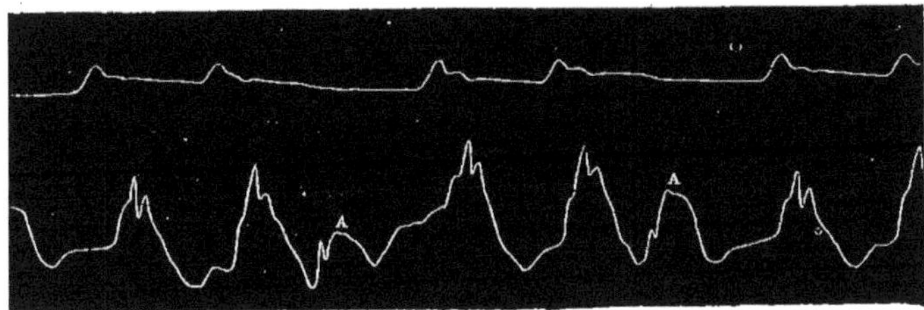

Fig. 354. Pulsations du cœur et pouls artériel du schéma. A A, irrégularités produites par reflux mitral quand la tension était trop forte.

La figure 354 est une réduction héliographique du tracé qui s'inscrivait pendant la période irrégulière des mouvements. La petite pulsation du cœur n'envoyait presque rien dans les artères et le pouls y était avorté. Voulant m'assurer que l'excès de tension artérielle provoquait l'insuffisance mitrale en forçant la résistance de la valvule, je recueillis (fig. 355) un tracé dans lequel les pulsations artérielles étaient un peu plus amples, et je vis que la pression s'élevait de la première à la seconde pulsation, pendant le rythme régulier, et que par conséquent la pulsation avortée arrivait au moment de la pression la plus forte. En recueillant des tracés où la période des irrégularités était plus longue, je vis que la même élévation graduelle de la pression s'observait jusqu'à la pulsation avortée; à la suite de celle-ci la pression arté-

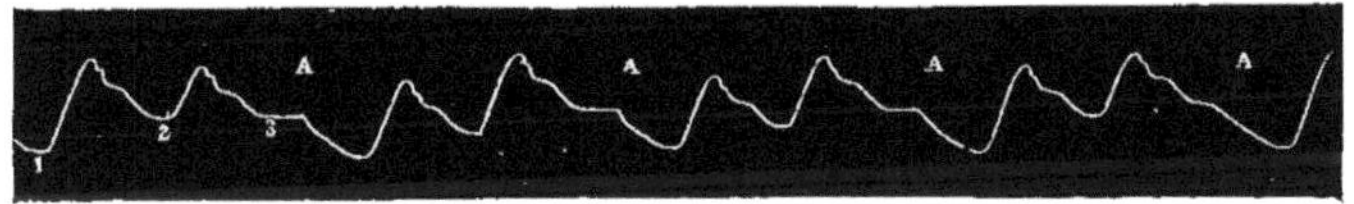

Fig. 355. Accroissement de tension artérielle qui précède les pulsations avortées par reflux sur le schéma.

1. Un moteur hydraulique provoquait les mouvements du schéma; aucune inégalité de force ne pouvait se produire primitivement du côté de ce moteur.

rielle baissait[1] pour remonter encore jusqu'à un reflux nouveau. Ce phénomène se produisait-il sur le malade dont le pouls et la pulsation cardiaque sont représentés (fig. 356)? Des reflux intermittents se faisaient par la valvule mitrale, ainsi qu'on en pouvait

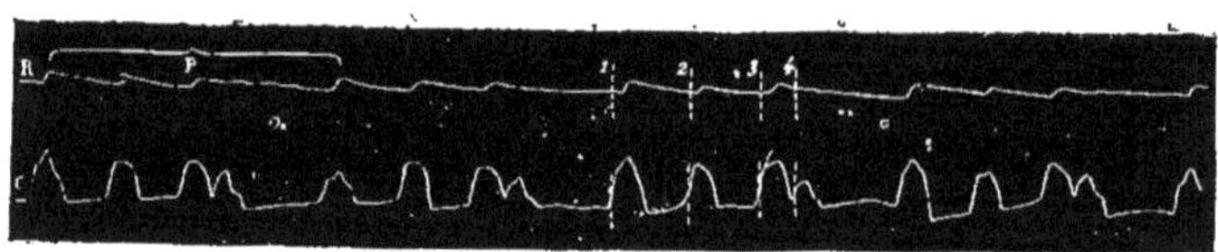

Fig. 356. Irrégularités périodiques du cœur probablement par reflux à travers la valvule mitrale.

juger par l'auscultation. Il est difficile de se prononcer sur la véritable signification de ce tracé, à cause de la faible amplitude des pulsations artérielles, mais on reconnaît nettement dans la figure 357 cette élévation graduelle de la pression du sang entre

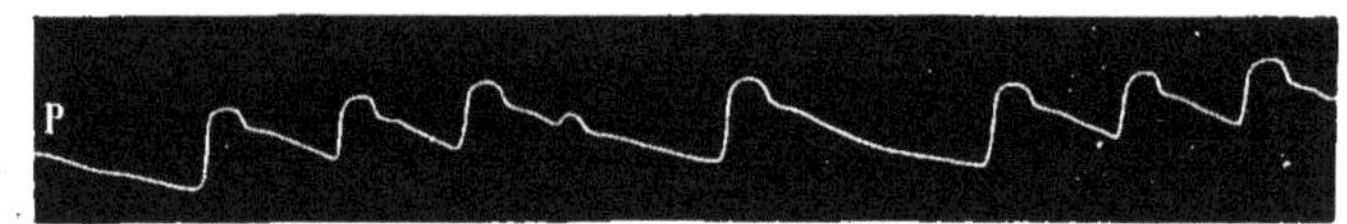

Fig. 357. Élévation graduelle de la pression du sang entre deux pulsations avortées dans les irrégularités périodiques du pouls chez les vieillards.

chacune des pulsations avortées. Ces irrégularités rythmées, si fréquentes chez les vieillards, doivent être favorisées par la perte d'extensibilité des artères et par l'hypertrophie du cœur.

1. L'abaissement de la pression au moment de la pulsation avortée tient à ce que l'écoulement du sang artériel à travers les capillaires n'est point compensé par une ondée cardiaque de volume suffisant.

FIN.

TABLE ALPHABÉTIQUE

DES MATIÈRES

A

Accélérateurs (Nerfs), 61.

Accélération du cœur par la chaleur, 48.

Accoutumance aux excitants, 378.

Activité dans les maladies, 547.

Adaptation de la contractilité vasculaire à la pression, 381. — A la pesanteur, 382. — Dans les inflammations, 612.

Adynamique (Choléra), 594. — État : abaissement de la température, 592.

Air comprimé, 445. — Introduit dans les veines, 416.

Aisselle. Ses variations de température, 588.

Alcool abaisse la température, 590.

Algidité, 558. — Espèces diverses, 589. — Locale, 608. — (État de la circulation dans l'), 576. — (Vomissements dans l'), 577.

Alternances de dilatation et de resserrement des vaisseaux, 381. — Des températures superficielles et profondes, 502.

Altitude modifie le pouls, 439.

Ammoniaque resserre les vaisseaux, 491.

Amplitude des variations de la tension artérielle, 185. — Des systoles du cœur suivant leur fréquence, 185. — Des sphygmogrammes, 279.

Analyse des tracés cardiographiques, 93. — D'un tracé du pouls, 266.

Anémie, relâche les vaisseaux, 383. — Locale, 608.

Anévrysme, pulsation de la tumeur, 635. — (Modification du cours du sang par l'), 630. — Retard du pouls en aval, 631, 634. — Forme du pouls en amont, 637. — En aval, 631. — Effet de la respiration sur le pouls en aval, 643. — (Souffle des), 644. — Effets de la compression et du relâchement, 640. — (Diagnostic de l'), 639. — (Évolution et traitement des), 645. — (Schéma de l'), 632. — De l'aorte, 640. — Artério-veineux, 657. — Cirsoïde, 644.

Antagonisme des températures superficielle et profonde, 502. — De la muscarine et de l'atropine, 487.

Antiar, 492.

Aortique, insuffisance, rétrécissement. (*Voy.* ces mots.)

Appareil cardiographique, 87. — A mesurer l'élasticité des artères, 160. — Inscripteur des ondes, 232. — De la vitesse du sang, 300, 310. — Des changements de volume des organes, 199, 200. — — du cœur, 204. — (technique des), 699.

Arbre vasculaire, ses diamètres, 10.

Arrêt du cœur, effets sur la pression veineuse, 418. — — par le pneumogastrique, 60.

Artère pulmonaire, sa pression, 423. — Ses bruits de souffle, 670.

Artères (Altération des), 615. — (Dilatation des), 197, 617. — (Élasticité des), 138. — (Tension des), 48. — (Ligature et dilatation des), 627.

Artères coronaires, pression et vitesse, 329. — (Circulation intermittente des), 523. — Effets de leur ligature, 52.

Aspiration thoracique, 412. — Dans les veines de l'abdomen, 414. — Dans les veines sushépatiques, 529.

Asthme, 555.

Athrepsie, 591.

Atmosphérique (pression), 444.

Atropine. Effets sur la circulation, 489 ; — sur la sécrétion salivaire, 399.

Attitudes d'un membre ; effets sur la pression locale, 438. — Sur la pression gé-

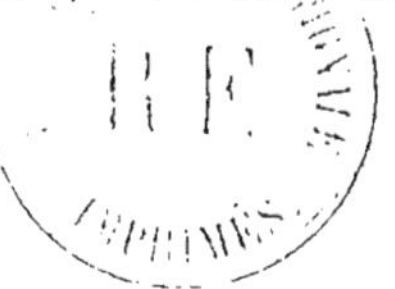

nérale, 440. — Sur la fréquence du pouls, 340. — Sur la position du cœur, 437.
Auriculo-ventriculaires (valvules), 101. — Lésions, 682.
uscultation physiologique du cœur, 133. — Pathologique, 551. — Combinée avec la cardiographie, 558.

B

Battements du cœur (*Voy.* pulsation). — du foie, 695. — des vaisseaux de l'œil, 543.
Bruits du cœur, 123. — (caractères des), 125. — Premiers b., 126. — Second b., 129. — Leurs causes, 128. — Leurs rapports avec l'action du ventricule, 127. — Leur dédoublement normal, 134. — Leur production artificielle, 135.
Bruits de souffle (*Voy.* souffle).

C

Calabarine, 492.
Calorimétrie, 595.
Canules pour empêcher la coagulation du sang, 181.
Capacités relatives des deux circulations, 5.
Capillaire (circulation), 351. — Vue au microscope, 7, 352. — Ses troubles, 546. — Sa cause, 353. — Sa vitesse, 362. — Ses oscillations, 364. — Effets de la pesanteur, 440. — Signes de ses variations, 364. — Dans les tissus comprimés, 361.
Capillaires, vaisseaux, leur distribution, 352. — Leurs limites, 351. — Leur contractilité, 371 — Leurs excitations traumatiques, 377. — (Pression dans les), 357. — Mesure de la pression, 360.
Caractères particuliers de la circulation dans certains organes, 521.
Cardiogramme d'une grenouille vivante, 95. — Dans les maladies, 553. — Dans l'insuffisance aortique, 676.
Cardiographie, 86.
Céphalo-rachidien (liquide), 585. — Son rôle dans la circulation cérébrale, 538.
Cerveau, ses vaso-moteurs, 539. — Sa circulation dans la pensée, 540. — Ses changements de volume, 532. — Dans l'effort, 534. — Son pouls veineux, 536.
Chaleur, production chez les animaux à sang froid, 508. — A sang chaud, 510. — Dans les maladies, 591. — Dans la rigidité cadavérique, 599.
Chaleur (déperdition de la), 590. — (Cause de la), 497. — Soustraction de chaleur dans les maladies, 600.
Chaleur superficielle dans la fièvre, 561. — Dans l'algidité. — Dans l'inflammation, 611. — Dans les parties paralysées, 613.
Chaleur profonde dans l'algidité, 597. — dans la fièvre, 561. — Dans l'inanition, 591.
Chaleur (Effets de la) (*Voy.* Température).
Chaleur (Sensation de), 598.
Changement de volume des organes, 365. — En rapport avec la contraction des vaisseaux, 395. — Sous l'influence de la respiration, 456. — Du cerveau, 537.
Choc du cœur, sa nature, 139. — Théorie du, 81. — (*Voy.* Pulsation.)
Choléra (courbes de température dans le), 592. — (Pouls dans le), 578. — Adynamique. 594.
Chromométrie, 4.
Circulation artificielle pour étudier la contractilité des vaisseaux, 384. — Pour mesurer le débit de sang, 385. — Du poumon, 427.
Circulation (Forces dans la), 10. — Dérivative, 352. — Capillaire (*Voy.* Capillaire).
Circulation dans certains organes, 521. — Dans le cœur, 523. — Dans le cerveau, 530, 540. — Dans les glandes, 528. — Dans l'intestin, 530. — Dans les muscles, 525. — Dans la rétine, — 540. — Dans la veine porte, 529.
Circulation dans les maladies, 545.
Circulation veineuse, 405. — (Forces dans la). 410. — (Action du cœur sur la), 417. — (Effets de la pesanteur sur la), 441.
Circulation pulmonaire, 423. — Sa vitesse, 425. — (Influence de la respiration sur la). 426. — Effets de l'insufflation du poumon, 428. — — Ses relations avec la circulation générale, 429. — — (Signes extérieurs de la), 431.
Cirsoïdes, 658.
Cirsoïdes tumeurs, 651.
Cœur (Anatomie du), 6. — (Auscultation du), 558. — (Bruits du), (*Voy.* Bruits). — (Circulation du), 523.
Cœur, déplacements par les attitudes, 437. — Par la respiration, 453.
Cœur artificiel, 138.
Cœur (état électrique du), 25.
Cœur (excitabilité inégale du), 42.
Cœur (excitations du), 35. — Électriques, 38. — Traumatiques, 36. — (Excitation latente du), 27, 43. — (Tétanos du), 45.
Cœur (Insensibilité du), 37.
Cœur (Force actuelle du), 69. — Force et travail, 66.
Cœur (fréquence du), 331.
Cœur, lésions organiques, 665. — Multiples, 697.

Cœur (nerfs du), 50 — Intrinsèques, 52. — Extrinsèques, 55. — Sensibles, 54. — Accélérateurs, 61. — D'arrêt, 59.
Cœur, mécanisme, 78, 6.
Cœur musculaire (action du), 21. — Musculaire onde, 31. — (Myographe du), 23. — (Myographique pince du), 40. — Myographe de la grenouille, 106.
Cœur (poisons du), 488.
Cœur (pulsation du), 140. — Chez la grenouille, 145. — du cœur droit, 431. — (Pression dans le), 85.
Cœur, relâchement diastolique, 33. — (Rythme conservation du), 44.
Cœur, Souffles dans les maladies (*Voy.* Souffles). — Succession des mouvements, 82. — Synchronisme des deux, 90. — Systoles fusionnées, 28.
Cœur, Signes extérieurs de son action, 139.
Cœur (théories du), 78.
Cœur (travail du), 73. — Suivant la température, 78. — Suivant la pression. — Tendance à l'uniformité du, 347.
Cœur, température (effet sur le), 513, 46.
Colique de plomb (Pouls de la), 556.
Collatérales, leur dilatation après la ligature, 264.
Compensateur (manomètre), 170.
Compression des anévrysmes, 640. — Indirecte, 645. — Des artères, influence sur le volume des organes, 202. — Des ongles, 452. — Des tissus, 380. — Des veines, effets sur le volume des organes, 202.
Congestion, 604.
Contractilité artérielle, sa distribution, 172. — Capillaire, 372. — Veineuse, 407. — Vasculaire mesurée au microscope, 387. — (Effets de l'électricité sur la), 386. — Effets de la chaleur, 511. — Adaptation à la pression intérieure, 381. — Comparaison avec celle des muscles striés, 374. — (Effets des pressions extérieures sur la), 287. — Son rôle pour régler la température, 508.
Contraction musculaire, effets sur la circulation, 525.
Contractions rythmiques des petits vaisseaux, 374. — Des veines, 407.
Contrepression sur les organes, 449.
Contrôle réciproque des éléments de diagnostic, 551. — Du sphygmographe, 217. — Du cardiographe, 709.
Convergence des températures dans la fièvre, 594.
Corde du tympan, 398.
Coronaires (Circulation des), 523. — (Ligature des), 521.
Corps étrangers, inflammation qu'ils produisent, 611.
Couche immobile du sérum, 354.
Courbes du travail du cœur, 75. — Suivant la pression artérielle, 75. — Veineuse, 77. — Des températures morbides, 592. — De la vitesse du sang, 307. — De la vitesse et de la pression, 311.
Cours du sang, 2. — Son rétablissement après la ligature d'une artère, 625.
Curabilité des maladies du cœur, 554.

D

Débit du sang dans la circulation artificielle, 385. — Et vitesse, leur distinction, 174.
Décroissance de la tension artérielle, 15, 172.
Dédoublement des bruits du cœur, 134.
Déperdition normale de la chaleur, 497, — dans les maladies, 590.
Déplacement du cœur par la respiration, 453. — Du corps, ses effets sur la circulation, 443.
Déplétion systolique des ventricules, 100.
Descente, période du pouls, 273.
Diagnostic, nécessité de sa précision, 554. — Contrôle des différents moyens, 551.
Diastole ou relâchement du cœur, 22, 33. — Réplétion qui l'accompagne, 101. — Prétendue active, 34.
Diastoliques (poisons), 492.
Dicrotisme du pouls, 240, 254. — Ses types divers, 276. — Conditions qui le favorisent, 273. — Pendant l'effort, 464. — Dans les anévrysmes de l'aorte, 641. — des bruits de souffle, 654. — Du pouls dans les maladies, 273.
Dilatation des artères, 617.
Doigts morts, 608.

E

Ectopie du cœur, 107.
Effets croisés, vaso-moteurs, 464.
Effort, ses effets sur le pouls, 481. — Sur la fréquence du cœur, 67. — Sur le volume du cerveau. 534. — Sur la pression veineuse, 414.
Effort d'inspiration, effets sur le pouls, 468.
Élasticité des artères, 158. — Sa courbe, 159, 161. — Ses effets sur le cours du sang, 162. — Elle favorise l'action du cœur, 163. — Elle éteint les chocs, 167. — Comparée à l'élasticité musculaire, 166.

Électricité, action sur les vaisseaux, 386.
Électrique (signal), 41.
Électriques, variations du cœur, 25. — Excitations du cœur, 38.
Électromètre de Lippmann, 26.
Éléments d'une pulsation du cœur. 266.
Émotion, effet sur la circulation, 569.
Ergotine, action sur les vaisseaux, 430.
Éruptives (fièvres), 572.
Étranglement inflammatoire, 610.
Excitabilité du cœur, 35. — Ses inégalités, 39. — (Influence de la température sur l'), 46. — Des nerfs sensitifs qui réagissent sur le cœur, 472.
Excitants divers des nerfs, 480.
Excitation électrique du cœur, 38, 42. — Latente, 27, 43. — Traumatique du cœur. 36. — Des capillaires, 377.
Excitations successives du cœur, 45.
Expériences physiques sur la circulation, 18.
Explorateur de la pulsation du cœur, 148, 155. — Des ondes liquides, 221.

F

Fièvre, 548. — Définition, 560. — (Théorie de la), 562. — (Phénomènes cardio-vasculaires dans la), 563. — Rougeur des téguments, 562. — Chaleur, 561. — Gonflement des extrémités, 562. — Fréquence du pouls, 564. — Forme du pouls, 565. — Éruptives, 572. — Jaune, 572. — Intermittente, 595. — Typhoïde, 567. — Traumatique, 564. — Rôle des nerfs sensitifs, 606. — (Tension dans la), 564.
Flot de l'oreillette, 717.
Foie, sa circulation, 529. — (Battements du), 695. — Fait de la chaleur, 500.
Force du cœur, 67. — Son utilisation, 72. Ses effets sur la vitesse du sang, 320. — Du ventricule à chaque instant, 71. — Comparée dans deux ventricules. 115.
Force du pouls, 279. — Illusion du toucher à cet égard, 280. — Suivant la force du cœur, 282. — Suivant le volume de l'artère, 284. — Suivant l'éloignement du cœur, 295. — Suivant la tension, 268, 291. — Après une hémorrhagie, 290. — Après une intermittence, 292. — Suivant l'attitude du bras, 287. — En aval d'une compression, 287. — D'un anévrysme, 630.
Forces dans la circulation, 10, 547. — (Théorie de l'oppression des), 283. — Dans la circulation capillaire, 357.
Forme du pouls dans l'anévrysme, 632, 641.
Fréquence des mouvements du cœur, 331. — Suivant la température, 332, 597. — Suivant les influences nerveuses, 331. — Influences qui la font varier, 332, 349. — Variations diurnes, 350. — Suivant l'état de la tension artérielle, 338. — Après les hémorrhagies, 335. — Dans l'effort, 467. — Suivant le volume des ondées ventriculaires, 64, 346. — Suivant l'état de la circulation pulmonaire, 550. — Suivant la pression dans les artères cérébrales, 349. — Ses rapports avec l'amplitude du pouls, 30. — Avec la vitesse du sang, 298.
Froid. Influence sur le cœur, 24. — Sur les vaisseaux, 376.
Fusion des systoles, 28.

G

Ganglions du cœur, 53. — Nerveux périphériques, 479.
Gaz intestinaux, 445.
Germes infectants, 546.
Glandes (circulation des), 528. — Sous-maxillaires, 398.
Globules du sang, leurs mouvements, 8, 353.
Graduation des manomètres élastiques, 179. — Des sondes, 110.
Grenouille, absence de vaisseaux dans le cœur, 51. — Myographe double du cœur, 106.

H

Hémodromographe, 307.
Hémodromomètre, 298, 305,
Hémorrhagie, resserre les vaisseaux, 290. — Ses effets sur la force du pouls, 290, — Sur la tension artérielle, 193. — Sur la fréquence du pouls, 335.
Hémotachomètre, 304.
Hoquet, effets sur le pouls, 564.
Hyperémie, 604. — Rôle des nerfs, 605. — Supprimée par la section des nerfs sensitifs, 608.
Hypertrophie du ventricule g. dans l'altération sénile des artères, 616.

I

Imitation des phénomènes de la circulation, 15, 713. — Des bruits du cœur, 136. — Des lésions du cœur, 674.
Inanition, 591.

Inée, 492.
Inflammation, 608. — Rôle de la circulation, 609. — Sa théorie, 609. — Étranglement, 610. — Résolution, 611.
Innervation, (voy. nerfs).
Inscripteurs appareils, 699.
Inscription simultanée de la vitesse et de la pression, 327. — Du cœur et du pouls, 553. — Des températures, 504. — Du cœur et du pouls sur le schéma en imitant les lésions valvulaires, 686, 723.
Insensibilité du cœur.
Inspiration ralentit le cœur, 463.
Insuffisance aortique, 672. — (Pouls dans l'), 677. — Sur le schéma, 675. — (Pulsation du cœur dans l'), 673. — (Souffle dans l'), 673. — Hypertrophie de l'oreillette, 680.
Insuffisance mitrale, 684. — Reproduction sur le schéma, 721.
Insuffisance pulmonaire, 680.
Insuffisance tricuspide, 693, 66.
Insufflation pulmonaire, 428.
Intermittence du pouls, 466, 621. — De la circulation des coronaires, 523.
Intestinale, circulation, 530.
Intrinsèque, innervation du cœur, 52.
Irrégularité du cœur du chien, 462. — Du pouls sénile, 621. — Du cœur dans l'insuf. mitrale, 690. — Du cœur, suivant la respiration, 556. — Périodique du schéma, 724.
Ivrognes (refroidissement des), 590.

K

Kymographion de Ludwig, 177.

L

Ligature du cœur, 53. — D'artères, 624. — De veines, 368.
Ligne d'ensemble d'un tracé, 264.
Liquide cephalo-rachidien, 535.
Locomotion artérielle, 195.
Loi des vitesses et des pressions dans les conduits, 11.

M

Maladies (Circulation dans les), 545. — (Température dans les), 584. — Production de chaleur, 591.
Maladies du cœur, 555.
Manomètre, 169. — Compensateur, 169. Métallique, 180. — (Graduation des), 179. — (Calibre des), 182. — Relié à un tambour à levier, 178. — Pour étudier les resserrements vasculaires, 473, 392, 394, 395. — Appliqué aux veines, 394. — Aux artères et aux veines, 396. — Insuffisance du man. seul, 482.
Mastication, effets sur le cours du sang, 319.
Maximum de pression ventriculaire et aortique, 5 et 718.
Mécanisme du cœur, 6, 78. — de la pulsation du cœur, 140. — du pouls, 225.
Mesure de la force élastique des artères, 168.— De la force des ventricules, 70.— De la pression dans le cœur, 110. — Dans les capillaires, 360. — De la quantité du sang, 4.
Microscope (circulation capillaire vue au), 7, 352. — Contractilité capillaire mesurée avec le), 372, 387.
Microscopique (polygraphe), 257.
Mitral (rétrécissement), 691.
Mitrale (insuffisance), 685.
Mitrales (lésions), 682.
Mort (Changement de température après la), 599.
Mouvements du cœur, succession, 82, 107. — Des ondes, 240.
Muscarine, 487.
Muscles (Circulation dans les), 524.
Musculaire (action), seconde les valvules, 409, — Abaisse la tension artérielle, 344.
Myographe du cœur, 23. — Double, 106.
Myographique (Pince), 40.

N

Négative (Pulsation), 154.
Nerf dépresseur, 477.
Nerf érecteur, 400.
Nerfs du cœur, 50. — Accélérateurs, 61. — D'arrêt, 59. — Intrinsèques, 50. — Extrinsèques, 55. — Sensibles, 64.
Nerfs vaso-moteurs, 388, 400. (*Voy.* Vaso-moteurs. — Vaso-constricteurs, 391. — Splanchniques, 478.
Nerveuses (influences) sur le pouls, 331.
Nitrite d'amyle, 491.
Numération des globules, 4.

O

Oblitération artérielle, 623.
Œdème, 613.
Œil (Pulsation des vaisseaux de l'), 543.
Onde musculaire du cœur, 31. — Liquide dans les tubes élastiques, 228. — (Inscription des), 232. — Dans les tubes branchés, 235. — Aortiques, 244. — Retentissement dans le ventricule, 249, 244. — Centrifuge de dicrotisme, 256.

— Onde systolique du pouls, 271. — Dans la petite circulation, 247.
Oreillette, sa subordination au ventricule, 21. — *Ultimum moriens*, 51. — Rapports de succession avec les mouvements du ventricule, 97. — Ses effets dans les cardiogrammes, 101. — (Pression dans l'), 114. — Hypertrophie dans l'insuffisance aortique, 680. — (Flot de l'), 717.— Signe de sa réplétion, 716.
Organes (Changements de volume des), 365. — (Pouls des), 367.
Oscillations du sang dans les artères, 227, — du liquide dans les tubes élastiques, 229.

P

Pâleur dans l'algidité, 576.
Paralysie (Circulation dans la) 63.
Parasites dans l'inflammation, 612.
Passivité dans les maladies, 547.
Pensée, son action sur la circulation cérébrale, 540.
Pesanteur, ses effets sur la position du cœur, 437. — Sur la circulation dans le cœur, 443. — Sur la circulation générale, 437. 442. — Sur la pression artérielle, 438. — Sur la circulation capillaire, 482. — Sur la circulation veineuse, 441. — Seconde l'action des valvules veineuses, 409.
Phase de moindre excitabilité du cœur, 49. — Systolique et diastolique du cœur, 266. — Du pouls. — D'inégale vitesse de la circulation coronaire, 523.
Phlébartéries, 655.
Piézomètre, 12.
Pilocarpine, 492.
Pince myographique du cœur, 40.
Plateau du pouls, 269. — Sénile, 620.
Plèvre (Pression négative de la), 447.
Plongeur, 44,
Pneumogastrique, action sur le cœur, 60. — Son excitation latente, 57. — Action de ses branches sur le cœur, 56. — Sur la pression artérielle, 348.
Pneumographe, 709.
Pneumonie, 569.
Pointage des bruits du cœur sur les cardiogrammes, 127.
Poisons du cœur, 492. — Des vaisseaux, 494. — Leurs effets complexes, 387, 484. — Diastoliques, 492. — Systoliques, 489. — Leurs effets successifs, 488. — Effets suivant la dose, 485. — Suivant la rapidité d'absorption, 486. — Phase de leur action, 487. — Effets sur la circulation, 469.
Polygraphe à bande sans fin, 150. — Nouveau, 705. — Microscopique, 709.
Pouls (Mécanisme du), 225. — I ne dépend pas de la dilatation artérielle, 207. — (Classification du), 261. — (Anciennes représentation du), 263. — Ses caractères graphiques, 258. — Ses éléments, 266. — (Ascension du), 267. — (Descente du), 273. — Sa phase systolique 271. — Sa phase diastolique, — Son sommet, 269. — Sa ligne d'ensemble, 264. — Des différents artères de l'homme, 260, 225. — Chez le cheval, 259. — Sa reproduction artificielle, 206, 291. — (Amplitude du), 281. (Force du), 279.
Pouls dicrote, 240, 254, 256, 276. — (Onde du), 240.— Polycrote, 275.— (Rebondissement systolique du), 277.
Pouls différent, 642.
Pouls, fréquence, suivant la température centrale, 597, 277. (*Voy.* Fréquence des mouvements du cœur.)
Pouls dans les maladies (Voir celle-ci).
Pouls, sa forme sénile, 618.
Pouls des organes, 367, 369. — Analogie avec celui de l'anévrysme, 637. — Sous l'influence d'une compression, 450. — Modifié par l'action musculaire, 556.
Pouls modifié par la respiration. — L'effort, 464. — La toux, 463. — Le hoquet, 464. — Les attitudes, 439. — L'action musculaire.
Pouls nasal, 435.
Pouls récurrent des artères oblitérées, 628. 448. — Retour au-dessous des ligatures, 628. — Par l'arcade palmaire, 629.
Pouls (Retard du), 226. — (Condition du retard du), 236. — Sur le schéma, 236. — Après la ligature, 624.— Sous l'anévrysme, 631.
Pouls trachéal, 435.
Pouls veineux, 419, 421. — Des jugulaires, 419. — Dans l'insuffisance tricuspide, 694. — Du cerveau, 536.
Pouls vite ou lent, 282.
Poumon (Circulation artificielle du), 427.
Pression artérielle au manomètre, 397, 114. — Constante et variable, 183. — Artérielle, influence de la pesanteur, 438. — De la respiration, 457. — Élévation en amont d'un muscle contracté, 525. — Influence sur le cœur, 75.
Pression aortique, rapport avec la pression ventriculaire, 116, 119.
Pression dans les tubes, 13.
Pression dans le cœur, 85, 110. — Négative, 112. — Dans l'oreillette, 114. —

Maximum dans le cœur, 115. — Ventriculaire et aortique sur le schéma, 718.
Pression dans les capillaires, 357, 359. — Sa mesure, 360.
Pression atmosphérique, ses effets sur la circulation, 444.
Pression extérieure, influence sur la circulation, 437, 443.
Pression intérieure, effets sur les petits vaisseaux, 381.
Pression intra-crânienne, effets sur le cœur, 349.
Pression veineuse, 411. — Effets sur le travail du cœur, 77. — Dans les veines du thorax, 412. — Dans les veines caves, 420. — Dans les veines sus-hépatiques, 415. — Dans la veine porte, 416. — (Effets de la respiration sur la), 414, 415. — (Influence du cœur sur la), 418.
Pression et vitesse du sang, 321. — Dans les artères coronaires, 329.
Présystolique, souffle, 684.
Production de chaleur chez les animaux à sang froid, 508. — A sang chaud, 510. — Dans les maladies.
Pulmonaire (artère), son insuffisance, 681. — Souffles de, 670, — Circulation, 423.
Pulsation du cœur, 97. — Son siège, 99. — Du cœur droit, 431.—Son mécanisme, 139, 145. — (Exploration de la), 184. — Inscription, 151, 144, 146. — Types divers, 152. — Sur la grenouille, 95, 145. — Sur le chien, 156. — Sur les petits animaux, 154. — Sa force, suivant sa tension artérielle, 249. — (Reproduction de la), 142.
Pulsation du cœur dans les maladies. (*Voy.* celle-ci).
Pulsation négative du cœur, 147, 153. — Explorée par la trachée, 435. — Des veines de la rétine, 453.
Pulsation des organes. (*Voy.* Pouls des organes.)
Pulsations bifurquées du cœur, 250.
Pulsations cérébrales, 333, 337.

Q

Quantité de sang dans l'organisme, 3.
Quinine, action sur le cœur, 492.

R

Ralentissement du cœur dans les inspirations, 463.
Rapports des bruits du cœur à ses mouvements, 127. — De la vitesse à la pression du sang, 321.
Réaction des vaisseaux aux excitants, 378.
Rebondissement. Voy. Dicrotisme.
Rectum (Température du), 549.
Récurrent (pouls), 448.
Réflexes cardiaques, 470, 471. — Suivant l'excitabilité des nerfs sensitifs. 473. — Vasculaires. 473. — Leur retard, 476. — Vaso-constricteurs, 474. — Par le bout central du pneumogastrique, 476. —Ayant pour centres les ganglions, 479.
Réfractaire, phase du cœur, 43.
Refroidissement par l'alcool, 502. — Par la section des vaso-moteurs, 590.
Régularité du pouls, 278.
Régulateur de la température par les vaso-moteurs, 511, 514. — Compense les influences extérieures, 516. — Compense la production inégale, 516.—Fonctionne mal, 517.
Relâchement du cœur par le pneumogastrique, 60. — Vasculaire par l'arrêt du cours du sang, 382.
Répartition de la température, 498.
Réplétion du ventricule, 101.
Reproduction artificielle des bruits du cœur, 17, 130, 136. — De la pulsation, 142.
Respiration déplace le cœur, 453. — Effets sur la pression dans le thorax et l'abdomen, 457, 458, 460. — Sur la circulation cardiaque et artérielle, 453, 454. — Sur la circulation pulmonaire, 426. — Sur le pouls dans l'anévrysme, 643.
Respiration (Effets thoraciques et abdominaux de la), 460. — Effets abdominaux dans l'expiration, 461.
Respiration (arrêt de la), supprime les souffles pulmonaires, 670. — Diminue la pulsation du c. dr., 432.
Respiration artificielle, 429.
Resserrement vasculaire, mesuré au manomètre, 394.— Effets sur la température, 393.— Effets sur le volume des organes, 395.
Retard du pouls sur la systole, 118. — Sur le schéma, 236. — Aux différentes artères, 226.—Sous l'anévrysme, 634, 631.
Retard des réflexes vasculaires, 476. — Des effets de la respiration sur le pouls, 461. — De l'action du pneumogastrique sur le cœur.
Rétine (Circulation de la), 540. — Pulsations des vaisseaux, 543.
Rétrécissement aortique, 665. — (Souffles du), 669. — (Pouls du), 666. — (Pulsation du cœur du), 667.
Rétrécissement mitral, 691.
Rigidité cadavérique, 599.
Rythme du cœur, infl. de la température, 46, 514. — Infl. des résistances, 484. —

Des bruits, 124. — Infl. de la respiration, 462.
Rythmiques, contractions des petits vaisseaux, 374. — Des veines, 467.

S

Saccades de l'ascension du pouls, 268.
Saignée, effets sur la fréquence du pouls, 335. — Sur la régularité chez le chien, 462.
Sang, (trajet du), 1. — Sa proportion dans l'organisme, 3. — Sa pression dans les vaisseaux, 14. — Son influence sur l'excitabilité du cœur, 35. — Sa vitesse dans les artères, 296. — Effets de sa présence dans le cœur, 93.
Schéma de la circulation de Weber, 15. — (Avantage des), 19. — Général de la circulation, 18, 710. — De l'élasticité artérielle, 163. — Du mécanisme du cœur, 717. — De la pression ventriculo-aortique, 718. — Des maladies du cœur, 666, 719. — De l'insuffisance aortique, 675, 666. — Du souffle présystolique, 691. — Des effets de l'anévrysme, 632, — De la phlébartérie, 655. — De l'anévrysme artério-veineux, 657. — Des irrégularités périodiques du pouls, 722.
Schéma des mouvements du cerveau, 535.
Schéma de la régulation des températures, 515. — De la répartition des temp. morbides, 586.
Sclérème, 592.
Secousse systolique, 25.
Sénile, altération des artères, 616. — Forme du pouls, 618. — Dilatation artérielle, 617.
Septicémie (pouls de la), 571.
Sérum, sa couche immobile, 354.
Siége des bruits du cœur, 125.
Sigmoïdes (Valvules), leur clôture, 252. — Effets sur le pouls, 104.
Signal électrique, 41.
Signes extérieurs de l'action du cœur, 123, 139. — De la circulation capillaire, 364, 376. — De la circulation pulmonaire, 431. — De la vitesse du sang, 314.
Sondes manométriques ; droite, 85. — gauche, 90. — graduation des, 110. — A pressions négatives, 113.
Sommet de la pulsation, 269.
Souffle diastolique, 684. — dicrote, 654. — présystolique, 684, 691.
Souffle utérin, 658.
Souffle veineux, 658.
Souffles ; bruits de souffle, 647. — Leur mécanique, 649. — Vibrations qui les accompagnent, 649.
Souffles artériels par compression, 650. — Influence de l'état des capillaires, 651. — Aortiques par tension faible, 653.
Souffles dans les anévrysmes, 654. — Cirsoïdes, 645. — Artério-veineux, 657.
Souffles dans les maladies du cœur, 660. — (Classification des), 661. — (Tableau des), 662. — (Timbre des), 663. — (Siége des), 663. — Droits et gauches, 664. — Dans le rétrécissement aortique, 669. — Dans l'insuffisance aort., 673. — De l'artère pulmonaire, 670. — — Ses caractères, 670. — Supprimé par l'arrêt respiratoire, 670. — Souffle de l'insuff. mitrale, 684. — Dans les lésions mitrales, 683.
Spasmes vasculaire dans l'algidité, 581.
Sphygmogrammes, types variés, 216. — Ligne d'ensemble, 264. — Ondulations respiratoires, 456 — Types séniles, 619. — Dans les maladies du cœur, 692, 689, 678. — Dans le traitement des anévrysmes, 645. — Dans le choléra, 578. — Dans les fièvres, 546. — Dans la fièvre typhoïde, 570. — La septicémie, 571.
Sphygmographe de Vierordt, 209. — Élastique, 212, 700. — A transmission, 221. 705. — Principe de sa construction, 213. — Son contrôle, 217.
Sphymographes divers, 700.
Sphygmomètre d'Hérison, 207.
Sphygmophone, 704.
Sphygmoscope, 179.
Stades de chaleur, 560. — De froid, 559. — De sueur, 560. — (Succession des) 582.
Stase du sang dans les poumons, 550.
Stromuhr, 300.
Succession de l'oreillette et du ventricule, 89, 97, 107.
Synchronisme des deux cœurs, 90. — De la pulsation avec le 1er bruit, 125.
Système nerveux, action sur la circulation, 469.
Systole, sa nature, 22, — Sa forme, 24. — C'est une secousse, 27, 32. — (Fusion des), 28. — Des oreillettes, dans la pulsation du cœur, 101. — Des oreillettes et des ventricules, 25 97. — Des ventricules, ses phases, 71. — Rapport avec la pression artérielle, 424, — Inefficaces, 182.

T

Tableau des souffles cardiaques, 662.
Tambour à levier, 86, 708.
Technique des appareils, 699.

Température action sur le cœur, 46, 78, 513. — Sur la fréquence du pouls, 332, — Superficielle et profonde, 189, 502, 498. — Centrale, 519. — influence sur le pouls, 597, — Nivellement, 499, — (Courbe des), 595. — Dans les maladies, 584, 592. — Inscriptions simultanées, 504. — Fixité centrale, 508. — Dans l'inflammation, 611. — Dans l'inanition, 591. — Des parties paralysées, 603. — Effets de la circulation (sur la), 495. — Action des vaso-moteurs (sur la), 511. — Dans la fièvre, intermittente, 595. — Après la mort, 599.— Indications thérapeutiques (fournies par la), 600. — Action sur la circulation capillaire, 354. — Sa transmission à travers les tissus, 506,

Temps perdu. (*Voy.* excit. latente du cœur, 43.

Tension des parois du cœur, dans le 1er bruit, 131.

Tension artérielle (*Voy.* Pression).

Tétanos du cœur, 45.

Théories du cœur, 78.

Thermographes, 505.

Thermomètre, lieu d'application, 587.

Thermométrie clinique, 586.

Thrill, 656. — Dans l'anévrysme artério-veineux, 657.

Timbre des souffles du cœur, 663.

Tonneau de Pascal, 67.

Tonus vasculaire, 263.

Toux, effets sur le pouls, 463.

Tracés cardiographiques, 88, 93. — D'une grenouille. 95. — Myographique du cœur, 95. — Des excitations électriques, 42.

Trajet du sang, 1.

Transmission des mouvements du cœur, 83. — De la chaleur dans les tissus, 505.

Traumatique, excit. du cœur, 36. — Des capillaires, 377.

Travail du cœur, 73. — Suiv. la pression artérielle, 75. — Suivant l'état des vaisseaux, 77. — Suivant la température, 78. — Uniformité du, 347, — et force du cœur, 66.

Tricuspidale, forme du pouls des organes, 369.

Tricuspide, lésions, 693. — Insuffisance, 692.

Troubles vaso-moteurs dans l'inflammation, 509. — Locaux de la circul. dans les maladies, 602.

Tubes de Pitot, 309.

Tumeurs anévrysmales, 655.

U

Ultimum moriens, 51.

Uniformité du travail du cœur, 347.

V

Valvules des veines, 408. — Sigmoïdes, 252. — Leur clôture, 104. — Auriculo-ventriculaire, 101, 582. — artificielles, 136.

Variations de la température, 518, 588. — De la tension avec l'amplitude du pouls, 187. — Électriques du cœur, 28.

Vaso-moteurs, 390. — Vaso-dilatateurs, 397. — Propriétés avant et après les ganglions, 401. — Glosso-pharyngien, 401. — Idées anciennes sur les, 391. — Leurs actions réflexes, 473. — Du cerveau, 539. — Des muscles, 527.—Action sur les températures, 504, 511.

Veines, leurs propriétés, 406. — Pression, 416, 411. — Cours du sang, sa vitesse, 420.—Rémittences, 421.—De la rétine, 545. — Sus-hépatique, 415. — Porte, 329. — Jugulaires, pouls des, 660. — Du cerveau, 536. — Oblitération des, 613. — Valvules des, 408.— Souffle des, 659. — Contractilité, 407.— Caves, contractions rythmiques, 407. — Pulmonaires, contractions rythmiques, 408.

Ventricule (Son action), 21.— Gauche, 92. — Épaisseur, relatives des, 425. — Force comparée, 115. — Action musculaire, 93. — Leur déplétion systolique, 100. Réplétion diastolique, 101.

Vide post-systolique, 119, 717, — De la plèvre, 447.

Vis a tergo, 412.

Vitesse de l'agent nerveux sympathique, 391.

Vitesse du sang dans les artères, 296. — Sa mesure, 307, 308. — Signes extérieurs, 314. — Infl. qui la modifient, 315. — Dans le relâchement des vaisseaux, 317. — Vitesse constante ou variable, 312. — Aux différents instants d'une pulsation, 327. — Caractères dans les différentes artères, 313. — Rapports avec la fréquence du pouls, 298.—Dans la mastication, 319.

Vitesse générale du sang, 297. — Effet de la sur la température, 500.

Vitesse et pression dans les conduits, 11.— Dans les artères, 321. — Dans les coronaires, 329.

Vitesse du sang dans les vaisseaux pulmonaires, 425. — Dans les capillaires, 362.

Des globules blancs, 356.
Vitesse du sang veineux, 420. — Dans le foie, 530.
Vitesse et débit, 174.
Vitesse de la grande et de la petite circulation, 549.
Volume des ondées sanguines, 64. — Des organes, changement de. (*Voy.* Changement).
Vomissements amenant l'algidité, 577.

Z

Zone dangereuse des veines, 413.

FIN DE LA TABLE DES MATIÈRES.

TABLE DES CHAPITRES

Avant-propos I

CHAPITRE I.

TRAJET DU SANG. — DES LOIS PHYSIQUES DANS LA CIRCULATION.

Trajet du sang. — De la quantité de sang qui existe dans l'organisme. — Capacités comparées de la grande et de la petite circulation. — Disposition mécanique des deux cœurs. — Circulation capillaire vue au microscope. — Des forces qui président à la circulation du sang. — Loi des vitesses et des pressions dans les conduits où circule un liquide. — De la pression du sang dans les vaisseaux. — Imitation artificielle des phénomènes de la circulation. — Importance des expériences physiques pour éclairer les phénomènes de la circulation du sang.......... 1

CHAPITRE II.

ACTION MUSCULAIRE DU CŒUR.

Prédominance de l'action des ventricules sur celle des oreillettes. — Nature de la systole des cavités du cœur ; elle correspond à une *secousse* musculaire. — Myographe du cœur. — Variations électriques qui accompagnent les mouvements du cœur. — Temps perdu ou période d'excitation latente du cœur. — Tendance à la fusion des systoles du cœur quand leur rythme s'accélère. — Onde musculaire du cœur. — La diastole n'est que le relâchement des cavités du cœur........................ 21

CHAPITRE III.

EXCITABILITÉ DU CŒUR.

Le sang est nécessaire à l'excitabilité du cœur. — Influence des excitations traumatiques sur le cœur. — Insensibilité du cœur. — Effets des excitations électriques sur le cœur. — Phases d'inégale excitabilité du cœur. — Durée variable de l'excitation latente du cœur. — Tendance du cœur à conserver son rythme. — Effets produits sur le cœur par des excitations multiples. — Influence de la température sur l'excitabilité et sur le rythme du cœur.. 35

CHAPITRE IV.

NERFS DU CŒUR.

Innervation intrinsèque du cœur : ganglions nerveux. — Nerfs extrinsèques du cœur. — Branches émanant du pneumogastrique et provoquant l'arrêt du cœur. — Retards variables de l'action du pneumogastrique sur le cœur. — Origine des nerfs d'arrêt du cœur. — Détails de l'action du pneumogastrique sur le cœur. — Nerfs excitateurs ou accélérateurs du cœur.. 50

CHAPITRE V.

FORCE ET TRAVAIL DU CŒUR.

Évaluation de la force du cœur d'après la pression du sang artériel. — De la force actuelle et de la force possible du cœur. — De la force du ventricule aux divers instants de sa systole. — Comment s'utilise la force du cœur. — Travail du cœur. — Influence des pressions artérielle et veineuse sur le travail du cœur. — Variations du travail du cœur avec la température.. 66

CHAPITRE VI.

ÉTUDE GRAPHIQUE DU MÉCANISME DU CŒUR.

Des différentes théories relatives à la cause des battements et des bruits du cœur. — Étude graphique de la succession des mouvements du cœur. — Transmission des mouvements du cœur aux appareils qui les inscrivent. — Exploration de la pression dans les cavités du cœur. — Sondes cardiaques. — Tambour à levier. — Appareils cardiographiques. — Interprétation des tracés cardiographiques. — Synchronisme d'action des deux moitiés du cœur.. 79

CHAPITRE VII.

ANALYSE DES TRACÉS CARDIOGRAPHIQUES.

Influence de la présence du sang sur l'action musculaire des ventricules. — Analyse des tracés cardiographiques recueillis sur les grands animaux. — Contradiction apparente entre les renseignements fournis par l'inspection du cœur et ceux que donnent les méthodes cardiographiques. — Identité de nature de la pulsation du cœur chez la grenouille et chez les mammifères. — Détermination graphique de la succession des mouvements des oreillettes et des ventricules chez l'homme.... 93

CHAPITRE VIII.

MESURE DE LA PRESSION DANS LES CAVITÉS DU CŒUR.

Graduation des sondes manométriques. — Évaluation des pressions négatives dans le cœur. — Détermination des valeurs absolues de la pression, d'après les tracés manométriques. — Valeurs maxima de la pression dans les différentes cavités du cœur. — Comparaison des phases de la pression ventriculaire à celles de la pression aortique.

— Retard de la pénétration du sang dans l'aorte sur le début de la systole ventriculaire. — Rapports de la pression ventriculaire à la pression aortique...... 110

CHAPITRE IX.

SIGNES EXTÉRIEURS DE LA FONCTION CARDIAQUE. — BRUITS DU CŒUR.

Distinction des deux bruits du cœur. — Rapport des bruits du cœur aux phases d'une révolution cardiaque. — Cause des bruits du cœur. — Interprétation des signes fournis par l'auscultation du cœur à l'état physiologique. — Dédoublement normal des bruits du cœur. — Reproduction artificielle des bruits du cœur......... 123

CHAPITRE X.

SIGNES EXTÉRIEURS DE L'ACTION DU CŒUR. — PULSATION DU CŒUR.

La pulsation du cœur n'est pas un choc instantané. — Mécanisme de la pulsation du cœur. — Reproduction artificielle de la pulsation du cœur. — Double influence des changements de consistance et de volume des ventricules dans la pulsation du cœur. — Pulsation du cœur chez la grenouille. — Inscription de la pulsation du cœur chez l'homme. — De la pulsation négative. — Explorateur à tambour pour la pulsation du cœur. — Inscription des pulsations du cœur chez les petits animaux...... 139

CHAPITRE XI.

ÉLASTICITÉ ET CONTRACTILITÉ DES ARTÈRES.

Caractères de l'élasticité des artères. — L'élasticité artérielle régularise le cours du sang et diminue l'intermittence de l'action du cœur. — L'élasticité artérielle favorise l'action du cœur en diminuant les résistances que cet organe doit surmonter. — Comparaison du rôle de l'élasticité artérielle à celui de l'élasticité musculaire. — Force élastique ou tension des artères; sa mesure sur l'animal vivant. — Des manomètres. — Décroissance de la tension des artères à mesure qu'elles sont plus éloignées du cœur. — De la contractilité des artères. — Effets produits sur la circulation par le resserrement ou le relâchement des artères.......................... 158

CHAPITRE XII.

VARIATIONS DE LA TENSION ARTÉRIELLE. — MOYENS DE LES INSCRIRE.

Kymographion de Ludwig. — Inscription des mouvements d'un manomètre à mercure avec un tambour à levier. — Des manomètres élastiques. — Élément constant et élément variable de la tension artérielle. — Les variations diminuent d'intensité à mesure que la tension constante s'élève. — Changements d'amplitude des variations de la tension quand la fréquence des systoles du cœur change. — Variations de la tension sous l'influence de résistances plus ou moins grandes au cours du sang artériel. — Influence de la pesanteur sur la tension artérielle. — Influence de la quantité de sang contenue dans les vaisseaux......................... 176

CHAPITRE XIII.

SIGNES EXTÉRIEURS DES VARIATIONS DE LA TENSION ARTÉRIELLE.

Locomotion des artères. — Dilatation transversale des artères. — Changements de volume des organes liés aux dilatations et aux resserrements de leurs artères. — Appareils inscripteurs des changements de volume des organes. — Relation des changements de volume du cœur avec ceux des artères. — Pouls des artères, sa cause. — Reproduction artificielle des changements de volume et du pouls des artères. — Moyens de saisir les caractères du pouls avec plus de précision que par le toucher. — Sphygmomètre. — Sphygmographe.......... 195

CHAPITRE XIV.

SPHYGMOGRAPHES ET TRACÉS DU POULS.

Sphygmographe à pression élastique. — Description de l'instrument. — Vérifications du sphygmographe élastique. — Contrôle du sphygmographe au moyen de l'appareil inscripteur des changements de volume des organes. — Modifications apportées par différents auteurs à la construction du sphygmographe. — Sphygmographe à transmission.......... 212

CHAPITRE XV.

MÉCANISME DU POULS. — SA VITESSE DE PROPAGATION.

Caractères du pouls dans les différentes artères; ses variétés de forme; son retard sur la systole du ventricule. — Causes diverses du retard du pouls. — Le sang éprouve des oscillations dans les artères. — Expériences sur les ondes liquides dans les tubes élastiques : oscillations d'une colonne d'eau dans un tube dont les deux extrémités sont élastiques; oscillations du liquide dans un tube entièrement élastique; ondes; ondes liquides dans les tubes ouverts; ondes dans les tubes branchés; identité du retard du pouls sur le schéma et sur les artères des animaux. — Conditions qui font varier le retard de transmission du pouls.......... 225

CHAPITRE XVI.

REBONDISSEMENT OU DICROTISME DES PULSATIONS DU CŒUR ET DU POULS ARTÉRIEL.

Les ondes qui se produisent dans le système artériel influent sur la forme des pulsations du cœur et des artères. — Analyse du mouvement des ondes liquides. — Retentissement des ondes aortiques sur la pression dans le ventricule gauche. — Changements de forme du tracé ventriculaire quand on fait varier les ondes aortiques. — Des ondes sanguines dans la petite circulation. — Retentissement des ondes aortiques dans la pulsation du cœur gauche de l'homme. — Les ondes des artères restent confinées dans ces vaisseaux pendant la diastole des ventricules. — Onde de clôture des valvules sigmoïdes. — Rebondissement ou dicrotisme du pouls artériel.......... 240

CHAPITRE XVII.

CARACTÈRES GRAPHIQUES, OU FORMES DU POULS.

Différences de forme du pouls aux différentes artères. — Classifications anciennes des formes du pouls; leurs défectuosités. — Ligne d'ensemble d'un tracé du pouls. — Des éléments d'une pulsation artérielle. — Des phases systolique et diastolique de la pulsation. — Période d'ascension de la pulsation. — Sommet de la pulsation. — Onde systolique du pouls normal. — Période de descente de la pulsation. — Fréquence et régularité du pouls 258

CHAPITRE XVIII.

DE LA FORCE DU POULS.

Des illusions du toucher relativement à la force du pouls. — Significations de la force et de la faiblesse du pouls; erreurs commises à ce sujet. — Influence du volume de l'artère explorée sur la force du pouls. — Influence de l'attitude du bras sur la force du pouls. — Influence de la tension artérielle sur la force du pouls. — Expériences schématiques destinées à éclairer l'influence de la tension artérielle sur la force du pouls. — Influence de la durée de l'intervalle qui précède une pulsation sur la force de celle-ci. — Des différences de la force du pouls liées à des différences dans la force des systoles du cœur. — Décroissance de la force du pouls dans les artères de plus en plus éloignées du cœur........ 279

CHAPITRE XIX.

VITESSE DU SANG DANS LES ARTÈRES.

Vitesse générale du cours du sang. — Rapport du nombre des battements du cœur à la durée d'une révolution circulatoire. — Hémodromomètre de Wolkmann. — Appareil de Ludwig : Stromuhr. — Méthode de Vierordt; hémotachomètre. — Méthode et appareil de Chauveau. — Méthode fondée sur l'emploi des tubes de Pitot. — Élément constant et élément variable de la vitesse du sang. — Caractères de la vitesse du sang dans les différentes artères. — Signes extérieurs de la vitesse du sang dans les artères. 296

CHAPITRE XX.

INFLUENCES QUI MODIFIENT LA VITESSE DU SANG ARTÉRIEL. — RAPPORT DE LA VITESSE A LA PRESSION DU SANG DANS LES ARTÈRES.

Influences qui font varier la vitesse du sang artériel en modifiant la résistance que le courant sanguin éprouve en aval du point exploré. — Effets de la force impulsive sur la vitesse du sang. — Relations qui existent entre la vitesse et la pression du sang dans les artères. — Analyse comparative des variations de la pression et de la vitesse du sang pendant la durée d'une pulsation........ 315

CHAPITRE XXI.

DE LA FRÉQUENCE DES BATTEMENTS DU CŒUR. — SES RAPPORTS AVEC LA TENSION ARTÉRIELLE ET AVEC LA VITESSE DU SANG.

Influences nerveuses qui font varier la fréquence du pouls. — Influence de la température sur la fréquence du pouls. — Conditions diverses qui font varier la fréquence du pouls. — Rapports de la fréquence des mouvements du cœur avec la tension artérielle. — Influence de la réplétion ventriculaire sur la fréquence du pouls. — Comment doit-on interpréter l'action des obstacles au cours du sang artériel sur la fréquence des mouvements du cœur. — Rôle du système nerveux dans les modifications du rythme du cœur sous l'influence de l'état de la tension artérielle. — Changements du rythme du cœur produits par les variations de la pression du sang dans les carotides.. 331

CHAPITRE XXII.

CIRCULATION DANS LES VAISSEAUX CAPILLAIRES.

Limites du système capillaire au point de vue physiologique. — Aspect de la circulation capillaire vue au microscope. — La force du cœur agit seule dans la circulation capillaire. — Pression du sang dans les capillaires ; sa décroissance rapide. — Variations inverses de la pression du sang dans les capillaires artériels et veineux. Mesure de la pression du sang dans les capillaires. — Vitesse du sang dans les capillaires. — Variations du mouvement du sang dans les capillaires. — Signes extérieurs des variations de la circulation capillaire. — Changements de volume des organes sous l'influence des variations de la circulation capillaire. — Différences que présente le pouls des organes suivant l'état de la circulation capillaire... 351

CHAPITRE XXIII.

CONTRACTILITÉ DES VAISSEAUX CAPILLAIRES.

Démonstration de la contractilité des capillaires au moyen du microscope. — Comparaison de la contraction des vaisseaux capillaires avec celle des muscles striés. — Contractions rythmiques des petits vaisseaux. — Signes extérieurs de la contraction et du relâchement des capillaires. — Tout changement provoqué du diamètre des vaisseaux crée une tendance au changement inverse. — De la contractilité vasculaire étudiée sur des organes isolés et soumis à la circulation artificielle.. 371

CHAPITRE XXIV.

NERFS VASO-MOTEURS.

Découverte de l'action vaso-motrice du grand sympathique. — Durée et phases de l'action vaso-motrice du grand sympathique. — Démonstration manométrique du resserrement vasculaire après l'excitation du grand sympathique. — Démonstration du resserrement vasculaire sur l'homme d'après le changement de volume des organes. — Constatation des changements de diamètre des vaisseaux par la double inscription des pressions artérielle et veineuse. — Tonus vasculaire. — Nerfs vaso-moteurs. — Multiplicité des nerfs vaso-dilatateurs. — Origines centrales des nerfs vaso-moteurs. — Comparaison des deux ordres de nerfs vaso-moteurs. 388

CHAPITRE XXV

CIRCULATION VEINEUSE.

Direction centripète du cours du sang dans les veines. — Propriétés des vaisseaux veineux. — Fonction des valvules des veines. — De la principale force qui préside à la circulation veineuse. — De la pression veineuse. — Influence de l'action du cœur sur la circulation veineuse. — Du pouls veineux. — Vitesse du sang veineux. — Courant veineux rémittent et pouls veineux des extrémités.................... 405

CHAPITRE XXVI.

CIRCULATION PULMONAIRE.

Pression du sang dans l'artère pulmonaire. — Vitesse de la circulation pulmonaire. — Influence de la respiration sur la perméabilité des vaisseaux pulmonaires. — Influence de la circulation pulmonaire sur la circulation générale. — Signes extérieurs de la circulation pulmonaire....... 423

CHAPITRE XXVII.

INFLUENCE DE LA PESANTEUR ET DES PRESSIONS EXTÉRIEURES SUR LA CIRCULATION.

Influence de la pesanteur sur la position du cœur. — Influence de la pesanteur sur la pression du sang dans les artères. — Modifications de la forme et de la force du pouls par l'attitude des membres. — Influence de la pesanteur sur les artérioles et les capillaires. — Influence de la pesanteur sur la circulation veineuse. — Influence de la pesanteur sur la circulation générale. — Rôle de la pesanteur dans la circulation cardiaque. — Influence des pressions extérieures sur la circulation. — Influence du vide de la plèvre sur la circulation. — Effets d'une pression localisée sur les artères et les veines. 437

CHAPITRE XXVIII.

INFLUENCE DE LA RESPIRATION SUR LA CIRCULATION DANS LE CŒUR ET DANS LES ARTÈRES.

Changements de position du cœur sous l'influence des mouvements respiratoires. — Influence de la respiration sur la tension artérielle et sur le pouls. — Conditions qui amènent une discordance entre les mouvements respiratoires et les ondulations de la pression. — Influences de la toux et du hoquet sur le tracé du pouls. — Influence de l'effort sur les caractères du pouls. — Modifications des caractères du pouls par un effort d'inspiration.............................. 453

CHAPITRE XXIX.

INFLUENCE DU SYSTÈME NERVEUX ET DES POISONS SUR LA CIRCULATION.

Réflexes cardiaques. — C'est par les pneumogastriques que se transmet au cœur l'action nerveuse réflexe qui en ralentit les mouvements. — Actions réflexes qui se produisent sur le système vaso-moteur. — Réflexes vasculaires qui suivent l'excitation du bout central du pneumogastrique. — Réflexes vasculaires qui paraissent avoir pour centres les ganglions nerveux. — Causes d'erreurs dans l'étude des influences du système nerveux sur la circulation. — Action des poisons sur la circulation; complexité de l'effet des poisons. — Différences des effets produits, suivant la dose à laquelle on administre un poison. — Des phases successives qui s'observent dans les effets des poisons sur la circulation. — Effets complexes des poisons. — Effets de certains poisons sur le cœur. — Action des poisons sur les vaisseaux.. 469

CHAPITRE XXX.

INFLUENCES LOCALES ET GÉNÉRALES DE LA CIRCULATION SUR LA TEMPÉRATURE.

Influence de la circulation sur la température. — Causes de la déperdition de chaleur. — Interprétation des expériences dans lesquelles on modifie la température d'un organe en en modifiant la circulation. — De l'inégale répartition de la chaleur dans les différents organes. — La température des régions superficielles est un critérium de la vitesse du sang qui les traverse. — Des effets produits sur la température générale par la rapidité plus ou moins grande de la circulation du sang. — Alternance des variations de la température profonde et de la température superficielle dans le cas de relâchement vasculaire. — Alternance des températures superficielle et profonde dans le cas d'un resserrement vasculaire. — Inscription simultanée des températures en divers points de l'économie. — Thermographes. — La circulation est un obstacle à la propagation de la chaleur et du froid à travers les tissus vivants.. 496

CHAPITRE XXXI.

ROLE DE LA CONTRACTILITÉ VASCULAIRE POUR MAINTENIR LA FIXITÉ DE LA TEMPÉRATURE CENTRALE.

Variations de la production de chaleur chez les animaux à sang froid. — Variations de la production de chaleur chez les animaux à sang chaud; moyen de les mesurer. — Régulation de la température animale par le système nerveux vaso-moteur. — Action de la chaleur et du froid sur les vaisseaux. — Action de la température sur le cœur. — Du fonctionnement normal ou anormal du régulateur de la température chez les animaux. — Schéma imitant les variations de la température qui dépendent d'un changement dans la production ou dans la déperdition de la chaleur. — Du moyen d'apprécier la cause d'un changement survenu dans la température animale.. 508

CHAPITRE XXXII.

CARACTÈRES PARTICULIERS DE LA CIRCULATION DANS CERTAINS ORGANES.

Circulation du cœur. — Circulation des muscles. — Circulation dans les glandes. — Vitesse de la circulation veineuse du foie.................................. 521

CHAPITRE XXXIII.

CARACTÈRES PARTICULIERS DE LA CIRCULATION DANS CERTAINS ORGANES (*suite*).

De la circulation cérébrale. — Des pulsations que présente la surface du cerveau ou des méninges dans le cas de perte de substance de la boîte osseuse. — Influence du liquide céphalo-rachidien sur la circulation cérébrale. — Des phénomènes vaso-moteurs qui se produisent dans le cerveau. — De la circulation rétinienne...... 531

CHAPITRE XXXIV.

DE LA CIRCULATION DU SANG DANS LES MALADIES.

Les lois physiologiques se retrouvent dans les troubles pathologiques de la circulation. — Troubles de la circulation capillaire dans les maladies. — Des forces qui président à la circulation. — Caractères extérieurs de la forte et de la faible tension artérielle. — Effets produits par une vitesse inégale dans la grande et la petite circulation. — Importance du contrôle réciproque des différents éléments de diagnostic : auscultation combinée avec la méthode graphique et avec la détermination des températures. — Caractères graphiques des altérations organiques de l'appareil circulatoire. — Importance de la précision du diagnostic dans les maladies du cœur. — Influence de la respiration sur la circulation dans les maladies du cœur et des vaisseaux. — Résultats empiriques fournis par les caractères du pouls et de la pulsation du cœur dans les maladies.................................. 545

CHAPITRE XXXV.

DE LA FIÈVRE ET DE L'ALGIDITÉ.

De la fièvre : Chaleur des téguments dans la fièvre. — Phénomènes qui se passent du côté du cœur et des artères dans la fièvre. — De l'algidité : De la pâleur des téguments dans l'algidité. — De l'amaigrissement subit qui se produit sous l'influence de l'algidité. — Diminution de la force et de la fréquence du pouls dans l'algidité. — Des différentes sortes d'algidité. — Ordre de succession de ces deux stades dans les maladies qui présentent l'algidité et la fièvre.. 559

CHAPITRE XXXVI.

MODIFICATIONS DE LA TEMPÉRATURE GÉNÉRALE DANS LES MALADIES.

De la calorimétrie clinique. — De la thermométrie clinique. — Lieux d'application du thermomètre. — Des maladies où la déperdition de chaleur est modifiée par un trouble de la circulation. — Des maladies qui s'accompagnent d'un changement dans la production de chaleur. — Courbes simultanées des températures centrale et périphérique dans les maladies. — Rapports entre la température centrale et la fréquence du pouls. — Des sensations de chaleur et de froid chez les malades. — Des changements de la température après la mort.............. 584

CHAPITRE XXXVII.

DES TROUBLES LOCAUX DE LA CIRCULATION DANS LES MALADIES.

Modifications de la circulation dans les parties paralysées. — De la congestion ou hypérémie. — De l'anémie locale. — De l'inflammation. — Explication des principaux phénomènes de l'inflammation par l'état de relâchement des vaisseaux. — De l'œdème.. 602

CHAPITRE XXXVIII.

TROUBLES DE LA CIRCULATION ARTÉRIELLE. — ALTÉRATION SÉNILE ET OBLITÉRATION DES ARTÈRES.

Altération sénile des artères. — L'altération sénile des artères amène l'hypertrophie du ventricule gauche du cœur. — L'altération sénile des artères s'accompagne de dilatation de ces vaisseaux. — Troubles fonctionnels produits par l'altération sénile des artères. — Diagnostic de l'altération sénile des artères d'après les caractères du pouls — Caractères de la pulsation du cœur dans l'altération sénile des artères. — Oblitération des artères. — Dilatation des collatérales après l'oblitération d'une artère. — Influences qui déterminent la direction nouvelle du courant sanguin après la ligature d'une artère. — Des modifications qu'éprouve le pouls au-dessous d'une oblitération artérielle. 615

CHAPITRE XXXIX.

MODIFICATIONS DU COURS DU SANG PRODUITES PAR LES ANÉVRYSMES.

Des anévrysmes des artères. — Imitation des effets qu'un anévrysme produit sur le pouls en aval de la tumeur. — Retard du pouls au-dessous d'un anévrysme. — De la pulsation des tumeurs anévrysmales. — Modifications du pouls d'une artère en amont d'un anévrysme. — Diagnostic des anévrysmes. — Caractères du pouls dans les cas d'anévrysme de l'aorte. — Des anévrysmes cirsoïdes et des tumeurs érectiles. — Évolution et traitement des anévrysmes.............................. 630

CHAPITRE XL.

DES BRUITS DE SOUFFLE.

Des conditions dans lesquelles se produisent les bruits de souffle.— Des vibrations qui produisent les bruits de souffle. — Des bruits de souffle qu'on provoque en comprimant une artère sur un point de son trajet. — L'abaissement de la tension artérielle générale produit un souffle à l'orifice aortique. — Bruits de souffle dans les anévrysmes artériels. — Bruits de souffle dans les anévrysmes artério-veineux. — Des bruits de souffle veineux. — Des bruits de souffle dans les maladies du cœur. — Classification théorique des bruits de souffle tenant aux lésions des orifices du cœur........ 647

CHAPITRE XLI.

LÉSIONS ORGANIQUES DES ORIFICES ARTÉRIELS DU CŒUR.

Du rétrécissement aortique. — Signes d'auscultation dans le rétrécissement aortique. — Des bruits qui se passent à l'orifice de l'artère pulmonaire. — Caractères distinctifs des bruits aortiques ou pulmonaires. — De l'insuffisance aortique. — Insuffisance de l'artère pulmonaire........ 645

CHAPITRE XLII.

LÉSIONS DES ORIFICES AURICULO-VENTRICULAIRES DU CŒUR.

Signes physiques de l'insuffisance mitrale. — Du rétrécissement mitral. — Lésions de l'orifice tricuspide. — Du pouls artériel dans l'insuffisance tricuspide. — Lésions simultanées de plusieurs orifices du cœur........ 682

CHAPITRE XLIII.

DESCRIPTION TECHNIQUE DES APPAREILS.

Forme définitive des appareils inscripteurs. — Du sphygmographe direct. — Sphygmographes où la disposition mécanique a seule été modifiée. — Appareils qui transforment la pulsation artérielle en une sensation visuelle ou auditive.— Des sphygmographes à transmission. — Nouveau polygraphe. — Polygraphe à tracés microscopiques. — Nouveau schéma pour imiter les phénomènes normaux ou pathologiques de la circulation. — Imitation des troubles mécaniques de la circulation dans les lésions des orifices du cœur. — Reproduction de certaines irrégularités périodiques du pouls sur le schéma........ 699

FIN DE LA TABLE DES CHAPITRES.

2502. — Imprimerie A. Lahure, 9, rue de Fleurus, à Paris.

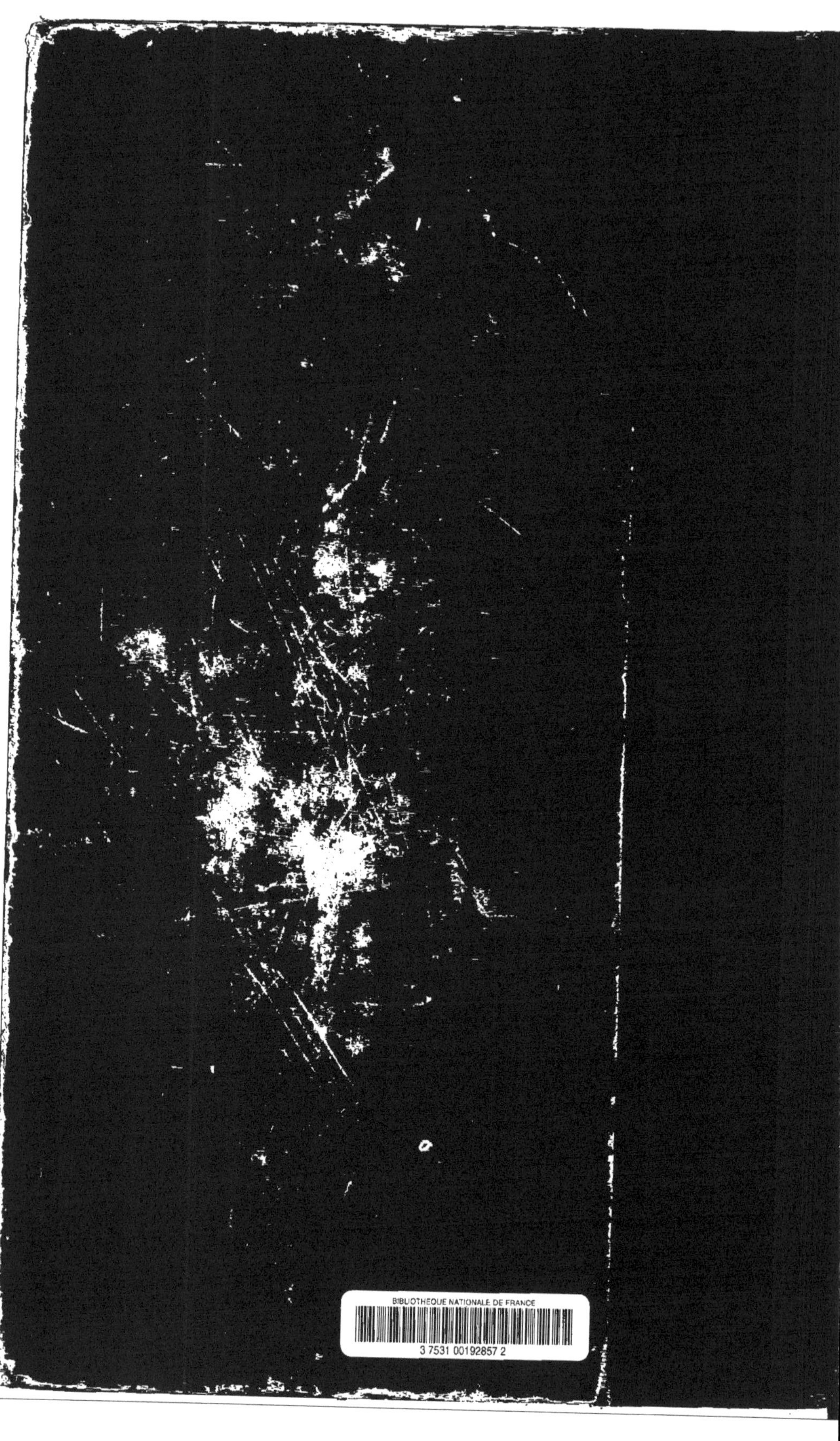

www.ingramcontent.com/pod-product-compliance
Ingram Content Group UK Ltd.
Pitfield, Milton Keynes, MK11 3LW, UK
UKHW020300200726
13857UKWH00001B/41

9 782011 752949